本书出版得到中国中医科学院基本科研业务费自主选题
项目——民国时期中医文献资源调查与研究专项资助

中国近代中医书刊联合目录

（上 册）

李鸿涛　张华敏　主编

學苑出版社

图书在版编目(CIP)数据

中国近代中医书刊联合目录/李鸿涛，张华敏主编. —北京：学苑出版社，2018.5

ISBN 978-7-5077-5466-7

Ⅰ.①中… Ⅱ.①李…②张… Ⅲ.①中国医药学-联合目录-中国-近代 Ⅳ.①Z88:R2

中国版本图书馆 CIP 数据核字(2018)第 087775 号

责任编辑：付国英
出版发行：学苑出版社
社　　址：北京市丰台区南方庄 2 号院 1 号楼
邮政编码：100079
网　　址：www.book001.com
电子信箱：xueyuanpress@163.com
销售电话：010-67601101(销售部)、67603091(总编室)
经　　销：新华书店
印 刷 厂：北京市京宇印刷厂
开本尺寸：787×1092　1/16
印　　张：77
字　　数：1800 千字
版　　次：2018 年 8 月第 1 版
印　　次：2018 年 8 月第 1 次印刷
定　　价：880.00 元(全书分上、下两册)

编委会名单

顾　　问　薛清录　余瀛鳌　李经纬　孟庆云　李致忠　刘国正　张志清　陈红彦

主　　编　李鸿涛　张华敏

副 主 编　裘　俭　王咪咪　张明锐　佟　琳　张伟娜　苏大明　段　青　何远景

编写人员（按姓氏笔划排序）

王宗欣　王柳青　王　蕊　包文亮
刘思鸿　杨国英　李　兵　李　辰
李　林　李　强　李莎莎　李　萌
李紫慕　李　斌　李诗雨　李　薇
吴晓锋　邱　浩　邱润苓　张广中
张　卫　张丽君　张　聪　张宝林
陈广坤　陈东亮　尚文玲　国　华
郎　朗　孟凡红　孟永亮　侯酉娟
贺信萍　党玉兰　符永驰　曹宏梅
康小梅　程　英　鲍玉琴　解博文

前　　言

近代中国，列强入侵，国运衰殇，传统医学亦经历着前所未有的洗礼。西学东渐，与中国固有的传统医学发生了碰撞与交融。一些民族虚无主义者，鼓吹所谓“科学”的理论，认为中医学乃旧学，已落后于时代，玄而无据，致使改造中医、甚至废止中医的思潮此起彼伏，不断的摧残、侵蚀着中医学的基础。为了挽救中华民族这份宝贵的医药文化遗产，中医界学人进行了长期的顽强抗争，从联名请愿到宣传呼吁，从著书宏道到撰文申斥，从兴医建校到函授课徒，砥柱中流，力挽狂澜，古老的中医学也从中获得了学术创新与发展的新生。

伴随着学术进步与发展，中国近代中医文献的出版与发行也呈现出与时俱进的态势，经典医籍的整理与翻印，时人中医专著的出版，特别是中医杂志期刊的出现，众多具有真知灼见的中医小品散文集结成刊，丰富与活跃了中医学术交流的浓厚气氛。书籍与期刊成为中国近代中医学术传承的重要载体，在中国医学史上是一段抹不掉的重要记忆。

新中国成立以来，中医文献的普查和联合书目的编纂从未间断。《中国中医古籍总目》和《新中国60年中医图书总目》相继出版问世，分别反映了我国1911年以前中医古籍和部分民国时期书籍，以及1949～2008年60年间出版的中文中医药图书情况。然而，国内外目前还没有一部能够全面反映中国近代中医药图书和期刊出版情况的目录。虽然《民国时期总书目》收录了一些中医药图书，但著录内容不尽完善，且对书籍内容没有能够做出简介，加之这一书目是综合性书目，检索专科内容很不方便。另外，能够反应中国近代医药期刊的检索工具更属空白。为此，从2010年开始，我们在全国代表性中医文献收藏单位开展调研，主要对中国近代中医药图书（1911～1949）及医药期刊资源（1900～1949，对于涉及到中医内容的西医期刊和医药科普期刊亦予收录）进行全面普查，以期厘清国内民国时期出版的中文中医药图书、期刊状况。在收集与整理此时期的书目数据、内容提要，并构建数据库的基础上，编写《中国近代中医书刊联合目录》。力求做到内容全面、分类科学、著录标准、标引规范、检索方便。

本书的出版，可以较为全面的呈现中国近代中医药图书及期刊出版状况，填补这一时期中医文献资源检索工具书的空白。采集与整理书目数据的同时，调研图书和期刊内容，增辑内容简介，深化书目研究，对于探索与梳理这一时期的中医学学术发展动态、发展历史和研究脉络具有重要意义，亦可为中医科研工作者和中医文献整理者提供参考与借鉴，最终为实现国内、国际中医药图书信息交流和资源共享奠定丰厚的基础。

此外，需予指出的是，本书目的编纂虽然经过了全体编委会成员的精心编校，但是由于受到各种客观条件的限制，致使部分书目信息著录不全，甚至可能有误登误著，则需要留待今后在使用中逐步调研核查并予以补充修订。最后，在此书即将出版之际，向在本书编纂过程中给予我们关怀和帮助的同仁们致以衷心的感谢！

编　者

2015年9月15日

薛　　序

青年学者李鸿涛、张华敏共同主编的《中国近代中医书刊联合目录》一书即将出版。从选题立意、调研范围、内容结构、技术要求和样稿来看，这是一部有创意、有突破、有特色的专题书刊目录。

一、选题切合实际，填补民国时期中医书目空白

本书虽题名为“近代”中医书刊目录，但就全书主要内容来看，确切的说应该是一部民国时期的书刊目录。民国时期，对中医药而言，是一段特殊的历史阶段，那时正值西方文化强劲的进入中国，引发东西文化的交锋与碰撞，作为中华文化的重要组成部分的中医药学更是首当其冲，遭受到空前的冲击。中医存废斗争更是涉及到中华医药的千年大业是否能继续生存问题。严峻的形势激起中医界全行业的奋力抗争，除正面请愿抗议外，还以各种不同形式加强中医药事业建设，著书立论、兴学办报是其中主要内容。在这样大背景下产生出来的各类文献大多带有时代的烙印，从而形成民国时期中医出版物的独有特色。但可惜的是，长期以来，虽然出版过几部大型中医图书联合目录，但都因体例所限无法将民国间出版的图书集中编排以突出其特色。本书的出版恰好填补了这项空白，这足以说明本书作者在选题方面的独到眼光。

二、扩大调研范围，收录文献量超过预期

上世纪五十年代以来，中国中医科学院图书馆进行了三次中医古籍资源调研（包括民国期间出版的图书），其调研范围是沿着全国三大图书馆系统（即公共、高校、科研）进行的。本书在上述基础上突破了固有框架，以更为广泛的视野进行调研和收集，收藏馆数量从中国中医古籍总目150家发展至181家。其收录的图书文献数量也较《中国中医古籍总目》有所增加，加之新增的期刊目录，客观地证实了民国期间中医图书和期刊的现存量较大，有一定的发掘潜力，应予以重视。

三、书刊目录合璧，提高书目信息服务效率

“书”、“刊”目录历来都是分开编写，而本书则是以上下编的形式合为一书，这种模式即得益于本书是一部回朔性专题断代书目，篇幅不会过于庞大，同时由于它是专题书目，信息源相对集中，做资源调查、数据收集工作可以收到事半功倍的效果。而从读者角度分析，专题书目的使用者对“书”或“刊”的需求度基本是一致的，从而会产生相互启发的联动效用，而扩大读者面，提高书目信息服务的效率。

四、撰写书目提要，提高书目的服务功能

书目的内容提要不仅受到读者的普遍欢迎，也是历来学者评价书目学术水平的重要依据，但现在书目很少附有内容提要的，“联合目录”更不例外。本书能够继承中医目录学这一优良传统，投入大量精力进行内容提要撰写工作，实为精神可嘉。本书的内容提要不仅向读者传递了民国时期中医学发展在理论方面和临证治疗方面的水平和贡献，同时向读者展示了那个时代的社会环境和中医从业人员的思想动态，折射出当时的历史、文化、社会等多方面的信息，丰富了书目的文化内涵，增强了书目的可读性，从而提高了书目的文化价值和服务功能。

中医文献资源调查和书刊目录的编撰是继承和发扬中医药遗产的基础性工作，它的结晶是面向社会大众的文化产品。希望本书的出版在两个方面都能发挥积极作用。

薛清录*

2017 年 10 月 9 日

---

* 薛清录：原中国中医科学院中医药信息研究所、全国古籍保护工作专家委员会成员、中国中医科学院研究馆员、《中国中医古籍总目》主编。

余　序

从书籍发展史来看，书籍的产生和繁盛是与学术的发展和进步比肩而行的。为了收藏和查阅书籍的方便，于是又产生了书籍目录和目录之学。学人以目录为阶梯，从事专业之研究，由来已久。清代学者王鸣盛在《十七史商榷》中说："目录之学，学中第一紧要事，必从此问途，方能得其门而入。"他又说："凡读书最切要者，目录之学。目录明方可读书。不明，终是乱读！"由是观之，目录可不当予重视乎？

我国医学历来重视传承和发扬，学问积累之盛于目录可见一斑。尤其是新中国成立后，党和政府对于中医事业的高度重视，使我国中医古籍整理事业蓬勃发展。丰盈的整理和研究业绩与中医专业目录的贡献，当然密不可分。代表性的著作有：薛清录教授主编之《中国中医古籍总目》，裘沛然先生主编之《中国医籍大辞典》。然而，有关近代中医药图书目录，尤其是期刊目录却缺乏相关专科目录。使得近代若干珍贵、富有参考价值的精品论著湮没无闻。

近日，喜读由李鸿涛、张华敏同志主编之《中国近代中医书刊联合目录》。此编之作，始于2010年，先后在全国181家中医文献收藏单位开展普查和调研，收集与整理书目数据，统一分类方法，并规范著录标准、制订检索项目，又将部分著作做出内容简介。七年间，经过编委会同仁的通力协作，校订完稿。余翻阅后，深感此书价值在于填补我国近代中医图书和期刊文献的检索工具之空白。相信本书的出版，可以为发掘与整理中国近代中医学术提供重要线索，可为中医文献整理者提供参考与借鉴，又可为全国古籍整理与保护工作和中医界增添一项积极成果。

今上述刍言以为贺序。

余瀛鳌*

2017年9月10日

* 余瀛鳌：国家古籍领导规划小组成员、首届全国名中医、首都国医名师、中国中医科学院研究员。

孟　序

近阅由中国中医科学院信息研究所李鸿涛、张华敏研究员主编的《中国近代中医书刊联合目录》，感触颇深。本书称谓的“近代”，是指辛亥革命的1911年到中华人民共和国成立的1949年，也通称“民国”。本书搜集整理了全国181家公共和专业图书馆在这一时期著录的图书和期刊（期刊收录上限放宽到1900年），属于胡适先生在刘文典《淮南鸿烈集解》序中所称的“索引式整理”。

民国虽仅40年，却在中华文化史上，是继轴心时代的春秋战国，自为发展的两晋南北朝之后的第三个动荡的文化时代。仅从文化的碧波而言，自西学东渐后，学人不仅承古探今，还猛于争鸣，有中西优劣之争，中西文学孰体孰用之争；五四以后，有问题与主义之争、科玄论战、国学与西化之争等等。《汉书·艺文志》言：“方技者，论病以及国，原诊以知政。”以医事国政一体而一理，故清代医学家徐灵胎概言：“医随国运”。诚如斯言。是时内政纷争，外武软弱，为五千年来之大变局，但在文化上却因新元素新思想的进入，从对冲而应，有拒有化，并在发展中形成了变古开今的文化峰潮。

中医药，时维民国，此前因有西方医药的引进，从初称“中土医学”或“国医”而概称“中医”，药物从“本草”、“国药”而定名“中药”，这些最先发展现于目录之中。中医药堪为中国传统文化之一大瑰宝。胡道静先生说：“中医学这一生命文化的胚胎，是中国整个传统文化社会历史推进的舵桨，是中国传统文化区别于世界文化的分水水岭。”在新旧交争的历史时期，中医药学人的作为是：发皇继承而不辍，困据石藜更奋争，在救亡图存中进取。这恢宏可赞的历史与业绩，从我们这部目录书中就昭然可见。

民国时代的中医药文献展示的是那个时代的学术思想和风范。主旨是起衰振敝，继古开新。

洋务运动副产品的崇拜和科学主义，引发了攻掠中医和取消派对中医药的指论，甚至有的执政当局也拟发禁止行医和办学的“条例”，由是引起了著名的“三一七”抗争，同时掀起了中医科学性和涉及中西医话题的几次论战。由否而泰，“三一七”已铭于史册，情众以鸣高者及其话题，不废江河万古流。由是本目录中有审辩之迹，籍以窥其梗概之篇什。

这是中医药文献甫出传世和新论撰著层出不穷的时代。既有出土甲骨、简帛医籍、敦煌遗书等古典文籍，亦有当时医药学人的创新之作，都曾轰动一时。如谢立恒、丁福保、裘庆元、曹炳章等诸医家，心血所萃编纂了浩淼博大的医学巨帙，如《中国医学大辞典》《丁氏医学丛书》《三三医书》《中国医学大成》等；伍连德与王吉民的英文所著和陈邦贤所著的《中国医学史》；古籍整理出版的医书也多，仅《本草纲目》就有刻本、铅印本、石印本与影印本之多。古文经学的殿军章太炎和今文经学的断后廖平都研究并参与中医古籍整理，著作都载于目录。后期的清代科学家除整理外，还辑佚亡佚的古医书，如多家辑佚的《神农本草经》都在此期出版。此期还很重视并引进日本的中医著作，如《聿修堂医学丛书》《皇汉医学丛书》《医籍考》等。礼失求诸野，医学家和藏书家还殚精竭力，不远万里到国外访求在国内亡佚的医书。如杨守敬先生从日本抄回从宋代以后就失传的《黄帝内经太素》。这个时期涌现了一批文献学家、藏书家，他们高尚可敬，如杨守敬、丁福保、王吉民、宋大仁、裘庆元、曹炳章、龙伯坚、范行转、耿鉴庭、何时希等。他们爱书、护书，把重金购得的善本，孤本献给国家，这也是这个时期中医药书目瞻富的原因之一。

流派纷呈、竞相著述是这一时期的学术特点。历代传继的诸多学派在此时更有发展，如伤寒学派，初有南北之分，南派更有邵兰荪为中坚的绍派伤寒、上海张骧云、汪莲石、曹颖甫等人的海派伤寒、广东陈伯坛、黎庇留的粤派伤寒、福建有俞慎初的闽派伤寒，更有郑钦安、祝味菊、吴佩衡等人把伤寒发展为火神派。在南京张简斋、陈逊斋把金陵伤寒，在抗日战争时期转移到重庆办学和应诊，又有贵州王聘贤、湖南谭日强、江西江公铁、姚国美等皆开伤寒教学著述之门庭。北派伤寒在北京有方伯屏及其二子方鸣谦、方和谦，朱壶山及传人胡希恕、陈德吾、赵希武、闫德润等诸家，山西之刘绍武、陕西之黄竹斋等皆为重镇。民国自成派系的针灸巨擘有江苏承淡安、四川的吴棹仙、上海的陆瘦燕等，其技艺和理论皆有创发。此时期地方学会学社及创办刊物达843种，推动了地方学派的发展。先是汇通学派强势，后是海派领导潮流。晚清汇通派唐宗海、周学海等人的著作在此期又复刊行，当时汇通派魁首张锡纯的《医学衷中参西录》风行于世。海派除各科有繁细的流派分支外，又以敏于新事物和重视中医药文化见长。民国中医学派流派中还有一个奇特的景观，就是医生变作家或作家变为医家，前者如蔡东藩、刘铁云乃至鲁迅、郭沫若、丁西林等。名士很会治病的如张冥飞、施济群、金寄水等。而恽铁樵、陆渊雷则成为有代表性的医家。恽铁樵以小说家自命为“大说家”，陆渊雷以会7种外语、讲授过天文学，被称为“通天教主”。更奇绝者是陆士谔，医列沪上十大名医，其文化创作有社会小说、言情小说、武侠小说乃至科幻小说200余部，文学界在2000年举行了陆士谔小说国际研讨会。在医学著作方面，他还有数种医论、医话及医案的专著。真是一代奇人。

民国时期药行的堂店也在市场竞争中发展，又有“新药业”的崛起。六神丸、云南白药、龙虎人丹等为抢手出口药。还有“新药业”的产品如艾罗补汁、月月红、女界宝等在国内也颇有市场。本目录所载之药学著作，有称本草者，也有称中药者。都归于同一类目标题。中药代表性的著作当是陈存仁主编的《中国药学大辞典》。

民国时期中医学理论创新的代表性论述是：杨则民先生于1948年在《内经之哲学之检讨》一文中，指出中医学是一个独特的理论体系，此论如塔上之灯，昭现了中医药的价值与航程，明古烁今。此前还有绍兴医家傅嬾园，在《振兴中医中药之刍议》一文中，就已亟呼要振兴中医药！目光深炬、意志坚定如许。

经作者们的艰难考察，搜采惟勤，寻觅涯略，跑遍码头，穷追缺失，这一部综合的近代中医药文献目录终于著成面世。本书编纂特点有四：一、条目大备，二、部署井然，三、信息丰富，四、使用方便。阅读此书，在辨章学术、考镜源流的理则下，为研习民国时代的中医药找到门户。在我看来，这仅仅是职业的阅读，如果从时空上再放开一下，那就是阅读后能增加我们的自信和前进的勇气。这也透露了作者们的高远志向和学术底蕴，令人神往心折，我仅以此序向民国时的医家和本书的作者们致敬！

孟庆云*

2017年10月12日

* 孟庆云：原中国中医科学院中医基础理论研究所所长、研究员。

陈　　序

中国是善于用典籍记录历史的国度，其珍贵典籍虽经历朝历代的兵燹火厄、政治斗争的摧残，仍可以用浩如烟海来形容。中医药典籍在中国古代文献中占有很大比重。中医药学及其发展是以文献典籍和中医几千年实践活动共同传承的。在浩如烟海的中医文献中查找需要的文献，用卷帙浩繁的中医古籍研究中医理论与实践，从而为中医的发展提供源泉，一部全面准确的目录不可或缺。

专门的中医书刊目录自中华人民共和国成立以来，经历不同历史时期，不断全面充实。中国中医科学院与国家图书馆等单位合作，先后在全国开展了三次中医古籍资源调查工作，并形成1958年的《中医图书联合目录》、1991年的《全国中医图书联合目录》和2008年的《中国中医古籍总目》。尽管如此，在普查和应用目录时，近代中医药期刊目录仍告阙如。而这一段正是中西医文化与科学激烈碰撞的重要时期。由于近代中国社会政治、经济、文化状况异常复杂，我国固有学问遭受欺凌，中医学甚至一度被贬为“不科学思想”。为了保存和发展中国医药学，近代杰出的有识之士不遗余力的兴办中医院校、出版中医药杂志及组织中医学会，因此中西医学理论与实践得到汇通与进步。他们将切身感悟行诸笔端，留下大量文献，尤其是期刊报纸刊载的学术专论、笔记杂谈、医案报告等丰富资料，尤为珍贵，反映了这一时期特有的学术创新氛围。

为了厘清这一时期文献状况，为中医学术研究提供线索，由李鸿涛、张华敏博士领衔的专家团队自2010年起，在全面普查的基础上，对近代中医图书及期刊进行详细调研与分类整理。历时近八年，终成此书。这部目录全面呈现中国近代中医药图书期刊的出版与收藏情况，是填补空白之作，对当代中医药创新与发展提供了重要的参考和工具。

中医文献是承载中医学术的重要载体，目录则是保护、整理与研究中医文献的线索与基石。祝贺《中国近代中医书刊联合目录》出版的同时，也期待中医界、文献界的同行和爱好者在这部目录导引下，对近代中医学术和历史能深入的了解与发现，并为我国中医药学科学技术的进步贡献更多的研究成果。

陈红彦*

2017年9月26日

* 陈红彦：为国家图书馆古籍馆馆长、研究馆员

编纂说明

本书目共调研收集、整理全国181家公共图书馆和专业图书馆中国近代的中文中医药图书（1911～1949）及医药期刊（1900～1949）文献资源目录信息，并附有图书内容提要和期刊宗旨提要的联合目录。书目分为中医药图书目录和期刊目录两部分。

一、编纂概述

1. 中文中医药图书调研

对1911～1949年之间出版的中医药图书进行调研，收集图书著录信息，将收集到的书目信息进行归类整理，完善著录项，并对所收中医药图书学术内容进行综合考察、研究，撰写内容提要。

2. 中文医药期刊调研

对1900～1949年之间出版的中文中医药期刊以及涉及到中医药内容的西医期刊和医药科普期刊进行调研，收集期刊著录信息，完善著录项，并对医药期刊学术内容进行综合考察、研究，撰写宗旨提要。

二、收录范围

本书目收录从1911年至1949年9月我国编纂、刊印或抄写的中文中医药图书以及1900年至1949年期间出版发行的医药期刊。

三、著录项目

各项目的著录，依照书名页所题，无书名页时依照封面或版权页。

1. 中文中医药图书目录

（1）流水号：用于检索的顺序编号。

（2）书名：图书出版的正式名称，其后或标明该书卷数或册数。

（3）著者：包括著者、译者、编辑等责任者。

（4）版印方式：包括刻本、抄本、石印本、影印本、汇印本、油印本、缩印本等。

（5）出版：包括出版地、出版者（或发行者）、出版年。

（6）丛书及类书：丛书或注明包含种数、副丛书名、丛书编者等；或有丛书子书按独立书种处理，并标明丛书名和所在篇次；卷帙较大、分册较多之类书，或按每分册计为一种，另设条目予以著录。

（7）馆藏：收藏图书馆馆名采用馆代号。

（8）内容简介：对图书的内容简要介绍和说明。

此外，同一书种，若责任者、出版机构不同，则按独立书种另设条目单予著录。同一种书在同一出版社的不同年代翻印的版次，均按一个条目处理，不同版印年著录在条目的最后，并用顿号隔开。

2. 中文医药期刊目录

（1）期刊名：包括期刊正名或曾用名，或改刊名。

（2）刊期：期刊出版发行周期。

（3）责任者：编辑或主办等责任者。

（4）出版地：期刊出版地区名称。

（5）出版发行机构：期刊出版或发行组织。

（6）创停刊时间：包括期刊创刊年至停刊年，以及发行总期数。

（7）馆藏：收藏图书馆馆名采用馆代号。附有存卷期（v）及存期（n）和发行年明细。

（8）栏目：期刊中主要的设置栏目。

（9）宗旨：图书或期刊的办刊宗旨、主要学术内容附注必要的说明。

（10）备注：附注期刊其他未详事项。

四、分类法

本书目图书分类参考《中国图书馆图书分类法》《中国中医古籍总目》《新中国60年中医图书目录》分类法进行分类，并根据收书的具体情况设置类目标题。

五、索引

书末附有拼音字母为序的图书书名、期刊刊名检索表及图书著者检索表。

六、字体编校

本书目除必须使用的繁体字和异体字，均以现在通行的汉字形体为标准。书名用黑体字。不同级别的类目标题，选用不同大小的字体排印，以区别类目的层次级别。

收藏馆代号表

单位名称	代号	所在地
国家图书馆	1	北京
中国科学院国家科学图书馆	2	北京
中国医学科学院图书馆	3	北京
清华大学图书馆	6	北京
北京大学图书馆	7	北京
中国人民大学图书馆	8	北京
北京师范大学图书馆	9	北京
首都图书馆	21	北京
中国中医科学院图书馆	139	北京
中国中医科学院中国医史文献研究所	139A	北京
故宫博物院图书馆	140	北京
中国民族图书馆	145	北京
解放军医学图书馆	152	北京
北京大学医学部图书馆	185	北京
北京中医药大学图书馆	186	北京
首都医科大学图书馆	202	北京
天津图书馆	251	天津
南开大学图书馆	252	天津
天津医科大学图书馆	254	天津
天津市医学科学技术信息研究所	270	天津
天津医学高等专科学校图书馆	277	天津
天津中医药大学图书馆	279	天津
天津中医药大学第一附属医院图书馆	280	天津
天津市中医院图书馆	281	天津
河北省图书馆	285	石家庄
石家庄中医医院	286	石家庄
河北医科大学图书馆	289	石家庄
山东省图书馆	301	济南

单位名称	代号	所在地
济南图书馆	302	济南
青岛市图书馆	303	青岛
蓬莱市图书馆	305	蓬莱
海阳市图书馆	305	海阳
烟台市图书馆	306	烟台
山东莱州市图书馆	307	莱州
山东大学医学院图书馆	308	济南
山东中医药大学图书馆	308A	济南
青岛大学医学院图书馆	309	青岛
山东栖霞市图书馆	310	栖霞
河南省图书馆	351	郑州
郑州市图书馆	352	郑州
洛阳博物馆	360	洛阳
河南中医药大学图书馆	361	郑州
河南省中医研究院	362	郑州
山西省图书馆	381	太原
山西大学图书馆	382	太原
祁县图书馆	383	祁县
山西医科大学图书馆	385	太原
山西省中医药研究院图书馆	385A	太原
山西中医学院图书馆	385B	太原
内蒙古自治区图书馆	391	呼和浩特
内蒙古大学图书馆	392	呼和浩特
内蒙古医科大学图书馆	393	呼和浩特
呼和浩特市图书馆	395	呼和浩特
内蒙古中蒙医研究所图书馆	396	呼和浩特
包头医学院图书馆	397	包头
巴彦淖尔市图书馆	398	临河
陕西省图书馆	401	西安
西安交通大学西校区图书馆	412	西安
陕西师范大学图书馆	413	西安
陕西理工学院图书馆	414	西安
榆林市星元图书楼	415	榆林
陕西中医药大学图书馆	412A	咸阳
陕西省中医药研究院图书馆	412B	西安
甘肃省图书馆	421	兰州

单位名称	代号	所在地
兰州大学图书馆	431	兰州
兰州大学图书馆医学馆	433	兰州
甘肃中医药大学图书馆	433A	兰州
天水市图书馆	434	天水
宁夏医科大学图书馆	435	银川
宁夏图书馆	436	银川
青海大学医学院图书馆	444	西宁
新疆医科大学图书馆	450	乌鲁木齐
石河子大学图书馆	450B	石河子
辽宁省图书馆	461	沈阳
大连市图书馆	462	大连
沈阳市图书馆	463	沈阳
鞍山市图书馆	464	鞍山
抚顺市图书馆	465	抚顺
锦州市图书馆	466	锦州
丹东市图书馆	467	丹东
辽宁中医药大学图书馆	475A	沈阳
中国医科大学图书馆	476	沈阳
吉林省图书馆	491	长春
长春市图书馆	492	长春
吉林市图书馆	493	吉林
吉林大学图书馆	511	长春
东北师范大学图书馆	512	长春
长春中医药大学图书馆	514A	长春
吉林省中医药研究院图书馆	514B	长春
北华大学医学院图书馆	518	吉林
延边大学医学院图书馆	519	延边
黑龙江省图书馆	521	哈尔滨
齐齐哈尔市图书馆	522	齐齐哈尔
哈尔滨市图书馆	523	哈尔滨
牡丹江市图书馆	524	牡丹江
大庆市图书馆	525	大庆
哈尔滨医科大学图书馆	529	哈尔滨
黑龙江中医药大学图书馆	529A	哈尔滨
黑龙江省中医研究院图书馆	529B	哈尔滨
上海图书馆	541	上海

单位名称	代号	所在地
复旦大学图书馆	542	上海
复旦大学医科图书馆	546	上海
中国科学院上海生命科学信息中心生命科学图书馆	570	上海
中华医学会上海分会图书馆	572	上海
上海辞书出版社图书馆	579	上海
上海交通大学医学院图书馆	589	上海
上海中医药大学图书馆	590	上海
上海市中医文献馆	603	上海
南京图书馆	651	南京
南京中医药大学图书馆	664	南京
苏州市中医医院图书馆	677A	苏州
苏州市图书馆	701	苏州
南通市图书馆	702	南通
镇江市图书馆	706	苏州
扬州市图书馆	707	扬州
苏州大学医学院图书馆	709	苏州
南通大学医学院图书馆	712	南通
安徽省图书馆	721	合肥
安徽博物馆	721A	合肥
蚌埠市图书馆	723	蚌埠
安徽医科大学图书馆	728	合肥
安徽中医药大学图书馆	728A	合肥
浙江图书馆	731	杭州
杭州图书馆	732	杭州
天一阁博物馆	733	宁波
温州医学院图书馆	733A	温州
义乌市图书馆	733B	义乌
宁波市图书馆	734	宁波
绍兴鲁迅图书馆	735	绍兴
嘉兴市图书馆	736	嘉兴
温州市图书馆	737	温州
浙江大学图书馆医学分馆	738	杭州
浙江中医药大学图书馆	738A	杭州
浙江省中医药研究院	738B	杭州
湖州嘉业堂藏书楼	739	湖州
江西省图书馆	741	南昌

单位名称	代号	所在地
南昌大学医学院图书馆	746	南昌
江西中医药大学图书馆	746A	南昌
湖北省图书馆	781	武汉
湖北武汉图书馆	782	武汉
湖北十堰郧县图书馆	783	十堰
武汉大学图书馆	791	武汉
武汉大学图书馆医学分馆	799	武汉
湖北中医药大学图书馆	799A	武汉
华中科技大学同济医学院图书馆	800	武汉
湖南省图书馆	831	长沙
湖南省社会科学院图书馆	832	长沙
中南大学医学图书馆	839	长沙
湖南中医药大学图书馆	839A	长沙
四川省图书馆	851	成都
重庆市图书馆	852	重庆
成都市图书馆	853	成都
泸州市图书馆	854	泸州
成都温江区图书馆	855	成都
成都郫县图书馆	856	郫县
成都崇庆市图书馆	857	成都
成都都江堰市图书馆	858	都江堰
成都都江堰市文管所	859	都江堰
四川大学医学图书馆	871	成都
贵州省图书馆	891	贵阳
贵阳中医学院图书馆	896A	贵阳
云南省图书馆	901	昆明
云南中医学院图书馆	907B	昆明
成都中医药大学图书馆	907C	成都
福建省图书馆	911	福州
建瓯市图书馆	912	建瓯
南平市图书馆	913	南平
邵武市图书馆	914	邵武
浦城县图书馆	915	浦城
福建医科大学图书馆	917	福州
福建中医药大学图书馆	917A	福州
广西壮族自治区桂林图书馆	921	桂林

单位名称	代号	所在地
广西壮族自治区图书馆	922	南宁
广西民族大学图书馆	923	南宁
广西中医药大学图书馆	926A	南宁
广东省立中山图书馆	931	广州
中山大学图书馆	933	广州
广州中医药大学图书馆	940	广州
广东省医学情报研究所	942B	广州
深圳市图书馆	951	深圳
海南师范大学图书馆	961	海口

目　　录

上编　中文中医药图书目录（1911～1949）

下编　中文中医药期刊目录（1900～1949）

附　　录

上　编

中文中医药图书目录

（1911～1949）

一、综　　论

1　中医革新

0001

二十年来中国医事刍议/汪企张著. 铅印本. 上海：诊疗医报社，1935

361、433、475A、541、712、781、799A

系讨论“医学革命”的言论汇编。上册收论文 55 篇；下册收论文、呈文、书信、建议、感言 71 篇以及诗词、序文等。凡对于医学人才之培养、卫生行政之设施、社会医学常识之普及等与医学问题有关系者莫不加以讨论，反对旧医学说，倡导医学革命论。

0002

上国民政府与卫生部长请提倡中医废止西医呈书合编/雷济著. 铅印本. 郑州：德新印务局，1929

541

文中详辩中医阴阳五行、诊治药物的合理性，抨击“西医剖腹治病伤人元气”、“西医治疗倒行逆施悖于情理”、“西医不识邪气只知细菌愚而且死”、“西医治病头痛医头足痛医足拘形泥迹不能变化”、“西医化学药物全失天然药物之效用”、“西医所用之西药实不适宜于中国”，“恳乞部长转呈国民政府，迅赐提倡中医，废止西医，将全国国立西医学校、西医医院，改为国立中医学校、中医医院，俾有裨党国民族之国粹中医，日有起色，不致沦亡。

0003

中医与科学/谭次仲著. 铅印本，1933

139、186、940、942B

0004

中医与科学/谭次仲撰. 铅印本. 重庆：说文社，1937

852

0005

中医与科学/谭次仲撰. 铅印本. 重庆：中西医药书社，1941

270

倡导科学地发掘整理中草药，以中西医结合的观点，将中药按强心、镇痛、解热、泻下等分为 20 类，介绍方剂、药量、效用、药理等。

0006

中医与科学/谭次仲撰. 石印本. 湘潭：市中医学会，1947

3、21

0007

中医与科学：首集/谭次仲撰. 上海：中西医药图书社，1947

570

著作定名为《中医与科学》，自述原因有三："一、中医必当科学化。二、中医实质与科学必有同化的可能。三、欲中医能臻科学，必当研究妥善之途径是也。"他指出"科学"的原则说："然则科学者，乃以精确之知识，有效之方法，寻得其实物与实象之谓也。"并将中医知识划分为三类：玄理、经验与药物，"玄理为冥想哲学，自与科学实验不相容，惟药物则实物也，经验则实象也，二者自古施诸治病而有验，故必有科学之理致存。"

0008

中医改进之路/高德明著. 铅印本. 广州：新中医月刊社，1935、1947

139、651

全书由"新中华医学运动的理论与实践"、"论公医制度"、"中医改进之路"等8篇论文组成。提出中医学术要时代化，以赶上时代发展进程；西医学术要民族化，使之适合中国国情。并以此两项作为中西医界共同承担之大任。又倡导"公医制度"，使国民获得健康之保障。

0009

中医新论汇编/王慎轩编著. 铅印本. 苏州：国医书社，1932、1937

1、21、139、186、301、361、491、514A、590、651、709、799A、831、851、907C

从中医医书医报杂志2000余种中选录汇编而成。本书分生理、哲理、病理、诊断、药物、方剂、治疗、内科(上、下)、女科、儿科、外科12编。每篇之末均加著者按语。

0010

中医科学化之商兑、中国医学之根生问题/顾惕生，钱季寅著. 铅印本. 上海：中医书局，1929

1

针对当时中西医学的论争焦点，并纵谈中医科学化时事热点，关注国内外与中医有关的新闻，加以评论，引起业内的广泛呼应。

0011

灵素商兑：附砭新医针病人/余岩撰著. 铅印本，1916

2、277、412A、491、529A、541、590、738A、852、907C、917A

余氏受民族虚无主义思潮影响，认为中国之医学"不科学"，尤以《灵枢》《素问》为甚，主张"不歼《黄帝内经》，无以绝其祸根"，故从阴阳五行、五脏六腑、脏腑生理、经脉络脉、十二经脉、手脉详考、病变、病原、切脉等专题分篇，以当时西方医学知识印证并辨斥《内经》之"谬误"。

0012

中国医学建设问题/时逸人著. 铅印本. 上海：国医讲习所，1929

1

本书收集若干研究论文而成，内容包括：①卷头言；②张序、沈序、黄序；③专著：致全国代表大会讨论整顿建设之计划书、致教育部力争中医加入学校系统函、水肿之研究、失血之讨论；④笔记：折背叟言医；⑤各科讲义：全体生理学、病理学(上、下)、处方学、实用诊断学(上、下)、诊断学实习、中国药物学(上、下)、古医学之精义；⑥本所历届讲习成绩精华录：试言望闻问之精义(沈仲圭)、咽喉治例结论(习幼愚)、诊断上脉学之研究(赵公尚)、心痛之研究(吴鼐鼎)、中国药物新研究（赵公尚）、伤寒汗出渴者五苓散主之不渴者茯苓甘草汤主之（许弁灵）、小儿科大要（赵公尚）、人体循环系与神经系发生变化之疾病（沈仰慈）、阳虚生外寒阴虚生内热阳盛则热阴盛则寒释其义（费志清）、奇方得效（沈仰慈）、温热剂与清凉剂功用分别之大概（费志清）、述脑之由（魏文良）、痢疾发热之研究（章璧如）、诸湿肿满皆属于脾辨（费志清）；⑦事务报告。

0013

在医言医/徐相任撰. 铅印本. 上海：汉文正楷印书局，1933

3、139、254、590、728A、839A、851、852、907C

本书对1910年至1933年之间，凡中医药界所发生之重大问题，包括各种主张、观点、意见、提案均不加修改，如实摘存。载有中华医药联合会成立大会演说辞、对于国医国药改革之主张、对于药物研究之意见、国医自强重大提案、整理国医学术方法等文50篇。附录恽铁樵印《黄帝内经》序、病家之通病、新诊治书、对于脉案之研究等文35篇。

0014

关于国医之商榷/赵树屏编著. 铅印本. 北平：北美印刷局，1929

1、139、186、491

为发扬中国传统医学，改进中医药撰写。书中先引日本“汉方医学与日本医术”译文，译文考证中医发展史及日本汉方医学之消长，继则探讨当时中医事业萎靡不振之原因，提出振兴中医之方法，在于借取中西学术之长，解除异域异同之见，发扬传统医学之精义，依照近代科学方法形成中西结合系统医学。书后附有“改进医学刍议”一文。

0015

废止中医案抗争之经过/张赞臣辑. 铅印本. 静志室医庐，1929

590

0016

废止中医案抗争之经过/张赞臣编. 铅印本. 上海：医界春秋社，1929

1、590

收录国民政府中央卫生委员会关于“废止中医案”的原文，全国中医界、医药团体反对该案的宣言、函电、请愿文和会议情况介绍等。

0017

废止中医案抗争之经过/张赞臣编；张仲勋校正. 铅印本. 上海：文明书局，1929

541

0018

现代医学和中医改进/何云鹤，章次公著. 铅印本. 上海：何云鹤，章次公，1949

1

0019

致伊博恩函/张忍安著. 铅印本. 上海：张忍安，1935

1

著者致函底斯德医学院生物学科科长伊博恩，商讨有关继承发扬中国医药学的设想，并请求资助筹建医药图书馆。

0020

提倡中医废止西医呈书合编/雷济著. 上海：雷济诊所，1929

1

0021

整理中国医学意见书/萧龙友撰. 铅印本，1931

139、186

系萧氏整理、研究中医的心得之作。提出将古医籍整理、归类，去其糟粕，取其精华，再行编纂，成为生理学大全、病理学大全、治疗学大全。并阐发："医药为救人而设，本无中西医之分，研此道者，不可为古人愚，不可为今人欺，或道或术，当求其本以定，一是不可舍己芸人，亦不可非人是我"；"医无中西，同一救人，不过方法不同耳"之观点。

0022

整理国医学之我见/刘瑞瀜著. 铅印本. 南京：文心印刷社，1936

277、651、831、921

以纳外合于脏腑、约病源以气血、寓神机于形质、归病变于体禀、明阴阳、演五行、统六气、分六经外感明六气杂合之分、内伤分脏腑干移之辨等 10 个论题分别进行论述。

0023

医学革命论/余岩著. 铅印本. 上海：医会报馆，1928、1932、1933

139、541、590、781、839A、907C、940

书系余岩关于医学问题的论说汇编。作者以"批评旧医、唤醒旧医、改造旧医、陶铸旧医"为目的，倡言中国医学要走科学化道路。初集卷一载"灵素商兑"、"砭新医"、"箴病人"3 篇；卷二载"研究国产药物刍议"等 3 篇；卷三载"旧医学校系统案驳议"等 5 篇；卷四载"六气论"、"结核病发生论"、"与中医学会论脉书"等 4 篇；卷五载"伤寒论研究辨惑"等 3 篇；卷六载"医学正俗"、"序名类稿"及杂著等。书中部分观点有关针砭时弊的论说可咨参考。但其大肆鼓吹的"废医存药""改造旧医"之说显系编激冒进。续集所载文章基本上按发表于当时的《社会医报》的时间先后为序，在内容上无明确分类。其中既有关于废止旧医的提案，又有反映当时医界同仁反应的文章；有作者单独发表的论说，也有朋友同事间的信札。其中卷一之"时事感言"，卷二之"废止旧医以扫除医事卫生之障碍案"、"医学革命之真伪"等，卷三之"对于国医馆的我见"等较有代表性，卷四中主要收载作者的诗词作品，故称"外集"。

0024

医学革命论/余岩著. 铅印本. 上海：大东书局，1932

254、907C

0025

系统的古中医学/彭子益撰. 铅印本. 成都：四川国医学院，1940

2、186、590

本书以"物质势力圆运动归纳于一个细胞小体"的原则，系统分析晋、唐以前"古"中医学之理论特点及治疗原则。全书分生命宇宙、系统原理处方基础、伤寒读法、温病本气、时病本气、时方改错等篇。强调人身患病皆是"本气为病"，认为运动圆为生理，运动不圆为病，运动不圆则用药以回复其圆为原理，旨在用当时新的观点解释古老中医学。

0026

圆运动的古中医学/彭子益撰. 铅印本. 彭子益，1947

1

全书分5册13篇：原理上篇、古方上篇，温病本气篇；儿病本气篇、时病本气篇；古方中篇、古方下篇、脉法篇、舌龄胎篇、药性提纲篇；金匮方解篇、伤寒论方解篇；生命宇宙篇。阐述中医为人身与宇宙同一大气物质势力圜运动之学。

0027

中医系统学/王一仁撰. 铅印本. 杭州：仁盦学舍，1936(仁盦医学丛书；1)

433、590、926A

本书分上、下两篇。上篇为阴阳与细胞、五行与化学、六气论、经脉通论等内容；下篇为导言，独创新论。认为太阳经主体温系统、阳明经主营养系统、少阳经主分泌系统、太阴经主消化系统、少阴经主代谢系统、厥阴经主传导系统。

0028

中医系统学/王一仁撰. 铅印本. 上海：千顷堂书局

254、590、907C

0029

中医系统学·生命宇宙篇/彭子益编著，1935

1

采用近现代科学理论阐释《易经》中的河图；力图揭示出人体内部各种生理活动的机理；进而探讨宇宙万物同人类的深层关系。

0030

科学科/中国国医函授学院编. 铅印本. 天津：中国国医函授学院，1937

1

内分：细菌学、生理学、病理学、检验学、注射学及解剖学6章。

0031

医业伦理学/宋国宾撰. 铅印本. 上海：国光印书局，1933

839A

该书是我国第一部医学伦理学专门著作。分为自序、引言及4篇16章，以第二篇为主干。篇首有医学界名流的14篇序言，篇末附有节选自徐灵胎《医学源流论》中介绍中医主要伦理观点的内容。此外，本书还记录了一些当时医学界的珍闻逸事等资料。

0032

医化学理论·科学化国医必读/黄劳逸编. 铅印本. 杭州：黄劳逸，1937

1

科学化国医必读。版权页书名：医化学论理。

0033

中医与自然化学：二卷/蒋定英著. 铅印本. 上海：中医书局，1936(近代医学丛选；9)

21、277、590、839A(残)、940

全书分上、下篇。上篇为宇宙真诠，下篇为生理真诠。全书着重强调气化理论，认为气化为万物之总系，气为生之源，包括化学中80种元素的微细分子；化学变化，包括化学中分化与化合。并认为自然化学即自然造化之妙机，中医阴阳五行乃自然造化之合成。

0034

中医理法针药全书摘要：二卷/沈士真编. 石印本. 大理县，1949

851

2 中西医汇通

0035

中西汇通医书五种/(清)唐宗海著. 石印本. 上海：千顷堂书局，1914、1935

139、152、209、300、361、476、572、590、709、731、781、799A、831、839A、871、896A、931、942B

0036

中西汇通医书五种/(清)唐宗海著. 铅印本. 上海：中国医学研究会，1935、1939

21、186、491、896A、931

包括《中西汇通医经精义》《金匮要略浅注补正》《伤寒论浅注补证》《血证论》《本草问答》。

0037

中西汇通医书五种/(清)唐宗海著. 铅印本. 上海：中国文学书局，1937

1、139、186、277、308A、385B、491、514A、546、731、734、852、901、907C

0038

中西汇通医书五种/(清)唐宗海著. 上海：广益书局，1947

3、21、541、741、917A、933

0039

中西汇通医书五种/(清)唐宗海著. 铅印本. 上海：大达图书公司，1924

781、831、931

0040

中西汇通医书五种/(清)唐宗海著. 铅印本. 上海：育才书局，1946

303、921

0041

中西汇通医书五种/(清)唐宗海著. 刻本. 渝城：瀛州书屋，1914

381、412A、491、570、590、728A、799A

0042

中西汇通医经精义：二卷/(清)唐宗海著. 石印百草庐校刻本. 上海：千顷堂书局，1914

21、139、186、202、270、279、385、461、467、475A、491、514A、514B、529A、529B、570、590、664、677A、721、728A、738B、741、746A、781、799、839A、852、871、896A、907B、907C、917A、921、926A、931、940

又名《中西医判》《中西医解》《中西医学入门》。本书将《黄帝内经》医学理论归纳为阴阳、脏腑、营卫、经脉、全体总论、诸病、望形、问察、诊脉、气味阴阳、七方十剂等20余类，并引西医生理解剖图说加以注释发挥，目的是以西医之说阐发印证《内经》等之精义。

0043

中西汇通医经精义：二卷/(清)唐宗海著. 石印本. 渝城：渝城瀛洲书屋，1914

852

0044

中西汇通医经精义：二卷/(清)唐宗海著. 石印本. 重庆：中西书局，1916

851、852

0045

中西汇通医经精义：二卷/(清)唐宗海著. 铅印本. 上海：千顷堂书局，1935

21、433、603、746A、922、931

0046

中西汇通医经精义：二卷/(清)唐宗海著. 铅印本. 上海：大达图书供应社，1934、1935

381

0047

中西汇通医经精义：二卷/(清)唐宗海著. 铅印本. 上海：中国文学书局，1935

277、289、381、444、746A、852、931

0048

中西汇通医经精义：二卷/(清)唐宗海著. 铅印本. 上海：广益书局，1947

728、731、922

0049

中西对照医药学/胡友梅编. 铅印本. 上海：世界书局，1941、1943、1947、1948

139、301、541、728、731、741、931、940

系"仙游国医专校"讲义。作者历经五载艰辛，结合20年临证经验编撰而成。主要内容为基础理论、各科病症诊疗法及药物概要3部分。基础理论方面，中西合一，图文并茂，先西医理论后中医阐述。13类各科疗法，计142病症，各病名以东洋译名为根据。

0050

中西汇通内科药物学揽要/张景熙编. 铅印本. 北平：登瀛阁，1916

277

0051

中西汇通简明医学/卜子义撰. 铅印本. 上海：中医书局，1936(近代医学丛选；7)

590、940

全书分载各科病症145种，13章。各章均以中医脉症病治为主，间或附以部分西药处方，反映当时中西汇通的时代特征。

0052

中西汇通简明医学/卜子义著. 铅印本. 上海：中医书局，1936

590、940

0053

中西汇参医学图说/(清)王有忠撰. 石印本. 上海：广益书局，1917

139、139A、186、301、361、412A、412B、421、475A、514A、514B、529A、541、589、590、651、664、709、728A、738B、739、741、791、799A、839A、871、907B、921、940

本书以中医理论为基础，参照西医解剖图，阐述脏腑结构及功能。列有各脏分合图、十二经穴位，并论及各脏腑病理治法及备用诸方。

0054

中西医之比观/许半龙著. 铅印本. 上海：半龙医药书社，1930

139、289、590

本书列新与旧之观念、"红中医"与"红西医"之近况、外人口中之中国科学家、中医为精微之"困术"、中西有融化之可能性、科学与中医、阴阳之气与科学、中国卫生与各国、从理化试验到中医中药等10篇。

0055

中西医学比观/张公让编著. 铅印本. 广东：梅县张公让诊所，1943～1946

1、21、186、590、664、907C、852、

931、933

第一集卷一处方篇。根据日本野津猛易所著《汉法医药典》一书编译，增补病因、症候、治疗方法等，介绍中医各科杂病60余种；卷二药物篇，收药300余种；卷三杂记，有肺病自医记与吐血治验记2篇，记述作者患肺病的经过、体能。从患者，医生双重角度向读者介绍肺病养护预防知识；卷四有医案医话与治医杂记2篇，为作者临床经验杂记，含风湿、生半夏、吗啡、治学态度等230个小题目。第二集卷一：生理漫谈、病理漫谈、治疗漫谈与切脉4章及伤寒金匮评注——太阳病篇；卷四：阳明病篇、太阴病篇、少阴病篇及补遗篇5篇。收《金匮》《伤寒》等医经中229个成方。作者征引医经原文，运用现代医学知识加以评注说明，并附列处方药味与药量。

0056

中西医学四系全书：四卷/吴汉仙撰．石印本．长沙：中西一家医院，1946

186、590、781

卷一论生理，分中医生理与西医生理，又论气化与细胞之母；卷二论病理，以六淫为细菌之母，并述气化生菌，气化杀菌之原理；卷三为诊断，阐明发热原理，对肺结核、肠热证、脑膜炎、盲肠炎、糖尿病等中西合参，各述所长。卷四为药物，介绍中西药物的主治功用及给药途径。

0057

中西医学名辞对照/李棻，章次公著．铅印本．上海：昌明医药学社，1933

1、590

该书收肠伤寒、白喉、猩红热、霍乱、丹毒、卒中、糖尿病、肺坏疽、支气管哮喘、脚气、呃逆等15个病名。每病均有中西医病名对照、病理简说、学理解释。力求贯通中西医学。

0058

中西医学折衷/孙沛述．铅印本．北平：济慈医社，1938

139

0059

中西医界之警铎/吴汉仙著．铅印本．长沙：中西一家医院，1934、1936

381、590、831

本书分3编。褒扬中医辨证求本理论特点及中药的诸多长处，批评国人盲目崇洋思想及诋毁中医的做法。

0060

中西医界之警铎/吴汉仙著．铅印本．长沙：湖南印书馆，1931

139、728A、731、839A、921

0061

中西医略/巫燡撰．石印本，1930

1

全书五篇，分为总论、五脏、六腑、形层、诸窍。各编均以部位、形态、体质、功用四者分论。著者的目的是“会通中西，比较而论，先中后西，以中为主，以知中西之各有长处”。

0062

汉医须知/李纯编著．长春：益智书店，1941

1

本书分7编，介绍生理解剖，临床各科常见疾病的治疗护理与卫生保健常识。

0063

医门摘要：二卷/孙泽霖撰．刻本．长沙，

1927

139、799A

全书收医论69则，分述中医之四诊、六经辨证、六气杂症、五行生克制化、五脏虚实、八纲，以及儿科、妇科和内伤杂病诊治等。孙氏认为中西医学各有所长，应互学互补；在充分肯定中医学术前提下，对西医设立学堂、分科讲授、召开学术会、出版论文集、解剖尸体以明脏腑，乃至测定体温、灌肠通便等均予赞许。

0064

华阳医说/刘复著. 铅印本. 华阳：刘复，1934

139、277、301、541、590、839A、940

本书首先以中医重药治、西医重割治、中西医两大医流宜互相学习等问题作为专题论述；次列许叔重、郑康成等医家对五脏的讨论，并引《礼记·月令》《说文解字》等古籍进行考证，再录《伤寒论》《金匮要略》等经方及《神农本草经》药，最后载古医割治纪事与《素问·痿论》释难。作者强调中西医互补，提倡各取其长。

0065

中医起信论：二卷/伍律宁著. 铅印本. 广州：人境医庐，1939

931

卷一论述中医药及中西医结合方法治疗中医病证，以及脑膜炎、肺炎等西医病证；卷二论述用中医药及中西医结合方法治疗肾炎等西医病证的方法。

0066

中国医药问题/王一仁著. 铅印本. 上海：国医学会，1935

139、590

作者抛弃成见，将中西医的内容以及中西医的利弊进行剖析，尤其注意将改造途径分段论述。认为，此事“关系我们中国的经济学术，只要我们努力起来，简直将来可以造成世界新医药，以福利全世界的人民”。王氏主张“吸收外来医药的精粹”，整理发扬中医中药，走中西结合道路。书末附“阴阳五行六气之释义”，尤为精要。

0067

中国医药问题/王一仁撰. 铅印本. 上海：王一仁，1928

590

0068

中国医药问题/王一仁撰. 铅印本. 上海：吴承记印书局，1930

852

0069

医学衷中参西录：八卷/张锡纯撰. 铅印本. 奉天：天地新学社，1918

139、421、463

本书内容包括医方、药物、医论、医话、医案5部分，总计约80万字。以国医为体，西医为用，意在初步尝试沟通中、西医学。

0070

医学衷中参西录：三十卷/张锡纯撰. 铅印本. 天津：中西汇通医社，1918～1942

1、139、202、270（残）、277、301、361、381（残）、396、461、491、514A（残）、590、706、831、852、940

0071

医学衷中参西录：三十卷/张锡纯著. 铅印本. 奉天：奉天立达医院，1929

361、572、590

0072
医学衷中参西录：三十卷/张锡纯撰. 铅印本. 奉天：奉天章福记书局，1938
21、301、461

0073
医学衷中参西录：三十卷/张锡纯撰. 铅印本. 重庆：医药图书供应社，1944
852、907C

0074
医学衷中参西录补正. 一～三期. 上册一/张锡纯著；邓炳煃补正. 铅印本. 重庆：中国医药社，1945(中国医药丛书；1)
1
收治阴虚劳热方11种、治喘息方、治阳虚方、治心病方、治肺病方、治呕吐方等47种。

0075
医学衷中参西录医方歌括：三卷/李启沅撰. 铅印本. 绍兴：医药学报社，1931(绍兴医药学报丛书；28)
139A、590、851
全书列虚劳门、喘息门、心病门、黄疸门、淋浊门等16门。书末附有医方歌括补遗，为噎食门、吐衄门。载方90余首。每方以歌括形式记述其内容。

0076
衷中参西录证方歌括/王世雄编. 铅印本. 吉安：振兴印刷所，1935
590
作者王世雄，字攻醒，湖南祁阳人。《衷中参西录证方歌括》为《医学衷中参西录》中证方编写歌括。

0077
衷中参西的医论/戚肖波撰. 铅印本. 上海：章氏医寓，1934
590
本书为戚氏研究医药理论之心得。全书300余篇，分载病理、生理、诊断、治疗、药物、方剂、脉舌、其他，8集。

0078
鸟瞰的中医/许半龙著. 铅印本. 上海：新中医社，1928
541
讲述中医的定义、范围、价值、源流、与西医的比较等。

0079
中医改良捷径/汪洋编. 铅印本. 上海：上海中西医院，1925
931
本书介绍一些西医疗法作为中医疗法的补充。如从西医角度介绍有关梅毒等内科病及传染病的病因、治法；皮肤病、外科炎症创伤的西医治疗，最后详细介绍种痘法、杀菌消毒法及某些小手术的做法。

0080
中医改良刍言/林昨非编. 铅印本. 新会：捷元斋书局，1933
590、931

0081
医界之铁椎/(日)和田启十郎著；丁福保译. 铅印本. 上海：医学书局，1917、1920
139、277、381、572、590、907C、922
内分两编。前编讲述中医理论，临床治疗方面的特点与长处，并列举实际病例证明；后编比较评论中西医学，意在振兴中医。

0082
医界之铁椎/丁福保译述. 铅印本. 上海：

商务印书馆，1930

852

0083

汉法医典/（日）野津猛男编；丁福保译述．铅印本．上海：医学书局，1929、1934

139、152、572、590、851、922

本书列方107首，治疗西医病60余种。书中论说中医某方剂可用于西医某病的治疗，而对于治疗效果则未加评论。附录篇录有中药之配伍禁忌、十八反、十九畏及中药的比较分类和中药剧毒药物等内容。

3 中医医事

3.1 事业

0084

惠民药局记/（宋）沈括撰．石印本．上海：扫叶山房，1926（五朝小说大观；10）

21、301、361、391、461、491、511、521、523、541、579、651、721、731、852、911、917、921

0085

国医标准原则/姚心源编．铅印本．和平医社，1934

590

0086

卫政刍议/俞松筠著．铅印本．上海：社会卫生月刊社，1947

541

0087

中华民国医事综览/（日）小野得一郎编辑．铅印本．东京：同仁会，1935

541

0088

中华国医科目暨各科系统表草案/徐相任撰．铅印本．上海：徐氏医室，1929

139

0089

中国医事艺术品集影/王吉民编．铅印本．中华医学杂志，1941

541

0090

中央卫生设施概况影集/铅印本．南京：内政部卫生署，1934

541

0091

中国公共卫生之建设/胡宣明著．铅印本．上海：亚东图书馆，1928

541

0092

中国城市卫生之概况/李延安著．铅印本，1937

541

0093

公共卫生实施概要/卫生署编．铅印本．南京：卫生署，1936

541

0094

公共卫生实施概要/庐山暑期训练团编．铅印本．江西：庐山暑期训练团，1937

541

0095

办理地方卫生须知/卫生署编. 铅印本. 重庆：商务印书馆，1944（内政丛书. 地方自治业务参考丛刊；九）

541

0096

卫生运动宣传纲要/中国国民党中央执行委员会宣传部编. 铅印本. 南京：中国国民党中央招待委员会宣传部，1929

541

0097

主要都市人口死亡之病因统计/国民政府主计处统计局编. 铅印本. 国民政府主计处统计局，1934

541

0098

医药界事件/裘庆元辑. 铅印本. 绍兴：绍兴医药学报社，1916～1927（医药丛书五十六种；42）

139A、391、590

本书收录医界文件21种。其中有神州医药总会呈政府请愿书、会章，创办中医学校呈大总统文、呈各部文，管理药商章程，神州医药会绍兴分会简章等。

0099

医药新闻：一～三十四期/医药新闻社编. 铅印本. 杭州：医药新闻社，1934

139

0100

国医馆与恽铁樵往来之文件/恽铁樵撰. 铅印本，1927

590

0101

国医馆与恽铁樵往来之文件/中央国医馆编. 铅印本. 南京：中央国医馆，1933

1

本书系中央国医馆与恽铁樵商讨有关改进中医统一病名等问题，此书收往来函件10篇。

0102

首都卫生/南京特别市卫生局编. 铅印本. 南京：特别市卫生局，1929

541

0103

上海医药界汇编/金溁编辑；徐景儒等校对；章忠云绘图. 铅印本. 上海：医药界汇编办事处，1938

541

0104

战后上海暨全国医药业调查录/许晚成编辑. 铅印本. 上海：龙文书店，1939

541

0105

浙江省会夏季卫生运动纪念刊/铅印本. 杭州：中国国民党浙江省执行委员会宣传部，1931

541

0106

都市卫生与杭州/厉绥之著. 铅印本. 杭州：市政府卫生科，1935

541

0107

济南市医药业调查统计报告：中华民国二十六年一月调查/济南市政府秘书处编. 济

南：济南市政府秘书处，1937（统计资料；第二十二种）

541

0108

云南医药辑略/何小泉撰. 稿本，1949

1

本书载录1949年以前云南省医药概况。第一部分为医师，记载明代医家兰茂等28人，清代医家刘成琨等120人，民国年间医家125人；第二部分为药品，记述云南所产中草药，当地特产药材和中成药；第三部分为医院，介绍医院科室及分布状况；第四部分为附录：有《姚方传奇》《异笔谈·滇中医药记》《马关县志·左进思三七效用说》《楚天庐丛录·冬虫夏草等》等。

0109

台湾一年来之卫生/台湾省行政长官公署民政处卫生局编. 铅印本. 台北：台湾省行政长官公署宣传委员会，1946（新台湾建设丛书；九）

541

0110

台湾医界：创刊号/李胜岳主编. 铅印本. 台湾：医师公会，1947

541

医学刊物。有学术评论，临床报告，新药琐谈，文艺等，是医界同人发表学术，交流经验，互通信息，联络友谊之园地。

0111

新医业概况：研究职业分析之一/汪于冈著. 铅印本. 上海：中华职业教育社，1927（职业教育研究丛辑；八）

541

0112

医师开业术/万钧译述. 铅印本. 上海：医学书局，1915（丁氏医学丛书）

541

0113

国医开业术/胡安邦著. 铅印本. 上海：胡氏医室，1933

541、590

本书评述中医开业的条件、环境、管理方法、资金、治疗程序与医德。

0114

国医开业术/胡安邦著. 铅印本. 上海：国医研究学社，1933

590

全书15章，主要介绍中医师开业应诊的内容及注意事项等，包括开业之难易，我国医界之现状，开业要素，病家对中医的态度，医生的选择与诊金，如何另请医生，开业的准备与广告，诊断方法，处方用药，门诊时间与诊治患者次序、出诊与会诊、对待病家态度等。

0115

国药业须知/张一凡编. 铅印本. 上海：中华书局，1949

1、139

本书简介药材种类，药材商业的分类、组织、销售和产地市场的交易习惯，以及人参、燕窝、银耳等贵重药材业的经营等。

0116

中药业概况：研究职业分析之一/周选青著. 铅印本. 上海：中华职业教育社，1929（职业概况丛辑；17）

1

研究职业分析析之一。简述我国中药业的历史、组织、待遇、学徒状况等。

0117

全国新药业/丁丁编；许晓初校；钱邦彦广告. 铅印本. 上海：全国新药业同业公会联合会，1937(全国新药业联合会丛书)

541

本书介绍全国新药业公会联合会及药品情况。

0118

国药业的危机及其补救策/王药雨编著. 铅印本. 北平：明日医药杂志社，1936(明日医药丛刊；2)

1

内分：衰落状况、衰落原因、改革与补救等6章。

0119

渝城药材杂货行规/著者佚名. 抄本，1938

590

载述当时渝城药行所售药材等物的产地、形态、色泽、性味等，间述及药物采摘季节。另附载当时各地药材、烟麻、杂货等的各种行规。

0120

生理解剖图表展览会纪念刊/张蕴忠著. 铅印本. 南京：中央国医馆，1935

1

书眉题："中央国医馆学术整理委员张蕴忠先生"字样。内收：《研究中国古医术为阐扬民族学术之途径》《太古西洋哲学与中国道学之源流》《我国医学原理与自然科学思想》《中国医学与世界太一主义》《中国自然科学之系统分析》《息脉论》《中国医学与国际学术关系》《中国生理解剖之基础原理》《中西大道同源》《黄老哲学之中心原理》《易学数理图》《理数图》《理化图式》《数理推演》论文15篇。

0121

万国卫生博览会章程/铅印本. 上海：医学书局，1949(丁氏医学丛书)

541

0122

南方医药研究资料/(日)东京帝大南方科学研究会医药学部编. 铅印本. 东京：南山堂，1943

590

3.2 行政

0123

卫生行政问题/金宝善讲；中央训练团党政高级训练班编. 铅印本. 重庆，1944

541

0124

卫生行政概要/俞松筠编著. 铅印本. 上海：正中书局，1947

541

0125

卫生局对于市参议会第三次大会施政报告决议案办理/油印本，1949

541

0126

卫生事业人员任用条例/卫生部人事室编. 铅印本. 南京：卫生部人事室，1947

541

0127

卫生法规/铅印本. 南京：国民政府卫生部，1928(国民政府卫生部刊物. 册籍类；6)

541

0128

卫生部三十七年下半年度施政计划纲要说明/卫生部编. 铅印本. 南京：卫生部，1948

541

0129

卫生部施政纲领/卫生部编. 铅印本. 南京：国民政府卫生部，1929(国民政府卫生部刊物. 册籍类；11)

541

0130

训政时期卫生行政方针/铅印本. 南京：国民政府内政部，1928

541

0131

中央卫生委员会第二次会议汇编/卫生部编. 铅印本. 南京：国民政府卫生部，1930(国民政府卫生部刊物. 册籍类；38)

541

0132

中央卫生试验所年报/中央卫生试验所编. 铅印本. 南京：中央卫生试验所，1929、1930

541

0133

医育周年纪念刊/教育部医学教育委员会编. 铅印本. 南京：美兴印务局，1936

541

0134

医药法规/易南坡编. 铅印本. 长沙：宏福参燕药号，1947

186、921

0135

地方卫生行政初期实施方案/国民政府卫生部编. 铅印本. 南京：国民政府卫生部，1929(国民政府卫生部刊物. 册籍类；4)

541

0136

县卫生行政实施办法/卫生署编. 铅印本. 南京：卫生署，1936

541

0137

县地方卫生实施法. 第一篇，行政/侯子明著. 铅印本. 北平：河北卫生月刊社，1947

541

0138

湖南地方自治模范讲习所卫生行政讲义/(清)汤铭渠，綦跃龙述. 铅印本

832

0139

对于县乡卫生组织之我见/卫生署编. 铅印本. 南京：卫生署，1936

541

0140

建设三千个农村医院/朱殿著. 铅印本. 上海：农村医药改进社，1933

541

0141

全国经济委员会卫生实验处工作报告/卫生

实验处编. 铅印本. 南京: 卫生实验处, 1935
541

0142
中央国医馆一览/中央国医馆秘书处编. 铅印本. 南京: 中央国医馆秘书处, 1934
434、590、651
本书收中央国医馆组织系统、理事会章程、组织章程, 筹募基会委员会章程, 档案管理规则, 各省市分馆一览等28种。

0143
中央国医馆宣言/中央国医馆编审委员会编. 铅印本. 南京: 中央国医馆秘书处, 1931
590、651

0144
国立中央研究院医学研究所筹备处概况: 民国三十三年～民国三十七年六月/铅印本. 国立中央研究院, 1948
541

0145
中国乡村卫生行政/薛建吾著; 陈忠杰校对. 铅印本. 上海: 商务印书馆, 1937
541

0146
中国卫生行政设施计划/胡定安著. 铅印本. 上海: 商务印书馆, 1928
541

0147
中国预防医学研究所报告: 第一号, 痹病问题闻见纪要/洪式闾著. 铅印本. 中国预防医学研究所, 1942
1

0148
南京市卫生事务所工作报告: 民国二十四年/王祖祥编. 铅印本. 南京: 南京市卫生事务所, 1935
541

0149
南京市卫生事务所助产工作实施方式/南京市卫生事务所编. 铅印本. 南京: 南京市卫生事务所, 1936
541

0150
南京市政府卫生局十九年年刊/黄贻清编. 铅印本. 南京: 南京市卫生局, 1931
541
卫生行政刊物。该刊以提倡环境医疗卫生为其使命。刊登局务摘要, 环境卫生、医务、防疫及生命统计, 保健设施, 各项规章制度, 插图与插表。栏目有环境卫生、医务、防疫及生命统计、保健设施、章则。

0151
南京特别市卫生行政实施方案/高维拟. 铅印本. 南京: 特别市卫生局, 1928
541

0152
南京特别市市政府公安局卫生行政汇报/南京特别市市政府公安局卫生课编. 铅印本. 南京: 特别市市政府公安局卫生课, 1927
541

0153
上海工部局医官卫生清册/上海工部局卫生处编. 铅印本. 上海: 商务印书馆, 1912、1913、1914、1923
541、542

全书包括卫生管理、卫生检查、卫生宣传、食品卫生以及流行病管理措施等。卫生事处：有卫生司报告、户籍统计等。传染病注册：有天花、猩红热、脑膜炎、鼠疫、霍乱、肺痨等。

0154

上海工部局卫生处报告/上海工部局卫生处编. 铅印本. 上海：上海工部局卫生处，1927

542

本报表内容有："生死统计"；"传染病"；"卫生处实验室"理检验；"化验食物、饮料"等。

0155

上海市卫生局十年来之公共卫生设施：一千九百二十七～一千九百三十七/上海市卫生局编. 铅印本. 上海：上海市卫生局，1937

541

0156

上海市卫生局三年来工作概况/上海市卫生局编. 铅印本. 上海：上海市卫生局

541

0157

上海市卫生局工作之概况/李廷安著. 铅印本. 上海：上海市卫生局，1934

541

0158

上海市卫生局工作报告/上海市卫生局编. 铅印本. 上海：上海市卫生局

541

上海市卫生局1945年9月12日至1946年3月15日的工作报告。

0159

上海市卫生局工作报告：三十六年度五月至八月份/上海市卫生局编. 铅印本. 上海：上海市卫生局，1947

541

0160

上海市卫生局高桥卫生事务所暨国立上海医学院卫生科年报：民国二十四年/上海市卫生局高桥卫生事务所编. 铅印本. 上海：上海市卫生局高桥卫生事务所，1935

541

0161

上海市卫生局概况/上海市卫生局编. 铅印本. 上海：上海市卫生局，1946

541

0162

上海市四年来卫生工作概要：二十一年二十四年/上海市卫生局编. 铅印本. 上海：上海市卫生局，1936

541

0163

上海市近十年来医药鸟瞰/庞京周著. 铅印本. 上海：中国科学公司等，1933

541

本书从发展概况、机构设施、医学教育事业、医疗保健工作、医学书刊出版等方面介绍当时上海市医药卫生事业情况。

0164

上海市政府医药卫生人员叙用规则/马中平主编；彭令恒协编. 铅印本. 上海：市政府技术人员资历审查委员会，1947

541

0165
上海市第一届参议会卫生委员会工作报告/秘书处. 铅印本，1947
541

0166
上海共同租界工部局卫生局报告/上海共同租界工部局卫生局编. 铅印本. 上海：共同租界工部局卫生局，1942
541

0167
上海特别市卫生局业务报告：民国三十年度/上海特别市卫生局编. 铅印本. 上海，1941
541

0168
上海特别市卫生局业务报告：民国三十一年度/上海特别市卫生局编. 铅印本. 上海，1942
541

0169
上海特别市卫生法规三集/上海特别市卫生局编. 铅印本. 上海，1929
541

本法规分6类及附录：总务类有卫生局组织、案卷编管、公事汽车出差细则；卫生试验所、各区所协助卫生行政奖惩、卫生巡长服务规则等8种。医药产科类有管理中医、牙医及镶牙登记暂行章程；医学团体、医师、药师、助产士注册规则；医师、药师、助产士请领部证章程等10种。饮食品用类有管理饮食店等规则、章程9种。检验类有检验费征收等规则、办法4种。杂务类有取缔野狗等规则、章程、办法5种。附录有选录中央颁行卫生法规，包括：传染病预防、污物扫除、助产士、种痘条例。另有污物扫除条例实施细则、生死统计暂行规则、管理医院规则等。

0170
上海市卫生局卫生试验所工作概况/程树榛报告. 铅印本. 上海：上海市卫生局，1937
541

0171
华东一级暨上海市公费医疗预防疾病诊疗试行办法/华东一级暨上海市公费医疗实施管理委员会制订. 铅印本. 上海：华东一级暨上海市公费医疗实施管理委员会，1936
541

0172
高桥乡村卫生模范区月报：民国廿一年六月份/油印本，1932
541

0173
北平市公安局第一卫生区事务所第七年年报. 第七期/铅印本，1932
541

0174
北平市卫生处第一卫生区事务所第九年年报. 第九期/北平市卫生处编. 铅印本. 北平：市卫生处，1934
541

0175
北平市卫生局第二卫生区事务所年报. 第二期/北平市卫生局编. 铅印本. 北平：北平市卫生局，1935
541

0176

北平市政府卫生处业务报告/北平市政府卫生局编. 铅印本. 北平: 北平市政府卫生局, 1934

541

0177

北平特别市公署卫生局业务报告/北平特别市公署卫生局编. 铅印本. 北平: 北平特别市公署卫生局, 1938

541

包括局务总论、生命统计、保健设施、传染病管理、医药管理、环境卫生、卫生教育等内容。

0178

山西省疫事报告书/山西防疫总局编辑处纂辑; 吴人彦编辑. 铅印本. 太原: 大林斋; 上海: 中华书局, 1919

541

0179

江苏省会卫生事务所工作概况: 民国二十三年七月至十二月/江苏省会卫生事务所编. 铅印本. 江苏: 省会卫生事所, 1934

541

0180

江西省健康教育委员会廿三、廿四年度工作概况/江西省健康教育委员会编. 铅印本. 江西: 省健康教育委员会, 1935

541

0181

江西省抗战以来卫生工作报告/江西全省卫生处编. 铅印本. 江西: 全省卫生处, 1939

541

0182

江西全省卫生处概况/江西省政府秘书处编. 铅印本. 江西: 省政府秘书处, 1935 (江西事业丛刊; 9)

541

0183

镇江乡区卫生实验区第一年工作概况/镇江乡区卫生实验区办事处编. 铅印本. 镇江: 乡区卫生实验区办事处, 1936

541

0184

湖南省会健康教育委员会报告书/湖南省会健康教育委员会编辑. 铅印本. 长沙: 周公益印刷局, 1934

541

介绍该省社会、环境卫生及医疗保健等事业发展情况。

0185

广州卫生. 第一期/铅印本. 广州: 广州市政府卫生局, 1935

541

0186

广州市卫生行政之检讨/邓真德编著. 铅印本. 广州: 广州市政府卫生局, 1935

541

系广州卫生局的工作总结报告。英汉对照。

0187

卫生年报: 民国十四年七月至十五年六月/广州市卫生局编. 铅印本. 广州: 广州市卫生局, 1926

541

0188
广州市卫生局三十四年九月至三十五年八月工作报告书/广州市卫生局编. 铅印本. 广州：广州市卫生局，1946
541

0189
云南全省卫生实验处二年工作概况：二十五年七月至二十七年七月/铅印本. 云南，1938
541

0190
青岛市社会局卫生行政概况/青岛市社会局编. 铅印本. 青岛，1936
541
主要介绍卫生行政管理内容13项：整理市立医院，整理传染病院，推进市乡医疗事业；设立麻风病院，预防传染病，办理灭蝇事项，设立海水浴场救护处等。

0191
青岛市社会局卫生统计/青岛市社会局编. 铅印本. 青岛：青岛市社会局，1933
541
本书收青岛市1932年度的医疗卫生公卫生事业的统计材料。

0192
贵州省卫生行政概况/贵州省政府民政厅编. 铅印本. 贵州：省政府民政厅，1937
541

0193
福建卫生：福建省统计年鉴分类之七/福建省政府秘书处统计室编. 铅印本. 福建：省政府秘书处公报室，1938
541

0194
福建省卫生建设经过/铅印本. 福建：省政府，1937～1945(闽政丛刊)
541

0195
福建省立卫生试验所五周年纪念刊/铅印本，1941
541

0196
台湾省检疫总所工作概况/台湾省检疫总所编. 铅印本. 台湾：省检疫总所，1947
541
本书分7个阶段介绍台湾海港船舶检疫工作的历史沿革及现状。

0197
台湾省第二届卫生行政会议特辑/台湾省卫生处编. 铅印本. 台北：台湾省卫生处，1947
541

0198
卫生行政法论/(日)山田准次郎著；鄂章陵，高仲和译. 铅印本. 北平：内务部编译处，1918
541
本书分：预防行政、治疗行政、保健行政、卫生行政机关4章。

3.3 行会

0199
中华医学会会务报告/中华医学会编. 铅印本. 上海：中华医学会，1934
541

0200
中华医学会第二次会务报告/中华医学会编. 铅印本. 上海：中华医学会，1935
541

0201
中华医史学会五年来之回顾/王吉民著. 铅印本. 上海：中华医学杂志社，1941
1

0202
中西医药研究社宣言/中西医药研究社编. 铅印本. 上海：中西医药研究社
541
本书收该社宣言、章程、概况、职员与社员名录等。附录：中西医药研究社成立纪念特刊之内容。

0203
中国针灸学研究社简章/中国针灸学研究社编. 铅印本. 无锡：中国针灸学研究所，1935
1

0204
中国脉学研究会章程/中国脉学研究会. 柳州：中山日报社柳州分社，1941、1946（脉学丛书；3）
491、590、852、907C、922

0205
中国脉学研究会章程/中国脉学研究会. 铅印本. 贵阳：现代医药杂志社，1947（脉学丛书；3）
289
该章程分缘起、条例及附注。缘起记述吴门姚心源发起研究中国脉学的事由；条例分组织、入会、缴费、权利、义务、奖惩、开会、经费、分会、会址等；附注包括向会员赠阅卫生杂志，发合格证书、证章等。

0206
北平国医公会会务辑要/北平国医公会编. 铅印本. 北平：国医公会，1932
1

0207
全国医药团体总联合会会务汇编/杨彦和编. 铅印本，1931
491

0208
上海中医学会六周年纪念册/中医杂志社编辑. 铅印本. 上海：中医学会，1927
541

0209
上海市医士公会章程/上海市医士公会大会编. 铅印本. 上海：上海市医士公会大会，1927
541

0210
上海市国医学会十周年纪念刊/上海市国医学会秘书处编. 上海：市国医学会秘书处，1932
541

0211
上海市药师公会年报. 第三期/赵汝调等编. 上海：上海市药师公会，1939
541

0212
苏州国医学社第一学期纪念刊/苏州国医学社编. 铅印本. 苏州：国医学社，1934
1

0213

苏州国医研究院简章：苏州国医学校设立/苏州国医研究院编. 铅印本. 苏州：国医研究院，1937

1

0214

松江县中医公会会刊：民国二十二、三年度/松江县中医公会编辑. 铅印本. 松江：中医师公会，1935、1947

541

本书收松江中医团体小史，公会会章，会务公牍记录，会员录，以及特载、评论、学说、医案杂著等类文章。

0215

杭州医学公会汇刊/都敬斋编. 铅印本. 杭州：杭州医学公会，1929

590、732

刊首系都敬斋撰该会史略，记述清光绪年间创立该会经过与沿革。后有序言、鉴定书、禀件呈文、筹办医诊所之经过，及出席1929年3月17日“全国中医中药代表大会”之经过及该会会员录等。

0216

神州医药会绍兴分会纪事/裘庆元辑. 铅印本. 绍兴：医药学报社，1916～1927(医药丛书五十六种；46)

139A、391、590

本书收录绍兴分会会务活动的文件，改组的经过，与总会、兄弟分会来往的公函，声援江西分会对江西警署颁发取缔章程的抗争，以及会员名录等。

0217

组织三山医学传习所成立记/民国内务部立案. 铅印本，1917

590

0218

青岛市医学进修会会刊/青岛市医学进修会编. 铅印本. 青岛：市医学进修会，1948

541

0219

闽侯医师公会第一届年鉴/闽侯医师公会编. 铅印本. 闽侯：医师公会，1935

1

年鉴收录该会会章、法规、医师信条、本届职员表、议案、事略及文件等。

0220

鄞县中医师公会会刊. 创刊号，会务特辑/鄞县中医师公会编辑股编. 铅印本. 鄞县：中医师公会，1948

1

0221

医学会刊：大邑县国医馆医药改进会第二周年纪念特刊/贺光轩编. 铅印本，1939

279

0222

东阳药业会：行情簿(中华民国三十六年三月份)/东阳药业会编. 东阳：东阳药业会，1937

731

以表格形式介绍中药价目表。

0223

秦氏同学会/秦伯未著. 铅印本. 上海：秦氏同学会

590

3.4 医院

0224

中国公立医院征信录. 第一届/中国公立医院编. 铅印本. 上海：中国公立医院，1913

541

0225

汉口慈善会中西医院第一、二、三、四届征信录/汉口慈善会中西医院编. 铅印本. 汉口：慈善会孤儿印刷厂，1921～1925

782

0226

中央医院/行政院新闻局编. 铅印本. 南京：行政院新闻局，1947

541

0227

中央医院年报：民国25年份. 第六期/中央医院编. 铅印本. 南京：中央医院，1937

541

0228

中华麻疯疗养院建筑费征信录：自1934年1月～1935年1月止/中华麻疯救济会编. 铅印本. 中华麻疯救济会，1935

541

0229

南京中央医院年报：三十五年度/南京中央医院编. 铅印本. 南京：中央医院，1946

541

0230

南京市戒烟医院工作年报/南京市戒烟医院编. 铅印本. 南京：市戒烟医院，1936

541

报告首都肃清烟毒委员会1936年戒烟工作概况。

0231

首都平民医院两周年报告/首都平民医院编. 铅印本. 南京：首都平民医院，1933

541

0232

重庆国粹医馆医药特刊/郭又生编. 铅印本. 重庆，1935

852

特刊收宣言、法规、公牍、函简、赠词、附录等。

0233

中国红十字会时疫医院征信录/铅印本，1916、1922

541

0234

中国红十字会时疫医院征信录/铅印本，1922

541

0235

中国红十字会第一医院国立上海医学院第一实习医院报告：中华民国21年度～24度/铅印本. 上海，1932～1935

541

0236

中国红十字会第二十一伤兵医院报告书/中国红十字会第二十一伤兵医院编. 铅印本. 上海：永大印刷公司

541

0237

中国红十字会第十二救护医院征信录/张已任，周莘耕编辑．铅印本．中国红十字会第十二救护医院，1937

541

0238

国立上海医学院、上海中山医院奠基典礼特刊/国立上海医学院编．铅印本，1936

541

书前有孙中山像及遗嘱，后列序言、名人题词。主要介绍上海医学院宿舍建筑说明、职员表、教员表以及回顾与前瞻；上海中山医院建筑说明书，筹备经过，计划概要；国立上海医学院、实习医院概况，第一实习医院医务概况，住院医师一览表等。附有图照23张。

0239

上海广东医院募捐委员会成绩总报告/上海广东医院编．铅印本．上海：广东医院，1935

541

0240

上海中山医院计划书/上海中山医院编．铅印本．上海：中山医院

541

0241

上海中山医院筹备会第一次征信录/上海中山医院编．铅印本．上海：中山医院，1931

541

0242

上海公济医院纪念刊：民国34年9月至37年9月/公济医院纪念刊编辑委员会编辑．铅印本．上海：公济医院，1948

541

0243

上海四明医院暂行章程/上海四明医院辑．铅印本．上海：四明医院，1949

541

0244

上海市市立第四医院三十五年度工作概况/上海市立第四医院编．铅印本．上海：市立第四医院，1947

541

0245

上海市立沪北戒烟医院年报：附册：民国24年度/上海市立沪北戒烟医院编．铅印本．上海：市立沪北戒烟医院，1935

541

0246

上海市医院及卫生试验奠基纪念/上海市医院及卫生试验所编．铅印本．上海：市医院及卫生试验所，1935

541

内有该院的工作概要及建筑图等。

0247

上海永川医院二十周纪念册/铅印本．上海：永川医院，1942

541

0248

上海西门妇孺医院五十周年纪念册/上海西门妇孺医院编．铅印本．上海：西门妇孺医院，1935

541

0249
上海劳工医院年刊/铅印本. 民国十九年, 1931
541

0250
上海时疫医院十七年报告兼征信录/上海时疫医院编. 铅印本. 上海: 时疫医院, 1929
541

0251
上海时疫医院二十年报告兼征信录/上海时疫医院编. 铅印本. 上海: 时疫医院, 1932
541

0252
上海时疫医院廿一年报告兼征信录/上海时疫医院编. 铅印本. 上海: 时疫医院, 1933
541

0253
上海时疫医院廿二年报告兼征信录/上海时疫医院编. 铅印本. 上海: 时疫医院, 1934
541

0254
上海时疫医院廿五年报告兼征信录/上海时疫医院编. 铅印本. 上海: 时疫医院, 1937
541

0255
上海急救时疫医院工作报告: 附征信录/顾元常主编; 急救时疫医院事务处编辑. 铅印本. 上海: 急救时疫医院事务处, 1940
541

0256
上海疯癫专门医院院务概要/宋诚彰等编. 铅印本. 上海: 疯癫专门医院, 1934
541
介绍该院组织章程、住院简章、病人状态及医治经过情形等。

0257
上海骨科医院一览. 牛公惠生逝世三周纪念/牛徐蘅著. 铅印本, 1940
541

0258
上海浙绍医院募捐碑记及征信录: 中华民国 29 年 11 月至 31 年 11 月止/上海浙绍医院编. 铅印本, 1942
541

0259
上海潮州和济医院第九期廿八年全年收支报告/上海潮州和济医院编. 铅印本. 上海: 潮州和济医院, 1939
541

0260
九十年来为华人服务之仁济医院/仁济医院编. 铅印本. 上海: 仁济医院, 1936
541
内分: 该院简介、行政组织、医务概况、经济状况 4 章。

0261
同仁医院年报: 民国 24 年第 69 期/铅印本, 1935
541

0262
浦东医院征信录：民国24年6月起至25年7月份止/铅印本，1936
541

0263
集义善会虹口时疫医院二十一年报告兼征信录/集义善会虹口时疫医院编. 铅印本. 福建：集义善会虹口时疫医院，1932
541
包括简章、该院的历史、该院设备、院务概况、医务股报告、收支报告等15部分。书前有窦辉庭的序文。

0264
江苏省办理公医院概况/江苏省卫生处秘书室编. 铅印本. 镇江：天和印刷所，1948
541

0265
常州武进医院简章/常州武进医院编. 铅印本. 常州：武进医院，1918
541

0266
武进医院十、十一、十二三月之经过/芮真儒著. 铅印本. 常州：武进医院，1918
541

0267
武进医院四、五、六三月之经过/芮真儒著. 铅印本. 常州：武进医院，1919
541

0268
浙江广济医药产三科五十周纪念册/铅印本，1930
541

0269
苏州国医医院院刊/苏州国医学院编. 铅印本，1939
541
本书为苏州国医学院医院创院纪念特刊。书中刊载国内与日本名人，学者之题词，以及该院创办人与职员的照片、创办经过、组织系统，并载录职员与特约医师一览表，另有论文等。苏州国医学院创办人为陈果夫，第一任院长为唐慎坊、副院长为陈康孙。

0270
四明医院十五周纪念册/四明医院编. 铅印本. 上海：四明医院，1937
541

0271
卫生署西北医院年报：民国三十五年度/卫生署西北医院编. 铅印本. 兰州：卫生署西北医院
541

0272
山东乡村建设研究院医院、邹平县政建设实验区卫生院廿三年度第一、二期工作概况/山东乡村建设研究院编. 铅印本. 山东：乡村建设研究院，1935
541
收录第一期工作概况与第二期工作概况两部分。述及筹备经过、工作、人员及组织情况等。

0273
济南私立齐鲁大学新医院开幕典礼纪念册/齐鲁大学新医学院编. 铅印本
541

0274

河南省立医院年报. 第二期/河南省立医院编. 铅印本. 河南：省立医院，1937

541

0275

广州博济医院创立百周年纪念/孙逸仙博士医学院筹备委员会编. 铅印本. 广州：岭南大学，1935

541

介绍该院创立100周年以来的概况和变迁。

0276

广州惠爱堂募建平民医院小启/广州惠爱堂编. 铅印本. 广州：惠爱堂，1937

541

收录吴铁城等人为惠爱堂募捐的公函，筹建医院设计图等。

0277

宏仁医院年报/铅印本，1947

541

0278

国立中山大学第一医院概览/国立中山大学一医院编. 铅印本. 广州：蔚兴印刷厂，1929

541

0279

福建省立福州医院十周年纪念刊/省立福州医院编. 铅印本. 福州：省立福州医院，1948

541

0280

国立台湾大学医学院附属医院概况/国立台湾大学医学院秘书室制. 铅印本. 台湾：国立台湾大学医学院秘书室，1948

541

0281

蓝十字会谦益伤科专门医院第三周年纪念报告书/蓝十字会谦益伤科专门医院编. 铅印本. 上海：蓝十字会谦益伤科专门医院，1928

541

0282

蓝十字会谦益伤科专门医院第四周年纪念报告书/蓝十字会谦益伤科专门医院编. 铅印本. 上海：蓝十字会谦益伤科专门医院，1929

541

0283

蓝十字会谦益伤科专门医院第五周年纪念报告书/蓝十字会谦益伤科专门医院编. 铅印本. 上海：蓝十字会谦益伤科专门医院，1930

541

0284

蓝十字会谦益伤科专门医院第六周年纪念报告书/蓝十字会谦益伤科专门医院编. 铅印本. 上海：天星久记印刷公司，1931

541

0285

镇海同义医院二十年汇志/镇海同义医院编. 铅印本. 镇海：同义医院，1939

541

内容包括序言、文献、公牍、章则、历年议案、捐款、会计、医务报告及1938年年度报告。

0286
长沙县卫生院概况/长沙县卫生院编. 铅印本. 长沙：县卫生院，1936
541

0287
湘省国医院组织法等三种/铅印本
832

0288
川沙县立医院章程/川沙县立医院编. 铅印本. 川沙：县立医院，1931
541

0289
广慈医院廿五周纪念/广慈医院编. 铅印本，1932
541
介绍该院自1907年创办至1932年期间的医疗工作和发展建设情况。

0290
汉持医院、汉持护士学校奠基专刊/汉持医院编. 铅印本. 广州：汉持医院，1935
541

0291
创办东阳私立溥济平民医院自二十八年创办起至三十年十二月止各项公告清册/铅印本，1941
541

0292
尚贤堂妇孺医院第一年度报告册/尚贤堂妇孺医院编. 铅印本. 上海：尚贤堂妇孺医院
541

0293
镜湖医院概况：民国卅年至卅五年/澳门镜湖医院慈善会编. 铅印本. 澳门：镜湖医院慈善会，1946
541

0294
周浦辅善医院报告册/周浦辅善医院编. 铅印本. 上海：周浦辅善医院，1934
541
介绍该院1930～1934年间的医疗工作及发展情况等。

0295
徽宁医治寄宿所征信录/徽宁医治寄宿所辑. 石印本，1916
541
本书为徽宁医治寄宿所之有关文件汇集。内容包括政府告示、寄宿所的规章制度、捐资人名钱数、治疗病人名单、财务账目等。

0296
瞿氏夫妇医院简章/瞿氏夫妇医院编. 铅印本. 上海：瞿氏夫妇医院
541

0297
馥南金针医院特刊/馥南金针医院编. 铅印本. 上海：馥南金针医院，1941
541

0298
莫干山肺病疗养院章程/莫干山肺病疗养院编. 铅印本. 浙江：莫干山肺病疗养院
541

0299
金泽市若松疗养所要览/铅印本. 金泽：若松疗养所，1933
541

3.5 卫生

0300
卫生/赖斗岩，苏德隆编. 铅印本. 上海：商务印书馆，1935
541

0301
卫生必读：时疫关系/中国红十字会总办事处编. 铅印本. 上海：中国红十字会总办事处
541
本书收中国红十字会时疫医院章程、时疫病之研究、考验疫症之原等篇。

0302
卫生常识/国民政府内政部编. 铅印本. 南京：国民政府内政部，1928
541

0303
卫生丛话/俞凤宾著. 铅印本. 上海：商务印书馆，1927（医学丛书）
541

0304
卫生格言/丁福保撰. 铅印本. 上海：医学书局，1940
522
书分8章，阐述了呼吸器之卫生、消化器之卫生、清洁之卫生、起居动作之卫生、传染病之预防、生殖器之卫生、心术上之卫生等保健常识。

0305
卫生至宝图说/（清）单凤翔编. 铅印本. 中华印务有限公司
940

0306
卫生学/吴克潜撰. 油印本. 上海：中国医学院，1931（中国医学院讲义十九种；13）
139

0307
卫生学/马毅民，郭绍贤编. 铅印本. 广东：中医药专门学校，1936（广东中医药专门学校各科讲义；9）
590

0308
卫生学/陆元照编. 铅印本. 浙江：中医专门学校，1938（浙江中医专校讲义三十三种；31）
590

0309
卫生学会商榷书/吴以成撰. 铅印本，1914
391、541

0310
卫生延年术/丁福保著. 铅印本. 上海：医学书局，1939（虹桥疗养院丛书）
541
此书根据作者多年经验，讲述从婴幼儿期至老年的日常生活卫生保健理论和方法。

0311
卫生要览/卫生部编. 铅印本. 南京：国民

政府卫生部，1929（国民政府卫生部刊物．册籍类；6）
541

0312
公众卫生学/黄岛晴著．铅印本．成都：华英印书局，1928
541

0313
民族卫生/金子直著．铅印本．上海：商务印书馆，1930（医林丛刊）
541

0314
古卫生学/黄劳逸编．铅印本，1932
590

0315
平民卫生/傅若遇，高镜郎编辑．铅印本．上海：青年协会智育部，1924
541

0316
普通卫生/铅印本．上海：广协书局，1938（国民健康丛书）
541

0317
青年时期之卫生/铅印本．上海：广协书局，1938（国民健康丛书）
541

0318
食物卫生/张鋆编．铅印本．上海：商务印书馆，1925（通俗教育丛书）
541

0319
形体卫生学/蒋玉伯编述．铅印本（中国医药专门学校讲义）
541

全书23章，分述气血、阴阳、经脉、细胞、组织、骨骼、筋肉（肌肉）、皮肤及其卫生学，消化、循环、呼吸、排泄器官与神经、五官及其卫生学。书中介绍西医生理、解剖及卫生学基本知识，体现中西医相参之理。

0320
夏季卫生指南/姚伯麟编．铅印本．上海：太平洋书店，1929
541

0321
夏令卫生新论/俞凤宾著．铅印本，1916
541

0322
胡定安公众卫生言论集/胡定安著．铅印本．上海：大东书局
541

全书收载分论说、讲演、建议、杂著4部分。收公共卫生方面的短文50篇。卷首有胡汉民、陈果夫等4人题词，薛笃弼、褚民谊等5人序言。

0323
孟河名医谢利恒先生夏秋卫生嘉言录/谢观述；夏征兰等录．铅印本．上海：同益名药流通社，1936
541

0324
实验卫生学讲本/（日）山田谦次著；丁福保译述．铅印本．上海：医学书局，1930

（丁氏医学丛书）

541

3.6 防疫

0325

防疫刍言/（清）曹廷杰著. 铅印本. 北平：京师警察厅，1918

139、139A、202、251、277、308A、361、433A、462、491、529B、590、728A

本书附录：救疫速效良法、针刺图说、抬痧刮痧图说、经验良方

0326

防疫讲话/黄德滋编. 石印本. 上海：通俗教育研究会，1930

541

本书为预防鼠疫的宣传资料。

0327

防疫须知/顾鸣盛编. 铅印本. 上海：文明书局，1929

852

0328

防疫医话/许少华撰. 抄本，1949（九芸医馆医学丛书；1）

731

0329

家庭害虫/顾玄编. 铅印本. 上海：商务印书馆，1934（家庭丛书）

541

分人体、食物、衣服、仓库、家畜等9类，讲述蚊、蝇、虱、蚤、鼠、蚁等害虫的危害及防治方法。书前有吴福桢，王启虞序。

0330

家庭害虫/顾玄编. 2版. 上海：商务印书馆，1935（家庭丛书）

541

0331

蚊蝇/江苏省昆虫局蚊蝇股编；吴伟士鉴定. 铅印本. 南京：江苏省昆虫局，1923（江苏省昆虫局丛书；1）

541

内收《改进南京卫生之计划》（杨惟义），《论太平水缸之利害》（陈家祥），《美国驱除蚊蝇之事业》（郭文辉）等16篇文章。卷首有董任之、邹秉文、秉农山序各1篇；书后有附录4篇。

0332

治蝇要览/费耕雨编. 铅印本. 上海：商务印书馆，1922

541

0333

研究蚊类传染疟疾所用之方法/冯兰洲著. 铅印本. 中华医学杂志社，1932

541

0334

蚊虫防治法/李凤荪，吴希澄著. 铅印本. 上海：商务印书馆，1934

541

0335

餐卫丛刊：鼠疫之二/铅印本. 上海：集成图书公司

541

0336

中央防疫处十二周年刊/中央防疫处编. 铅

印本. 南京：中央防疫处，1931
541
介绍中央防疫处12年来的工作动态、组织、设备及防疫状况等。

0337
中华民国红十字会救护总队部防疫计划：三、霍乱痢疾之伤寒之防治/容启荣等编. 铅印本. 上海：中华民国红十字会总会救护总队部，1939
541

0338
民国三十五年北平市秋冬防疫工作报告/北平市政府卫生局编. 铅印本. 北平：市政府卫生局，1947
541

0339
东北防疫处报告大全书/伍连德编. 订正本，1931
541

0340
东三省防疫事务总处报告大全书/伍连德编. 订正本，1928
541

3.7 戒毒

0341
戒烟必读/徐锡骥著. 铅印本. 全国禁烟联合总会，1914
541

0342
戒烟必读/徐锡骥著. 铅印本，1918
541

0343
戒烟方说/抄本. 杨诚村，1940
185

0344
戒烟快乐奇书/顾海帆编. 刻本. 上海：大明书局，1927
731
全书12编，后有附编。第一编为戒烟常识；第二编为戒烟实验良方；第三至第六编详述鸦片各种毒害；第七编为与鸦片同等之毒物；第八、第九编述成瘾之因；第十至第十二编述戒烟之具体方法。

0345
戒烟三字经/著者佚名. 石印本，1949
145
卷端题戒烟天然丸时调开篇。

0346
戒烟神方/石印本，1949
1
内容为：用甘草、川贝、杜仲三药煎膏，治疗鸦片吸毒者。

0347
戒烟指南/夏慎初编. 铅印本. 上海：诊疗医报社，1936
541

0348
经验戒烟良方汇编/铅印本，1949
541
汇各中医家及民间戒除鸦片烟瘾经验方82个。附治痢疾良方22个。封面为吴荣唐题字。

0349

上海市立沪北戒烟医院一千烟民成瘾原因统计上探讨普及卫生教育与中国禁烟之关系/梅卓生，严霈章著. 铅印本. 上海：市立沪北戒烟医院，1935

541

卫生月刊5卷12期抽印本。

0350

最新实验戒烟指南/朱振声编辑. 铅印本. 上海：国光书店，1940

541

0351

鸦片/顾学裘著. 铅印本. 上海：商务印书馆，1936(医学小丛书)

541

0352

鸦片戒除法/曹炳章著. 铅印本. 上海：中医书局，1931

541

介绍鸦片的危害，戒除方法，戒烟处方等，有4篇40章。

0353

鸦片瘾戒除法/曹炳章撰. 铅印本. 上海：中医书局，1936(中国近代医学丛选；33)

590

0354

鸦片与吗啡之流毒/俞凤宾著. 铅印本(中华卫生教育会小丛书；三十三)

541

0355

鸦片与卫生/童振藻编著. 铅印本. 昆明：中华民国拒毒会云南分会，1928

541

系作者于1928年9月为云南青年会卫生运动大会所做的讲演稿。全书论述罂粟移植及鸦片输入中国略史、中国种植罂粟及吸食鸦片状况、吸食鸦片之生理影响、彻底消灭鸦片之方法等。

4 中医教育

4.1 教育

0356

世界各国的医学教育/李涛编. 铅印本. 北平：中华医学杂志社

541

0357

中医教育讨论集/中西医药研究社编辑部编. 铅印本. 上海：中西医药研究社出版委员会，1939

541

本书收录有关中医教育事业发展方向的论文48篇。作者有宋大仁、余云岫、秦伯未、汪企张、庞京同等。

0358

大学医学院及医科暂行课目表：中华民国24年6月教育部颁行/教育部医学教育委员会编. 铅印本. 南京：教育部，1935

541

本书与医学专科学校暂行课目表；大学医学院医科及医学专科学校设备标准合订。

0359

广西省政府训练医师助产士护士计划大纲/铅印本，1934

541

0360
旧医学校系统驳议/余岩撰. 铅印本，1925
933

0361
民国五年改订卫生学教程/陆军训练总监编. 陆军训练总监. 铅印本，1916
541

0362
华北国医学院中医部教学大纲/施今墨等撰. 铅印本，1937
139

0363
异哉"旧"医学校系统案驳议/赵树屏述. 赵树屏. 铅印本，1925
139

本书作者驳斥余云岫反对将中医学校系统之"旧医学校系统案驳议"而作。强调中医药的真正价值，对余云岫既往肯定中医，继而又否定中医，前后矛盾之言论，逐层批驳，主张中医亟待整顿，而整顿必须设立学校，用科学方法从事教学与研究乃长远之计。

0364
医学专科学校教材大纲：教育部颁行/教育部医学教育委员会编订；教育部鉴定. 铅印本. 南京：京华印书馆，1935
541

0365
评论南京医学教育委员会及其所拟医学院课程大纲草案/李赋京，张静吾著. 铅印本. 洛阳：河南大学
541

0366
课程纲要/广东中医药专门学校编. 铅印本. 广东：中医药专门学校，1934
940

0367
课程纲要/广东中医药专门学校编. 铅印本. 广东：中医药专门学校，1936（广东中医药专门学校各科讲义；40）
570、590、940

0368
福建卫生教育之推进/福建省政府编. 铅印本. 福建：福建省政府（闽政丛刊）
541

4.2 学校

0369
上海中医大学章程/铅印本，1926
541

0370
上海中医专门学校第八届毕业纪念册/上海中医专门学校编. 铅印本. 上海：中医专门学校，1928
1

有戊辰级级史、校务记载、学生作品、论文、同学录等。

0371
上海中医专科学校第一届毕业纪念专刊/上海中医专科学校编. 铅印本. 上海：复兴中医社，1940
1

本刊载有该校主要教职员照片、作品、毕业生论文及教职员和毕业生一览表，同

学通讯录等。并简介学校教职人员等基本情况，如名誉校长、校长等，学制为3年。

0372

上海中医学院章程/上海中医学院编. 铅印本. 上海：中医学院，1932

541、590

0373

上海中医学校章程/丁泽周撰. 铅印本，1917

590

该刊前为“呈大总统文”、“呈各部文”、“内务部批文”、“创办上海中医学校丁甘仁宣言书”及发起人名单、职员表等。本章程共20章，包括宗旨、学程、学制、学规通则、各种规则、须知及附则等。

0374

上海私立东南医学院一览/上海私立东南医学院编. 铅印本. 上海：晋新印刷所，1926

541

收录该校大事记、规程、学生通则及教职员学生名录等。书前有《创办本校宣言》(郭琦元)。出版年据《创办本校宣言》题。

0375

上海新中国医学院第一、二、三届毕业纪念刊/上海新中国医学院编. 铅印本. 上海：新中国医学院，1938

590

首载发刊词、院史并有冯玉祥、孙科等人题词；其次为学校楼舍、附属医院及有关科室如化验室、外科手术室、护士室等照片、教职工照片；最后是毕业生照片及同学名录。

0376

上海新中国医学院第一、二、三届毕业纪念刊/上海新中国医学院编. 铅印本. 上海：新中国医学院，1939

590

0377

大德辛巳级纪念刊/大德助产学校辛巳级会编. 铅印本. 上海：大德助产学校辛巳级会，1940

541

0378

山西省立川至医学专科校校刊/铅印本，1947

541

0379

广大医科周年纪念号/广州大学医科编. 铅印本. 广州：广州大学医科

541

0380

广东中医专门学校一览表/编者佚名. 铅印本，1949

570

0381

中国医学院毕业纪念刊/中国医学院教务处编. 铅印本. 上海：中国医学院，1933～1935

590

0382

中国医学院第一届毕业纪念刊/中国医学院第一届毕业同学会编. 铅印本. 上海：国光印书局，1929

541

0383
中国医学院第四届毕业纪念刊：附杂俎及院况/中国医学院教务处编辑. 铅印本. 上海：中国医学院事务处，1933
541

0384
中国医学院第五届毕业纪念刊/中国医学院教务处编. 铅印本. 上海：中国医学院教务处，1934
541

0385
中国医学院第六届毕业纪念刊：附本院概况/中国医学院教务处编. 铅印本. 上海：中国医学院教务处，1935
541

0386
中国医学院第七届毕业纪念刊/中国医学院教务处编. 铅印本，1936
541

0387
东京齿科医学专门学校简章：附外国人留学生规则/铅印本，1936
541

0388
东南医学院二二级毕业纪念刊/东南医学院二二级编. 铅印本. 上海：晋新印刷所，1933
541

0389
东南医科大学一览/东南医科大学编. 铅印本. 上海：东南医科大学，1929
541

0390
辽宁医专概况/辽宁医科专门学校编. 铅印本. 辽宁：医科专门学校，1931
541

0391
全国医药专科以上学生集中训练工作报告：民国25年/全国医药专科以上学生集中训练大队部编. 全国医药专科以上学生集中训练大队部. 铅印本，1936
541

0392
华北国医学院第一届毕业纪念刊/华北国医学院编. 铅印本. 北平：华北国医学院，1935
1
内有该院部分教职员、全体毕业生像，毕业论文，通讯录等。

0393
华北国医学院第二届毕业纪念刊/华北国医学院编. 铅印本. 北平：华北国医学院，1936
1

0394
华北国医学院第三届毕业纪念刊/华北国医学院编. 铅印本. 北平：华北国医学院，1937
254

0395
华北国医学院第四届毕业纪念刊/华北国医学院编. 铅印本. 北平：华北国医学院，1938
139、202、279

0396
同德医学专门学校报告/同德医学专门学校编. 铅印本. 上海：同德医学专门学校
541

0397

毕业纪念刊/翁叶蓁著. 铅印本. 上海: 俪光诊所, 1931

541

内收中医论文、杂论及涵晖楼诗抄等。

0398

江苏公立医学专门学校校友会杂志十周纪念刊/江苏公立医学专门学校校友会编. 铅印本. 江苏: 公立医学专门学校校友会, 1923

541

0399

医药学生/浙江省立医药专科学校学生自治会编辑. 铅印本. 浙江: 省立医药专科学校学生自治会, 1935

541

0400

私立山西川至医学专科学校一览/私立山西川至医学专科学校秘书处编辑. 铅印本. 山西: 私立山西川至医学专科学校出版社, 1936

541

收录校史、规程、学则、课程、附设医院及学校情况等。附: 国民政府颁布的医师暂行条例。

0401

私立生生助产学校第一届毕来纪念刊/生生助产学校编. 铅印本. 上海: 生生助产学校, 1935

541

0402

苏州国医学校章程/苏州国医学社编. 铅印本. 苏州: 国医学社, 1936

541

0403

国立中正医学院招生简章: 民国 26 年度/铅印本. 江西泰和县: 国立中正医学院, 1937

541

0404

国立北平大学医学院廿周年纪念刊/国立北平大学医学院编辑. 铅印本. 北平: 国立北平大学医学院, 1934

541

0405

国立江苏医学院概览/国立江苏医学院出版组编辑. 铅印本. 重庆: 西南印刷公司, 1940

541

0406

国防医学院大学部医科四十四期毕业纪念册/国防医学院大学部. 铅印本

541

0407

国医学社纪念刊/苏州国医学社编辑. 铅印本. 苏州: 国医书社, 1934

541

0408

国医学院辛未级毕业生纪念册/上海国医学院编. 铅印本. 上海, 1931

541

本纪念册收录马福详、焦易堂、水辛、陈郁、施今墨、郭受天 6 人题词。图像有上海国医学院首门景, 师生全体合影, 学生籍贯、人数比较表, 章太炎、陆渊雷、张次公近影, 毕业同学留影、像传。序言有曹颖甫、陆渊雷、张次公序及本级小史。论文21篇。杂志包括中央国医馆筹备会、圈定理事、国医在海外之业绩等。

0409

学校学生健康检查规则/教育部、卫生部颁布. 铅印本，1929

541

0410

组织成立三山医学传习所成立记/陈登铠编. 铅印本，1917

541

记录福建陆军医院医官陈登铠开办三山医学传习所之经过。陈氏感慨当时传授中医无专门学校，故编成医科书籍若干种，1914年呈请内务部获准版权。1917年呈请内务部转咨教育部，于福建开办了三山医学传习所。

0411

浙江省立医药专科学校一览/浙江省立医药专科学校出版委员会编. 铅印本. 杭州：正则印书馆，1937

541

有沿革、大事记、章则、概况、人员一览等。

0412

新中国医学院毕业纪念刊/上海新中国医学院教务处编. 铅印本. 上海：新中国医学院，1939

590

0413

新中国医学院第三届毕业纪念刊/第三届毕业刊出版委员会编. 铅印本. 上海，1939

590

收录教务长包天白发刊词，校长朱小南、副校长序言，本年级级史介绍；刊载学院景观照片及现任教职员一览表；毕业同学分别留影及学术论文或临别赠言等。

0414

福建省立医学院六周年院庆纪念论文集/福建省立医学院编. 铅印本. 福建：省立医学院，1943

541

4.3 教材

0415

上海中医专门学校讲义/丁济苍，黄文东，张道堃等编. 油印本. 上海：中医专门学校，1938

590

0416

上海私立中医学院讲义/戴达夫等编. 油印本. 上海：私立中医学院，1937

590

0417

上海国医学院讲义七种/上海国医学院编. 铅印本. 上海：国医学院，1934

590

本讲义由5位名家编撰，有章次公编《药物学》《杂病》《杂病医案》，徐衡之编《幼科》，许半龙编《中国方剂学概要》，何云鹏编《时病讲义》，沈仲圭编《医案选粹》等。

0418

大学医学院及独立医学院或医科教材大纲/教育部医学教育委员会编. 铅印本. 南京：

教育部，1935

541

0419

广东中医药专门学校各科讲义/广东中医药专门学校编. 铅印本. 广东：广州中医药专门学校，1936

570、590、940

本讲义计27门课程、39本教材，即《救护学》《生理学》《温病学》《妇科学》《儿科学》《药物学》《国文学》《全体学》《解剖学》《卫生学》《医学通论》《病理学》《诊断学》《眼科学》《痘疹学》等。

0420

广东中医药专门学校教科参考书/李桢华编. 铅印本. 广州：广东中医药专门学校，1949

921

0421

广东公医医科大学讲义/著者佚名. 铅印本. 广州：广东公医医科大学，1949

931

0422

广东光汉中医药专门学校讲义/广州光汉中医药专门学校编. 铅印本，1929

308A、590、907C

包括黄少禄所编《医学通论》，卢朋编写《医学史》，苏寿年编的《内经》，还有《喉科讲义》。

0423

广东医学实习馆讲义：五卷/罗绍祥编. 铅印本. 广州：大同印务局，1918

308A、931、940

本书是该馆的教学讲义。论述五脏六腑之功能，所属经络之名。所属经络走向和维系，并阐述其生理病理。又以西医理论具体描述五脏六腑和骨骼肌肉的正常解剖位置，并将中西医理论相互对应，列举具体病征加以说明，末附各种疾病的中西医诊断和鉴别方法。

0424

广东医学实习馆讲义/罗绍祥编. 铅印本. 广州：穗雅书局，1918

308A、931、940

此书包含：《伤寒论大义》《温热说论》《经络病理》三书。

0425

广东医学实习馆课艺/广东医学实习馆编. 铅印本，1918

139、728

本书是该馆的教学讲义。为1918年第三学期中医基础理论课及第四学期的临床各科内容。讲义中间有中西学说汇通精义，讲义后有馆长的批语及参校评阅者的评语。

0426

广东保元国医学校讲义/保元国医学校编. 铅印本. 广州：广东保元国医学校，1934

186

本书内容包括《金匮学》《妇科学》《产科学》《儿科学》《处方学》《药物学》《温病学》等7种。

0427

中央国医馆医务人员训练班讲义/赵峰樵，常续和等编. 铅印本. 重庆：中央国医馆，1945

852

讲义收录训练大纲、生理学、病理学、

方剂学、药物学、内科学、外科学。

0428

中医学讲义四种/周介人编. 铅印本. 北平：华北国医学院，1936

279

本讲义包括《灵素生理学》《药物学》《脉学》《张仲景诊断学》。内容浅显易懂，系中医基础知识普及教材。

0429

中医学修习题解/章巨膺编著. 铅印本. 上海：商务印书馆，1947

1

0430

中医课卷/中医专校函授部编. 抄本，1925

541

0431

中国医学专修馆讲义/许半龙等编. 油印本. 中国医学专修馆

590

0432

中国医学院讲义十九种/中国医学院编. 油印本. 上海：中国医学院，1931

139

讲义包括：童鹤年所撰《医学通论》《医学常识》，盛心如撰《中国医学史》《温热》《温病》，朱寿朋撰《传染病》，佚名之作《治疗新律》《内科医案》《眼科学》，包天自撰《伤寒发微》《解剖学》，蔡陆仙撰《内经学》，许半龙撰《外科学》，吴克潜撰《卫生学》，景云芳撰《药物学》，蔡文芳撰《时方学》，唐吉义撰《妇科学》，王润民撰《挤学》《病理学》。

0433

中国医学院讲义十三种/中国医学院编. 油印本. 上海：中国医学院，1937

590

讲义包括张梦痕编《医学理论》、谢斐予编《药物学》、蒋文芳编《时方学》、王润民编《病理学》、盛心如编《妇科学》、许半龙编《外科学》《喉科学》《疡科学》、蔡陆仙编《经方学》、董绍甫编《眼科学》《上海名医医案汇集》《温病学》及《治疗学》等。本书是一部较为全面的医学教科书。

0434

中国医学院讲义十四种/吴克潜等编. 油印本. 上海：中国医学院，1937

139、590

本讲义为中国医学院学生必备课之教材，中西教材兼有。即：吴克潜编《生理卫生学》，包识生等编《中医生理学》、包天白等编《解剖学》、包识生等编《证象学》、盛心如编《方剂学》等。

0435

中国医学院讲义六种/中国医学院编. 油印本. 上海：中国医学院

590

0436

中国医药专门学校讲义/章晙，蒋玉伯编. 铅印本，1949

1

本书收录章氏编述之《内科学》，以及蒋氏之《形体卫生学》《药物学概论》《药物学》四种中医药讲义。

0437

内杂科/中国国医函授学院主编. 铅印本，

1936

1

此书为函授教材。内分：诊疗概要、目疾、耳疾、鼻疾、疮疡等九章。

0438

方剂、药物、妇科、儿科讲义四种/张子英编. 铅印本. 贵阳：现代医药杂志社：复兴医学函授学社，1945

1

该书系复兴医学函授学社中医讲义。

0439

兰溪中医专门学校讲义四种/张寿颐编. 油印本. 兰溪：中医专门学校，1932

391、590、728A

系中医专科学校医案教学之教材。包括：《籀簃谈医一得集》一卷、《古今医案平议第一种》五卷、《古今医案平议第二种》三卷、《古今医案平议第二种》二卷。

0440

兰溪中医学校讲义/兰溪公立中医学校编. 油印本. 兰溪：公立中医学校，1917

391

讲义包括：张寿颐著《医学易通随笔》《重订四言脉诀学要》《仲景伤寒论方记诵编》《诊断学讲义》《古今医案平议三种》《沈氏女科辑要义疏》《脉学正义》《钱氏小儿药证直诀义疏》《疡科纲要》《疡科医案平议》，张韵生著《医论存稿》《组织学讲义》《医纲学讲义》，徐芸斋著《药物学讲义》，唐容川著《本草问答》，王寿麟著《病理学讲义》。

0441

北平国医学院讲义/北平国医学院编. 铅印本. 北平：北平国医学院，1933、1940

590

本讲义包括孟仲三编《药物学讲义》四卷、左季云编《病理学》、将张仲景《金匮要略》改为《杂病治疗大法》分23章、周福堂集注《内科学》，仅存阳明篇、少阳篇辨治内容。

0442

华北国医学院讲义/孟继元等编述. 铅印本. 北平：聚魁堂装订讲义书局，1940

362、590

0443

生理、病理、诊断、脉学讲义四种/张子英编. 铅印本. 贵阳：现代医药杂志社：复兴医学函授学社，1945

1

0444

医纲讲义/杜士璋编. 铅印本. 浙江：浙江中医专门学校，1938（浙江中医专校讲义三十三种；14）

738A

本书卷首论五行相生相克、五脏六腑、脉象、外感六淫、内伤七情等中医基础理论知识。卷一载医论44篇，论及治法与阴阳寒热、脏腑经络气血、表里标本先后缓急、药性差别论等。卷二列医论34篇，述及燥论、火论、诸血病论等治则治法。

0445

医学讲义/夏禹臣撰. 石印本，1920

139

全书分22篇，论述仲景立方之微妙、治伤寒汗下用药轻重法、伤寒取证不取脉、伤寒六经传变不可拘于次序、伤寒手经冤热、验舌胎图36种及治法、六经认病、伤寒宜知十款、伤寒瘥后禁忌、伤寒察色听声问病切脉要诀、新著四言脉诀、小儿科认病及治法、药性四言歌、四季温病汤头歌及治法、妇女胎前产后良方、白喉良方、马丹阳十二穴、刺针手法歌、针灸杂症七十余穴、《霉疮秘录》总说、毒中五藏分藏治法及花柳杂病治法，系其研究《伤寒论》《金匮要略》《千金方》等书之治学心得。

0446
医学补习科讲义/丁福保述. 铅印本，1915（丁氏医学丛书）
277

0447
医学原理讲义/杜士璋编. 浙江：中医专门学校，1938（浙江中医专校讲义三十三种；15）
590

0448
医学通论/陈无咎著. 铅印本. 上海：民智印刷所，1923
1
讲述中国医学的本体、派别、定义、范围、与其他学科的关系等。

0449
医学通论/卢朋编. 广州：广东中医专门学校，1927、1929、1936（广东中医药专门学校各科讲义；10）
139、570、590、931、940
系广东中医药专门学校的教材之一。

0450
医学通论/黄少禄编. 广东：光汉中医药专门学校，1929（广东光汉中医药专门学校讲义；1）
308A、590、907C

0451
医学通论/章鹤年撰. 油印本. 中国医学院，1931（中国医学院讲义十九种；1）
139

0452
医学通论讲义/徐究仁初稿. 影印本，1940
590

0453
医学常识讲义/卢朋撰. 铅印本. 广东：广东中药研究所，1931
931、942B

0454
医语讲义/程门雪编. 抄本. 求仁书斋，1943
590
全书列有中风、虚劳等21种内科病症，分述其发病机理、证治方药。书末附述产后病及小儿病。

0455
医家常识讲义/恽铁樵编. 铅印本. 上海：铁樵函授中医专门学校（铁樵函授中医学校讲义十七种；4）
590

0456
花柳科、解剖科、正骨科、按摩科、精神科、针科合订册/中国国医函授学院编. 铅印本. 天津：中国国医函授学院
1
新国医讲义教材。

0457

驳正林德星、叶近仁、骆朝聘、孙嵩樵、郑世隐等主编思明国医研究所讲义纰缪特刊/厦门国医专门学校学生会编订. 铅印本. 厦门：厦门国医专门学校学生会，1934

1

本书收：《驳孙嵩樵第一期病理学讲义》(陈以专)，《驳林德星第一期中风讲义》《驳林德星第二期内科学讲义》(谢铭山)，《警告叶近仁》《驳叶近仁第一、二期儿科学讲义》(史悠经)，《考订温热伏气新感各有不同以正郑世隐所编温病讲义之谬误》《编温病讲义之谬误》《驳郑世隐编辑第一、二期温病讲义》(陈影鹤)，《驳骆朝聘诊断学讲义》(洪赐平)。系对讲义中之谬识予以批评驳斥之书。

0458

国医讲义六种/秦伯未撰. 铅印本. 上海：秦氏同学会，1930

186、279、361、412B、463、514A、590、664、712、799、871、940

本书收录《药物学讲义》《生理学讲义》《诊断学讲义》《妇科学讲义》《内科学讲义》《幼科讲义》。1930年由秦氏同学会刊行。

0459

国医补习科讲义：二卷/丁福保编. 铅印本. 上海：医学书局，1935

1、270、361、590

本书上册讲解生理解剖及临床症状学；下册介绍西医临床常用药物的用法及其他非手术疗法。

0460

国医学通论/天津高级职业函授学校编. 铅印本. 天津，1940

3

0461

学医方针/裘庆元编. 铅印本. 杭州：三三医社

590

为三三医社教材。

0462

学医门径讲义/陈存仁主编. 铅印本. 上海：康健报馆，1930

1、514A、541、590

本书系《康健杂志》刊载有关医论之汇编，类分诊断学、内科学、外科概要、医学众谈等10章。

0463

明道中医学校讲义/郑业居，郑守谦编. 石印本. 长沙：明道中医学校，1922、1927

139、541

本书是讲义性质的医学丛书，为初习医道之教材。其中郑业居所撰《医径》一卷，主要为中医名词术语简介；郑守谦之《全体病源类纂》一卷，介绍五脏六腑、经络、奇经八脉等。内容浅显，间以歌括形式编制，通俗易懂。

0464

研究医学指导书/张崇熙编. 铅印本. 杭州：宋经楼书店，1936～1949

541

该书1936年初版，1938年再版，1941年3版，1944年4版，1949年5版。杭州宋经楼书店出版，杭州新医书局发行。

0465

浙江中医专校讲义：八种/浙江中医专校

编. 铅印本. 杭州：浙江中医专科学校，1938

590

包括：《难经讲义》《金匮学讲义》《伤寒学讲义》《诊察学讲义》《外科总论讲义》《杂症学讲义》《组织学讲义》及《国文讲义》。

0466

浙江中医专校讲义：三十三种/浙江中医专校编. 铅印本. 浙江：中医专科学校，1938

590

本书包括中西医基础理论，中医临床各科，本草药物处方以及中医名著选读等。其中有《运气学讲义》《组织学讲义》《外科要旨讲义》《生理学讲义》《卫生学》《杂病学讲义》《诊断学讲义》《处方学讲义》《伤寒学讲义》《药物学讲义》《药用动物学讲义》《药用植物学讲义》《杂证学讲义》《妇科学讲义》《妇女胎产科讲义》《精神病学讲义》《名医学说讲义》《医学原理讲义》《医纲学讲义》《医学举要》《嫩园医语讲义》《温热学讲义》《病理学讲义》《幼科讲义》还有古医书研读教材，如：《研经言讲义》《读医随笔》《金匮要略讲义》《理虚元鉴》《症因脉治》《伤寒指掌》《难经讲义》等。

0467

课艺选刊/恽铁樵编. 铅印本，1933（铁樵函授医学讲义二十种；19）

139、186、738A

0468

课外研究讲义/金少陵编著. 油印本. 南京：国医讲习所，1934

590

0469

铁樵函授中医学校讲义十七种/恽铁樵撰. 铅印本. 上海：铁樵函授中医学校，1933

590

本书系恽氏为创办铁樵中医函授学校而编写的教材讲义计17种，包括基础理论、方药、医案、伤寒、内经及临床各科等教材。

0470

铁樵函授医学讲义二十种/恽铁樵撰. 铅印本，1933

139、186、738A

系讲义性医学丛书。书中内容诸科兼备，中西交融，深入浅出，通俗易懂，可供学者习读知医。全书包括：《内经讲义》《金匮翼方选按》《金匮方论》《验方新按》《药物学讲义》《脉学讲义》《医学入门》《生理讲义》《神经系病理治要》《温病明理》《热病讲义》《幼科学》《梅疮见垣录》《病理概论》《病理各论》《临床笔记》《热病简明治法》《霍乱新论》《课艺选刊》及《医学史》等。

0471

新中国医学讲义六种/金少陵等编. 油印本. 上海：新中国医学院，1940

590

0472

新中国医学院讲义四种/上海新中国医学院编. 铅印本. 上海：新中国医学院，1940

590

本书包括针灸学讲义；妇科学讲义；儿科学讲义；药物学讲义。

0473

新国医讲义十三种/尉稼谦编. 铅印本. 天

津：天津国医函授学院，1937
308A（存九种）

0474
新国医讲义教材十四种/天津国医函授学院编. 铅印本. 天津：天津国医函授学院，1937
139、186、590、721、931（存两种）
又名《天津国医函授学院讲义》。本丛书收《伤寒科》二卷、《温病科》二卷、《药物科》三卷、《小儿科》三卷、《妇女科》三卷，《内科杂病》（缺佚）《外科眼科》合一卷，《咽喉科》《正骨科》《针科》《内经病理新论科》《切脉学》《生理学》一卷，《时疫》一卷，《临证实验录》一卷等。可为临证参阅。

0475
福建省抗敌看护生训练班讲义汇集/张振宗等编. 铅印本. 福建：省抗敌看护生训练班
541

0476
解放前私立中医学院讲义/贺芸生等编. 油印本，1932～1934
590

4.4 考课

0477
上海中医专校学校学生成绩/上海中医专门学校编. 铅印本. 上海：中医专门学校，1922
590

0478
中医进修考试必读/陈其昌主编. 铅印本. 苏州：和平医社，1946（新中医丛书；初集）
651
本书上册收三部脉诊图释、人身外形、人身内形图释、诊断学、方剂学、药物学等；下册收上下五千年医参、标准原则、临床认识、三焦通文义、腋肺痨病界说、肺病有治法、陈其昌医案、中华民国临时约法、应考须知，共9篇。本书属医论医话集，为当时中医师考试的参考读物。书中载有新中医学院通函研究班招生章程、民国35年中医师考试应考须知、上下五千年医参、陈其昌医案、中医临床认识、佛化医院特点等。另三焦通义，援引李东垣、李时珍、叶天士等名家的“三焦”论治内容，并附三焦用药表。

0479
太医局诸科程文：九卷/（清）丁丙编. 石印本. 上海：医学书局，1915（丁氏医学丛书）
1、277
此书为宋代太医局医科考试题问答记录汇编。书分9卷，有6种命题：墨义（9道）；脉义（6道）；大义（37道）；诸方（8道）；假令（18道）；运气（9道）等87道试题。

0480
医师考试各科试题详解/朱云达，王瑞清编；金石林校对. 铅印本. 上海：西南医学书社，1942
541

0481
医师考试各科试题详解/王瑞清，顾旭初编；邹保罗校对. 铅印本. 新化：西南医学杂志社，1942、1943
541

0482
医事人员考试申请检核须知/考试院考选委

员会编订. 铅印本. 上海: 上海市卫生局, 1947

541

0483

绍兴县警察所考取医生试艺选刊/何廉臣, 裘庆元编. 铅印本. 绍兴: 医药学报社, 1921

590

本刊收录1921年浙江省警务处处长夏定侯忧虑病家被庸医所误, 故制定医生规则22条, 呈报浙江省长咨部审定颁发各县举行考试。第一试为《内经》题。本书系从第一试合格试卷中, 选出43份试卷刊印出版。

0484

南洋医科考试问题答案/丁福保译述. 铅印本. 上海: 文明书局, 1913

251

0485

南洋医科考试问题答案/丁福保撰. 铅印本. 上海: 医学书局, 1913

572

4.5 入门普及

0486

医学三字经: 四卷/(清)陈念祖著. 石印本. 上海: 锦章书局, 1914、1922、1924

277、279、289、512、514A、542

0487

医学三字经: 四卷/(清)陈念祖著. 石印本. 上海: 大一统书局, 1933

466、491、579

0488

医学三字经: 四卷/(清)陈念祖著. 石印本. 上海: 广益书局

21、139、781、852

0489

医学三字经: 四卷/(清)陈念祖著. 石印本. 上海: 大文书局, 1939

277、301、491

0490

医学三字经: 四卷/(清)陈念祖著. 石印本. 江阴: 宝文堂书庄, 1931

541

0491

医学三字经: 四卷/(清)陈念祖著. 石印本. 上海: 鸿文书局, 1917

351、465、491、590

系中医普及读物。全书以三言歌诀写成, 附以注释。卷一～二医学源流及内科、妇科、儿科常见病的症状、诊断和治疗; 卷三～四记述临床常用诸方, 分析其疗效、方剂配伍; 并附录脏腑图说及四诊运用。

0492

医学三字经/杨叔澄编. 铅印本. 北平: 中药讲习所, 1936(医学大意; 1)

139、475A

0493

医学三字经/杨叔澄编. 铅印本. 北平: 国医学院, 1939(医学大意; 1)

412B、491

0494

医学三字经合编/张骥编. 刻本. 成都: 义

生堂，1933

1、3、139、186、251、279、303、361(存1～4种)、799A(存1～4种)、907C(存1～4种)

此书包括：陈念祖《医学三字经》、张汝珍《春温三字诀》、唐宗海《痢症三字诀》、张骥增辑《三字经汤方歌括》《春温三字诀方歌》《痢症三字诀歌括》。张氏鉴于陈修园原书方药附于卷后，翻检不便，乃依原书卷次门类，分辑汤头方括，列于卷端，使学者易于诵读。方歌采自汪昂《汤头歌诀》，以及陈修园《金匮方歌括》《伤寒方歌括》《长沙方歌括》《时方歌括》等，诸书所无，则予新编。

0495

医学三字经合编：二卷/(清)陈念祖撰；张骥校补. 刻本. 双流：张氏，1935

139、412B、851、852

0496

医学三字经合编：二卷/(清)陈念祖撰；张骥校补. 刻本. 成都：义生堂，1935(汲古医学丛书；18)

186、907C

0497

医事蒙求/张寿颐撰. 铅印本. 嘉定：张氏体仁堂，1934

139、279、286、361、514A、541、590、664、907C

全书首述五行生克、五行所主、十二经脉、五运分主四时、六气分主四时、六气客气司天在泉等，编为歌诀，以便诵读；次述妇科幼科证治，末录仲景伤寒方歌括。

0498

医事蒙求/张寿颐撰. 抄本. 王坤铭，1936

590

0499

医学易知/中华书局编. 铅印本. 上海：中华书局，1919、1920

139、139A、279、302、385、396、412B、521、529A、541、570、589、590、651、664、839A、851、896A、907C

又名《学医捷径》。收有《药性易知》《脉法易知》《内科易知》《妇科易知》《儿科易知》《外科易知》《眼科易知》《喉科易知》《急救易知》《兽医易知》《良方汇选》《推拿易知》《花柳易知》《针灸易知》等14种。主要内容为中医学基础知识及治病常法。为学习临床各科医技疗法之入门读本。

0500

医学易知/中华书局编. 铅印本. 上海：文明书局，1929、1939

9、186、202、254、270、308、421、475A、491、514A、541、589、590、677A、738B、741、781、851、907B、907C、917A、940

0501

知医捷径/钱荣国撰. 石印本. 江阴：钱荣国，1924

590

本书首论四诊、辨证及汗、吐、下、和四法，为临证基础。次论伤寒、温病、发斑、痉厥等外感及内科杂病49种证治，其中对伤寒、温病、痧证论治较详。末为女科要略，叙述调经、胎产、产后等10种证治。所论均有诊治常法，按八纲论证，辨证立方，选方均为传世经验成方，或有加减。为初级医学读物。

0502

医学小识/周靖邦著. 南阳：周靖邦，1929

541

0503

医学初步：三卷/顾鸣盛编. 铅印本. 上海：文明书局，1920、1931、1934

9、21、139、401、541、651、851、922

本书卷一病因篇，包括遗传之病因，体质之病因等10篇；卷二审政篇，包括望诊之大要、问诊之大要等5篇；卷三用药篇，载用发汗药之宜慎等4篇。全书由浅入深，系中医入门读物。

0504

医学初步：三卷/顾鸣盛编. 石印本. 上海：大东书局，1927、1929、1933

706、731、922

0505

医学初阶/王一仁，秦伯未，王慎轩著；赵仲甫编. 稿本

286

0506

医学必读：四卷/李廷英编. 石印本. 上海：蒋春记书局，1921

277

0507

医学必读：四卷/李廷英编. 石印本. 上海：世界书局，1921

21、279、286、361、590、896A

全书分列撮要必读、四诊撮要必读、药性寒热温性必读和妇人调经证方，为初学中医者入门读物。

0508

医学速成法/谢瓚编. 石印本. 上海：会文堂新记书局，1923、1924、1933、1934、1936

139、139A、186、279、289、361、362、412A、450B、514A、541、590、664、677A、738、839A、907C、926A、931、942B

又名《中西医学速成法》。全书分生理学大要、四诊须知、证治须知、本草新义四部分。适于初学者入门阅读。

0509

医学常识/章鹤年撰. 油印本，1931(中国医学院讲义十九种；3)

139、286

0510

医学常识/陶炽孙编. 上海：北新书局，1934(常识丛书)

541

0511

医学韵编：二卷/杨蔚编. 石印本，1922

139、186

本书是一部以韵文编成的医学典故总汇。全书博彩经书、史志、笔记、小说、诗文及医籍中涉及医、药、病三者的典故。每则典故引用原文，均标明出处。全书引用资料丰富，搜集典故近千则，包括杏林、橘井之类，又如郑荣臂刺、邓训口嘘等典故。

0512

医学入门经语：正续编/陈邦贤；万伯英著. 铅印本. 上海：医学书局

286

0513
医学门径：六卷/徐里甫纂辑. 铅印本. 上海：唐湘林，1934
186

0514
医学门径：六卷/徐时进撰；唐湘林编. 铅印本. 上海：百新书店，1934
590、186、514A
卷一录药性歌、药性补遗，卷二载十二经脉歌，卷三分述望色、问病、闻声诸诊法，卷四至卷六分述春温、头痛、身痛等证。各病证门首列历代名医学术要论，后附徐氏医论治验等。

0515
医学门径/胡安邦编. 铅印本. 上海：中央书店，1936、1937、1939
1、21、139、254、361、541、590、741、746A、907C、942B

0516
医学门径/胡安邦编. 上海：千顷堂书局，1937
529B

0517
医学门径语/陈邦贤，万钟编. 铅印本. 上海：医学书局，1922、1924
139、139A、381（残）、412B、541、590、901
全书分总论、分论两部分。总论载“众医家之经验谭”、“示为诱导篇”；“分论为研究篇”，列基础医学和各科门径 13 篇医论。

0518
中医浅说/沈乾一著. 铅印本. 上海：商务印书馆，1931、1934、1935、1938(万有文库. 百科小丛书)
1、2、21、139、186、270、277、289、301、308、351、401、421、461、491、541、572、706、707、741、781、831、851、852、891、901、907C、921、922、942B
本书分 7 章，讲述中医史、中医解剖与生理、病理、诊断、治疗等。书内附人体经络图。

0519
中医常识/陈迫强编. 铅印本. 上海：经纬书局，1936、1946
590、651、852、931
本书分为 7 章，介绍中医之历史、生理、病理、病势、诊断、治疗、方剂等基本知识。其论中医之病势，以为辨证当从阴阳、虚实、表里、顺逆等角度审时度势；其论证治，则从伤寒六经、温病三焦及内、外、妇、儿诸科常见病症及其方治展开，并附有 100 余首验方。

0520
中国医学常识：三卷/陈宗锜撰. 铅印本. 山东：知书堂，1947
202、308A、907C
本书简述四时外感、脏腑内伤及九窍病、妇人小儿病诊治等医学知识。

0521
中医维新集/陶毓英著. 铅印本. 北平：万国道德总会，1947
1
全书分 4 门，以三字经形式写成。其一常识门，讲述一般营养常识，生活起居调摄等；其二药性门，类分为矿物类、虫类等 24 类，680 味药，分述每种药味的性味、归经、功用主治，并附载十八反、十九畏、二十解歌；其三为四诊门，讲述望闻问切及各种舌脉症的临床意义。其四治疗门，收载内、外、妇、儿科处方300首，分别注明其主治剂量。

0522

国医初步读本/李铃和著；张达玉，萧熙编订. 铅印本. 上海：校经山房，1934、1938

1、590、741、907C

全书分药性赋、脏象别论、五脏补泻、六淫主治、六经定法、十二经部位虚实寒热病等6篇。李氏参酌《黄帝内经》《伤寒论》《金匮要略》等经旨编撰本书，俾学医者由浅入深，进窥堂奥。

0523

学医入门/朱振声等编. 铅印本. 上海：康健报馆，1930

139、590

本书系朱氏等医论汇编，包括咳嗽总论、吐血之研究、温病浅释等发表于《康健报》之论文43篇，内容涉及内、外、儿、妇、伤、五官、眼等各科证治医理之探讨。

0524

医家千字文/（日）惟宗时俊著. 铅印本. 上海：世界书局，1936（皇汉医学丛书；5）

1、3、139、140、152、186、202、251、254、270、277、301、303、308、361、396、421、450、461、491、514A、546、589、590、651、702、706、728、731、738、738A、741、781、799A、800、831、839、839A、851、852、854、871、891、901、907B、907C、917A、921、922、926A、931、942B

作者通过阅读大量中医典籍，择取部分含义深邃的警句格言，适当进行文辞润色而写成医家千字文。一般为四字格式，八字为一句。每句下附录历代医家在这个问题上的认识。

0525

医海一likeliness/铅印本. 上海：医学书局（丁氏医学丛书）

541

0526

医政漫谈/陈果夫著. 铅印本. 金华：国民出版社，1941、1944

541

原名《你的病好了吗》。

0527

医政漫谈/陈果夫著. 增订本. 重庆：天地出版社，1943、1944

541

该增订本于1949年由正中书局再版时更名为《医政漫谈初编》。

0528

学医便读/陆锦燧编. 铅印本. 绍兴：医药学报社，1922

139、139A、677A、701、896A

本书汇辑清代名医江涵敦、费伯雄、吴贞、薛承基等8家所编医学歌赋，包括脉诊、舌诊、伤寒辨证，药物及方剂等内容，供初学者习诵。

0529

医药卫生宝鉴/沈守渊编. 铅印本. 上海：经纬书局，1936

731、931

本书8辑，分述生理卫生、传染病、五官及消化病、肺病、皮肤病、妇科病、性病及其他一些疾病的常识，包括日常生活中的卫生问题及疾病预防、诊断、治疗方法等。

0530

田家医药指南/张雪岩，刘龄九编. 铅印本. 成都：田家社，1942(田家丛书)

541

内容涉及公共卫生、用药知识及各科常见疾病的防治等。选辑曾在《田家半月报》卫生栏内发表过的文章。

0531

病家常识：三卷/张梦痕撰. 铅印本. 上海：中医书局，1936(近代医学丛选；30)

940

卷一述病家看病前的一般心理、怎样判别医生好坏、怎样对待秘方、贫富者病后常犯的错误等；卷二讲述医生怎样望闻问切，并介绍四时常见疾病以及妇女病、小儿病的诊疗；卷三介绍常用处方和中成药。

0532

病家常识/张梦痕撰. 铅印本. 上海：中医书局，1931、1936

590、907C

0533

无师自通医学津梁/顾霖周著. 铅印本. 上海：格言丛辑社，1933

590

0534

民众医学. 第一集，汇刊/李棻编辑. 铅印本. 上海：民众医学社，1932、1934

541

0535

民众医药指导丛书：四集/蔡陆仙编. 铅印本. 上海：华东书局，1935

1、139、186、289、590、799A、907C、926A、931

本书均采用问答的形式阐述内、外、妇、儿等各科疾病防治。每病分述病名、病因、症状、治法、方药等。本书还介绍了一些卫生、护理、调养等方面的知识，便于保健自疗。既分科目，又论杂病，内分4集。

0536

民众医药顾问/茹十眉撰. 铅印本. 上海：中央书店，1933

0537

民众医药顾问/茹十眉撰. 上海：中央书店，1937

2、21、251、254、277、301(残)、308A、361、541、590、839A、852、901(残)、907C、922、931、940、942B

全书4册。第一册为内科门，包括中风、伤寒等55篇，下列症因方药；第二册为外科门，包括疔疮、痈疽等9篇；第三册载妇科经、带、不孕等7篇以及儿科初生病、痉症等5篇；第四册为伤、喉杂科。本书系以介绍中医药知识为主的通俗读物，间附茹氏诊治经验。

0538

民众医药常识/张少波，尤学周编. 铅印本. 上海：张少波医室，1931

541、590

0539

民众医药常识/张少波，尤学周编. 铅印本. 上海：医药研究社，1931

139、277、917A

全书分上、下两册。上册介绍普通医药常识、生理、服补药须知等20篇，下册分述青年医药常识、妇女医药常识、儿科医药常识等。

0540
全家福/民众读物社编辑. 铅印本. 上海：广益书局，1949(广益民众丛书；6)
541

0541
军事医药常识/朱振声编辑. 铅印本. 上海：国光书店，1939
541

0542
万病医典/朱仁康编. 铅印本. 上海：上海中央书局，1941
277、475A

0543
医药顾问大全/陆清洁编辑. 铅印本. 上海：世界书局，1934、1939、1946
1、21、139、152、186、202、254、270、277、289、301（残）、308A、361、461、514A、541、589、590、746A、781、852、854、891、896A、901、907B、907C、921(残)、922(残)、931、940、942B

0544
民众医药/傅辟支，林学英编. 铅印本. 上海：汉文正楷印书局，1933
1
本书分类汇集各科验方与救治方法，分外伤、内症、妇人、小儿、中毒、急性传染症及皮肤病、人工呼吸法、绷带及正骨手法、健康与卫生八章，计343种病证。论病简明扼要，大多为简便验方，以备临证寻检应用。

0545
实验医药顾问/唐季陶编. 铅印本. 上海：文业书局，1937
421、590、741、922
本书系《民众医药丛书》之一。全书4册，分儿科、妇女、五官、肝胃、肺病、痈疽、性病和伤科8篇，阐述各科病症治法，内容浅显简明，处方多切实用，以单方验方居多。

0546
百病顾问/南村医庐编. 铅印本. 上海：上海育新书局，1934
139

0547
万病自医全书：四卷/刘坡公等辑. 石印本. 上海：上海新华书局，1920
202

0548
百病常识/朱振声编著. 铅印本. 上海：幸福书局，1934
1
辑录现代各家中医论文160余篇。幸福杂志1～4汇刊。

0549
医药顾问/严谔声，陆思红编；蔡济平解答. 铅印本. 上海：新声通讯社，1931
590

0550
医药顾问：十九卷/马小琴纂述. 铅印本. 上海：大众书局，1931、1932、1934、1935、1939、1940、1949

2、21、139、186、270、289、361、450B、461、514A、541、590、651、706、733A、738、746A、799A、839A、907B、907C、917A(残)、940

0551

医家常识/铁樵函授中医学校编. 铅印本. 上海：铁樵函授中医学校(铁樵函授中医学校讲义十七种；4)

590

0552

医药常识/葛成慧编撰. 铅印本. 南京：教育部特种教育委员会，1940

852

本书系《特种教育丛书》第7种。全书分4章，介绍常见的内、外、五官科疾病医药知识及其护理方法。

0553

医药常识/葛成慧编撰. 铅印本. 上海：正中书局，1947

931

0554

医药常识/大生制药公司编. 铅印本. 上海：大生制药公司，1923、1924

541

0555

医药常识/孙祖烈著. 铅印本. 上海：华东书局，1937

541

0556

医药常识/顾一帆主答；新中国报社会服务栏编. 铅印本. 上海：新中国报社，1944

541

0557

国民卫生须知/中国卫生社编. 铅印本. 中国卫生社，1932、1939

541

0558

中国医药卫生常识/叶橘泉著. 铅印本. 上海：千顷堂书局，1933、1934

1、139、433、589、907C

全书分绪言、医界常识、药界常识、病家常识、一般常识5章，为中医卫生常识普及读物。

0559

家庭卫生及家政概要：主妇须知/扬崇瑞编. 铅印本. 重庆：卫生署，1932、1940

541

0560

家庭卫生常识浅说/新运总会妇女指导委员会编. 铅印本. 南京：新运总会妇女指导委员会，1937(新运妇女丛书)

541

0561

家庭必备医药须知/顾鸣盛编. 铅印本. 上海：文明书局，1924、1931、1934

541、907C、922

0562

家庭医学/陈继武编辑. 铅印本. 上海：商务印书馆，1915、1924、1927

541

0563

家庭医学/秦伯未，方公溥编. 刻本，1930

709

0564
家庭医学常识丛刊/秦伯未撰. 铅印本. 上海：中医书局，1930
590

0565
家用医书/黄胜白，江逢治编辑. 铅印本. 上海：同德医学杂志社，1922
541

0566
家庭医库/吴瑞书编. 铅印本. 上海：中央书店，1940
21
本书分12编。详细介绍各科常见病症之病理、病因、症状、合并症、预后及防治方法等，并附以各系统生理解剖插图等，旨在普及医药常识，以备家庭医药保健之需。书中特别注重保持健康方法及家庭护理看护方法的介绍，并专门列举各种食物的营养成分，有一定的实用价值。

0567
家庭医药手册/铅印本. 上海：家庭医药社，1949
541

0568
家庭医药宝库/杨志一，朱振声编. 铅印本. 上海：国书出版社，1935、1937
541、590
全书2集。首载内科自疗学、外科自疗学、妇科自疗学等18病证门，次列肺痨、吐血等29门证治。

0569
家庭医药指南/金秉卿编著. 铅印本. 重庆：指南编辑社，1934
1
本书分内科通治、外科、女科通治及幼科杂治通治。介绍中医医疗防治知识。

0570
家庭医药顾问/王泠斋编. 铅印本. 桂林：文华书店，1943
1

0571
家庭医药顾问/洪春圃编. 铅印本. 上海：广益书局，1937、1938、1939、1946
1、21、541、589、590、651、839A、851、907C、931
介绍家庭中常见疾病的中药疗法。全书分列小儿病、妇女病、伤寒病、风湿症、痢疾、黄疸、疟疾、痧症、瘟疫、咳嗽、吐血咳血、心肝胃痛、大小便病、脾胃病、臌胀、痔疮、痈疽病、疮毒、外科杂症等20门，详述其病因、证候、简易治法及药物服用方法等，以备家庭应急和自我医疗之需。

0572
家庭医药常识/朱振声编. 铅印本. 上海：幸福报馆，1931
590
本书首载“医药顾问”，列有释医法、煎药法、服药法等6篇；其后为“家庭医药常识”，分述诸病证治等42门。

0573
家庭医药常识/朱振声编. 铅印本. 上海：大众书局，1933、1935、1936、1947
21、139、289、301、541、706、741、851、907C、931、940

0574
家庭实用百病小医囊/冯伯贤编. 铅印本.

上海：中央书店，1937

590

0575

家庭临症中西医典：四卷/张公让编撰. 铅印本. 上海：大众书局，1949

931、940

本书为家庭医疗知识普及而设，分处方学、药物学、杂证和医案4卷。大体以西医学知识阐释疾病，而开列中医药治疗方药，其证治方药每取疗效显著者，并附以张氏医案佐证其治。

0576

家庭普通医学常识/王皋荪编. 铅印本，1930、1939

541、590

全书分普通医药常识、产科浅说、防毒面具浅说、白喉全生集、疔疮治疗、各种灵验单方6部分，介绍适用于家庭卫生保健的医学常识。

0577

疾病和医疗/刘永纯等著；陈炎冰校；芷痕编. 铅印本. 上海：家庭医药社，1949(家庭医药手册)

541

0578

新编医药顾问/陈国树编. 铅印本. 上海：国学书局，1937、1942、1943

421、541、852、907C、921、922

本书内分20编，介绍了常见小儿病、妇人病、内科病证及外科疮疡病症等之家庭自疗方法，每证皆简述病状、病因、治法、计840条。

0579

新编医药顾问/陈国树编. 铅印本. 上海：万有书局，1941、1942、1943

741、852、907C、940

0580

医药须知/顾鸣盛编. 铅印本. 上海：中华书局，1924

907C

0581

医药须知/顾鸣盛编. 铅印本. 上海：文明书局，1931、1934

541、922

0582

大众医药/吴克潜编辑. 铅印本. 上海：大众书局，1933

1

本书分为42门，从中西医不同角度论述了各种疾病的病因病机，并互相比较优劣，去粕存精。在治疗方面以中医药治疗为主。书末附320首单方和用法。

0583

大众医学. 症候篇/顾寿白著. 铅印本. 上海：开明书店，1931、1932

541、852

分12章，介绍人体各系统常见疾病的症状、体征及病理生理变化。

二、基础理论

1 基础学

0584

中医基础学/董德懋编著. 铅印本. 北平: 中华医学杂志社, 1948

289

本书为北平中医专科学校讲义之一。载中国医学史略、近代解剖与生理学概论、近代病理学大意、生理与病理总论、各论等5章。概述人体结构、阴阳五行、顺应自然, 以及五脏六腑、十二经脉、六淫七情等基础知识。

0585

中医基础学/叶劲秋编著. 铅印本. 上海: 中国医药书局, 1933

139、590、831

全书包括生理、病理、诊断、治疗四部分。生理部分, 概述精神魂魄血气、胸臆咽喉唇舌、脏腑、营卫、气、精、津液、十二经络的功用。病理部分, 论述百病之生、疾病与天时、病必因虚、病邪传舍、阴阳虚实之变、五脏虚实、肠胃寒热、神气血形之有余不足, 以及风、寒、热、积、厥、痹、痿、痛等证之病理; 诊断部分, 分述诊法纲要、诊有四时、平脉与病脉、五色荣枯、皮肉气血筋骨病之辨、五虚五实、险逆症等; 治疗部分, 列述治法纲要、大毒治病、无毒治病、气味阴阳厚薄、正治反治、标本治法等。

0586

中医基础学/姜春华编撰. 铅印本. 北平: 国医砥柱月刊社, 1946

139、590

全书分脏腑总论、脏腑各论、营卫气血、经脉、阴阳五行、运气等6类。对出自《黄帝内经》《难经》之言, 先加考证, 再以现代医学理论详加解释, 并阐明作者观点, 认为中医学所谓脾, 则为消化吸收之脏器, 实即今之小肠作用; 中医所言心, 其作用大半属脑, 现代医学则包括脉管、血液与心脏。本书对研究中医理论、中西医结合理论有参考价值。

0587

中医基础知识/颜文亮著. 铅印本. 上海: 文山书局, 1936

1

0588

中医医理概论/恽铁樵撰. 抄本

782

0589

国医学粹经解/(清)包桃初, 包识生撰. 铅印本. 包氏医宗出版部, 1930～1936(包氏医宗; 11)

1、139、186、202、277、279、280(残)、

289、308A、361、396、412A、412B、433A、475A、491、514A、511、529A、529B、541、590、651、664、677A、712、721、728A、738A、738B、799A、800、839A、851、852、896A、907B、907C、917A、921、922(残)、926A、931、940

0590
国医基础读本/王一仁编. 铅印本. 杭州：正楷印书局，1936
461

0591
国医基础读本/王一仁编. 铅印本. 上海：千顷堂书局，1936
590

2 五运六气

0592
素问六气玄珠密语：十七卷/(唐)王冰撰. 影印本. 上海：商务印书馆，1940(道藏举要；11)
1、139、541、791、851、921(残)、931

全书24篇，为专论五运六气之作，从运气角度阐释医理，有可取之处，对《素问》7篇大论，有所发挥，并对后世运气学说的发展，有一定影响。

0593
素问入式运气论奥：三卷/(宋)刘温舒撰. 影印本. 上海：商务印书馆，1940(道藏举要；10)
1、139、541、791、851、921、931

全书分上、中、下3卷。卷上首先绘“五运六气枢要”、“六十年纪运”等图；撰“十干起运”、“十二支司天”等诀。其次论五行生死顺逆、干支、纳音、六化、四时气候交六气时月日刻，六气标本，五行生成数等。卷中主论五天之气、五音建运、月建、天地六气、主气客气、天符岁会、南政北政等。下卷则论气运相临、纪运、手足经、胜复、九宫分野、六病、六脉及治法等。

0594
素问入式运气论奥：三卷/(宋)刘温舒撰. 汇印本. 南海：黄氏，1935(芋园丛书；1)
6、7、9、351、931

0595
六气论/(清)王之政编. 抄本，1934
589

首列六气独重燥湿论，认为六气迭运、生杀万物，虽有六气之名，然不外燥湿两气所化，燥湿两气各主一年之半，所化所变乃生他气；次论燥湿两气及其主病和治法。另有风无定体论、暑病论、寒与燥同治论、五行异体同源论，内伤大要论等。并附察脉神气论、喉痧论。

0596
燥气总论/陈葆善著. 铅印本. 上海：中医书局，1930、1936
139、186、590、739、799A、907C、940

书中介绍了燥气成因、病理以及证治等内容。首载总论以明本义，次述病理，再详脉候，后出治法，并本其心得以治病，录燥气验案22则。

0597
燥气总论/陈葆善著. 铅印本. 上海：中医书局，1936(近代医学丛选；19)
590、940

0598

运气指掌/（清）高思敬撰. 铅印本. 天津：华新印刷局，1916、1917（高憩云外科全书十种）

3、21、139、202、251、270、277、279、280、308A、385A、385B、396、475A、491、514A、664、738B、907C、921

0599

内经运气病释：九卷/（清）陆懋修著. 铅印本. 上海：中医书局，1931

491、522、590、664、728A、922

全书释《六节藏象论》6条；释《天元纪大论》5条；释《五运行大论》1条；释《六微旨大论》2条；释《气交变大论》58条；释《五常政大论》41条；释《六元正纪大论》110条；释《至真要大论》198条；释《素问》遗篇19条。后附宋陈无择“三因十六方”及缪问芳“十六方解”。此书后被收入《世补斋医书六种》中。

0600

运气辨/（清）陆儋辰著. 石印本，1919（海陵丛刊；1）

2、9、21、301、421、541、542、579、651、701、731、781

0601

内经气化篇：二卷/韦格六编. 铅印本. 安庆：同德医院，1927

139、279

卷上为气化总纲，辑录《内经》中有关气化理论之条文，并加按语阐释；卷下论五运六气之证治，包括初之气常变证治，直至六之气常变证治、逐一而论，又加按语明示。认为《内经》乃中医基本理论之典籍，气化学说为中医理论体系之纲要，故汇集《内经》有关气化之经文，阐论其理，有独到之见，对研究中医气化理论必有裨益。

0602

气化真理/王仁叟编. 铅印本. 上海：中医书局，1936（新中医五种；1）

139、433、590、831、907C、926A、940

0603

气化真理/王仁叟编. 铅印本. 上海：中医书局，1936（近代医学丛选；26. 新中医五种）

590、940

系《新中医五种》之一。主要内容包括气化真理、阴阳气血水火离合论、天地人生成自然说、五行生化以气论、中气与升降之关系、运气偏正误及标本中深浅说七部分。着重阐发中医运气学说及气化理论。

0604

时疫温病气运征验论/李兆贞撰. 铅印本. 广州：维新印务局，1919

139

不分卷。针对时疫、伤寒、温病症情复杂，辨证不易，故引述《内经》所论气运之征验，加以阐释注解，间附己意及治法用药特点。书末附治疗时疫、温病经验方14首。强调预防为主之理，倡导节饮食而慎起居，又告诫医者，辨证确当，以免误治。

0605

天人要义表/何舒编. 石印本. 邵阳：何氏，1947（灵兰医书六种；1）

139、839A

不分卷。成书于1947年。系《灵兰医书六种》之一。本书对五运六气加以阐发论述，列元阳、岁气、运气、六气、五行相克等22张图表，表述清晰，对有关图表又有注释解说。

0606

五运六气天干地支等法并论/著者佚名. 抄本，1949

1

本书主要论述五运六气之理及天干地支等内容。为学习中医运气学说之参考书。

0607

运气图注/著者佚名. 铅印本. 江苏：省中医学校，1949

590

0608

运气学讲义/傅崇黻编. 铅印本. 浙江：中医专门学校，1938（浙江中医专校讲义三十三种；2）

590

全书分44章，每章列一标目，取《内经》中有关运气内容，再加王冰注解，后为傅氏案语和参考资料；附图37幅，其中指掌图2幅（司天在泉指掌图、南北政指掌图）较有特色。本书对运气学说详细阐述释解，分析通俗易明，可作为学习运气学说之参考。

3 藏象骨度

0609

医林改错：二卷/（清）王清任著. 石印本. 上海：江东书局，1916

301、466、514A、523、570

上卷以论脏腑为主，书中所绘“改正脏腑图”及对脏腑的论述，纠正了前人关于脏腑认识方面的一些错误。书中对“脑主思维”的认识，纠正了传统的“心主思维”的错误观点，对后世医家影响颇大。下卷以论半身不遂证治为主，在病因、病机和治疗方药方面作了探讨，并载自制方剂28个。

0610

医林改错：二卷/（清）王清任著. 石印本. 上海：校经山房

1、139、572、931

0611

医林改错：二卷/（清）王清任著. 石印本. 上海：文华山房

901

0612

医林改错：二卷/（清）王清任著. 石印本. 上海：普通书局

781

0613

医林改错：二卷/（清）王清任著. 铅印本. 上海：大成图书局，1936

461

0614

医林改错：二卷/（清）王清任著. 铅印本. 上海：大东书局，1937（中国医学大成；27）

1、2、3、139、270、277、279、361、391、461、476、511、541、579、589、590、728、831、851、852、901、907B、907C、921、940

0615

医林改错：二卷/(清)王清任著. 石印本. 上海：广益书局，1949

277、361、541、590、728A、731、781、851、852、853、940

0616

医林改错：二卷/(清)王清任著. 石印本. 上海：锦章书局，1914

139、254、308A、351、395、436、590、664、852、917A、921、922、931

0617

五脏六腑图说附三百六十穴歌/(清)高思敬著. 铅印本. 天津：华新印刷局，1917

590

0618

医易一理/(清)邵同珍编. 杭州：三三医社，1924(三三医书；第3集；18)

3、139、139A、186、270、277、308A、361、391、546、572、590、728、731、738A、800、839A、907C、921、940

本书系邵葆丞著作，以易理解释医理，故曰医易一理。内容于五脏六腑气血阴阳多所论述，而太极两仪四象八卦配五脏周身图说，太极两仪四象八卦督任呼吸天根月窟人身图说，二篇尤为推阐尽致，学者能于此究心，复参考西籍则于气化形迹两得。

0619

医易通说：二卷/(清)唐宗海撰. 石印本. 上海：千顷堂书局，1917

2、279、286、308A、351、361、381、385、412A、541、590、651、664、738A、839A、907C

0620

脏腑证治图说人镜经/(清)张俊英纂述；张吾瑾重辑. 石印本. 万县：乾乾印书馆，1929

21、853

又名《人镜经附录全书》，简称《人镜经》。原撰人不详。内容根据十二经及奇经八脉次序，分别联系论述脏腑功能、病状及治法。卷一至卷六分别论述十二经脉，载有各经总图、总论、脉解、脉图、步穴歌、是动所生见证、气血、引药、治法等内容；卷七记述任督二脉及奇经八脉；卷八载正、背、侧内形图，全身部分图说。后经明钱雷补充2卷，名《人镜经附录》。清初张俊英补充2卷，名《人镜经续录》。原书8卷、附录2卷、续录2卷，共10卷，又合称《人镜经附录全书》。

0621

藏腑通诠/陈无咎撰著. 上海：丹溪学社，1924(黄溪医垒)

590、799A、907C

主要阐述明脏、洞腑、余腑、孤腑、摄肾、疏肝、胪心、润肺、析脾等脏腑理论。在五脏六腑传统理论基础上增补阐述心包络及脺脏(胰腺)，指出脺脏有助肠胃消化之功能，并认为《灵枢·经脉》篇所称脾之大络、“玉版篇”所谓经遂即指脺脏而言。

0622

藏象选论/何仲皋编. 抄本，1921

361

主要阐述中医藏象学说之基本理论。

0623

增注藏腑通/何仲皋撰. 铅印本. 成都：成都中医学校，1921

590

主要从生理、病理等方面，论述脏腑之间的相互联系。阐述脏与脏相通，脏与腑相通，腑与腑相通之理。引证皆取《内经》《伤寒论》《金匮要略》及唐宋以来诸大名家之言，并附病证方药举例。

0624

人体图/著者佚名. 彩绘本，1949

731

本书为彩色人体图谱，有内脏位置图、人体尺寸图，以及各种经络穴位图等，其中经络穴位图又分手足二阴三阳及任脉、督脉、阳跷、阴跷等。每图均有文字说明，与彩绘图谱相得益彰。

0625

脑髓与生殖之大研究/黄章森. 铅印本，1916

434

0626

上池涓滴/（清）黄凯钧撰. 铅印本. 上海：大东书局，1937（中国医学大成；友渔斋医话六种；3）

1、2、3、139、270、277、361、391、461、476、511、541、579、589、590、728、831、851、852、901、907B、907C、921、940

汇集经典论著阐述五脏见证虚实用药之宜，使读者从见证外露何象，即知内关何脏。所述五脏用药，切合临床实用。

0627

铜人内景图说/郑守谦编著. 石印本. 明道中医学校，1922

139

为明道中医学校授课之讲义。主要内容为五脏六腑、十二经络、奇经八脉、全体大概、胎产形式、生理别论等。皆以中西医学理论相结合，论述脏腑学说、经络学说、组织胚胎和生理学等基础医学理论。其中"全体大概"阐述中西医解剖学知识。

0628

全体学/章启翔编. 铅印本. 广东：中医药专门学校，1936（广东中医药专门学校各科讲义；4）

570、590、940

0629

英医合信全体新论疏证：三卷/张寿颐疏证. 油印本. 兰溪：浙江兰溪中医专门学校，1927

186、277、541、733A

0630

解剖学/包天白撰. 油印本. 上海：中国医学院，1931（中国医学院讲义十九种；17）

139

0631

解剖学/包天白等编. 油印本. 上海：中国医学院，1937（中国医学院讲义十四种；3）

139、590

全书包括解剖学总论与解剖学各论两部分。主要以中医传统理论来阐述解剖学知识。

0632

解剖学/张崇熙编. 铅印本. 上海：东亚医学书局，1934（最新实用医学各科全书）

541

0633

解剖学/章启祥编. 铅印本. 广东：中医药专门学校，1936（广东中医药专门学校各

科讲义；20）

570、590、940

本书系中医药学校之教材讲义。系作者将中西医解剖知识汇集编写而成。

0634

经隧与经脉生理解剖/张蕴忠撰. 铅印本. 南京：江苏省立医政学院，1935

139

4　生理

0635

生理学/蔡翘著. 铅印本. 上海：商务印书馆，1929

541

0636

生理学/秦伯未编. 铅印本. 上海：中医书局，1931、1936、1941（实用中医学；1）

2、139、254、270、289、308A、361、433、491、590、651、706、741、800、851、917A、922、940、942B

本书参以西医理论，简要论述人体脏腑、形体、九窍的形态特征与生理功能，并阐明十二经脉及部分奇经八脉循行路线和穴位。

0637

生理学. 上卷/周颂声著. 铅印本. 北平：文化学社，1932

541

0638

生理学/章启祥编. 铅印本. 广州：广东中医药专门学校，1936（广东中医药专门学校各科讲义；6）

570、590、940

0639

生理学/陈汝来编. 铅印本. 广州：广东中医药专门学校，1936（广东中医药专门学校各科讲义；5）

570、590、940

全书分形体生理、脏腑生理、内部生理、阴阳气化生理及局部生理等5章。每章皆先例经文，次集各家之说，后附编者按语。主要从中医传统理论探讨人体生理，尤其注重心肾两脏功能，认为肾主先天之元气，心主血脉之循环，两者强健则智识自生；并认为五脏功能与呼吸、消化、循环、排泄四系统紧密相关，五脏和则呼吸微徐、津液布扬、肌肉解利、血脉和调、营卫不失其常、皮肤致密，强调整体协调平衡之重要性。

0640

生理学/中国国医函授学院编. 铅印本. 天津：中国国医函授学院，1937（新国医讲义教材十四种；12）

541

0641

新生理/恽铁樵著. 铅印本. 上海：铁樵函授中医学校，1949（上海铁樵函授中医学校；第6种第1期）

541

0642

生理学讲义/东方函授学校编. 石印本. 上海：东方函授学校，1949

541

0643

生理学讲义/徐骏等编. 油印本. 杭州：中

医专校，1949

590

0644

生理学讲义/孙祖烈译述. 上海：医学书局，1916(丁氏医学丛书)

541

0645

生理学讲义/陈汝来编. 铅印本. 广东：中医药专门学校，1927

139、186、590、931、940

0646

生理学讲义/时逸人编. 铅印本，1929

465

0647

生理学讲义/秦伯未编. 秦氏同学会，1930(国医讲义六种)

186、279、361、412B、463、514A、590、664、712、799、871、940

0648

生理学讲义/刘绎编著. 铅印本. 长沙：湖南国医专科学校，1934

839A

全书6章，包括全体总论、内部各论、里部各论、表里各论、脑髓五官各论、生殖分泌各论。遵照中央国医馆整理国医药学术标准大纲，融会中西学说，取近代生理学参入中医传统学说之中，以解释人体生理现象。

0649

生理学讲义/陆元照编. 铅印本. 浙江：中医专门学校，1938(浙江中医专校讲义三十三种；3)

590

全书32篇章，皆围绕《内经》有关生理学内容为基础，再引入各医家注释论述之言，其后为编著者补充说明，以阐发人体生理之至要。书末附"生理学徐义"，主要论医易之理，认为不知易不足以知生理之微，不知易不足以造医学之精。并强调指出，真阳之火能生物，冲和之气多益人，沸腾之火多贼害之理。

0650

生理讲义/恽铁樵著. 铅印本，1933(铁樵函授医学讲义二十种；8)

139、186、738A

0651

国医生理学/胡安邦著. 上海：中央书店，1935、1936、1947

1、2、139、277、301、590、907B、931、940

全书分概论、五脏、六腑、七窍、经络5部分予以论述。概论之中又论阴阳、营卫、体温、消化、精卵、经乳等内容。作者吸收现代医学知识，试图汇通中西医。

0652

华北国医学院生理学讲义/施如柏著. 铅印本. 北平：华北国医学院，1936

1

0653

新生理讲义/恽铁樵撰. 铅印本. 上海：铁樵函授中医专门学校(铁樵函授中医学校讲义十七种；6)

590

0654

国医生理新论：六卷/朱国钧编撰. 铅印

本. 上海：中医书局，1934、1935

3、139、270、277、286、308A、309、361、385A、491、521、529A、541、570、589、590、651、664、800、839A、851、907C、922、940

本书主要论述胚胎学、脏腑学、经脉学、精神学、形体学等。以阐扬《内经》经义为宗旨，详论经络、脏腑、气血、津液等生理功能，略于介绍人体形态、组织结构解剖，兼取西医生理学融贯其中，成为一部中西合璧的生理学专著。

0655

国医生理新论：六卷/朱国钧编. 铅印本. 上海：国光印书局，1935

202

0656

中医生理学/欧博明编. 铅印本. 广州：广东大盛印务局，1949

940

0657

中医生理学/包识生等编. 油印本. 上海：中国医学院，1937(中国医学院讲义十四种；2)

139、590

全书4章，即总论、阴阳、五行、脏腑。简要概述中医生理学基础，其理论多出自《素问》《灵枢》经典医籍，同时强调人与自然密切相关之理；又汲取现代医学知识，绘制心脏图、肺脏图、胃脾图等，认为心脏有动静两脉，分心房、心室，符合西医解剖学理论。

0658

灵素生理学/周介人辑注. 铅印本. 北平：华北国医学院，1934、1936、1937(中医学讲义四种；1)

1、139、202、277、279、664

0659

内经生理学/蔡陆仙撰. 油印本. 上海：中国医学院，1936

308A

本书载有十二官浅释、释脏腑相合及其功能、释五脏所属、释五脏所藏等医论，未附“内经解剖学”、“内经学附翼”。

0660

生理卫生学/施列民编辑. 铅印本. 上海：时兆报馆，1926

541

0661

生理卫生学/吴克潜编. 油印本. 上海：中国医学院，1937(中国医学院讲义十四种；1)

139、590

0662

生理门径/胡安邦编. 铅印本. 上海：中央书店，1936

139

本书宗旨为中西医合参，以西医生理解剖学来论述中医五脏六腑、十二经脉、奇经八脉的功能、部位及临床意义，乃医学入门之作。

0663

生理新语：四卷/恽铁樵撰. 铅印本. 上海：华丰印刷铸字所，1928(恽铁樵医书四种；4)

139、251、308A、361、412A、476、514A、529

全书共分5卷。卷一～二分述了西医

现状，并通过比较以阐明中医的科学性；卷三～四以阐述人体失血后的诸种变化及腺体的形态作用等内容为主；卷5简介人体各部分的组织形态结构及名称。全书贯穿了作者中西汇通的思想。作者认为随着历史的发展，中西医结合是中医生存和发展的必由之路。并试图以西医的解剖说、细胞说、神经说与中医脏腑气化学说予以搓合，为中医发展提出了新思路。

0664

生理新语：四卷/恽铁樵撰．铅印本．上海：中医书局，1936

385A、412A、412B、514A、529A、603、921

0665

生理新语：四卷/恽铁樵著．铅印本．上海：章巨膺医寓，1928、1936

1、21、139、186、202、270、279、309、412A、412B、433A、491、514A、521、529A、541、570、589、590、651、664、677A、738A、738B、746A、799A、839A、851、907C、917A、921、931、933、940、942B

0666

生理新语：五卷/恽铁樵撰．铅印本．上海：章氏医寓，1941～1948（药盦医学丛书．第3辑）

254、361、385A、391、421、433、450、450B、461、728A、731、781、907C

0667

生理学余义/陆鼎丞编．铅印本．浙江：中医专门学校，1949

731

全书分生理学余义和卫生学讲义两部分。生理学余义，包括易经对生理学、创立医学之影响，以及七节之傍有小心、三焦评、气口独为五脏主为脉义之大纲、宗气、营气、卫气，真阳辨、真阴辨等20篇生理学医论；卫生学讲义，包括上古之人春秋百岁、今时之人半百而衰、四气调神、四时阴阳从之则生逆之则死、不治已病治未病等7篇论述。主张顺应天地六气之理，强调保形须先守神之说。

0668

生理要义：二卷/宁元羲编．石印本．阜阳，1943

721

上卷论述少年时期饮食、起居、活动、情志及男女性生理卫生常识和注意事项，兼述壮年时期男女饮食起居，尤其是生育方面之特点；又叙梅毒在世界范围流行情况、证状表现及其危害性。下卷论述老年时期男女在饮食起居方面的注意要点，及情志调养、劳逸结合，并介绍养气静坐法。末附载百岁以上18位老人姓氏、籍贯和生卒年等。本书旨在研究抗衰老及养生延寿之道，阐述生殖生理，以期增强体质、永葆健康。

0669

生理医学图说/医学研究社辑．铅印本．上海：江东书局，1914（中西医书六种；6）

475A

0670

生理约编/周禹锡编．天津：中西汇通医社，1938、1941（中国医学约编；1）

2、21、139、186、270、301、361、381、421、433、491、514A、590、728、731、851、896A、907C、917A、926A、940

本书分形质之生理与气化之生理两部

分，前者主要从西医解剖学角度论述人体各脏器的组织结构；后者着重以中医理论阐述脏腑、经络、形体、九窍的生理功能。全书中西医理相提并论，言简意赅。可作教学参考之用。

0671

生理卫生学要义/裘庆元辑. 铅印本. 绍兴：医药学报社，1923（绍兴医药学报丛书；19）

139A

0672

生理学经义纂要/陈汝来编. 铅印本. 广州：广东中医药专门学校，1928

139（残）

主要论述形体生理、脏腑生理、内部生理、阴阳气化生理、局部生理等内容，并注释《黄帝内经》有关条文。将中医阴阳理论、藏象学说、气化学说与西医生理学比较融会。

0673

生理补证：四卷/陆渊雷撰. 铅印本. 陆渊雷，1934

186、541、589、590、746A

本书系《解剖生理学》之辅助读物。从科学、中医理论、临诊经验三者参互考校，对该书逐章作详细解释，将解剖生理学与中医理论融合。

0674

生理的燃烧/张忍庵著. 铅印本. 南京：中央国医馆，1933

1

以西医生理学理论解释中医学说，说明阴虚、阳虚体质的相对症候、诊察及疗养。

0675

生理解剖图说/著者佚名. 石印本. 上海：校经山房，1913

590

0676

生理经义疏证/李耀常编. 铅印本. 广东：中医药专门学校，1936（广东中医药专门学校各科讲义；7）

570、590、940

0677

中国生理学补正/徐相任编. 铅印本. 上海：商务印书馆，1917

139、277、286、301、308A、381、475A、541、590、651、677A、839A、901、917A

本书引据《易经》《内经》《难经》及诸家论著有关生理学的原文，将其归纳为生育、脏腑、经络、气血、津液、精、神、衰老，以及饮食、气候与人身之关系等，分别予以注解修正。

0678

中西生理合璧/张拱瑞著. 石印本. 常德：敏文石印局，1943

590、907C

全书上、下两编。上编论各脏腑形质及生理功能；下编论阴阳经脉、气血营卫，以发挥前贤论说为主。后附中西生理学，别录一编，为作者心得之作，或证实古论，或阐发新论。

0679

中西生理论略/陈登铠辑. 三山医学传习所，1912

590、911

本书主要介绍中西医有关生理学知识，

内容简略。系医学专门学校教材讲义。

0680

中西生理学讲义/汪洋，顾鸣盛编. 铅印本. 上海：中西医院，1926（中西医学丛书十二种；2）

277、590

0681

中医生理参考资料/李耀常编. 铅印本. 广州：广东中医药专门学校，1928

139（残）

全书主要阐述形体生理经义疏证、脏腑生理经义疏证、头面耳鼻口分部生理经义疏证、前阴后阴股膝胫足分部生理经义疏证等生理病理学知识。广征博引，结合《黄帝内经》经义详述中医生理学及病理学。

0682

灵素生理新论/杨百城编. 铅印本. 太原：山西中医改进研究会，1923

2、139、254、270、541、590

本书分3篇，即原始篇、形气篇、外形篇。主要阐述人体生命的产生、气血津液、脏腑生理功能、骨骼、筋骨的作用，以及十二经脉、奇经八脉、十二经循行、功能和穴名等。

0683

循环生理/庄氏辑. 油印本. 医学院，1949

541

0684

组织学讲义/张韵生撰. 油印本. 兰溪：公立中医学校，1917（兰溪中医学校讲义；3）

391

0685

组织学讲义/傅崇黻编. 油印本. 浙江：中医专门学校，1938（浙江中医专校讲义三十三种；4）

590

0686

人体的奇妙/钱耕莘著. 铅印本. 北平：文光书店，1949（新时代科学丛书；1）

541

0687

骨肉·气血/华汝成编. 铅印本. 上海：中华书局，1948（中华文库. 民众教育；第一集）

541

0688

生活的副产物：屎屁尿/薛德焴编著. 铅印本. 上海：世界书局，1930（生活丛书）

541

0689

古印度之生理观/程裕初编. 铅印本，1940

541

5　病源病机

0690

重刊巢氏诸病源候总论：五十卷/（隋）巢元方著. 刻本. 湖北：湖北官书处，1912

1、139、279、301、308、351、401、421、475A、541、570、572、590、731、733A、738A、746A、781、800、831、839A、907C

0691

重刊巢氏诸病源候总论：五十卷/（隋）巢

元方著. 石印本. 上海：千顷堂书局，1918

1、21、140、251、254、277、279、286、308A、351、361、412A、450B、463、514A、514B、519、541、570、651、664、677A、721、735、736、738A、746A、799A、839A、896A、907C、921

0692

巢氏诸病源候总论：五十卷/(隋)巢元方著. 上海：大东书局，1936(中国医学大成；25)

1、2、3、21、139、270、277、361、391、461、476、514A、511、541、579、589、590、728、741、831、851、852、896A、901、907B、907C、921、922、940

内分67门，载列证候论1720条。论病源及治疗，不载方药，诸证之末多附导引法。

0693

三因极一病源论粹：十八卷/(宋)陈言撰；吴锡璜评注. 石印本. 上海：文瑞楼书局，1920、1927、1930、1934、1935

21、139、152、185、186、202、251、270、277、279、286、301、303、306、361、381、391、393、412A、412B、433A、450、450B、461、475A、491、511、512、514A、521、529A、541、570、651、664、728A、733A、734、736

即《三因极一病证方论》。本书卷一～卷二前半部为医学总论，并将三因(内因、外因、不内外因)作为论述的重点；卷二下半部～卷十八列述内、外、妇、儿各科病证，并附治疗方剂，共分180门，载方1500余首。

0694

三因极一病源论粹：十八卷/(宋)陈言撰；吴锡璜评注. 石印本. 上海：鸿章书局，1927、1934

414、475A、493、800、917A(残)、933

0695

内经分类病原：四卷/(清)谭天骥撰著. 铅印本. 芜湖：商业印书公司，1917

491、514A、728A

本书摘编《内经》有关病因论述，并加以发挥而成。末附《内经》四诊摘要、《内经》治法大略。

0696

病源式古/李锡朋撰. 抄本，1936

301

0697

考正病源/曹炳章撰. 抄本，1935

590

本书着眼于考正诸病病源，故名。全书以探究内科诸病之病因病机为主，兼涉妇人及五官疾患，70余种病证。多能禀承经旨正本清源，以指导临床证治，其中有些疾病亦附有治疗方法及曹氏心得。

0698

刘氏病原问答伤寒七言诀/刘兴隆辑著. 抄本. 刘复斋

590

内容主要为“伤寒七言歌诀”，将《伤寒论》病证编成歌诀。全书分160余条目，内容包括六经传变、认证总诀、伤寒看证要诀、察色听声望问要诀、表证里证表里证、表里俱热俱寒、阳明热证腑证、小柴胡汤加减法等六经病证治法。并有热病、温病、头痛、除中、发狂、百合等证候及病证歌诀。

0699
刘氏病源问答/刘兴隆编. 抄本. 刘复斋
590
本书以问答体裁阐述中医病因病机理论。

0700
证象学/包识生编. 油印本. 中国医学院，1937(中国医学院讲义十四种；4)
139、590

0701
全体病源类纂/郑守谦编. 石印本. 明道中医学校，1927(明道中医学校讲义；2)
139
病理学著作。列述五脏六腑病、十二经及筋病、奇经八脉病、宗卫营气病、皮肉筋骨病，附六淫病。每病皆首列清沈金鳌《杂病源流犀烛》之说，杂录《素问》《灵枢》《金匮》等书原文以续之。为习医者较佳读本。

0702
国医学粹证论/(清)包桃初，包识生撰. 铅印本. 包氏医宗出版部，1930～1936(包氏医宗；13)
1、139、186、202、277、279、280、289、308A、361、396、412A、412B、433A、475A、491、514A、511、529A、529B、541、590、651、664、677A、712、721、728A、738A、738B、799A、800、839A、851、852、896A、907B、907C、917A、921、922、926A、931、940

0703
中国民族的病源及治疗法/高槐川撰. 铅印本. 上海：明智书店，1929
781

0704
病源候论通检/百之斋主人编，1945
139
又名《病源索引》。

0705
病源辞典/吴克潜编. 铅印本. 上海：大众书局，1936
1、21、139、186、254、308、396、421、433、702、781、839A、852
收录各种病名4000余条。按笔画排列。

0706
病机简说/贺芸生撰. 油印本. 中医学院，1949
541

0707
病机提要/张延仁编. 抄本. 上海：中医指导社，1935
139、541

0708
病机约论讲义/北京国医砥柱总社函授部编. 铅印本. 北平：国医砥柱总社，1938
301

6 病理

0709
病理发挥/祝味菊撰. 铅印本. 上海：祝氏，1931(祝氏医学丛书；1)
139、590
本书分概论、病理、病原三部分。概论部分阐述中西医对健康和疾病的认识。病理部分从西医病理学角度详细论述中医的卫气营血障碍时机体发生的病理学改变。病原部分则专论风、寒、暑、湿、燥、火六气，喜、怒、忧、思、悲、恐、惊七情致病之理。

0710

病理发挥/祝味菊撰. 铅印本. 上海：美星印刷厂，1940(祝氏医学丛书；1)

832、907C

0711

病理概论/恽铁樵撰. 铅印本(铁樵函授医学讲义二十种；14)

139、186、738A

0712

病理概论/恽铁樵撰. 铅印本，1928(药盦医学丛书；9)

412A、476、799A

0713

病理概论/恽铁樵撰. 铅印本. 上海：章氏医寓，1941～1948(药盦医学丛书；9)

254、361、385A、391、421、433、450、450B、461、728A、731、781、907C

0714

病理各论/恽铁樵撰. 铅印本，1937(铁樵函授医学讲义二十种；15)

139、186、738A

0715

病理各论/恽铁樵撰. 铅印本，1928(药盦医学丛书；10)

412A、476、799A

0716

病理各论/恽铁樵撰. 铅印本. 上海：章氏医寓，1941～1948(药盦医学丛书；10)

254、361、385A、391、421、433、450、450B、461、728A、731、781、907C

本书继病理总论之后，从临床辨证论治的角度，详细论述各种内外伤咳嗽、疟疾和痢疾等病的症状、中西医病因病理、治法及预后。汇贯中西医理论，抒发己见，强调识病为先。

0717

病理讲座/秦伯未编. 铅印本. 上海：中医书局，1936

139

全书分为表里、虚实、寒热、气血、六淫等九纲，详细论述疾病的病因病机及病位，以便知病之所起，知病之所在。

0718

病理学/秦伯未编. 铅印本. 上海：中医书局，1930、1931、1936、1941(实用中医学；2)

2、139、254、270、289、308A、361、433、491、590、651、706、741、800、851、917A、922、940、942B

0719

病理门径/胡安邦编. 铅印本. 上海：中央书店，1936

139

本书内容包括病理学、病理与病因、证候与诊断、预后转归、先后天因素，以及六淫、七情、五劳、七伤、病机十九条等，实乃医学入门之作。中西医合参，说理透彻，阐明疾病病因病理要义。

0720

国医病理学/胡安邦编. 铅印本. 上海：中央书店，1935、1936、1941、1943、1947

1、2、139、301、433、589、590、728、741、839A、851、901、907B、921、

931、940

全书分概论和病原论两部分。概论阐述中医病理学的源流、定义，以及病理与病因、六气与细菌、疾病与健康、证候与诊断、预后与转归等；病原论则阐述六淫、七情的致病特点，以及内因、外因在疾病发生中的作用。末附《内经》有关病因病机的部分论述。

0721

病理补证/陆渊雷撰．铅印本，1934

541、589、590

本书系医学书局出版《临床病理学》的补充讲义。作者运用中西医理论，对六气和痹、厥、痰等病证逐一作详细解释和补充。

0722

病理学读本/张寿颐编．铅印本．兰溪：浙江兰溪中医专门学校，1931

139、285、308A、541、590、731、746A、926A

本书选录喻嘉言、徐灵胎、陆九芝等清代医家有关病因病机和辨证论治方面的论述，对其中说理未尽透彻或含义未明之处，再加阐释。

0723

病理学：四卷/张寿颐编撰．油印本．兰溪：浙江兰溪县中医学习班，1931

738A

0724

病理学/王润民撰．油印本．上海：中国医学院，1931（中国医学院讲义十九种；19）

139

0725

病理学/王润民编．油印本．上海：中国医学院，1937（中国医学院讲义十三种；4）

590

0726

病理学/左季云编．油印本．北平：国医学院，1931

186

0727

病理学/左季云编．铅印本．北平：国医学院，1934、1940

21、139、590

左氏据张仲景《金匮要略》，参照唐容川、邓云航注本，编成《杂病治疗大法》。1934年北平国医学院作为病理学教本，并改为现名。本书将《金匮要略》首篇至“妇人杂病脉证并治第二十二”篇原文，依次分列22章，下以病证为节，并标以“证状”、“脉象”或“脉证合参”等项。原文之外，选择各家诠释。每方后加“药解”，间附“特效医案”。左氏以读者每多忽视原书所载“煎服法”，故特载一栏，以期注意，凡遇有紧要及隐晦疑似之点，悉为区别辨正，或附以按语。

0728

病理学/缪召予编．铅印本．宁波：东方医学书局，1933

491

0729

病理学/陈仕枚编．广州：广东中医药专门学校，1936（广东中医药专门学校各科讲义；8）

570、590（残）、940

0730

中医病理学教科书/麦冠苹编述．铅印本．

广州：广东大盛印务局，1949

940

全书以《黄帝内经》《伤寒论》《金匮要略》《温病条辨》及《医宗金鉴》等经典医著为依据，分述五脏六腑、六经四肢、七情六淫、五行及五行相生相克中医病理学；以中西医结合观点为指导，具体叙述常见疾病的生理病理。全书采撷前贤医家之长，倡导中西医结合的方法。

0731

病理学稿裁：二编/姚心源撰；姚文藻编. 铅印本. 上海：惠罗印务局，1930、1931

475A、529A、664、739

0732

病理学稿裁/姚心源撰；姚文藻编. 铅印本. 上海：和平艺社，1931、1933

1、21、139、186、277、279、286、308A、385A、385B、391、412B、491、514A、541、542、546、570、589、590、651、677A、701、709、712、721、738、738A、746A、799A、839A、907C、911、917A、921、940

作者以师传父训之所受益，以读书经验之所得，撰为此书。分前编、后编两册，论述瘟、瘵、疡、风着、痰结等内科、外科、妇科、儿科等病证的病因、病机、临床表现和治疗用药。

0733

病理学讲义/陈仕枚编. 广州：广东中医药专门学校，1927

940

本书系广东中医药学校之教材讲义，系统介绍中医病理学理论。

0734

病理学讲义/赖华锋编. 铅印本. 成都：成都国医讲习所，1927

651、851

本书为中医病理学教科书。首论阴阳、五运六气、脏腑学说等基础理论；次述五脏病理状态的临床表现及机理，并列相应治疗方法。

0735

病理学讲义/李藏洲编. 铅印本，1949

279

0736

病理学讲义/王润民编. 稿本，1931

926A

本书主要论述病理之定义、病理学之重要、疾病之成因、中医病理学内容之概况、中医病理学之历史观、六气病理、七情病理之研究、百病概论等内容。

0737

病理学讲义：七卷/王寿麟撰. 油印本. 兰溪：公立中医学校（兰溪中医学校讲义；13）

391

0738

病理学讲义/方善长编，1940

590

本书选录《黄帝内经》有关痹证、痿证、肠澼等18种病证的论述，每段原文后均附历代医家诠注和作者解释。

0739

病理学讲义/许勉斋编. 油印本，1920

738A

0740

病理学讲义/许勉斋撰. 抄本，1931

926A

0741

病理学讲义/吴汉仙，刘裁吾编. 铅印本. 长沙：湖南国医专科学校，1934

839A

全书分3编，首编为病理概论，论及元气真阳之运动、营卫气血之征象、六经病证之传变、表里寒热之作用、新感伏邪之辨别等内容，认为元气真阳之运动为人生寿命之根，此中医所特重者，故列为首；二编病原论，详论六淫、七情、六欲、五劳、七伤等，兼收西医之说，互为补充，以期臻于完善；三编为病变论，认为中医学之主体在“气化”，故有六经变化之病理、五脏变化之病理、六腑变化之病理。本书考究中西学说之异同，略备梗概。

0742

病理学讲义/谭次仲著. 铅印本. 广州：谭次仲函授国医社，1935

940

为谭次仲函授国医社讲义。本书以《伤寒论》理论为依据，从中西医结合角度将西医多种急性传染病与《伤寒论》中外感太阳病脉证相联系，分述各种外感疾病的临床表现、生理病理、传经变化、治疗方药，强调辨证与辨病相结合。还提出疾病无中西医之分，中医发展须与现代科学方法相结合，强调以现代医学观点来研究中医中药的必要性和重要性。

0743

病理学讲义/陆弢，徐首箕编述. 铅印本，1935

541

0744

病理学讲义/杜士璋编. 浙江：中医专门学校，1938(浙江中医专校讲义三十三种；28)

590

采用《黄帝内经》原文、正义、参考的体例，以《黄帝内经》有关病因病机的论述为核心，引据历代著名医家注解，逐一阐发，层次明晰，深入浅出。系病因病机理论读本，有利于读者理解掌握《内经》原文要旨。

0745

病理学讲义/抄本. 陈鑫抄录，1949

590

本书主要列述风寒暑论及湿燥火论，即六淫的病因病机论。内容简略扼要。

0746

病理/贲隅苏编. 铅印本. 广州：广东光汉中医药专门学校，1935

186

本书论述中风、咳嗽、虚实、表里、寒热、六淫、劳伤、脑漏、关格、痹、胀、水肿、诸疟、诸血、胸痹、腹痛等病证的病机及其证治。内容简明通俗，又可作为临证参考书。

0747

内经病理学讲义/梁慕周编. 广州：广东光汉中医药专门学校，1937(广东光汉中医药专门学校教材)

139(残)、907C、931、940

全书宗《素问》关于疾病病因病理之旨，辑选薛生白、马元台、张介宾等前贤医家对中医内伤外感疾病的病因病理、传变途径、治疗原则及预后转归的精辟论述。

0748

病理学要论/曹炳章述录. 稿本，1949

139

0749

病理学整理编/张子英编. 铅印本. 贵阳: 文通书局, 1946

590、728

全书分总论、各论两部分。全书融贯中医与西医理论，将旧学与新说并陈。总论简要分析病因与病机；各论阐述28种外感和内伤病证的症状、病因及治疗。

0750

病理约编/周禹锡编. 铅印本. 天津: 中西汇通医社, 1941(中国医学约编; 2)

2、21、139、186、270、301、361、381、421、433、491、514A、590、728、731、851、896A、907C、917A、926A、940

本书侧重以西医病理学论述疾病症状、病因及病理变化，又以中医病因病机学阐述疾病的原因、部位、性质、虚实、寒热及其传变、转归、预后等。中西融会，各取所长。

0751

病理总论讲义/山西医学传习所编. 石印本. 福记石印馆, 1921

385B

0752

国医三段结晶/周志林编著. 铅印本. 上海: 国医研究社, 1931

590

0753

经络病理/罗绍祥编. 铅印本. 广州: 穗雅书局, 1918(广东医学实习馆讲义; 3)

308A、931、940

0754

内经病理/梁慕周编. 铅印本. 广州: 广东光汉中医药专门学校, 1935

139

该书系“光汉中医专门学校”病理学讲义。将《内经》有关病理内容分为阴阳、时气、寒热、虚实、筋骨、气血、脏腑、生死等8章，逐节论述病因病机、病证及转归。每章分节不厌其详。每节先条述《内经》经文于前，再选列王冰、马莳、张介宾等先贤注释于后，务使经义昭彰。

0755

内经病理/中国国医函授学院编. 铅印本. 天津: 国医函授学院, 1937(新国医讲义教材十四种; 10)

139、186、590、721

0756

内经病理学/尉稼谦编. 天津: 中国国医函授学院, 1937(新国医讲义十三种; 1)

308A

0757

内难经病理医理学/著者佚名. 广州: 广东医学实习馆, 1918、1925

940

0758

中西病理学合参: 三编/吴汉仙, 刘裁吾编. 铅印本. 长沙: 湖南国医专科学校, 1934

1、139、286、412B、839A、851

0759

中医病理学大要/张恭文编. 中国针灸学研究社, 1949

541

0760

中医病理学/张恭文编. 铅印本. 上海: 上

海国医书局，1930

590、907C

本书以中医理论为主体，结合西医病理学，简要论述疾病的原因、症候表现及脏腑病机。其论病因，有素因、外因、内因二种之分；论症候表现以简表来概括；论脏腑病机则以《黄帝内经》及各家之说为主，详加阐析。并在书后“病理杂论”中附原文及注解。

0761

中医病理学/姜春华编. 铅印本. 北平：国医砥柱月刊社，1949

139

本书主要阐述中医病因病机学理论。简明扼要，浅显易懂。是中医入门之参考书。

0762

中医病理学会宗/刘宝森撰. 铅印本. 上海：上海中医书局，1935、1937、1946

1、139、186、286、308、308A、361、433A、541、589、590、664、701、709、839A、907C、921、940

本书先以对疾病之理解，分析外因、内因、不内外因，论述脏腑虚实病理；其后阐论六气，既多新解，于外因、内因之说又增新意，融贯中西医理论为一体。

0763

病理论选集/著者佚名. 抄本

931

全书设21论，分别论述中医阴阳、虚损、气、血、水、火等病因病机；简要阐明呕吐、癃闭、消渴、头痛等14种内科常见病证的病因病机。

0764

生机病理/郭乐山撰. 铅印本，1939

186、901

全书9章。内容包括总论、功用与体质相关系、热性之病理、寒性之病理、虚性之病理、实性之病理、表里之病理、寒热虚实之定义及成病之原因。所论以气血病理为中心，以气血寒热虚实表里八字纲领辨治各种疾病；并汇通古今中西医学理论。

0765

中西病理学讲义/汪洋编. 铅印本. 上海：中西医院，1926（中西医学丛书十二种；1）

731、931

本书分前、后两编。前编为西医病理学，内容有疾病概论、病原论、病变论、新陈代谢疾患、传染病、热病等。后编为中医病因病机学，主要是黄帝岐伯病因论，其中以“上古天真论”、“四气调神大论”、“生气通天论”有关病因病机内容为主；徐灵胎病因论，阐述内伤外感论、病同人异论等；以及程钟龄病因论。

0766

病理学/（日）大野章三撰；沈松年译. 油印本. 中国医学院，1937（中国医学院讲义十四种；5）

139、590

三、医经

1 内经

1.1 通论

0767

重广补注黄帝内经素问：二十四卷. **黄帝内经灵枢：**二十四卷/素问(唐)王冰(启玄子)注；(宋)林亿等校正. 灵枢(宋)史崧音释. 石印本. 上海：育文书局，1911、1913、1914、1921

139、302、361、461、465、466、475A、529A、541、738A、799A、851(存素问)、852(存灵枢)

0768

重广补注黄帝内经素问：二十四卷. **黄帝内经灵枢：**十二卷/素问(唐)王冰(启玄子)注；(宋)林亿等校正. 灵枢(宋)史崧音释. 石印本. 上海：上海书局，1916

277、280、361、475A

0769

重广补注黄帝内经素问：二十四卷. **黄帝内经灵枢：**十二卷/素问(唐)王冰(启玄子)注；(宋)林亿等校正. 灵枢(宋)史崧音释. 影印本. 上海：石竹山房，1916

651

0770

重广补注黄帝内经素问：二十四卷. **黄帝内经灵枢：**十二卷/素问(唐)王冰(启玄子)注；(宋)林亿等校正. 灵枢(宋)史崧音释. 影印本. 上海：商务印书馆 1919、1929(据四部丛刊本)

3、139、145、186、279、303、309、401、413、421、461、475A、493、522、529A、541、590、651、702、741、746A、799、852、901、907B、907C、912、933

0771

重广补注黄帝内经素问：二十四卷. **黄帝内经灵枢：**十二卷/素问(唐)王冰(启玄子)注；(宋)林亿等校正. 灵枢(宋)史崧音释. 石印本. 上海：隆文书局，1921、1924

279、433A(残)、852、854、907B

0772

重广补注黄帝内经素问：二十四卷. **黄帝内经灵枢：**十二卷/素问(唐)王冰(启玄子)注；(宋)林亿等校正. 灵枢(宋)史崧音释. 石印本. 上海：鸿章书局，1925

277、280、923、931

0773

重广补注黄帝内经素问：二十四卷. **黄帝内经灵枢：**十二卷/素问(唐)王冰(启玄子)注；(宋)林亿等校正. 灵枢(宋)史崧音释. 石印本. 上海：大德书局，1928

302、303、462、467、514A、529A(存素问)、799A、926A

0774

重广补注黄帝内经素问：二十四卷. **黄帝内经灵枢**：十二卷/素问(唐)王冰(启玄子)注；(宋)林亿等校正. 灵枢(宋)史崧音释. 铅印本. 上海：商务印书馆，1931、1939(据万有文库本)

1、21、303、401、421、450、461、512、590、651、707、721、731、901、911、931

0775

重广补注黄帝内经素问：二十四卷. **黄帝内经灵枢**：十二卷/素问(唐)王冰(启玄子)注；(宋)林亿等校正. 灵枢(宋)史崧音释. 石印本. 上海：铸记书局，1933

721、922

0776

重广补注黄帝内经素问：二十四卷. **黄帝内经灵枢**：十二卷/素问(唐)王冰(启玄子)注；(宋)林亿等校正. 灵枢(宋)史崧音释. 铅印本. 上海：中华书局，1936(据四部备要本)

139、145、202、279、303、308A、450、461、467、493、522、523、546、651、664、702、706、707、721、738A、741、851、852、901、907C、911、931、933

0777

重广补注黄帝内经素问：二十四卷. **黄帝内经灵枢**：十二卷/素问(唐)王冰(启玄子)注；(宋)林亿等校正. 灵枢(宋)史崧音释. 石印本. 上海：锦章书局

1、139、186、279、280、302、361、461、465、466、467、514A、522、590、701、733B、738B、791、799A、839A、851、853、901、907B、907C、922(存灵枢)

0778

重广补注黄帝内经素问：二十四卷. **黄帝内经灵枢**：十二卷/素问(唐)王冰(启玄子)注；(宋)林亿等校正. 灵枢(宋)史崧音释. 石印本. 上海：广益书局

3、7、139、270、277、279、280、301、306、385、415、541、570(存素问)、738B、852、917A

0779

重广补注黄帝内经素问：二十四卷. **黄帝内经灵枢**：十二卷/素问(唐)王冰(启玄子)注；(宋)林亿等校正. 灵枢(宋)史崧音释. 石印本. 上海：千顷堂书局

541

0780

重广补注黄帝内经素问：二十四卷. **黄帝内经灵枢**：二十四卷/素问(唐)王冰(启玄子)注；(宋)林亿等校正. 灵枢(宋)史崧音释. 影印本. 中国学会，1928(据清咸丰二年钱熙祚守山阁校刻本)

1、2、9、21、139、139A(存素问)、279、280、289(存灵枢)、308A、361、381、391、475A、476、514A、529A、541、542、572、579、590、651、664、677A、701、706、728A、739、746A、781、852、907B、907C、922、931(残)

附素问校勘记一卷、灵枢校勘记一卷。

0781

黄帝内经太素：三十卷(原佚七卷)/(隋)杨上善注. 刻本. 黄陂：萧氏，1924(兰陵堂校刊医书三种；1)

1、21、139、186、202、270、279、286、289、308、308A、309、361、381、385A、461、476、529A、541、570、572、728A、733、734、738B、781、791、

799A、851

《黄帝内经》的早期注本之一。该书在一定程度上保存了《黄帝内经》原文，又对原文考校字义，进行注释。

0782

黄帝内经太素：三十卷(原佚七卷)/(隋)杨上善注. 铅印本. 上海：商务印书馆，1935～1937(丛书集成初编；1371～1376)

1、2、6、7、9、21、139、140、186、251、301、361、391、421、461、493、511、514A、523、541、542、572、579、651、702、721、731、781、791、851、852、901、911、921、922、931、940

此书原书原缺卷1、4、7、16、18、20、21，附遗文、内经明堂、附录，据浙西村舍丛刊本排印。

0783

黄帝内经太素补注：二十三卷/(隋)杨上善撰注；杨明济补注. 铅印本. 汉口：余生印刷社，1935

1、2、139、186、286、289、308A、309、361、385A、412A、412B、421、475A、476、514A、529A、541、590、664、728A、781、799A

本书是杨氏对古本《太素》加以校补注释而成，对古本缺脱之处据经史子集补入，异义之文则引古医书校正，并逐条附以按语，以阐释其旨意。

0784

内经知要：二卷/(明)李中梓编注. 石印本. 上海：普新书局，1913、1922、1925

139、301、303、308A、461、931

本书是《黄帝内经》的节注本，约5万字。分道生、阴阳、色诊、脉诊、藏象、经络、治则和病能8类。分类系统，选材精当，注文联系实际，重点突出，为学习《黄帝内经》的一部较好参考书。

0785

内经知要：二卷/(明)李中梓编注. 刻本. 江阴：宝文堂，1921

186、279、303、385A、491、541、651、706、738A、746A

0786

内经知要：二卷/(明)李中梓编注. 石印本. 上海：大成书局，1922

728A

0787

内经知要：二卷/(明)李中梓编注. 石印本. 上海：广益书局，1928、1933、1934

139、279、514A、851

0788

内经知要：二卷/(明)李中梓编注. 铅印本. 上海：商务印书馆，1933、1935、1937、1939

1、2、8、9、21、139、186、202、254、277、279、289、301、303、308、309、351、401、412A、421、436、450、461、462、463、512、522、529A、541、546、570、572、590、651、702、706、721、728、728A、738A、746A、831、839A、851、852、901、931、933、942B

0789

内经知要：二卷/(明)李中梓编注. 铅印本. 上海：世界书局，1937

590、741、851、852、922

0790

内经知要：二卷/(明)李中梓编注. 石印

本. 上海：鸿章书局

570、590、721、741

0791

内经知要：二卷/(明)李中梓辑注. 石印本. 上海：文端楼

351、385A、651、702

0792

内经知要：二卷/(明)李中梓辑注. 石印本. 上海：千顷堂书局

279、664、728A

0793

内经知要讲义：四卷/(明)李中梓编；钱荣光注. 石印本. 上海：大成书局，1922

139、279、286、308、412A、461、514A、522、529A、851、854

本书是钱氏对李中梓《内经知要》一书所做的注疏，凡原书有错讹脱落之处，进行了必要的订正，有一定的参考价值。

0794

类经：三十二卷/(明)张介宾类注. 石印本. 上海：江东茂记书局，1919

279

0795

类经：三十二卷/(明)张介宾类注. 石印本. 上海：千顷堂书局，1919

2、21、139、186、279、286、303、308、308A（残）、361（残）、381、396、412B、433、433A、435、450、475A、514A、519、590、664、677A、701、702、728A（残）、738A、738B、799A、800、839A、852、926A、931、933、940

内容依次分为摄生、阴阳、脏象、脉色、经络、标本、气味、论治、疾病、针刺、运气、会通等12类390条，每类又分若干小类，并附注释。是学习和研究《黄帝内经》的重要参考书。

0796

医经精义：二卷/(清)唐宗海著. 铅印本. 上海：广益书局，1947(中西汇通医书五种；1)

3、21、541、741、728、731、922、917A、933

0797

医经精义：二卷/(清)唐宗海著. 铅印本. 上海：中国文学书局，1935、1937(中医汇通医书五种；1)

1、139、186、277、289、308A、381、385B、444、491、514A、546、731、734、746A、852、901、907C、931

又名《中西医判》《中西医解》《中西医学入门》。本书将《黄帝内经》中的医学理论归纳为阴阳、脏腑、营卫、经脉、全体总论、诸病、望形、问察、诊脉、气味阴阳、七方十剂等20余类，予以撮要和注释。本书在沟通中西医学方面，做了大胆尝试。

0798

医经精义：二卷/(清)唐宗海著. 铅印本. 上海：千顷堂书局，1914、1935(中西汇通医书五种；1)

21、139、152、186、202、270、279、308、361、385、433、461、467、475A、476、491、514A、514B、529A、529B、570、572、590、603、664、677A、709、721、728A、738A、738B、741、746A、781、799A、839A、852、871、896A、907B、907C、917A、921、922、926A、931、940、942B、831、289、731

0799
医经精义：二卷/(清)唐宗海著. 刻本. 渝城：瀛川书屋，1914(中医汇通医书五种；1)
381、412A、491、570、590、728(残)、799A、852

0800
医经精义：二卷/(清)唐宗海著. 铅印本. 上海：育才书局，1946(中西汇通医书五种；1)
303、921

0801
医经精义：二卷/(清)唐宗海著. 铅印本. 重庆：中西书局，1916(中西汇通医书五种；1)
851、852

0802
医经精义：二卷/(清)唐宗海著. 铅印本. 上海：中国医学研究会，1935、1939(中西汇通医书五种；1)
21、186、491、896A、931

0803
医经精义：二卷/(清)唐宗海著. 铅印本. 上海：大达图书公司，1924、1934、1935(中西汇通医书五种；1)
381、746A、781、831、907C、931、940

0804
医经精义便读/饶凤璜编. 重庆：北碚中医救济医院，1941
852

0805
广注素灵类纂约注：三卷/(清)汪昂撰；江忍庵增注. 石印本. 上海：世界书局，1921～1932
139、139A、186、279、308、308A、436、514A、514B、651、701、721、738B、839A、851、852、907C、931、942B、940

以汪昂《素问灵枢类纂约注》为依据，节其繁芜，辨其谬误，畅其文义，详其未悉。全书大约遵从原书各注者十之七，增江氏阐注者十之三；诸家之注亦标明出处，以备寻检原文，既保存汪氏类纂约注之风格，亦附有江氏之见解，为本书“广注”之特点。

0806
素问灵枢类纂约注：三卷/(清)汪昂辑注. 石印本. 上海：广文书局，1925
289、436

本书选录《素问》《灵枢》二书中除针灸以外的主要内容。分为藏象、经络、病机、脉要、诊候、运气、审治、生死和杂论九篇，参考历代《黄帝内经》注家之论作了简要注释。

0807
素问灵枢类纂约注：三卷/(清)汪昂辑注. 石印本. 上海：文瑞楼
139、308、651、931

0808
素问灵枢类纂约注：三卷/(清)汪昂辑注. 石印本. 上海：锦章书局
514A

0809
素问灵枢类纂约注：三卷/(清)汪昂辑注. 铅印本. 上海：公兴书局
541

0810

素问灵枢类纂约注：三卷/（清）汪昂辑注. 铅印本. 上海：商务印书馆

21、514A、521、541、572、651、702、732、781、831、859、901、907B、907C、931

0811

素问灵枢类纂约注：三卷/（清）汪昂辑注. 石印本. 上海：千顷堂书局，1931、1936

431、541、590、733、738B、940

0812

黄帝内经素问集注九卷、黄帝内经灵枢集注九卷/（清）张志聪集注. 石印本. 上海：锦章书局，1931

301、412A、436

0813

黄帝内经素问集注九卷、黄帝内经灵枢集注九卷/（清）张志聪集注. 石印本. 成都：昌福公司

361、854(存素问卷三至八)、907C

0814

黄帝内经素问集注九卷、黄帝内经灵枢集注九卷/（清）张志聪集注. 铅印本. 上海：大东书局，1936～1937（中国医学大成；2、3）

1、2、3、139、270、277、361、391、461、476、511、541、579、589、590、728、831、851、852、901、907B、907C、921、940

0815

素问灵枢合注：二十卷/（明）马莳注；（清）张志聪注. 石印本. 上海：锦章书局，1919、1922、1926、1931、1936

1、139、186、202、251、277、279、280、289、302、308、308A、361、385A、396、412A、412B、414、421、433、433A、461（残）、462（残）、465、466（残）、467（残）、475A、514A、514B、523、525、529A、529B、541、546、570、589、603、651、664、701、728、731、733、734、737、738（残）、738B、799A、839A、851、852（残）、896A、907C、917A、926A、931、940、942B

0816

素问灵枢合注：二十卷/（明）马莳注；（清）张志聪注. 石印本. 上海：广益书局

541

0817

灵枢素问节要浅注：十二卷/（清）陈念祖注. 铅印本. 上海：大文书局，1936、1937

303、541、741（存卷七至十二）、852、901、931

为陈氏节录《灵枢》及《素问》中重要内容，然后依据内容，依次分为道生、脉象、经络、运气、望色、诊候、审治、生死、脉诊、病机等进行诠注。

0818

灵枢素问节要浅注：十二卷/（清）陈念祖注. 石印本. 上海：锦章书局

351、891、931

0819

灵枢素问节要浅注：十二卷/（清）陈念祖注. 铅印本. 重庆：中西书局

852

0820

灵枢素问节要浅注：十二卷/（清）陈念祖注. 铅印本. 上海：商务印书馆

139、186(残)

0821

灵枢素问节要浅注：十二卷/(清)陈念祖注. 石印本. 颐性室，1919

279、541、590、651、701、721、917A、922、926A

0822

灵枢素问节要浅注：十二卷/(清)陈念祖注. 石印本. 上海：广益书局，1916

139、781、854

0823

内经博议：四卷/(清)罗美著. 铅印本. 上海：世界书局，1936(珍本医书集成；2)

1、3、21、139、140、152、185、186、202、254、270、289、301、303、308、309、360、381、396、421、433、461、476、491、541、546、572、579、589、590、706、728、731、738A、781、799A、800、831、839、839A、851、852、871、891、901、907B、907C、911、917A、921、922、926A、931、940、942B

作者综合《黄帝内经》中的一些主要内容所写的论文集。分天道、人道、脉法、针刺、病能、述病6部分。每部又有若干篇。作者根据《黄帝内经》原文，参考各家注释予以阐述。

0824

黄帝素问灵枢集注：二十三卷/商务印书馆辑. 影印本. 上海：商务印书馆，1940(道藏举要；8)

1、139、541、791、851、921、931

0825

内经难字音义/(清)陆懋修著. 石印本. 上海：江东书局，1912～1914(世补斋医书；6)

21、139、186、202、254、270、277、279、280、301、302、308、308A、361、385、393、401、421、461、463、475A、476、491、493、514A、514B、529A、541、542、570、677A、721、728A、738A、781、799、839、852、854、896A、901、907C、921、926A、931

0826

内经难字音义/(清)陆懋修著. 铅印本. 上海：中医书局，1931(世补斋医书；6)

254、412B、514A、590、896A、277、289、412A、491、521、664、712、728A、799A、800、871、921

作者取《黄帝内经》诸篇中较难理解或存有争议的字、词加以训诂，难认字标出反切及出处，难解词标出不同注家之注，对疑为衍文者标明不同古籍中之原字、通假字、古今字等。

0827

医经理解：九卷/(清)程知撰. 石印本. 上海：元昌印书馆，1925

139、152、202、286、391、414、491、570、572、589、590、677A、701、746A、839A

0828

医津一筏/(清)江之兰撰. 铅印本. 杭州：三三医社，1924(三三医书；86)

3、139、139A、186、270、277、308A、361、391、546、572、590、728、731、738A、800、839A、907C、921、940

简称《医津筏》，又名《内经释要》。此书以《内经》治则要语作为标题，分12篇予以阐论、发明。

0829

黄帝内经素问注证发微九卷、黄帝内经灵枢注证发微九卷/(明)马莳注. 铅印本. 医学公会

664、728A

0830

黄帝内经素问注证发微九卷、黄帝内经灵枢注证发微九卷/(明)马莳注. 刻本. 北平：中西医学研究会

728A

0831

医经读：四卷/(清)沈尧封撰. 铅印本. 杭州：三三医社，1924(三三医书；22)

3、139、139A、186、270、277、308A、361、391、546、572、590、728、731、733A、738A、800、839A、907C、921、940

全书分平、病、诊、治4集。本书为对《素问》《灵枢》进行选择性分类的医著，内容简明精当，是类分《内经》最简要之一家。

0832

阐发灵素内经体用精蕴：二卷/黄扫云著. 石印本. 国医研究社，1933

921

原书分脏腑、经络、病症、药品、方剂、诊候、审治、针灸等8篇，现存脏腑篇两册。第一册为脏腑总论，概述了脏腑的气化、资生、体质、功能、关系等5项内容。第二册为脏腑分论，分述了各脏腑的气化、资生、体质、功能及关系。全书体现了中医藏象学说的整体观，并吸取和反映了西方医学的解剖学内容。本书比作者在1931年出版《医学撮要》多“方剂”一篇。

0833

读内经记/秦伯未著. 铅印本. 上海：中医书局，1936

3、21、139、251、308、433、572、590、728、731、781、799A、800、851、907C、926A、940、942B

本书系医学家秦伯未十年来学习研究内经的笔记，分为3篇：上篇文字、中篇训诂、下篇句读。对内经中的一些词语进行了考证、注释、校勘。

0834

读内经记/秦伯未著. 铅印本. 上海：中医书局，1936(近代医学丛选；4)

590、940

0835

内经类证/秦伯未著. 铅印本. 上海：中医书局，1929、1923

1、21、139、251、590、731、781、799A、852、907C、917A

本书摘录《黄帝内经》中有关病症的记载。分类为50种病类，357种症候。每一病类分概论与各症，按因、症、脉、治排列。

0836

内经类证/秦伯未撰. 铅印本. 上海：中医书局，1936(中国近代医学丛选；6)

590、940

0837

秦氏内经学/秦伯未著. 铅印本. 上海：中医书局，1935～1946

2、3、21、139、590、651、851、940

本书节选《黄帝内经》原文，按生理学、解剖学、诊断学、治疗学、方剂学5个方面类编，每一方面又分列若干小节，

原文后附简要注释，每小节后有一段概括性文字加以小结。全书分类合理，所选经文，切近实用，注释通俗易懂，言简意赅。

0838

秦氏内经学/秦伯未撰. 上海：中医书局，1936(中国近代医学丛选；5)

590、940

0839

内经病机十九条之研究/秦伯未著. 铅印本. 上海：中医书局，1936

139、589、590、940

0840

内经病机十九条之研究/秦伯未撰. 铅印本. 上海：中医指导社，1934

139

书分上下2部。上部“分析之研究”，对《黄帝内经》十九条病机逐条分析，阐明病理演变机制，甄别历代注家歧义，陈述个人研究心得；下部“合并之研究”，对发病原因进行统计，对十九条病机中缺“燥”、“暑”两条提出己见，对各家病机之研究进行评述，颇为推崇刘河间的病机观。

0841

内经病机十九条之研究/秦伯未撰. 铅印本. 上海：中医书局，1936(中国近代医学丛选；3)

590、940

0842

群经大旨内经/秦伯未撰. 铅印本. 上海：中医指导社，1932

139

本书是秦氏所撰《群经大旨》的一部分。旨在以通俗浅显的语言概括介绍《内经》一书，将其81篇篇目逐条列出，简介其篇名大义等内容。

0843

黄帝内经太素诊皮篇补证/廖平撰辑. 刻本. 成都：存古书局，1913～1923(六译馆丛书；2)

1、2、7、9、139、152、270、289、303、308A、381、461、462、541、546、572、589、590、651、701、702、721、734、781、831、851、858、907C、942B

0844

黄帝太素人迎脉口诊补证：二卷/廖平撰辑. 刻本. 成都：存古书局，1913～1923(六译馆丛书；4)

1、2、7、9、139、152、270、289、303、308A、381、461、462、541、546、572、589、590、651、701、702、721、734、781、831、851、857、859、907C、942B

0845

杨氏太素诊络篇补证：三卷，附病表一卷、名词解一卷/廖平撰辑. 刻本. 成都：存古书局，1913～1923(六译馆丛书；3)

1、2、7、9、139、152、270、289、303、308A、381、461、462、541、546、572、589、590、651、701、702、721、734、781、831、851、858、907C、942B

0846

杨氏太素诊络篇补证：二卷/廖平撰. 石印本. 上海：千顷堂书局，1923

738A

0847

诊筋篇补证/廖平撰. 刻本. 成都：存古书

局，1913～1923（六译馆丛书；7）

1、2、7、9、139、152、270、289、303、308A、381、461、462、541、546、572、589、590、651、701、702、721、734、781、831、851、859、907C、942B

本书以《灵枢·经筋》《素问·刺腰痛论》为主，参合杨上善《黄帝内经太素》注，加以补证。另附“筋门”，录自《古今图书集成医部全录》。

0848

诊骨篇补正/廖平撰．刻本．成都：存古书局，1913～1923（六译馆医学丛书；6）

1、2、7、9、139、152、270、289、303、308A、381、461、462、541、546、572、589、590（残）、651、701（残）、702、721、734、781、831、851、858、907C、942B

以杨上善撰注之《黄帝内经太素》“骨度篇”为蓝本，加以补正说明，详述骨之名位、长短粗细，并附图示之。提出骨之原质可分为生质、土质，幼年、壮年、老年之骨；其生质、土质分数各异，可简法验之。并辑录《古今图书集成》“骨髓门”及日本《经穴纂要》一书“周身名位骨”等内容。书末附刘廷桢《中西骨格辨正》1卷。

0849

营卫运行杨注补证/廖平撰辑．刻本．成都：存古书局，1913～1923（六译馆丛书；8）

1、2、7、9、139、152、270、289、303、308A、381、461、462、541、546、572、589、590、651、701、702、721、734、781、831、851、857、859、907C、942B

0850

鬼僦术：三卷/陆锦燧编．铅印本．苏州：毛上珍印书馆，1935

2、279、286、308A、475A、491、514A、541、590、651、664、728A、896A、917A

本书取鬼臾区、僦贷季之名合称，喻指岐黄之术。全书分4部：首载“雪梯”，摘录薛雪《医经原旨》作为后学初学之梯；次为“难经摘要”，选《难经》34条原文，并附录滑寿注解；再次为“素问节要”，皆从王冰注阐释；终为“灵枢节要”，则仅摘取原文而未加注。

0851

黄帝内经分类讲义/陈丹樵编．铅印本．广东：中医教员养成所，1919

590

本书分脏腑、经络、病由、脉理、审治、死生、运气8类。陈氏把《素问》《灵枢》、同类者约纂珠联、并择要注释、力求言简意明、通俗易懂。书末附东官司河阳方起南集注《难经讲义》。

0852

黄帝内经素问灵枢摘述/刻本，1949

541

全书摘录《黄帝内经》要义，分为形气、经络、脉诊、病源、岁运、脏腑6篇，篇中再细分81节。

0853

灵素阶梯/何舒撰．石印本．邵阳：灵兰中医学会，1948

839A

全书内容包括导言、气血精神、升降出入、承制生化、虚实补泻，附运气百问。本书据《灵枢》《素问》之义，提纲挈领，以为医家欲知病之所由生，病之所由愈，舍此别无捷径可求，爰取其论，演为问答。

0854

灵素解剖学大旨/叶瀚撰. 稿本，1949（晚学庐丛稿；1）

541

0855

灵素解剖学初稿/叶瀚撰. 稿本，1949（晚学庐丛稿；2）

541

0856

灵素解剖学/叶瀚撰. 稿本，1949（晚学庐丛稿；3）

541

0857

灵素气化新论/杨百城撰. 铅印本. 天津：杨达夫医社，1931

139、514A、590

第一章有论中医气化之本原，及其与电、光、热、力学之关系；第二至五章，分述电、光、热、力学在天地之间及人体内的气化表现。杨氏精于小学，复攻声光电化之术，谓西医精在体象而重解剖，中医精在气化而重脏象；然中医气化之形质难捕，唯有以电、光、热、力学等阐释之，以发明人身气化之精微，俾人人知气化为人身之真主宰，故特撰此书。其论说水谷为人体热能之源，给人以体温，并转化为动能；宏论宇宙、地心引力对四时气候之影响，并引出其对人体营卫运行、呼吸及运动之作用等，反映出当时历史背景下汇通中西之学以求医学进步的探索与努力。

0858

灵素气化新论/杨百城撰. 天津：杨达夫医社，1939

590

0859

灵素五解篇/廖宗泽撰. 刻本. 成都：存古书局，1921（六译馆丛书；10）

1、2、7、9、139、152、270、289、303、308A、381、461、462、541、546、572、589、590、651、701、702、721、734、781、831、851、857、858、907C、942B

0860

素灵新义/陈邦贤撰. 铅印本，1921（中西汇通医学丛书）

286、590、728A

本书辑录《素问》《灵枢》之附于近世西说者，编为解剖生理学、胎生学、卫生学、病理学、内科学、诊断学、日疗看护学 7 章，并逐条释之。注文简略，然亦有牵强之说，如将“血之精力络”附会为清洁的动脉血，注“形不足者，温之以气”为空气疗法等。

0861

灵素药义/吴考槃编. 石印本. 上海：千顷堂书局，1929（金匮要略五十家注附录）

1、139、186、279、289、361、433A、475A、491、590、651、677A、728A、738A、746A、852、907C、917A、931

本书附录于《金匮要略五十家注》。全书分《素问》《灵枢经》2 部分，分别摘录有关药食五味理论、治则、制方法则及生铁落饮、半夏秫米汤、四乌贼骨一芦茹丸等《黄帝内经》十二方原文，未加注释。

0862

内经/苏寿年编. 铅印本. 广东：光汉中医药专门学校，1929（广东光汉中医药专门学校讲义；3）

308A、590、907C

系该校讲义之一种。全书选摘《黄帝内经》精义，据以类编为藏象等类，注释则取汪昂注为主，博采诸家之说以补其不备，使经旨得以晓畅明白。

0863

内经撮要：三卷/陈绍勋撰. 铅印本. 成都：祥记彬明印刷社，1927

279、851

0864

内经撮要：三卷/陈绍勋撰. 石印本. 大足昌明石印社，1934

855

0865

内经撮要：三卷/陈绍勋撰. 石印本. 旭升印刷社，1946

186、590、839A

0866

内经撮要读本/四川国医学院编. 铅印本. 成都：四川国医学院，1936

186、907C

0867

内经读本/王一仁编. 铅印本. 上海：千顷堂书局(仁盦医学丛书；2)

254、590、907C

0868

内经读本/王一仁编. 铅印本. 杭州：仁盦学舍，1936(仁盦医学丛书；2)

433、590、926A

本书为《黄帝内经》普及读本。将《黄帝内经》分为道生、阴阳、藏象、经脉、运气、病能、色诊、脉诊、治则、生死10篇。每篇前有叙论、简解医理，后有注解。全书特点在于注文晓畅易懂，中西会通，并附有大量图解。

0869

内经方集释：二卷/张骥注. 刻本. 成都：义生堂，1935(汲古医学丛书；2)

1、2、21、139、152、186、202、254、286、308A、361、412A、412B、475A、491、514A、511、529A、541、579、590、651、677A、712、737、738A、746A、839A、851、852、853、871、907C

卷上辑录《黄帝内经》包括“遗篇”中的13方，卷下分方制、方宜、方禁3篇引录经文，集释历代各家注文并在其后附作者按语。

0870

内经拾遗方论：四卷/(宋)骆龙吉编；(明)刘浴德，朱练合订. 石印本. 上海：千顷堂书局，1921

412A、733A、859

0871

内经讲义/杨则民撰著. 油印本，1925

590

全书分上下篇。上篇总述研究《黄帝内经》之概况、学习态度和方法；下篇论《黄帝内经》与哲学的关系，而后依次类述《素问》《灵枢》之卫生论、体质论、治疗论。

0872

内经讲义/冉雪峰编. 铅印本. 武汉：湖北省医会夜校，1936

139

冉氏节选《黄帝内经》部分原文，重新编次为总纲、源流、释名、篇次、凡例、气化原始、河洛微蕴、胎化生死、六运、五运、人体总释、五脏、六腑等13章，附图6帧。凡原文辞奥意晦之处，则择选诸家之切当注释，参以己见，予以辨析。

0873

内经讲义/朱茀编. 铅印本. 北平：华北国医学院，1936

139、186、391

朱氏在讲授《黄帝内经》时，鉴于原著章节繁难，授课时间有限，故于其各篇中摘录切要者汇编成书，以供学生掌握其基本内容。

0874

内经讲义/张光三编述. 铅印本. 北平：华北国医学院，1937

139

0875

内经讲义/曹仲衡编. 油印本，1939

541

本书系早期的中医院校教材之一，摘选《内经》中有关病症原文，分为哮、喘、汗、臌胀、疟疾、伤寒、癫狂、寒痛、痹、痿、肠澼、息贲、不卧、风症、厥、瘅、妊娠声瘖，血枯等十八病证篇。各病证篇首引经文，再附以注释，然后联系临床实际，提出若干治疗要点及具体治法。

0876

内经讲义/恽铁樵著. 铅印本. 上海：铁樵函授中医学校(铁樵函授中医学校讲义十七种；8)

590

0877

内经讲义/恽铁樵编. 铅印本，1933(铁樵函授医学讲义二十种；1)

139、186、738A

0878

内经精萃便读/陆观澜选编. 抄本. 陆氏，1936

529A

陆氏为便于精研《黄帝内经》，遂节选并摘抄《素问》原篇共三十七篇精要之论汇集成编。

0879

内经类要/四川国医学院编. 铅印本. 成都：祥记彬明印刷社，1936

851

0880

内经入门/陈景岐编. 铅印本. 上海：中西医药书局，1934(中国医药入门丛书；5)

1、139、186、254、308、412A、590、799A、907B、907C、940

本书内容为素灵节要。分道生、望色、闻声、问察、切脉、经络、病机、审治、生死、杂论10章。

0881

内经素灵类纂讲义/廖文政编. 铅印本. 广州：保元国医学校，1940

931

全书九章，系将《黄帝内经》原文类分纂注而成，今存藏象、经络两章。其注文多粹选前人精要者，间出补注，以畅达其意。

0882

内经提要读本/四川医学院编. 成都：日新工业社，1936

851、907C

四川医学院《黄帝内经》教学读本。全书以歌诀形式介绍《黄帝内经》阴阳、藏象、经络、病候等基础理论，包括人身阴阳歌，五脏所生、所属、所藏总歌，五脏所主、所伤、所恶歌，脏腑为病歌，脏腑通治歌等。简明扼要，通俗易懂，便于诵读和理解经文旨意。

0883

内经学/蔡陆仙撰. 油印本，1931(中国医学院讲义十九种；10)

139

0884

内经学/北平国医学院编. 铅印本. 北平：北平国医学院，1940(北平国医学院讲义；2)

590

本书系《北平国医学院讲义》之一。书中辑选《黄帝内经》主要篇章内容，并加以讲解，以备教学之用。

0885

内经学讲义/刘药桥编. 铅印本. 湖南：国医专科学校，1934

491

0886

内经学讲义/秦伯未编. 抄本，1932

677A

全书分内经生理学、内经解剖学、内经方剂学3章。书中对脏腑功能、精气血津液作用、十二经络分布走向、奇经循行路线、内经方等详加注释，并结合其临证予以阐述。

0887

内经研究之历程考略/许半龙著. 铅印本. 上海：新中医社，1928

139、511、572、590、746A、852

全书分"总论"、"分论"和"结论"三部分。总论阐述《黄帝内经》及《素问》《灵枢》书名之由来，并从时代背景、地理名称、卷数篇名及文辞等诸方面考证，认为《黄帝内经》成书于秦汉时期，非一人一时之手笔。分论自全元起之《黄帝内经》研究始，历隋、唐、宋、金、元、明、清，直至现代，对各代医家注释和整理《黄帝内经》的工作逐加评价，褒贬分明。

0888

内经药瀹：十卷/张骥编撰. 刻本. 成都：义生堂，1935(汲古医学丛书；1)

186、286、907C

《黄帝内经》之药治食养理论对本草学发展及临床制方用药等具有纲领性指导意义。书中强调《黄帝内经》之药学理论包罗万象，不仅可指导临证用药制方，亦可应用于服饵养生，与本草类书互勘有相得益彰之妙。

0889

内经摘要类编/周伟呈编辑. 石印本. 开封：瑞记印刷所，1930、1931

352、590、707、907C

全书分上、中、下3册。上册为养生学、卫生学(附病菌学)、解剖学、生理学。中册为病理学。下册为诊断学、治疗学、处方学、针法学及看护学。全书仅引录《黄帝内经》原文，不加注释，且据西医观点加以分类辑纂。

0890

群经见智录：三卷/恽铁樵著. 铅印本. 上海：章巨膺，1922

139、139A、152、186、202、251、254、277、279、280、289、301、308A、352、412A、412B、433A、461、465、467、514A、529B、541、546、570、590、651、664、677A、701、709、712、728、733A、734、736、737、738A、738B、746A、782、799A、831、851、896A、907C、921、926A、933

本书系恽氏为阐发《黄帝内经》要旨，批驳余云岫攻击《黄帝内经》之谬说而作。卷一首论《黄帝内经》之发源、成书、读法及总提纲，次述《黄帝内经》与《易经》关系，以及五行、四时、甲子等相关问题。卷二通过对扁鹊、仓公医案之剖析，以及《黄帝内经》治法与仲景《伤寒论》之互证、标本中气、七损八益等专题讨论，以求证古本《黄帝内经》，并说明古人如何运用《黄帝内经》法则。卷三系其对余氏《灵素商兑》诋毁《黄帝内经》、否定阴阳五行学说所做的专篇论辩。

0891

群经见智录：三卷/恽铁樵撰. 铅印本. 上海：新中医学出版社，1937

139、186、738A

0892

群经见智录：三卷/恽铁樵撰. 铅印本. 上海：章氏医寓，1941～1948（药盦医学丛书；3）

254、361、385A、391、421、433、450、450B、461、728A、731、733A、781、907C

0893

群经见智录：三卷/恽铁樵著. 铅印本. 上海：新中国医学出版社，1948（药盦医学丛书；3）

139、186、396、450、541、579、651、728、731、907C、921

0894

与恽铁樵论群经见智录/铅印本. 余岩著，1937

590

0895

时氏内经学/时逸人编著. 铅印本. 上海：千顷堂书局，1941

361、590、839A

全书分上下篇。上篇导论，概述《黄帝内经》书名由来、成书年代、沿革等，探讨诸如“内经学说与时代性”、“内经学说与辩证法”等问题。下篇分述《黄帝内经》主要学术内容，列为摄生、阴阳、生理、色诊、脉诊等11种，而缺经络与运气之说。在注释中多能联系临床实际，或附以西医观点阐释。

0896

时氏内经学/时逸人撰. 铅印本. 上海：复兴中医社，1941

139、301、491、590、931

0897

素灵汇萃/汪宗淦辑. 抄本，1940

590

0898

素灵辑粹/吴保神辑. 石印本. 上海：千顷堂书局，1936

1、139、279、286、514A、590、529、589

本书按《黄帝内经》古本篇目辑粹，改“三部九候”为“决死生论”，变“解精微论”为“方论解篇”，易“疏五过论”

为“论过失篇”等；《黄帝内经》原文遵“去其浮泛，撷其精华”之原则，简要摘选；凡文辞错疵者，取《针灸甲乙经》诸书校正之；经文则概不加注释，故可视作《黄帝内经》仿古辑本。

0899

新内经/丁福保编辑. 铅印本. 上海：医学书局，1917(丁氏医学丛书；6、7)

277

内分第一集新素问，说明卫生、保健、长寿及防病方法；第二集新灵枢，讲解人体生理卫生知识。

0900

新内经/承澹盦编. 石印本. 江阴，1937

361、851

本书系承氏为初学者所编《黄帝内经》讲义。

0901

新内经/丁福保编. 铅印本. 上海：文明书局，1912

21、301、351、381、514A、731、738(存素问)、931

0902

新内经/丁福保编. 铅印本. 上海：商务印书馆，1926

590

0903

医经辑要：七卷/丁泽周编. 铅印本. 上海：中医专门学校，1917

286、590

全书采集《黄帝内经》精要之语，以类相从，分藏象、经络、病机、类证、类病、治则、运气等7类。其原文酌选部分注家之言，并逐段详加注解，凡遇需强调处则列“要注”于后，便于学者参考。

0904

医经讲义/曹渡编. 铅印本. 北平：北平国医学院，1940

21

本书为北平国医学院《黄帝内经》讲义，主要分生理、摄生、藏象3部分，对《黄帝内经》有关原文加以类编阐注，经文多选自《素问》。

0905

医经玉屑：二卷/(清)傅松元撰；傅雍言编. 铅印本. 浏河：傅氏学古堂，1920、1930(太仓傅氏医学三书；1)

1、21、152、186、361、391、529A、541、570、572、590、651、664、677A、701、728A、733、781、839A、852、907C、926A、942B

1.2 素问

0906

重广补注黄帝内经素问：二十四卷/(唐)王冰注. 铅印本. 上海：商务印书馆，1929～1934(万有文库；1)

1、9、21、139、301、361、421、461、579、702、857、859、940

0907

重广补注黄帝内经素问：二十四卷/(唐)王冰注；(宋)林亿等校正. 影印本. 上海：商务印书馆，1919、1929(四部丛刊；1)

1、2、6、7、9、140、251、301、303、361、391、401、413、421、461、

493、511、521、523、541、542、579、651、701、702、721、731、741、781、791、851、852、901、911、912、913、921、931、940

北宋时林亿等对王冰所注的《黄帝内经素问》进行了认真细致的校勘注释，“搜访中外，裒辑众本，寖寻其义，正其讹舛”，“又采汉唐书录古医经之存于世者，得数十家，叙而考正焉。正谬误者6000余字，增注义者2000余条。一言去取，必有稽考，舛文疑义，于是详明”，遂称为《重广补注黄帝内经素问》，又称“新校正”本《素问》。成为后世研究、注释《素问》的主要版本。

0908

重广补注黄帝内经素问：二十四卷/(唐)王冰注；(宋)林亿等校正. 缩印本. 上海：商务印书馆，1936(四部丛刊；1)

1、9、21、139、421、512、523、525、570、579、651、741、901、921、922

0909

重广补注黄帝内经素问：二十四卷，附群经见智录/(唐)王冰注. 影印本，1922(恽铁樵据嘉靖二十九年顾从德本)

21、139、186、202、251、270、279、286、289、301、352、381、412B、433A、491、493、514A、541、572、589、590、651、664、731、746A、839、931(存卷四至卷二十四)

0910

黄帝内经素问：九卷/(唐)王冰撰；(宋)林亿校. 铅印本. 上海：中华书局(中华古圣经大全；1)

572、590、931

0911

黄帝内经素问：五十卷/(唐)王冰注. 影印本. 上海：商务印书馆，1940(道藏举要；6)

1、139、541、791、851、921、931

0912

黄帝内经素问：二十四卷，遗篇一卷/(唐)王冰注；(宋)林亿等校正；(宋)孙兆重改误. 铅印本. 上海：中华书局，1936(四部备要；1)

1、6、7、9、21、139、140、251、301、303、361、391、421、461、493、511、521、523、541、542、570、579、590、651、701、702、721、728、731、741、781、791、839、851、852、896A、901、911、921、922、931、940

0913

黄帝内经素问补注释文：五十卷/(唐)王冰撰. 影印本. 上海：商务印书馆

139、139A、186、421、514A、541、570、651、781、831、851、891、901

0914

黄帝内经素问遗篇：五卷/(宋)刘温舒撰. 影印本. 上海：商务印书馆，1940(道藏举要；9)

1、139、541、791、851、921、931

本书是唐以后人因《素问》王冰注本中独缺刺法论篇第72、本病论篇第73两篇，遂予托名写成。内容以论述运气学说中的前后升降、迁正退位等问题为主，刺法论篇还明确提出五运升降、六气交变之刺法大要及正气存内、邪不可干、避其毒气的预防原则。

0915

黄帝内经素问遗篇/(宋)刘温舒撰. 汇印

本. 南海：黄氏，1935(芋园丛书；2)

6、7、9、351、931

0916

黄帝素问宣明论方：十五卷/(金)刘完素撰. 石印本. 上海：江左书林，1913(刘河间医学六书；1)

21、270、491、493、856、931、940

卷一～二诸证门，将《素问》一书中的61个病名逐条照原文作了分析和制定处方；卷三～十五分为风、热、伤寒、积聚、水湿、痰饮、劳、燥、泻痢、妇人、补养、诸痛、痔漏、疟疾、眼目、小儿等各门，每门均先引《素问》医论，作者加以引申，并制定处方。

0917

黄帝素问宣明论方：十五卷/(金)刘完素著. 石印本. 上海：江左书林，1913(刘河间伤寒三书；1)

21、270、491、570、907C、940

0918

素问病机气宜保命集：三卷/(金)刘完素撰. 石印本. 上海：江左书林，1913(刘河间医学六书；3)

21、270、491、493、931、940

其书上卷9篇，总论医理，广泛阐述有关养生、诊法、病机、本草理论等问题。中、下卷23篇分述内科杂病、妇产、小儿等科多种常见病证的病原、证候及治疗。

0919

素问病机气宜保命集：三卷/(金)刘完素撰. 石印本. 上海：江左书林，1913(刘河间伤寒三书；3)

21、270、491、570、907C、856、940

0920

素问病机气宜保命集：三卷/(金)刘完素撰. 铅印本. 上海：商务印书馆，1935～1937(丛书集成初编；13)

1、2、6、7、9、21、139、140、186、251、301、361、391、421、461、493、511、523、541、542、572、579、651、702、721、731、781、791、851、852、901、911、921、922、931、940

0921

素问玄机原病式/(金)刘完素撰. 铅印本. 上海：商务印书馆，1935～1937(丛书集成初编；12)

1、2、6、7、9、21、139、140、186、251、301、361、391、421、461、493、511、523、541、542、572、579、651、702、721、731、781、791、851、852、901、911、921、922、931、940

本书根据《素问·至真要大论》中病机十九条整理归纳五运六气主病十一条病机277首。首为五运主病，次别六气为病，分风、热、湿、火、燥、寒六类，而以火热为主。逐条逐证予以注释阐发，并提出相应的治疗原则。

0922

素问玄机原病式/(金)刘完素撰. 石印本. 上海：江左书林，1913(刘河间医学六书；2)

21、270、491、493、856、931、940

0923

素问玄机原病式/(金)刘完素撰. 石印本. 上海：江左书林，1913(刘河间伤寒三书；2)

21、270、491、570、907C、940

0924

读素问钞：四卷/(元)滑寿编；(明)汪机

注. 石印本. 上海：石竹山房，1921(汪石山医书；3)

21、139、270、279、289、308A、361、391、396、412A、475A、514A、529A、541、570、572、590、651、664、677A、701、728A、731、738A、738B、791、839A、854、896A、926A

0925

黄帝内经素问集注/(清)张志聪集注. 铅印本. 上海：世界书局，1937(基本医书集成；8)

940

本书与《黄帝内经灵枢集注》都是清代名医张志聪和他的学生们集体撰写的。对于《黄帝内经》原文作了较详细的注释。对经义有较多发挥。

0926

内经素问校义/(清)胡澍著. 铅印本. 上海：世界书局，1936(珍本医书集成；1)

1、3、21、139、140、152、185、186、202、254、270、289、301、303、308、309、360、381、396、421、433、436、461、476、491、541、546、572、579、589、590、706、728、731、738A、781、799A、800、831、839、839A、851、852、871、891、901、907B、907C、911、917A、921、922、926A、931、940、942B

书中将《素问》中难解的字、句、文义摘出30条，通过考据训诂，加以释义。解决了以往注释中的一些难题。可供校勘《素问》的参考。

0927

素问校义/(清)胡澍撰. 铅印本. 杭州：三三医社，1924(三三医书；62)

3、139、139A、186、270、277、308A、361、391、546、572、590、728、731、738A、800、839A、907C、921、940

0928

内经辨言/(清)俞樾撰. 铅印本. 杭州：三三医社，1924(三三医书；20)

3、139、139A、186、270、277、308A、361、391、546、572、590、728、731、738A、800、839A、907C、921、940

《内经辨言》为校勘《内经》之专书。俞氏摘取《内经》中48条有疑问的经文，运用文字考证、训诂学，音韵学等方法来校正其中的纰漏。对王冰等某些注文提出异议，并指出若干字句之讹误。

0929

黄帝内经素问精要：二卷/陆石如编. 抄本. 孙氏，1937

202

全书摘抄《素问》78篇。上卷自“上古天真论”至“痹论”合41篇，下卷自“痿论”至“解精微论”计37篇，选录《素问》诸篇重要内容，并加以断句。

0930

黄帝内经素问注解：十卷/孙沛注. 铅印本. 北平：北平实善社，1939

21、139、186、202、277、361、414、514A、529A、541、590、907C、926A

版权页有“救世新总会发行”字样。此书系作者在创办北京实善社时讲授《内经》之讲义，经其学生们编辑整理而成。其注文，一则期以昌明中医学之始基，一则兼为贯彻西医之张本，释文诠义，制表归纳。全书10卷79篇。以唐王冰注《素问》本为蓝本，增删注解，注文亦以王冰为主，各家之注为辅，详人所略，不乏心得。如结合易理探究三阴三阳起源，对五行生克制化、五运六气等论述较详。缺第72篇刺法论篇及第73篇本病论篇。书前有实善社成员57人名录。

0931

内经素问/富雪庵编. 铅印本. 北平：聚魁堂，1948

186

0932

内经素问节文撮要/陆锦燧编. 抄本，1925

139

亦名《内经素问节要》。本书取《素问》原文约64篇之部分内容，按原来编次节录而成，是一部经过选编的《素问》节文本。

0933

内经素问目录注解/朱振声编辑. 铅印本，1934(内经运气辑要：附录)

590

此书为《内经运气辑要》之附录。朱氏鉴于高世栻《黄帝素问直解》诸篇篇首均载有篇名训解内容，不仅扼要地训释了各篇名命名大义，而且还据以揭示全篇所论宗旨，此为其他注家所不逮而有助于读者正确理解《素问》各篇之基本精神，故取高氏《素问》81篇篇名训解辑录成册，以备参考。

0934

上古天真论详解/邹趾痕撰. 铅印本. 北平，1933

279、590

本书系《素问·上古天真论》之注解本，少有新意。文中附有邹氏次男远鸿学按语。

0935

素问节选读本/铅印本. 济南：慈济印刷所，1949

301、306、308A

本书将《素问》诸篇按唐王冰次注本逐篇节选经文，并加以注释，其间亦时有作者见解。

0936

素问选讲/陈月樵编. 铅印本. 广州：医学卫生社中医教员养成所，1921

940

0937

素问学/金佩恒撰. 铅印本. 成都：国医讲习所，1949

853

0938

素问学/屠龙编. 铅印本. 成都：国医讲习所，1940

851、852

0939

素问绍识：四卷/(日)丹波元坚撰. 铅印本. 上海：世界书局，1936(皇汉医学丛书；2)

1、3、21、139、140、152、186、202、251、254、270、277、301、303、308、361、391、396、421、433、450、461、491、514A、546、589、590、651、702、706、728、731、738、738A、741、781、799A、800、831、839、839A、851、852、854、871、891、901、907B、907C、917A、921、922、926A、931、942B

此书系作者绍其先人丹波元简《素问识》而作，故曰《素问绍识》。其经文异同及杨上善之注解虽不及启玄子所注《素问》之精审，然其可据以补阙订误出“新校正”所援引之外首颇多。

0940
素问识：八卷/（日）丹波元简著. 铅印本. 上海：中医书局皇汉医学编译社，1935（聿修堂医学丛书；1）

1、2、6、9、139、152、185、186、252、277、289、308A、361、391、393、412A、412B、421、450、461、475A、491、514A、511、529A、529B、546、589、590、664、677A、728、728A、731、738A、738B、839A、851、901、907C、917A、922、931、940

0941
素问识：八卷/（日）丹波元简撰. 铅印本. 上海：世界书局，1936（皇汉医学丛书；1）

1、3、21、139、140、152、186、202、251、254、270、277、301、303、308、361、391、396、421、433、450、461、491、514A、546、589、590、651、702、706、728、731、738、738A、741、781、799A、800、831、839、839A、851、852、854、871、891、901、907B、907C、917A、921、922、926A、931、942B

该书撷取《素问》72篇（除运气七篇与刺法、本病论）之精要，摘录王冰、马莳、吴崑、张介宾等注家之言，及朱丹溪等学术见解，参考经传百氏，对《素问》某些条文进行训诂、解词、校勘和注释，并对前贤疏义之失，予以订正。卷首有素问解题、素问汇考、素问诸家注解书目及全元起本卷目等。

0942
素问痿论释难/刘复撰. 铅印本. 上海：三友实业社，1933、1934、1939

186、270、279、361、412A、433A、475A、514A、529A、570、589、664、712、907C、917A、926A、940

本书首列《痿论》原文，并详加诸家注释和按语；再就“五脏因肺热叶焦而生痿躄”提出六则疑义，而后引申其义，认为“五脏因”三字乃为衍文，“痿躄”为“痿疾”之总称，五体痿之不同在于病因病机之有异。火热致痿、肺热叶焦成痿，临床中百难一遇。故治痿当着眼于“寒湿”二字，以大辛大热之法为主；“治痿独取阳明”亦当从“阳明之治必尚辛甘温剂，以益其阳，以张其明，以复神气游行出入之常”理解，举荐附子、五加皮、虎掌、牛膝等药，甘草干姜汤、四逆汤等方为主治之。书末另列举类痿诸证以与痿证相鉴别。

0943
素问痿论释难/刘复撰. 铅印本. 中国古医学会，1933、1939

541、839A、896A

0944
素问痿论释难/刘复著. 铅印本. 上海，1933（吾以吾鸣斋蜀医丛刊）

286、308A、590

1.3 灵枢

0945
黄帝内经灵枢：九卷/（清）田伯良编. 铅印本. 上海：中华书局（中华古圣经大全；2）

572、590、931

又名《针经》，别称《九卷》。宋代以后，原本及传本大多散佚，现存《灵枢》

传本系南宋史崧据其家藏9卷本重新编校，改为24卷。本书与《素问》所论述的内容相近，尤详于经络、针灸。

0946

黄帝内经灵枢：十二卷/(宋)史崧音释. 铅印本. 上海：商务印书馆，1935(国学基本丛书)

1、9、21、139、421、461、462、589、651、738、799A、852、891、901、933

0947

黄帝内经灵枢略/商务印书馆辑. 影印本. 上海：商务印书馆，1940(道藏举要；7)

1、139、541、791、851、921、931

本书与《黄帝内经素问遗篇注》合订。

0948

灵枢经：十二卷/(宋)史崧音释. 铅印本. 上海：商务印书馆，1929～1934(万有文库；2)

1、9、21、251、139、301、421、461、940

0949

灵枢经：十二卷/(宋)史崧音释. 铅印本. 上海：中华书局(四部备要；1)

186、677A、728A、940

0950

灵枢经：十二卷/(宋)史崧音释. 影印本. 上海：商务印书馆，1919～1929(四部丛刊；2)

1、2、6、7、9、140、251、289、301、303、361、391、401、421、461、475A、492、493、511、521、523、541、542、579、651、664、701、702、721、731、741、781、791、851、852、901、911、921、931、940

0951

灵枢经：十二卷/张元济等辑. 缩印本. 上海：商务印书馆，1936(四部丛刊；2)

1、9、21、139、421、579、651、741、901、921、922、923

0952

黄帝内经灵枢集注：九卷/(清)张志聪集注. 铅印本. 上海：大东书局，1936(中国医学大成；3)

1、2、3、139、270、277、361、391、461、476、511、541、579、589、590、728、831、851、852、901、907B、907C、921、940

作者对《灵枢》经文及次序悉按南宋史崧所刊24卷本，只是恢复9卷之旧制。注释不仅能引用《素问》及《灵枢》他篇文字以经解经，而且能遵循医理抒发己见，对于前贤旧论亦能合理扬弃。

0953

灵枢避风法/悟虚子集注. 石印本，1932

186

0954

灵枢识：六卷/(日)丹波元简著. 铅印本. 上海：大东书局，1936(中国医学大成；1)

1、2、3、139、270、277、361、391、461、476、511、541、579、589、590、728、831、851、852、901、907B、907C、921、940

仍依《灵枢》原书列为81篇。引据各家《灵枢》注本，大体以马元台、张景岳、张隐庵三家为遵循，结合著者心得经验阐发奥义，辨正讹误。

2 难经

0955

黄帝八十一难经正本/张骥校补. 刻本. 成都：义生堂，1935(汲古医学丛书；3)

186、907C

0956

黄帝八十一难经正本/张骥校补. 刻本. 成都：义生堂，1937

2、139、186、254、277、289、301、362、514A、746A、853、871、907C

作者参校吕广以来50余家注本厘定成书。《难经》正文书于版心，张氏校注书于天部。篇首选取吕广等50余家注本之目。

0957

白云阁本难经/(战国)秦越人撰；黄维翰校. 刻本. 樊川：乐素洞，1940

139、412B、529A

0958

图注难经脉诀/(明)张世贤图注. 石印本. 上海：鸿宝斋书局，1912、1921

1、21、277、279、361、381、421、461、465(残)、466、467(残)、475A、514A、514B、522、523、541、590、702、712、741

此书包括《图注八十一难经辨真》四卷和《图注脉诀辨真》四卷两部分。

0959

图注难经脉诀/(明)张世贤图注. 刻本. 江阴：宝文堂，1928

385A、529A、570

0960

图注难经脉诀/(明)张世贤图注. 石印本. 上海：中华新教育社，1932

1、931

0961

图注难经脉诀/(明)张世贤图注. 石印本. 上海：沈鹤记书局，1934

277、279、289、741、799A

0962

图注难经脉诀/(明)张世贤图注. 铅印本. 上海：同声书局，1936

940

0963

图注难经脉诀/(明)张世贤图注. 铅印本. 上海：大文书局，1936

931

0964

图注难经脉诀/(明)张世贤图注. 铅印本. 上海：春明书局，1940、1941、1947

907B、921、931、940

0965

图注难经脉诀/(明)张世贤图注. 石印本. 上海：广益书局，1948

2、21、139、277、279、280、301、351、522、589、741、831、839、851、852

0966

图注难经脉诀/(明)张世贤图注. 铅印本. 上海：普通书局，1948

738B

0967

图注难经脉诀/(明)张世贤图注. 石印本. 上海：受古书店

277、529A、570、728A、732（残）、738

0968
图注难经脉诀/(明)张世贤图注. 石印本. 上海：进步书局
915、931

0969
图注难经脉诀/(明)张世贤图注. 石印本. 上海：启新书局
21、541

0970
图注难经脉诀/(明)张世贤图注. 石印本. 上海：大成书局
139、301

0971
图注难经脉诀/(明)张世贤图注. 石印本. 尚古书局
139、309

0972
图注难经脉诀/(明)张世贤图注. 石印本. 上海：会文堂书局
361、590

0973
图注难经脉诀/(明)张世贤图注. 石印本. 上海：千顷堂书局
475A、514A、590、800

0974
图注难经脉诀/(明)张世贤图注. 石印本. 上海：锦章书局
139、277、308、351、514A、521、529A、851、901、907B、907C、911、922

0975
图注难经脉诀/(明)张世贤图注. 石印本
252、301、308A、493、514B、702、721、931

0976
图注难经脉诀/(明)张世贤图注. 刻本. 宏德堂
145

0977
图注八十一难经：四卷/(战国)秦越人述；(明)张世贤注. 石印本. 上海：江东书局
461
又名《图注八十一难经辨真》。为全图注释《难经》最早注本，常与张氏所注《图注王叔和脉诀》合刊，故流传较广，影响较大。

0978
图注八十一难经：四卷/(战国)秦越人述；(明)张世贤注. 铅印本. 上海：千顷堂书局，1911～1949(王李脉诀；1)
475A、590

0979
图注八十一难经：四卷/(战国)秦越人著；(明)张世贤注. 铅印本. 上海：中医书局
521、590、738A

0980
图注八十一难经：四卷/(战国)秦越人述；(明)张世贤注. 石印本. 上海：鸿宝斋书局，1912
541、728A、738A

0981
图注八十一难经：四卷/(战国)秦越人著；

(明)张世贤注. 刻本. 江阴：宝文堂，1928
436、523、529A、651、701

0982
图注八十一难经：四卷/(战国)秦越人著；(明)张世贤注. 石印本. 上海：章福记书局
541

0983
图注八十一难经：四卷/(战国)秦越人著；(明)张世贤注. 石印本. 上海：广益书局
733B

0984
图注八十一难经：四卷/(战国)秦越人著；(明)张世贤注. 石印本. 上海：尚文书局
351

0985
黄帝八十一难经纂图句解：七卷，注义图序论一卷/(宋)李駉撰. 影印本. 上海：商务印书馆，1940(道藏举要；12)
1、139、541、791、851、921、931
本书对《难经》原文随句笺解，训释并重。并于序论部分绘以注义图17节，图文互释，相得益彰。

0986
黄帝八十一难经纂图句解：七卷，附注义图序论一卷/(宋)李駉撰. 据明正统道藏本影印本. 上海：商务印书馆，1923～1926(道藏；7)
1、2、6、7、21、139、251、351、461、462、511、541、542(残)、579、590、651、731、781、851、852(残)、901

0987
王翰林集注黄帝八十一难经：五卷/(明)王九思集注. 影印本. 上海：商务印书馆，1919、1929(四部丛刊；3)
1、2、6、7、9、140、251、301、303、361、391、401、421、461、493、511、521、523、541、542、579、651、701、702、721、731、741、781、791、851、852、901、911、921、931、940

0988
王翰林集注黄帝八十一难经：五卷/(明)王九思集注. 影印本. 上海：商务印书馆，1919、1929、1936(据四部丛刊本)
2、3、8、21、139、145、185、202、251、270、277、279、303、308、381、391、401、421、461、493、512、525、529、529A、590、651、702、709、721、732、734、741、746A、781、791、799、851、852、853、854、857、859、901、907B、907C、911、913、922

0989
王翰林集注黄帝八十一难经：五卷/(明)王九思集注. 影印本. 上海：博古斋，1922
139、461、651、702、706、851

0990
王翰林集注黄帝八十一难经：五卷/(明)王九思集注. 抄本. 馨谷，1931
514A

0991
王翰林集注黄帝八十一难经：五卷/(明)王九思集注. 铅印本. 上海：中华书局，1936(据四部备要本)
139、145、186、251、277、279、303、308、308A、381、412B、433、450、461、466、475A、476、512、525、546、589、651、664、702、707、709、728、

728A、738、738A、741、851、852、854、871、901、911、922、933

0992
王翰林集注黄帝八十一难经：五卷/(明)王九思集注. 缩印本. 上海：商务印书馆，1936(四部丛刊；3)
1、9、21、139、421、579、651、741、901、921、922

0993
难经经释：二卷/(清)徐大椿注. 抄本. 合众书局
541

0994
难经经释：二卷/(清)徐大椿注. 铅印本. 上海：中华图书馆，1913(徐氏医书八种；1)
186、289、301、308、361、393、412B、511、529A、541、664、677A、721、907B、940

0995
难经经释：二卷/(清)徐大椿注. 石印本. 上海：锦章书局，1921(徐氏医书八种；1)
308、475A、590

0996
难经经释：二卷/(清)徐大椿注. 石印本. 上海：锦文堂书局，1921(徐氏医书八种；1)
308、308A、352、511、529A、664、677A、738、917A

0997
难经经释：二卷/(清)徐大椿注. 刻本. 江阴：宝文堂，1928(徐氏医书八种；1)
139、186、385、385A、421、514B、529A、728、799A、800、839A、926A、940

0998
难经经释：二卷/(清)徐大椿注. 刻本. 上海：千顷堂书局(徐氏医书八种；1)
911

0999
难经经释：二卷/(清)徐大椿注. 刻本. 宝庆：富记书馆，1941(徐灵胎十二种全集；1)
202、361、421、922

1000
难经经释：二卷/(清)徐大椿注. 石印本. 上海：锦文堂书局，1922～1935(徐灵胎医学全书；1)
21、186、202、251、279、303、351(残)、361、475A、514A、529A、529B、590、728A、737、738、799A、851、854、896A、907C、917A、931

1001
难经经释：二卷/(清)徐大椿注. 铅印本. 上海：广益书局，1936、1948(徐灵胎医学全书；1)
1、21、139、185、186、202、254、270、277、303、309、361、385、396、433、450、514A、590、728、741、799A、839A、896A、907B、921、931、940

1002
难经经释：二卷/(清)徐大椿注. 石印本. 上海：锦文堂书局(徐灵胎医学三十二种；1)
139A(存二十五种)、152、202、279、301、351、391、412B、433、475A、514A、541、570、590、664、728A、736、738A、799A、839A、896A、907B、926A、931、940

1003
难经经释：二卷/（清）徐大椿注. 石印本. 上海：锦章书局（徐灵胎医学三十二种；1）
852

1004
难经经释：二卷/（清）徐大椿注. 石印本. 上海：鸿宝斋书局（徐灵胎医学三十二种；1）
896A（残）

1005
难经经释：二卷/（清）徐大椿注. 石印本. 上海：图书集成印书局（徐灵胎医学三十二种；1）
590

1006
难经经释/叶瀚撰. 抄本，1930
541
本书辑选《难经》有关脉法、经络、脏腑原文24条予以释注。其释文多引《内经》及徐大椿注，末附按以参己见。

1007
难经经释补正：二卷/（清）徐大椿注；廖平补正. 刻本. 成都：存古书局，1914
139、139A、651、791、852、907C
卷上为一至二十九难，卷下为三十至八十一难。卷首总论，汇集有关序跋及提要等八篇，另附廖氏所撰“难经悬解提要驳义”、“俞曲国脉鉴篇驳义”、“难经旧名考”3篇。本书是在徐灵胎《难经经释》的基础上撰成，补徐氏之未发，正徐注之误，故名“补正”。全书择选徐氏注解，并补充吕广、丁德用、滑寿、丹波元胤诸家见解，而徐氏按语则全文照录，间附廖氏按语，评议各家得失。

1008
难经经释补正：二卷，附总论/（清）徐大椿注；廖平补正. 刻本. 成都：存古书局，1914
139、139A、651、791、852、857、859、907C

1009
难经经释补正：二卷，附总论/（清）徐大椿注；廖平补正. 刻本. 成都：存古书局，1913～1923（六译馆丛书；20）
1、2、7、9、139、152、270、289、303、308A、381、461、462、541、546、572、589、590、651、701、702、721、734、781、831、851、907C、942B

1010
难经集注：五卷/（明）王九思撰. 铅印本. 上海：中华书局，1936（四部备要；2）
1、6、7、9、21、139、140、251、301、303、361、391、421、461、493、511、521、523、541、542、579、590、651、701、702、721、728、731、741、781、791、851、852、901、911、921、922、923、931、940、961
本书集录三国吴国吕广，唐代杨玄操，宋代丁德用、虞庶、杨康候等有关《难经》的注文汇编而成。全书分经脉诊候、经络大数、奇经八脉、营卫三焦、脏腑配象、脏腑度数、虚实邪正、脏腑传病、脏腑积聚、五泄伤寒、神圣工巧、脏腑井俞、用针补泻等13篇。是现存最早的一种《难经》集注本。

1011
难经集注：五卷/（明）王九思撰. 影印本. 上海：博古斋，1922据钱氏刻本（守山阁丛书；1）

1、7、9、21、139、251、301、421、461、541、542、651、741、791、852、901、931

1012
古本难经阐注：二卷/(清)丁锦注. 影印本. 上海：中医书局，1930～1931(影印古本医学丛书；1)

1、2、21、139、152、186、289、301、302、303、308、308A、385A、412A、433A、475A、541、590、728A、731、781、839A、851、852、896A、917A、922、931、942B

丁氏自称曾获见《难经》古本，其排列次序及文字均与通行本有一定出入。故据此本并参考其他刊本予以校订、注释，注文主要参阅《内经》等书以发《难经》之蕴义。

1013
古本难经阐注：二卷/(清)丁锦注. 铅印本. 上海：世界书局，1936(珍本医书集成；5)

1、3、21、139、140、152、185、186、202、254、270、289、301、303、308、309、360、381、396、421、433、461、476、491、541、546、572、579、589、590、706、728、731、738A、781、799A、800、831、839、839A、851、852、871、891、901、907B、907C、911、917A、921、922、926A、931、940、942B

1014
古本难经阐注：二卷/(清)丁锦注. 影印本. 上海：中医书局，1930

139、289、308、308A、309、491、541、728A、738A、738B、799A、907B、940、942B

1015
古本难经阐注校正：四卷/(清)丁锦注；陈颐寿校正. 石印本. 上海：中央印刷公司，1929

1、2、279、308A、361、391、491、514A、521、590、728A、733、734、738、738B

1016
古本难经阐注校正：四卷/(清)丁锦注；冉雪峰校正. 铅印本. 湖北中医专业学校，1929

521、664、907C

本书系冉氏取丁锦《古本难经阐注》为底本，对其错讹脱简之处参酌有关医籍予以校正。

1017
古本难经阐注：二卷/(清)丁锦注. 石印本. 上海：千顷堂书局，1930

1、2、396、431、514A、590、603、733、738A

1018
难经正义/(清)叶霖著. 铅印本. 上海：世界书局，1936(珍本医书集成；4)

1、3、21、139、140、152、185、186、202、254、270、289、301、303、308、309、360、381、396、421、433、461、476、491、541、546、572、579、589、590、706、728、731、738A、781、799A、800、831、839、839A、851、852、871、891、901、907B、907C、911、917A、921、922、926A、931、940、942B

作者参考诸家学说，以《内经》原文予以对照排比、诠释发挥，全书辨论精要，考证颇详。

1019
难经：二卷/蔡陆仙编. 铅印本. 上海：中

华书局，1941(中国医药汇海；1)

1、9、21、139、185、186、254、270、301、308、361、385、421、433、450、461、462、476、491、514A、541、546、589、590、706、728、738A、741、781、799A、800、851、852、891、896A、907B、907C、917A、921、926A、931、940

1020

难经本义和解释/(日)浅田贺寿卫辑. 铅印本. 东京：文荣堂，1929(和汉医籍学；1)

590

1021

难经笔记/任锡庚撰. 油印本，1917

139

又名《黄帝八十一难经笔记》。

1022

难经编正：二卷/司树屏编. 铅印本. 南通：翰墨林，1920

2、139、412A、433A、590、664、907C、922、926A

作者认为，《难经》经历代传抄，篇目次序混乱，层次倒置，气脉隔阂，为恢复其本来面目，须重新编次校正，故名“编正”。上卷为一难至四十难，下卷为四十一难至八十一难；每四难合而作一疏解，计21疏。全书编正30处。本书体例，先列出30处更改的内容及理由，再列编次后的原文，凡更改处均以朱笔说明。

1023

难经草本：二卷/胡仲言补注. 抄本. 胡传芳，1939

590

全书以张世贤《图注八十一难经辨真》为本，折衷诸家，参以己意加以注解。

1024

难经丛考/张骥编. 刻本. 成都：义生堂，1935(汲古医学丛书；4)

186、907C

1025

难经丛考/张骥编. 刻本. 成都：汲古书局，1938

2、270、277、289、361、514A、590、907B、907C

本书首载各家对《难经》书名、成书年代、作者、真伪等诸方面之考证，后分列49部《难经》研究书目及序文等。

1026

难经读本/王一仁注. 铅印本. 上海：千顷堂书局(仁盦医学丛书；3)

254、590、907C

1027

难经读本/王一仁注. 铅印本. 杭州：仁盦学舍，1936(仁盦医学丛书；3)

139、433、590、926A

本书为《难经》注解本，其编次概从《难经本义》。王氏认为《难经》源于《黄帝内经》，专述切于实用之医理，但亦有欠于精密处，故注解立足于既不过尊前人，亦不妄加诋毁。此外，本书注文每多稽参西说加以诠释，反映了当时中西医会通的时代特征。

1028

难经汇注笺正：三卷，卷首一卷/张寿颐编撰. 铅印本. 兰溪：中医专门学校，1923

254、285、286、289、491、514A、

541、572、590、733A、738B、940

本书汇粹前人对《难经》的注释。张氏在正文前列卷首一卷，对各家《难经》序加以评议，并阐述其观点或予以笺正。特别对《难经本义》凡例、汇考、网误总类诸项做了进一步考证，正文卷上载一难至二十二难，卷下载二十三难至八十一难；经文之下先列“考异”，次辑“汇注”，末附以“笺正”。张氏认为《难经》注家虽众，但多随文敷衍，唯滑寿、徐灵胎、周学海三家释义精当，切合经旨，故其“汇注”、“笺正”多引三家之说。

1029

难经会通/黄维翰撰. 石印本. 樊川：乐素洞，1948

1、139、186、289、401、412A、738A

又名《白云阁藏本难经会通》。全书据白云阁藏本白文序列编次，各难之后则由黄氏考究备家得失，证诸《黄帝内经》旨趣，综合疏证并会通大意。书末另附黄氏纂辑之“秦越人事迹考”、“难经注家考”两篇。

1030

难经集义/吴保神撰；秦伯未校. 铅印本. 上海：中医书局，1931、1935、1936

3、139、185、270、433、514A、541、590、728、738、800、839A、851、917A、922、940

本书首载“秦伯未氏难经之研究”论文一篇，内容有《难经》的作者、名称、真伪考及其分类、学说、思想、发明等研究。正文为《难经》各家注释汇萃，辑选吕广、滑寿、杨玄操、徐大椿、丁德用、张世贤等家注释；对《难经》原文中内容玄虚或明显有误之处不予注释。

1031

难经集义/吴保神撰；秦伯未校. 铅印本. 上海：中医书局，1936（近代医学丛选；28）

590、940

1032

难经讲义/斯衡峰撰. 油印本. 新中国医学院，1935

491

1033

难经讲义/方闻兴编. 铅印本. 广州：中汉印务局，1917

186、907C、940

本书作为《难经》之授读课本，曾于民国间由广东光汉中医药专门学校再次刊印，并用于授业解惑。

1034

难经讲义/孙祖燧编. 铅印本. 杭州：浙江中医专门学校，1938（浙江中医专校讲义三十三种；32）

279、590

1035

难经讲义/浙江中医专校编. 铅印本. 杭州：浙江中医专门学校，1938（浙江中医专校讲义八种；1）

590

1036

难经讲义揭要：二卷/张俨若编. 石印本. 中兴石印馆，1940

491

1037

难经讲义录：二卷/林晓苍编. 油印本. 福

建：中医学社，1933

917A

系福建中医学社授读课本之一。

1038

难经秘解讲义/孟世忱编次. 铅印本. 北平：孟氏诊所，1948

1、139、202、277

孟氏认为《难经》一书传至华佗，烬文干狱；后吴医吕博重为编次，则文义欠缺，在所难免。故对经文全部重新删定，而注解诸家，"见解各有不同，对于要法，未能明解"，遂概不引用。全书阐注，注重实用，试图用现代科学原理来阐述，是其独到之处。

1039

难经释要/李耀辰撰. 抄本. 京江：南氏一经堂，1926

514A

本书为李氏学习《难经》之心得。书中将《难经》原文录出，旁加小注，以释其要。

1040

难经学/邹慎撰. 铅印本. 成都：国医讲习所，1932

852、853

本书系成都国医讲习所《难经》授课讲义。

1041

难经章句：三卷，卷末一卷/孙鼎宜编. 铅印本. 上海：中华书局，1936

202、541、651

1042

难经章句：三卷，卷末一卷/孙鼎宜编. 铅印本. 上海：中华书局，1936（孙氏医学丛书；3）

1、3、6、21、139、152、186、202、251、254、270、277、279、280、289、301、303、308、308A、309、351、352、361、381、385、385A、391、393、396、397、412A、412B、421、433、444、450、450B、461、465、475A、491、514A、511、521、523、529A、529B、541、546、570、589、590、651、664、677A、707、709、728、728A、731、738、738A、738B、741、781、799A、800、831、839A、851、852、871、891、896A、901、907B、907C、911、917A、921、922、926A、931、933、940、942B

《孙氏医学丛书》六种之一。该书以《内经》为据，正《难经》章句，辨其舛谬。各卷之下，均以叙人、疾病、诊法、治疗为序，重次条文。对条文中错字、衍文，或纠或删，皆加说明。注释基本采用徐大椿、滑寿两家之说。

1043

难经注论/吴琴侪撰. 铅印本. 北平：北平慈济施诊所，1942

139

本书为1935年至1942年间授课讲义。全书分3册。第一册载一难至十二难，第二册载十三难至二十九难，第三册载三十难至四十一难。本书采取以《黄帝内经》注论《难经》的方法，使两书互参互证。

1044

懿庭医训难经：二卷/武同文校注. 石印本. 太原：德全石印局，1916

381

本书分上下卷。上卷论注《难经》前

三十难，下卷论注后五十一难，阐释训解《难经》经文较为详细。

1045

众难学讲义/傅崇黻编述. 铅印本，1921

738B

本书以《八十一难经》为本，综合吕广、杨玄操、虞庶、丁德用、滑伯仁等医家阐注精要而成。全书分6篇，首篇(一难至二十二难)论脉，次篇(二十三难至三十九难)论络，三篇(三十难至四十七难)论脏腑，四篇(四十八难至六十一难)论病，五篇(六十二难至六十八难)论穴道，六篇(六十九难至八十一难)论针法。

1046

难经古义：二卷/(日)滕万卿著. 铅印本. 上海：中医书局，1930

3、270、590、917A

作者认为《难经》诸难之前所列序数皆吕广所加，因悉予删去。注家所绘之图，亦皆不取。其编写体例，于《难经》旧论加白字以述原文，注黑字以阐其义。诸难编次及语句顺序亦略有调整，注文多本《黄帝内经》。

1047

难经古义：二卷/(日)滕万卿著. 铅印本. 上海：世界书局，1936(珍本医书集成；3)

1、3、21、139、140、152、185、186、202、254、270、289、301、303、308、309、360、381、396、421、433、461、476、491、541、546、572、579、589、590、706、728、731、738A、781、799A、800、831、839、839A、851、852、871、891、901、907B、907C、911、917A、921、922、926A、931、940、942B

1048

难经疏证：二卷/(日)丹波元胤撰. 铅印本. 皇汉医学编译社，1935(聿修堂医学丛书；2)

1、2、6、9、139、152、185、186、252、277、289、308A、361、391、393、412A、412B、421、450、461、475A、491、514A、511、529A、529B、546、589、590、664、677A、728、728A、731、738A、738B、839A、851、901、907C、917A、922、931、940

又名《黄帝八十一难经疏证》。本书首列其父丹波元简《难经解题》1篇，征引各家学说结合个人见解，其后分别将八十一难予以疏证。

1049

难经疏证：二卷/(日)丹波元胤著. 铅印本. 上海：世界书局，1936(皇汉医学丛书；3)

1、3、21、139、140、152、186、202、251、254、270、277、301、303、308、361、391、396、421、433、450、461、491、514A、546、589、590、651、702、706、728、731、738、738A、741、781、799A、800、831、839、839A、851、852、854、871、891、901、907B、907C、917A、921、922、926A、931、942B

1050

难经注疏：二卷/(日)名古屋玄医著. 铅印本. 上海：中医书局，1929、1932

139、301、361、514A、590、728、731、781、831、851、852、907C、917A

作者征引前贤精当之注而加以阐解和发挥，对三焦、命门之说辨之尤详。

3 内难合类

1051

内经难经/杨叔澄编. 铅印本. 北平：北平华北国医学院，1935

391

本书系北平华北国医学院自编教材之一。分《灵素集注节要》和《难经讲义》两部分，择要介绍医经精旨，以供研习。

1052

内经通论：合刻难经通论/丁福保著. 铅印本. 上海：医学书局，1914、1926（丁氏医学丛书）

1、277、401、514A、590、852

本书第一部分为《内经通论》，汇集王应麟《汉书艺文志考证》、丹波元简《素问题解》等40余家有关《内经》成书、流传、版本、编次、文字及主要内容等有关论述，末附"素问诸家注解书目"和"全元起《素问训解》目次"；第二部分为《难经通论》，汇集滑寿《难经汇考》、苏东坡《楞伽经跋》等十余家对《难经》成书、作者、流传、文字等问题的论述。

1053

内难概要/蔡陆仙撰. 铅印本. 上海：新中医研究社，1934

139、851

本书以问答形式概述《内经》和《难经》的基本内容，以为初学者入门指导。

1054

内难概要/蔡陆仙撰. 铅印本. 上海：新中医研究社，1934（中医各科问答丛书；4）

590、940

1055

内难科/马乐三编. 铅印本. 天津：马乐三诊疗所，1936

940

1056

内难科讲义/中国国医函授学院编. 天津：中国国医函授学院，1940

254

内分：《内经》道生摘要、《内经》阴阳摘要、《内经》色诊摘要、《内经》脉诊摘要、《内经》经络摘要、《内经》治则摘要、《内经》病能摘要、《八十一难经》摘要、奇经八脉集解等9章。

四、伤寒金匮

1 通论

1057

伊尹汤液经：六卷，首一卷，末一卷，附录一卷/(商)伊尹著；(汉)张机广论；杨师伊考次；刘复补修. 铅印本. 一钱阁，1948

21、139、186、202、251、254、277、279、289、301、381、391、412A、461、491、541、590、651、733A、738A

卷首载考次汤液经序及张仲景广论汤液经序。卷一为太阳、阳明、少阳、太阴、少阴、厥阴病证论；卷二论病不可发汗、可发汗、发汗后证；卷三论病不可吐、可吐、吐后证、病不可下、可下证、发汗吐下后证及差后劳复阴阳易；卷四辨结胸、痞、腹痛、呕吐哕、吐利、下利；卷五辨下利便脓血、火邪清血、气上冲、心下悸等；卷六论中湿、风水、皮水、黄汗、肺胀、中暍、刚痉、柔痉、痛。卷末为辨脉法、平脉法。附录辨中风伤寒温病，论方药剂量。

1058

古本伤寒杂病论：十六卷/(汉)张机撰；刘瑞瀜校. 铅印本. 成都：日新印刷工业社

139、412A、891、907C

刘氏以刘世桢所藏《伤寒论》秘本为底本，合参林亿《伤寒论》本，加以校订，以图复《伤寒杂病论》之原貌。卷一至卷二为平脉法；卷三为伤寒例；卷四至卷五为辨温病、暑病、热病、湿病、燥病脉证并治；卷六至卷十一为六经病脉证并治；卷十二为辨霍乱、痉、阴阳易、差后劳复脉证并治；卷十三为辨不可发汗、可发汗脉证并治；卷十四为汗后病脉证并治与不可吐；卷十五为辨不可下、可下脉证并治；卷十六为发汗吐下后脉证并治。

1059

古本伤寒杂病论：十六卷/(汉)张机撰. 铅印本. 上海：千顷堂书局，1932

541、590

1060

古本伤寒杂病论：十六卷/(汉)张机撰；刘瑞瀜校. 石印本. 长沙，1932

1、2、21、139、186、202、254、277、286、301、308A、381、391、412B、421、475A、476、491、514A、522、529A、541、589、590、706、728A、733、734、738A、738B、781、791、800、831、839、839A、851、852、901、907C、917A、922、931、940

1061

古本伤寒杂病论：十六卷/(汉)张机撰；刘瑞瀜校. 铅印本. 贵阳：文通书局，1932

491、529A、738B、799A、852、854、891、922

1062

古本伤寒杂病论：十六卷/（汉）张机撰；刘瑞瀜校. 石印本. 涪陵：刘氏雨春楼，1934

852

1063

古本伤寒杂病论：十六卷/（汉）张机撰；刘瑞瀜校. 铅印本. 上海：大成书社，1936

2、289、514A、651、712、921

1064

古本伤寒杂病论：十六卷/（汉）张机撰；刘瑞瀜校. 铅印本. 常德：国医公会，1938

839A

1065

伤寒杂病论古本：三卷/廖平撰. 刻本. 成都：存古书局，1913～1923（六译馆丛书；16）

1、2、7、9、139、152、270、289、303、308A、381、461、462、541、546、572、589、590、651、701、702、721、734、781、831、851、858、907C、942B

辑录《诸病源候论》《千金要方》《千金翼方》《黄帝内经太素》等有关伤寒的部分内容。首卷载伤寒例部分内容，论四时正病、时行温疫及有关方剂；卷一载伤寒膏、发汗散、发汗圆，如青膏、黄膏、白膏、五苓散、崔文行解散、六物青散、神丹圆、麦奴圆等；卷二载汗下正对述义及发汗汤、宜吐、宜下等内容；卷三载六经总例、《诸病源候论》日数部、阴阳交两感例及三阳三阴篇等。

1066

仲景全书/（汉）张机等原撰. 石印本. 上海：千顷堂书局，1916

286、572、590、731

1067

张仲景伤寒杂病论/（汉）张机撰. 铅印本. 上海：中华书局（中会古圣医经大全；3）

572、590、731

1068

伤寒杂病论集：十六卷/黄维翰校订. 张钫刻本. 南阳：医圣祠，1939

139、362、412B、434、514A、541、590、651、738B、746A、839A、926A

据称系张机46世孙张学正家藏之《伤寒杂病论》12稿，1934年黄氏从罗哲初处发现白云阁藏本，校订后刊行。卷一、卷二为论集、平脉法；眷三为伤寒例、杂病例；卷四为温病篇；卷五为伤暑、热病、湿病、伤燥、伤风、寒病篇；卷六至卷十一为六经病篇；卷十二为霍乱吐利病、痉、阴阳易差后劳复病篇；卷十三为百合狐惑阴阳毒病、疟病、血痹虚劳病篇；卷十四为咳嗽水饮黄汗历节病篇；卷十五为瘀血吐衄下血疮痈病篇；卷十六为妇人病篇。内容较通行本《伤寒论》多，所载方剂除《伤寒论》《金匮要略》已载之外，另增88方。

1069

伤寒杂病论/（汉）张机撰；蔡陆仙等编. 铅印本. 上海：中华书局，1941

1、139、852

1070

伤寒杂病论/（汉）张机撰；蔡陆仙等编. 铅印本. 上海：中华书局，1941（中国医药汇海；1）

1、9、21、139、185、186、254、270、301、308、361、385、421、433、

450、461、462、476、491、514A、541、546、589、590、706、728、738A、741、781、799A、800、839、851、852、891、896A、907B、907C、917A、921、926A、931、940

本书对《伤寒论》作者张仲景及其著作的价值、沿革和其他有关医籍等进行了考证，并编辑为“张仲景伤寒论”、“金匮要略汇纂”。书中所录原文次第与通行本《伤寒论》《金匮要略》基本相同，原文之后采录历代注家精论。

1071

张长沙原文读本/(汉)张机著. 铅印本. 苏州：南宗景医药事务所，1936

1、514A、590、664

将《伤寒论》《金匮要略》两书中的原文与汤方分集成篇。每方之后附陈修园的长沙方歌括。

1072

经方歌括/(清)包桃初编著. 铅印本. 上海：神州医药书报社，1915(包氏伤寒三种：附录)

139、839A、917A

本书为包氏所著《包桃初医书》五种之一。包氏认为经方能统治百病，不独治伤寒，遂将《伤寒论》《金匮要略》方255首的药物组成、主治功效、服法编成五言或七言歌赋，并附注文略予展开说明。此外，本书还录有本草药性，药味百余种。

1073

金匮伤寒补遗合编：附碎玉补拾/惠和祖撰. 铅印本，1941

1、139、186、202、279、286、301、361、385、391、475A、514A、590、871

第一册记载人体生理脏腑经络图、右瘓左瘫等内容，第二册论述手足三阴三阳经及脏积腑聚、脏腑生克制化、寒热痰喘咳嗽、疟疾等。书后附“碎玉补拾”。

1074

七十二翻全图/著者佚名. 石印本. 保定：晓钟书局，1939

139

书中列72种急症，如自眼翻、滚肠翻、混脑翻等。各述其病症、体征、治法及愈后等。治法多为针刺或民间简便疗法。每症均附图描述其特点。

1075

伤寒金匮方易解：二卷/何舒编. 石印本. 邵阳：灵兰中医学会，1948(寿康之路；6)

139、839A

全书分伤寒方、金匮方两部分。伤寒方采用徐大椿《伤寒类方》分类法，将《伤寒论》诸方自桂枝汤类方至杂法方类计98方。金匮方则依原书之序，以病系方，自痉湿暍病方至杂疗方164首。每方先立方名，后列主治，再列《伤寒论》《金匮要略》原文，文中夹有编者注文，再后即为新编七言歌诀。歌诀突出该方所治病证的病因病机及全方之功效等。后引徐大椿、陈修园、陈元犀等方论，以释方药配伍特点，是一部颇为实用的经方方剂学著作。

1076

伤寒金匮方证类录：三卷/抄本. 文美斋，1930

139

将《伤寒论》《金匮要略》方证分类抄录。基本按《伤寒论》中各方出现先后依次抄录，先立方名、药物、煎服法，后列

《伤寒论》《金匮要略》条文，并于《金匮要略》条文下注所出篇目。有方名无药物者注“方原缺”，仍列条文，录106方。

1077

伤寒金匮评注/张公让撰. 铅印本. 张公让，1946(中西医学比观)

139

系《中西医学比观》第二集。卷一太阳病篇；卷二少阳病篇；卷三阳明病篇；卷四包括太阴病篇、少阴病篇、厥阴病篇、补遗及附录。其中，补遗为《金匮要略》方未被《伤寒论》收载者。计229首。其书详于《伤寒论》，略于《金匮要略》。其对伤寒条文，择要评述，次序亦与传世本大异。评注多取西医血管、神经、病源、抗体等论说，体现了当时中西医汇通的观点与方法。所注方剂、药性亦多参西药药理，对于阐发伤寒证治有不少新意。附录日本大塚敬节对《康平本伤寒论》的研究文章，以及阎德润所注《伤寒论评释》对桂枝汤等21首方剂的见解。

1078

伤寒金匮折衷：四卷/杨叔澄编. 铅印本. 北平：华北国医学院，1937

139、279、286、362、529A、590

杨氏研究伤寒，推崇张隐庵、柯琴、徐大椿、陆九芝诸家论注，认为中西医学术分歧，与其牵强附会，不若存其本真。本书包括《伤寒折衷》《金匮折衷》两部分。

1079

伤寒论方歌诀·金匮方歌诀/著者佚名. 抄本，1949

139

为汤头歌括手册，录《伤寒论》方剂113首，《金匮要略》方剂174首。

1080

伤寒论杂症篇摘要/著者佚名. 抄本，1949

590

参合《黄帝内经》《伤寒论》等书，对伤寒、中风、昏厥、痫症、癫狂、腹满、战栗、渴、发狂、头痛、心腹诸痛、腰痛、瘟疫等病证进行辨析论述。并录“陶氏十法”。

1081

伤寒全书/邓源和编. 铅印本. 上海：新医编译社，1932

433

1082

伤寒杂病论读本/章炳麟撰. 铅印本，1936

277

1083

伤寒杂病论读本：十六卷/黄维翰校订. 铅印本. 上海：医界春秋社，1936(黄氏医学丛书)

1、2、139、139A、186、279、289、308A、412A、491、514A、590、664、746A、831、940

以宋本《伤寒论》《古今医统正脉全书》本《金匮要略方论》为蓝本，参考《脉经》《千金要方》《外台秘要》，后世《伤寒论》《金匮要略》注本，以及湖南、桂林民间所藏《伤寒杂病论》古本，详考严订，删复补脱而成。卷一为绪言、引用参考书目、论集、论脉；卷二至卷七为《伤寒论》；卷八至卷十六为《金匮要略》。

1084

伤寒杂病论读本/黄维翰校订. 铅印本. 上海：中国医药书局，1936

590

1085

伤寒杂病论读本：三卷/孙鼎宜编. 铅印本. 上海：中华书局，1932

139、202、541、590、651、799A、852、871、922、926A

孙氏曾撰《伤寒杂病论章句》，以授学者，因嫌其繁重，不便于读，遂“专录经文，略标章旨”，以成此书。卷一论伤寒六经病，卷二论杂病，卷三论妇人经带病。

1086

伤寒杂病论读本：三卷/孙鼎宜编. 铅印本. 上海：中华书局，1936（孙氏医学丛书；2）

1、3、6、21、139、152、186、202、251、254、270、277、279、280、289、301、303、308、308A、309、351、352、361、381、385、385A、391、393、396、397、412A、412B、421、433、444、450、450B、461、465、475A、491、514A、511、521、523、529A、529B、541、546、570、589、590、651、664、677A、707、709、728、728A、731、738、738A、738B、741、781、799A、800、831、839A、851、852、871、891、896A、901、907B、907C、911、917A、921、922、926A、931、933、940、942B

1087

伤寒杂病论会通：十六卷，卷首二卷，卷末二卷/黄维翰编. 石印本. 黄维翰，1949

1、186、401、514A、590、738B

以桂林罗哲初所授张仲景《伤寒杂病论》为蓝本，旁参宋本《伤寒论》《金匮要略》及湘古本、涪古本勘误补脱改编而成。卷首有黄氏“伤寒杂病论刊本序”、“医圣张仲景传”、“通论”、“三阳三阴提纲”及左修之原序等。卷一、卷二为论集、平脉法；卷三为伤寒例、杂病例；卷四为湿病脉证并治篇；卷五为伤暑、热病、湿病、伤燥、伤风、寒病脉证并治篇；卷六至卷八为太阳病篇；卷九至卷十一为阳明、少阳、太阴、少阴、厥阴篇；卷十二为霍乱吐利病、痉、阴阳易、差后劳复病篇；卷十三为百合狐惑阴阳毒病、疟病、血痹虚劳病篇；卷十四为咳嗽水饮黄汗历节病篇；卷十五为瘀血吐衄下血疮痈病篇；卷十六为妇人病篇；卷末为杂疗方、禽兽鱼虫禁忌并治、果实菜谷禁忌并治。末载米伯让“伤寒杂病论会通书后”。论述衷中参西，阐发经旨，所引医著200余家，是学习研究仲景学说的参考书。

1088

伤寒杂病论集注：十六卷，首二卷/黄维翰编注. 铅印本. 西京：克兴印书馆，1926、1936

1、139、286、289、401、412A、491、529B、541、570、664、651、706、852

本书卷首上载自序、张仲景传、凡例、通论，下载“三阳三阴提纲”。卷一为论集、论脉、伤寒例、温病、伤暑、湿病、伤燥等；卷二至卷六为六经病篇；卷七为霍乱病、阴阳易、差后劳复病篇；卷八至卷十六杂病篇，从“脏腑经络先后病”至“果实菜谷禁忌并治”篇。黄氏谨遵宋本《伤寒论》《金匮要略方论》，并上溯《灵枢》《素问》《难经》，旁参《金匮玉函经》《针灸甲乙经》《脉经》《诸病源候论》《千金方》《外台秘要》等注释阐发，辨其讹误，补其脱缺，正其谬误，详其音义。其中“三阳三阴提纲”为黄氏研究六经之心得。

1089

伤寒杂病论集注：十六卷，首二卷/黄维翰

编注. 铅印本. 上海：中央国医馆，1935
728A

1090
伤寒杂病论方歌括：二编/余炳焜撰. 抄本，1930
139
书之上编为《伤寒论》方，112首伤寒方歌诀(其中大陷胸汤、丸两方共一歌诀)；下编为《金匮要略》方及原附方歌诀，200首。歌诀内容包括药味、功效、主治病证及煎服法。

1091
伤寒杂病论精义折衷/朱茀撰. 铅印本. 北平：北平国医学院，1922～1936
139、186、202、270、277、279、289、361、385A、491、529B、590、677A
全书包括“最新伤寒精义折中”上、下册，“最新杂病精义折中”上、下册。原文次第基本同通行本《伤寒论》及《金匮要略》，惟“最新伤寒精义折中”将痉湿暍篇、霍乱篇、阴阳易差后劳复篇作为附篇。是书标题醒目，解释明白，择历代注家之精论而折中其说。

1092
伤寒杂病论章句：十六卷/孙鼎宜编. 铅印本. 上海：中华书局，1936(孙氏医学丛书；1)
1、3、6、21、139、152、186、202、251、254、270、277、279、280、289、301、303、308、308A、309、351、352、361、381、385、385A、391、393、396、397、412A、412B、414、421、433、444、450、450B、461、465、475A、491、514A、511、521、523、529A、529B、541、546、570、589、590、651、664、677A、707、709、728、728A、731、738、738A、738B、741、781、799A、800、831、839A、851、852、871、891、896A、901、907B、907C、911、917A、921、922、926A、931、933、940、942B
是书对《伤寒论》《金匮要略》均作注释。先列提纲，逐条解释，每段作一小结。卷一至卷四论伤寒六经病；卷五至卷八论天气、内伤、血气、身体、脏腑、痈创等杂病；卷九论妇人病；卷十为平脉法、辨证法；卷十一、卷十二为方剂、治法；卷十三为救急方、食忌方；卷十四为伤寒杂病论序注、仲景传略、王熙伤寒序例驳正、伤寒删存、仲景逸文；卷十五为自伤寒六经总论起至杂病蛔虫病；卷十六为自治妇人带下病起至仲景逸文暨章句自序。

1093
伤寒杂病论章句：十六卷/孙鼎宜注. 铅印本. 成都，1934
853

1094
医学真传/高士宗著；东山居士校正. 铅印本. 上海：千顷堂书局，1939(国医丛刊；10)
541
全书共43篇，阐述病因、病理、诊治要则、用药及辨药大略。作者学验俱中，其理论宗法《黄帝内经》《难经》与《伤寒论》又兼采诸家之长。善于辨别疑似之证，力究疾病原委，治病反对拘泥成方，论述简要切实。

1095
翼经经验录/余无言编撰. 铅印本. 上海：中国医药书局，1938

139、590

本书将作者以经方原方治愈者、以经方加减而治愈者、以经方合并而治愈者、以作者已意化裁经方而治愈者、以宗经方遗意之单方治愈者的治验，汇编成集。计有伤风、伤寒、湿温、热病、食中、腹痛、水臌、奔豚等23篇，每篇皆先之以条文，次之以治案，条文挈领，结合实践。

1096

仲景大全书：四卷/余道善编著. 刻本. 大理：乐真堂，1929

901

托名“仲景先师临坛所降补”，“孙思邈真人降序”。卷一录《伤寒论》原文并改补，增方147首；卷二录《金匮玉函经》原文亦改补，增方206首，改9方；卷三载《伤寒论》方，增补方之药物组成、剂量；卷四载《金匮要略》方，补其药物组成及剂量。附备考药23味，述其形态、性味、功效，并附新增汤头歌诀、大麻疯论治方、青光眼病治法。

1097

仲景学说讲义三种/周介人撰. 铅印本. 北平：北平华北国医学院，1936

139

本书除“伤寒论条文考证”（仅有太阳病篇133条）外，包括“辨证学”、“证候学”及“张仲景方剂学”等3种。“辨证学”包括对症疗法、原因疗法、特效疗法、病因论、自然疗法论、病势论等。“证候学”讨论《金匮要略》百合、狐惑、阴阳毒三病的脉证与治疗。在阴阳毒病下注文中提出“《外台秘要》溪毒亦谓阳毒、阴毒，与伤寒、温疫颇相似，究竟不同”；又云：“瘴之与菌，固义有可通也。”并附莫熺“原瘴”、“原痧”、“温疫总论”于后。“仲景方剂学”仅“太阳方总论”及桂枝汤、麻黄汤、大青龙汤、小青龙汤4方，系未就之作。

1098

仲景学说之分析/叶劲秋编. 抄本，1929

541

内分导言、杂症分辨、妊产、病因举要、治法举要、六经形症等9部分。探讨研究张仲景《伤寒杂病论》中的医理治法及方药。

1099

仲景学说之分析/叶劲秋撰. 铅印本. 上海：少年医药社，1934、1936

2、139、186、270、361、412A、491、590、799A、839A、896A、907C、940

1100

外感论/王新民辑著. 石印本. 安庆：书家乐石印馆，1921

781

王氏将仲景之辨证治病精髓施诸病人无不效验，遂以《伤寒论》为依据，结合经验之得，撮其要、存其精，整理汇编而成是书。全书按照先论及病所（病邪所侵犯人体之皮毛、肌腠、经络、脏腑）、次论病因、再论治法方药的顺序，辑录其不同病所、所受不同病邪之辨证立法、处方用药经验。

1101

外感病发微/孙易周撰. 铅印本. 上海：中医指导社，1936

21、741、781、931

孙氏推崇仲景《伤寒论》组方之精

密、论述之系统，故从《伤寒论》入手，阐发外感病之精微。在收录其《伤寒论》读书心得及阐发临床经验的同时，从现代医学角度论述外感病的发病原理，并用以解释伤寒、温病、湿温等病证治疗方法，时有独到见解。

1102

长沙证汇/(日)田中荣信编. 铅印本. 杭州：三三医社，1924(三三医书；27)

3、139、139A、186、270、277、308A、361、391、546、572、590、728、731、738A、800、839A、907C、921、940

1103

长沙证汇/(日)田中荣信编. 铅印本. 上海：世界书局，1936(皇汉医学丛书；20)

1、3、21、139、140、152、186、202、251、254、270、277、301、303、308、361、391、396、421、433、450、461、491、514A、546、589、590、651、702、706、728、731、738、738A、741、799A、800、831、839、839A、851、852、854、871、891、901、907B、907C、917A、921、922、926A、931、942B

1104

方机/(日)吴秀山辑. 日本东京：吐凤堂，1918(东洞全集；6)

3、590

1105

方机/(日)吉益为则口授；乾省守业记. 铅印本. 上海：世界书局，1936(皇汉医学丛书；47)

1、3、21、139、140、152、186、202、251、254、270、277、301、303、308、361、391、396、421、433、450、461、491、514A、546、589、590、651、702、706、728、731、738、738A、741、799A、800、831、839、839A、851、852、854、871、891、901、907B、907C、917A、921、922、926A、931、942B

1106

方极/(日)吴秀山辑. 铅印本. 日本东京：吐凤堂，1918(东洞全集；7)

3、590

1107

皇汉医学：三卷/(日)汤本求真著；周子叙译. 铅印本. 上海：中华书局，1930、1931、1934、1935、1939

1、2、3、9、21、139、186、202、289、301、303、308、309、361、381、385、433、461、541、546、589、590、701、706、707、733A、741、746A(存卷一)、781、799A、800、831、839A、851、852、901、907B、917A、921、922、931、933

分总论、各论，内有中医诊断、伤寒论大意、六经辨证与方剂，中西医学比较，日本汉医的主要流派等。1929年后有译本行世。前部分注释《伤寒论》和《金匮要略》的原文，从阴阳、虚实、表里等方面析其旨趣，再分述治疗原则和脉学、腹诊等具体诊法；后部分述《伤寒论》中各方剂的主治证候和药物效能，并广泛收集中日医家的治验和见解。以经验事实为根据，再加以理论阐释。

1108

皇汉医学：三卷/(日)汤本求真著；刘泗桥译. 铅印本. 上海：东洞学社，1930

21、139、202、381、572、590、733、738A、851、852、907C、917A、921

2 伤寒论

2.1 本文

1109

伤寒论：十卷/(汉)张机著；(晋)王叔和编. 据赵开美刻本影印本. 上海：商务印书馆，1923、1925、1927

1、2、7、139、139A、185、186、202、270、277、279、289、301、303、306、308、308A、361、385A、385B、393、412A、412B、433A、436、475A、476、514A、522、529A、541、546、572、590、651、664、677A、706、728、734、738A、738B、739、781、799A、800、839A、851、852、896A、907C、911、917A、921、922、923、926A、931、940

1110

伤寒论：十卷/(汉)张机著；(晋)王叔和编. 刻本. 武汉：武昌医馆，1912

1、9、21、139、185、186、289、461、475A、491、590、738、781、799A、852

1111

伤寒论：十卷/(双)张机著；(晋)王叔和编. 铅印本. 神州医药书报社，1915

541

1112

伤寒论：十卷/(汉)张机著；(晋)王叔和编. 石印本，1926

677A

1113

伤寒论：十卷/(汉)张机著；(晋)王叔和编. 据日本刻本影印本. 上海：中医书局，1931

1、2、139、270、279、280、476、522、570、590、728A、781、851、852

1114

伤寒论/铁樵函授中医学校编. 铅印本. 上海：铁樵函授中医学校(上海铁樵函授中医学校；第1种第2至20期)

541

1115

伤寒论：十卷/王哲中编. 铅印本. 北平：华北国医学院，1935

391

1116

伤寒论/冯瑞鎏编. 铅印本. 广东：中医药专门学校，1936(广东中医药专门学校各科讲义；14)

570、590、940

1117

伤寒论：十卷/(汉)张机著. 石印本. 上海：中一书局受古书店，1927

412B、709、738、799

本书以明代赵开美刻本为蓝本，将原书《太阳病》等10篇及张仲景原序编辑校注。

1118

伤寒论/(日)木村博昭述；(日)木村长久录. 刻本. 日本：春阳堂，1933

590

为作者在皇汉医道讲习所中的《伤寒论》授课讲义，首论《伤寒论》的著者、沿革，后述全书大意，最后述《伤寒论》原文。辨脉、平脉等内容仅作附录、置于书末。

1119

伤寒汲古：三卷/周岐隐编. 铅印本. 宁波：四明怡怡书屋，1933

2、186、202、277、279、286、361、412A、412B、475A、491、590、651、664、677A、712、728A、733、734、738A、831、839A、871、896A、907B、907C、917A、922、940

1120

伤寒汲古：三卷/周岐隐编. 抄本，1933

541

周氏认为湖南何芸樵之《古本伤寒论》16卷首尾完好，颇与通行本时相歧异，遂举佚文、佚方、订误各条，录为《伤寒汲古》。卷上为平脉法、伤寒例；卷中为温病、伤暑、热病、湿病、伤寒脉证并治；卷下为伤寒六经及诸可与不可。录佚文165条、订误79条、佚方88首。

1121

伤寒论章节：五卷/（清）包桃初，（民国）包识生合撰. 铅印本. 上海：神州医药书报社，1915（包氏伤寒三种；1）

139、839A、917A

本书将《伤寒论》依六经及霍乱、阴阳易、瘥后劳复内容分为诸篇，每篇又按内容的不同而分为若干章，各予注释。本书分类尚称细致，比较合理，宜于初学。

1122

伤寒论章节：五卷/包识生撰. 铅印本. 上海：包氏医宗出版部，1930～1936（包氏医宗. 第1集；1）

1、139、186、202、277、279、280、289、308A、361、396、412A、412B、433A、475A、491、514A、511、529A、529B、541、590、651、664、677A、712、721、728A、738A、738B、799A、800、839A、851、852、896A、907B、907C、917A、921、922、926A、931、940

1123

删定伤寒论/（汉）张机撰；（日）吉益猷删定. 铅印本. 上海：医学书局，1916

277、401、852、896A

辑《伤寒论》及有关医籍中注解要语成书。

1124

删定伤寒论/（日）吉益南涯删定. 铅印本. 上海：文明书局，1910（丁福保医学丛书；2）

277

2.2 注释

1125

注解伤寒论：十卷，附伤寒明理论四卷/（金）成无己注. 石印本. 上海：江东书局，1911、1912

139、308A、412B、466、476、524、570、590、831、931

现存最早的《伤寒论》全注本。书分10卷，22篇。该书以王叔和撰次的《伤寒论》为蓝本，从辨脉法始，至辨发汗吐下后终，逐条注释，采取“以经注论”方式，对后世研究《伤寒论》产生了巨大影响。

1126

注解伤寒论：十卷，附伤寒明理论四卷/（汉）张机著；（晋）王叔和辑. 石印本. 上海：广雅书局、新新书局，1924

1、139A、202、277、279、361、401、412A、514A、570、590、677A、728A、733B、738A、741、746A、791、831

1127

注解伤寒论：十卷/(金)成无己撰. 铅印本. 上海：江东书局，1914(中西医书六种；3)

475A

附《伤寒明理论》四卷。

1128

注解伤寒论：十卷/(金)成无己注. 影印本. 上海：涵芬楼，1919(据明嘉靖汪济川刻本影印四部丛刊本)

2、3、21、145、202、270、277、279、301、303、309、381、401、413、493、525、529A、541、590、651、702、707、721、741、781、799、831、851、854、901、907B、907C、911、921、922、931、933

1129

注解伤寒论：十卷/(金)成无己注. 影印本. 丰城熊氏，1924(据元抄本)

279、361、421、491、541、736、911、651

1130

注解伤寒论：十卷/(金)成无己注. 铅印本. 上海：中华书局，1936

1、3、145、202、254、279、303、308A、381、412B、421、433、450、461、522、523、525、541、546、570、590、651、664、702、706、707、721、728、728A、734、738A、741、800、831、851、852、854、901、907C、911、922、931、940

1131

注解伤寒论：十卷/(金)成无己注. 影印本. 上海：商务印书馆，1919、1929(四部丛刊；4)

1、2、6、7、9、140、251、301、303、361、391、401、421、461、493、511、521、523、541、542、579、651、701、702、721、731、741、781、791、851、852、901、911、921、931、940

1132

注解伤寒论：十卷/(金)成无己注. 刻本. 武汉：武昌医馆，1922

491

1133

注解伤寒论：十卷/(金)成无己注. 铅印本. 上海：中医书局

738A

1134

注解伤寒论：十卷/(金)成无己注. 石印本. 上海：受古书店

279、541

1135

注解伤寒论：十卷/(金)成无己注. 缩印本. 上海：商务印书馆，1936(四部丛刊；4)

1、9、21、139、421、579、651、741、857、859、901、921、922

1136

注解伤寒论：十卷/(金)成无己注. 上海：中华书局，1936(四部备要；4)

1、6、7、9、21、139、140、251、301、303、361、391、421、461、493、511、521、523、541、542、579、590、651、701、702、721、728、731、741、

781、791、851、852、901、911、921、922、931、940

1137

伤寒论条辨：八卷，附本草抄一卷，或问一卷，痉书一卷/(明)方有执著. 刻本. 渭南：严氏孝义家塾，1925

1、2、139、202、279、280、391、392、412A、412B、450B、512、529A、529B、541、570、590、664、728A、746A、800、839A、851、852、896A、907C

全书条辨《伤寒论》六经篇文比较详明，在《伤寒论》注本中卓有影响。

1138

伤寒论注：四卷/(清)柯琴编注. 石印本. 上海：大众医学社，1931

651

1139

伤寒论注：四卷/(清)柯琴编注. 石印本. 上海：千顷堂书局，1931

541、734

柯琴在编注此书时，贯串了"仲景之六经为百病立法，不专为伤寒一科"的思想，对《伤寒论》原文逐条逐句地加以研究、校正。前列伤寒总论，次述六经病证。编排上以"以证名篇"为特点，如麻黄、桂枝、白虎、承气、柴胡汤证等，各以相关条目归纳类聚。

1140

伤寒论注：四卷/(清)柯琴编注. 铅印本. 上海：世界书局，1937(基本医书集成；6)

940

1141

伤寒论注：四卷/(清)柯琴编注. 石印本. 上海：文瑞楼

152、541、590、721、741

1142

伤寒论注：四卷，附伤寒附翼/(清)柯琴编注. 石印本. 上海：锦章书局

21、733、926A

1143

伤寒论注来苏集：八卷/(清)柯琴编注. 上海：大东书局，1936(中国医学大成；32)

1、2、3、139、270、277、361、391、461、476、511、541、579、589、590、728、831、851、852、901、907B、907C、921、940

本书包括《伤寒论注》《伤寒论翼》《伤寒附翼》3 部分。其中，《伤寒论注》4 卷，注解原文和辨正前人的学说，将《伤寒论》原文依据六经的方证，分立篇名，重加编次；《伤寒论翼》2 卷，作者对前人编集、校注《伤寒论》持有异议，上卷阐明六经经界、治法和合并病等，下卷为六经的病解及制方大法；《伤寒附翼》2 卷，论述《伤寒论》六经方剂，每方均列组成大义与使用法则等。

1144

伤寒论注来苏集：八卷/(清)柯琴编注. 石印本. 上海：会文堂书局，1921

202、270(残)、286、524

1145

伤寒论注来苏集：八卷/(清)柯琴编注. 石印本. 上海：千顷堂书局，1931

139、279、541、590、664、926A

1146

伤寒论注来苏集：八卷/(清)柯琴编注. 石印本. 大众医学社，1931

491、709、733B、852、907C

1147

伤寒论注来苏集：八卷/（清）柯琴编注. 铅印本. 广州：民强书局，1932

361、931

1148

伤寒论注来苏集：八卷/（清）柯琴编注. 铅印本. 顺德：吴尚德堂，1933

800

1149

伤寒论注来苏集：八卷/（清）柯琴编注. 铅印本. 上海：大东书局，1936

279、511

1150

伤寒论注来苏集：八卷/（清）柯琴编注. 刻本. 长沙：萧氏敬止斋，1939

831

1151

伤寒论注来苏集：八卷/（清）柯琴编注. 石印本. 上海：锦章书局，1921

21、139A、251、277、286、306、308A、541、664、733B、746A、839、839A、852、871、907C、940

1152

伤寒论注来苏集：八卷/（清）柯琴编注. 石印本. 上海：文瑞楼

8（残）、308（残）、421、491、514A、590、728A、738、738A、791、831、871、907C、917A、931

1153

伤寒论浅注：六卷/（清）陈念祖注. 铅印本. 上海：大文书局，1937

139、251、361、512、746A、859、921

本书在原王叔和整理《伤寒论》原文的基础上删去平脉辨脉篇，伤寒序例，诸可、诸不可等篇。编法的特点于原文中加夹注诠解，注文以张隐庵、张令韶二家学说为主，兼采各家以求阐明经旨，内容较为简明。

1154

伤寒论浅注：六卷/（清）陈念祖集注. 铅印本. 上海：世界书局，1937（基本医书集成；2）

940

1155

伤寒论浅注：六卷/（清）陈念祖注. 石印本，1916

421、436、799A

1156

伤寒论浅注：六卷/（清）陈念祖注. 石印本. 上海：千顷堂书局，1934、1936

921

1157

伤寒论浅注：六卷/（清）陈念祖注. 石印本. 上海：三星书店，1935

707

1158

伤寒论浅注：六卷/（清）陈念祖注. 石印本. 上海：文华书局

852、921

1159

伤寒论浅注：六卷/（清）陈念祖注. 石印

本. 上海：锦章书局
351、854

1160
伤寒论浅注：六卷/(清)陈念祖注. 刻本. 渝城：瀛洲书屋，1914
514A、854、907C、914

1161
伤寒论浅注补正：六卷/(清)陈念祖注；(清)唐宗海补正. 刻本. 成都：正古堂，1923
677A

1162
伤寒论浅注补正：六卷/(清)陈念祖注；(清)唐宗海补正. 刻本. 成都：望海堂，1923
277、514A、746A、799A、855

1163
伤寒论浅注补正：六卷/(清)陈念祖注；(清)唐宗海补正. 铅印本. 上海：千顷堂书局，1923、1934、1936、1936
289、433、712、728、746A、922、940

1164
伤寒论浅注补正：六卷/(清)陈念祖注；(清)唐宗海补正. 铅印本. 上海：大达图书供应社，1935
139、541、741、746A、781、852、907C、921

1165
伤寒论浅注补正：六卷/(清)陈念祖注；(清)唐宗海补正. 铅印本. 上海：中国文学书局
21(残)、491、746A、852、940

1166
伤寒论浅注补正：六卷/(清)陈念祖注；(清)唐宗海补正. 铅印本. 上海：广益书局
361、541、731、741、907B

1167
伤寒论浅注补正：六卷/(清)陈念祖注；(清)唐宗海补正. 上海：大连图书供应社，1924(中西汇通医书五种；3)
781、831、931

1168
伤寒论浅注补正：六卷/(清)陈念祖注；(清)唐宗海补正. 铅印本. 上海：广益书局，1947(中西汇通医书五种；3)
3、21、541、741、917A、933

著者对陈念祖《伤寒论浅注》予以补缺正误。按六经顺序依次注释辨证、立法、列方、药物配伍以及服法、禁忌等。书后有作者“附识”1篇。分为：方药离合论、古方加减论、方剂古今论、古今方剂大小论、劝读十则、医病顺其自然说等6章。

1169
伤寒论浅注补正：六卷/(清)陈念祖注；(清)唐宗海补正. 铅印本. 上海：育才书局，1946(中西汇通医书五种；3)
303、921

1170
伤寒论浅注补正：六卷/(清)陈念祖注；(清)唐宗海补正. 铅印本. 上海：千顷堂书局，1935(中西汇通医书五种；3)
139、152、308、361、476、572、590、709、781、799A、839A、896A、931、942B

1171
伤寒论浅注补正：六卷/(清)陈念祖注；(清)唐宗海补正. 铅印本. 上海：中国文学书局，1937(中西汇通医书五种；3)

1、139、186、277、308A、385B、491、514A、546、731、734、852、901、907C

1172
伤寒论浅注补正：六卷/(清)陈念祖注；(清)唐宗海补正. 刻本. 渝城：瀛州书屋，1914(中西汇通医书五种；3)

381、412A、491、570、590、728A、799A

1173
伤寒论浅注补正：六卷/(清)陈念祖注；(清)唐宗海补正. 石印本. 上海：千顷堂书局，1914(中西汇通医书五种；3)

152、289、308、731、831、871

1174
伤寒论浅注补正：六卷/(清)陈念祖注；(清)唐宗海补正. 铅印本. 上海：中国医学研究会，1935、1939(中西汇通医书五种；3)

21、186、491、896A、931

1175
伤寒论集注：六卷/(清)张志聪注. 铅印本. 成都：昌福公司，1912

202、361、412A、871、907B、907C

1176
伤寒论集注：六卷/(清)张志聪注. 石印本. 上海：国粹书局，1914

523、664、677A、731、738A、799A、831

依据庞安时、方有执、喻嘉言、柯韵伯、周禹载、魏荔彤等人学说，结合个人见解诠释《伤寒论》原文。另有补篇4卷，论述伤寒部分病证与杂病，并附妇人伤寒、小儿伤寒、春温等。

1177
伤寒论集注：六卷/(清)张志聪注. 石印本. 上海：章福记书局，1917

302、461、475A、491、721、741、859、907C、931

1178
伤寒论集注：六卷/(清)张志聪注. 石印本. 上海：炼石斋书局，1923

522、529A、570、731、831、839A

1179
伤寒论集注：六卷/(清)张志聪注. 铅印本. 上海：校经山房，1936

139、254、541、852

1180
伤寒论集注：六卷/(清)张志聪注. 石印本. 上海：广益书局，1923、1925、1928、1930、1932、1935

1、186、270、306、308A、391、412A、412B、541、590、664、706、728A、733A、733B、738B、746A、799A、831、839A、851、852、854、907B、917A、921(残)

1181
伤寒论集注：六卷/(清)张志聪注. 石印本. 上海：锦章书局

1、3、139、186、277、301、308、361、461、491、492、525、529A、570、651、728A、738A、746A、781、831、

852、896A、907C、921

1182
伤寒论集注：六卷/(清)张志聪注. 石印本. 上海：进步书局
139、277、279、521、541、677A、907B、921、922

1183
伤寒论集注：四卷/(清)王广运编. 石印本. 周口：宝华馆，1920
351、381、541

1184
伤寒论集注：六卷/(清)王丙撰. 铅印本. 上海：中医书局，1931(世补斋医书；10)
738A

1185
伤寒论集注：六卷/(清)王丙撰. 石印本. 上海：蜚英书局，1919
738A

1186
伤寒论注：六卷/(清)王丙注. 上海：中医书局，1934
301、521、590、728、728A、738A、896A

王氏按《千金翼方》卷九～十所辑《伤寒论》原文，并据《脉经》参校后作为原文定本加以注释。卷一～二，论太阳病各主要方剂用法；卷三～五，谈其他各经病状及治法；末卷述伤寒宜忌，发汗、吐、下后病状等内容，并附杂方。本书经陆懋修校正，改名《校正王朴庄伤寒论注》。王氏于本书后复有《伤寒论附余》2卷，列述冬温、温疟、风温、温毒、湿温、寒疫诸病，并附《伤寒例新注》《读伤寒论心法》《回澜说》等。

1187
张卿子伤寒论/(清)张卿子撰. 铅印本. 上海：大东书局，1936～1937(中国医学大成；30)
1、2、3、139、270、277、361、391、461、476、511、541、579、589、590、728、831、851、852、901、907B、907C、921、940

著者依据成无己《注解伤寒论》，并参酌朱肱、许叔微、庞安时、王肯堂等诸家学说，补充阐发《伤寒论》。分8卷。卷一～二论太阳证，其治法分正治、权变、斡旋、救逆、类病等；卷三～四论阳明证，分正治、明辨、杂治等法；卷五论少阳证、分正治、权变、刺等法；卷六论太阴诸法、脏病、经病、经脏俱病等；卷七论少阴诸法，少阴脉证及清、下、温法，生死法等；卷八论厥逆进退之机、生死微甚之辨、清法、温法、病禁、简误、瘥后诸病等法。书前有《医林列传》《卒病论集》。

1188
伤寒六经辨证治法：八卷/(清)沈明宗编注. 铅印本. 上海：大东书局，1936～1937(中国医学大成；29)
1、2、3、139、270、277、361、391、461、476、511、541、579、589、590、728、831、851、852、901、907B、907C、921、940

对张仲景《伤寒论》重编注释。突出六经主病，将六经篇目合病、并病、过经不解、差后劳复等均另立篇名。

1189
伤寒论读/(清)沈又彭撰. 铅印本. 杭州：三三医社，1924(三三医书；28)

3、139、139A、186、270、277、308A、361、391、546、572、590、728、731、738A、800、839A、907C、921、940

作者认为《伤寒论》中所论伤寒，亦即《难经》所述广意伤寒的概念。据此分析六经病证，并辨太阳证传经、病解和误治，对于临症识病，分辨相似而相混的证候有一定的启发。末附脉法及《伤寒论》全部方剂。

1190

伤寒贯珠集：八卷/（清）尤怡注. 铅印本. 上海：大东书局，1936（中国医学大成；34）

511、541、1、2、3、139、270、277、361、391、461、476、579、589、590、728、831、851、852、901、907B、907C、921、940

本书只取六经证治原文，不录前三篇和后八篇。以伤寒治则为纲，类列原文。卷一～二论太阳证，其治法分正治、权变、斡旋、救逆、类病等法；卷三～四论阳明证，分正治法、明辨法、杂治法；卷五论少阳证，分正治法、权变法、刺法；卷六论太阴诸法、脏病、经病、经脏俱病等；卷七论少阴诸法，少阴脉证及清、下、温法，生死法等；卷八论厥逆进退之机、生死微甚之辨、清法、温法、病禁、简误、瘥后诸病等法。

1191

伤寒贯珠集：八卷/（清）尤怡编注. 石印本. 上海：千顷堂书局，1922

139、186、202、279、280、301、393、412B、491、514A、529A、570、590、664、677A、721、738、746A、791、896A

1192

伤寒贯珠集：八卷/（清）尤怡编注. 铅印本. 上海：大东书局，1936

279

1193

张仲景伤寒杂病论表识新编注释：九卷，首一卷/（清）田启荣撰. 刻本. 四川：田氏，1919

277（残）、381

1194

通俗伤寒论：十二卷/（清）俞根初撰；何廉臣增订. 铅印本. 绍兴：医药学报社，1916、1927

139（残）、651、738B

全书分伤寒要义、六经方药、表里寒热、气血虚实、伤寒诊法、伤寒脉舌、伤寒本证、伤寒兼证、伤寒夹证、伤寒坏证、伤寒复证、调理诸法12章详细阐述伤寒证治。尤其于伤寒诊法，包括观目、看口齿、察舌、按胸腹、问渴否、询二便、查旧方、辨新久等，较为完备。书中吸收了清叶天士等温病学说，发展了外感热性病理论。

1195

通俗伤寒论：十二卷，附历代伤寒书目考/（清）俞根初撰；何廉臣增订. 铅印本. 上海：六也堂书药局，1932、1933、1934

139、270、279、289、475A、491、541、589、590、701、728A、731、733A、738B、839A、917A、926A、931

1196

通俗伤寒论：十二卷/（清）俞根初撰；何廉臣增订. 铅印本. 绍兴医药学报社，1916～1927（医药丛书五十六种；18）

139A、391、590

1197
通俗伤寒论/(清)俞根初著；何秀山选按. 重庆：中西医药图书社，1948
590

1198
尚论篇：四卷，附后篇四卷，卷首一卷/(清)喻昌撰. 石印本. 上海：锦章书局，1929、1940
461、493、664、728A、799A、901、907C、917A、940
又称《尚论张仲景伤寒论》，或《尚论张仲景伤寒论重编三百九十七法》。伤寒类著作。后附《尚论后篇》4卷，卷一尚论春三月温证大意，卷二尚论四时，卷三尚论诸方大意，卷四尚论太阳合阳明方。

1199
尚论篇：四卷，附后篇四卷，卷首一卷/(清)喻昌撰. 石印本. 上海：章福记书局，1940
702、907C

1200
尚论篇：四卷，附后篇四卷，卷首一卷/(清)喻昌撰. 石印本. 上海：广益书局
361、435、852、922

1201
尚论篇：四卷，附后篇四卷，卷首一卷/(清)喻昌撰. 石印本
702、709、721、851、854、942B

1202
尚论篇：四卷，尚论后篇四卷/(清)喻昌撰. 石印本. 上海：广益书局，1916(喻氏医书三种；2)
139、851

1203
尚论篇：四卷，尚论后篇四卷/(清)喻昌撰. 刻本. 南昌退庐校，1923(喻氏医书三种；2)
140、202、462、741、781

1204
尚论篇：四卷，尚论后篇四卷/(清)喻昌撰. 石印本. 上海：锦章书局，1926、1930、1940年(喻氏医书三种；2)
1、139、279、280、308A、361、514A、514B、529A、590、839A、907C、917A、926A

1205
尚论篇：四卷，尚论后篇四卷/(清)喻昌撰. 石印本. 上海：进步书局(喻氏医书三种；2)
541、931

1206
尚论篇：四卷，尚论后篇四卷/(清)喻昌撰. 石印本. 上海：章福记书局(喻氏医书三种；2)
514A

1207
尚论篇：四卷，附后篇四卷，卷首一卷/(清)喻昌撰. 刻本. 南昌，1917(豫章丛书本)
1、2、7、139、251、393、401、462、493、651、707、721、728A、739、741(残)、781、851、852、933

1208
尚论篇：四卷，尚论后篇四卷，附校勘记一卷，校勘续记一卷/(清)喻昌撰；胡思敬辑. 刻本. 南昌：豫章丛书编刻局，

1915(豫章丛书；喻氏遗书三种)

1、2、7、9、21、251、301、401、421、461、493、511、541、542、579、651、701、721、731、741、781、791、851、852、931

1209

增补舒氏伤寒集注晰义：十卷/(清)舒诏撰；刘鳞增补. 抄本，1919

139

载录《舒氏伤寒集注》全文并予补阐。刘氏认为在《伤寒论》注本中，舒氏集注独具卓识，但仍有欠妥之处，故选取前贤注文之精审者予以增补，并将后世讹传、倒乱之文同予以整理。又言舒氏不知体质有脏寒、脏热之殊，传里有寒化、热化之异，其所注亦有与经旨相悖者，遂循经义予以阐明。

1210

舒氏伤寒集注：十卷，附录五卷/(清)舒诏撰. 石印本. 上海：千顷堂书局，1921

2、139A、308、361、412A、514A、570、590、738、746A、799A、871、896A、907B、917A

1211

百大名家合注伤寒论：十六卷/吴考槃编. 石印本. 上海：千顷堂书局，1924、1926

1、2、139、152、186、202、254、270、279、280、286、289、303、361、391、393、396、412A、450、475A、476、572、589、590、651(残)、664、677A、709、712、728A、733A、738A、738B、746A、799A、800、839A、852、871、896A、907B、907C、917A、933

卷首有秦伯未序、《伤寒论》原序及著者自序。卷一至卷九为辨太阳病脉证并治法；卷十至卷十二为辨阳明病脉证并治法；卷十二至卷十六为辨少阳、太阴、少阴、厥阴病脉证并治法，后附跋。吴氏重编《伤寒论》397法，删去原著中脉法、序列、痉湿暍、霍乱、劳复、诸可诸不可等内容。各卷所列原文均冠标号，并在各条后选择历代医家注释之精要。凡吴氏的心得体会，则用小字夹注于后。

1212

国医伤寒新解/王趾周编. 铅印本. 天津：中西医学研究社，1939

2、139、186、251、361、590

内容有辨脉法、平脉法、伤寒例、痉湿暍病、六经病篇等。各条文之后均有按语注释，注文中西医理论互参，对病因、证候、并发症等论述较详；所载方剂药量或遵日本汤本求真，或自行裁定；药物功效多参新论。

1213

济世元真伤寒全部解义先圣遗范：六卷/(清)凭虚子撰；宝斋氏编. 石印本. 上海：广益书局，1922

361、590

1214

伤寒门径/陈伯坛，鞠日华述. 广州：广东光汉中医药专门学校，1937

541、931、940

首述“病”由外因、内因、引发等因所致，误治引起者称“反病”。其后依次为“邪”、“化”、“气”、“经”、“脉”，其论注重阴阳转化，辨表里、寒热、虚实，汗、吐、下之宜忌，以及对渴、大小便、烦躁、痞满、厥逆等证候的辨证。并论营卫津液、三阴三阳、经脉、六经病证的形成及传变等。

1215

读过伤寒论：十八卷，卷首二卷/陈伯坛撰. 刻本. 上海：陈养福堂，1930

1、139、202、277、361、491、570、677A、746A、907B、907C、931、940

卷首有仲景原序、读原序并识、邓羲琴叙言、林清珊序、凡例、门径、三阴三阳图12幅、读法等。卷一至卷十五为六经病篇豁解，卷十六至卷十八为霍乱篇、阴阳易差后劳复篇、痉湿暍篇豁解。认为《伤寒论》当逐句逐字读，而不可被注文所拘。其对于原文的理解颇多独到之见。读法一章，对喻嘉言、黄元御、陈修园之说进行了评述。

1216

伤寒辨注/陈金声编注. 石印本，1924

289、361、421、514A、590、738A、839A

卷首有著者自序。全书分为太阳、阳明、少阳、太阴、少阴、厥阴篇及霍乱、阴阳易差后劳复篇等。注文简明扼要，通俗易懂，多为个人心得体会。书末载《伤寒论》主要方剂109首，并附古今剂量折合。

1217

伤寒读本/王一仁编. 铅印本. 上海：千顷堂书局(仁盦医学丛书；4)

254、590、907C

1218

伤寒读本/王一仁编. 铅印本. 杭州：仁盦学舍，1936(仁盦医学丛书；4)

433、590、926A

卷首有自序、张仲景原序、凡例及王叔和伤寒叙例，继以痉、湿、暍、温病、太阳、阳明、少阳、太阴、少阴、厥阴、伤寒余论列为8篇，后附张隐庵“伤寒本义”。

1219

伤寒读本/王一仁编. 铅印本. 杭州：仁盦学舍，1937

139、590

1220

伤寒读本：二卷/(清)泉山痴叟撰. 刻本. 富顺县凝善书局，1914

361、491

1221

伤寒读法与伤寒门径/鞠日华撰. 铅印本. 广州：广东光汉中医药专门学校，1937

308A

全书分2部分。“伤寒读法”论述研读《伤寒论》应注意的事项，对喻嘉言、陈修园、黄元御三家之见有所批评；“伤寒门径”论述伤寒病因病机和《伤寒论》中的三阴三阳、经脉、营卫津液等问题，并对汗、吐、下、和等治法加以阐述。

1222

伤寒发微/包天白撰. 油印本. 中国医学院，1931(中国医学院讲义十九种；9)

139

曾为中国医学院之讲义，以六经病分篇，后附霍乱、阴阳易、差后劳复章。全书泛论《伤寒论》中的证候、病机、治则、治法，如太阳病总论、诸虚家禁汗、治法先后、湿病、燥伤形病、少阴水火虚实、热厥出入生死等50章。

1223

曹氏伤寒发微：四卷/曹颖甫撰. 铅印本. 上海：昌明医药学社，1931

1、2、139、186、270、277、279、361、391、412B、491、514A、521、529A、541、590、651、728A、746A、799A、896A、901、907B、907C、917A、940

书首有《伤寒论》原序、著者自序、丁仲英序、沈松年序及凡例。卷一至卷三为太阳、阳明篇，卷四为少阳、太阴、少阴、厥阴、霍乱、阴阳易差后劳复、痉湿暍篇，后附跋。对《伤寒论》原文及方剂进行了阐发，反映了曹氏研究《伤寒论》及临床的心得。

1224

伤寒法解正讹：十卷/曹荫南编著. 石印本. 复兴石印馆，1932（新注医学辑著解说；1）

139、361、514A、851

系《新注医学辑著解说》之一。以六经分篇，卷一至卷三为太阳上、中、下篇，分别讨论风伤卫、寒伤营和风寒两伤营卫之证；卷四至卷六为阳明上、中、下篇，依次讨论太阳阳明、正阳阳明和少阳阳明，并附他经转属阳明、伤寒合病；卷七少阳篇；卷八为太阴篇，并附伤寒并病、坏病及痰病；卷九为少阴前篇外邪协水而动之证；以及少阴后篇外邪协火而动之证；卷十为厥阴篇。书中以每一条文为一法，计354法。每一条文之下注以自解，认为条文有不合医理、文理及用药法则者，为王叔和讹撰，而非仲景原文。对原文有法无方者，注以己之用药经验。另对条文的编次有所移易，但不若原编次合理。

1225

伤寒纲要/孟承意著；秦伯未重订. 铅印本. 上海：中医书局，1931

139、421、541、590、731、831、851、917A

以六经为纲，汤证为目，将《伤寒论》原文重新排列，分伤寒总论、太阳脉证、阳明脉证上、阳明脉证下、少阳脉证、太阴脉证、少阴脉证、厥阴脉证等八篇，结合原文，论述注释六经病证及有关汤证。

1226

伤寒纲要讲义/吴锡璜撰. 铅印本. 厦门：国医专门学校，1936

139A、590

将《伤寒论》主要内容分伤寒原始、六气解、三阳治法概要、三阳三阴脉法之异同等43个专题论述，而以六经病的辨证论治为主。论述采引前人之说，参以已得，并结合临床应用。

1227

伤寒会参：七卷，卷首一卷/张拱瑞编. 石印本. 常德：今和石印局，1932

139、270、590、738B、799A、831、839A

卷首有自序、仲景原序、凡例及读论要知。卷一至卷六为辨太阳、阳明、少阳、太阴、少阴、厥阴脉证篇；卷七为辨霍乱病脉证并治、辨阴阳易、差后劳复脉证、辨痉湿暍脉证。卷末附通观全书谈、方药离合论、古方加减论、方剂古今论、古今方剂大小论、煎药法论、服药法论。注释既集历代医家之论，又参以西医知识及个人心得，对《伤寒论》原文有所发挥。

1228

伤寒辑注/罗绍祥编. 广东：中医药专门学校，1936（广东中医药专门学校各科讲义；15）

570、590、940

1229

伤寒讲义/朱鸿渐编. 活字本. 北洋医学堂，1914

139

为民国北洋医学堂《伤寒论》教材。内容包括辨寒热往来胸胁痞满柴胡诸证治法、辨伤寒不宜汗下用刺法、辨热入血室、辨火攻误治变证、辨误吐变证、辨结胸脏结证治、辨痞痛证治、辨实证谵语及血结证治、拟温病在表虚邪治法、拟温病在表实邪治法、拟温病表热治法、拟温病里热治法等12篇。

1230

伤寒讲义/曹运昌编. 活字本. 北洋医学堂，1915

139

为民国北洋医学堂教材。内容仅有辨少阳脉证和辨少阴脉证两篇，篇中诠释深入浅出，阐述精当。

1231

伤寒讲义/廖平编. 刻本. 成都：存古书局，1917(六译馆医学丛书)

491、852、907C

为《伤寒古本订补》之一。就太阳篇六经传变证误条文进行纂编，收集有关条文15条，并加注释。

1232

伤寒讲义/胡书城编. 铅印本. 武汉：湖北省医会夜校，1931

139

湖北医会夜校讲义。第一章伤寒之缘起，简要介绍张仲景及《伤寒杂病论》；第二章太阳病概论，分74节论述太阳病证治。

1233

伤寒讲义/祝味菊著. 石印本. 上海：祝味菊诊所，1931

590

1234

伤寒科讲义/天津国医函授学院编. 铅印本. 天津：国医函授学院，1940

254

1235

伤寒论崇正编：八卷/黎天佑编注. 铅印本. 粤东编译公司，1925

139、514A、590、931、940

卷首有左海仲序、读法。卷一至卷七为太阳、阳明、少阳、太阴、少阴、厥阴篇，卷八为六经删伪篇。末附“读仲圣书有误五大险证治法”一章。注文采集前人之说，并加按语，以述著者心得体会。

1236

伤寒论串解：七卷，卷首一卷，卷末一卷/陈开乾编. 铅印本. 昆明，1926

139、901

依唐容川《伤寒论浅注补正》本之次第，对唐氏和陈修园《伤寒论浅注》极为推崇。陈氏串解先予语释，次以两家之说为主注，间或采录《医宗金鉴》等书之注释于后，亦或有所发明。

1237

伤寒论大义/罗绍祥编. 广州：穗雅书局，1918(广东医学实习馆讲义；1)

308A、931、940

1238

伤寒论读本/蔡剑魂编著. 广州：厚朴出版

社，1949（中国医学研究丛书）

361

前部所载《伤寒论》原文，根据明代赵开美刻本、成无己《注解伤寒论》及日本丹波元简《伤寒论辑义》参校而定。后部载录方药，每方附歌一首。所集方歌，或引自他书，或蔡氏自编。

1239

伤寒论发微：七卷/高知一编. 稿本，1944

139

卷一至卷六分别辨六经病脉证；卷七辨霍乱病脉证、辨阴阳易差后劳复病脉证及辨痉湿暍病脉证。认为《伤寒论》毕于“痉湿暍”，《金匮要略》起于“痉湿暍”，因《伤寒论》“痉湿暍”有论无方，《金匮》其方特详，故知当时二者为合卷。高氏潜心《伤寒论》十余年，注释具有一定启发性。

1240

伤寒论改正并注/陈逊斋著. 铅印本. 南京：陈逊斋诊所，1935

186、491、514A、590、651、728、917A

著者参考诸家之说，以多年研讨心得校注伤寒论。随文释义，正讹补脱。全书分14章。前4章为伤寒、六经、脉法、药量概说。后10章为张仲景原序、太阳篇（上、中、下）、阳明篇、少阳篇、太阴篇、少阴篇、厥阴篇、阴阳易差后劳复篇、霍乱篇。书首载自序，继列伤寒概说、六经概说、脉法概说、药量概说及仲景原序。《伤寒论》原文分太阳、阳明、少阳、太阴、少阴、厥阴、阴阳易差后劳复、霍乱等10篇。采用中西医两说，每遇疑惑难解之处，予以改字。凡改字者均书“改正”字样。

1241

伤寒论纲要/朱皋山撰. 铅印本. 中国医药学社，1932

186

1242

伤寒论纲要/（日）橘南溪著. 铅印本. 上海：世界书局，1936（皇汉医学丛书；11）

1、3、21、139、140、152、186、202、251、254、270、277、301、303、308、361、391、396、421、433、450、461、491、514A、546、589、590、651、702、706、728、731、738、738A、741、781、799A、800、831、839、839A、851、852、854、871、891、901、907B、907C、917A、921、922、926A、931、942B

本书分8篇，太阳病分列上、中、下3篇，次列少阳、阳明、太阴、少阴、厥阴各1篇。书中针对仲景原文予以分段夹注，注文力求简要平正，概念清晰。

1243

伤寒论广注/林少鹤编. 稿本，1948

139

论述《伤寒论》太阳病篇。首录太阳病脉证条目181条、太阳病方74首，次以历代名家注释列于各条文后，颇类集注。后录《伤寒论》方剂84首，详细分析其方义和临床应用范围。

1244

伤寒论汇注精华：九卷/汪莲石辑. 石印本. 上海：扫叶山房，1920

139A、152、186、270、277、279、280、301、309、385、412A、491、541、570、590、651、664、677A、701、728A、731、733A、738A、738B、831（残）、851、896A、907C、911、917A、926A、940

前有恽毓龄序及汪氏自序。书后载恽树珏、张焘诸跋。卷首节录喻嘉言“尚论伤寒论大意”、陈修园“《伤寒论》读法”、舒驰远“六经定法”及张志聪《伤寒论集注》原序等。删去辨脉法、平脉法、伤寒例及诸可诸不可篇。卷一至卷六为辨太阳、阳明、少阳、大阴、少阴、厥阴脉证篇，卷七为辨阴阳易差后劳复脉证，卷八、卷九分别为辨痉湿暍脉证并治法、辨霍乱病脉证并治法。将《伤寒论》原文逐条注释，汇集名家之精华，尤推崇张志聪、喻嘉言、陈修园、舒驰远诸家，若有心得，辄加按语于后。

1245

伤寒论霍乱训解：二卷，附章太炎霍乱论/刘复撰. 铅印本. 上海：三友实业社，1931、1940、1942

277、289、361、412A、433、514A、541、570、590、664、677A、712、728A、799A、839A、896A、907C、926A

刘氏认为《伤寒论》霍乱全篇当属仲景或仲景弟子所记述，“然恐读者不能思求经旨，因而偏重于用寒药治热证之论，反于识寒证用热药之法忽焉不察”，故取《伤寒论》中霍乱病脉证治10条，并辑六经吐利6条，分为二卷进行训解。其训解中亦反映刘氏的学术思想，如认为霍乱在治疗过程中，表里俱急者急当救里，可用桂枝人参汤，五苓散适用于霍乱之轻症，四逆汤适用于寒湿霍乱等。末附章太炎“霍乱论”。

1246

伤寒论集注折衷/胡毓秀编注. 石印本. 上海：中医科学书局，1937

286、308、933

书首有陈善同、董锡赓序和著者自序、张仲景《伤寒论》原序，以及例言、陈修园《伤寒论浅注》读法、唐宗海《伤寒论浅注补正》读法。卷一至卷六为辨太阳、阳明、少阳、太阴、少阴、厥阴病脉证篇；卷七为辨霍乱、阴阳易差后劳复、痉湿暍脉证篇。末附徐灵胎所著“方药离合论”、“古方加减论”、“方剂古今论”、“古今方剂大小论”、“煎药法论”、“服药法论”等文。

1247

伤寒论集注折衷/胡毓秀编注. 铅印本. 信阳：义兴福印书馆，1937

2、3、139、254、279、289、361、475A、590、664、738B、940

1248

伤寒广要讲义/恽铁樵撰. 铅印本. 上海：铁樵函授中医学校，1924（铁樵函授中医学校讲义十七种；3）

590

将日本丹波亦柔《伤寒广要》修改而为讲义，内容主要取自原书，另增按语。体例有较大变动，分20期讲述。一至三期为治疗大法、诊断方法；四期为病因病机；五期为辨证；六期至十一期为太阳、少阳、阳明、太阴、少阴、厥阴病篇；十二期至二十期为发痉、风湿、停水、失血、兼变证、发斑发黄、白瘖、发狂、自利、遗毒、别证、感冒、妇人伤寒总说、妇妊伤寒、小儿伤寒等证。

1249

伤寒论辑义按：六卷/恽铁樵撰. 铅印本. 上海：商务印书馆，1928、1929

1、2、139、186、202、277、279、280、289、308A、361、391、393、412A、412B、421、433A、465、476、491、

529A、541、542、546、570、572、590、664、677A、701、712、721、728A、736、738A、738B、746A、791、799、799A、839A、851、896A、901、907B、907C、915、917A、921、926A、931、933、940

卷首有章炳麟序、日本丹波元简《伤寒论辑义》序及凡例，并载伤寒论综概、仲景原序、陆九芝“补后汉书张机传”。卷一至卷三为辨太阳病脉证并治，卷四至卷六为辨阳明、少阳、太阴、少阴、厥阴、霍乱、阴阳易差后劳复病脉证并治。恽氏以《伤寒论辑义》为基础，将体会见解写成按语，附于有关条文之后，并增加了部分中日《伤寒论》注家的注文，间亦参以西医知识。

1250

伤寒论辑义按：六卷/恽铁樵撰. 铅印本. 上海：章氏医寓，1941～1948（药盦医学丛书；21）

254、361、385A、391、421、433、450、450B、461、728A、731、781、907C

1251

伤寒论辑义按：六卷/恽铁樵撰. 铅印本. 上海：千顷堂书局，1941、1946

270、412B、728A、738A、926A

1252

伤寒论辑义按：六卷/恽铁樵撰. 铅印本. 上海：新中医学出版社，1948（药盦医学丛书；21）

139、186、396、450、541、579、651、728、731、907C、921

1253

伤寒论讲义/包识生编. 油印本. 上海：上海医学院

541

1254

伤寒论讲义/包识生编. 铅印本. 上海：神州医药书报社，1915

277、590、706

此书依次列《伤寒论》原文，并为注释，注文后另撰讲和义。“讲”以答问形式讲述原文，“义”为作者总结前文，阐发己意。全书分六经病证及霍乱、阴阳易差后劳复8篇，后依次分为24例，50章，397法，以其“数法同证者曰章，数章同病者曰例，数例同经者曰篇”。

1255

伤寒论讲义/包识生撰. 包氏医宗出版部，1930～1936（包氏医宗；4）

1、139、186、202、277、279、280、289、308A、361、396、412A、412B、433A、475A、491、514A、511、529A、529B、541、590、651、664、677A、712、721、728A、738A、738B、799A、800、839A、851、852、853、896A、907B、907C、917A、921、922、926A、931、940

1256

伤寒论讲义/恽铁樵撰. 铅印本. 上海：铁樵函授中医学校，1933（铁樵函授中医学校讲义十七种；1）

590

此书以丹波元简《伤寒论辑义》为蓝本，辑其中25家之注，另采日本学者喜多村直宽《伤寒论疏义》、中西惟忠《伤寒论辨证》及片仓元周《伤寒启微》等注解。其体例，首原文，次文字考证，次各家注释，次恽氏按语。按语追根溯源，阐发仲景学说，并对各注有所评价。后附伤寒后按。

1257
伤寒论讲义：八卷/张有章编. 石印本，1923
139、289
此书删去《伤寒论》中平脉、辨脉、伤寒例、阴阳易、霍乱等篇内容，仅释六经病证。注文较为详明，但与当时西医学之名词概念对照，或有附会之论，如认为营为血管，卫为体温，体温因血管摩擦而产生等。

1258
伤寒论讲义/刘彤云编. 济南：私立山东国医专科学校，1937
281

1259
伤寒论讲义/王溶编. 西安：陕西医学讲习所，1915
139、401、590、852
为民国初年陕西医学传习所教材。此书以王叔和编次之《伤寒论》为宗，首列经文，次列成无己《注解伤寒论》注文，依次阐述六经病证，示学者以分经审证之法，其意未尽者，另附按语于后。

1260
伤寒论讲义/冯应瑔编. 铅印本. 广州：中汉印务局，1917
940

1261
伤寒论讲义/杨则民编. 石印本，1923
521、738A

1262
伤寒论讲义/邓柏游编. 铅印本. 广州：汉兴国医学校，1931
139、931

1263
伤寒论讲义：六卷/陈绍勋编. 成都：彬明印刷社，1936
279、852、853、855

1264
伤寒论讲义/许振庆编. 铅印本. 广东：光汉中医药专门学校，1937
139、931

1265
伤寒论讲义/杨医亚编. 铅印本. 北平：北平国医砥柱总社，1940
301

1266
伤寒论讲义/宋志华编. 铅印本. 长春：国风印刷社，1942
21

1267
伤寒论讲义/于有五编. 铅印本. 上海：光华国医学社，1944
421

1268
伤寒论概要/冯守平编. 广东：中医药专门学校，1936（广东中医药专门学校各科讲义；16）
570、590、940

1269
伤寒论概要/陆渊雷撰. 稿本，1940
590
本书包括引言、伤寒之范围、六经名义、读《伤寒论》当简别羼入之《内经》家言、六经证候群之吾见、表里与上下之相因、急性热病药法之原理、跋语等篇。

书中引用西医知识分析《伤寒论》中的症状、病理、药理作用，认为三阳为热病正型，少阴为热病变型，太阴为杂病，厥阴为拼凑，应分归于其他篇及杂病书中。

1270

伤寒论今释：八卷/陆渊雷撰. 铅印本. 上海：国医学院，1931

1、21、139、186、279、286、301、361、421、491、541、590、651、664、733A、738A、839A、940

卷首有章炳麟序。卷一至卷五为太阳上、中、下篇；卷六为阳明、少阳篇；卷七为太阴篇、少阴篇；卷八为厥阴篇、霍乱篇。陆氏“用古人之法，释以今日之理”。注文先引前贤之论述，也参考日本医家之观点，后附己意。方后广引诸家用法，附以验案，并结合西医之说，以期融会贯通，然未免有附会之处。但仍为近代研究《伤寒论》颇有影响的参考书籍。

1271

伤寒论今释：八卷/陆渊雷撰. 上海：千顷堂书局，1935

839A

1272

伤寒论今释补正/陆渊雷撰. 铅印本，1930

541、590

刊载有关《伤寒论今释》中学术问题的信件三封，分别就太阳病病理、方药的现代药理知识及肠伤寒的中医药治疗等问题进行论述。陆氏加按语，进行答复阐述，以作补正。

1273

伤寒论今释选：八卷/陆渊雷撰. 上海：祥记彬明印刷社，1930

279、289、491、859

陆氏著《伤寒论今释》，意在“取古书之事实，释之以科学理论。”书中引中日古今医家近百家之言，尤重柯琴、吴谦诸说，于《伤寒论》阐释自成一家言。是编选择其要，别为一册。

1274

伤寒论句解/江谐编注. 影印本. 仙游：福建仙游国医专校，1935

1、917A

本书为当时的中医教材用本。

1275

伤寒论旁训：二卷/赵雄驹编. 铅印本. 汕头：粤东编译公司，1923

251、270、361、931、940

作者取《伤寒论》原文为之训解，夹注于旁，因名《伤寒论旁训》。

1276

伤寒论浅说：八卷/邱崇撰. 北平：和平印书局，1937(邱氏内科大纲；1)

21、139、186、202、270、277、279、280、289、396、461、475A、476、529A、590、728A、738A、839A、871

本书为伤寒论注释本，为丛书《邱氏内科大纲》四种医书之一。前七卷分述六经病证；卷八为伤寒差后复病及伤寒宜忌。注释力求明白浅显，文字通俗易懂。

1277

伤寒论释义：七卷/高宗善撰. 铅印本. 高宗善，1929

139

作者仿陈修园《伤寒论浅注》之体例，将原文与注文融为一体。在病因方面，强调“必明人身脏腑之所主，气血之所游，方能明其邪之所结，病之所涉”；治疗方面，强调“必明其水化气，气化水，水凝而为痰之理，然后则治法易知”。并将六经以手三阴三阳、足三阴三阳分为十二经。注文多引述前贤之论及当时西方医学理论，予以参照诠释。

1278

伤寒论释义/邓绍先注．铅印本．成都：中国医药文化服务社，1942

186、907C

1279

伤寒简学/周佑人撰．抄本，1937

139

书以六经分类编辑《伤寒论》原文，选集诸家注文；伤寒诸病证均列提纲、案例予以阐论。每一病案均有方药，明示方义、服药禁忌及加减法。

1280

伤寒论溯源详解：八卷/高愈明编．奉天：盖平私立中医学讲习所，1917

461、462、475A、917

1281

伤寒论通注/朱茀编．北平：朱壶山医庐，1940

1、202、839A、917A

此书对张仲景《伤寒论》予以注释，按节增列小标题。分篇布段前，朱氏撰总论以抒发个人见解，凡引用诸家之言，均标示其姓氏。作者强调会通中西医学，对于仲景原文，或用现代医学学理解释，或择古注予以诠释。

1282

伤寒论析义/范敏言编．石印本．南宁：合利印刷所，1948

421、921、940

1283

伤寒论新解/潘澄濂注．铅印本．上海：大众书局，1936、1937、1947

139、186、270、361、433、541、590、728、931、940、942B

分太阳上篇、太阳中篇、太阳下篇、阳明篇、少阳篇、太阴篇、少阴篇、厥阴篇等8篇。条文按《医宗金鉴》编次，方剂用量据日本汤本求真《皇汉医学》改。运用西医解剖、生理、病理、病名等知识解说六经病证的发生、发展及治疗、转归等，并摘录古代医家注释加以阐述。方剂之后附有适应证，注明中西医病证名，力图使中西医融会贯通。

1284

伤寒论新解/潘澄濂注．铅印本．上海：中医书局，1947

851

1285

伤寒论新篇/(汉)张机撰；王正枢编．铅印本．长沙，1922

590

1286

伤寒论新诠/廖鼎新编注．铅印本．赣县：春华印刷所，1938

590、741

原为江西中医专门学校讲义，后经修改而成。卷首有弁言及仲景原序。按成无己《注解伤寒论》条文顺序排列，列辨太阳病脉证、辨阳明病脉证、辨少阳病脉证、辨太阴病脉证、辨少阴病脉证及辨厥阴、霍乱、阴阳易差后劳复病脉证篇。最后附论伤寒传变之概略及魏念庭先生伤寒论跋语。书中条文与方剂统一编号，以便检索。各篇首述大意，或于篇后括以总论。注文浅显明了，既引前人注释，又有廖氏按语，并参以西医之说。

1287

伤寒论新诠：二卷/夏裕弟著. 铅印本. 湘潭：中国医学研究社，1947

139、907C

本书诠释张仲景《伤寒论》的部分内容。卷一辨太阳病脉证并治；卷二辨阳明病脉证并治。注释多采清代及日本注家之说，对原文各条中之药、脉、病、治用西医学说解释。

1288

伤寒论新注：四卷/胡剑华著. 铅印本. 上海：中医书局，1928

21、186

本书用最新学理注解伤寒论原文。

1289

伤寒论新注/王秉钧撰. 铅印本. 汉口：武汉印书馆，1929

139、186、277、308A、514A、590、651、781、799A、907C、940

卷首有胡瑛题词、自序及注例等。王氏删去原《伤寒论》的伤寒例、辨脉法、平脉法、诸可诸不可篇，将原文按太阳、阳明、少阳、太阴、少阴、厥阴、霍乱、阴阳易差后劳复篇排列。每篇又分若干章。六经病篇篇首均有要义一节，阐明每篇之大意。注文除引古人之说外，又参以西医知识。

1290

伤寒论新注/胡剑华编注. 石印本. 上海：宏大善书局，1930

139、279、491、799A

1291

伤寒论新注/承澹盦注解；朱襄君参订. 石印本. 上海：宏大善书局，1930

590

附针灸治疗法。承氏参考多种《伤寒论》注本及有关著作，对仲景原文采取提要、注解、小结的形式予以详析，并对六经病证补充针灸疗法。作者在一定程度上试用中西汇通的理论注释经义，有其进步意义，但书中的注解和方论杂有附会或不够恰当的观点。

1292

伤寒论注辑读：四卷/陈祖同编. 稿本，1949

139

取明代赵开美翻刻宋版《伤寒论》，删去辨脉法、平脉法、伤寒例，辨痉湿暍脉证并治及诸可诸不可等篇，仅对三阴三阳篇进行注释阐发。并依日本山田正珍《伤寒论集成》体例编次，列 408 条，注释多采日本诸家及清以后注家之说。

1293

伤寒论注疏考证：七卷/程铭谦注. 石印本. 江西：玉山文星堂，1927

139

卷首为注疏考证序、读法等。卷一至卷六列述辨太阳病脉证、辨阳明病脉证、辨少阳病脉证、辨太阴病脉证、辨少阴病脉证、辨厥阴病脉证；卷七为辨霍乱病脉证、辨阴阳易差后劳复病脉证、辨痉湿暍脉证。各卷之中结合个人临证心得，引述历代注家之言，对《伤寒论》逐节注疏考证。书末附古今大小方剂论、煎药法论、服药法论、长沙方注小引。

1294
伤寒评志/谭次仲撰. 铅印本. 北平：国医砥柱月刊社，1947
139、270、590、839A、907C
又名《急性传染病通论》。书首有杨医亚序、本书读法，后载太阳病篇主要条文。注释原文分“注”、“疏”两部分，并结合西医生理、病理、解剖等知识阐述。

1295
伤寒切解/黄公伟编. 铅印本. 梅县：广东梅县中医学校，1929
940

1296
伤寒入门/陈景岐编. 上海：中西医药书局，1934(中国医药入门丛书；7)
1

1297
伤寒条辨/费通甫著. 铅印本. 上海：读者书局，1933
385A、541、746A
卷首有蔡济平、傅然雍、郭伯良、余无言序。分上、下册，上册为太阳篇；下册为阳明、少阳、太阴、少阴、厥阴及杂篇。杂篇包括阴阳易瘥后劳复、霍乱、痉湿暍病。每篇之首均有补论，述每篇之概要。条文编次采用以证分类、按证类方的方法。注文以“按”、“说明”、“论解”三种形式阐述。论述原文扼要，分析证候病机，发前人未发。辨证切脉、处方用药，求合实用。曾为上海中国医学院之教本。

1298
伤寒条辨/费通甫著. 铅印本. 上海：中国医学院，1937
186、277、279、308A、361、475A、529A、590、728A、738A、799A、839A、907C、940

1299
伤寒新义/祝味菊撰. 铅印本. 上海：祝味菊诊所，1931
2、139、270、590、851、852、907C、942B
此书以明代赵开美本为依据编次《伤寒论》。重编《伤寒论》原文394条。注文分“注”和“解”两部分。前者概括条文原意，后者释析病证之病因病理。略于文字考订，详于《伤寒论》之研究所得。

1300
伤寒新义/祝味菊编撰. 铅印本. 上海：中医卫生局，1940
186

1301
伤寒新义/祝味菊著. 上海：美星印刷厂，1940(祝氏医学丛书；3)
852、907C

1302
伤寒学/廖蓂阶撰. 铅印本. 成都：国医讲习所
852

1303
伤寒学讲义/王普耀编述. 铅印本. 浙江：中医学校
590

1304
伤寒学讲义/冯瑞鎏编. 广东：中医药专门

学校，1925

590、931、940

为广东中医药专门学校讲义之一种。该讲义不分卷，按六经病脉证治篇章编次，于每一条文之后，主要采集前人的注解，以逐条阐释。间有编者自己的按语，或补前人之未发，或评析诸家注释之得失，以明取舍。

1305

伤寒学讲义/王仲香编. 浙江：中医专门学校，1938(浙江中医专校讲义三十三种；19)

590

编次悉本日本丹波元简《伤寒论辑义》。六经病篇后补入太阳、阳明、少阳、太阴、少阴、厥阴新法各一篇，论本经之病证、传经、治法等。

1306

伤寒学讲义/黄樨门编. 南宁：广西省立南宁医药研究所，1940

921

1307

伤寒学讲义/中国国医函授学院编. 天津：中国国医函授学院，1940

590

1308

伤寒原旨/(汉)张机撰；何仲皋详解. 铅印本. 成都：四川高等国医学校，1934

139、186、270、277、279、289、308A、361、590、781、839A、851、855、856、907C

书首有自叙，伍介康、曹肇修等叙，以及仲景原叙和凡例。继按太阳、阳明、少阳、太阴、少阴、厥阴、霍乱、阴阳易差后劳复、痉湿暍病脉证等次序，列为9篇。条文亦悉依《伤寒论》原著。逐条注解，以《黄帝内经》《难经》《金匮要略》《神农本草经》为学术渊源，加以阐述发挥。

1309

伤寒杂病论义疏：十六卷/刘世祯撰；刘瑞瀜注. 铅印本. 长沙：商务印书馆，1934

1、2、21、139、186、202、254、270、277、279、286、289、309、351、361、381、391、396、401、412A、412B、421、433、475A、476、491、541、546、570、572、579、590、651、664、706、721、728A、731、738A、738B、781、791、799、799A、831、839、839A、851、901、907B、907C、911、922、926A、933、940

卷首有自序，刘瑞瀜、何键、曹伯闻序，仲景原序及例言。卷一、卷二为平脉法；卷三为伤寒例；卷四为辨温病脉证并治；卷五为辨暑病、热病、湿病、燥病脉证并治；卷六至卷八为辨太阳病脉证；卷九至卷十二为辨阳明、少阳、太阴、少阴、厥阴、霍乱、痉、阴阳易差后劳复病脉证并治；卷十三至卷十六为辨可发汗、不可发汗、发汗后病脉证并治，辨不可吐、不可下、可下及发汗吐下后病脉证并治。本书将《古本伤寒杂病论》与林亿之校本相互校勘，参以《灵枢》《素问》及西医生理病理之说予以阐说。

1310

伤寒杂病论诸集说：二卷/著者佚名. 抄本. 日本，1925

3

选《伤寒论》原文401条，按六经编次。太阳经分“伤寒论口录”、“辨太阳病脉证并治(中、下)”，其余每经一篇，另列辨霍乱、辨阴阳易、辨差后劳复病脉证并治。注文兼采成无己、喻昌、柯琴、钱潢、程应旄、方有执，以及日本中西惟中等40余家之说。并引《说文》《品字笺》《素问》《金匮》《名医别录》《抱朴子》等书。另对《伤寒论》版本及有关条文予以考证。释方包括方解、药解。

1311

伤寒折中：二卷/欧阳逸休编撰. 铅印本，1941

1

是书折中于《黄帝内经》《难经》《医宗金鉴》及柯韵伯、陈修园、陈元犀、成无已、尤在泾、徐灵胎、张令韶、黄坤载、程郊倩、薛步云、章虚谷、张隐庵、徐忠可等诸家之说，结合作者心得及临证经验，对《伤寒论》进行编注。方后所附汤头歌括于病脉、药量、煎法、服法均有说明。

1312

伤寒卒病论简注：六卷/宋汝桢纂注. 抄本，1938

590

以赵开美宋本《伤寒论》为底本，删去辨脉法、平脉法、伤寒例、痉湿暍病、阴阳易差后劳复病及诸可诸不可篇。开首有李之赞、宋科海、吴演生、陈心符等序及著者自序。卷一至卷三为辨太阳病脉证并治；卷四为辨阳明病脉证并治、辨少阳病脉证并治；卷五为辨太阴病脉证并治、辨少阴病脉证并治；卷六为辨厥阴病脉证并治、辨霍乱病脉证并治。注文简明通俗，并引古人注释，凡原文中文字与《金匮玉函经》《脉经》《千金要方》《外台秘要》等不同者，均附备考。所载方剂仅存药物，无剂量及煎服法。原条文号码也重新编次。

1313

图表注释伤寒论新义：十卷/余无言编. 铅印本. 上海：中华书局，1940、1949

21、139、202、251、254、301、308、381、461、541、546、590、741、781、799A、800、851、852、917A、921、940

书首序言、凡例后有论六经、论阴阳、说细菌诸篇。卷首为六经总篇，并列太阳、阳明、少阳、大阴、少阴、厥阴及差后复病篇等为10卷，后附补篇。注释既采历代医家之论，又参西医新说，并辅以图解表格，提倡中西汇通，发展新学。

1314

图表注释伤寒论新义：十卷/余无言编. 抄本. 张伯熙

746A

1315

新释伤寒论/李遂良编注. 铅印本. 福州：中医专校，1927

491、917A

以日本吉益猷《删定伤寒论》为蓝本。书首有仲景原序，继列太阳、阳明、少阳、太阴、少阴、厥阴篇，书末附“中西病理汇通说”。注文既引前贤之论，复参西医之说，意在中西汇通。除注释原文外，并论述主证、脉象、病机等。

1316

新释伤寒论/李遂良编注. 铅印本. 天津：新中医学社，1927

590

1317

增订条注伤寒心法：八卷/陈绍勋编注. 石印本. 宏文石印局

289

1318

增订条注伤寒心法：八卷/陈绍勋编注. 石印本. 四川：江北县鱼镇里医学传习所，1932

186、270、277、279、308A、362、391、412A、491、514A、590、651、738A、799A、839A、852、907B、907C、940

卷首有周禄元序及著者自叙。卷一、卷二论六经病脉证，如风寒两感营卫同病证、阳明慎汗慎清慎下脉证、三阳合病脉证、厥阴寒热错杂脉证、三阳三阴两感脉证等；卷三至卷八论述发热、烦躁、懊侬、痉病、阴阳毒、狐惑、百合病等病证。以证分类，将仲景原文重新排列，逐条注释。每证之前仿许叔微《伤寒百证歌》及《医宗金鉴伤寒心法》，编歌诀一首；次列仲景原文，条文前均冠“论曰”二字，以示区别；注文先述大意，再加按语详述，偶亦引证西医之说，以证脏腑经络之形质。曾原为陈氏医学传习所之教本。

1319

增订条注伤寒心法：八卷/陈绍勋编注. 石印本. 邻水：邻水县国医讲习所，1942

202、391、541、728A、852

1320

伤寒新释/陈拔群著. 上海：涵煦庐医书出版部，1937

1

此书以六经代表人体各部分疾病，并加注释。

1321

仲景伤寒论方记诵编/张寿颐撰. 油印本. 兰溪：公立中医学校(兰溪中医学校讲义；7)

391

1322

仲景伤寒论评释/阎德润著. 哈尔滨：医学专门学校，1936

1、361、511、590

综合前人对《伤寒论》的注释，予以评价，以现代医学理论详作阐述。内分症状明理论与治疗辨正论两编。

1323

注伤寒论：六卷/管侃著. 抄本，1949

651

对张仲景《伤寒论》原文逐条进行阐释。卷一、卷二为注释太阳病篇，卷三注释阳明病篇，卷四注释少阳病篇，卷五注释太阴病和少阴病篇，卷六为注释厥阴病篇。内容颇多阐发。

1324

伤寒论精义折衷：二卷/朱茀撰. 铅印本. 北平：华北国医学院，1922、1934、1936

1、2、3、139、186、270、277、279、286、362、412A、514A、529A、546、590、728A、831、839A、926A、940

卷首有康孝人叙、著者自叙及例言。将《伤寒论》原文重新排列。上卷为太阳篇，下卷为阳明、少阳、太阴、少阴、厥阴篇。以霍乱、阴阳易差后劳复、痉湿暍篇为附篇。六经病篇首述总论，阐明大意；注释精选前贤之说，附以朱氏心得，并结合西医理论阐述。

1325

生生堂伤寒论/(日)中神孚撰. 抄本. 日本，1925

3

为《伤寒论》之注本。按六经编次，分为辨太阳病脉证并治法，辨少阳、阳明、太阴、少阴、厥阴病脉证并治法。其注解荟萃先贤之精论，而不注明出处。先列原文，后则以日文诠注。

1326

校正宋版伤寒论正解/(日)浅田贺寿卫撰.东京：文荣堂，1929(和汉医籍学；3)

590

收载于日文版《和汉医籍学》中。以明代赵开美覆刻宋本《伤寒论》为底本，另据其他版本进行校正。

1327

伤寒广要：十二卷/(日)丹波元坚撰.上海：中医书局，1935

412A、529A、590、907C

此书采集历代名医论说及实践经验，撷录晋唐至明清150余家各类医著中有关伤寒的论述，分为：纲领、诊察、辨证、太阳病、少阳病、阳明病、太阴病、少阴病、厥阴病、兼变诸证、余证、别证、妇儿、杂载等14门。

1328

伤寒广要：十二卷/(日)丹波元坚撰.铅印本.成都：昌福公司，1920

139、186、202、279、361、362、385A、391、450B、491、511、514B、529B、541、651、746A、852、871、907C

1329

伤寒广要：十二卷/(日)丹波元坚撰.铅印本.上海：中医书局皇汉医学编译社，1935(聿修堂医学丛书；第5种)

1、3、21、139、140、152、186、202、251、254、270、277、301、303、308、361、391、396、421、433、450、461、491、514A、546、589、590、651、702、706、728、731、738、738A、741、781、799A、800、831、839、839A、851、852、854、871、891、901、907B、907C、917A、921、922、926A、931、942B

1330

伤寒广要/(日)丹波元坚著.上海：世界书局，1936(皇汉医学丛书；第5册)

541

1331

新增伤寒广要：十二卷/(日)丹波元坚撰；何廉臣增订.铅印本.绍兴：育新书局，1931(何氏医学丛书；1)

590、896A

本书为何氏在《伤寒广要》的基础上增补而成，在原书基础上，增入清代杨栗山、戴北山、王孟英、王朴庄及日本喜多村直宽等10余家有关伤寒之论述，间附何氏评语和心得。

1332

新增伤寒广要：十二卷/(日)丹波元坚撰；何廉臣增订.铅印本.上海：六也堂书局，1928、1931、1939

2、139、152、202、270、279、280、286、289、308、361、362、385B、396、412A、412B、433、475A、514A、529A、541、570、589、590、664、709、728、728A、731、733A、738A、738B、746A、799A、831、896A、901、917A、921、926A、933

1333

康平伤寒论/(汉)张机撰；(日)大冢敬节校注.日本东京：汉方医学会，1937

2、139、799A

该书由于日本丹波氏抄录于日本康平三年(1060年)，故以“康平”为书名。

此书早于北宋《伤寒论》本，但篇次少于宋本。全书12篇，包括伤寒例、六经病及霍乱、阴阳易、差后劳复等。在个别条文与文字方面也与宋本互有出入。

1334

康平伤寒论/(汉)张机著；(日)大冢敬节校注. 上海：千顷堂书局，1947

139、361、450、590、651、839A

1335

康平伤寒论/(汉)张机撰；(日)大冢敬节校注. 苏州：友助医学社，1947

139、277、309、491、514A、572、590、701、709、728、839A、851

1336

伤寒论集成/(日)山田宗俊著. 铅印本. 上海：世界书局，1936(皇汉医学丛书；15)

1、3、21、139、140、152、186、202、251、254、270、277、301、303、308、361、391、396、421、433、450、461、491、514A、546、589、590、651、702、706、728、731、738、738A、741、781、799A、800、831、839、839A、851、852、854、871、891、901、907B、907C、917A、921、922、926A、931、942B

作者据宋林亿、高保衡的《伤寒论》校订本，广泛参阅古今《伤寒论》注本(包括日本医家的几种注本)，予以辨析、选注、删繁、考订，并将所有条文编列序号，计408条。又依《玉函经》补充1条，为409条。虽为集注性质，颇多个人见解，在日本人的《伤寒论》注本中具有一定的影响。

1337

伤寒论辑义：七卷/(日)丹波元简撰. 铅印本. 上海：中医书局皇汉医学编译社，1935(聿修堂医学丛书；3)

1、2、6、9、139、152、185、186、252、277、289、308A、361、391、393、412A、412B、421、450、461、475A、491、514A、511、529A、529B、546、589、590、664、677A、728、728A、731、738A、738B、839A、851、901、907C、917A、922、931、940

前六卷列述六经病；卷七辨霍乱、阴阳易、差后劳复病证。诠释仲景原文，采辑成无己以下数十家之注文，结合个人心得逐条予以阐析。方解部分，除选注诠释外，并参考古今方书加以增补。

1338

伤寒论辑义/(日)丹波元简著. 铅印本. 上海：世界书局，1936(皇汉医学丛书；13)

1、3、21、139、140、152、186、202、251、254、270、277、301、303、308、361、391、396、421、433、450、461、491、514A、546、589、590、651、702、706、728、731、738、738A、741、781、799A、800、831、839、839A、851、852、854、871、891、901、907B、907C、917A、921、922、926A、931、942B

1339

伤寒论识：六卷/(日)浅田栗园撰. 上海：六也堂书药局；绍兴：育新书局，1931(何氏医学丛书；3)

286、896A

卷一辨太阳病脉证并治上，卷二辨太阳病脉证并治中，卷三辨太阳病脉证并治下，卷四辨阳明病、少阳病脉证并治法，卷五辨太阴病、少阴病脉证并治法，卷六辨厥阴病脉证并治法、辨阴阳易瘥后劳复病脉证并治法。每卷之首有一概述，扼要阐述了该卷内容的因机证治，该书按伤寒论逐条串解阐发，释词析句，尤为详尽，并旁引注家加以说明。对于论中为许多汤证所共有的症状，该书则加以归类比较，以资鉴别。条文中文字词句欠明之处则提出疑议，存疑待考。条文的关键之处加有按语，阐发自己的观点。

2.3 发挥

1340

伤寒九十论/(宋)许叔微述. 刻本. 双流：黄氏济忠堂，1912

3、139、186、202、270、277、279、289、361、412A、514A、572、738A、851、852、853、907B、907C

1341

伤寒九十论：一卷，校伪一卷，续校一卷/(宋)许叔微撰. 铅印本. 上海：商务印书馆，1935～1937(丛书集成初编；24)

1、2、6、7、9、21、139、140、186、251、301、361、391、421、461、493、511、523、541、542、572、579、651、702、721、731、781、791（残）、851、852、901、911、921、922、931、940

1342

伤寒九十论/(宋)许叔微著. 铅印本. 上海：大东书局，1936(中国医学大成；第6集)

1、2、3、139、270、277、361、391、461、476、511、541、579、589、590、728、831、851、852、901、907B、907C、921、940

记载许氏治伤寒90证验案。每证下均列病人姓名、症状、病理、疗法、用药方义等。

1343

伤寒发微论：二卷/(宋)许叔微撰. 铅印本. 上海：商务印书馆，1935～1937(丛书集成初编；19)

1、2、6、7、9、21、139、140、186、251、301、361、391、421、461、493、511、523、541、542、572、579、651（残）、702、721、731、781、791、851、852、901、911、921、922、931、940

又名《张仲景注解伤寒发微论》。许氏深研仲景学说，历述伤寒七十二证证治，阐解某些伤寒证候的用药法，并扼要地辨析了伤寒、中风、风温、温疟等病的脉证。

1344

伤寒类证活人书：二十二卷/(宋)朱肱著. 上海：商务印书馆，1935～1937(丛书集成初编；1379～1380)

1、2、6、7、9、21、139、140、186、251、301、361、391、421、461、493、511、523、541、542、572、579、651（残）、702、721、731、781、791、851、852、901、911、921、922、931、940

初名《无求子伤寒百问》，又名《南阳活人书》。全书分4部分，对伤寒各证和其他一些杂病予以详细的论述。卷一～十一，以问答体例剖析伤寒的各种相类证候；卷十二～十五，释《伤寒论》113方；卷十六～十八，载各家伤寒方，计126首；卷十九～二十一，介绍妇人和小儿伤寒及治疗方药，并论小儿疮疹；卷二十二为伤寒十劝。是全面系统地研究《伤寒论》较早的著作。

1345

伤寒类证活人书：二十二卷/(宋)朱肱著.

石印本. 上海：鸿章书局，1919

139、301、303、308A、351、412A、412B、414、475A、677A、728A、746A、852

1346

伤寒类证活人书：二十二卷/（宋）朱肱著. 石印本. 上海：文瑞楼，1919

139A、279、280、570

1347

伤寒类证活人书：二十二卷/（宋）朱肱著. 铅印本. 上海：商务印书馆，1939

21、139、401、590、651、741、781、800、921、922

1348

伤寒类证活人书：二十二卷/（宋）朱肱著. 刻本. 北平：中医学社，1923（古今医统正脉全书；11）

1、139、202、289、396、461、491、541、651

1349

伤寒总病论：六卷，附札记一卷/（宋）庞安时著. 铅印本. 上海：商务印书馆，1937（丛书集成初编；1406～1407）

1、2、6、7、9、21、139、140、186、251、301、361、391、421、461、493、511、523、541、542、572、579、651、702、721、731、781、791、851、852、901、911、921、922、931、940

卷一叙述六经分证；卷二谈汗、吐、下、温、灸等治法；卷三论析与伤寒有关的一些杂症；卷四～五列述暑病、寒疫、温病等；卷六载伤寒杂方、妊娠杂方等。其处方用药在《伤寒论》的基础上参考诸家学说并结合个人实践，有所补充。

1350

伤寒总病论：六卷/（宋）庞安时撰. 刻本. 武汉：武昌医馆，1912

1、139、185、186、279、286、308A、385、412B、493、651、664、731、781、799、799A、851、852、922

1351

伤寒总病论：六卷/（宋）庞安时撰. 影印本. 上海：博古斋，1922

741、933

1352

伤寒总病论：六卷/（宋）庞安时撰. 影印本. 进业书局（据士礼居黄氏丛书）

139、152、280、289、361、523、570、664、728A、739、746A、799A、839A、852、854、917A、940

1353

伤寒总病论：六卷/（宋）庞安时撰. 据士礼居黄氏丛书影印本. 上海：千顷堂书局

2、139、139A、186、279、303、308、309、393、433、450B、476、491、590、664、677A、721、738A、738B、852、871、907B、907C

1354

伤寒总病论：六卷/（宋）庞安时撰. 刻本. 武汉：武昌柯氏医学馆，1912（武昌医学馆丛书；5）

1、139、289、461（残）、781

1355

伤寒总病论：六卷，附札记一卷/（宋）庞安时撰. 据清黄氏刻本影印本. 上海：石竹山房，1915（士礼居黄氏丛书；1）

1、6、7、9、139、251、351、391、

421、461、493、541、542、579、701、721、731、741（残）、781、791、851、852、901、911

1356

伤寒总病论：六卷，附札记一卷/（宋）庞安时撰. 据清黄氏刻本增辑影印本. 上海：博古斋，1922（士礼居黄氏丛书；1）

1、2、140、251、301、391（残）、412B、421、461、511、523、651、664、731、741、791、852、901、921、940

1357

伤寒补亡论：二十卷/（宋）郭雍著. 铅印本. 苏州：文新印刷公司锡承医社，1925

186、254、279、303、361、395、412A、475A、491、514A、590、651、728A、738B、746A、853、940

全书实存19卷。卷一列伤寒名例十问，叙论五问，治法大要九问，脉法、刺法六问，仲景元化五问；卷二至卷三论仲景辨脉、平脉法；卷四至卷七为内经统论及伤寒六经证治；卷八至卷十二分叙汗、吐、下、温、灸、刺、水、火之法；卷十三至卷十五论两感等证；卷十六缺；卷十七至卷十八为痉、湿、暍等证；卷十九至卷二十为妇、儿诸证。

1358

伤寒微旨论：二卷/（宋）韩祗和撰. 上海：千顷堂书局，1914

139、277、279、391、397、412A、412B、414、514A、529、590、664、831、852、896A、907C、921

该书卷上分伤寒源、伤寒平脉、辨脉、阴阳盛虚、治病随证加减药、用药逆等8篇。卷下分总汗下、辨汗下、药力轻重、温中、大小便等7篇。着重论述辨脉、辨汗下、温中等诊治大法。

1359

伤寒微旨论：二卷/（宋）韩祗和著. 铅印本. 上海：商务印书馆，1939（丛书集成初编；23）

1、2、6、7、9、21、139、140、186、251、301、361、391、421、461、493、511、523、541、542、572、579、651、702、721、731、781、791、851、852、901、911、921、922、931、940

1360

伤寒微旨论：二卷/（宋）韩祗和著. 据清海虞张氏刻本影印本. 上海：博古斋，1921（墨海金壶；1）

1、6、7、9、21、139、251、351、391、421、461、493（残）、511、514A、541、542、579、651、741、781、791、851、852、901、911（残）、931

1361

伤寒标本心法类萃：二卷/（金）刘完素撰. 铅印本. 上海：商务印书馆，1935～1937（丛书集成初编；26）

1、2、6、7、9、21、139、140、186、251、301、361、391、421、461、493、511、523、541、542、572、579、651、702、721、731、781、791、851、852、901、911、921、922、931、940

旧题金刘完素撰。为论述伤寒证治专著。上卷叙述病证，自伤风、伤寒、中暑、中湿，至食复、劳复共44则；下卷则载所用64方，其中仲景方约占半数。本书卷上有传染一则，以示伤寒与疫疠的区别；在治法上用双解散、益元散等方以补充仲景治法之未备。

1362

伤寒标本心法类萃：二卷/（金）刘完素撰. 石印本. 上海：江左书林，1913（刘河间医学六书；5）

21、270、491、493、931、940

1363

伤寒标本心法类萃：二卷/（金）刘完素撰. 刻本. 北平：中医学社，1923（古今医统正脉全书；15）

1、139、202、289、396、461、491、541、651

1364

伤寒明理论：三卷，方论一卷/（金）成无己著；（清）张卿子参订；（明）吴勉学评注. 铅印本. 上海：大东书局，1936（中国医学大成；31）

1、2、3、139、270、277、361、391、461、476、511、541、579、589、590、728、831、851、852、901、907B、907C、921、940

上、中卷辨析发热、恶寒、自汗、头痛、喘等伤寒50种证候的病象和病理；下卷专论方药，选《伤寒论》常用方20首。

1365

伤寒明理论：三卷，方论一卷/（金）成无己著. 铅印本. 上海：商务印书馆，1939（丛书集成初编；25）

1、2、6、7、9、21、139、140、186、251、301、361、391、421、461、493、511、523、541、542、572、579、651、702、721、731、781、791、851、852、901、911、921、922、931、940

1366

伤寒明理论：三卷，方论一卷/（金）成无己撰. 石印本. 上海：受古书店，1929

381、738A、741、746、931

1367

伤寒明理论：三卷，方论一卷/（金）成无己撰. 铅印本. 上海：大东书局，1914、1936

475A、491、651

1368

伤寒明理论：三卷，方论一卷/（金）成无己撰. 刻本. 北平：中医学社，1923（古今医统正脉全书；9）

1、139、202、289、396、461、491、541、651

1369

伤寒明理论：三卷，方论一卷/（金）成无己撰. 石印本. 上海：千顷堂书局，1916（仲景全书五种本；4）

1、9、139、251、270、277、279、280、289、301、308、308A、361、396、412A、467、475A、519、523、529A、541、590、651、677A、728A、738A、738B、741、791、852、896A、901、907B、907C、922、931

1370

伤寒明理论：三卷，方论一卷/（金）成无己撰. 石印本. 上海：中一书局，1929（仲景全书五种本；4）

2、139、186、270、279、381、391、412B、461、475A、514A、514B、529A、541、570、664、728A、831（残）、839A、901、907B、911

1371

伤寒心要/（元）镏洪撰. 铅印本. 上海：商

务印书馆，1935～1937(丛书集成初编)

1、2、6、7、9、21、139、140、186、251、301、361、391、421、461、493、511、523、541、542、572、579、651、702、721、731、781、791（残）、851、852、901、911、921、922、931、940

书中首列伤寒心要论，次列双解散、防风通圣散、小柴胡汤、凉膈散等30方及新增病后4方，末则列伤寒心要余论。是书专为伤寒而设，但在学术上，则多从河间“火热”立论，大体上属于刘完素一派，后人将此本附刊于《河间六书》之后。

1372

伤寒心要/(元)镏洪撰. 石印本. 上海：江左林，1913(刘河间医学六书；附)

21、270、391、493、931、940

1373

伤寒心要/(元)镏洪撰. 铅印本. 北平：中医学社，1923(古今医统正脉全书；17)

1、139、202、289、396、461、491、541、651

1374

伤寒医鉴/(元)马宗素撰. 铅印本. 上海：商务印书馆，1935～1937(丛书集成初编；28)

1、2、6、7、9、21、139、140、186、251、301、361、391、421、461、493、511、523、541、542、572、579、651、702、721、731、781、791、851、852、901、911、921、922、931、940

书中首载伤寒医鉴，继之论脉证、六经传授、汗下、阳厥极深、燥湿发黄、不得眠、呕吐、湿热下痢、霍乱、好用寒凉、小儿疮疹等12论。每论之中，皆引《活人书》于前，继引刘完素之说予以辨证，末又以《素问》之文加以论证。

1375

伤寒医鉴/(元)马宗素著. 石印本. 上海：江左林，1913(刘河间医学六书；6)

21、270、391、493、931、940

1376

伤寒医鉴/(元)马宗素著. 铅印本. 北平：中医学社，1923(古今医统正脉全书；36)

1、139、202、289、396、461、491、541、651

1377

伤寒直格论：三卷/(金)刘完素撰；(金)葛雍编. 铅印本. 上海：商务印书馆，1939(丛书集成初编；27)

1、2、6、7、9、21、139、140、186、251、301、361、391、421、461、493、511、523、541、542、572、579、651、702、721、731、781、791、851、852、901、911、921、922、931、940

上卷叙干支配脏腑、病因、运气主病、脉诊等内容；中卷论伤寒六经传受，分析病证与治法；下卷集仲景麻黄汤、桂枝汤、益元散、凉膈散、黄连解毒汤等34方。卷终有“伤寒传染论”一则，明确提出“秽气”、“秽毒”致病的观点。

1378

伤寒直格论：三卷/(金)刘完素撰；(金)葛雍编. 石印本. 上海：江左林，1913(刘河间医学六书；4)

21、270、391、493、931、940

1379

伤寒直格论：三卷/(金)刘完素撰；(金)

葛雍编. 刻本. 北平：中医学社，1923(古今医统正脉全书；14)

1、139、202、289、396、461、491、541、651

1380

阴证略例/(元)王好古撰. 铅印本. 上海：商务印书馆，1936

514A

专以阴证设论，按病举例说明。采集前人著作，计有：岐伯阴阳脉例、洁古老人内伤三阴例、海藏内伤三阴例、伊尹汤液略例、扁鹊仲景例、仲景阴证例、许学士阴证例及海藏阴证治验等。

1381

阴证略例/(元)王好古撰. 铅印本. 杭州：三三医社，1924(三三医书；68)

3、139、139A、186、270、277、308A、361、391、546、572、590、728、731、738A、800、839A、907C、921、940

1382

阴证略例/(元)王好古编. 铅印本. 上海：大东书局，1936(中国医学大成；53)

1、2、3、139、270、277、361、391、461、476、511、541、579、589、590、728、733A、831、851、852、901、907B、907C、921、940

1383

阴证略例/(元)王好古著. 铅印本. 上海：商务印书馆，1935～1937(丛书集成初编；22)

1、2、6、7、9、21、139、140、186、251、301、361、391、421、461、493、511、523、541、542、572、579、651、702、721、731、781、791、851、852、901、911、921、922、931、940

1384

伤寒钤法/(元)马宗素，程德斋撰. 铅印本. 上海：大成书局，1921

139、603、733A、854

此书以运气学说阐论《伤寒论》为重点。作者以五运、六气、八卦等法推算六经病证、痉湿暍、霍乱等证的病因病机、临床症状及用药法则。全书编为歌诀，并有简注。

1385

云岐子保命集论类要：二卷/(元)张璧著. 铅印本. 上海：商务印书馆，1935～1937(丛书集成初编；71)

1、2、6、7、9、21、139、140、186、251、301、361、391、421、461、493、511、523、541、542、572、579、651、702、721、731、781、791、851、852、901、911、921、922、931、940

又名《伤寒保命集》。书中分述伤寒六经病证，伤寒主方，变方及其适应证。辨别伤寒与温病，介绍伤寒症候的刺法，伤寒杂证，伤寒传变诸证和一些较常见的内科杂病的证治。此外并介绍妇人伤寒、某些妇产科及外科病证的证治。末附小儿病证。

1386

伤寒证治准绳：八卷/(明)王肯堂辑. 石印本. 上海：扫叶山房，1935(六科证治准绳；2)

139、289、303、308、361、391、421、450、464、465、491、521、529A、541、546、590、707、728A、741、907C、922、926、940

又名《伤寒准绳》，《六科证治准绳》

之一。本书以证论治，所述均以证治为主，故名。卷首入门辨证诀，鉴别外感、内伤之发热，阐述伤寒与类伤寒一些症候在因、证方面的不同。卷一介绍伤寒总例；卷二至卷四列述六经主要病证的方治；卷五至卷六为合病、并病及汗、下、吐等病；卷七为劳复、食复、瘥后诸病、四时伤寒、妇人和小儿伤寒等；卷八分析伤寒脉法及伤寒治疗常用药的药性。引用前人学说颇多，临床部分吸收后人不少方剂。

1387

伤寒证治准绳：八卷/(明)王肯堂辑. 石印本. 上海：鸿宝斋书局，1912、1914、1925、1928

1、9、139、202、254、270、277、279、289、301、308A、391、397、412A、412B、450B、461、466、475A、476、492、493、511、514A、514B、519、529A、590、677A、702、709、721、728A、737、738、738A、799A、839A、852、901、907C、917A、926A、931、940

1388

伤寒六书：四卷/(明)陶华撰. 石印本. 上海：千顷堂，1930

2、139、301、361、450、476、514A、590、664、731、738、738A、871、917A、921、926A

1389

伤寒六书/(明)陶华著. 铅印本. 上海：中医书局，1931、1934

139、185、186、421、433、541、590、800、831、851、852、921

该书以陶氏所撰之六种伤寒著作汇集而成，包括《伤寒琐言》《伤寒家秘的本》《伤寒杀车槌法》《伤寒一提金》《伤寒截江网》《伤寒明理续论》等6书。

1390

伤寒家秘的本/(明)陶华撰. 铅印本. 上海：商务印书馆，1935～1937(丛书集成初编；34)

1、2、6、7、9、21、139、140、186、251(残)、301、361、391、421、461、493、511、523、541、542、572、579、651、702、721、731、781、791、851、852、901、911、921、922、931、940

《伤寒六书》之一。首列伤寒总论、脉证指法等内容，继则分述有关伤寒70余种病证，以及风温、湿温、风湿病的证治，及伤寒总论、脉症指法等。

1391

伤寒家秘的本/(明)陶华撰. 刻本. 北平：中医学社，1923(古今医统正脉全书；40)

1、139、202、289、396、461、491、541、651

1392

伤寒家秘的本/(明)陶华撰. 石印本. 上海：千顷堂，1930(伤寒六书；1)

2、139、301、308、361、450、476、514A、590、664、731、738、738A、871、917A、921、926A

1393

伤寒家秘的本/(明)陶华撰. 铅印本. 上海：中医书局，1931、1934(伤寒六书；1)

139、185、186、421、433、541、590、800、831、851、852、921

1394

伤寒琐言/(明)陶华撰. 铅印本. 上海：商务印书馆，1935～1937、1939(丛书集成初

编；32)

1、2、6、7、9、21、139、140、186、251、301、361、391、421、461、493、511、523、541、542、572、579、651、702、721、731、781、791、851、852、901、911、921、922、931、940

《伤寒六书》之一。此书乃陶氏学习研究伤寒之随笔记录。论述伤寒及其用药大略，伤寒用浮中沉三脉法，伤寒两感，合病、并病，伤寒变温热病等多方面内容。

1395

伤寒琐言/(明)陶华撰. 刻本. 北平：中医学社，1923(古今医统正脉全书；39)

1、139、202、289、396、461、491、541、651

1396

伤寒琐言/(明)陶华撰. 石印本. 上海：千倾堂，1930(伤寒六书；3)

2、139、301、308、361、450、476、514A、590、664、731、738、738A、871、917A、921、926A

1397

伤寒琐言/(明)陶华撰. 铅印本. 上海：中医书局，1931、1934(伤寒六书；3)

139、185、186、421、433、541、590、800、831、851、852、921

1398

伤寒明理续论/(明)陶华述. 铅印本. 上海：商务印书馆，1939(丛书集成初编；31)

1、2、3、139、270、277、361、391、461、476、511、541、579、589、590、728、831、851、852、901、907B、907C、921、940

《伤寒六书》之一。认为成无己《伤寒明理论》只50论，惜其未备，于是乃增至85论，提纲挈领辨析伤寒形证。

1399

伤寒明理续论/(明)陶华述. 石印本. 上海：千倾堂，1930(伤寒六书；2)

2、139、301、308、361、450、476、514A、590、664、731、738、738A、871、917A、921、926A

1400

伤寒明理续论/(明)陶华述. 铅印本. 上海：中医书局，1931、1934(伤寒六书；2)

139、185、186、421、433、541、590、800、831、851、852、921

1401

伤寒明理续论/(明)陶华述. 刻本. 北平：中医学社，1923(古今医论医脉全书；44)

1、139、202、289、396、461、491、541、651

1402

伤寒杀车槌法/(明)陶华撰. 铅印本. 上海：商务印书馆，1935～1937(丛书集成初编；35)

1、2、6、7、9、21、139、140、186、251、301、361、391、421、461、493、511、523、541、542、572、579、651、702、721、731、781、791、851、852、901、911、921、922、931、940

《伤寒六书》之一。内容包括动病法20条；煎药法20条；秘验37方，就注37槌法。

1403

伤寒杀车槌法/(明)陶华撰. 石印本. 上

海：千倾堂，1930(伤寒六书；4)

2、139、301、308、361、450、476、514A、590、664、731、738、738A、871、917A、921、926A

1404

伤寒杀车槌法/(明)陶华撰. 铅印本. 上海中医书局，1931、1934(伤寒六书；4)

139、185、186、421、433、541、590、800、831、851、852、921

1405

伤寒一提金/(明)陶华撰. 铅印本. 上海：商务印书馆，1935～1937(丛书集成初编；32)

1、2、6、7、9、21、139、140、186、251、301、361、391、421、461、493、511、523、541、542、572、579、651、702、721、731、781、791、851、852、901、911、921、922、931、940

又称《伤寒一提金启蒙》。《伤寒六书》之一。首叙"一提金启蒙"，次论六经病见证法、辨证法、诊脉法、用药法，后载"一提金脉要"、"提金贯珠数"。书中对六经病的辨证论治阐述简要，提纲挈领，为《伤寒论》启蒙读物。

1406

伤寒一提金/(明)陶华撰. 石印本. 上海：千倾堂，1930(伤寒六书；5)

2、139、301、308、361、450、476、514A、590、664、731、738、738A、871、917A、921、926A

1407

伤寒一提金/(明)陶华撰. 铅印本. 上海：中医书局，1931、1932(伤寒六书；5)

139、185、186、421、433、541、590、800、831、851、852、921

1408

伤寒一提金/(明)陶华撰. 刻本. 北平：中医学社，1923(古今医统正脉全书；42)

1、139、202、289、396、461、491、541、651

1409

伤寒证脉截江网/(明)陶华撰. 上海：商务印书馆，1935～1937(丛书集成初编；30)

1、2、6、7、9、21、139、140、186、251、301、361、391、421、461、493、511、523、541、542、572、579、651、702、721、731、781、791、851、852、901、911、921、922、931、940

《伤寒六书》之一。名截江网，意即包罗净尽，无有遗漏之意。论述伤寒标本论治、正治、逆治、用药法则，伤寒受病之由，伤寒识证，伤寒六经变正法等，并论男女伤寒治法之不同。

1410

伤寒证脉截江网/(明)陶华撰. 石印本. 上海：千倾堂，1930(伤寒六书；6)

2、139、301、308、361、450、476、514A、590、664、731、738、738A、871、917A、921、926A

1411

伤寒证脉截江网/(明)陶华撰. 铅印本. 上海中医书局，1931、1934(伤寒六书；6)

139、185、186、421、433、541、590、800、831、851、852、921

1412

伤寒证脉截江网/(明)陶华撰. 刻本. 北平：中医学社，1923(古今医院正脉全书；

43)

1、139、202、289、396、461、491、541、651

1413

伤寒括要：三卷/(明)李中梓撰. 铅印本. 上海：世界书局，1936(珍本医书集成；14)

1、3、21、139、140、152、185、186、202、254、270、289、301、303、308、309、360、381、396、421、433、461、476、491、541、546、572、579、589、590、706、728、731、738A、781、799A、800、831、839、839A、851、852、871、891、901、907B、907C、911、917A、921、922、926A、931、940、942B

卷上为伤寒总论，扼要阐析伤寒六经病诸种证候及伤寒诊法；卷下除介绍伤寒部分杂病(百合病、狐惑、阴阳毒、痉病等)、风温、湿温、温疟、妇人伤寒等内容外，重点列述六经诸篇方论及霍乱方、杂方等。

1414

重校正续伤寒补天石：四卷/(明)戈维城著. 铅印本. 上海：中医书局，1932

21、186、270、541、590、746A、851(残)、917A

论述中医内科病症及诊治，阐述张仲景《伤寒杂病论》。卷上讲述伤寒统辨，病机辨证、理法及六经病证；卷下具体讲述病证46证。

1415

伤寒论翼：二卷/(清)柯琴纂. 铅印本. 上海：世界书局，1937(基本医书集成；10)

940

是辅翼《伤寒论》学习之论著，故名。柯氏对前人编集、校注、整理《伤寒论》持有异议，主张伤寒与杂病合论。本于此，该书上卷列论伤寒大法、六经、合病以及风寒、温暑、痉湿等证，并附平脉法；下卷纲领性地叙述六经分证及温暑、痉、湿等病。书末附制方大法。

1416

伤寒论翼：二卷/(清)柯琴纂. 铅印本. 广州：民强书局，1932(伤寒论经来苏集)

361、931

1417

伤寒论翼：二卷/(清)柯琴纂. 铅印本. 顺德：吴尚德堂，1933(伤寒论经来苏集)

800

1418

伤寒论翼：二卷/(清)柯琴纂. 铅印本. 上海：锦章书局，1949(伤寒论经来苏集)

21、139A、251、277、308A、541、664、746A、839、839A、852、871、907C、940

1419

伤寒论翼：二卷/(清)柯琴纂. 石印本. 上海：文瑞楼，1949(伤寒论经来苏集)

421、491、514A、590、728A、738、738A、791、831、871、907C、917A、931

1420

伤寒论翼/(清)柯琴纂. 铅印本. 上海：商务印书馆，1935～1937(丛书集成初编；38)

1、2、6、7、9、21、139、140、186、251(残)、301、361、391(残)、421、461、493、511(残)、523、541、542、572、579、651(残)、702、721、731、781、791(残)、851、852、901、911(残)、921、922、

931、940

1421
余注伤寒论翼：四卷/（清）柯琴著；（清）余景和重订. 石印本. 上海：文瑞楼
590
此书系余氏搜罗柯氏所撰《伤寒论翼》旧本重予编注。卷一自“全论大法”至“平脉准绳”共7篇，余氏或能静居士每能结合因证病脉予以归纳分析；卷二～三为六经病解，由余氏予以浅注发挥；卷四列述制方大法、六经方余论及“柯氏书例”、“历史伤寒书籍考”。

1422
包氏伤寒三种/（清）包桃初，包识生撰. 铅印本. 神州医药书报社，1915
139、839A、917A
包括《伤寒论章节》《伤寒表》《伤寒方法》3种。

1423
伤寒撮要：四卷/（清）王梦祖撰. 影印本. 上海：中医书局，1930～1931（影印古本医学丛书；2）
1、2、21、139、152、186、286、289、301、302、303、308、308A、385A、412A、433A、475A、541、590、728A、731、733A、781、839A、851、852、896A、917A、922、931、942B
本书除论述伤寒传经、诊法、六经证治等内容外，主要介绍伤寒多种病证的辨证和治疗。证分124门，选方264首，并记述其主治、功能及变化方等。

1424
何氏秘本伤寒辨类：二卷/（清）何世仁著. 石印本. 上海：中原书局，1926
21、351、475A、514A、570、589、590、664、738B
全书上下两卷，分为194类证，近400方。上卷论述伤寒辨治一般方法及伤寒兼夹证、伤寒类似症的辨析；下卷则解析伤寒常见症状，如恶风恶寒、发热、潮热等。全书着重以症分类、以症寻经，其辨类着重于以阴阳、虚实、表里、寒热之对举。类证详明，选方丰富。在介绍方治时，突出主药及其加减法。

1425
伤寒补例：二卷/（清）周学海撰. 铅印本. 上海：大东书局，1936（中国医学大成；35）
1、2、3、139、270、277、361、391、461、476、579、511、541、589、590、728、831、851、852、901、907B、907C、921、940
作者读《黄帝内经》、仲景书后，根据临诊治验及对伤寒、温病、疟、痢等病证的分析，继王叔和作《伤寒补例》。

1426
伤寒补例：二卷/（清）周学海（澂之）撰. 刻本. 池阳：周氏福慧双修馆，1911（周氏医学丛书；30）
1、2、3、21、139、185、186、202、254、277、279、289、308A、309、352、381、391、412B、421、433A、461、462、491、493、514A、522、523、529A、541、570、579、589、590、651（残）、664、677A、702、709、721、723、728、728A、732、734、738A、738B、831、839A、851、852、871、907C、907B、917A、926A、931、940、942B

1427
伤寒补例：二卷/（清）周学海（澂之）撰.

影印本. 池阳：周氏福慧双修馆，1936(周氏医学丛书；30)

6、9、21、139、186、251、254、270、277、279、308、308A、309、351、361、385、385B、412A、421、433、475A、476、491、514A、529B、546、664、721、738、741、781、901、907C、911、921、922、931、933、940、942B

1428

类伤寒辨/(清)吴钧编. 铅印本. 上海：国医书局，1930～1931(国医小丛书；31)

1、139、186、277、412A、521、589、590、651、721、851、852、917A

作者仿《伤寒准绳》之意，将同伤寒之例而治的11证与不同伤寒施治的8证，总19证，从病因到证候、治疗，逐一加以阐述。

1429

伤寒法祖：二卷/(清)任越庵著. 铅印本. 上海：世界书局，1936(珍本医书集成. 伤寒类；17)

1、3、21、139、140、152、185、186、202、254、270、289、301、303、308、309、360、381、396、421、433、461、476、491、541、546、572、579、589、590、706、728、731、738A、781、799A、800、831、839、839A、851、852、871、891、901、907B、907C、911、917A、921、922、926A、931、940、942B

此书系将柯韵伯所撰《伤寒论翼》予以删订而成。其中对伤寒的分经、立论悉遵柯氏原著。注释则又融汇了前人的合理观点。卷上述伤寒全论大法、六经正义、合病启微、风寒辨惑、温暑指归、痉温异同、平脉准绳。卷下论太阳、阳明、少阳、太阴、少阴、厥阴六经病解，末以制方大法附后。

1430

伤寒兼证析义/(清)张倬著. 铅印本. 上海：大东书局，1936(中国医学大成；33)

1、2、3、139、270、277、361、391、461、476、579、511、541、589、590、728、831、851、852、901、907B、907C、921、940

专论伤寒杂病。以问答形式阐述中风、虚劳、反胃、内伤、咳嗽、头风、多汗、胎产等17种病证的病因、病理、证候及治法。末附经脉、奇经、运气、方宜4篇。

1431

伤寒大白：四卷，总论一卷/(清)秦之桢撰. 铅印本. 成都：昌福公司，1915

1、2、202、270、289、308、361、461、728A、852、871、907C

1432

伤寒大白：四卷，总论一卷/(清)秦之桢撰. 石印本. 吴门：殷氏宁瑞堂，1922

21、139、186、202、254、270、286、361、362、391、393、412A、412B、475A、491、514A、514B、529、529A、541、589、590、603、651、664、677A、702、728A、734、737、799A、839A、853、896A、907B、907C、917A、931、940

1433

医效秘传：三卷/(清)叶桂述，吴金寿校. 石印本，1949

461、467、728A

前二卷以辨析伤寒及伤寒诸证为主，兼论多种温病，俾伤寒温病之辨当有所遵循。并补入《温热论》；卷三列述阴阳升降之理，切脉审证之要；书末附方80首。

1434

伤寒寻源：三卷/(清)吕震名撰. 铅印本. 上海：世界书局，1936(珍本医书集成. 伤寒类；15)

1、3、21、139、140、152、185、186、202、254、270、289、301、303、308、309、360、381、396、421、433、461、476、491、541、546、572、579、589、590、706、728、731、738A、781、799A、800、831、839、839A、851、852、871、891、901、907B、907C、911、917A、921、922、926A、931、940、942B

1435

伤寒寻源：三卷/(清)吕震名撰. 影印本. 上海：中医书局，1930～1931(影印古本医学丛书；7)

1、2、21、139、152、186、286、289、301、302、303、308、308A、385A、412A、433A、475A、541、590、728A、731、733A、781、839A、851、852、896A、917A、922、931、942B

本书首辨风、寒、湿、温、热之源流及六经辨证诸法，次将各症辨别其疑似之处，后述制方精义。本书特点在于追寻风寒湿温热之源，并注意鉴别诊断。

1436

伤寒医诀串解：六卷/(清)陈念祖撰. 石印本. 上海：广益书局，1916、1917

139、664、677A

作者融会诸家学说，以串解的形式为主，阐明其个人研读《伤寒论》的心得，使读者对《伤寒论》诸篇均有一个纲领性认识。

1437

伤寒医诀串解：六卷/(清)陈念祖著. 铅印本. 上海：大文书局，1936

186、746A、907C、931、940

1438

伤寒指髓/(清)陈念祖注；(清)唐宗海补正；裴荆山编. 稿本，1916(裴氏医书指髓；3)

461

2册。据张仲景原文陈修园浅注唐容川补正摘录。

1439

六经方证通解/(清)唐宗海著. 石印本. 上海：千顷堂书局，1917

186、351、467、491、514A、677A、728A

1440

六经指髓/(清)唐宗海撰；裴荆山编. 稿本，1916(裴氏医书指髓；7)

461

1册。据唐容川著《六经指髓》录。

1441

伤寒指掌：四卷/(清)吴贞撰. 铅印本. 绍兴：浙东书局，1909、1912

270、279、308A、391、412B、475A、529A、541、590、664、728A、738A、738B、896A、907B、907C

又名《感症宝筏》，该书辨析伤寒、温热病证治，伤寒推崇王宇泰、喻嘉言、柯韵伯等；温热悉遵叶天士、薛生白学说。卷一辨类伤寒及三阳经；卷二述三阴经及瘥后诸病；卷三论伤寒变症；卷四列伤寒类症。

1442

伤寒指掌：四卷/(清)吴贞撰. 铅印本. 绍

兴：明强书药局，1912

391、412A、433A、514A、514B、521、677A、907C、921

1443

伤寒指掌：四卷/（清）吴贞撰. 抄本. 泰兴：丁德元

139

1444

伤寒指掌：四卷/（清）吴贞撰. 石印本. 上海：鸿宝斋书局，1918

139、152、202、270、279、289、301、308、309、361、393、412B、414、421（残）、433A、450B、491、514A、529A、529、541、570、590、664、677A、733A、735、738A、738B、799、907B、907C

1445

伤寒指掌：四卷/（清）吴贞撰. 石印本. 上海：广益书局，1928

491、736

1446

伤寒指掌/王香岩编. 铅印本. 浙江：中医专门学校，1938（浙江中医专校讲义三十三种；29）

590

1447

伤寒论笔记/范念慈著. 抄本，1934

651

对张仲景《伤寒论》内容逐条批点，并加释义，以阐明原文意义及辨证要点等。

1448

伤寒论广训：八卷/巫燡编注. 铅印本，1937

1、2、186、277、279、286、289、361、412A、529A、529B、590、839A、851、907C

书首有仲景自序。卷一为辨脉法、平脉法；卷二为伤寒例、著者自序、凡例、本义、读法、六经通论、太阳上篇；卷三为太阳中篇；卷四为太阳下篇；卷五至卷七为阳明、少阳、太阴、少阴、厥阴、霍乱、阴阳易差后劳复病篇；卷八为诸可诸不可脉证。六经病及霍乱病篇之篇首均有通论或通解，述本篇之大意。注文引证前人立语，尤推崇张志聪之说；凡巫氏之心得，文前冠以按语。

1449

伤寒论评释/阎德润编. 铅印本. 哈尔滨：满大印书馆，1936

1、361、511、590

此书结合现代医学理论及药理学，对《伤寒论》予以整理阐析。分上、下编。上编为"《伤寒论》症状明理论"，介绍六经之命名，《伤寒论》中之阴阳、寒热、传变，六经之证候，六经病主证之新志等内容；下编为"《伤寒论》治疗辨正论"，系将仲景伤寒诸方按汤类归纳条文，并予注释发挥。

1450

伤寒论启秘/叶劲秋著. 抄本，1930

361

1451

伤寒论启秘/叶劲秋著. 铅印本. 上海：少年中医社，1934

139、186、270、541、590、728、738A、907C、940

前有弁言，王一仁、周禹锡序及张山

雷致作者函。叶氏博引古今医家对《伤寒论》的评价与论述，认为当中西医学争辩之时，对《伤寒论》的认识与研究应有正确态度和方法。研究《伤寒论》须从白文着手，凭证论治，论证用药，不为古人注释所囿，而求其存在的价值。末附“求古剂之分两”一章，载录有关方药剂量资料。

1452

伤寒论通论/丁福保编. 铅印本. 上海：医学书局，1915(丁福保医学丛书；4)

277

1908年初版。对伤寒论的版本、卷次、内容、作者生平及历代为伤寒笺释者进行考证，列出笺释者姓名及专著26种。书后附金匮通论。

1453

伤寒论蜕/陈无咎著. 铅印本. 上海：丹溪学社，1929

139、590、852、907C、940

分前、后编。前编综合《黄帝内经》《黄帝内经太素》《神农本草经》等有关理论，分篇论述《伤寒论》之成书、原委、范围，伤寒之涵义，伤寒六经纲领，伤寒六经传变与主治，以及伤寒类别、坏病等。注文引证《内经》原文，并参己意发挥。后编为伤寒病证实验方案，载六经病医案及伤寒类证医案19则。

1454

伤寒论新元编：四卷，卷首一卷/王正枢编. 铅印本. 长沙：湖南省教育会，1922

2、139、186、286、475A、541、589、590、664、728A、734、738B、831、839A、907B、917A

原文据成无己《注解伤寒论》，参宋本《伤寒论》及《脉经》《千金方》重新编次。卷首载《伤寒论》原序、序目及药方目次。卷一为脉法上下；卷二为伤寒六经纲要、伤寒类病大要及伤寒本病经方；卷三论太阳病、伤寒坏病；卷四论阳明、少阳、太阴、少阴、厥阴及伤寒杂病。书中对条文疑难处注以己见，对文字亦加注释。

1455

伤寒论研究：四卷/恽铁樵撰. 抄本. 上海：新中医学出版社，1948

139、851

恽氏以中西汇通的观点阐析伤寒六经、伤寒提纲、伤寒和其他一些病证的用药、伤寒病型与传经以及治法等多方面内容，并附作者治案，颇多个人见解。

1456

伤寒论研究：四卷/恽铁樵撰. 铅印本. 上海：商务印书馆，1924

286、361、412A、412B、433A、435、529A、570、590、664、728A、738A、738B、839A、896A、922、926A

1457

伤寒论研究：四卷/恽铁樵撰. 铅印本，1928(药盦医学丛书；4)

412A、476、799A

1458

伤寒论研究：四卷/恽铁樵著. 铅印本. 上海：文明书局，1924、1935

1、3、139、186、202、270、289、301、308A、361、381、382、391、393、421、475A、476、491、529A、541、589、590、651、664、677A、709、712、721、728、731、733A、799A、800、839A、

851、852、907B、907C、917A、921、940

1459

伤寒论研究：四卷/恽铁樵撰. 铅印本. 上海：章氏医寓，1941～1948（药盦医学丛书；4）

254、361、385A、391、421、433、450、450B、461、728A、731、781、907C

1460

伤寒论翼义/泉唐寿辑著. 铅印本. 上海：中医专科学校，1927

746A

上海中医专科学校伤寒讲义。其书辑有《世补斋医书》《伤寒论脉法》《伤寒论辑义》《医宗金鉴·伤寒心法歌诀》等书精华内容，间以编者按语，颇有发挥。根据初学者需要，辑录历代医家关于伤寒的精辟见解，按语结合临床。

1461

伤寒论之研究：三卷/伍律宁撰. 铅印本. 台山：伍氏，1942

139、412A、931

将《伤寒论》条文分类辑编。内容以阐释伤寒症状、诊察、治疗原则、方药等为主。太阳篇分39组、阳明篇9组、少阳篇1组、太阴篇2组、少阴篇5组、厥阴篇7组。先列原文，后加“附说”，逐句逐字解释《伤寒论》所载之病名、症状。理论多本《黄帝内经》《伤寒论条辨》《医宗金鉴》及《吕氏春秋》《韩非子·说难》。并以中西汇通观点阐析伤寒六经，以及若干病证的鉴别诊断、治疗等。

1462

伤寒六经定法：一卷，答问一卷/（清）舒诏撰. 汇印本. 南海：黄氏，1935（芋园丛书；6）

6、7、9、351、931

又名《舒氏伤寒六经定法》。该书分析了伤寒六经的证候，并扼要介绍其治法，治法中采用了后世的一些经验方。

1463

伤寒六经定法：一卷，答问一卷/（清）舒诏撰. 刻本，1916（翠琅玕馆丛书；3）

1、2、3、7、401、523、541、542、579、731、781、901、931

1464

伤寒论阳明病释/（清）陆懋修撰. 铅印本. 上海：中医书局，1931

590、651

作者鉴于伤寒阳明病每多“中焦危急之候”，不容误诊或缓治，遂取《伤寒论》阳明病篇原文78条予以诠释。选集前人有关阳明病的释文287条，参合自己读书心得和临床体会，对阳明证的证治作了较深入的归纳和总结，并提出“阳明无死证”的看法。

1465

伤寒论阳明病释：四卷/（清）陆懋修撰. 石印本. 上海：江东书局，1912～1914

21（存前集）、139、186（存前集）、202、254、270、277、279、280、301、302、308、308A、309（存后集）、361、385、393、401、421（存前集）、461、463、475A、476、491、493、514A、514B（存前集）、529A、541、542、570、677A、721、728A、738A、781、799、839、852、854、896A、901、907C、921、926A、931（存后集）

1466

伤寒论阳明病释：四卷/（清）陆懋修撰. 铅

印本. 上海：中医书局，1915

277、289（残）、412A（残）、491（残）、521（残）、664、712、728A、799A、800、871(残)、921(残)

1467

伤寒心悟：七卷/杨福增著. 抄本，1920

664

全书上、中、下3集。上集载六经脉证6章、太阳病汇方44章、阳明病汇方19章、少阳病汇方7章、太阴病汇方6章、少阴病汇方22章、厥阴病汇方6章；中集载太阳病条辨21章、阳明病条辨18章、少阳病条辨4章、太阴病条辨3章、少阴病条辨5章、厥阴病条辨6章、温热7章、杂病2章、脉原23章；下集为方论，并附权量考证。杨氏诠《伤寒论》之旨，结合运用仲景方之心得，将《伤寒论》原文归纳整理，强调按经辨证，并举例用方，详述药物增损之法、行针孔穴之道，辨证论治，条理分明。

1468

伤寒要旨/何仲皋撰. 铅印本. 成都：四川高等国医学校，1933

907B

1469

伤寒方法/(清)包桃初，包识生撰. 铅印本. 上海：包氏医宗出版部，1930～1936(包氏医宗. 第1集；2)

1、139、186、202、277、279、280、289、308A、361、396、412A、412B、433A、475A、491、514A、511、529A、529B、541、590、651、664、677A、712、721、728A、738A、738B、799A、800、839A、851、852、896A、907B、907C、917A、921、922(残)、926A、931、940

又名《伤寒方歌》。《包氏医宗》之一。此书前列《伤寒论》原方，后为经方歌括。作者较为赞赏陈修园《经方歌括》，但认为陈氏歌诀有未切方名之弊，遂为之改编，汇入方名及药物组成、用药部位、剂量、煎煮法、服法等内容。

1470

伤寒方法/(清)包桃初撰. 上海：神州医药书报社，1915(包氏伤寒二种；3)

139、839A、917A

1471

二十世纪伤寒论：六卷/刘亚农编撰. 铅印本. 北平：聚珍阁印刷局，1934

1、2、9、21、139、491、590、896A、907C

卷一为导言、病理篇、病因篇；卷二为六经诊断篇；卷三为平脉篇；卷四为温病篇、脑膜炎篇、猩红热预防法篇等；卷五为药学分类，附食物禁忌；卷六为静坐疗病法，书末有附录。

1472

分经辨证定法/曹荫南撰. 石印本. 复兴石印馆，1932(新注医学辑著解说；3)

139、254、361、514A、851

对舌苔干黑、芒刺满口、厥逆、谵语、烦躁等13种证候与舌诊加以辨证，认为或有阴阳之分，或有寒热虚实之别，或有轻重之异，当细加辨别，不得有误。

1473

六经法门/曹荫南撰. 石印本. 复兴石印馆，1932(新注医学辑著解说；2)

139、254、361、514A、851

以六经证伤寒而辨其讹，以伤寒证六经而补其缺，简要阐述六经主证、主方及药物随证加减法度。认为一经见证即用一经之法，表证腑证兼见即当表里双解，辨证用药灵活有度。

1474

古本康平伤寒论/余岩，范行准鉴定. 铅印本. 苏州：友助医学社，1947

1

据日本大塚敬节氏之校印本及所得之古抄本参校。

1475

六经定法/刘鳞编，1917（梅城刘氏编医书六种；2）

139

据《舒氏伤寒六经定法》增补而成。载述太阳、阳明、少阳、大阴、少阴、厥阴、厥逆、谵语、昏睡、咽痛、打呃、泄泻、脾约、呕吐、脾虚等内容。凡增补内容，均记以“增”字。

1476

群经大旨伤寒论/秦伯未编. 铅印本. 上海：中医指导社，1932

139、907C

《中医指导录丛书》之一。主要介绍伤寒六经之主病、主证、主方、变证及误治，并阐明其机理。太阳篇分上、中、下3篇，分别以桂枝汤、麻黄汤、大青龙汤为主体，60方；阳明篇以承气汤为主体13方；少阳篇以小柴胡汤为主体6方；太阴篇以理中丸为主体5方；少阴病以四逆汤为主体17方；厥阴病以乌梅丸为主体4方。提纲挈领，简明易懂。

1477

仁寿堂伤寒定本/陶宏宾选编. 抄本

590

陶氏选择《伤寒论》的主要条文，分辨脉法、平脉法、伤寒例、痉湿暍病、太阳病、阳明病、少阳病、太阴病、少阴病、厥阴病、阴阳易、差后劳复病等篇目。注文以小字串解，或附于原文后，或加以眉注。后载辨发热外感内伤证、六经病外见五法、不可汗、不可下、不得汗、阳证似阴、阴证似阳蓄血等病证，并加注释，阐明重点。后附《伤寒论》47方与自拟2方，末有音释1章。

1478

伤寒病问答/蔡陆仙编. 铅印本. 上海：华东书局，1936（民众医药指导丛书；1）

1、139、186、289、590、799A、907C、926A、931

分上、中、下三篇，设为问答。上篇为伤寒辨治，阐述内科病、伤寒病涵义，以及六经概念、症状与伤寒各种治法。中、下篇为附篇，讨论中寒辨治、四时感冒证治等。

1479

伤寒病治疗教本/宋慎撰著. 长春：益智书局，1943

461、590

分释名、病原、病状、治疗、古义、古方等6章。将《伤寒论》所论之伤寒与西医之伤寒病结合论述，认为太阳病证乃小肠有病，阳明、少阳证尚在伤寒病范围之内，太阴、少阴、厥阴各证系并发症。古义、古方章中既录《伤寒论》方，又载加味香苏饮、九味羌活汤等后世方剂。

1480

伤寒定论篇/邓恰如编撰. 石印本. 福成祥，1930

590

邓氏就“伤寒”的涵义进行论述。认为伤寒有广义、狭义之分：广义之伤寒即《黄帝内经》之热病，《难经》之“伤寒有五”；狭义之伤寒为冬时受寒发病之伤寒，又名正伤寒。并论“七方”、“十剂”、“君臣佐使”。书末附经验方30余首。

1481

伤寒概要/朱志成撰. 铅印本. 上海：新中医研究社，1934（中医各科问答丛书；2）

590、940

分伤寒之总论与伤寒之证治两部分，设246题，以问答形式，对伤寒六经病证、治法、传变、表里先后、合病、并病、发热、头痛、自汗、懊侬、烦躁、心悸、腹痛、小便不利、咳、喘、厥等内容进行简明扼要、通俗易懂的阐述，适宜于初学者研读。

1482

伤寒概要/朱志成编. 铅印本. 上海：新中医研究社，1934、1935

139、590、851、940

1483

伤寒汇要/著者佚名. 抄本，1945

279

1484

伤寒简要/陈微尘编. 铅印本. 鼎新印刷局，1935（陈微尘医书五种；3）

21、186、270、277、361、514A、799A

陈氏采陈修园提要之义，缩为6章，并为列表，下注药方简述伤寒六经主要内容。认为太阳正证有虚邪、实邪之辨；阳明正证有已罢太阳、未罢太阳之辨；少阳正证有虚火、实火之辨；太阴有阴化阳化之分；少阴水化为寒证有交阴阳法、微发汗法、用温剂法之分，火化为热证有补正、攻邪之异。

1485

伤寒捷径/罗东生撰. 铅印本. 上海：国医书局，1930～1931（国医小丛书；17）

1、139、186、277、412A、521、590、651、721、851、917A

分“振纲论”与“辨证赋”两部分。“振纲论”论述六经病证、治法、传经、直中、合病、并病等；“辨证赋”包括辨经络、表里、先后、寒热、虚实及治法方药等。

1486

伤寒捷径/罗东生撰. 铅印本. 上海：国医书局，1934、1937

139、186、541、589、590、839A、852

1487

伤寒解毒疗法/聂云台著. 铅印本. 上海：乐中印书社，1949

270、421、541、907C、940

介绍伤寒病的病因、流行季节、症状分期、并发症及中医中药疗法。并附各种传染病解毒疗法。

1488

伤寒借治论：二卷/张有章撰. 石印本. 北平：京师融会中西医学讲习所，1927

3、186、202、286、289

张氏于临床“借用《伤寒论》中诸方治病，获痊者录以成书，定名曰《伤寒借治论》，盖记其实也”。载桂枝加附子汤治少腹痛证论、小青龙汤治目赤如朱证论等50种病证治验。认为《伤寒论》113方内温药独多，主张师仲景之意，得君臣佐使之宜，不容增减，用蠲宿痼。书附“唯识诠医篇”。

1489

伤寒科/天津国医函授学院编. 铅印本. 天津：国医函授学院，1937（新国医讲义教材十四种；1）

139、186、590、721

1490

伤寒科函授讲义/尉稼谦编. 铅印本. 天津：中国国医函授学院，1927（新国医讲义教材）

139、541、590、851

以西医生理、病理、药理、生化等知识，解释分析《伤寒论》原文。卷一论述太阳病桂枝汤、麻黄汤发汗剂之科学根据，以及汗下之考证、白虎汤之科学观、大承气汤新解等；卷二释少阳病小柴胡汤与腹证之关系及三阴病证。书中引述历代医家之说，并力求中西医汇通。

1491

伤寒类编/陈庆保编. 铅印本. 番禺：陈氏家塾，1927

1、931、940

1492

伤寒理解/吴槐绶著. 铅印本. 吴槐绶，1912

590

伤寒杂病专著。12卷。清吴槐绶（子绂）撰。作者取张仲景伤寒杂病论证，分类冠以标题，考其同病异源、异病同源。全书较简明实用。

1493

伤寒疗养论/章巨膺撰. 铅印本. 上海：章氏医寓，1949

421

内分伤寒症症状的大概、伤寒症治疗的大概、西医的伤寒治疗观等7章。

1494

伤寒六病方证学/金铸撰. 稿本

590

分“三阴病篇”及“伤寒论存疑条”两部分。“三阴病篇”据三阴病病因病机、治疗宜忌将《伤寒论》条文重作编排，并归纳分析；“伤寒论存疑条”将太阳、阳明、少阳、少阴、厥阴、霍乱病篇中的存疑诸条列出，以示读者。

1495

伤寒六经辨证要诀/黄达贤纂著. 铅印本. 梅县：同仁药房，1934

590

书首有黄氏出版宣言、伤寒六经辨证要诀叙，以及邓鉴秋、池伯度等所作序。内容遵舒驰远六经定法，三阳病分经证腑证论述；二阴病从夹水夹火、阴化阳化、阴阳错杂立论。并注重阳脏阴脏、虚实真假之辨，作为入门认证要诀。又附六经病、喉科、痢疾、吐血、咳嗽、妇科、痘疹等医案医话。书末有“脉法心要”1章。

1496

伤寒六经标本杂抄/著者佚名. 抄本，1914

139

书载六经多少气血论、六经部位、十二经气血多少诗、六经伤寒、六经标本论等篇，内容简约。

1497

伤寒六经明义/陈药闲述，1936

186、301、308A、361、381、412A、

491、541、590、677A、712、728A、839A、907C、917A

1498

伤寒六经新解/雒镛撰著. 铅印本. 西安：京兴印书馆，1942

412A、433A、590、651、677A

正文前有著者自序，内容包括太阳、阳明、少阳、太阴、少阴、厥阴经病脉证及伤寒六经新解等7篇。每篇首列六经病提纲，以经络脏腑立论，阐述六经提纲、经脉病变及六经病证，强调《伤寒论》六经即十二经脉，亦包括脏腑。

1499

伤寒六经指掌/孙春萱撰. 铅印本. 扬州：业勤文化社印刷所，1930

139、186、412B

以六经为纲，凡六经病证均条举其主症、主脉及其施治。太阳经分上中下3篇，从风伤卫、寒伤营、风寒两伤营卫立论；阳明经亦分3篇；其余四经各为1篇。附合病、并病、痰病、坏病、过经不解、差后劳复、阴阳易等证。陈氏推宗刘完素学说。

1500

伤寒脉证式：八卷/（日）川越衡山著. 铅印本. 上海：世界书局，1936（皇汉医学丛书；17）

1、3、21、139、140（残）、152、186、202、251、254、270、277（残）、301（残）、303、308、361、391、396、421、433、450、461、491、514A、546、589、590、651、702、706、728、731、738、738A、741、781、799A、800、831、839、839A、851、852、854、871、891、901、907B、907C、917A、921、922、926A、931、942B

此书正文每条首列原文，次为作者之阐论，释文较为详尽明了，同时对其他注家之得失确误亦有评论。于伤寒例、平脉辨脉，以及可与不可诸篇内容，作者以为均非仲景所著，故删而不录。

1501

伤寒脉证式：八卷/（日）川越衡山著；张骥编. 刻本. 成都：义生堂，1935（汲古医学丛书；5）

186、286、414、907C

1502

伤寒漫谈/程天灵著. 石印本. 泸县：四川泸县建文石印社，1939

139、361、412A、851

讨论中医伤寒病的范畴及与西医伤寒的差异。认为三阴三阳是指病者体温升降的变化。“中风”指寒邪如箭中人，中而战栗；“伤寒”指寒邪受于不知不觉之中，直至发病时方知。程氏认为读仲景《伤寒论》应跳出姜、桂、附、柴圈子，用药须因地制宜。

1503

伤寒辨证：四卷/（清）陈尧道撰. 石印本. 上海：会文堂书局

1、286、303、514A、664、738A、799A、907C

1504

伤寒平议/廖平撰. 刻本. 成都：存古书局，1913～1923（六译馆丛书；15）

1、2、7、9、139、152、270、289、303、308A、381、461、462、541、546、572、589、590、651、701、702、721、734、781、831、851、907C、942B

对诸家关于《伤寒论》的论述加以评

义，内容包括郭雍《伤寒补亡论》中的伤寒温疫论、温病伤寒相似诸证；王履《医经溯洄集》中的“四气所伤论”、“张仲景立法考”等；喻昌《尚论篇》中的“论春温大意并叔和四变之妄”、“详论温疫以破大惑”；陈念祖《伤寒论浅注》中的凡例、读法；张志聪《伤寒论集注》中的凡例；柯琴《伤寒论注》中的总论，《伤寒翼》中的自序、全论大法、六经正义等；黄元御《伤寒说意》中的“营卫解”、“风寒解”、“传注解”等；以及陆懋修《世补斋医书》中的“温热病说”等。廖氏之评有褒有贬，多为心得体会。

1505

伤寒平议/廖平撰. 刻本. 成都：存古书局，1917

590、852、857、858、907C

1506

伤寒总论/廖平撰. 刻本. 成都：存古书局，1913(六译馆丛书；14)

1、2、7、9、139、152、270、289、303、308A、381、461、462、541、546、572、589、590（残）、651、701（残）、702、721、734、781、831、851、858、907C、942B

载录《外台秘要》第一卷伤寒内容，包括《阴阳大论》、王叔和、华佗、张苗、范汪、《小品方》《千金方》《千金方》引王叔和、《经心录》《外台秘要》论伤寒6日数、《诸病源》药方。附《诸病源候论》时气热病温病日数表、华氏日数36表。末附《太素》四时病补证、太素内经、伤寒总论补证、痉解补证、伤寒讲义。

1507

伤寒古本订补/廖平编. 刻本. 成都：存古书局，1917(六译馆医学丛书；17)

1、2、7、9、139、152、270、289、303、308A、381、461、462、541、546、572、589、590（残）、651、701（残）、702、721、734、781、831、851、858、859、907C、942B

由“伤寒讲义”和“桂枝汤讲义”两部分组成：前者就太阳篇六经传变证误条文进行纂编，收集有关条文15条，并进行注释；后者对桂枝汤及类方五味桂枝汤、六味桂枝汤、桂心汤、四味桂枝汤等方剂的药物组成、方义、应用及方名药物等内容进行了阐述。

1508

伤寒入微/沈伯超撰. 石印本. 西安：竞业印刷社，1932

186、940

残存第一卷“太阳病脉证上”，分4章，首论太阳中风、伤寒命名之意义，次论中风之类别及太阳变证类病，后论伤寒症候群之演变。文词浅近，力图以新知解释伤寒意蕴。

1509

伤寒易知录：二卷/郑业居撰. 石印本. 长沙：明道中医学校，1922

139

郑氏将仲景《伤寒论》所载脉证选摘，编为歌诀。复节取黄元御《伤寒悬解》所载伤寒诸经方治，俾其朗若列眉，名曰《伤寒易知录》。卷一为六经脉证，分足太阳、足阳明、足少阳、足太阴、足少阴、足厥阴等歌诀；卷二为六经方法，其中有太阳经方法、阳明经方法、少阳经方法、太阴经方法、少阴经方法、厥阴经方法，后附杂方。六经方64首，又坏病方42首，杂方7首，合成伤寒113方。

1510

伤寒饮食指南/程国树编著. 铅印本. 上海：上海中医院，1941

590

书中专论西医伤寒病，从病程临床表现、并发病、后发病、复病、预防法、病后疗养及饮食诸方面加以阐述，末附治验实例。

1511

伤寒杂病指南：二卷/叶衡隐编撰. 石印本. 上海：广益书局，1928

139、289、361、541、590、721、851、852、940

卷一为伤寒指南，包括入门辨证诀、伤寒总例、六经病主证和合病并病坏病，以及风湿、春温、暑病、秋疟、妇人伤寒、小儿伤寒的辨证施治等；卷二为杂病指南，列中风、类中风、伤寒、痉病、痹病、痿病、虚劳、消渴、诸气、痰饮、泄泻、疸证、积聚等41门。并附方剂350余首。对临床医疗有参考价值。

1512

伤寒针方浅解/承澹盦撰. 石印本. 德阳：正兴石印社，1941

590

承氏据《伤寒论》六经病篇原文，以浅显之词参以西医理论注释。凡错简疑难处，则按前人之说加以校正，并补入有关病证的脉象舌苔与针刺方法。注文较多参以日人之说，书末有日人以伤寒方治病之验案。

1513

太阳原病/冯瑞鎏撰. 稿本，1925

931

内容为太阳篇第一卷，分19节，首先记载了10首常用于太阳病的方剂的组成、用法用量，然后列出19节词目（脉、病情、症、阴阳、治法、日数、部位、愈），以便查阅，最后分节详细论述桂枝汤证、桂枝加葛根汤证、葛根汤证等10多种病证。

1514

最新伤寒问答/萧屏撰著. 铅印本. 无锡：锡成印刷公司，1923

590、664

集西医之看护预防、中医之方药，以问答形式对伤寒病防治进行阐述。分7章。第一章释名，诠释伤寒病得名之由；第二章病原，研究伤寒病病因；第三章病状；第四章疗法，详述治伤寒的西药及看护法；第五章古义，以张仲景《伤寒论》六经辨证法论治伤寒病；第六章古方，选录《伤寒论》中所用灵验之方；第七章实验，记载伤寒病重症验案等。

1515

最新伤寒折中/欧阳履钦编. 铅印本. 湖南：中华国医讲习所，1941

728A

1516

伤寒论辨害：八卷/（日）万年栎山撰. 抄本

7

作者研究《伤寒论》，认为古今方家之论多“失本论之大旨，反为后世之害”，如吉益东洞以万病一毒立论，为求印证其说，或削冒首，或移序列，故以“辨害”明义。然又认为“伤寒、温疫本为一病”，并将《伤寒论》原文妄加取舍，对证候的条文主张删去，均属不当之处。

1517

伤寒论分类疑解/（日）中西惟忠撰. 东京：

文荣堂，1929(和汉医籍学；4)

590

1518

日本汉医伤寒名著合刻/(日)浅田惟常著. 石印本. 上海：中医书局，1929

139、186、514A、590、781、852、907C、931

1519

伤寒之研究/(日)中西惟忠著. 铅印本. 上海：世界书局，1936(皇汉医学丛书；10)

1、3、21、139、140（残）、152、186、202、251、254、270、277(残)、301(残)、303、308、361、391、396、421、433、450、461、491、514A、546、589、590、651、702、706、728、731、738、738A、741、781、799A、800、831、839、839A、851、852、854、871、891、901、907B、907C、917A、921、922、926A、931、942B

作者对《伤寒论》中涉及的问题均有见解，特别对较常见的症状，如发热、恶寒、头痛、呕吐、咳喘、烦躁、出汗、腹痛、下利等归纳分析较多。

1520

伤寒用药研究/(日)川越正淑著. 铅印本. 上海：世界书局，1936(皇汉医学丛书；16)

1、3、21、139、140（残）、152、186、202、251、254、270、277(残)、301(残)、303、308、361、391、396、421、433、450、461、491、514A、546、589、590、651、702、706、728、731、738、738A、741、781、799A、800、831、839、839A、851、852、854、871、891、901、907B、907C、917A、921、922、926A、931、942B

又名《伤寒药品体用》。全书分上、下两卷。上卷论理，下卷说药，所及药物为《伤寒论》所用药物70味。

1521

伤寒论述义：五卷/(日)丹波元坚撰. 铅印本. 上海：六也堂书药局；绍兴：育新书局，1931

139、152、186、202、270、277、279、396、412A、450B、514A、514B、529A、541、677A、728、728A、731、738A、738B、799A、800、839A、896A、907B、907C、926A、931

作者在钻研其父丹波元简《伤寒论辑义》的基础上，参考各家学说及有关方书，针对《伤寒论》中的重点内容，突出病机和证治的分析以补充《伤寒论辑义》内容。

1522

伤寒论述义/(日)丹波元坚著. 铅印本. 上海：中医书局，1935

529A、896A、907C

1523

伤寒论述义：五卷/(日)丹波元坚撰. 皇汉医学编译社，1935(聿修堂医学丛书；4)

1、2、6、9、139、152、185、186、252、277、289、308A、361、391、393、412A、412B、421、450、461、475A、491、514A、511、529A、529B、546、589、590、664、677A、728、728A、731、738A、738B、839A、851、901、907C、917A、922、931、940

1524

伤寒论述义/(日)丹波元坚著. 铅印本. 上海：世界书局，1936(皇汉医学丛书；14)

1、3、21、139、140(残)、152、186、202、251、254、270、277(残)、301(残)、303、308、361、391、396、421、433、450、461、491、514A、546、589、590、651、702、706、728、731、738、738A、741、781、799A、800、831、839、839A、851、852、854、871、891、901、907B、907C、917A、921、922、926A、931、942B

1525

伤寒古本考/(日)内藤希振撰；廖平补注. 刻本. 成都：存古书局，1913～1923(六译馆丛书)

1、2、7、9、139、152、270、289、303、308A、381、461、462、541、572、589、590、651、701、702、721、731、781、831、851、907C、942B

成书于1913年。先就《千金要方》《千金翼方》《外台秘要》中有关《仲景全书》的条文、方剂进行考证，再以成无已《注解伤寒论》为原本，对方有执《伤寒论条辨》、喻昌《尚论篇》的条文编次进行考证。并将《千金翼方》中的有关条文与《注解伤寒论》进行比较。

1526

伤寒类辨：附类伤寒辨/黄寿南辑. 稿本，1870～1914(黄寿南抄辑医书二十种；1)

139

本书首叙真伤寒证候，而以主要篇幅，分述春温、冬温、风温、湿温、暑湿、暑温、伏暑、秋燥、瘟疫、大头瘟、烂喉痧、霍乱等病证治。意在辨别伤寒、温病证治之异。

1527

伤寒证治述要/陈邦镇编. 铅印本. 武昌：永盛印书馆，1932

1、21、301、421、461、465、522、541、651、701、736、741、781、851、852、901、921、931

1528

伤寒症保全性命之道/陈存仁撰. 铅印本. 远志精舍，1938

139

1529

伤寒后按/恽铁樵著. 铅印本(铁樵函授医学；第14种；第1期)

541

1530

伤寒自疗/萧屏编著. 铅印本. 上海：大众书局，1916、1933、1936

21、139、186、303、309、361、461、541、590、741、746A、839A、901、921、931、940

本书为普及医学常识而作，介绍肠伤寒的形成和治疗方法。内分7章，内容包括释名、病原、病状、疗法、古义、古方、实体。

2.4 方论

1531

伤寒时方歌诀评注/(清)俞根初制方；周越铭韵次；何秀山注释；王慎轩评按. 铅印本. 苏州：国医书社，1931、1933(王氏医学丛书)

541、491

内分：发汗剂、和解剂、功下剂、温热剂、滋补剂、清凉剂6编。共收101方。

1532

伤寒时方歌诀评注/(清)俞根初著；陆士谔评注. 铅印本. 上海：世界书局，1937

590、852、907C

书分6编，第一编为发汗剂，载方12剂；第二编为和解剂，载方15剂；第三编为攻下剂，载方19剂；第四编为温热剂，载方14剂；第五编为滋补剂，载方20剂；第六编为清凉剂，载方21剂。卷末附“温病条辨方歌诀”及“时病论医方歌诀”。陆氏将俞根初《伤寒时方歌诀》逐条评注，详述制方之义。

1533

伤寒方经解/(清)姜国伊著. 刻本. 姜泰铭，1931

2、590

1534

伤寒古方通六卷/(清)王子接著. 抄本. 上海

361

1535

伤寒百十三方证药略解/于有五编. 铅印本，1932

139

又名《伤寒百十三方注解》。

1536

伤寒百十三方证药略解/于有五编. 抄本. 染素斋，1932

907C

1537

伤寒方讲义/包识生撰. 上海：包氏医宗出版部，1930～1936(包氏医宗. 第1集；5)

1、139、186、202、277、279、280(残)、289、308A、361、396、412A、412B、433A、475A、491、514A、511、529A、529B、541、590、651、664、677A、712、721、728A、738A、738B、799A、800、839A、851、852、896A、907B、907C、917A、921、922、926A、931、940

分12章。第一、二章为绪言并载伤寒方主药88味；第三至七章载主方16首、单方18首、偶方14首、复方10首、合方8首；第八章载加减方16首；第九至十一章载六经方32首、六淫方12首及阴阳表里寒热虚实方；第十二章为方义，将《伤寒论》112方的主治、主证、组方、功用、煎服法及禁忌等加以阐述。

1538

伤寒方解/祝味菊撰. 铅印本. 上海：祝味菊，1931、1932、1940(祝氏医学丛书；4)

139、541、590、851、852、907C、940

目次及所引条文悉遵宋本《伤寒论》。于《伤寒论》113方中删除霍乱、阴阳易、差后劳复等方，存105方，并加注解。

1539

伤寒经方阐奥：三卷，卷首一卷/何仲皋撰. 抄本. 成都：时和医社曹禹山，1911～1949

139、851

1540

伤寒经方阐奥：三卷，卷首一卷/何仲皋撰. 刻本. 成都：何氏，1913

139、852

此书系何氏以个人临证经验，参照前人论述，对《伤寒论》113方着重阐发其奥义。卷一论太阳病方；卷二论阳明、少阳、太阴、少阴、厥阴病方；卷三介绍伤寒合病及伤寒差后劳复诸方。书中择其要者，于方证后以五言歌赋形式作小注，并于注后复加按语予以阐述。

1541

伤寒论集方补注/著者佚名. 抄本，1949

541

将太阳病分为上、中、下篇；阳明病分为经证、腑证；少阴病上篇为直中寒邪，下篇为传经热邪。另列结胸、脏结、痞证篇，将爪蒂散证归入痰饮痞证；又将合病并病合篇，差后劳复阴阳易合篇。

1542

伤寒论医方集注摘录/林少鹤编. 抄本. 广州：六和印书馆

139

1543

伤寒七十二问汤症讲义：二卷/张之基，杨海峰撰. 铅印本. 岳阳，1922

839A

全书以问答体例解释伤寒诸证诸方，计72问答。论述三阳汗法、三阴汗法、痉病汗法、三时感冒并正伤寒发汗通用法等21类伤寒病证。

1544

伤寒真诠方义：三卷/著者佚名. 抄本，1949

2、279

论述张仲景《伤寒论》113方方义，详述其因症立方、因方遣药等内容。每方先述主治病证，次为方药及煎服法，言其药效作用及宜忌。作者阐述方义多引成无己、喻嘉言、柯琴、王晋三诸家评论，并结合个人心得予以分析。

1545

太阳方/著者佚名. 抄本. 懿文斋，1949

1、412B

辑录《伤寒论》六经病证及霍乱、阴阳易、差后病诸方，计110余首。皆先述治证，次列组成用法，并编成方歌，便于记诵。

1546

万病皆郁论/（日）源通魏撰. 上海：国医书局，1930～1931（国医小丛书；16）

1、139、186、277、412A、521、590、651、721、851、917A

源通氏认为仲景112方为治万病而设者，而百病之生，皆因郁塞痞滞，凝结不通所致，故指《伤寒论》为“郁病论”可也，指一百十三方为“解郁方”亦可也，遂编此书。

2.5 歌括

1547

增订伤寒百证歌注：四卷/（宋）许叔微撰. 上海：六也堂书药局；绍兴：育新书局，1931（何氏医学丛书；4）

139、152、270、279、280、289、308、361、391、412A、412B、529A、541、570、590、651、664、728A、733A、738、738A、738B、746A、782、799A、831、896A、907C、917A、926A、931、940

1548

张仲景注解伤寒百证歌：五卷/（宋）许叔微撰. 汇印本. 南海：黄氏，1935（芋园丛书；3）

6、7、9、351、931

1549

注解伤寒百证歌：五卷/(宋)许叔微撰. 上海：商务印书馆，1935～1937(丛书集成初编；19)

1、2、6、7、9、21、139、140、186、251、301、361、391、421、461、493、511、523、541、542、572、579、651、702、721、731、781、791、851、852、901、911(残)、921、922、931、940

1550

类证增注伤寒百问歌：四卷/(宋)钱闻礼著. 刻本. 武昌医馆，1912

139、185、270、381、476、529A、651、738、781、782、799A、831

1551

仲景存真集：二卷/(清)吴蓬莱编辑. 石印本. 上海：锦章图书局，1931、1939

139、186、254、270、286、289、308、361、412A、435、475A、514A、529A、570、589、590、728A、738A、746A、799、799A、839A、852、854、907B、917A、933、940

上卷以张仲景伤寒六经诸方及其主治病证为主干，并揉合柯韵伯《伤寒来苏集》有关注文，编成较浅近的歌诀。下卷为医论，包括主病、运气、方、脉等多方面论述，但内容较为芜杂凌乱，缺乏条理。

1552

长沙方歌括：六卷/(清)陈念祖著. 石印本. 上海：鸿文书局

590

1553

长沙方歌括：六卷/(清)陈念祖著. 石印本. 上海：三星书店

664

1554

长沙方歌括：六卷/(清)陈念祖著. 石印本. 上海：锦章书局

277

1555

长沙方歌括：六卷/(清)陈念祖著. 石印本. 上海：文萃书局

395

1556

伤寒医方歌括/(清)陆儋辰编，1923、1925(陆莞泉医书六种)

590、651、701、706、709、839A

本书将《伤寒论》《金匮要略》《千金方》等所载的伤寒方剂，以歌括形式阐述其组成、剂量、服法、证治及加减之法。

1557

六经证治歌诀/曹荫南撰. 石印本. 复兴石印馆，1932(新注医学辑著解说；6)

139、254、361、514A、851

1558

伤寒病药歌诀/金柏森撰. 铅印本，1934

664、907C

取“仲景伤寒论为理法，参之西说，征以经验”而成。书中以七言歌诀，将伤寒各经病证、治法方药等逐条分述。

1559

伤寒方歌/张寿颐撰. 油印本. 兰溪：中医专门学校

738A

1560
伤寒方歌/吴羲如撰. 铅印本. 尚德堂, 1933
590
以六经伤寒为题, 将伤寒诸方编写成七言绝句, 计117首。方歌以汤名冠于句首, 又将寒热虚实之病状、远近内外之病因、浮沉迟数虚实寒热之脉象, 以及汗吐下攻补之治法, 悉数写入句中。书末附有伤寒本草药性。

1561
伤寒方证歌括/罗振湘撰. 铅印本. 长沙: 振湘医社, 1936
21、831
罗氏将《伤寒论》之113方编成歌诀, 后详解其用药、剂量、服法, 以及《伤寒论》有关条文。

1562
伤寒要法歌/许玉田. 抄本
286

1563
伤寒捷诀/严则庵辑. 铅印本. 上海: 世界书局, 1936(珍本医书集成; 16)
1、3、21、139、140、152、185、186、202、254、270、289、301、303、308、309、360、381、396、421、433、461、476、491、541、546、572、579、589、590、706、728、731、738A、781、799A、800、831、839、839A、851、852、871、891、901、907B、907C、911、917A、921、922、926A、931、940、942B
作者将《伤寒论》分条分证编成歌诀, 以冀后学易读而捷成, 故名《伤寒捷诀》。首列伤寒总诀治法, 太阳伤寒、伤风, 阳明经病、腑病, 少阳病, 三阴传经热证、直中寒证。次列结胸、痞气、亡阳、发黄、风温等83证。本书注重辨证, 区别异同, 对伤寒脉证, 辨析清楚。书中歌诀或有仲景未出方者, 辄取《千金方》等书编入, 补充方剂20余首。歌诀之后, 由严氏之孙为之注释, 以明分证立方之旨。

1564
伤寒三字经/刘懋勋撰. 石印本. 上海: 千顷堂书局, 1932
1、277、279、308A、361、391、433A、590、738B、855
将《伤寒论》一书分经编为三字经, 旁有《伤寒论》原方小注。以陈修园《医学三字经》《伤寒医诀》为蓝本, 参阅诸家论注以诠释《伤寒论》原文。

2.6 杂著

1565
伤寒第一书/(清)车宗辂, 胡宪丰述. 石印本. 上海: 大德书局, 1917
139、186、251、301、302、308、308A、362、391、393、412B、514A、590、728A、737、738A、799A、851、907C、917A、940
本书论述伤寒证治较简要, 并试图以八卦图说、河图洛书等内容, 注释伤寒六经病机。

1566
伤寒第一书/(清)车宗辂, 胡宪丰述; 陈秉钧加批. 石印本. 上海: 广益书局, 1928、1933
202、270、277、280、286、302、303、361、412B、529A、541、570、590、651、664、728A、799A、896A、907B、907C

1567

伤寒审症表/(清)包诚辑. 石印本. 上海：千顷堂书局，1914

139、431、590、891、907B、940

本书以表格的形式分析黄元御《伤寒悬解》中六经各类病证。颇能提要钩玄，便于审证参考对照。

1568

伤寒表/(清)包桃初，包识生合撰. 上海：神州医药书报社，1915(包氏伤寒三种；2)

139、839A、917A

1569

伤寒表/包识生撰. 上海：包氏医宗出版部，1930～1936(包氏医宗. 第1集；3)

1、139、186、202、277、279、280(残)、289、308A、361、396、412A、412B、433A、475A、491、514A、511、529A、529B、541、590、651、664、677A、712、721、728A、738A、738B、799A、800、839A、851、852、896A、907B、907C、917A、921、922、926A、931、940

本书以《伤寒论》397法中数法同证者为章，数章同病者为例，数例同经者为篇，将其列表，为太阳、阳明、少阳、太阴、少阴、厥阴、霍乱、阴阳易与差后劳复等八篇。每篇下又列为数例，每例下又列为数法。伤寒表前附《伤寒论》章节表，分甲乙两表，甲表为8篇24例50章总表，乙表为50章397法一览表。以六经为纲，由上而下，由表入里，将伤寒397法融会贯通。

1570

伤寒附翼表解/郑文保撰. 抄本，1931

707

本书以列表形式将《伤寒附翼》诸方按太阳、阳明、少阳分门别类，列出总表。然后每方一表，分证候、功用、方解、精义、禁忌等项。

1571

伤寒纲领/著者佚名. 抄本，1949

590

所见书首册已佚，故原书名不可知。现存4册。第一册为伤寒纲领及伤寒类伤寒辨；第二册为中风门、虚劳、胁痛、噎膈、鼓胀、热淋、尿血等41证条文并证治、方药；第三册为遗精、黄疸及咽病等19证与妇人门；第四册为认有彻始彻终之理、内伤外感致病19字、寒热虚实表里阴阳辨、医法入门、濒湖李时珍脉要及外科证等。

1572

伤寒汇证表解/黄茂生著. 铅印本. 成都：中国医药文化服务社，1943

1、852

作者搜罗各家学说，将中医常见内科杂病47症汇集成表，列出各种理法方药，比较异同。

1573

伤寒论考证/著者佚名. 抄本，1949

2

1574

伤寒论校勘记/秦又安撰. 上海：国医书局，1930～1931(国医小丛书；29)

1、139、186、277(残)、412A、521、590、651、721、851、917A

此书以《玉函经》《脉经》《诸病源候论》《千金翼方》《外台秘要》等书有关内容校勘《伤寒论》原文，列出诸本原文不同处，计有70余条。引述王肯堂、方有执等注家意见，并附个人见解。

1575

伤寒症经验谈/王立才撰，1919

542

3 金匮要略

3.1 本文

1576

新编金匮要略方论：三卷/（晋）王叔和编．影印本．上海：商务印书馆，1919、1929（四部丛刊；5）

1、2、6、7、9、140、251、301、303、361、391、401、421、461、493、511、521、523、541、542、579、651、701、702、721、731、741、781、791、851、852、901、911、921、931、940

1577

新编金匮要略方论：三卷/（晋）王叔和编．缩印本．上海：商务印书馆，1936（四部丛刊；5）

1、9、21、139、421、579、651、741、857、859、901、921、922

1578

新编金匮要略方论/（汉）张机述．铅印本．长沙：商务印书馆，1940

251

1579

新编金匮要略方论/（汉）张机述；（晋）王叔和集．铅印本．上海：商务印书馆，1940（丛书集成初编；1377）

1、2、6、7、9、21、139、140、186、251、301、361、391、421、461、493、511、523、541、542、572、579、651、702、721、731、781、791、851、852、901、911、921、922、923、931、940

1580

金匮玉函要略方论：三卷/（汉）张机撰；（晋）王叔和集；（宋）林亿等诠次．铅印本．上海：中华书局，1936（四部备要）

1、6（残）、7、9、21、139、140、251、301、303、361、391、421、461、493、511、521、523、541、542、579、590、651、701、702、721、728、731、741、781、791、851、852、901、911、921、922（残）、931、940（残）

即《金匮要略方论》或《金匮要略》。

3.2 注释

1581

金匮要略论注：二十四卷/（清）徐彬撰．铅印本．上海：世界书局，1937（基本医书集成；20）

940

作者据徐镕本《金匮要略》的条文次序予以诠释，注文浅显易晓，简捷明快。注后或补以论述，旨在进一步阐发原书蕴奥，书中发表个人见解较多，颇为后世医家所重。

1582

金匮要略论注：二十四卷/（清）徐彬撰．石印本．上海：校经山房，1914

139、186、301、308A、391、475A、514A、521、523、541、570、721、738A、839A、907C、931

1583
金匮要略浅注：二卷/(清)陈念祖注. 上海：千顷堂书局，1916、1949
139、289、853
作者选集前人《金匮要略》注本中的一些注文，结合己见以求阐明要旨。陈氏删去原整理本最后3篇，并于"妇人杂病脉证"中增补"妇人阴挺论"等内容。

1584
金匮要略浅注：二卷/(汉)张机撰；(清)陈念祖集注. 铅印本. 上海：世界书局，1937(基本医书集成)
940

1585
金匮要略浅注补正：九卷/(清)陈念祖(修园)注；唐宗海(容川)补注. 刻本. 渝城：瀛州书屋，1914
381、412A、491、570、590、728A、799A、852

1586
金匮要略浅注补正：九卷/(清)陈念祖(修园)注；唐宗海(容川)补注. 石印本. 上海：千倾堂书局，1914
152、289、308、731、831、871

1587
金匮要略浅注补正：九卷/(清)陈念祖(修园)注；唐宗海(容川)补注. 铅印本. 上海：千顷堂书局，1935
139、152、308、361、476、572、590、709、781、799A、839A、896A、931、942B

1588
金匮要略浅注补正：九卷/(清)陈念祖(修园)注；唐宗海(容川)补注. 铅印本. 大达图书公司，1924
746A、781、831、907C、931

1589
金匮要略浅注补正：九卷/(清)陈念祖(修园)注；唐宗海(容川)补注. 铅印本. 上海：中国医学研究会，1935、1939
21、186、491、896A、931

1590
金匮要略浅注补正：九卷/(清)陈念祖(修园)注；唐宗海(容川)补注. 铅印本. 上海：中国文学书局，1937
1、139、186、277、308A、385B、491、514A、546、731、734、852、901、907C

1591
金匮要略浅注补正：九卷/(清)陈念祖(修园)注；唐宗海(容川)补注. 铅印本. 上海：育才书局，1946
303、921

1592
金匮要略浅注补正：九卷/(清)陈念祖(修园)注；唐宗海(容川)补注. 铅印本. 上海：广益书局，1947
3、21、541、741、917A、933

1593
金匮玉函经二注：二十二卷/(元)赵明德衍义；(清)周扬俊补注. 石印本. 上海：校经山房，1915
286、301、306、412A、475A、529A、677A、738A

1594
金匮玉函经二注：二十二卷/(元)赵明德

衍义；(清)周扬俊补注. 刻本. 苏州：萃芬书屋，1921

139、186、270、277、280、381、393、475A、476、491、514A、529A、541、570、664、590、706、746A、799A、800、839A、852、896A、907C

1595

重刊金匮玉函经二注：二十二卷，附补方一卷/(元)赵以德衍义；(清)周扬俊补注. 铅印本. 上海：大东书局，1936～1937(中国医学大成；59)

1、2、3、139、270、277、361、391、461、476、511、541、579、589、590、728、831、851、852、901、907B、907C、921、940

周扬俊以喻嘉言学说，在《金匮玉函经》补注中加以发挥。

1596

沈注金匮要略：二十四卷/(清)沈明宗编注. 铅印本. 上海：大东书局，1936(中国医学大成；60)

1、2、3、139、270、277、361、391、461、476、511、541、579、589、590、728、831、851、852、901、907B、907C、921、940

沈氏因流传的《金匮要略》刊本与张仲景原著有所出入，故重加整理编排注释。

1597

金匮要略直解：三卷/(清)程林注. 铅印本. 上海：中医书局，1930

186、270、541、572、590、733A、896A、907C、940

版权页印有：艺渊书屋藏版。内分3卷。编注者以经证经，引证《黄帝内经》《神农本草经》《伤寒论》《脉经》《针灸甲乙经》等古典医籍，参考六朝、唐、宋有关著作，解释《金匮要略》各篇条文。

1598

金匮要略方论本义：二十二卷/(清)魏荔彤注. 铅印本. 成都：昌福公司，1925

2、186、254、277、286、289、308、529A、541、839A、851、852、855、871、896A、907C

1599

金匮心典：三卷/(清)尤怡注. 石印本. 上海：文瑞楼

139、277、289、541、570、728A、853

1600

金匮心典：三卷/(清)尤怡注. 刻本. 江阴：宝文堂，1928

514A、590、799A

1601

金匮心典：三卷/(清)尤怡注. 刻本. 上海：千顷堂书局，1928

738A、799A

1602

金匮心典：三卷/(清)尤怡注. 石印本. 上海：广协书局，1933

186

1603

金匮心典：三卷/(清)尤怡注. 刻本. 上海：世界书局，1937

279、280、281

1604

金匮心典：三卷/(清)尤怡注. 刻本. 无锡：日昇山房，1934

1、529A、677A、733、896A

1605

金匮心典：三卷/(清)尤怡注. 石印本. 上海：千顷堂书局，1938

2、277、279、412A、590、728A、738A、940

1606

金匮心典：三卷/(清)尤怡注. 石印本. 上海：鸿章书局

139、277、361、385、461、541、664、746A、791、907C

1607

金匮心典读本：三卷/(清)尤怡注. 铅印本. 上海：千顷堂书局，1944

139、277、541、746A、800、839A、907C

1608

金匮要略心典：三卷/(清)尤怡注. 铅印本. 上海：世界书局，1937(基本医书集成；16)

940

1609

金匮要略心典：三卷/(清)尤怡注. 铅印本. 上海：大东书局，1936～1937(中国医学大成；61)

1、2、3、139、270、277、361、391、461、476、511、541、579、589、590、728、831、851、852、901、907B、907C、921、940

简称《金匮心典》。删去《金匮要略》中最后3篇。著者编集一部分前人对《金匮要略》的注释，结合自己的临床实践经验和学习心得，对《金匮要略》有所阐发。

1610

加批校正金匮心典：三卷/(清)尤怡注；陈秉钧加批；江忍庵校正. 石印本. 上海：广益书局，1928、1933、1935

1、21、139、202、270、279、286、385、391、514A、514B、542、590、799A、831、852、907C、942B

1611

金匮辨注/陈金声撰. 石印本，1924

289、361、421、514A、702、853

1612

金匮辑览/罗绍祥编. 铅印本. 广州，1926

308A

本书对张仲景《金匮要略》进行了全面注释，将喻嘉言、尤在泾、陈修园、唐容川、林泽丰诸家之说汇集于条文之后，有助于读者全面理解仲景之学。

1613

金匮辑要/顾允若编. 铅印本，1934

186、541

《顾氏医径读本》之一。书分16章，节录《金匮要略》首篇至肠痈病篇内容，其中水气病与黄疸病合篇。篇后附录后世医家有关论治。如"痉湿暍病脉证"篇后，补录痉湿暍证治；"中风历节病脉证并治"篇后，有张山雷《中风斠诠》录要、风瘫、鹤膝风、破伤风、痹证、痿证、厥证、脚气及"附治中风八法"等内容；"血痹虚劳病脉证并治"篇后，附虚劳、劳瘵、汗出、脱证、瘰病证治。附录内容较之原文解释有过之而无不及。书末另附"叶天士内科方案四言歌括"110首。另原《金匮》妇人妊娠、产后、杂病篇原文，辑入《顾氏医径读本·妇科辑要》，名《金匮妇科辑要》。

1614

金匮辑义/恽铁樵编. 铅印本. 上海：铁樵函授中医学校，1933（铁樵函授中医学校讲义十七种；17）

590

1615

金匮辑义讲义/恽铁樵撰. 铅印本. 上海：铁樵函授中医学校，1933（铁樵函授中医学校讲义十七种；9）

590

1616

金匮学/李伯权撰. 铅印本. 成都：市国医讲习所，1932

853

1617

金匮学/保元国医学校编. 铅印本. 广东：保元国医学校，1934（广东保元国医学校讲义；1）

186

1618

金匮学讲义/马汤楹，何公旦等编. 铅印本. 浙江中医专门学校，1938（浙江中医专校讲义八种；2）

590

以《金匮辑义》为底本，分类编辑《金匮要略》原文，采撷各家之注，参以己见。其中以“妇人妊娠、产后、杂病”篇后之“附说”最为系统。讲义内容与《金匮》原文相较略有缺漏。

1619

金匮验案/赵恕风撰. 石印本. 临沂：山东沂水中国医药研究社，1935

139、590

《中国医药学》丛书之一。记载赵氏应用括蒌桂枝汤、麻黄加术汤、风引汤等34首《金匮要略》方的验案与心得体会，间有独到见解，如认为麻黄加术汤治肿证、疝气亦有效力；风引汤最能降脑中之邪热，使脑筋清晰，治脑充血之力较之用储石、牛膝辈功效更大等。每方附录《金匮要略》原文。

1620

金匮要略补正删简歌括：九卷/孙毅撰. 抄本，1946

590

清陈念祖著《金匮要略浅注》，唐宗海加以补注，成《金匮要略浅注补正》，孙氏又加删简，编为歌括。以七言韵语简要概括了《金匮要略》第一至第二十一篇所载的21种病证的适用方剂、功效及用量用法。末附验证舌法36种病舌及其主病、选方用药。

1621

金匮要略方论集注/黄维翰编集，1925

590

本书载录《金匮要略》“脏腑经络先后病”至“果实菜谷禁忌”25篇。于原文之下，加以集注。上考《素问》《灵枢》《难经》，下参《甲乙经》《脉经》《诸病源候论》《千金要方》《外台秘要》等。至于《金匮》注家则有《金匮要略方论本义》《金匮要略论注》《金匮方论衍义》《金匮要略心典》《金匮要略直解》《金匮要略编注》，以及日本丹波元简《金匮玉函要略辑义》、名古屋玄医《金匮要略注解》与刘栋《金匮要略方论衬注》等，他如成无己、张洁古、张璐、喻昌、柯琴、陈修园、徐灵胎、王孟英诸家之言皆有采撷。末附黄氏按语，间亦参以西医之说。

1622

金匮要略方论正本/张骥校补. 刻本. 成都：张骥，1938(汲古医学丛书)

1、301、891、907C

本书对张仲景《金匮要略》进行校补。

1623

金匮要略改正并注/陈逊斋撰. 铅印本. 南京：陈逊斋诊所，1935

401

1624

金匮要略集注折衷：九卷/胡毓秀撰. 信阳：义兴福印书馆，1935

2、139、277、286、361、412A、475A、491、590、664、738B、799A、907C、940

全书以唐容川《金匮要略浅注补正》为蓝本，兼取陈修园之说，并补入已见而成。卷一为"脏腑经络先后病"与"痉湿暍病"2篇；卷二为"百合狐惑阴阳毒病"至"中风历节病"3篇；卷三为"血痹虚劳病"与"肺痿肺痈咳嗽上气病"2篇；卷四为"奔豚气病"至"五脏风寒积聚病"4篇；卷五为"痰饮咳嗽病"与"消渴小便不利淋病"2篇；卷六为"水气病"1篇；卷七为"黄疸病"与"凉悸吐衄下血胸满瘀血病"2篇；卷八为"呕吐哕下利病"至"趺蹶手指臂肿转筋阴狐疝蛔虫病"3篇；卷九为"妇人妊娠"至"妇人杂病"3篇。篇末有简要的分析归纳，以黄疸、下利、瘀血、妇人带下、经候不匀等最详。

1625

金匮要略讲义：九卷/陈绍勋述；周德馨录. 石印本. 成都：祥记彬明印刷社，1936

270、289、412A、541、839A、852、907C

陈氏据吴考槃《金匮要略五十家注》，去其芜蔓，取其菁华，随讲随录而成。其间深文奥义无可通者，则疑而阙之，系传刻之误者则拟而正之，后人所续入者则汰而删之。全书自"脏腑经络先后病"至"妇人杂病"22篇。目录所载篇目下均列该篇之汤方。每篇经文后有总释，复援引各家之言，并提出经文要语加以详释。

1626

金匮要略讲义/陆无病编. 浙江：中医专门学校，1938(浙江中医专校讲义三十三种；21)

590

编写体例和内容与该校之《金匮学讲义》略有出入。

1627

金匮要略讲义/杨宝年编. 石印本. 南京：国医内科讲习所，1945

851、852

1628

金匮要略讲义/天津高级职业函授学校编. 天津：高级职业函授学校，1949

3

1629

金匮要略今释：八卷/陆渊雷撰. 铅印本. 上海：陆渊雷医室，1934、1935

21、139、279、289、301、308A、361、381、391、393、412A、491、514A、541、570、590、651、664、677A、728A、799A、831、839A、907B、922、940

又名《金匮要略方论今释》《订正金匮今释》。陆氏综合前人注疏，据赵开美所刻《仲景全书》为底本，参考日人学说，以日本丹波元简《金匮玉函要略辑义》及丹波元坚《金匮玉函要略述义》为旁校，对《金匮要略》原文予以分析归纳和诠注。

1630

金匮要略今释：八卷/陆渊雷撰. 铅印本. 成都：四川国医学院，1939

139、279

1631

金匮要略今释：八卷/陆渊雷撰. 铅印本. 上海：千顷堂书局，1948

270、361、728A、746A

1632

金匮要略五十家注：二十四卷，卷首一卷，卷末一卷，附素灵药义一卷/吴考槃纂辑. 石印本. 上海：千顷堂书局，1929、1931

1、139、186、279、286、289、361、385、433A、475A、491、542、590、651、677A、712、728A、733A、738A、746A、852、907C、917A、926A、931、942B

以"脏腑经络先后病脉证治第一""痉湿暍病脉证治第二"为卷一、卷二，将《伤寒论》最后两篇"霍乱病脉证并治"、"阴阳易差后劳复病脉证并治"作为卷三、卷四，以"百合狐惑阴阳毒病脉证第三"为五卷。余者编次依旧，并将"杂疗方"及"禽兽鱼虫禁忌并治"、"果实菜谷禁忌并治"等3篇删而未录。另附"灵枢药义"一卷于卷末。《金匮要略》方后加减法与篇后附方，吴氏以为系后人所增，亦删去不录。该书上自陶弘景，近迄曹蒿如，博采53家详注《金匮》原文。

1633

金匮要略新注/李斯炽撰. 铅印本. 成都：四川省国医学院

907C

1634

金匮要略新注/王秉钧编述. 铅印本. 汉口：武汉印书馆，1929

139、186、270、277、308A、381、491、514A、590、651、706、709、781、799A、852、940

书中对《金匮要略》的"痉湿暍病"至"妇人杂病"的原文及方剂加以注释。每篇名下先予阐释，每一条文列有提要，其注解力图以近代生理、解剖知识解释中医理论，并将古方药物用量改为近代常用量。

1635

金匮折衷：二卷/杨叔澄撰. 北平：华北国医学院，1936

139、286、306、362、385、529A、728A

系杨氏任教于北平华北国医学院时之《金匮要略》讲义。上卷通论，20章，将有关《金匮》的内容诸如《金匮》一书的沿革，《金匮》与《伤寒论》的内在联系，《金匮》对《内经》的继承与发展，《金匮》诸病的病因、脉法、治则及组方用药规律等，详加论述；下卷本论，对《金匮要略》第一至第二十二篇各种病证逐一详解，从字词到医理、方证、药物性味及煎服法等均加诠释，折衷诸家之说，间出己意。

1636

金匮折衷：二卷/欧阳逸休撰. 铅印本，1942

1、475A

1637

金匮正本：三卷/张骥编. 刻本. 成都：义

生堂，1935（汲古医学丛书；6）
186、907C

1638
退思庐金匮广义：四卷/严鸿志撰. 铅印本. 宁波：钧和印刷公司，1924
139、361、590、738A、738B
卷一自“脏腑经络先后病脉证篇”至“血痹虚劳病脉证并治篇”；卷二自“肺痿肺痈咳嗽上气病脉证并治篇”至“惊悸吐衄下血胸满瘀血病脉证并治篇”；卷三自“痰饮咳嗽病脉证并治篇”至“黄疸病脉证并治篇”；卷四自“呕吐哕下利病脉证并治篇”至“妇人杂病脉证并治篇”。编次多依《医宗金鉴》，亦有所订正。凡不可解者删之，附方亦未录。注文采录诸家之见，有未尽之义，则引近人及西医之说作为补充，或抒己见。

1639
金匮讲义/程门雪编. 油印本. 上海：上海中医学院，1928
541、590
为上海中医专校讲义。全书31篇，前三篇论治法、闻声、辨息，余篇释病。篇首列《金匮要略》原文，后解病名，分析病因病机、治则治法及处方用药。释义多宗《黄帝内经》之旨，以为《金匮》有不全之处，当于其中求之。又认为《金匮》乃实验之书，症稀论少者当采集后贤之法，以补其不及。论淋病，补充石淋、气淋、血淋、膏淋、劳淋、冷淋等内容。中风病则援引“历代论治之变迁”、“各种名称之规定”，以资学者参考。

1640
金匮讲义：二卷/李光策编. 铅印本. 广东光汉中医药专门学校，1917
186、931、940

1641
金匮讲义/胡镜文编. 铅印本. 广州：国医学校，1931
139、940

1642
金匮讲义/骆晴晖编. 铅印本. 湖北省医会夜校，1931
139

1643
金匮讲义/时逸人编. 石印本. 上海：上海中医专科学校，1936
381、746A
系当时上海中医专科学校《金匮要略》教材，又称《杂病讲义》。将《金匮要略》原著重为编次，以“中风病脉证并治”列于全书之首，每证择其重要条文，参考《内经》以降历代诸家学说，先考病因，再论证治，间述时氏见解，以阐《金匮》未发之意。

1644
金匮补充讲义/谢诵穆编. 石印本
921
书分2章，第一章介绍《金匮要略》作者，有“张仲景事状考”、“张仲景姓名事迹考”等内容；第二章为《金匮要略》题解。

1645
读过金匮卷十九：五卷/陈伯坛撰. 铅印本. 香港：伯坛中医专校，1929
139、186、391、475A、590、940
又名《读过金匮论》。卷一载《金匮要略》首篇至“中风历节病脉证并治第五”；卷二自“血痹虚劳脉证并治第六”

至“腹满寒庙宿食病脉证并治第十”；卷三自“五脏风寒积聚病脉证并治第十一”至“水气病脉证并治第十四”；卷四自“黄疸病脉证并治第十五”至“呕吐哕下利病脉证并治第十七”；卷五自“疮痈肠痈浸淫病脉证并治第十八”至“妇人杂病脉证并治第二十二”。注文多宗《内经》《难经》，药性每从《神农本草经》，以经解经，条分缕析。且强调读《金匮要略》应与《伤寒论》合观。

1646

杂病论串解：九卷首一卷末一卷/陈开乾撰. 云南崇文印书馆，1928

186、901、907B

此书是对张仲景《金匮要略》的解析。

1647

杂病论讲义/包识生撰. 上海：包氏医宗出版部，1930～1936(包氏医宗. 第2集；9)

1、139、186、202、277、279、280、289、308A、361、396、412A、412B、433A、475A、491、514A、511、529A、529B、541、590、651、664、677A、712、721、728A、738A、738B、799A、800、839A、851、852、896A、907B、907C、917A、921、922、926A、931、940

包氏以其《杂病论章节》的篇、章、节为基础，进一步加以阐述。首先解释每篇所述病证，并概述全篇大意。若数病合为一篇，则在每章目下解释其病证，后对各节条文进行详述。论述详于脉证理论略于方药，不同于《杂病方讲义》之专论。汇中西医理研究《金匮》是其特点。

1648

杂病论章节/包识生编. 上海：包氏医宗出版部，1930～1936(包氏医宗. 第2集；6)

1、139、186、202、277、279、280、289、308A、361、396、412A、412B、433A、475A、491、514A、511、529A、529B、541、590、651、664、677A、712、721、728A、738A、738B、799A、800、839A、851、852、896A、907B、907C、917A、921、922、926A、931、940

本书将《金匮要略》“脏腑经络先后病”至“妇人杂病”22篇，按不同内容分章节，并在篇、章、节上分别标明提纲，概括其内容。如“痉湿暍病篇”标题为“即躯壳三阳病”，第一章标题为“痉病”，其第六节条文“疮家，虽身疼痛，不可发汗，汗出则痉”标题为“汗伤营致痉”。经其编次，使《金匮》原文章节有序，条理分明，并有提纲挈领的作用。

1649

杂病论精义折衷：二卷/铅印本. 北平：华北国医学院，1936

286、529B、839A

1650

杂病论通注：九卷/朱茀撰. 铅印本. 北平：壶山医庐，1942

590、139、361

载《金匮要略》原文361条，并遵唐宗海意，裁去附录诸方。每节前提炼其基本精神，作为标题。其注文汇通中西医之义，有一定见地。

1651

金匮玉函要略辑义：六卷/(日)丹波元简著. 上海：皇汉医学编译社，1935(聿修堂医学丛书；第6种)

541

作者采辑徐彬、程林、魏荔彤及《医宗金鉴·订正金匮要略注》等书之注文，结合个人学习心得，逐条阐析仲景原文，考核校订较为精详可取。方解部分，除选注诠释外，并参考古今方书增补了若干切于临床实用之效方。

1652

金匮玉函要略辑义：六卷/(日)丹波元简著. 铅印本. 上海：中医书局，1935

139、361、412A、677A、851、907C、926A、931

1653

金匮玉函要略述义：三卷/(日)丹波元坚著. 铅印本. 上海：世界书局，1936(皇汉医学丛书；19)

541

又名《金匮要略述义》，简称《金匮述义》。作者鉴于其父丹波元简所撰《金匮玉函要略辑义》在采辑各家学说及阐述精义方面犹有缺漏，或有一定的局限性，遂将《金匮要略》原文，逐段进行注释。补充了赵以德、周杨俊、朱光被等诸家学说，结合个人的心得体会予以发挥。

1654

金匮要略述义：三卷/(日)丹波元坚撰. 上海：皇汉医学编译社，1935(聿修堂医学丛书；第7种)

1、2、6、9、139、152、185、186、252、277、289、308A、361、391、393、412A、412B、421、450、461、475A、491、514A、511、529A、529B、546、589、590、664、677A、728、728A、731、738A、738B、839A、851、901、907C、917A、922、931、940

1655

金匮要略义解/(日)浅田贺寿卫编. 日本东京：文荣堂，1929(和汉医籍学；5)

590

本书篇目与《金匮要略》原著有异，依次为：痉湿暍、百合狐惑阴阳毒、霍乱、疟病、中风历节、血痹虚劳、肺痿肺痈咳嗽上气、奔豚气、腹满寒疝宿食、消渴小便利淋病、水气黄汗气分、痰饮咳嗽、黄疸、惊悸吐衄下血胸满瘀血、呕吐哕下利、趺蹶手指臂肿转筋阴狐疝蛔虫、妇人等，计19篇。其中“霍乱”系《伤寒论》内容，仅存篇目，而脏腑经络先后病、胸痹心痛、五脏风寒积聚、疮痈肠痈浸淫病、杂疗方、禽兽鱼虫、果实菜谷等7篇均未载入。其论述采撷前人注解以释《金匮》原文，间有作者之论，并对书中诸方予以编次。

3.3 发挥

1656

金匮发微/(汉)张机著；曹颖甫注. 铅印本. 上海：医学书局，1936

1、186、289、309、590、852、907C、921

作者结合个人临床心得，注文力求提要钩玄，分析精义，并部分地校订了原文，纠正了前人一些错误或不当的注解。书前有焦易堂、丁宗兴、陆渊雷、许半龙、秦之济、姜佐景等人序。

1657

金匮读本/(清)朱光被注. 铅印本. 杭州：仁盦学舍，1936

139、514A、590、926A

1658

金匮读本/王一仁撰. 杭州：仁盦学舍，

1936(仁盦医学丛书；5)

433、590、926A

1659

金匮经解/邱崇撰. 铅印本. 北平：华北国医学院，1938

277

1660

金匮经浅说：三十一卷/邱崇撰. 铅印本. 北平：华北国医学院，1937

202、277、433A

1661

金匮经浅说/邱崇撰. 北平：和平印书局，1937(邱氏内科大纲；2)

21、139、186、202、270、277(存一至三种)、279、280、289、396、461、475A、476、529A、590、728A、738A、839A、871

邱氏将各类杂病以脏腑、经络、表里、阴阳、寒热、虚实的不同情况重予编列《金匮要略》原文，分为上、中、下三化。上化为肺心膈及皮肤传化之主，中化为肝胆脾胃三焦及肌肉变化之所书，下化为膀胱肾及骨髓生化之原。持论存阴阳废五行，对原文详予注释，文字明白浅显，阐释方药亦较为详尽。

1662

金匮入门/陈景岐编. 铅印本. 上海：中西医药书局，1934(中国医药入门丛书；6)

1、139、186、254、412A、590、799A、907B、907C、940

内收：张仲景《金匮要略》与陈修园《金匮方歌》括。按所治病症分为21类，介绍中药方剂100余种。

1663

金匮新编：九卷/谢壶隐撰. 稿本，1949

741

1664

金匮指髓/裴荆山撰. 稿本，1916(裴氏医书指髓；4)

461

1665

金匮杂记/秦伯未著. 铅印本. 上海：中医指导社，1934

139

《中医指导录丛书》之一。是书阐发《金匮要略》，并对历代注家之说加以详论。自“脏腑经络先后病脉证第一”篇至“妇人杂病证治”篇，每篇各依所论标题阐释，如第一篇立“上工治未病”、“三因”、“头中病”等标题，或论病症，或论方药，或析文字，或评述注家所论之短长，文辞简要。

1666

群经大旨金匮/秦伯未编. 铅印本. 上海：中医指导社，1932

139

《中医指导录丛书》之一。此书将《金匮》前22篇内容，以提要的形式予以阐论，着重分析《金匮》杂病证治之要旨。将原著条文予以归纳、整理，对仲景所论之重要证治条文均予列述。

1667

杂病表/包识生撰. 上海：包氏医宗出版部，1930～1936(包氏医宗. 第2集；8)

1、139、186、202、277、279、280、289、308A、361、396、412A、412B、433A、475A、491、514A、511、529A、

529B、541、590、651、664、677A、712、721、728A、738A、738B、799A、800、839A、851、852、896A、907B、907C、917A、921、922、926A、931、940

本书上半部将《金匮要略》"脏腑经络先后病"至"妇人杂病"22篇内容归纳成表格。甲表名"杂病章节二十二篇总表"，总列22篇篇目名；乙表名"二十二篇章节分表"，分列各篇、章、节名目，如"五脏风寒积聚病"篇下先列肺脏病、肝脏病、心脏病、脾脏病、肾脏病、六腑病、脏腑积聚病等7章，后于每章分若干节，如肺脏病下分肺中风证、肺中寒证、肺死脏脉三节。下半部对每篇章内容解释总结，其发挥多言简意赅。

1668

金匮论丛/著者佚名. 抄本，1915

139

1669

金匮要略精义/(日)吉益顺撰注. 抄本，1925

3、572

以"痉湿暍霍乱病"、"奔豚病"等为标题，从气、血、水三者阐解杂病。书末附"金匮玉函要略方解"。

3.4 方论歌括

1670

金匮方论：二卷/恽铁樵撰. 铅印本，1933（铁樵函授医学讲义二十种；3）

139、186、738A

1671

金匮方论：二卷/恽铁樵撰. 油印本，1934

541

1672

金匮方论：二卷/恽铁樵撰著. 铅印本. 新中医学出版社，1948

139、590

系恽氏之讲义，与"伤寒后按"合订一册。1948年门人章巨膺将其汇入《药盦医学丛书》(《鳞爪集》)，去"伤寒后按"，改"自序"为"绪言"，并增"百合狐惑阴阳毒病证第二"，凡5篇。恽氏原书仅释《金匮要略》3篇，第一卷为"痉湿暍病"，第二卷为"疟病"、"中风历节病"。篇首叙病证之概要，并择要选注《金匮》条文。

1673

金匮方解：六卷/张静涛编. 石印本. 四川省璧山县：文学石印社，1932

541、851、853

1674

金匮方歌括：六卷/(清)陈念祖著. 石印本. 上海：广益书局，1916

139

全书收方208首。本书以诗歌形式，逐一将《金匮要略》诸方的组成、主治、药物及分量、煮煎方法、服药方法等简明扼要地表达出来，便于记诵。歌后还附有方解，既引前贤之说，又参以作者心得。

1675

金匮方证歌括/罗振湘编. 铅印本. 长沙：振湘医社，1936

139、590

收载《金匮要略》方213首、附方34首，杂疗方仅选"四时退热加减柴胡饮"。歌括计96首，或一方一歌，或数方一歌。尚有保产无忧散、生化汤歌括2首。并附"五脏死脉歌"、"诸饮病证歌"、"肺胀病状歌”、“瘀血证治歌”、“新产三病歌”等。每方后均注明煎服法，有助于《金匮》方的理解与应用。

1676

金匮要略方集注/著者佚名. 抄本，1949

651

本书按痉湿暍、百合狐惑阴阳毒、疟病、中风历节、血痹虚劳、肺痿肺痈咳嗽上气、奔豚气、胸痹心痛短气、胸满寒疝宿食、五脏风寒积聚、痰饮咳嗽、消渴小便下利淋、水气、黄疸、惊悸吐衄下血胸满瘀血、呕吐哕下利、疮痈肠疡浸淫、趺蹶手指臂肿转筋阴狐疝蛔虫、妇人妊娠、妇人产后、妇人杂病等汇聚《金匮要略》中的有关方剂，每方后列药物组成及《金匮》原文，大部分方后附有阐释。

1677

金匮玉函要略方解/著者佚名. 抄本. 日本，1930

3

五、诊断与治疗

1 通论

1678

诊断治疗学：二卷/陆渊雷撰. 铅印本，1935

541、589、590、922、926A

本书结合西医知识，阐述中医诊断治疗，提出“以问诊为第一”等观点。

1679

诊断与治疗/黄劳逸，沈仲圭等编撰. 铅印本. 上海：校经山房，1930、1933

186、351、590

本书汇集27篇中、西医学术论文，为一部早期的中西医结合著作。书中介绍霍乱、胃扩张、消化不良、痢疾、肺结核、遗精、腰痛等中西医病或症之鉴别诊断与治疗。此外，还着重介绍了应用自然疗法、饮食疗法治疗消化不良，应用减食疗法治疗胃扩张，应用人工气胸等疗法治疗肺结核等其他疗法。

1680

诊断学与治疗学/陈禹鸣编. 铅印本. 山东：胶东医药联合会，1946

301

1681

国医诊疗学：二卷/胡善庐编. 铅印本. 上海：校经山房书局，1934(善庐丛书)

251、851

上卷讲述中医生理、诊断及用药知识；下卷讲述临床各科疾病的治疗及药方。

1682

病症辨治常识：三卷/孔继华撰. 铅印本. 宁海：源来书局，1938

541、590

本书介绍各科常见病症的辨证治疗常识。

1683

诊断学/秦伯未撰. 上海：中医书局，1930、1931、1936、1941(实用中医学；3)

2、139、254、270、289、308A、361、433、491、590、651、706、741、800、851、917A、922、940(残)、942B

1684

诊断学/吴克潜编. 上海：大众书局，1933、1936、1946

1、21、139、186、308、461、590、728、831、907C、931、940

又名《国医实用诊断学》。本书将十二经络及奇经八脉穴位注明以作诊断时参考。对病人的体质检查也有所论述，认为颈长、头小等诸状对诊断体质及其易患疾病有一定意义。书末附经穴图。

1685
诊断学/尉稼谦编. 铅印本. 天津：国医函授学院，1937(新国医讲义十三种；2)
308A(存九种)
为《新国医讲义十三种》之一。本书以望、问、闻、切四诊为主，阐述诊断方法及临床意义。

1686
诊断学/梁翰芬编. 铅印本. 广州；广东中医药专门学校，1936(广东中医药专门学校各科讲义；21)
570、590(残)、940

1687
诊断学/著者佚名. 铅印本. 绍兴：三三医社，1923
590
为三三医社讲义之一。本书分5章，为总论、望诊、闻诊、问诊、切诊。每诊都扼要介绍相关诊法，并附医家论述。如望诊后附"吴坤安察舌辨证歌"，闻诊后附"陈修园闻声诗"，问诊后附"张景岳问证诗"，切诊后附"徐灵胎论切诊"等。

1688
诊断学读本：二卷/黄维翰编. 铅印本. 西安：克兴印书馆，1948
139
本书卷上收录《医宗金鉴·四诊心法要诀》，陈修园八脉四言诗、七怪脉四言诗、诊妇女脉四言诗。卷下收录陈修园四诊易知，包括望色诗、辨舌诗、闻声诗、问证诗；李时珍《濒湖脉学》。全书系辑录前人著述，并无编者撰述内容。

1689
诊断学汇编/廖平编. 石印本. 上海：千顷堂书局，1924
139、286、414、475A、570、590

1690
诊断学讲义/华北国医学院编. 铅印本. 北平：华北国医学院，1949
139

1691
诊断学讲义/秦伯未撰. 铅印本. 上海：秦氏同学会，1930(国医讲义六种)
186、279、361、412B、463、514A、590、664、712、799、871、940

1692
诊断学讲义/张寿颐撰. 油印本. 兰溪：公立中医学校(兰溪中医学校讲义；8)
391

1693
诊断学讲义：二卷/都敬斋著. 浙江：中医专科学校，1931
541
第一卷全部引用《素问》《灵枢》中关于诊断学方面的论述34条，并配以历代医家论注。第二卷上编为先贤名言38条；中编选29脉；下编妇人、小儿脉及怪脉，各脉皆附辑历代医家注解，以资参考。

1694
诊断学讲义/都敬斋编. 铅印本. 浙江：中医专门学校，1938(浙江中医专校讲义三十三种；7)
590

1695
诊断学讲义/罗振湘编. 铅印本. 长沙：湖

南国医专科学校，1934

839A

1696

诊断学讲义/梁庸编. 铅印本. 广东：光汉中医药专门学校，1936（广东光汉中医药专门学校讲义）

590

本书为广东光汉中医药专门学校讲义。全书分望诊、按诊、闻诊、问诊、切脉5篇。望诊篇分述神、色（包括面色、目色、舌色）、形体（包括头倾、头摇、面、耳、目、鼻、口、唇、齿、舌、喉咽、颈项、腰背、胸腹、手足）、气诊法；按诊篇分述按尺肤、肘肤掌、脐上下诊法；闻诊篇分述闻声以别五藏、三焦、六淫之病及邪正虚实；问诊篇分述问寒热、汗、头身、口、心胸胁腹、二便、月事之法；切脉篇分述脉诊之三部九候、脏腑分配、早晚、平臂、布指、平息、至数、举寻按、有根有神、初诊久按、浮沉表里、真假疑似、上下来去至止，分看合看脉法、临诊先据见证、五藏平脉、四时平脉、五藏败脉，以及27脉脉象、主病等。

1697

诊断学讲义/吴锡璜撰. 铅印本. 厦门：国医专科学校，1936

917A

本书为厦门国医专科学校的讲稿。以望、问、闻、切的四诊内容为主。

1698

诊断学讲义/马汤楹编. 铅印本. 杭州：浙江中医专门学校，1938（浙江中医专校讲义三十三种；26）

590

1699

诊断学讲义/吴大超撰. 石印本. 中华医药研究社，1940

590

1700

初等诊断学/（清）钱斗保撰；刘景素增辑. 铅印本. 奉天：燠休中医学社，1925、1927

139、279、289、463、590

又名《初等诊断学大义》。本书为讲习班讲演之用，分望诊、闻诊、问诊、切诊4篇，远引历代各家之要，近钩医报之说，深入浅出，并结合典型病例分析，惟切诊部分内容较少。

1701

百病诊断门径：二卷/胡安邦编著. 铅印本. 上海：中央书店，1935、1937、1947

186、361、590、651、728、731、839A、907C、912、940

上卷介绍中医诊断理论及方法；下卷以问答形式介绍诊断学练习法。

1702

时氏诊断学/时逸人撰. 铅印本. 江左益人医社，1920

590、731

又名《中国诊断学实用》。此书以传统中医诊断学内容为框架，大量结合西医理论并采用西医病名。书分9编，其内容以《内经》《难经》及中医诊法医著为基础，结合西医叩诊和日本汉方医腹诊等诊法予以论述；依次为诊断学概论，诊断之法程，诊断提纲，望诊，舌诊，闻诊，问诊，触诊，脉证。后附作者编写之脉诀。所论触诊，包括胸腹、背部及虚里、心肺、脾胃、肝肠、腹膜、肾脏、膀胱等局部触诊法。

1703

实用诊断学/著者佚名. 铅印本. 鲁中军区卫生处，1945

1

1704

袖珍诊断学/魏瑞之编. 铅印本. 西南医学杂志社，1943

301

1705

中医诊断学/安干青编. 铅印本. 北平：医学讲习会，1924

139

本书系安氏在北京医学讲习会之讲稿。因听课者皆属进修学习，故内容不求广博而务精深，达到在诊断上有凭有据、可施可行目的。据此，书中概述四诊意义与方法。如论脉诊，不再详谈诸脉脉象与主病，而力陈脉之胃、根、神，强调脉之真假、隐伏、反关、怪脉，以及老少不同、地域方宜、人之长短肥瘦，关键在胃根神三字。

1706

中医诊断学/叶劲秋编. 铅印本. 上海：少年医药学社，1937

139、590、851

1707

中医诊断学/姜春华编著. 铅印本. 北平：国医砥柱月刊社，1947

139、590、852

1708

中医诊断学/龚松仙撰. 铅印本. 上海：商务印书馆，1949(实用医疗全书)

186、361、728A

书中对四诊八纲作了分析。

1709

中国诊断学讲义/仉即吾编. 北平：中药讲习学校，1941

186

书分为上下2编。上编总论10章，绍述经文；下篇各论14章，引据各家。编者以内诊外诊为序，取先内而后外之意。内诊，以察营卫之调，即切脉法；外诊者，以诊外显现象，包括望色闻声问症，四诊皆备。另附质诊、体诊、态诊之说。

1710

中医理学诊断学. 上册/黄儒珍编. 油印本. 新中医讲习所

590

1711

中西医诊断学讲义/汪洋著. 铅印本. 上海：中西医院，1926

590、731、931

本书为《中西医学丛书》之一。全书分两部分：前编为“西之部”，介绍西医各种诊断及检查方法；后编“中之部”，介绍望、闻、问、切，辑选从《内经》开始的历代医家论述，而无作者自己的评论，对研究中医四诊发展源流及教学有一定参考价值。

1712

张仲景诊断学：二卷/周介人注. 北平：华北国医学院，1936(中医学讲义四种；4)

279、308A

上卷“伤寒论”，包括“读伤寒必须明十二经六经分合之原理”、“针足阳明”、“三阳合病”以及“阳明篇发黄”、“厥阴篇”等方面的诊断学内容；下卷“金匮要略”，包括胸痹、腹满、黄疸等篇，以及妇科、儿科变蒸、“药剂学”等方面的诊断学内容。

1713

历代名医诊断录要/承澹盦编. 铅印本. 中国针灸研究社，1940

541

本书以教材形式分编为望、闻、问、切4章，汇集历代名医诊断心得。在望诊中载有望神色，辨死态，望目、口、齿、舌等；闻诊以辨声，辨臭气为主；问诊以张景岳十问歌内容为主；切诊以四字歌诀形式载录脉理诊法、各脉常象、各脉主病、脉症宜忌、七怪脉、真脏脉与平人异脉等内容。

1714

诊察学讲义/浙江中医专校编. 铅印本. 杭州：浙江中医专门学校，1938(浙江中医专校讲义八种；4)

590

1715

诊断方针/胡海鳌撰；胡克温校. 铅印本，1934

491、541、542、570、590、839A

为《医学举隅》16卷之第一卷。首先引用扁鹊六不治及有关诊断经文，阐述脉色总义。然后介绍五体五脏败死、五逆危证、五竭五脱、误治死证、牙疳、发背、痈疽败证七恶等内外科危重病证之诊断方针，以“识致病之源始”、“知病之生死”。

1716

诊断汇要/丁福保著. 抄本，1939

706

全书9章，记述望诊、闻诊、检温、检脉、检尿、听诊、腹部诊法等中西医诊断方法。

1717

诊断提纲/祝味菊编. 铅印本. 上海：祝氏，1931、1940(祝氏医学丛书；2)

139、590

本书分脉理、证候两类论述，举例主脉和兼脉30种，从气、血两方面说明病理。在证候类中，较注重舌的分析。

1718

诊断大纲/秦伯未编. 铅印本. 上海：中医书局，1930、1934、1939

21、139、202、254、461、541、589、590、831、851、907C、933、940

本书为《家庭医药常识丛刊》第4集。将脉诊作为大纲之首，分析28种脉象形状、主病；次以舌诊，分析较略；又以问诊；最后为杂诊大纲。全书结合西医知识，作简略介绍，为当时初学中医者所习用。

1719

诊断约编/周禹锡编. 铅印本. 天津：中西汇通医社，1941(中国医学约编；3)

2、21、139、186、270、301、361、381、421、433、491、514A、590、728、731、851、896A、907C、917A、926A、940

本书为《中国医学约编十种》之第三种。从望诊、闻诊、问诊、切诊四方面论述，用语简略明了。强调问境遇、禀性、嗜好、职业等“皆为近代医家所当知而必问也”。

1720

中国诊断学纲要/张赞臣著. 铅印本. 上

海：医界春秋社，1936

139、491、590

本书分望诊、闻诊、问诊、切诊四章，引用历代各家学说参以张氏临床经验为按语，阐明典型病例的理、法、方、药。由张山雷、许半龙、王仲奇、秦伯未、时逸人、宋爱人、周禹锡等七位名医作序，书末附录古方以资查考。

1721

中国诊断学纲要/张赞臣撰. 铅印本. 上海：中国医药书局，1934、1936、1946

202、361、590、733A、831、917A

2 诊断

2.1 诊法

1722

仲景三部九候诊法/廖平撰辑. 刻本. 成都：存古书局，1913～1923(六译馆丛书；13)

1、2、7、9、139、152、270、289、303、308A、381、461、462、541、546、572、589、590、651、701、702、721、734、781、831、851、907C、942B

内容有阴阳总类，单阴单阳、三部、少阴脉、趺阳脉、辨脉、平脉、千金脉证、寸口脉、太阳脉证等。后附《伤寒浅注读法》。书中收录“伤寒”、“金匮”、“千金”中有关脉法条文，加以归类，参阅他书，补入散佚之文。每类先有总论，后列有关条文，文下有注。

1723

杨氏太素三部九候篇诊法补证/廖平撰辑. 刻本. 成都：存古书局，1913～1923(六译馆丛书；5)

1、2、7、9、139、152、270、289、303、308A、381、461、462、541、546、572、589、590、651、701、702、721、734、781、831、851、857、858、907C、942B

1724

黄帝内经太素四诊补证：六卷/(隋)杨上善撰注；廖平补证. 上海：千顷堂书局，1923

738A

本书包括《黄帝内经太素诊皮篇补正》《诊筋篇补正》《扬氏太素诊络篇补正》及《诊骨篇补正》凡4种6卷，均根据《内经》有关篇章，参考《针灸甲乙经》《千金要方》《脉经》《外台秘要》《难经》《金匮》等书，对扬上善《黄帝内经太素》相应章节予以考证补注，其中对脉学、骨度及皮诊等颇有新见。

1725

察病指南：三卷/(宋)施发撰. 杭州：三三医社，1924(三三医书；43)

3、139、139A、186、270、277、308A、361、391、546、572、590、728、731、738A、800、839A、907C、921、940

此书“取《灵枢》《素问》《太素》《甲乙》《难经》，及诸家方书脉书，参考互观，求其言之明白易晓”，结合作者尝用之而验者，编成此书。上卷分28个专题，总论脉学理论。中卷介绍常见脉24种的体状和主病，以七表、八里、九道3类类脉，并述7种死脉脉象。下卷以病症为主，参以脉诊，并涉及妇、儿科诊法和望诊、闻诊等内容。此书引证范围广泛，融会贯通，内容多采自《三因方》《脉粹》等书，所述31种脉象各有一幅脉图，大部分比较形象，是宋代脉图较好的一种，也是现存脉图最早的一部。

1726

察病指南/(宋)施政卿著. 石印本. 上海：中华新教育社，1925、1926、1932、1941、1949

1、139、279、361、541、651、721、728、733、851、852、907C、917A、922、940

1727

望诊遵经：二卷/(清)汪宏撰. 铅印本. 上海：大东书局，1936～1937(中国医学大成；19)

1、2、3、139、270、277、361、391、461、476、511、541、579、589、590、728、733A、831、851、852、901、907B、907C、921、940

据《黄帝内经》《难经》《伤寒杂病论》及其他著作中有关望诊资料整理，为中医诊断学论著。讲述周身面貌的望诊，脸色、面目、舌、齿、耳、眼眉、鬓发望法，头、腹、背、手、足的诊法。

1728

望色秘论/国医砥柱总社函授部编. 铅印本. 北平：国医砥柱总社，1940

202、301(残)

与此书合刻之书还有《闻诊秘论》《问症秘论》《切脉秘论》。

1729

问诊实在易/何舒编. 石印本. 邵阳：何氏，1947(灵兰医书六种；6)

139、839A

本书首先列表辨别痛证、口味、泾溲、胸项手膝诸证之脏腑寒热虚实；继则诠释张景岳十问歌，并附详表说明。

1730

五色诊钩元/杨百城编. 铅印本. 天津：杨达夫医社，1931

139、154、186、381、590、781

全书介绍中医五色诊的原理及各部位色诊特点。

1731

医学辑要：四卷/(清)吴燡编. 杭州：三三医社，1924(三三医书；67)

3、139、139A、186、270、277、308A、361、391、546、572、590、728、731、738A、800、839A、907C、921、940

本书采集并融会张石顽、沈云将、程国彭等诸家学说编成。卷一介绍形质、神色、声气、看证诀等；卷二列述诊脉诀、死脉、妇人及幼孩脉法、诸病宜忌脉；卷三经脉心传、奇经八脉、趺阳少阴脉说；卷四为方剂、治疗八法。

1732

历代名医外诊察病法/(清)蒋廷锡编. 铅印本. 上海：千顷堂书局，1930

280、286、514A、541、570、728A

1733

临症简诀/(清)九峰老人撰；时逸人评. 铅印本. 上海：国医出版合作社，1935

590

本书为中医四诊方面的著作。

1734

临症简诀/(清)九峰老人撰；时逸人评. 铅印本. 上海：会昌书局，1935

270、851

1735

四诊抉微：八卷/(清)林之翰撰. 石印本.

上海：会文堂新记书局，1914、1921

139、279、286、289、302、362、461、521、529、590、664、677A、738A、852、931

1736

四诊抉微：八卷/（清）林之翰撰. 石印本. 上海：广益书局

301、728A、931

1737

中国旧有医学研究：四诊/潘兆鹏撰. 铅印本，1934

1、139、289、651

潘氏自述过去曾提出废止中医观点，现在本着理性研究的态度，从四诊入手，研究和评论中国传统医学。全书分望色、听声、问病、切脉、脉与病、死脉六论，分述四诊具体方法及其临床意义。认为中医四诊“根本是一种经验的述说”，“在系统是支离破碎的”。潘氏一方面提出应遵循不以五行而废价值的求真方法，一方面又攻击中医只有经验没有理据。

1738

诊法杂抄/著者佚名. 抄本，1915

139

本书杂抄四诊有关资料，有望色（包括鼻色、目色、舌色、面色）、闻声、问诊、切脉、持脉秘旨、徐灵胎先生脉论、主病脉、论五藏见四脉应病诗、七表八里总归四脉、夏禹铸审小儿颜色苗窍法，又录小儿指纹歌诀及幼儿脉色、孕脉等。

1739

四大诊法/曹荫南编. 石印本. 复兴石印馆，1932（新注医学辑著解说；4）

139、254、361、514A、851

对望、闻、问、切作了介绍。

1740

四诊科讲义/中国国医函授学院编. 铅印本. 天津：中国国医函授学院，1913、1936、1940

21、491、921

本书为中医函授学院讲义，主要讲解望、闻、问、切四诊内容。其中以切诊讲述更为详备，介绍了切脉的方法、部位、平脉、病脉等。

1741

四诊备要/孙效贤撰. 石印本. 方城泰记书局，1937

590

作者师承孙选先生，学宗程氏《诊视精言》，特重色脉诊。采集前贤名家之成诀，汇集一册。如望诊云：“色青属肝白者肺，赤心黄脾黑肾当”等；其辨三十六舌，乃据元杜清碧之所定，颇为详明。问诊采用张介宾十问歌原文。切诊首列脉法大要，次列七情内伤脉、六淫脉、二十九脉形象主症歌，奇经八脉。末附妇科、儿科、外科等脉法、诸证宜忌歌、七绝脉。

1742

四诊备要/孙宪曾撰. 石印本. 淮阳：孙氏，1937

351

1743

四诊歌诀/陈秉钧撰. 石印本. 济南：全盛号，1934（丸散备要四诊歌括合刻）

301

书中主要辑录望、闻、问、切四诊歌括，以备初学者诵习。

1744

四诊要诀/邱崇著；富雪庵编述. 铅印本. 华北国医学院，1949

412B

系华北国医学院中医讲义。内容包括总论、脉别、诊脉法、脉义总论、八纲脉、脉证宜忌总沦和分论、妇人脉诀、小儿脉诀、证治秘钥、六经略证、杂说汇等。全书以脉诊为主，脉诀多为四言韵语，便于记诵。

1745

望闻问切歌/黄在福编. 稿本，1913（医药便读；1）

139

内容包括望色歌、辨舌歌、闻声歌、问症歌、切脉分配脏腑歌（录自江涵暾《笔花医镜》）、八脉歌、二十八字脉象歌、妇人脉法歌、小儿诊法歌，皆为五言歌诀，多为黄氏自撰，并加注释。末附“七怪脉歌”。

1746

望闻问切诊道/著者佚名. 抄本

783

1747

临诊录/梅天雄撰编. 抄本，1930

590

本书详述病之主脉及伤骨科用药。在病之主脉中论述诸脉属性，并附有四言脉诀，以便习诵。在伤骨科用药部分录有药性赋，论述温药、热药、平药、寒药等药的药性，后列伤科要药，引经药，以及梅氏临证医案、验方等。

1748

临症外辨/曾觉轩撰. 石印本. 广州：石经堂书局，1930

940

1749

辨证大纲/著者佚名. 抄本，1925

139

本书收论阴阳篇、表证篇、里证篇、虚实篇、寒热篇、脉色辨阴阳及幼科七篇短论。作者将表里寒热虚实称作“六变”，强调其如《易》之六爻，为医中之关键。

1750

慈航集要：二卷/方略撰. 稿本. 唐成之抄录，1922

139

本书汇集脉诊、辨证歌诀。卷一脉决集要，载有五行生克、五脏六腑、寸关尺部位所生、秦越人《难经》摘要、论十二经独取寸口、论色脉相应、论男女脉不同、七表八里九道脉、诸病脉法、太素脉法等53篇，介绍脉诊基本知识，兼及脏腑、经络。卷二辨证集要，收有察色辨生死歌，闻声音，察舌胎，寒热虚实表里阴阳证辨，内伤外感、真寒假热、真热假寒诸辨；《传忠录》十论，即寒热、汗出、饮食、二便、聋渴、胸腹、伤寒三表法、阴证、阳常不足、病后补养之法十论。另录喻嘉言与门人定议病式，介绍望、闻、问诊基本知识，八纲辨证方法，以及病案书写格式等。

1751

外候答问：十二卷/陆锦燧辑. 铅印本. 绍兴：医药学报社，1920、1921（鲟溪医述；3）

139、152、186、277、279、280、289、433A、514A、529A、541、572、

677A、701、702、706、707、800、940

本书是一部证候诊断及鉴别诊断之专著，系陆氏在历代有关临床诊断文献资料之基础上，结合其临证体验，以问答形式探讨疾病外现病候之诊断意义而作。前二卷专述脉诊、舌诊，于舌诊论述尤为精详，强调“脉有假象，舌无假形，察舌辨证，第一紧要”；而后各卷，则分别从头面耳目、咽膈脘胁、腰腹二阴、四肢骨节等身形各部阐析诸病相应之外候，并据其证候剖辨异同，审证求因，详其病变之属性、预后等。

2.2 脉诊

2.2.1 脉经

1752

脉经：十卷/（晋）王叔和撰. 石印本. 上海：鸿章书局，1911

139、202、251、277、279、302、361、391、590、677A、738、852、917A、926A、931

1753

脉经：十卷/（晋）王叔和撰. 刻本. 成都：黄氏茹古书局，1914

139、590、799A

1754

脉经：十卷/（晋）王叔和撰. 刻本. 成都：姜氏，1930

139

1755

脉经：十卷/（晋）王叔和撰. 刻本，1931

361、362

1756

脉经：十卷/（晋）王叔和撰. 影印本. 上海：商务印书馆，1935

3、8、21、139、145、185、270、279、301、303、309、381、393、401、461、462、491、522、525、570、579、590、651、702、706、707、721、741、781、799、831（残）、851、852、857、859、901、907B、911、921、931

1757

脉经：十卷/（晋）王叔和撰. 铅印本. 上海：商务印书馆，1935、1940（国学基本丛书）

139、270、277、279、301、303、493、511、728A、839A、853、891、901、907C、931

1758

脉经：十卷/（晋）王叔和撰. 石印本. 上海：大东书局，1936

279、733A、852

1759

脉经：十卷/（晋）王叔和撰. 铅印本. 上海：世界书局，1937

491、852

1760

脉经：十卷/（晋）王叔和撰. 石印本. 上海：文瑞楼，1949

1、139、202、277、279、514A、664

1761

脉经：十卷/（晋）王叔和撰. 影印本. 上海：进化书局，1949

139、186、351、393、514A、572、

590、651、664、732、799A、907B

1762

脉经：十卷/（晋）王叔和撰. 刻本. 北平：中医学社，1923（古今医统正脉全书；5）

1、139、202、289、396、461、491、541、651

1763

脉经：十卷/（晋）王叔和撰. 刻本. 池阳：周氏福慧双修馆，1911（周氏医学丛书；3）

1、2、3、21、139、185、186、202、254、277、279、289、308A、309、352、381、391、412B、421、433A、461、462、491、493（残）、514A、522、523、529A、541、570、579、589、590、651、664、677A、702、709、721、723、728、728A、732、734、738A、738B、831、839A、851、852、871、907C、907B、917A、926A、931、940、942B

1764

脉经：十卷/（晋）王叔和撰. 影印本. 池阳：周氏福慧双修馆，1936（周氏医学丛书；3）

1、6、9、21、139、186、251、254、270、277、279、308、308A、309、351、361、385、385B、412A、421、433、475A、476、491、514A、529B、546、664、721、738、741、781、901、907C、911、921、922、931、933、940、942B

1765

脉经：十卷/（晋）王叔和撰. 铅印本. 上海：商务印书馆，1929～1934（万有文库；6）

1、9、21、139、301、361（残）、421、461、579、702、940

1766

脉经：十卷/（晋）王叔和撰. 铅印本. 上海：大东书局，1936～1937（中国医学大成；12）

1、2、3、139、270、277、361、391、461、476、511、541、579、589、590、728、831、851、852、901、907B、907C、921、940

1767

脉经：十卷/（晋）王叔和撰. 铅印本. 天津：中西汇通医社，1941

2、21、139、186、270、301、361、381、421、433、491、514A、590、728、731、851、896A、907C、917A、926A、940

1768

脉经：十卷/（晋）王叔和撰. 铅印本. 上海：世界书局，1937（基本医书集成；4）

940

1769

新刊王氏脉经：十卷/（晋）王叔和撰. 影印本. 上海：商务印书馆，1919、1929（四部丛刊；6）

1、2、6、7、9、140、251、301、303、361、391、401、421、461、493、511、521、523、541、542、579、651、701、702、721、731、741、781、791、851、852、901、911、921、931、940

1770

新刊王氏脉经：十卷/（晋）王叔和编. 缩印本. 海：商务印书馆，1936（四部丛刊；6）

1、9、21、139、421、541、579、651、741、901、921、922

1771

王叔和脉经：十卷/（晋）王叔和撰. 铅印

本. 上海：中华书局，1941(中华医学汇海)

1、9、21、139、185、186、254、270、301、308、361、385、421、433、450、461、462、476、491、514A、541、546、589、590、706、728、738A、741、781、799A、800、839、851、852、891、896A、907B、907C、917A、921、926A、931、940

1772

脉经钞：二卷，卷末一卷/孙鼎宜撰. 上海：中华书局，1936(孙氏医学丛书；5)

1、3、6、21、139、152、186、202、251、254、270、277、279、280、289、301、303、308、308A、309、351、352、361、381、385、385A、391、393、396、397、412A、412B、421、433、444、450、450B、461、465、475A、491、514A、511、521、523、529A、529B、541、546、570、589、590、651、664、677A、707、709、728、728A、731、738、738A、738B、741、781、799A、800、831、839A、851、852、871、891、896A、901、907B、907C、911、917A、921、922、926A、931、933、940、942B

1773

脉经选粹/何揖逊编. 刻本. 四川：射洪县，1921

270

1774

新脉经/陈滋著. 上海：医学丛书社，1913

1

又名《西医脉诀》。试图用西医理论解释中医脉学。

2.2.2 脉诀

1775

图注脉诀辨真：四卷，附方一卷/(明)张世贤注. 刻本. 上海：宝文堂，1928

361、381、523、590、799、896A

1776

图注脉诀辨真：四卷，附方一卷/(明)张世贤注. 石印本. 上海：中华新教育社，1928、1932

21、361、590、931

1777

图注脉诀辨真：四卷，附方一卷/(明)张世贤注. 石印本

292、381、421、461、514A、521、541、590、733B、799、852、854、907C、922

1778

图注脉诀辨真：四卷，附方一卷/(明)张世贤注. 刻本. 上海：鸿章书局

677A

1779

图注脉诀辨真：四卷，附方一卷/(明)张世贤注. 石印本. 上海：大成书局

522

1780

图注脉诀辨真：四卷，附方一卷/(明)张世贤注. 石印本. 上海：铸记书局

590

1781

图注脉诀辨真：四卷，附方一卷/(明)张

世贤注．石印本．上海：锦章书局
421、590

1782
图注脉诀辨真：四卷，附方一卷/（明）张世贤注．石印本．上海：鸿宝斋书局
541、651、738A、741

1783
图注脉诀辨真：四卷，附方一卷/（明）张世贤注．石印本．上海：千顷堂书局
590

1784
王李脉诀/（晋）王叔和撰；（明）张世贤注．石印本．上海：千顷堂书局，1911～1949
475A、590
共收书4种，上册为战国秦越人述、明张世贤注《校正图注难经》4卷；下册为晋王叔和撰、明张世贤注《校正图注脉诀》4卷；另有明李时珍撰《校正濒湖脉学》《校正奇经八脉考》各1卷。

1785
丹溪脉诀指掌/（元）朱震亨撰．铅印本．杭州：三三医社，1924（三三医书；81）
3、139、139A、186、270、277、308A、361、391、546、572、590、728、731、738A、800、839A、907C、921、940

1786
脉诀指掌病式图说/（元）朱震亨著．石印本．上海：千顷堂书局，1934
286、412A、590、712、738B、922
本书以三部九候、五运六气、十二经脉等为理论依据，论述脉证诊法，辨析男女各种病脉之异同。并附图表说明。

1787
脉诀指掌病式图说/（元）朱震亨著．刻本．北平：中医学社，1923（古今医统正脉全书；28）
1、139、202、289、396、461、491、541、651

1788
脉诀刊误：二卷/（元）戴启宗著．铅印本．上海：商务印书馆，1937（丛书集成初编；1402）
1、2、6、7、9、21、139、140、186、251、301、361、391、421、461、493、511、523、541、542、572、579、651、702、721、731、781、791、851、852、901、911、921、922、931、940
戴氏认为当时流传颇广的高阳生《脉诀》，内容虽较通俗，又是歌诀，但其中不免语意不明，立异偏异，并存在不少错误。遂以《内经》《难经》，张仲景、华佗、王叔和及历代各家的有关论述，对《脉诀》原文考核辨妄，详为订正，观点颇多可取。后经明汪机于1523年予以补订，并将其《矫世惑脉论》附录于后，又名《脉诀刊误集解》。

1789
脉诀刊误：二卷/（元）戴启宗撰．据清宣统三年周氏福慧双修馆刻本影印本．建德：周学熙，1936（周氏医学丛书；4）
1、6、9、21、139、186、251、254、270、277、279、308、308A、309、351（残）、361、385、385B、412A、421、433、475A、476、491、514A、529B、546、664、721、738、741、781、901、907C、911、921、922、931、933、940、942B

1790
脉诀刊误集解/（明）汪机补订；朱升节录．

石印本. 上海：石竹山房，1921(汪石山医书；1)

21、139、270、279、289、308A、361、391、396、412A、475A、514A、529A、541、570、572、590、651、664、677A、701、728A、731、738A、738B、781、839A、854、896A、926A

1791

医灯续焰：二十一卷/(明)王绍隆著；(清)潘楫注. 铅印本. 上海：大东书局，1936～1937(中国医学大成；15)

1、2、3、139、270、277、361、391、461、476、511、541、579、589、590、728、831、851、852、901、907B、907C、921、940

首取崔嘉彦《四言举要》予以注释。后分论血脉隧道、法地合心、始生营卫、气动脉应、寸口大会、男女定位、七诊九候、四时胃气、平和迟数、内外诸因、各脉形象、各脉主病、脉病顺逆、外感内伤各脉证、奇经八脉、反关脉、真藏脉81篇。另有补遗各证疗法、望闻问切、辨舌、医范、病则诸篇。

1792

医灯续焰：十二卷/(明)王绍隆著；(清)潘楫注. 石印本. 上海：中华新教育社，1928、1933

1、139、202、514A、931

1793

医灯续焰：二十一卷/(明)王绍隆著；(清)潘楫注. 铅印本. 上海：大东书局，1933、1937

186、514A、590

1794

脉诀乳海：二卷/(清)王邦傅纂注；(清)叶霖参订. 铅印本. 上海：世界书局，1936(珍本医书集成；12)

1、3、21、139、140、152、185、186、202、254、270、289、301、303、308、309、360、381、396、421、433、461、476、491、541、546、572、579、589、590、706、728、731、738A、781、799A、800、831、839、839A、851、852、871、891、901、907B、907C、911、917A、921、922、926A、931、940、942B

王氏据高阳生《脉诀》予以注释发挥，颇多独到的见解。

1795

袖珍便览脉诀/陶五峰编. 抄本，1947

590

本书分脉决与脉神两部分。以脉图和歌诀的形式描述了男女手脉图、三部九候脉图、手寸关尺脉图、左右手五脏所属部位脉图及五脏病、七情病、六经病等脉图，绘脉图85幅，书末附录脏腑虚实标本用药式以及叶氏脉诀等内容。

1796

脉诀大全/郑业居编. 石印本. 长沙：明道中医学校，1922

139

本书为长沙明道中医学校讲义。论述《内经》切脉大法，妇人小儿脉，并释皮肉筋骨部脉、时脉、独脉、男女尺脉不同、脉重胃气根底、假脉本脉、平脉不治、神门脉、浮大脉、沉细脉、真脏脉、六气脉、顺逆脉、反关脉等。末附“太素脉摘要”。

1797

脉诀歌括/黄序撰；马觉编. 抄本，1911

709

全书分3部分。第一部分为“诸名家集说”，叙述左右寸关尺六部所主脏腑、七表八里九道脉的体状诗、相类诗、主病诗；第二部分为“怪脉歌诀”，论及雀啄脉、屋漏脉、弹石脉等特征及内因脉、外因脉、不内不外因脉、诸脉宜忌、验诸死证脉等；第三部分为“伤寒煞车槌歌括”，又名“万金歌”，为萧青阳所编歌诀，内容主要有阳明、少阳等六经证及疏邪实表汤、升阳发表汤等37方。书末附二陈汤、小柴胡汤、四物芎归汤的加减应用。

1798

脉诀炬灯：二卷/顾逢伯撰．抄本，1924

186

顾氏深感高阳生《脉诀》谬误颇多，遂参考《素问》《灵枢》《枕中记》《伤寒类要》等270余种著作，结合个人体会，对《脉诀》一书进行考证辨妄，以正本源。卷上为辨妄论、《内经》诊图、别部位图、《难经》脉体诀、五脏脉诀、六腑脉诀、明五脏生克歌、明四时相反脉等；卷下为治病寻源活法论，中风诀论、中寒中暑中湿、伤寒六经变症诀、虚损诀论等。全书多以歌诀形式编写而成。

1799

陆公脉诀/著者佚名．抄本．仁济堂

436

1800

脉诀秘传/何仲皋撰．石印本．成都，1916

361、851

本书以七言歌诀加注，讲述两手寸关尺藏府分配、二十七脉及五藏绝脉、太素脉、妇人脉、小儿脉等。注文多引《内经》《金匮要略》《伤寒论》以为证。太素脉注则多采于徐灵胎，小儿脉注多取诸陈复正。

1801

脉诀秘传/王俊峰撰．铅印本，1922

139A、289

1802

脉诀秘传/(清)沈李龙撰．铅印本．上海：国医书局，1930～1931(国医小丛书；13)

1、139、186、277、412A、521、590、651、721、851、917A

内分8篇论述脉学有关理论，内容涉及诊脉诀、取脉法、脉诊秘旨、诸脉要诀、怪脉类诀等。述脉31种，每脉介绍体状、部位、性质、主病等。又论怪脉即死脉23种，有脉图及其他图20幅，脉歌5首。后述妇人与小儿脉法，末附诸病宜忌脉，介绍病证33种。

1803

脉诀秘传/(清)沈李龙撰．石印本．北平：华有石印局，1931

186、202

1804

脉诀秘传/(清)沈李龙撰．铅印本．上海：中医书局，1933

139、589

1805

脉诀秘传/(清)沈李龙撰．石印本．上海：锦文堂，1935

858

1806

脉诀秘旨/步连岐纂．刻本．寿光县：步家楼，1918

590

1807
脉诀提纲/陈微尘编. 铅印本. 鼎新印刷局，1935(陈微尘医书五种；2)

21、186、270、277、361、514A、799A

本书采集诸家之脉说，分为部位、形状、脉病、病脉四类，编成四言歌诀，以辨证辨脉为主，便于初学诵习。

1808
脉诀新编全集：四卷/刘本昌编. 刻本. 湘潭：刘氏培根堂，1942

1、139、186、254、270、308A、412B、491、514A、529A、590、728A、738B、831、839A、901

本书以王叔和《脉经》为依据，对沈镜所著《删注脉诀规正》一书，择其批缪者驳正，尤其是纠正了寸关尺诊候脏腑分配，融合《难经》六府六藏之说，推论三焦为外府，配心包络为外藏。卷一收李中梓、沈镜脉位原图，运气合脏腑十二经络图，订正王叔和脉位图，左右三部藏府图等16图，《内经》五脏六腑十二官论、内景真传说、膻中包络辨、诊脉三要等18则短论，诊心肝脾肺肾歌、诊脉赋、诊脉入式歌等7首歌赋，以及李时珍《濒湖脉学》。卷二收载《医林改错》脏腑图、崔紫虚《四言脉诀》、太素脉法、奇经八脉脉病歌等，并包括四时脉象、形色脉体相应、伤寒、杂病、妇人与小儿脉诊、小儿指纹诊察等内容。卷三、卷四为《难经》汇考，前附历代名医姓氏。

1809
脏腑药性论诊脉诀/林恭箴著. 抄本，1930

931

本书简述药物性味、归经，并将数十首常用方及其加减应用，编成歌诀，便于记诵，又涉及脉诊、五色主病等诊法内容，较为零散。

1810
重订四言脉诀举要/张寿颐撰. 油印本. 兰溪：公立中医学校，1917(兰溪中医学校讲义；6)

391

2.2.3 诸家脉学

1811
玉函经：三卷/(唐)杜光庭著；(宋)崔嘉彦评注. 铅印本. 上海：大东书局，1936～1937(中国医学大成；13)

1、2、3、139、270、277、361、391、461、476、511、541、579、589、590、728、831、851、852、901、907B、907C、921、940

内有生死歌诀上、中、下3篇。说明脉证关系及脉象的生理、病理。

1812
玉函经：三卷/(唐)杜光庭著；(宋)崔嘉彦评注. 铅印本. 天津：新华印刷局，1923

1、139、139A、277、289、392、651

1813
玉函经：三卷/(唐)杜光庭著；(宋)崔嘉彦评注. 铅印本. 陕西：通志馆，1933(关中丛书本)

391、401、412A、491、664、728、728A、799A、851、852、901

1814
脉语：二卷/(明)吴崑撰. 铅印本. 上海：

大东书局，1936～1937（中国医学大成；24）

1、2、3、139、270、277、361、391、461、476、511、541、579、589、590、728、831、851、852、901、907B、907C、921、940

一名《脉学精华》。上卷为“下学篇”，列取脉入式、五脏病脉、五脏死脉等医论13篇，多有作者临证体验。下卷为“上达篇”，取《黄帝内经》《难经》《脉经》《针灸甲乙经》及历代著名医家有关脉学论述，阐发新义，列三部九候、《灵枢》脉法、方宜脉等医论53篇。书中于明以前有关脉学生理、病理、诊脉方法及候脉论治等内容逐一论述。又另列妇人脉法、小儿脉法等，并于诸脉状主病中论及30种脉象，并详分怪脉24种。书末设脉案格式一节，分8个方面立案。

1815

脉书宗经：三卷/著者佚名. 抄本. 安吴：洪氏春晖草堂，1940

541

书中辑录《黄帝内经》及扁鹊、张仲景等历代医家论脉精华，先述持脉法、候脉法、推法、四时脉体、五脏病脉、男女异脉、老少异脉、小儿脉法、脉有亢制、脉有从舍、脉有乘侮，后述28病脉，包括脉诀象形并附简明脉图及说明。

1816

濒湖脉学/杨叔澄编. 铅印本. 北平：中药讲习所，1936（医学大意；4）

139、475A

1817

濒湖脉学/杨叔澄编. 铅印本. 北平：国医学院，1939（医学大意；4）

412B、491

1818

校正濒湖脉学：一卷奇经考一卷/（明）李时珍撰. 石印本. 上海：鸿宝斋书局，1928（脉学四种；1）

570

1819

新刊诊脉三十二辨：三卷/（清）管玉衡编. 铅印本. 杭州：三三医社，1924（三三医书；21）

3、139、139A、186、270、277、308A、361、391、546、572、590、728、731、738A、800、839A、907C、921、940

第一辨脉大略。第二辨至第七辨，宗滑伯仁之六脉，著其所统，共得29脉，每脉各注其阴阳及形象。第八辨至十三辨则详叙十二经源流，及所经行之处与诊脉之法。第十四辨至三十二辨探究脉中变化。

1820

新刊诊脉三十二辨：三卷/（清）管玉衡编. 铅印本. 上海：世界书局，1936（珍本医书集成；13）

1、3、21、139、140、152、185、186、202、254、270、289、301、303、308、309、360、381、396、421、433、461、476、491、541、546、572、579、589、590、706、728、731、738A、781、799A、800、831、839、839A、851、852、871、891、901、907B、907C、911、917A、921、922、926A、931、940、942B

1821

脉诊便读/（清）张秉成撰. 刻本. 上海：千

顷堂书局，1928

152、286、491、514A、590、664、701、800

此书分“诊法源流”、“营卫解”、“动脉解”、“脉位解”、“脉形解”、“二十四脉歌诀”、“八脉赘言”、“色诊便览”8篇。乃作者行医数十年并结合典籍研究脉诊之心得体验。提出不如以浮中沉论表里，赞同以浮沉迟数虚实为诸脉提纲，并主色脉同诊，四诊合参。

1822

脉诊便读/（清）张秉成撰. 刻本. 江阴：宝文堂，1928

139、186、541、839A

1823

脉理求真：三卷/（清）黄宫绣撰. 铅印本. 上海：江东书局，1914（中西医书六种；2）

475A

卷一论述30种脉象及主病。卷二为《新增四言脉要》，末附新增脉要简易便知。作者结合临床实际叙述脉理，并对脉法中某些重要问题作了扼要阐析。

1824

脉理求真：三卷/（清）黄宫绣撰. 石印本. 上海：江东茂记书局，1912

931

1825

脉说：二卷/（清）叶霖著. 铅印本. 上海：大东书局，1936～1937（中国医学大成；17）

1、2、3、139、270、277、361、391、461、476、511、541、579、589、590、728、733A、831、851、852、901、907B、907C、921、940

上卷述脉，依据诸家论脉之说，阐明新义，并分述脉机，妇人脉法、幼儿诊法、奇经八脉，脉色兼察等，后附察色节要。下卷列举脉象30种，末附清脉、浊脉。

1826

脉说：二卷/（清）叶霖撰. 铅印本. 杭州：三三医社，1924

139、139A、289、475A、514A、541、529、529A、570、728A

1827

叶子雨脉说合璧/（清）叶霖撰. 铅印本. 上海：世界书局，1937

940

1828

辨脉指南：二卷，又名脉如/（清）郭治著. 石印本. 上海：中医书局，1931

412A、514A、541、590、721、851、907C

上卷以评述历代有关脉学之论为始，继述脉理、诊脉法等，并以浮、沉、迟、数为四大纲脉，分别述及二十八部脉的脉象、主病及相类脉之鉴别，后附大、小、清、浊四脉。下卷论七情、六淫、不内外因之脉象及一些特殊脉，如经期脉、妊娠脉、反关脉、六绝脉、无脉、怪脉、死脉等，并附有歌诀。最后简介望、闻、问三诊的有关内容，如察五官颜色，问寒热、头身、饮食、二便、汗血、昼夜轻重、见证先后、七情、妇人病等。

1829

诊脉三十二辨：三卷/（清）管玉衡辑. 铅印本. 上海：世界书局，1936（珍本医书集成；13）

1、3、21、139、140、152、185、

186、202、254、270、289、301、303、308、309、360、381、396、421、433、461、476、491、541、546、572、579、589、590、706、728、731、738A、781、799A、800、831、839、839A、851、852、871、891、901、907B、907C、911、917A、921、922、926A、931、940、942B

1830

辨脉平脉章句：二卷/（清）周学海编. 影印本. 上海：中医书局，1930（影印古本医学丛书；3）

1、2、21、139、152、186、289、301、302、303、308、308A、385A、412A、433A、475A、541、590、728A、731、781、839A、851、852、896A、917A、922、931、942B

《周氏医学丛书脉学四种》之一。作者以《伤寒论》中辨脉法、平脉法为诊法之正宗，指出："辨脉、平脉，仲景论百病之脉也，不专于伤寒。"遂检阅四、五种刊本的辨脉、平脉法原文加以校订。摒去旧注，重予详细注释，复加按语，发挥作者的心得体会和临证经验。以期切于临证实用，对研究仲景脉法有一定参考价值。

1831

三指禅：三卷/（清）周学霆著. 上海：会文堂，1914

139

周氏认为"医理无穷，脉学难晓，会心人一旦豁然，全凭禅悟"；"全身脉症，于瞬息间尽归三指之下"，故名。内设总论及81论题，取"缓"脉为平脉，以定27种病脉。对各种脉象相互对比阐述，详加鉴别，同时根据各病病因、病机，以脉论证，分析时紧扣脉证、选定治则方药，使读者得以领悟如一脉相承，易于临床实际运用。

1832

三指禅：三卷/（清）周学霆（荆威、梦觉道人）. 石印本. 上海：江东书局，1912

1、252、301、570、738B

1833

三指禅：三卷/（清）周学霆（荆威、梦觉道人）. 石印本. 上海：会文堂书局，1914

139A、351、741

1834

三指禅：三卷/（清）周学霆（荆威、梦觉道人）. 铅印本. 上海：中医书局，1930

590、851

1835

三指禅：三卷/（清）周学霆（荆威、梦觉道人）. 石印本. 上海：锦章书局，1932

139、381、412A、433A、721、831、921、922

1836

三指禅：三卷/（清）周学霆（荆威、梦觉道人）. 刻本. 藁城：魏风山，1933

139

1837

三指禅：三卷/（清）周学霆（荆威、梦觉道人）. 抄本. 许治顽，1949

541

1838

重订诊家直诀：二卷/（清）周学海著. 铅印本. 上海：大东书局，1936（中国医学大成；18）

1、2、3、139、270、277、361、391、461、511、541、579、589、590、728、733A、831、851、852、901、907B、907C、921、940

上卷包括：指法总义、二十四家会通、微甚兼独等篇；下卷包括：独取寸口本义、三关脉体通考、脉有两侧等篇。

1839

脉学丛书/张子英，姚心源等编著．上海：中国脉学会，1937～1947

590

1840

脉学丛书/姚心源，张子英编．贵阳：现代医药杂志社，1937～1947

1、541、590、289(残)

1841

脉学丛书/姚心源，张子英等编撰．柳州：中山日报社柳州分社，1941、1946

491(残)、590、852、907C、922

丛书包括：《三部脉学讲词》《中国三部脉法叙义》《脉学复古评注》《诊少阴脉之发明》《古本伤寒杂病论平脉增条》《四言科学脉诀》《三部脉学诊治铜图》《三部脉学论著》《三部脉学质疑问难》《三部脉学试卷》《三部脉学实验录》11 种。

1842

姚氏汉医三部脉法工作报告书/姚心源撰．铅印本，1937

139

1843

脉学/周介人编．铅印本．北平：华北国医学院，1936(中医学讲义四种；3)

139、279、521

此书以《脉经》为依据，就诊脉法中重要问题，结合《内经》《难经》、仲景学说及后贤论述加以阐释，共分辨仲景人迎、趺阳三部之义，论三部九候原理，论《难经》中部四经，寸关尺诊候之根据，辨毛、石、弦、钩、代之原理，辨脉分左右诊法，平三关病候并治宜(采自《难经》)，辨脉有轻重等专题。书中多以经输络别，输会募原等经义解释诊脉法及脉象生成原理，并谓尚待精密生理组织解剖证实。

1844

脉学发微：四卷/恽铁樵撰．铅印本．上海：铁樵函授中医学校，1928(铁樵函授中医学校讲义十七种；5)

590

又名《脉学讲义》。卷一为导言、色泽呼吸，卷二介绍脉学概论及原理，卷三重点阐释促、结、代脉，卷四阐释浮、沉、迟、数诸脉。

1845

脉学发微：四卷/恽铁樵撰．铅印本．上海：华丰印刷铸字所，1928(恽铁樵医书四种；2)

139、251、308A、361、412A、476、514A、529

1846

脉学发微：四卷/恽铁樵撰．铅印本．上海：恽铁樵医寓，1928、1930(恽铁樵医书四种)

202、279、289、301、391、393、475A、491、493、514A、529A、572、589、664、677A、706、709、731、738A、738B、746A、799A、852、917A、921、931

1847

脉学发微：四卷/恽铁樵撰. 铅印本. 上海：新群印刷所，1930、1931

361、433A、791、922

1848

脉学发微：四卷/恽铁樵撰；孙永祚抄录. 抄本，1928

896A

1849

脉学发微：五卷/恽铁樵撰. 铅印本. 上海：章巨膺医寓，1936，1941～1948(药盦医学丛书；8)

139、186、254、361、385A、391、412B、421、433、450、450B、461、514A、590、664、701、728A、731、781、839A、733A、738B、852、907C、926A

1850

脉学发微：五卷/恽铁樵撰. 铅印本. 上海：新中国医学出版社，1948(药盦医学丛书；8)

139、186、396、450（残）、541、579、651、728、731、907C、921

1851

脉学发微：五卷/恽铁樵撰. 铅印本，1928(药盦医学丛书；8)

412A、476、799A

1852

脉学讲义/恽铁樵编. 铅印本，1933(铁樵函授医学讲义二十种；6)

139、186、738A、541

1853

切脉学/中国国医函授学院编. 铅印本. 天津：中国国医函授学院，1937(新国医讲义教材)

541

本书首先介绍各种脉象，均有古人论述并配以执教者的注释，后论中西脉学之比較，在书中还附有不少英译术语，以便西医对勘。

1854

脉学正义：四卷/张寿颐撰. 油印本. 兰溪：公立中医学校，1917(兰溪中医学校讲义；12)

391

1855

脉学正义：六卷/张寿颐著. 铅印本. 兰溪：中医专门学校，1931

3、139、152、186、279、280、289、361、412A、475A、541、590、651、731、734、738B、741、871、896A、907C、940

1856

辨病脉证/抄本，1949

707

1857

平辨脉法歌括/(清)黄钰撰

见陈修园医书四十八、六十、七十、七十二种。

1858

辨脉平脉歌/杨澈川编. 抄本，1949

738

本书第一部分为“辨脉三十六条目总歌”及“平脉条目歌”，叙述王叔和整理《伤寒论》之“辨脉法”、“平脉法”诸条概要。第二部分详述张仲景36条辨脉及43条平脉的病因、病机与治疗。

1859

国医学粹脉学/包识生撰. 铅印本. 包氏医宗出版部，1930～1936(包氏医宗；12)

1、139、186、202、277、279、280、289、308A、361、396、412A、412B、433A、475A、491、514A、511、529A、529B、541、590、651、664、677A、712、721、728A、738A、738B、799A、800、839A、851、852、896A、907B、907C、917A、921、922、926A、931、940

1860

论脉全书/著者佚名. 抄本，1947

709

本书载有脉要歌、死脉歌、宜忌歌、部位解及正脉十六部等，详述脉之顺逆、轻重、阴阳虚实、所属脏腑，根本枝叶、表里、是否有神等。书末附诸家脉义、汪石山著《矫世惑脉辨》、太素可取之句、太素大要等篇。

1861

脉法/(清)蒋廷锡编. 石印本. 上海：千顷堂书局，1932

1、139、152、186、514A、590、851、931、940

又名《脉法汇考》。参考《图书集成》医部，辑录《素问》《灵枢》、仲景、华佗、王叔和、孙思邈等名医有关脉学的论著成书。

1862

脉法绪论/著者佚名. 抄本，1946

709

本书分9章，分别论述脉法、八纲、治法、外感病证、六经辨证、舌诊、药性等内容。其中药性部分以甘苦咸涩毒寒温热为次序，载述中药420味，颇具特点。

1863

脉法指髓/裴荆山编. 稿本，1916(裴氏医书指髓；1)

461

本书系《裴氏医书指髓》七种之一。书中对各种脉象的诊察作了较详细分析。

1864

脉话/陈观光撰. 铅印本. 太原：文蔚阁，1932

839A

1865

脉解准绳/著者佚名. 抄本，1948

590

全书载录脉学七言歌诀，内容包括“体状诗”、“主病诗”、“相类诗”等，分别阐述29种脉象的脉形特点、主见病证和相类脉的鉴别。

1866

脉理纲要/冯尚忠编. 铅印本. 成都：昌福公司，1922

270、277、279、289、361、475A、491、590、664、851、852、853、871、907B、907C

本书分为医药要义、脉理问答两部分，录有李濒湖27脉歌，末附《伤寒论》方剂113方。

1867

脉理精华/陈哲夫编辑. 抄本，1948

590

全书分为“总纲”、“脉象类别与主病”、“奇经八脉”、“反关脉”、“五脏绝脉”、“诊脉九要”6部分，主要论述28种脉象的脉形特点及出现于寸口六部的主病意义。

1868

脉理溯源/高愈明撰. 铅印本. 盖平：盖平县实业工厂，1915

1、462(残)

本书系高氏医学讲习所教材。书中就李时珍脉学所引20家脉论，逐一订评；择录前贤脉论，注释《内经》诊形质位置脉法及诊十二经气脉法诸条文。论述天人造生、二气(阴阳)应脉、五行生克、五藏相生、五藏位置，绘图说明四方四相、四相五行、五行应五藏等。在李时珍27脉的基础上，增补大、小、颤、疾、粗、乱六脉，合为32脉；探讨十二经气，增注《内经》及朱丹溪十二经气脉象，编有十二经气脉象歌，记述十二经主病；增订李时珍《濒湖脉学》，选订《三指禅》脉诗。

1869

脉理详解/著者佚名. 抄本，1911～1949

590

本节分脉神、脉位解、正脉16部、代脉解、胃气解摘要、逆顺、持脉、四诊、阐述脉理。其中正脉16部，分释浮、沉、迟、数、洪、微、滑、涩、弦、芤、紧、缓、结、伏、虚、实16种脉象，以及兼脉与主病。末附五脏六腑病由歌、五脏六腑虚实要药、伤寒六经定法、十八反4篇。

1870

脉理学讲义/尹性初编. 铅印本. 湖北：湖北省医会夜校，1927

139

本书为民国时湖北省医会夜校讲义。分上下篇。现仅存上篇，分为脉学源流、脉之名义、脉之部位、切脉指法、论诊脉决死生法、论诊脉宜与望色闻声问症辨息四者合参、气血合脉、营卫生会、冲任督带、诊法精要、妇人、乳子12章。其中诊法精要部分内容最多，详述《黄帝内经》《难经》《伤寒论》《金匮要略》等诊法。

1871

脉学辨证讲义/方闻兴编. 铅印本. 广州：中汉印务局，1917

940

1872

脉学表解/徐拯民编. 铅印本. 上海：中医书局，1936(近代医学丛选；36)

590、940

1873

脉学表解/徐拯民编. 铅印本. 上海：中医书局，1935、1939

3、139、541、590、851、907C、940

本书为脉学著作。将临床常见27种脉象之属性、形态、主病及兼见之脉予以列述，并载七怪脉、五脏四时平邪脉、小儿脉顺逆辨法及妇人、孕妇脉法，所列均以图表形式，颇为简明。书后附徐大桂所撰《脉症会解》。

1874

脉学纲要/李炳南编著. 铅印本. 梅县：父子医务所，1941(父子医务所医学丛书；1)

541

全书分3章：第一章论述脉取寸口的原理及诊脉要点；第二章论述脉象之常变、宜忌及逆顺等；第三章阐述脉能反映精、气、神，强调诊脉的重要性。

1875

脉学纲要：三卷/何舒编. 石印本. 邵阳：灵兰中医学会，1948(寿康之路；2)

139、839A

卷上为条辨，阐述六纲脉、二十八脉

之总因、主病顺逆及平脉、四时脉、真脏脉、六部脉等；卷中以问答说明脉之生死吉凶、脉症顺逆、从脉从症、常脉病脉等；卷下述歌诀，摘录宋代崔嘉彦《脉诀四言举要》及清代陈念祖、周学霆脉学歌诀编次而成。

1876
脉学汇阐/何廉臣撰. 抄本，1930
901
本书载论脉之根源、脉之名义、脉之部位、脉之种类、六阳六阴脉、表里虚实寒热辨、表里寒热论、百病虚实论、辨病各法等，并列表附后。

1877
脉学津梁/陈长庚撰. 石印本. 上海：扫叶山房，1923
279、308A

1878
脉学举要/孙广恕撰. 铅印本. 长春：益智书店，1935
514A
本书分诊法、部分、脉象、钩玄四部分。“诊法”言诊脉布指法及各种手法；“部分”言三部九候及脉之原理；“脉象”言仲师叙脉象大略及脉学歌诀；“钩玄”摘录古人对脉学之精论。末附产科诊断新法。

1879
脉学启蒙/许宗正撰. 刻本，1913
851、871

1880
脉学四种/辑者佚名. 石印本. 上海：鸿宝斋书局，1928
570

1881
脉学真诀：二卷/常杖编辑. 抄本. 萧指达抄录，1948
361
全书均以四言诀说明脉的生理、寸关尺分部所配脏腑、四时脉二十八病脉、七怪脉、妇科诊脉歌等，末附“伤寒赋”、“六经经法总诀”。简洁明白，易记易诵，为初学入门者的良好读本。

1882
脉学指南：四卷/卢其慎辑著. 石印本. 上海：千顷堂书局，1922、1932
1、139、152、186、279、280、302、308、308A、351、362、401、491、514A、519、529A、529B、570、590、664、701、728A、734、738、738A、907C、922、926A、940
卷一阐述脏腑阴阳五行及冲任督带；卷二专述寸口诊脉法，并论《内经》《难经》脉法；卷三、卷四论述仲景脉沫，并附自著“伤寒论厥阴篇论”。

1883
脉症参/云台氏集. 抄本，1948
308A

1884
脉症会解/徐大林撰. 铅印本. 上海：中医书局，1935
590
本书列浮沉、迟数、滑涩、虚实、长短、洪微、紧缓、芤弦、牢革、濡弱、散细、伏动、促结、代诸脉，各脉象条文下举症若干，以探析脉症相同之原理。后附脉法概言，阐述两脉兼见、脉有不能分三部者、因人论脉、脉症相反、从症从脉、因病导脉、因脉导病、四时平脉、脉以精神为主、冲和之脉。

1885

平脉考内经平脉考/廖平撰. 刻本. 成都：存古书局，1913～1923（六译馆丛书；11）

1、2、7、9、139、152、270、289、303、308A、381、461、462、541、546、572、589、590、651、701、702、721、734、781、831、851、857、859、907C、942B

1886

脉学阐微/天津高级职业函授学校编. 铅印本. 天津，1942

3

1887

邱氏脉学/邱崇编著. 北平：和平印书局，1937（邱氏内科大纲；4）

21、139、186、202、270、277、279、280、289、396、461、475A、476、529A、590、728A、738A、839A、871

全书17章。详述平脉法、脉象类别、诊脉法、六脉部位、常见脉象及妇儿脉义。本书辨脉分纲别类，论述详尽。

1888

是否集脉学/郝春阳辑. 抄本. 云深处主人，1914

139

本书在李时珍《濒湖脉学》的基础上作较大删补订正，遂至所存无几，乃不袭旧名，谓去其否以终归于是，故名。全书阐论二十七脉，每脉先条例历代有关论述，再引李时珍之论，复重编歌诀，并加注文，分述其脉象、主病等。末附"九道诊法"并予绘图。

1889

晓墀脉学：三卷/余斌撰. 铅印本. 南昌：文明书庄，1920（余氏医书三种；3）

1、3、152

卷一论脉法，如人迎脉解、三部脉法、寸口脉法等；卷二论奇经八脉诊法；卷三论27种病脉。余氏弃《脉经》《脉诀》，唯依仲景脉法为指归，以手背之寸口脉为阳，以手内之关尺为阴。

1890

晓墀脉学：三卷/余斌撰. 铅印本. 江西：德莹印刷所，1920

381、461、491、901

1891

晓墀脉学：三卷/余斌撰. 铅印本. 上海：文明书局，1920

21

1892

校正图注脉学：四卷/辑者佚名. 石印本. 上海：鸿宝斋书局，1928（脉学四种；2）

570

1893

医药金针脉要全旨/朱丰绅编. 油印本，1947

853

1894

增订脉学新义/黄啸梅撰. 南宁，1934、1937

922、921

全书分上下篇。上篇著述经、络、孙脉的含义，以及心脏的生理、血管的生理、血液的生理、动脉神经系的生理、诊脉的部位与方法、正常与异常脉搏的原因等，结合西医生理、解剖学以理解中医脉学，并初步探讨了经络的实质。下篇4章，内容有平脉之性状、28 种病脉的性状及主病，并根据作者临床体会，介绍了阳证阴脉、阴证阳脉、寸口脉各部的独异脉象性状及辨证施治。

1895

诊脉入门/陈景岐编. 铅印本. 上海：中西医药书局，1934(中国医药入门丛书；1)

1、139、186、254、308、412A、590、799A、907B、907C、940

内收：南雅堂医书平辨脉法歌诀、珍珠囊脉脉法诸歌、医宗金鉴四言脉诀、梦觉道人之指禅辑要、金谿龚信脉诀。

1896

诊脉要览/著者佚名. 抄本，1949

589

全书载“脉诀”、“上、中、下之候”、“七诊”、“六经脉体”、“诊脉要览” 等 13 篇，详论浮、沉、迟、数、滑、涩、虚、实、长、短、洪、微、紧、缓、芤、弦、革、牢、濡、弱、散、细、伏、动、促、结、代二十六脉的体状、主病和相似脉象的鉴别，阐述了脉学原理、脉诊方法、五脏及四时平脉的特点、妇人及小儿脉法。

1897

仲景脉法学案/任应秋著. 铅印本. 广西，1943

590

1898

新脉学一夕谈/丁福保编. 铅印本. 上海：医学书局，1926

1、733A

上篇论脉之根源，列述心脏之位置、心脏血管、血液循环、心脏瓣膜、心脏搏动等；下篇谈脉之应用，以数、迟、大、小、硬(紧)、软、疾、徐诸脉为脉之纲领，并论述其在诊断学上的应用。丁氏基本上以西医学说解说脉象。

1899

中西脉学讲义：二卷/吴锡璜著. 石印本. 上海：文瑞楼，1920、1922

139A、186、202、270、279、280、286、301、414、522、523、529A、529B、541、570、572、590、664、701、706、709、712、738B、896A、917A、931、940

本书将中国传统脉学理论结合西医对心血管的认识加以阐述。其中提出脉波计法，说明高热、动脉硬变等病对血管壁弹力影响等，并提出脉压计法等。

1900

中医脉学之科学释论/陈白狄撰. 铅印本. 西安：中国医药出版社，1945

590

本书以西医生理学知识来解释中医脉学，认为近代的寸、关、尺分配脏腑为穿凿附会，王叔和的分法与《内经》也相差甚远。书末附录内科各病证及历代医家对脉的论述。

1901

脉法易知/中华书局编. 铅印本. 上海：中华书局，1919、1920(医学易知；2)

139、139A、279、302、385、396、412B、521、529A、541、570、589、590、651、664、839A、851、896A、907C

总论诊脉之法，从脉之体象、主病及兼脉等方面分述二十八脉，并论及十怪脉、平妊娠分别男女将产脉。末附望、闻、问诊法，重视四诊合参。

1902

脉法易知/文明书局编. 铅印本. 上海：文

明书局，1923、1927、1931、1936

1、302、393、412B、541、579、851、901

1903

脉法易知/文明书局编. 铅印本. 上海：文明书局，1929、1939（医学易知；2）

9、186、202、254、270、308、421、475A、491、514A、541、589、590、677A、738B、741、781、851、907B、907C、917A、940

1904

脉学辑要/丁泽周撰. 铅印本. 上海：中医专门学校，1917

186、277、289、412A、590、664、907C、917A

丁氏取蒋趾真《脉诀》抄本厘定校正，并加入李濒湖、陈修园两家脉法合编增注而成。其内容有陈修园诊脉歌、论脉篇、脉法统论、陈修园补徐灵胎诊脉论、节录病机赋；李濒湖、蒋趾真论脉篇，包括李氏之脉状主病与相类脉诸诗以及蒋氏之各脉分六部主病，逐条予以注释。

1905

脉学辑要：三卷/（日）丹波元简著. 皇汉医学编译社，1935（聿修堂医学丛书；9）

1、2、6、9、139、152、185、186、252、277、289、308A、361、391、393、412A、412B、421、450、461、475A、491、514A、511、529A、529B、546、589、590、664、677A、728、728A、731、738A、738B、839A、851、901、907C、917A、922、931、940

摘录历代医家有关脉学之精义，加按语阐以己见。内容包括脉法、27 种脉之体象、妇儿平病脉及弹石、解索、雀啄、屋漏等 7 种怪脉。清廖平曾撰《脉学辑要评》予以评述。

1906

脉学辑要/（日）丹波元简著. 铅印本. 上海：世界书局，1936（皇汉医学丛书；42）

1、3、21、139、140（残）、152、186、202、251、254、270、277（残）、286、301（残）、303、308、361、391、396、421、433、450、461、491、514A、546、589、590、651、702、706、728、731、738、738A、741、781、799A、800、831、839、839A、851、852、854、871、891、901、907B、907C、917A、921、922、926A、931、942B

1907

脉学辑要评：三卷/（日）丹波元简撰；廖平评. 刻本. 成都：存古书局，1913～1923（六译馆丛书；21）

1、2、7、9、139、152、270、289、303、308A、381、461、462、541、546、572、589、590、651、701、702、721、734、781、831、851、858、907C、942B

1908

脉学辑要评/（日）丹波元简撰；廖平评. 铅印本. 上海：大东书局，1936～1937（中国医学大成；16）

1、2、3、139、270、277、361、391、461、476、511、541、579、589、590、728、831、851、852、901、907B、907C、921、940

首述总说、定关、布指、举按寻、吉凶、相兼。次有经脉四诊（浮、沉、迟、数）、诊皮法 8 门（滑、涩、缓、紧、软、革等）、诊络法 3 门（动、长、短）、诊筋 4 门（促、结、缓、急）、评脉 2 大门（虚、实)。末为妇儿脉、十怪脉。是书论述详尽而不累赘，论脉不分两手、不以寸关尺分三部、不以脉定病，自有其主见。

1909
和汉医学脉理解说/(日)浅田贺寿卫撰. 东京：外碑文谷草庵，1928
590
全书论述诊脉方法，包括脏腑平脉、四时正脉、四时病脉、六部脏腑分属、七死脉、左右寸关尺脉证、脏腑虚实脉、趺阳脉证、少阳脉证、太溪脉证、太冲脉证、虚里脉证、人迎脉证及仲景脉法。

1910
和汉医学脉理解说/(日)浅田贺寿卫撰. 铅印本. 东京：文荣堂，1929(和汉医籍学；2)
590

2.3 舌诊

1911
察舌辨症法/(清)吴贞著. 抄本. 嘉禾瑞芝，1917
590

1912
舌辨/(清)王士雄撰；吴克潜注. 铅印本. 上海：大众书局，1926、1936、1947
1、21、251、433、461、590、942B
搜集古今名家医书中有关舌诊的论述编成。内分：白苔舌、黄苔舌、黑苔舌、灰苔舌、紫色舌、妊娠伤寒舌等9章。讲述120种舌象的图示、主证、治法及方药。

1913
临症验舌新法：二卷/杨云峰撰. 铅印本. 杭州：三三医社，1924(三三医书；13)
3、139、139A、186、270、277、308A、361、391、546、572、590、728、731、738A、800、839A、907C、921、940(残)
上卷结合虚实、阴阳、脏腑等阐述临床验舌之法；下卷分析因舌象施治之方，备方43种。本书为作者临诊30余年的心得，论述舌苔原理、辨舌八法。首重说明黄、白、黑苔分别诊断法。

1914
临症验舌新法：二卷/(清)杨云峰著. 铅印本. 上海：大东书局，1936～1937(中国医学大成；20)
1、2、3、139、270、277、361、391、461、476、511、541、579、589、590、728、733A、831、851、852、901、907B、907C、921、940

1915
临症验舌新法/杨云峰撰. 铅印本. 上海：艺海出版社，1933
433、590、831、917A、922

1916
伤寒舌鉴/(清)张登编. 铅印本. 上海：江东书局，1914(中西医书六种；4)
475A、915
本书取《观舌心法》删繁正误，摘录其中有关伤寒舌象120种，参入其父张璐部分治案及作者个人经验汇编而成。所述舌象归纳为白胎舌、黄胎舌、黑胎舌、灰色舌、红色舌、紫色舌、霉酱色胎舌、蓝色胎舌及妊娠伤寒舌9类，每类冠以总论，下附各舌象图加以说明，兼述病机及治法。内容简要，条理清晰。

1917

舌诊学：二卷/缪宏仁撰．铅印本．浙江：黄岩苏园医事改善社，1937

1、186、731、738A、851、933

本书为舌诊专著。上卷通论篇，叙述中西医学有关舌质、各危重病候的舌诊，中医奇形舌苔诊断，如何辨别类似舌苔、各色染苔、9种舌苔单复色原理，西医舌诊之标准等；下卷条辨篇，分述红、绛、紫、白、黄、灰、黑、青、酱及问舌苔之诊断。

1918

国医舌诊学/邱骏声编．铅印本．上海：中医书局，1936（中国近代医学丛选；20）

590、940

1919

国医舌诊学/邱骏声著．铅印本．上海：民友印书社，1936、1940

139、186、289、396、461、589、590、851、940

本书采辑杜清碧、薛己、徐灵胎、叶天士等论述，参考西医论述撰就。上编概论，中编辨证纲要，下编讨论各种病舌的病机、证治方药，汇集历代医著中所载各种舌象145种，以图说形式予以阐述。并有续编论及方药剂量。

1920

舌诊问答/何舒编．石印本．邵阳：何氏，1947（灵兰医书六种；5）

139、839A

《灵兰医书六种》之一。是书以问答形式阐述舌诊方法、苔色变化所主病症等，简明扼要，通俗易懂。

1921

舌苔新诀/陈微尘编．铅印本．鼎新印刷局，1935（陈微尘医书五种；1）

21、186、270、277、361、514A、799A

本书认为古人多侧重于论脉而于苔舌论述粗疏，故采集各家论苔法则，加以己验，编成四言歌诀，便于读者记忆。内容分为总论，黄白、绛、紫、干、刺、胀、腻、咸、黑、红、粉、小儿、伤寒、温病、结论等条目。

1922

舌苔学讲义/费通甫编．油印本．上海：中医学院，1933

590

本书分上、下两编。上编总论，认为古书往往仅言及舌，不重于苔，故将历代原著中论苔的部分归纳起来；下编分析46种病舌、病苔，其中35种论述舌苔，并指明见该苔可用何药。

1923

舌苔学讲义：二卷/陆冕编．铅印本．台湾：汉医药研究室，1937

590

上卷论述舌与苔之形、神、津液等；下卷对各类舌色、苔色作鉴别分析。书中引用历代各医家之言，并配有简图，最后还针对各类病舌提出治疗方药。

1924

舌胎统志/（清）傅松元撰；傅雍言编．铅印本．浏河：傅氏学古堂，1930（太仓傅氏医学三书；3）

1、21、152、186、361、391、529A、541、570、572、590、651、664、677A、701、728A、781、839A、852、907C、926A、942B

本书把舌象分为枯白舌，淡白舌，黑色舌等8种，内容丰富，经验颇多。

1925
舌脉图/裘文治著. 稿本. 上海，1949
590
本书主要内容有两部分。其一舌图：舌分五脏图指出舌尖归心、中属胃、左肝、右肺、根肾的归属方法，并绘有125幅舌图，其中20幅为彩色图；内容为白苔总论、黄苔、灰色舌、红色舌、紫色舌、霉酱色苔舌总论、蓝色舌总论、妊娠伤寒舌总论，每幅图下阐述病证、舌脉特征以及治法方剂。其二脉图：有脉诊部位子母相生图、四时五脏平脉图、四时五脏邪脉图、六气司天在泉图等。

1926
验舌辨证歌/陆庭琦撰. 刻本，1927
590

1927
辨舌入门/陈景岐编. 铅印本. 上海：中西医药书局，1934(中国医药入门丛书；2)
1、139、186、254、308、412A、590、799A、907B、907C、940
内收：江笔花望舌色、方耕霞舌苔歌诀、吴坤安察舌辨证歌、张庭诞先伤寒舌鉴4编。

1928
(彩图)辨舌指南：六卷/曹炳章撰. 石印本. 绍兴：育新书局，1917、1924、1926、1933
21、139A、186、251、270、280、286、301、308A、361、385B、391、412B、475A、570、572、677A、701、712、738B、907B、921
一名《彩图辨舌指南》。曹氏参考百余种舌诊文献，经十年广搜博采，复去芜存精，五易其稿而成。全书分为五编：首编为辨舌总论，论述舌之生理解剖，阐释舌生苔的原理；二编为观舌总纲，阐述辨舌之形容、本质、神色、津液、苔色之要领；三编为辨舌证治，论述诸家察舌辨证之法及舌病治法；四编为辨舌各论，评述诸舌病证之用药，并附彩色舌苔图119幅；五编为杂论方案，罗列诸家辨舌精论与察舌辨证之医案，作为临证规范。

1929
(彩图)辨舌指南：六卷/曹炳章撰. 石印本. 上海：集古阁，1928
1、289、303、393、475A、514A、514B、590(残)、677A、728A、738B、746A、799A、831、839A、917A

1930
(彩图)辨舌指南：六卷/曹炳章撰. 石印本. 上海：会文印刷所，1926、1933
1、139、152、185、279、391、514A、521、529、529A、589、590、651、664、728A、731、734、738A、781、839A、896A、901、922、931、933、940

1931
(彩图)辨舌指南：六卷/曹炳章撰. 石印本. 上海：鸿宝斋书局，1928
450B、491、664、940

1932
(彩图)辨舌指南：六卷/曹炳章撰. 刻本. 上海：大东书局，1921
733A

1933
察舌辨症新法/刘恒瑞撰. 铅印本. 绍兴：

医药学报社，1916～1927(医药丛书五十六种；48)

139A、391、590

本书原系其授徒讲稿，后刊载于绍兴医学报，并被曹炳章收入《中国医学大成》。书中载舌苔原理、看舌八法、黄苔类总论、白苔类总论、舌质无苔类总论、黄苔类分别诊断法、白苔类分别诊断法、舌质无苔类分别诊断法、苔色变换吉凶总论等 15 篇短论，分别论述了舌诊的主要内容，尤详于黄苔、白苔和舌质的病理变化。为较有影响的舌诊专著。

1934

察舌辨症新法/刘恒瑞撰. 铅印本. 上海：大东书局，1936～1937(中国医学大成；21)

511、541、(以下各馆该书均残)1、2、3、139、270、277、361、391、461、476、579、589、590、728、831、851、852、901、907B、907C、921、940

1935

三十六舌歌诀及图解/邵斌源补订. 抄本，1921

738B

1936

验舌诊机/许家琤著. 抄本，1939

590

本书强调察舌辨证，宗《素问》之说，阐述验舌 16 则，其后重点论述 86 种舌苔的表现、病因病机、主病、适用方。书中所载 86 种舌苔均有绘图描述，形象生动，便于掌握。

1937

伤寒指掌舌胎/著者佚名. 抄本，1949

361

书载"察舌辨证歌"，叙舌质舌胎主病与治法方药。次述"温热舌胎"，论舌之胎质、长短、润干、滑燥、圆尖、涩活等"十四辨"主病，分析精到。其"伤寒诸汤"以下各篇均属歌括，始自大青龙汤，终于五瘘汤，中列承气、理中、平胃等方，附篇包括妇科、儿科、伤寒死证，言简意赅，略举其要。全书重在言温热，其内容多取自叶桂《温热论》而别有发挥。

1938

验舌辨证歌括/陆廷琦述. 刻本，1928

590

全书主要有 3 部分：其一，以五言韵语，论述病证、病因、脉舌及治则；其二，条辨苔色治法，描述 42 种舌象的特征、临床意义及治则，并指出舌象变化之顺逆，如舌苔转黄渐聚为顺，黄则可清，聚则可下等；其三，杂论 7 则，考伤寒、温病之遗著，参合临证之经验，剖辨寒热虚实阴阳攻下之道。指出温病以辨苔为第一要旨，治温病首重辨识主症和兼症，治疗有分治和兼治；论述舌苔变化之常逆；强调病证之隐现在舌，慎起居节饮食，防患未然为保身第一要义等。

2.4 其他诊法

1939

订正太素脉秘诀：二卷/(明)张太素述；刘伯祥注. 铅印本. 上海：世界书局，1936(珍本医书集成；11)

1、3、21、139、140、152、185、186、202、254、270、289、301、303、308、309、360、362、381、396、421、433、461、476、491、541、546、572、579、589、590、706、728、731、738A、781、

799A、800、831、839、839A、851、852、871、891、901、907B、907C、911、915、917A、921、922、926A、931、940、942B

书口处书名为：家传太素脉秘诀。版权页书名为：太素脉诀秘传。2卷。上卷为太素造化脉论、太素脉论、五行数分八卦、五脏所属图观色、论五阳脉、五阴脉、四营脉、寸关尺脉病说、五行脉诀及五脏脉主吉凶等。下卷杂论病症，间及五运六气、处方用药，多作俚句歌括。除诊脉察病外，有以脉象测人之智愚贵贱、寿夭穷通等内容。书前有龚廷贤等序，后有李时品跋。

1940

重订太素脉秘诀：二卷/（明）张太素著；刘伯祥注. 铅印本. 上海：大东书局，1936（中国医学大成；14）

1、2、3、139、270、277、361、391、461、476、511、541、579、589、590、728、733A、831、851、852、901、907B、907C、921、940

1941

太素脉诀：二卷/（明）张太素著. 铅印本. 上海：千顷堂书局，1935（国医丛刊；5）

1、590

1942

太素脉诀/周尹民辑. 稿本. 淮安，1916

590

1943

太素脉诀全书/季萼编撰. 铅印本. 上海：中西医药书局，1936

572、590

全书分为6编，仿张太素《太素脉秘诀》并加以引申发挥。季氏自谓此书是不明脉理者入门之书，故又介绍一些脉学的基本理论与方法，用语亦较通俗浅显。内分：人身经脉、脉之类别与诊脉法、太素脉法、四季太素脉、女子太素脉5编。并附人身十二经脉图、寸关尺图、十二脏腑部位图、诊法指掌图、推六脉出宫重交图等。

1944

诊病奇侅/（日）丹波元简编；（日）松井操译；王慎轩重订. 铅印本. 苏州：国医书社，1931（王氏医学丛书）

1、514A、831

采集日本32家名医诊病奇法。书末附：五云子腹诊法。

1945

诊病奇侅/（日）丹波元简撰；松井操译. 铅印本. 和汉医学社，1935

511

1946

诊病奇侅/（日）丹波元简撰；松井操译. 铅印本. 台湾：汉医学研究室

590

3 治疗

1947

治疗学/秦伯未撰. 铅印本. 上海：中医书局，1930、1931、1936、1941（实用中医学；5）

2、139、254、270、289、308A、361、433、491、590、651、706、741、800、851、917A、922、940（残）、942B

本书分两部分：首为“一般治疗”，讲述熨法、灌法、渍法、酒醪、麻醉、起泡、灌肠、导尿、敷法、嚏法、嗅法、针、角法、针灸等15种疗法的操作方法、治疗作用和应用范围；继之“汤液治疗”，讲述汗、和、下、消、吐、清、温、补八法的适应证与禁忌证。

1948

治疗学/著者佚名. 油印本. 中国医学院，1937(中国医学院讲义十三种；13)

590

1949

治疗学：五卷/张寿颐编著. 兰溪：中医专门学校，1922

738A

本书为兰溪中医专门学校讲义。全书对感冒、中风、眩晕、诸火等内科常见病证列述其病因、病机、症状、证候、变证、辨证、治法、方药等，并附选古今医案，以切合临床实际。

1950

治疗学讲义/梁翰芬编. 铅印本. 广东：中医药专门学校，1936(广东中医药专门学校各科讲义；13)

570、590、940

1951

治疗新律/著者佚名. 油印本. 中国医学院，1931(中国医学院讲义十九种；6)

139

1952

治疗新律/秦伯未撰. 铅印本. 上海：中医指导社，1932

590

秦氏在程钟龄、莫枚士两家有关论治诸病之基础上，对杂病证治规律加以总结提炼，特撰为是编。全书举痰、食、气、血、虚、风、寒、暑、湿、燥、火、疫、虫13纲，将百病症因治法概括为56律，以便学者探源索隐。书末附有燥湿同形同病辨、寒热同形同病辨、表里俱病治法辨3篇医论。全书对杂病论治规律在前人论述之基础上加以概括提高，确有条分缕析、提纲挈领和指导临床的作用。

1953

治疗处方门径/胡安邦编. 铅印本. 上海：中央书店，1936(医学门径)

139

“治疗门径”详论汗、和、下、消、吐、清、温、补八法的临床适应范围、原则、使用方法及宜忌；“处方门径”分外感时症、内伤杂症、妇女杂症、疮疡杂症，立92法，列92方。全书深入浅出，为初学者临证之门径书。

1954

治病法规：三卷/王汝霖撰. 上海：中医书局，1941、1943

139

亦名《治病法轨》。上卷总论，述阴阳气血、望闻问切、治则治法等；中卷叙中风、劳损等内科证治，并附以阴盛格阳、上病下沉、通因通用、怪病治验等；下卷分述妇、儿、五官科疾患及其证治方法等。

1955

历代名医治疗精义/胡光慈撰. 胡光慈，1947(中国医学精华；2)

139、852

其总论《中国医学治疗大纲》，统列表里虚实、六淫、六经、三焦等证治大法，以为研究治疗之人手。分论《历代名医治疗类案》，广集宋元明清及近人验案，凡数十家，按证候分28类。仅成伤寒一类。每案附以“光慈新评”，所论多中西汇通之理，间采前贤注评。

1956
万病治疗指南：十二卷/叶慕樵编. 上海：中华新教育社，1929、1932
590、1
卷一为医学摘要；卷二为经脉图诀；卷三～七为内科；卷八为伤科毒门；卷九为女科；卷十为儿科；卷十一为补遗；卷十二为制造。

1957
万病治疗大全/上海中医学社编. 上海：卫生报馆，1930
590
全书分总论、分论两篇。总论载录医学论著及研究体会等43医论，分论汇辑内、外、妇、儿、伤各科病症30门、医案百余则。

1958
万病治疗大全/朱振声撰. 铅印本. 医药指导社，1931
361、851
朱氏擅长于内、外科诸病诊治，每以内服、外治之法兼进取效。本书系其临床治疗各种常见病症的经验集结，除汇辑古今名方之外，亦多附有朱氏自拟验方。

1959
主证治疗学：治方原则/(日)渡边熙著；卢励俭译. 铅印本. 天津：卢氏医院刊物部，1931(新医学丛书)
590
内分东西医术之相违、症候学之主眼、症候学之泉源、学东洋医学即和汉医术之顺序、和汉医学之本体、处方中心之学术、三阴三阳之预备知识、历代先哲经验确实之治方原则等10章。试图以现代医学知识阐发解释和汉医学的传统理论。

1960
汉方治疗各论/(日)木村长久原著；叶橘泉编译. 铅印本. 重庆：中西医药图书社，1947
139、590、852
又名《中医诊疗》。此书原系日本《汉方医学讲义》之一，经编译者重加修订改编而易今名。全书共分两编。上编总论，设病理、诊断、治疗3章，论述中医整体诊疗体系和基本治则。下编各论，按呼吸、循环、消化、泌尿、神经系统分类，并介绍妇产、小儿、皮肤、耳鼻喉、眼科等常见病证而适用于中药治疗者。

1961
治病百法/周郁年著. 铅印本. 上海：广益书局，1930、1931(卫生丛书)
1、541

1962
百病疗治法/刘藩编. 石印本，1937
741

1963
百病治疗法/凌寒编. 铅印本. 上海：谢文益书局，1930
701
凌氏辑集数百种病症的验方，将其分类汇编而成。全书分急救百病、内外百病、妇女百病、小儿百病、梅毒百病及卫生百病6编，证治范围涉及临床各科之杂病、疑难症、急病痼症等，读者可据病检用。

1964
百病治疗法/凌寒编. 铅印本. 上海：大中

书局，1933

21、491、651

1965

古今名医奇病治法三百种/陈景岐编. 铅印本. 上海：中西书局，1936

139、590

本书搜集了名医钱仲阳、庞安时、李明之、朱丹溪、滑伯仁、戴元礼、龚廷贤、王肯堂、叶天士、徐灵胎、沈金鳌、王清任、王孟英、费伯雄等人的奇病医案 318 例，包括内、外、妇、儿、五官各科以及外感热病。每一病案皆注明古今医家之姓氏，间附陈氏按语，以明其源流，推其究竟，可资临床诊治疑难病证之参考。

1966

古今名医奇病治法三百种/陈景岐编. 铅印本. 上海：大通图书社，1935、1936

1、590

1967

简易疗病法/朱梦梅编. 初版. 上海：商务印书馆，1917、1925、1927、1937、(妇女丛书；第一集；第二编)

541、590

本书系朱氏平素所辑集诸病简易疗法之汇编。

1968

普通治疗法/周仲衡编. 上海：商务印书馆，1918(医学丛书)

434、541

1969

杂病治疗大法/左季云编. 铅印本. 北平：国医学院，1931

491

1970

中西合纂实验万病治疗法/张若霞撰. 铅印本. 成都：华光书局，1936

421

1971

中西合纂实验万病治疗法/张若霞编著. 铅印本. 上海：经纬书局，1936、1947

851、940

张氏以“融会古今中外医学，取彼之长以补我之不足”而著称。本书即体现了这一思想。

1972

中西临症疗法汇编/邓光济编. 铅印本. 贵州：晨报社，1937(贵州晨报丛书；2)

1

1973

诸症疗法/著者佚名. 抄本，1927

139

本书系从《医学心悟》等临床医著中选摘有关三消、水肿、膈、头痛、呕吐、腹痛、腰胁痛、麻木、痞块、疝、诸气、血等 19 种内科杂病证治方论汇编而成。各病症之下分述其病因、病机、症状、脉法、治则、方药等项内容。

1974

万病疗法大全/赵公尚编. 上海：卫生报馆，1932

590

本书由《卫生报》医药评论、卫生要旨、家庭卫生、医药常识、经验名方、杂谈医话等栏目汇辑而成，前载外科、内科、妇科、儿科疗法大全，末附温病、痰饮病证等 22 门。

1975

万有丹方治病指南/九一道人著. 铅印本. 上海：万有书局，1931（万有丛书. 医学类）

3、433、589、590、603、851

为丹方专书。人编丹方但求实效，以扫除繁琐为宗旨，易于采取，曾经试验有效者为合格。分头脑科、面科、口舌唇腮科、眼科、牙科、鼻喉科、乳科、心胃肝气痛科、腰痛科、吐血、膨胀科、大小便诸病科、咳嗽科、风湿科、内科、产科、妇科、儿科、急救等。每一病证辑录数方。

1976

新医学中药治疗法古方新医学解说合编/卢谦撰. 铅印本. 上海：中医书局，1930

590

分上下两册。上篇论治胃肠病、呼吸道及性血管疾病、妇产科、男科、性病、神经衰弱等近60种病症；下篇探求现代医疗技术的缺陷，期望中西医学之融合统一。

1977

普通病自疗法/章浒笙编. 石印本. 贵州：贵定中学，1946

301

1978

通俗自疗病法/苏仪贞编. 铅印本. 上海：中华书局，1922～1933

541

1979

百病自疗丛书/朱振声辑. 上海：医药指导社，1931

361、590

本丛书系科普性读物。汇集9种杂病自疗方法。对常见病的自疗有一定参考价值。

1980

百病自疗大全/海上落魄生编. 铅印本. 上海：普及书局，1940

139、852

作者取前人所著方案，择其辨证显明、药物常见者，删繁就简，参以己见，汇集成编。本书首载十二经脉歌，各经补泻温凉药及望色、闻声、问症、观形、药性歌等，随后列述伤风、伤寒、咳嗽、喘促、中风、暑症、风中经络、湿症、黄疸等100余种病症证治，诸病均详列验方。内容简明扼要，通俗易懂，以家庭必备为目标。

1981

百病自疗法：三卷/李涵馥撰. 铅印本. 上海：南方书局，1929、1934、1935、1936、1937

2、21、186、277、301、309、361、572、590、728、733A、831、896A、901、907B、907C、921、931、940、942B

又名《百病治疗全书》《国医指南》。中医实用读物。上卷讲述中医临床诊疗基本理论和技法；中卷介绍辨证施治六法和方药；下卷介绍各科常见疾病的诊治。

1982

百病自疗法/李涵馥撰. 铅印本. 上海：新文化书社，1929、1934、1935

301、308A、590、706、741、901、922

1983

百病自疗法/李涵馥撰. 铅印本. 上海：大文书局，1936

139、590、851、907C、942B

1984

万病自疗丛书/蔡玉堂编. 铅印本. 上海：

大中华书局，1935（万病自疗丛书）

1、270

上册有小儿病、妇女病、五官病、肝胃病4编；下册收肺病、性病、伤科、痈疽病4编。其中性病自疗新法与伤科自疗新法为席灵凤编写。

1985

万病自疗民众医药顾问/茹十眉编撰. 铅印本. 上海：中央书局，1936

1

内分：外科门、内科门、妇科门、儿科门、伤科、喉科、花柳科、五官科、急救法。每种病均介绍病因、病状、疗法。末附诊断要诀及药性要览。

1986

万病自疗全书/钟尚友编. 铅印本. 大陆图书公司，1920

301、590

本书系钟氏辑选各家简便验方，介绍各种常见病证的自我治疗方法。

1987

万病自疗全书/陈存仁编. 铅印本. 上海：康健报馆，1928、1929

362、590、731

一名《国民医药须知》。

1988

万病自疗全书：二集/陈存仁编. 刻本. 上海：千顷堂书局，1931

590

本书系选录全国医学之精华汇编而成。正集分为普通、青年、妇女、儿科医药常识4大门；续集分普通、外科、青年、妇女、儿科医药常识5大门。每门设论数百则，多为当时名医之论，涉及内容广泛，文字浅显，便于阅读，可供读者预防及自疗之用。

1989

万病自疗全书/易景戴编. 铅印本. 上海：世界书局，1932、1934

21、186、940

本书综合介绍全国各地名医在内、外、妇、儿等各种疾病的治疗经验。

1990

万病自疗医药顾问大全/陆清洁编. 铅印本. 上海：世界书局，1934～1946

590

又名《医药顾问大全》。中医丛书，共16册。陆清洁编、陆士谔校订。收有《内科内伤病》《内科外感病》《外科》《妇人科》《小儿科》《小儿痧痘科》《性病科》《花柳科》《皮肤科》《急救科》《戒烟科》《产科》《耳鼻咽喉科》《眼科》《伤科》《齿科》等16种。本书每一病证，俱分病源、病状、变症、疗法、调养5项内容，简述中医医理及治疗方法。每方均有方解、并注明出处。

1991

万病自疗指导/陆醉仙编. 铅印本. 上海：南星书店，1933、1936（民众指导丛书；8）

901、931

书分5篇，第一篇内症自疗法，包括头风、咳嗽、肺痨、哮喘、呕吐、鼓胀、浮肿、疝气、腰痛、二便、泄泻、风湿、疯癫、伤寒、疟疾、时疫等；第二篇外科自疗法，包括疮毒、癣疥、痈疽、瘰疬、瘤疖、花柳病、五官病、损伤、杂治等；第三篇妇科自疗法，包括经血、赤白带、前阴、生产、乳病等；第四篇载小儿杂病、惊风、痘麻等；第五篇急救自疗法，包括起死、解毒、误吞、咬伤、烟酒醉伤等。每病症设方1首或数首。

1992
疾病自疗常识/江蝶庐编. 铅印本. 上海：新民书局，1933(卫生丛书)
541

1993
国医万病自疗丛书/铅印本. 上海：大众书局，1933
541

1994
家庭实验万病自疗宝库/周茂五编. 铅印本. 上海：华医书局，1931
541

1995
大众实用百病小医囊/冯伯贤编. 铅印本. 上海：中央书店，1937
1
按时疫、内、外、妇、儿、杂症等分类，介绍各种常见病症的中医单偏验方疗法及民间简易疗法。

1996
大众实用百病小医囊/冯伯贤编. 铅印本. 上海：中央书店，1947
590、731、907C、931

1997
实验民间有效疗法/(日)伊藤尚贤撰. 刻本. 东京：新桥堂书店，1920
907C

六、药物

1 通论

1998

国医药物学/(清)赵履鳌著；糜雪亭订正. 上海：校经山房书局，1933、1937

741、917A、931

按花木、金石、身体、鸟兽等分为4部，介绍中药381种。先引证本经原文，名医论述，再用四句歌简介其性味，治效，后附按语补充说明。

1999

伪药条辨：四卷/(清)郑奋扬撰；曹炳章增订. 绍兴：和济药局，1927、1928

139、186、251、303、361、475A、514A、589、590、664、721、728A、731、738A、738B、907C、917A、922、940

曹氏将自己辨药用药经验，以集注、按语形式增补于各药原文之后，使两者相得益彰。本书对辨别中药真伪有实用价值。

2000

服盐药法/(清)孙星衍撰. 铅印本. 上海：商务印书馆，1935～1937(丛书集成初编；6)

1、2、6、7、9、21、139、140、186、251、301、361、391、421、461、493、511、523、541、542、572、579、651、702、721、731、781、791、851、852、901、911、921、922、931、940

2001

药物学/顾燮卿撰. 铅印本. 成都：国医讲习所，1948

853

2002

药物学/蒋玉伯编撰，1949(中国医药专门学校讲义)

1

本书2章，主要介绍补养、健胃类药物。每药下记述气味、形状、功用、制法、贮法、相反相使、用量，以及历代名家有关论述、处方等内容。

2003

药物学/访道人编. 抄本，1927

590

据残缺本计收药约五六百种，分19章。各章名分别在上述名字前加“药物学”三字。第一章“药物学豆”为概论，第二章至第十九章各载药若干。

2004

药物学：二卷/黄悌君编撰. 广州，1935

940

分两篇。首篇药物之质料、分类、用法、毒性、习惯性、特异性、配药之君臣佐使及禁忌，提出中药具有耐受性和蓄积性之观点；后篇分述40余种中药之形态、性质、功用、有效成分和用药禁忌，另辑选20余种西药，详细描述其构成、功用及用药剂量。

2005
药物学：三卷/罗绍祥编. 广州：医药实学馆，1936
940、942B
全书首叙药物学源流和药物之气味、形色、归经、功用、用药宜忌及真伪辨别，取介多医家论述，说明不同药物及同一药物不同部位的用法。后录药物602种，分12部，阐述不同药物之别称、性味、功能、用法及配伍之功能。

2006
药物学/秦伯未编. 铅印本. 上海：中医书局，1930、1931、1936、1941（实用中医学；4）
2、139、254、270、289、308A、361、433、491、590、651、706、741、800、851、917A、922、940（残）、942B

2007
药物学/保元国医学校编. 广东：保元国医学校，1934（广东保元国医学校讲义；6）
186

2008
药物学/李嘉鎏编. 铅印本. 广东：中医药专门学校，1936（广东中医药专门学校各科讲义；35）
570、590（残）、940

2009
药物学/卢朋编. 铅印本. 广东：中医药专门学校，1936（广东中医药专门学校各科讲义；36）
139、186、570、590、931、940

收药408种，分平补、补火、温散、平散、散寒、驱风、散湿、散热、吐散、敛涩、镇虚、滋水、温肾、渗湿等28类。各药先简述气味、主治，再列集说、处方、出处、制治、禁忌诸项分述。

2010
药物学/周介人编. 铅印本. 北平：华北国医学院，1936（中医学讲义四种；2）
279

2011
药物学：四卷/天津国医专修学院函授部编. 铅印本. 天津：国医专修学院，1936（新国医讲义教材）
308A
书内将各种中药按类划分，阐述每种药的归经、性味、功用、使用禁忌，处方举例及文献摘要，还描述药物的外观、形态。

2012
药物学：三卷/尉稼谦编. 铅印本. 天津：中国国医函授学院，1937（新国医讲义十三种；3）
21、139、851
载药578种，分草、木、竹、果、谷、菜、味、金石、土、禽、兽、鳞介、昆虫、人、水等门。每药先载歌赋，简括性味、功效、归经、主治；次予注解或补充产地等内容；其后简述主要功效（列中西医主治病证）、化验（药物所含成分）、特点、用量等。

2013
药物学/谢斐予编. 油印本. 中国医学院，1937（中国医学院讲义十三种；2）
590

2014

药物学/景芸芳编. 油印本. 中国医学院，1937(中国医学院讲义十四种；7)

139、590

收药260种，分23类。各药按产地、形态、性味、选用、住址、功用或近世应用、用量、处方、禁忌等项分述。其中“选用”项，主要阐述应用药物需对其产地和药用部位有所选择。每药后均附按语，为作者个人认识及其应用经验。

2015

药物学/景芸芳编. 油印本. 中国医学院，1931(中国医学院讲义十九种；14)

139

2016

药物学：四卷/孟继元编. 铅印本. 北平：国医学院，1940(北平国医学院讲义；1)

590

残存第一、第三、第四卷。约收药260种，按植物、矿物、动物药分部。各药先述出处、品味、归类、主要功效，次载别名、产地、形状、气味、主治、学说、宜忌、用量、处方等。

2017

药物学/汪浩权编. 铅印本. 北平：中华医学杂志社，1948

590

收药387种。分为21类。每类药前先对该类药物的药理作用、适用范围和使用注意进行概述，各药则依次简述科属、性味、效用、主治、用量及禁忌等。书末附配伍禁忌、药物炮制等内容。

2018

药物学/董德懋编著. 铅印本. 中华医学杂志社，1948

139

2019

药物学：正编二卷，续编二卷，补编二卷/章次公编. 铅印本. 上海：千顷堂书局，1949

590、922

全书载药114种，不分门类。每药设别名、科属、品考(质量)、产地、形态、药用之部、修治、性味、成分、用量、作用、效能、禁忌等14项，逐一论述。推崇仲景用药法，故所收多为《伤寒》《金匮》中药物。讨论药用注重吸取历代医家经验及近代医学研究资料，并有独到论述。

2020

药物学：正编二卷，续编二卷，补编二卷/章次公编. 上海：国医印书馆，1949

139、270、361、514A、572、589、590、728、738A、800、854、917A、922

2021

药物学/章次公编. 铅印本. 上海：国医学院，1934(上海国医学院讲义七种；1)

590

2022

中国实用药物学：二卷/赵贤齐编. 石印本. 上海：中国医药研究会，1923、1924、1931、1937

286、351、572、590、852、922

卷首设有例言、总论及药物表。总论记述药性原理和用法，药物表简要归纳药物的补益、表散、攻里、理气、理血、祛寒、利湿、润燥、泻火、除痰、收涩、杀虫12大法。正文收载药物225种，分草、木、竹、果、谷菜、金石、禽兽、虫鱼、人9部。每药按名称、性质、功用、禁忌、用量、处方等项分述。

2023

中国实用药物学：二卷/赵贤齐编. 石印本. 上海：广益书局，1923、1933、1937

254、590、728A、851、907C

2024

中国实用药物学：二卷，卷首一卷/赵贤齐编. 石印本. 上海：文化书局，1924、1937

907C、931

2025

分类实用药物学/顾膺陀编. 铅印本. 北平：华北国医学院，1935

202

2026

分类实用药物学/顾膺陀编. 铅印本. 北平：中药讲习所，1935

475A

2027

国药新药物学：三卷/郁梦云撰. 稿本，1937

541

分总论、分论两部分。总论18章，依次叙述药物之分类、制剂、炮制、用法、禁忌等内容。分论载药540种，附药410种，分为解热剂、兴奋剂、祛痰剂、催吐剂、镇咳剂、镇静剂等章。

2028

中医药物学/季爱人编. 铅印本. 苏州：中医伤科研究社，1926

590

2029

著园药物学：三卷/杨熙龄撰. 铅印本. 京津印书局，1923（著园医药学合刊；2）

1、3、21、139、139A、152、202、186、277、289、301、385、391、393、396、475A、529A、529B、590、907C

全卷一“炮制失宜药类”，分析栀子、姜、麦冬等50余种药物炮制失宜情况，并以“按语”或“注”阐明其个人见解与经验，并引前人著述加以论证；卷二“流传失真药类”，介绍禹余粮、鸡苏、益母草等15种药物真伪辨别方法与要点；卷三“杂说”，对莲心、炉火龟龄集、普洱茶等专题进行论述。

2030

最新实验药物学：四十卷/温敬修编. 铅印本. 上海：中医书局，1935、1936、1946（中国近代医学丛选；10）

21、139、202、254、270、277、289、361、433、541、590、728、800、831、851、940、942B

正编为植物部23章，续编为矿物部16章、动物部17章。植物部载药466种。矿物部载药54种。动物部载药68种。

2031

中国药物学集成/蒋玉伯编. 铅印本. 上海：知新书局，1935

1、139、270、381、491、541、590、731、839A、851、907C、940

本书首列“国药禁忌表”、“方证索引”两节，后分总论、各论两部分。总论9章，分别为药物之功用、用药须按病情、用药须分时节地宜、药之补泻、用药之大法、药剂之配合、药物使用方法、药之服用法、药之制贮法；各论收药442种，分补养剂、健胃剂、发汗剂、下剂、吐剂、杂剂等22章，每药列别名、气味、形状、功用、制法、有毒无毒、用量、佐使、学说、处方等项简述。除选录各家论述外，间附己见。

2032

中国药物学集成/蒋玉伯编. 铅印本. 上海：教育书店，1937

1

2033

药性简要三百首/（清）廖云溪著. 刻本，1913

855

2034

药物简略/李左衡编. 油印本，1938

434

2035

药物讲义/余鸿仁编. 油印本，1940

541

2036

药物讲义/恽铁樵著，1937（铁樵函授医学；第11种；第7期至8期）

541

2037

药物学讲义/恽铁樵编. 铅印本. 上海：铁樵函授中医专门学校，1933（铁樵函授中医学校讲义十七种；2）

590

2038

药物学讲义/恽铁樵编. 铅印本，1933（铁樵函授医学讲义二十种；5）

139、186、738A、590

2039

药物学讲义/秦伯未编撰. 铅印本. 上海：秦氏同学会，1930

1、2、139、301、391、412B、541、590、651、664、728A、851、940

全书分上下两编。上编为总论，概述药与病之关系、药性理论、动植矿药药性特点、分经用药、六气用药法及药物炮制、反畏等内容。下编为各论，收药283种，分发散、利尿、泻下、涌吐、补益、收敛、化痰、驱虫、理气、温热、寒凉12类；每类又分若干节；各药下列气味、归经、主治、用量、杂论五项分述，前四项记述简略，杂论则补充说明药物兼治之证、禁忌，以及简论药理等。

2040

药物学讲义/秦伯未撰. 铅印本. 上海：秦氏同学会，1930（国医讲义六种；1）

186、279、361、412B、463、514A、590、664、712、799、871、940

2041

药物学讲义/关伯廉编著. 铅印本. 广东：广东光汉中医专门学校，1935（光汉中医专门学校讲义）

940

2042

药物学讲义/冯性之编. 油印本，1918

590

2043

药物学讲义/时逸人编. 石印本，1929

381

绪言指出前人对某些中草药的错误认识，并阐述自己的见解。正文介绍30余种常用中草药的性味、功效、药理、应用。

书末附有麻黄的近代实验报告。

2044
药物学讲义/著者佚名. 铅印本. 叙府大同书局，1930
590

2045
药物学讲义/林鸿编. 天津：春秋印刷局，1937
541

2046
药物学讲义/朱诚斋，邢诵华编. 石印本，1920
738A

2047
药物学讲义/罗绍祥编. 铅印本. 广州：广州中医学校，1936
940、942B

2048
药物学讲义/李嘉鎏编；卢朋补编. 铅印本. 本书广东：中医药专门学校，1936
940

2049
药物学讲义/陆湘生编撰. 铅印本. 萧山：陆湘生，1929
381
介绍常用中药的炮制、剂型、功效应用和分类，对药物成分进行了初步的实验研究。

2050
药物学讲义/徐芸斋撰. 油印本. 兰溪：公立中医学校，1917(兰溪中医学校讲义；4)
391

2051
药物学讲义：二卷/王仲香，杜士璋编. 铅印本，1919
391、728A
本书收集缪希雍《本草经疏》中精粹部分，载药235种，按其书体例编写，又博采众家之言予以旁证，参之以时方，使习医者由古通今，由今溯古，得今古之要。

2052
药物学讲义/王治华编著. 石印本，1924
738A
系兰溪中医专科学校讲义之一。分两篇。第一篇为发散药，分温散风寒药、凉散风热药、燥散风湿药、解散风毒药、升散营火药5章，载药68种。每药介绍性状、主治、标准用量、处方禁忌、具体配伍运用等内容。

2053
药物学讲义/邢诵华编著. 石印本、铅印本，1924
728A、738A
系兰溪中医专科学校讲义之一。分两篇。第一篇介绍清凉药，分轻清气热药、轻清血热药、大凉气热药、大凉血热药4章；第二篇介绍和解药。收载药物73种，每药介绍科属、性状、主治、标准用量、配伍、药用原理等内容。

2054
药物学讲义/马汤楹，邢钟翰，王仲香编述. 铅印本，1932
709、728A
为中医校教本。内分药物学讲义、药用植物学讲义两部分。全书列菜、玉石、木、人、兽、虫鱼、米谷、草等部，载药183种。每药下记述药性、有毒无毒、主治功效、配伍运用等内容。

2055

药物学讲义/杜士璋编. 铅印本. 浙江：中医专门学校，1938（浙江中医专校讲义三十三种；5）

590

卷首为总义，论述药性理论。正文收药350种，分木、果、草、金石4门。每药主要列性味、主治、发明、简误等项，部分药下还有主治参互、论药物配伍、拾遗、载后世发明功效、备考等内容。

2056

药物学讲义/上海新中国医学院编. 铅印本. 上海：新中国医学院，1940（新中国医学院讲义四种；4）

590

收药96种，大致按发汗、止汗、泻下、安神、开窍、理气、健脾、宣肺止咳、养阴等功效排列。每药简述别名、习用名、产地、形态、行为、功效、用量、禁忌等内容，后有按语。

2057

药物学讲义：二卷/邓炳煌撰. 铅印本. 广东：保元国医学校，1948

931

2058

简明实用药物学读本/宋仁甫编. 铅印本. 国医砥柱月刊社，1948

139

分上下两篇，收药400余种，分补剂、泻剂、宣剂、通剂、轻剂、重剂、滑剂、涩剂、燥剂、湿剂等。每剂又按草、木、谷、菜、果、禽兽、鳞虫、金石、土等分类。每药载述集论、性味、毒性、功能、主治、忌服、产地、用量等内容。

2059

临证实用药物学/叶橘泉编. 铅印本. 苏州：存济医庐，1939

541

内分：强壮、兴奋、健胃、泻下、驱虫、发汗、解热、清凉等19类。收临床常用中药589种，说明药理、生理、医治作用。

2060

现代汉医实用药物学/孙广恕撰. 铅印本. 广益书局，1941

541

2061

实验药物学：九卷/何廉臣撰. 铅印本. 浙江：中医专门学校，1924

450、590、677A、731

全书收载药物373种，分发散、涌吐、清凉、和解、开透、通利、攻泻、温热、消化9剂。

2062

实验药物学/顾学裘编；上海新医研究会增订. 铅印本. 上海：医学出版社，1949

1

2063

中西药物学讲义/汪洋，顾鸣盛编. 铅印本. 上海：中西医院，1926（中西医学丛书十二种；6）

277、590

2064

药料注释/著者佚名. 铅印本. 上海：广学

书店，1918

21

2065

药物格要/王仁叟编. 铅印本. 上海：中医书局，1936(新中医五种；5)

139、433、590、831、907C、926A、940

全书分药性论、药名汇列、药名分解三部分。药性论类似序言，简述药学史。药名汇列为所收药品目录；药名分解收载药物400种，每药不分项目，记述药名由来、别名、产地、性味、功效、主治等内容。

2066

药物格要/王仁叟编. 铅印本. 上海：中医书局，1936(近代医学丛选. 新中医五种；5)

590、940

2067

药物科：三卷/天津国医函授学院编. 铅印本，1937、1940(新国医讲义教材十四种；3)

139、186、590、721

载药578种，分草、木、竹、果、谷、菜、味、金石、土、禽、兽、鳞介、昆虫、人、水等门。

2068

药物通论/叶孟陶编. 石印本，1937

738、922

全书论述药物与疾病、药物与气味、气味与效能、药性的产生、药用部位及动植矿药特点与区别、药物加减效用变异研究、性味与功效关系的详细研究、升降沉浮研究、六气分经用药大法、五脏五味忌宜、四时用药大法、血气痰郁治疗大法等22个专题，专题后间附文献资料和按语。

2069

药物学备考/刘文英编. 铅印本. 北平：同济堂，1935

1

本书按动、植、金石分三大类23章，收录中药512种，介绍产地、气味、形色、功用、品类、采掘、用量、价值成分、畏忌、反恶、炮制、参考、化验、备考等内容，并有药材标本图500余种。书后附制药成规、万国药方、药名总论、化学器械图说，各品纪略等。

2070

药物学备考/刘文英编. 铅印本. 国药化验社，1935

2、139、254、270、381、491、514A、541、570、590、781、839A、852

2071

药物学初阶便读/三三医社编辑部编. 铅印本. 三三医社，1946

139、590

收载药物332种，分植物、矿物、动物药3类，分别对各药性味、功能进行简述。

2072

药物学大成/丁福保编. 铅印本. 上海：医学书局，1925

590

2073

药物学纲要/张寿颐编. 油印本. 兰溪：公立中医学校，1935

590

载药49种，分温散风寒、温散风热、宣化风湿、升散郁结、祛除毒风等13类。以歌诀概括药性。

2074

药物学纲要/（日）铃木幸太郎撰；丁福保译述. 铅印本. 上海：医学书局，1912（丁氏医学丛书）

541

2075

药物学集说/曹炳章等撰. 铅印本. 绍兴：医药学报社，1916～1927（医药丛书五十六种；40）

139A、391、590

本书汇辑曹氏等7人所撰17篇药学论文。内容包括中华药学源流考、药物与产出地之关系说、藏红花栽培法、蓖麻油之中西异性说、干生姜改良说、冬虫夏草之种类及效用、中华药学改良说、药物之特性说等专题。

2076

药物学类纂/蒋玉伯编. 铅印本. 北平：共和印刷局，1922

1、21、781

参考《神农本草经》及各名家著述，结合中西药学实验资料，选辑常用药品300余种。按药物主治分为：补养剂、健胃剂、发汗剂、下剂、吐剂、理气剂、理血剂等19章，介绍药物别名、形状、性味、成分、功用、制法、入经、佐使、用量、毒性、禁忌等。

2077

药物学类纂/蒋玉伯编. 铅印本. 上海：医学编辑社，1925

361、491

2078

药物学问答：十卷/毕蕃昌撰. 铅印本. 锦文书局，1933

279、664、677A、839A、940

本书每卷1门，依次为补益、宣通、祛寒、泻热、祛风、除痰、润燥、利湿、收涩、消散。载药物475种。又对药品产地、地道药材、炮制之法及十八反、十七忌、十九畏等均有说明。编为问答体。

2079

药物学研究笔记/王炳秋编. 铅印本. 广东：中医药专门学校，1936（广东中医药专门学校各科讲义；37）

570、590、940

2080

药物学注释：二卷/江勤卿著. 铅印本. 广州：隆昌，1936

308A、940

收录400余种常用药物，对其别名、产地、类别、形色、气味、功效、制法、主治证皆有记载，每药后附有注释，阐明药物作用机理。

2081

国医的科学药理篇/李克蕙著. 铅印本. 南京：李克蕙诊所，1936

741、839A、852、907C

以现代医学原理，及浅显通俗的文字介绍药学知识。书末附简便方20余种。书前有王用宾、施今墨题词。

2082

国医学粹/包桃初，包识生撰. 铅印本. 包氏医宗出版社，1930～1936（包氏医宗；11）

1、139、186、202、277、279、280、289、308A、361、396、412A、412B、433A、475A、491、514A、511、529A、529B、541、590、651、664、677A、712、

721、728A、737、738A、738B、799A、800、839A、851、852、896A、907B、907C、917A、921、922、926A、931、940

本书载有药物260余种。第一章总论，阐述药性、选药法、制药法及服法；第二至第十四章分述汗、吐、下、和、利及驱寒、清热、燥湿诸药；第十五至第十九章讨论心、肝、脾、肺、肾五脏药物；第二十至第二十四章分别录气、血诸药及赋形药。

2083

中药性类概说/谭次仲著. 铅印本. 重庆：中西医药图书社，1947

139

倡导科学地发掘整理中草药，以中西医结合的观点，将中药按强心、镇痛、解热、泻下等分为20类，介绍方剂、药量、效用、药理等。

2084

中药之化学与药理/丘晨波，裘家骏著. 丘晨波药师事务所，1949

139

2085

中医十八反之检讨/张文元著. 铅印本. 太原：中医改进研究会，1937

21、139、381、590

本书以图表形式列出《伤寒》《金匮》《千金》《外台》等书中有关相反药物并用方565首，其中乌头类412方，甘草类68方，藜芦类85方。从文献考证等方面，初步探讨了中药十八反实质，提出尚需进一步作化学分析和动物实验研究。

2086

汉药旧戏大观/程介三著；陈治岐校对. 铅印本. 天津：程氏医寓，1932

475A

2087

药用动物学讲义/杜士璋编. 铅印本. 浙江：中医专门学校，1938（浙江中医专校讲义三十三种；6）

590

收动物药79种，分兽部、禽部、虫鱼3部。各药先述性味毒性，次述药物功效与主治病证，及各家论述，末简述用药注意事项及配伍禁忌等。

2088

药用植物学/韩士淑编译. 铅印本. 杭州：正则印书馆，1936

139

2089

药用植物学/李承祜编著. 铅印本. 中国科学图书仪器公司，1949

139

2090

药用植物学讲义/杜士璋编. 铅印本. 浙江：中医专门学校，1938（浙江中医专校讲义三十三种；25）

590

首列“总义”，论述药物归经、寒热温凉、轻重浮沉、炮制等内容。各药先述性味毒性，次述药物功效与主治病证，后撷取各家诠释，末简述用药注意事项及配伍禁忌等。

2091

现代药物植物与疾病治疗/嵇联晋编. 南京：金陵学社，1935

731

2092

经济药用植物学/刘宝善，周太炎编著. 铅印本. 正中书局，1945

139

2093

药用植物栽培法/史公山编. 铅印本. 上海：商务印书馆，1936

590

2094

药用试植报告/江苏省立医政学院药物试植场编. 铅印本. 江苏：省立医政学院出版组，1936

590

2095

药用植物实验栽培法/周太炎等编. 铅印本. 商务印书馆，1947

139

2096

药用草本栽培法/张若霞编. 抄本，1929

590

2097

药业工作实习课本/左季云编. 铅印本. 北平：药学研究社，1938

139

2098

规定药品之商榷/曹炳章辑著. 铅印本. 绍兴：医药学报社，1927（医药丛书；9）

590

2099

煎药之研究/同春堂国药号编辑. 铅印本. 上海：同春堂国药号，1935、1936

541

2100

鉴选国药常识/汪雪轩等编. 铅印本. 上海：灵学会国药研究部，1936

1

载药50种，分草、木、兽、虫、石5部。每药先列性味、功效、主治，次记述产地、品质鉴别等内容。

2101

科学研究之国药/黄劳逸编译. 铅印本. 杭州：黄劳逸，1937

590

此书编译者参考当时欧美、日本及国内研究中药的各种学术报告和论文，介绍黄连、红花、车前子等79种常用中药的化学成分及药理实验结果。

2102

医药日记：用药博物志/著者佚名. 稿本

738B

2103

赵石民先生在国药学上之贡献/朱任宏著. 铅印本. 北平：中国科学社，1933

1

2104

整理本草研究国药之方案及其实例/赵燏黄著. 铅印本. 北平：北京大学医学院中药研究所生药学部，1941

139、186、254、270、308、309、590

为科研论文专著，分别以中英文书写，附照片插图122幅。研究方案分两部。第一部分4项，分别为鉴定生药之原植物、以现行药市之生药与古本草所载相印证、征求中医习用药品做实验、研究道地药材与植物地理的关系；第二部为生药学的标准鉴定及中药典的标准试验。书中重点研究祁州药市中的菊科和川续断科药材，作为实践例证。

2105
药物辞典/董坚志编著. 铅印本. 上海：文业书局，1937
21、541
每一词目首先辨别药物之气味行色，后叙述其所归经络，再阐述其功用、主治之证，末附药物剂量标准。

2106
中华新药物学大辞典/吴卫尔编辑. 铅印本. 天津：中华新医学研究会，1934
1、21、139、254、381、541
全书载药1400余种，各药述其拉丁学名、中文异名及俗名、来源、科属、产地栽培、采集、成分、功效、用量、制剂等。

2107
中药之科学原理/朱鼐撰. 铅印本. 重庆：刘如英，1945
1、3、139、301、590、651、852
内分3篇。第一篇阐述药物制剂、药理作用、给药方法及注意事项；第二篇载药280种，分动物、植物与矿物药3类，简述各药形态和成分；第三篇分皮肤黏膜、末梢神经、中枢神经，自主神经、循环系、呼吸系、消化系、泌尿系、生殖系，以及体温、新陈代谢、病原菌等12章。每章先概述相关药物的药理作用，继则讨论中药对各组织、脏器、病原体的作用及其临床应用，反映当时中药研究的某些成果。

2108
衡阳药签/著者佚名. 刻本. 宝善堂，1916
853

2　本草经

2109
神农本草经：三卷/(魏)吴普等述；(清)孙星衍，(清)孙冯翼辑. 铅印本. 上海：中华书局，1936
139、145、202、279、303、351、381、421、450、461、521、522、523、525、529A、590、651、664、702、706、721、728A、738A、741、791、799A、851、852、901、907C、922、923、931
内分3卷，分为上、中、下经。按玉石草木鸟兽虫鱼分类，收药物365种。

2110
神农本草经：三卷/(魏)吴普述；(清)孙星衍，(清)孙冯翼辑. 铅印本. 上海：大东书局，1936～1937(中国医学大成；6)
1、2、3、139、270、277、361、391、461、476、511、541、579、589、590、728、831、851、852、901、907B、907C、921、940

2111
神农本草经/(魏)吴普等著；(清)孙星衍，(清)孙冯翼辑. 铅印本，1936(四部备要；3)
1、6、7、9、21、139、140、251、301、303、361、391、421、461、493、511、521、523、541、542、579、590、651、701、702、721、728、731、741、781、791、851、852、901、911、921、922、931、940

2112
神农本草经/(魏)吴普等述；(清)孙星衍，

(清)孙冯翼辑. 铅印本. 上海: 商务印书馆, 1937(丛书集成初编; 2)

1、2、6、7、9、21、139、140、186、251、301、361、391、421、461、493、511、523、541、542、572、579、651、702、721、731、781、791、851、852、901、911、921、922、931、940

2113

神农本草经/蔡陆仙编. 铅印本. 上海: 中华书局, 1940

139、462、590、781、926A

2114

神农本草经/蔡陆仙编. 铅印本. 上海: 中华书局, 1941(中国医药汇海)

2115

神农古本草经: 三卷, 附本说一卷, 逸文一卷/(清)王闿运辑; 刘复增辑. 铅印本. 上海: 中国古医学会, 1942(古医汤液丛书)

1、139、186、202、277、279、308A、412A、491、514A、529A、570、590、664、712、728、746、839、851、917A、738A、839A、921、931

全书先附本说1卷, 载录《黄帝内经》之论。正文3卷收载古本草药物365味, 分上中下三品, 一仍王闿运辑本之旧, 未改一字, 不移一条。末附逸文1卷, 系据孙星衍、顾观光辑文钩考, 别附于三品之末。

2116

本经疏证: 十二卷/(清)邹澍著. 铅印本. 上海: 世界书局, 1937(基本医书集成; 19)

940

全书收著者的《本经疏证》12卷、《本经续疏》6卷及《本经序疏要》8卷。《本经疏证》及《本经续疏》考证并注释常用中药近300味。《本经序疏要》按临床病证将中药分类, 每证下均列可选用之中药10余味, 并附前人的评述及著者注释。

2117

本经疏证: 十二卷/(清)邹澍著. 石印本. 上海: 千顷堂书局, 1936

186、280、286、301、361、391、412B、450、475A、529A、590、738、738B、746A、791、800、852、896A、907B、917A

2118

神农本草经读: 四卷/(清)陈念祖撰. 铅印本. 上海: 广益书局, 1916

476

2119

神农本草经读: 四卷/(清)陈念祖著. 铅印本. 上海: 大文书局, 1937

590

按上、中、下三品选收《神农本草经》中100余种药物及《本草经》以外药物40余种, 书中附《本草崇原》及《本草经解》。

2120

神农本草经读: 四卷/(清)陈念祖著. 石印本. 上海: 锦章书局, 1931

139、277、308、522、529A、854、917A、921、922、926A、942B

2121

神农本草经读: 四卷/(清)陈念祖撰. 刻本. 佛山: 翰文堂

931

2122
神农本草经读：四卷/(清)陈念祖撰. 石印本. 上海：文会书局
476

2123
神农本草经读：四卷/(清)陈念祖撰
见公余医录六种、南雅堂医书全集、公余医录五种、陈修园医书二十一、二十八、四十、四十八、六十、七十、七十二种。

2124
本草崇原集说：三卷/(清)张志聪注解；仲学辂集解. 石印本. 上海：锦文堂，1927
412A、514A、541、579、590、738A、839A、921、931
本书是以《本草崇原》一书为基础加以增补校订而成。共载药近300种。

2125
本草经解要：四卷，附余一卷/(清)叶桂著. 铅印本. 上海：广益书局，1926
1、139、286、301、302、412B、475A、491、514A、590、603、677A、799A、800、839A、871
本书选录《神农本草经》的药物117种，其他本草书中的药物57种，共174种常用药物。对《本经》等书的原文作了必要的注解。各药之后有制方一项，介绍了一些常用的临床处方。

2126
神农本草经新注/阮其煜等著；中国医药学社编校. 铅印本. 上海：千顷堂书局，1935(仁盦医学丛书；7)
254、590、907C
结合中西医理研讨注释《神农本草经》，收载药物300种，介绍其性味、效能、用量、禁忌。书末附录：谢诵穆《神农本草疾病之分析》、董志仁《本草经考》。

2127
神农本草经新注/阮其煜等著. 铅印本. 杭州：盦学舍，1936(仁盦医学丛书；7)
433、590、926A

2128
本草三家合注：六卷/(清)郭汝骢编. 抄本. 丁氏：惟善堂，1912
139
又名《神农本草经三家注》《本草三注》。此书以《本草经三注》为基础，辑录清张志聪《本草崇原》、叶天士(托名)《本草经解要》、陈修园《本草经读》药论，合纂成书。其目录悉依《本草崇原》，共载药289种。附刻徐大椿《神农本草经百种录》于后。

2129
本草三家合注：六卷/(清)郭汝骢编. 铅印本. 上海：共和书局，1914
651、799A

2130
本草三家合注：六卷/(清)郭汝骢编. 铅印本. 上海：进步书局，1923
279、421、521、541、677A、738A

2131
本草三家合注：六卷/(清)郭汝骢编. 铅印本. 上海：大成书局，1925
139、270、306、512、664、799A

2132
本草三家合注：三卷/（清）郭汝聰编. 石印本. 上元节斋，1940
139

2133
本草三家合注：六卷/（清）郭汝聰编. 石印本. 上海：文瑞楼，1940
280、412B、461、529A、590、664、853、931

2134
本草三家合注：六卷/（清）郭汝聰编. 石印本. 上海：鸿文书局，1949
308A、475A、512、728A、737、746A、799A、917A、926A、931

2135
本草三家合注：六卷/（清）郭汝聰编. 石印本. 上海：鸿宝斋，1949
139、145、277（残）、279、301、306、308、433A、514A、570、664、728A、738A、799A、839A、931

2136
本草三家合注：六卷/（清）郭汝聰编. 石印本. 上海：广益书局，1949
351、412A、746A

2137
本草三家合注：六卷/（清）郭汝聰集注. 石印本. 上海：陶明记书局
139、286、361、701、733B、851

2138
本草三家合注：六卷/（清）郭汝聰集注. 石印本. 上海：锦章书局，1920
1、361、385、412B、461、467、664、728A、741、907C、940

2139
本草十三家注/陈善华编. 抄本，1935
461

2140
本经集义：六卷/吴保神辑注. 石印本. 上海：千顷堂书局，1934
1、139、572、590、706、728A、799A

载药三百六十五种，按上中下三品排列。各药首录《本经》原文，然后汇集吴普、陶弘景、寇宗奭、朱丹溪、孟诜、李时珍、缪仲淳、张隐庵、叶天士、陈修园、邹润安、徐灵胎、张路玉等医家注疏论述，间附作者评述。

2141
神农本草经注：四卷/高峻崧注. 铅印本. 浙江：医科大学图书馆，1920
139、738

2142
神农本草经注/抄本，1938
590

2143
神农本草经注论：二卷/孙沛撰. 铅印本. 北平：济生医室，1931
1、3、21、139、139A、152、185、186、202、277、279、280、286、289、302、308A、385A、391、475A、476、590、728A、839A

收载药物318种，分上、中、下三品。主要为《本经》所载药物，兼有部分后世本草所载品种。每药首列正文，下设“注”、“论”两项。

2144
本草源流/刘楚沅编. 抄本，1938
590
全书载药300种，分圆通、划一两门。圆通门按药物功效分为20类，先以歌诀总括，每类两句，含药6种；次分述每药主治、功效、性味与归经。划一门按主治病症分为16症，数症之前有简述，下有歌诀总括，每症4句，含药5种，药物分述与圆通门同。

3 综合本草

3.1 明及以前

2145
食疗本草/(唐)孟诜著；(日)中尾万三校核；范凤源订正. 上海：大东书局，1937
2、139、186、590、852、907C、917A
校核散佚于敦煌莫高窟的唐代孟诜著《食疗本草》残本的部分内容，载中草药241种。

2146
食疗本草/(唐)孟诜著；(日)中尾万三校核；范凤源订正. 铅印本. 上海：东方学会，1925
1、462

2147
食疗本草/(唐)孟诜著；(日)中尾万三校核；范凤源订正. 抄本. 北平：协和医院，1939
3

2148
新修本草：二十卷/(唐)苏敬撰；(清)李梦莹补辑. 稿本，1922
651
一名《唐本草》《英公本草》。计有正文20卷，目录1卷；《药图》25卷，目录1卷；《图经》7卷。正文实际载药850种，较《本草经集注》新增114种(不计分条及合并品种)。

2149
新修本草：二十卷/(唐)苏敬撰. 影印本，1936
1、2、6、7、21、139、461、462、476、541、590、651、701、728A、737、738

2150
本草衍义：二十卷/(宋)寇宗奭撰. 影印本. 上海：中医书局，1930～1931(影印古本医学丛书；4)
1、2、21、139、152、186、286、289、301、302、303、308、308A、385A、412A、433A、475A、541、590、728A、731、781、839A、851、852、896A、917A、922(残)、931、942B
作者将《嘉祐本草》470种释义未尽的药物，详加辨析论述，提出不少药物真伪优劣的鉴别方法及药物的实际应用等。

2151
本草衍义：二十卷/(宋)寇宗奭撰. 铅印本. 上海：大东书局，1936～1937(中国医学大成；7)
511、541、1、2、3、139、270、277、361、391、461、476、579、589、590、728、831、851、852、901、907B、907C、921、940
内分20卷。依唐修本草排列，对《(嘉祐)补注神农本草》中的470种释义作拾遗补充。

2152

本草衍义：二十卷/（宋）寇宗奭编著. 铅印本. 上海：商务印书馆，1937（丛书集成初编；3）

1、2、3、139、270、277、361、391、461、476、511、541、579、589、590、728、831、851、852、901、907B、907C、921、940

2153

图经集注衍义本草：五卷/（宋）寇宗奭撰. 影印本. 上海：商务印书馆，1940（道藏举要；2）

1、139、541、791、851、921、931

2154

图经集注衍义本草：四十二卷/（宋）寇宗奭撰. 影印本. 上海：商务印书馆，1923～1926（道藏举要；3）

1、2、6、7、21、139、251、351、461、462、511、541、542、579、590、651、731、781、851、852、901

2155

重修政和经史证类备用本草：三十卷/（宋）唐慎微撰；（宋）寇宗奭衍义；（金）张存惠重修. 影印本. 上海：商务印书馆，1919、1929（四部丛刊；7）

3、8、21、139、140、145、186、202、252、254、270、277、279、280、303、381、382、401、412A、412B、413、421、434、461、462、475A、476、493、519、522、523、525、529A、542、546、570、590、651、664、702、706、707、721、731、734、738B、741、746A、781、799、851、852、853、857、859、901、907B、911、912、913、921、922、926A、933、940、961

即《政和本草》。此书取《证类本草》初刊本《大观本草》进行校勘，删繁缉紊，考误正谬，校正文字数千处。

2156

重修政和经史证类备用本草：三十卷/（宋）唐慎微撰；（宋）寇宗奭衍义；（金）张存惠重修. 缩印本. 上海：商务印书馆，1936（四部丛刊；7）

1、9、21、139、421、579、651、741、901、921、922

2157

药义/（宋）沈括撰. 石印本. 上海：扫叶山房，1926（五朝小说大观；9）

21、301、361、391、461、491、511、521、523、541、579、651、721、731、852、911、917、921

2158

脏腑药式/（金）张元素撰；梁翰芬编. 广东：中医药专门学校，1936（广东中医药专门学校各科讲义；38）

570、590、940

2159

张氏脏腑药式补正：三卷/（金）张元素撰；张寿颐补正. 铅印本. 嘉定：张氏体仁堂，1921

279、286、308A、412A、450B、491、541、589、664、728A、738A、799A、839A、851、852、871、940、942B

本书系张山雷在《脏腑标本药式》基础上重为疏解，或引申，或纠谬，或补漏，即以"补正"为名。

2160

洁古老人珍珠囊/（金）张元素撰. 影印本.

上海：涵芬楼，1938（据元延祐二年刻本）（济生拔萃；6）

1、2、7、139、186、202、277、289、461、462、476、491、512、521、523、529A、529B、570、856

2161

本草纲目：五十二卷，卷首一卷，附图二卷/（明）李时珍撰. 石印本. 上海：锦章书局，1916

1、9、21、139、279、286、301、302、361、381、421、450、467、475A、476、491、514A、511、521、529、529A、541、651、664、721、728A、731、733、733A、733B、800、852、855、907B、907C、917A、921、922、926A、931（残）、933

2162

本草纲目：五十二卷，卷首一卷，附图二卷/（明）李时珍撰. 石印本. 上海：进步书局，1916

651、664

2163

本草纲目：五十二卷，卷首一卷，附图二卷/（明）李时珍撰. 石印本. 上海：广益书局，1916

310、831（残）

2164

本草纲目：五十二卷，卷首一卷，附图二卷/（明）李时珍撰. 影印本. 上海：世界书局，1937

1、139、186、303、308、309、491、590、782、839、851、907C、931（残）

2165

本草纲目：五十二卷，卷首一卷，附图二卷/（明）李时珍撰. 刻本

21、476、707、721、831、851、931

2166

本草纲目：五十二卷，卷首一卷，附图二卷/（明）李时珍撰. 刻本. 敦化堂

139

2167

本草纲目：五十二卷，卷首一卷，附图二卷/（明）李时珍撰. 石印本. 上海：扫叶山房

21、590、735

2168

本草纲目：五十二卷，卷首一卷，附图二卷/（明）李时珍撰. 石印本

570、707、851、931（残）、940

2169

本草纲目：五十二卷，卷首一卷，附图二卷/（明）李时珍撰. 石印本. 上海：鸿宝斋，1912、1916、1917、1919、1925

1、9、139、186、251、252、270、277、280、286、301、305、362、391、421、434、461、462、464、467、475A、491、512、511、519、522、541、542、589、651、701、709、732、733、733B、851、852、854、855、856、896A、911、931、933

2170

本草纲目：五十二卷，卷首一卷，附图二卷/（明）李时珍撰. 上海：商务印书馆，1929～1934（万有文库；3）

1、9、21、139、301、361（残）、421、461、579、702、940

2171

本草纲目：五十二卷，卷首一卷，附图二

卷/（明）李时珍著；（清）张绍棠重订. 铅印本. 上海：商务印书馆，1913、1923、1926、1930、1932、1933、1935、1940

1、21、139、279、286、289、301、401、433、461、462、466、512、522、541、542、570、589、590、651、706、731、738A、741、781、783、800、831、839A、852、891、907C、911、921、922、931、933

2172

本草纲目：五十二卷，卷首一卷，附图二卷/（明）李时珍撰. 铅印本. 上海：章福记书局，1912

385、651、853

2173

本草纲目拾遗：十卷，卷首一卷/（清）赵学敏辑. 石印本. 上海：锦章书局，1930、1941

1、7、270、302、361、433A、514A、590、731、854、907C、921、922、931

本书收录《本草纲目》所未载，或已载而未备，或虽备而有误的药物。分为水、火、土、金、石、草、木、藤、花、果、诸谷、诸蔬、器用、禽、兽、鳞、介、虫等 18 类共 921 种（包括附记药品 205 种）。其中新增 716 种为《本草纲目》所未载；161 种属于对《本草纲目》已收药物的补订内容。

2174

本草纲目拾遗：十卷，卷首一卷/（清）赵学敏辑. 石印本. 上海：鸿宝斋，1912、1916

1、277、362、465、603、856

2175

本草纲目拾遗：十卷，卷首一卷/（清）赵学敏辑. 石印本. 上海：章福记书局，1912

853

2176

芷园臆草题药/（明）卢复著. 铅印本. 上海：中华新教育社

590

2177

芷园臆草题药/（明）卢复著. 抄本. 张惠臣，1938

590

本书正文不分门类，以药名为条目。载药 44 味，主要记载药物性味、功效、应用。以比类取象法等分析推测药理药用，如认为决明子叶昼开夜合，故治眼疾等。还记载药物炮制、归经和鉴别等内容。

2178

补注本草纲目：五十二卷/（日）多纪安元撰；多纪鹤郎，永岛忠编. 铅印本. 东京：半田屋医籍商店，1915

139

2179

本草品汇精要：四十二卷/（明）刘文泰等撰；（清）王道纯等续编. 铅印本. 上海：商务印书馆，1936、1937

1、2、3、7、9、21、139、140、185、186、202、251、270、279、280、286、289、301、308、308A、309、361、381、382、385、391、397、412A、412B、433、450B、461、475A、476、491、512、519、521、541、542、546、570、589、590、651、677A、702、706、709、721、728、728A、732、733A、737、738、738A、746A、799A、800、831、839A、852、854、855、871、891、896A、901、907B、911、917A、921、926A、931、933、940

明太医院刘文泰等集体编撰。本书是明代官修的一部本草著作。1700年清太医院王道纯等又补撰续集10卷。本书主要是在《证类本草》基础上改编修补而成，共收药物1815种。续集又从《本草纲目》等书中增补990种。

2180
本草品汇精要校勘记/谢观撰. 铅印本. 上海：商务印书馆，1937
8、541、933

2181
本草原始：四卷/（清）李中立辑. 石印本. 上海：大成书局，1949
277、361、412A、521、529A、590、738、738B、839A、896A、907C
本书将药物分为草、木、谷、菜、果、石、兽、禽、虫、人10部，收集药物约近500种。

2182
本草原始：四卷/（清）李中立辑. 石印本. 上海：校经山房，1949
139A、186、412B、476、590、721、746A

2183
本草原始：四卷/（明）李中立纂辑. 石印本. 上海：扫叶山房，1949
202、301

2184
本草原始：四卷/（清）李中立辑. 石印本. 上海：锦章书局，1923
139、308

2185
雷公炮制药性解：六卷/（明）李中梓著. 铅印本. 上海：会文堂书局，1926
590、746A
此书即以李中梓《药性解》为本，增入《雷公炮炙论》135条文于相应药条之后而成。全书分金石、果、谷、草、木、菜、人、禽兽、虫鱼9部，载药323种。

2186
雷公炮制药性解：六卷/（明）李中梓撰. 铅印本. 上海：大东书局，1936～1937（中国医学大成；9）
1、2、3、139、270、277、361、391、461、476、511、541、579、589、590、728、831、851、852、901、907B、907C、921、940

2187
雷公炮制药性解：六卷/（明）李中梓撰. 石印本. 上海：锦章书局，1914
514A、858、901

2188
雷公炮制药性解：六卷/（明）李中梓撰. 石印本. 上海：大成书局，1922
308A、435、462、522

2189
雷公炮制药性解：六卷/（明）李中梓著. 石印本. 上海：广益书局，1942
465、467

2190
雷公炮制药性解：六卷/（明）李中梓编. 石印本. 上海：共和书局
1、541、733B

2191
雷公炮制药性解：六卷/（明）李中梓编. 铅

印本. 上海: 商务印书馆
1、289、858

2192
雷公炮制药性解: 六卷/(明)李中梓编. 刻本. 佳华楼
746A

2193
本草图解/(明)李中梓著. 铅印本. 上海: 中华新教育社, 1928、1932
1、2、152、270、286、590、922、931
按金石、草、木、虫、鳞、介、兽、人分类, 介绍各种药物的性状、品味、主治等, 并附用药机要。

2194
滇南本草: 三卷/(明)兰茂撰. 刻本. 昆明: 云南图书馆, 1914(云南丛书; 2)
1、2、6、7、8、139、391、461、511、541、542、579、651、731、781、851、901、911、921
内收药物279种, 大致属于我国亚热带地区的特产药品, 多为一般本草著作所未收载者, 并附治疗验案和经验方, 为研究我国南方地方药和民间验方的重要参考文献。

2195
滇南本草: 三卷/(明)兰茂撰. 铅印本. 上海: 世界书局, 1937(基本医书集成; 17)
733A、940

2196
滇南本草: 三卷/(明)兰茂撰. 刻本. 云南, 1914
1、3、8、9、21、139、145、186、279、361、381、412A、461、541、542、570、651、706、728、731、737、738A、781、799A、901、907B、911、921、922、931、933

2197
滇南本草图谱/(明)兰茂撰; 经利彬重编. 石印本. 昆明: 国立中医药研究所, 云南药物改进所, 1945
7、9、139、186、381、651、664、731、852、901、907B
本书共选《滇南本草》中的药物26种, 绘出原植物线条图26幅(每幅包括该植物各部解剖图)。各药所附图说部分, 均有释名、原文(根据两种《滇南本草》及其他各种文献校勘)、形态、考证、分布、药理、图版说明等项。

2198
药品化义: 十三卷/(明)贾所学辑; (清)李延昰补订. 石印本. 上海: 中华新教育社, 1925、1932、1933、1934
1、139、270、279、286、385A、514A、541、572、590、651、701、728A、731、733B、781、799A、851、931、940

3.2 清代

2199
广群芳谱: 一百卷/(清)汪灏等撰. 上海: 商务印书馆, 1935(国学基本丛书本)
9、21、139、462、702、800、901
汪灏等人奉敕根据《群芳谱》改编而成。计天时谱6卷, 谷谱4卷, 桑麻谱2卷, 蔬谱5卷, 茶谱4卷, 花谱32卷, 果、木谱各14卷, 竹谱5卷, 卉谱6卷, 药谱8卷。书中对每个植物的名称、形态、栽培均有详尽的介绍。

2200
广群芳谱：一百卷/(清)汪灏等撰. 刻本，1916(附药谱八卷)
139

2201
广群芳谱：一百卷/(清)汪灏等撰. 石印本. 上海：锦章书局，1927
1、139、301、461、541、651、712、728A、741、851、940

2202
本草备要：八卷/(清)汪昂辑著. 石印本. 上海：大中国印书馆
301
本书首载药性总义，次将药物分为草、木、果、谷菜、金石水土、禽兽、鳞介鱼虫及人等8部，载药478种，列述其性味、功用和主治等。并以药物所属之十剂冠于药首。附图400余幅。流传较广。

2203
本草备要/(清)汪昂撰. 刻本. 江阴：宝文堂书庄
385B、579、746A

2204
本草备要：四卷/(清)汪昂辑著. 刻本. 顺庆：博古斋
279

2205
本草备要：八卷/(清)汪昂(讱庵)撰. 石印本. 上海：同文书局，1912
7、277、351、461、851、931

2206
本草备要：四卷/(清)汪昂(讱庵)撰. 石印本. 上海：章福记书局，1912
277、436、461、462、931、940

2207
本草备要：七卷/(清)汪昂(讱庵)撰. 石印本. 上海：上海书局，1912
491

2208
本草备要：八卷/(清)汪昂(讱庵)撰. 石印本. 上海：共和书局，1914
21、139、140、277(存七卷)、279、289、301、302、351、421、434、461、521、541、579、590、651、721、728A、741、800、852、907C、931、940

2209
本草备要：八卷/(清)汪昂(讱庵)撰. 石印本. 广州：石经堂书局，1914
931

2210
本草备要：四卷/(清)汪昂(讱庵)撰. 石印本. 上海：扫叶山房
522、901

2211
本草备要：八卷/(清)汪昂(讱庵)撰. 铅印本. 上海：商务印书馆，1918、1933、1934、1940
1、21、251、279、280、301、308、351、412A、450、461、466、521、541、651、737、741、728、852、855、839A、907B、931

2212
本草备要：四卷/(清)汪昂(讱庵)撰. 石印本. 上海：启新书局，1922、1928

302、523、738、852、931

2213

本草备要：四卷/（清）汪昂（讱庵）撰. 刻本. 宝庆：姚澹雅书局，1924

799A

2214

本草备要：八卷/（清）汪昂（讱庵）撰. 石印本. 上海：锦章图书局，1924、1931、1941

139、186、277、285、302、491、514A、590、728A、733A、738、738A、741、907B、940

2215

本草备要：四卷/（清）汪昂（讱庵）撰. 石印本. 上海：昌文书局，1933

931

2216

本草备要：八卷/（清）汪昂（讱庵）撰. 石印本. 上海：广益书局，1935、1937、1938、1941、1946、1948

21、139、186、279、280、301、302、361、491、511、514A、541、590、721、741、781、831、852、907C、931

2217

本草备要：四卷/（清）汪昂（讱庵）撰. 铅印本. 上海：大文书局，1937、1938、1940、1941

541、590、741、907B、931

2218

本草备要：四卷/（清）汪昂（讱庵）撰. 铅印本. 上海：中央书店，1937、1941、1948

303、308、541、931

2219

本草备要：四卷/（清）汪昂（讱庵）撰. 铅印本. 天津：诚文信书局，1939

21

2220

本草备要：四卷/（清）汪昂（讱庵）撰. 铅印本. 上海：春明书店，1941、1946、1947、1948

21、741、781、891、921

2221

本草备要：四卷/（清）汪昂（讱庵）撰. 铅印本. 长春：大陆书局，1944

21、461、514A、511

2222

本草备要：四卷/（清）汪昂撰. 石印本. 上海：大成书局

279、461、728A

2223

本草备要：八卷/（清）汪昂著. 石印本. 上海：沈鹤记书局

940

2224

本草从新：十八卷/（清）吴仪洛著. 石印本. 上海：铸记书局，1912

302、728A

在汪昂所著《本草备要》的基础上重订。参照《本草纲目》分类，采录药品720余种。

2225

本草从新：十八卷/（清）吴仪洛著. 刻本.

江阴：宝文堂书庄，1920

139、202、286、590、664、734、746A

2226

本草从新：十八卷/（清）吴仪洛著．石印本．上海：扫叶山房，1924、1941

475A、651、712、721、741、839A、931

2227

本草从新：十八卷/（清）吴仪洛著．刻本．无锡：日昇山房，1934

590、746A、933

2228

本草从新：十八卷/（清）吴仪洛著．上海：大文书局，1937

741、746A

2229

本草从新：十八卷/（清）吴仪洛编．石印本．上海：铸记书局，1912

302、728A

2230

本草从新：六卷/（清）吴仪洛编．石印本．上海：炼石书局，1912、1920

301、461

2231

本草从新：十八卷/（清）吴仪洛编．铅印本．上海：广益书局，1913、1940、1946、1947、1948

21、139A、306、361、461（残）、579、590、721、741、746A、839、901、917A、921、931

2232

本草从新：十八卷/（清）吴仪洛编．石印本．上海：章福记书局，1914

907C

2233

本草从新：十八卷/（清）吴仪洛编．石印本．上海：启新书局，1922

21、736、738A、839A、907B、940

2234

本草从新：六卷，附药性总义/（清）吴仪洛编．石印本．上海：扫叶山房，1924、1941

475A、651、712、721、741、839A、931

2235

本草从新：六卷/（清）吴仪洛编．刻本．上海：陈富记书庄，1930

579

2236

本草从新：十八卷/（清）吴仪洛编．铅印本．上海：春明书店，1946

491

2237

本草从新：六卷/（清）吴仪洛编．铅印本．上海：同仁书屋，1947

651

2238

本草从新：十八卷/（清）吴仪洛编．石印本．上海：锦章书局

1、277、286、302、308、361、391、393、397、421、450、461、462、476、514A、541、664、851、852、871、907C、931

2239

本草从新：十八卷/(清)吴仪洛编. 石印本. 上海：金陵书局

853

2240

本草从新：十八卷/(清)吴仪洛编. 石印本. 上海：进步书局

391、421、521、541、915

2241

本草从新：十八卷/(清)吴仪洛编. 石印本. 上海：姚文海书局

521、721、931

2242

本草从新：十八卷/(清)吴仪洛编. 石印本. 上海：蒋春记

731

2243

本草撮要：十卷/(清)陈其瑞辑. 铅印本. 上海：世界书局，1936(珍本医书集成. 本草类；8)

1、3、21、139、140、152、185、186、202、254、270、289、301、303、308、309、360、381、396、421、433、461、476、491、541、546、572、579、589、590、706、728、731、738A、781、799A、800、831、839、839A、851、852、871、891、901、907B、907C、911、917A、921、922、926A、931、940、942B

内载药物668种，分为草、木、果、蔬、五谷、金石、人、禽兽、虫鱼鳞介、木火土10部，简述性味归经及功治配伍。

2244

本草分经/(清)姚澜编. 石印本. 上海：千顷堂书局，1925

412A、529A、541、590、651、664、677A、728A、896A、940

该书以经络为纲，药品为目，首列“内景经络图”15幅，次载“总药便览”，按草木虫鱼等14类备载药名，下注所归经络，以便按经查药。正文以十二经及命门、奇经为纲，统领诸药，又另设“不循经络药品”一节。各经之下，又将药品分成补、和、攻、散、寒、热6类。全书共收药804种，各药仅述性味主治功效。

2245

本草分经/(清)姚澜编. 铅印本，1923、1925

2、514A、541、590、651、738B、901、926A、940

2246

本草分经/(清)姚澜编. 铅印本. 成都：昌福公司

139、270、361、491、529A、728A、746A、851、852、854、855、871、907C

2247

本草求真：十一卷/(清)黄宫绣撰. 铅印本. 上海：江东书局，1914(中西医书六种；1)

475A

上篇为卷一～七，将药物分为补剂、收涩、散剂、泻剂、血剂、杂剂和食物7类。每类又据不同药性分为若干节。下篇为卷八～九，分论脏腑病用药与六淫病用药。卷十为药性总论与药物自然分类法目录。全书收载药物436种，卷首附有药图。

2248

本草求真：九卷/(清)黄宫绣撰. 石印本.

上海：江东书局，1912、1914

139、280、475A、541、664、731、799A、831、917A、931

2249

本草求真：十二卷/（清）黄宫绣撰. 石印本. 上海：锦章书局，1930、1941

139、279、286、289、306、308、391、412A、412B、433、450、461、475A、512、529B、542、546、579、701、731、738A、799A、800、831、839A、896A、907B、907C、931

2250

本草求真：九卷/（清）黄宫绣撰. 石印本. 上海：广益书局

139、308、351、352、541、839、931

2251

本草求真：九卷/（清）黄宫绣撰. 石印本. 上海：大成书局

361、728A、931

2252

本草求真：九卷/（清）黄宫绣撰. 石印本. 上海：内江书局

301

2253

本草求真：九卷/（清）黄宫绣撰. 抄本

152

2254

本草述：三十二卷/（清）刘若金著. 铅印本. 上海：万有书局，1932、1933

251、254、270、280、351、361、412A、433A、475A、521、529A、541、570、603、702、728A、731、738、746A、799A、800、907B、917A

本书按照《本草纲目》的分类次序，编集691种药物。每种药物均引证各家学说，参以个人发挥，对于药性理论与临床联系更为侧重。

2255

本草述：三十二卷/（清）刘若金著. 石印本. 上海：千倾堂书局，1932

907C

2256

本草述：三十二卷/（清）刘若金著. 刻本. 黄冈：萧氏兰陵堂，1936

139、186、361、514A、746A、781、791、799

2257

本草述钩元：三十二卷/（清）杨时泰辑. 石印本. 上海：进化书局，1921

21、139、202、277、279、286、303、308A、385、514A、521、529A、541、590、651、664、677A、728A、731、733、733A、738A、746A、799A、839A、852、926A、940

清杨时泰重辑。本书系《本草述》一书的摘要改编本。在不变其药数、次序、分类的基础上，重新分析整理编纂而成。

2258

本草思辨录：四卷，卷首一卷/（清）周岩撰. 铅印本. 上海：世界书局，1936（珍本医书集成；9）

1、3、21、139、140、152、185、186、202、254、270、289、301、303、308、309、360、381、396、421、433、461、476、491、541、546、572、579、589、590、706、728、731、738A、781、

799A、800、831、839、839A、851、852、871、891、901、907B、907C、911、917A、921、922、926A、931、940、942B

介绍128味中药的产地、性味、归经、主治及配伍等。

2259

本草思辨录：四卷，卷首一卷/(清)周岩撰. 铅印本. 上海：世界书局，1937(基本医书集成；14)

940

2260

本草问答：二卷/(清)唐宗海著. 铅印本. 上海：大达图书局，1924

381、746A、781、931

此书乃唐氏与其弟子张士骧就中药理论问题相与问答。共设问答近60条，重在中医药理讨论。作者采用阴阳五行、形色气味、取类比象等传统说理方法为主，兼述中西药理之异同及短长，时或以西学论证中药。内容涉及辨药之法、反畏、炮制、升降、产地、引经等，也偶及人体解剖生理诸方面。

2261

本草问答：二卷/(清)唐宗海撰. 刻本. 渝城：瀛洲书屋，1914

529A

2262

本草问答：二卷/(清)唐宗海撰. 铅印本. 上海：中国文学书局，1935、1936、1937

381、491、541、852

2263

本草问答：二卷/(清)唐宗海撰. 铅印本. 上海：育才书局，1946、1948

21、590、922、931

2264

本草问答：二卷/(清)唐宗海撰. 石印本. 上海：千顷堂书局，1937(中西汇通医书五种本；5)

139、289、433、462、664、702、721、738、746A、852、854、922、931、940

2265

本草问答：二卷/(清)唐宗海撰. 石印本. 上海：锦章书局，1937

139

2266

本草问答：二卷/(清)唐宗海撰. 油印本. 兰溪：公立中医学校，1917(兰溪中医学校讲义；10)

391

2267

本经逢原：四卷/(清)张璐撰. 刻本. 成都，1923

139、512、854

2268

本经逢原：四卷/(清)张璐撰. 石印本. 上海：广益书局，1933

270、381、733A

2269

本草再新：十二卷/(清)叶桂著. 铅印本. 苏州：国医书社，1934

1、590

2270

本草再新：十二卷/(清)叶桂著. 石印本.

上海：群学书社，1919、1931、1936

139A、202、251、279、286、289、361、385、391、412B、475A、514A、589、590、664、709、738A、799A、851、907C、931

2271

本草择要纲目/(清)蒋介繁辑. 铅印本. 上海：世界书局，1936(珍本医书集成；7)

1、3、21、139、140、152、185、186、202、254、270、289、301、303、308、309、360、381、396、421、433、461、476、491、541、546、572、579、589、590、706、728、731、738A、781、799A、800、831、839、839A、851、852、871、891、901、907B、907C、911、917A、921、922、926A、931、940、942B

此书收药356种，分寒、热、温、平4类。每药设气味、主治2项，兼注畏恶、出产、形态、炮制等。书成后作者病故，后由其子蒋浣刊行。

2272

绘图草木药性歌诀：二卷/(清)刘兴撰. 刻本. 成都：裴氏芥子园，1914

286、590、853

该书又名《草木便方》，为四川地方本草著作，分元亨利贞4集。前2集为草药性，载药508种；后2集为药方，并附有药图。文字部分采用七言歌诀形式，介绍药物的性味功治。

2273

绛雪园得宜本草/(清)王子接注. 抄本. 禀灵士(轩岐之术；2)

279

又名《得宜本草》。书中收录常用药物458种，分上、中、下三品，记述扼要。

2274

药笼小品/(清)黄凯钧撰. 铅印本. 上海：大东书局，1936～1937(中国医学大成；友渔斋医话六种)

1、2、3、139、270、277、361、391、461、476、511、541、579、589、590、728、831、851、852、901、907B、907C、921、940

《友渔斋医话》丛书之第六种。选临床常用药物309味，不分部类，大致按植物、矿物、动物为序排列。每药简明扼要地介绍其临症运用要点，所附个人经验，每出新意，甚切实用。

2275

药证忌宜/(清)陈澈撰. 刻本，1916(翠琅玕馆丛书；7)

1、2、3、7、401、523、541、542、579、731、781、901、931

2276

药证忌宜/(清)陈澈撰. 汇印本. 南海：黄氏，1935(芋园丛书；9)

6、7、9、351、931

该书以各种病证为纲，下列其宜忌之药。

2277

药症忌宜/(清)陈澈撰. 铅印本. 上海：世界书局，1936(珍本医书集成. 杂著类；84)

1、3、21、139、140、152、185、186、202、254、270、289、301、303、308、309、360、381、396、421、433、461、476、491、541、546、572、579、589、590、706、728、731、738A、781、799A、800、831、839、839A、851、852、871、891、901、907B、907C、911、917A、921、922、926A、931、940、942B

2278

本草汇纂：三卷/（清）屠道和辑. 铅印本. 北平：国医砥柱总社，1931、1937

139、270、277、514A、590、831、940

为屠氏《医学六种》之一。收药500余味，按平补、温补等功效分为30余类。各药简述其归经、性味、功治、制法等，共采辑20余家本草精要。附录载饮食物130余种，述其性味功用宜忌。卷末列《脏腑主治药品》，以功效归类药名。

3.3 近代

2279

本草：二卷/秦伯未编撰. 油印本. 广东：中医药专门学校，1936

940

本书分述80种中药之性味、归经、制法、功用及禁忌，并阐述作者临床用药体会，对个别药物论述发挥颇多。

2280

本草虫部：四卷，拾遗一卷/陈栩撰. 石印本. 上海：家庭工业社，1935

277、286、361、541、590、603、706、922

系从《本经》《别录》《唐本草》《本草拾遗》等11部本草医籍中选辑虫类药物而成。载药106种，分卵生、化生、湿生三类。每药设释名、集解、修治、气味、主治、发明、附方7项予以记述。

2281

本草概要/章鹤年编. 铅印本. 上海：新中医研究社，1934（中医各科问答丛书；7）

590、940

全书分总论与各论两部分。总论为本草知识及药性理论简介，有“何谓本草”、“本草之发明者”、“本草之产业”等64个小问答；各论分别对甘草与甘遂、丹皮与丹参、百合与百部、茯苓与茯神等101对药物性味功用等进行了比较性介绍。书末有附录，将药物按功效分成发散风寒、发散风热等67类。

2282

本草概要/辛鹤年编. 铅印本. 上海：新中医研究社

139、851、940

2283

本草纲目辑注/叶瀚撰. 稿本，1949（晚学庐丛稿；4）

541

2284

本草汇选/睇筠辑. 稿本，1949（睇筠氏医稿八种；2）

139

2285

本草简要/管祖燕辑录. 抄本，1938

709

记载人参、黄芪、狗脊、延胡索等常用中药的性味、类别、功用、治疗、用法、禁忌等内容。

2286

本草类纂新编/曹炳章编. 抄本，1926

541

全书收载常用草药140余味，分补益、祛痰镇咳、收敛、发表、退热、祛风、止痛宁睡、行气、利咽、利湿、利尿、吐药、泻药、杀虫、防腐消毒、杂药16类。每药均述其形态、功用、用量及服法。

2287
本草诠解：二卷/朱成璈编；张寿颐诠解. 油印本. 上海：黄墙朱氏中医学校，1935
590
卷一为用药大旨，摘录诸家之说，阐述用药原则和方法；卷二载药48种，每药下设诸家论述、诠解、发明三项。

2288
本草疏正：四卷/钟观光撰. 稿本，1935
139
按近代植物分类法研究中草药，介绍每药种属、生态及性味、功效、炮制等内容。主要收载菊科、桔梗科药物和植物。

2289
本草新义/胡光慈编撰. 铅印本. 重庆：瑞华印书局，1947(中国医学精华；1)
139、852
本书以现代科学理论解释古代中药理论与功效。收药300余种，分为发表、清热、温中、燥湿、理气、活血、补养、攻下、利湿、消滞、化痰、止咳、涌吐、止吐、杀虫、收涩等16类，每类冠以概说。每药列述性味、《本草经》等古籍论述、药理、临床应用方法、禁忌、用量等，并附古今名方。

2290
本草新义/胡光慈编. 铅印本. 重庆：瑞华印书局，1947、1948
139、270、514A、907C

2291
本草新注/刘汝强，伊博恩著. 铅印本. 北平：自然研究会，1936
590

2292
新中药/黄劳逸著. 上海：医学书局，1930、1934
139、254、308、590、731、746A、781、800、940
按药物功能分类，介绍148种中草药的名称、别名、产地、形态、性味、成分、用量、用法、忌症、作用等。

2293
本草学讲义/卢朋编著. 铅印本. 广东：中医药专门学校，1935
186、907C、931、940
全书载常用中药160味，分平补37味，补火29味，温散34味，平散22味，散寒6味，驱风25味，散湿2味，散热5味。论述详细，切合实用。

2294
本草药物/天津高级职业函授学校编. 铅印本，1940
3

2295
本草用法研究/周志林编. 铅印本. 昆明：中华书局，1941
1、139、202、270、303、308、309、361、421、461、476、491、541、731、781、800、851、852、854、907C、931
全书把草、木、金、石、水、土、鸟、兽、虫、鱼中的入药部分，依效用分成：发表、攻里、熄风、补养、杀虫、消导、化痰、泻火等22编，收常用中草药800余种。每编有概述，每味药均按：品状、成分性味、归经、功效、化学实验研究、禁忌、用量、炮制、配合等项作介绍。

2296

本草正义：七卷/张寿颐撰. 铅印本. 兰溪：中医专门学校，1932

270、308A、590、738A、831

收载本草药物243种。对每种药物的性味、功用、主治、炮制、用法及宜忌等，博采各家论说，详加考订。

2297

本草纂要/(清)陈晏如撰. 铅印本. 刻本，1948

186

收录200余种中药，将药物依次分为草、木、果、谷、菜、金石、兽禽、鳞、介、虫、人身、火、土、水等部。每品言其性味、有毒无毒、归经、主治、配伍、应用、宜忌等。

2298

辞典本草/抄本. 张光之，1931

139

收药近500种，分草、木、果、禽兽、金石水土、人、鳞介鱼虫、谷菜等部。每药下分别介绍类别、产地、形态、性味、功用、主治、毒性等内容。

2299

古今本草注正：四卷/邱方鉴著. 抄本，1936

590

选抄《本经》药物144种，前两卷为上品，第三卷中品，第四卷下品。每药首列《本经》性味主治，次为著者按语，阐述药性理论、药效机理、用法及不同品种效用差异等。卷末附篇选收唐宋后本草医籍中推之有理、验之有效的药物56种，每药记述方式同前。

2300

应用本草/姜潜庵编. 铅印本. 北平：慈济医社，1949

139

2301

应用本草分类辑要/华实孚编. 铅印本. 中华书局，1946

21、254、277、308、421、450、461、476、541、589、651、721、746A、831、931

全书载药1500余种，分为滋补强壮药、变质清血解毒消肿药、镇痛镇静安眠药、理气药、理血药、解热药、清凉药、敛汗药、祛痰药、镇咳药、引吐药、止吐药、消化药、泻下药、止泻药、驱虫药、缓和药、利尿药、传染病药、维他命、内分泌药、明目药、皮肤药、妇科药等类。每一章节都有概论；每药载述性味、分类、功效、主治、禁忌等内容，多用西医生理病理及药理知识解释病症和用药机理。书末附药名索引和病名索引。

2302

力氏灵验本草/力嘉禾著. 铅印本. 北平：文化学社，1931

1、3、21、139、251、270、461、511、590、839A

首列绪论，阐述中药之实验、效用及制法、用量等，继按各科各系统疾病或病症列方，便于检索。全书收药205种，分为19类。每药名下有拉丁学名、品种、别名或附药，次按药用部分、形状、颜色、质地、炮制、成分、毒性、功效、服法、禁忌及处方等项分述。后有多种表格，包括药物用法归纳、古方摘要、医典摘粹等内容。末附医学源流歌、十问歌、十八反歌、十九畏歌。

2303

新本草教本/顾祖英编. 铅印本. 上海：医

学书局，1939

590、800、931、940

全书分总论、各论两部分。总论分药不废之由、中药分类与成分、中药之药理学作用、中药的应用及中药的用法和用量5章；各论载药146种，分植物药、动物药、矿物药3章，每药依次简述形态(包括科属)、成分、功能(西医药理功能)、用法、用量。

2304

新药本草/谢恩增编. 铅印本. 北平：华安药房，1943

186

本书以中华药典为宗，详细注解，并伸述其不足之点，对各药品之功用、剂量、制造法特别详细论之。

2305

家庭新本草/丁福保编. 铅印本. 上海：医学书局，1914、1929(丁氏医学丛书)

277

2306

化学实验新本草/丁福保译. 铅印本. 上海：医学书局，1926、1929、1934(丁氏医学丛书)

277

内分麻醉剂、兴奋剂、解热清凉剂、驱虫剂、变质剂、强壮剂等16章。药品所含成分根据化学实验，中国、日本、英美学说加以分析，并介绍某些新发现的中药药性。

2307

国药展览会“新本草”专刊/国药展览会编辑委员会编辑. 铅印本. 吴县：医钟刊物社，1935

541

2308

国立北平研究院生理研究所报告本草药品实地之观察. 华北之部，别集之一/赵燏黄著. 铅印本. 北平：国立北平研究院生理研究所，1937

185、186、381、746A、931

介绍86种主产于北方的中草药，记述其产地、品质、形态、科属、植物特征、入药部分、化学成分、炮制过程和方法、主治功用等。

2309

现代本草生药学/赵燏黄，徐伯鋆编. 上海：中华民国药学会，1933、1934

152、254、301、590、731、741、931

分总论和各论两部分。总论5章，题为生药之起源、生药学和旧本草、生药学概论、生药学通则和生药研究法；各论收药550余种，分属于隐花植物、皮类、木类、根茎类、根类五章，各药下列有原植物学名、科属及药用部位、产地、成分、药理、功用、用量等项内容。

2310

生药学/叶三多编著. 铅印本. 浙江：省立医药专科学校，1937

541

2311

实验药物生药学/顾学裘编. 铅印本. 上海：医学出版社，1949

1

2312

山草药指南/胡真著. 铅印本. 邻南：胡真，1942

931

搜集民间草药65种，每药简述别名、性味、功用，言简意赅，对山草药临床应用颇有实用价值。

2313

草药图考/裘庆元纂辑. 铅印本. 绍兴：医药学报社，1916～1917(医药丛书五十六种；37)

139A、391、590

全书收草药78种。各药先出图绘，其下简述产地、形状、主治、用法。

2314

草药新纂：二卷/张若霞编. 铅印本. 小金山房，1917、1918、1919

279、385A、579、738B

内分两篇。上篇收强壮药、行气药、止痛宁睡药、吐药、发表药、祛痰药等15类200余味，记述产地、形态、功用、用量及服法。下篇讲述74种病症，各病症均附列5至8种中药配方。

2315

草药新纂：二卷/张若霞编. 铅印本. 绍兴：天元堂药局，1917、1918

731、746A、901、940

2316

草药新纂：二卷/张若霞著. 铅印本. 上海：经纬书局，1935、1946

139、361、461、590、728、746A、901

2317

民间草药精华/白俊英编. 石印本. 上海：经纬书局，1938

731

2318

药用草根木皮/台湾总督府警务局编. 铅印本. 台湾：台湾总督府警务局，1939

590

本书以日文撰写。收药588种，按主治病症分头痛、眼病、齿痛、胸痛、腹痛等27类，每类载述相应治疗药物，药数不等，多者90余种，少则1至2种。每药按科名(拉丁文)、学名(拉丁文)、番名、效用、用途等项分述，部分药物附有药图。

2319

国产药物提纲/高德明著. 铅印本. 重庆：新中华医药月刊社，1946

590

收药165种，分为解热、发汗、健胃、消化、催吐、制吐、泻下、驱虫、祛痰、镇咳、利尿、兴奋、强壮13类，每类前有概说，简述适应证之病理、药理作用及注意事项等；后依次简述各药科属、药用部分、性味、成分、药理作用、适应证、用量、处方例、备考等内容。

2320

国药规范配典/高月如著. 铅印本，1949

1

2321

国药诠证：四卷/王剑宾编撰. 铅印本. 上海：万叶书店，1939

139、139A、186、202、270、279、301、361、381、391、393、396、412A、412B、414、433、475A、491、514A、529A、541、589、590、651、664

系在仲学辂《本草崇原集说》基础上选录撰成。收药268种，各药下分性味、效用、说明、附方等项。

2322

国药体用/郑守谦编著. 铅印本，1930

308A、664、832、839A、940

载药246种，主要选自《本草纲目》，按气、血、六气、五脏等分归13门。每药记述性味、主治，并与经方合参，互为印证。

2323

国药新声/丁福保编. 刻本. 上海：国药新声社，1930

733A

2324

国医学粹药性/包识生撰. 石印本. 包氏医宗出版社，1930～1936(包氏医宗；14)

1、139、186、202、277、279、280、289、308A、361、396、412A、412B、433A、475A、491、514A、511、529A、529B、541、590、651、664、677A、712、721、728A、738A、738B、799A、800、839A、851、852、896A、907B、907C、917A、921、922、926A、931、940

全书24章，分别为总论、汗药、吐药、下药、和解药、利小便药、风药、驱寒药、清热药、湿药、燥药、火药、阴药、阳药、心脏、肝脏、脾脏、肺脏、肾脏、气药、血药、杂药、外科药、赋形药。

2325

汉药新觉/郭望编. 铅印本. 上海：中医书局

590

2326

汉药新觉/郭望编. 铅印本. 嵊县：郭氏医所，1937

1、2、21、139、511、590、942B

第一至第四章为总论，论述药物学通理、汉药一般知识、调剂要义等。第五至第八章为各论，载药87种，分兴奋药、强壮药(附铁剂)、发汗药、催吐药4章。每章前有概述，介绍该类药物主要作用，而后简述各药性状、主治、用量、制剂、禁忌、处方等。

2327

良药汇集/信谊化学制药厂编. 铅印本. 上海：信谊化学制药厂，1940

541

2328

论药集/恽铁樵撰. 铅印本. 上海：章氏医寓，1941～1948(药盦医学丛书；17)

254、361、385A、391、421、433、450、450B、461、728A、731、781、907C

全书分为16篇，从《伤寒论》各经代表药中选出20种，论述其性味、功效，并结合《本经》所主、后世医籍所载及其个人经验进行讨论。

2329

论药集/恽铁樵撰. 铅印本，1928(药盦医学丛书；14)

412A、476、799A

2330

论药集/恽铁樵撰. 铅印本. 上海：新中医学出版社，1948(药盦医学丛书；17)

139、186、396、450、541、579、651、728、731、907C、921

2331

实验汉药学/何廉臣撰. 铅印本. 台湾：汉医药研究室，1936

590

2332

实验要药分剂/何廉臣撰．抄本．绍兴：浙东印书局，1915

139

2333

实用汉药便览/李健颐编．铅印本．台湾：汉医药研究室，1935

590

收载药物182种，分退热剂、清凉剂、祛痰剂、下剂、利尿剂、收敛剂、麻醉剂、兴奋剂、强壮剂、防腐剂、驱虫剂、变质剂、和缓剂13章。每章前先概括药物作用，后分述各药。

2334

研药指南：五卷/何舒编撰．石印本．邵阳：灵兰中医学会，1948

139、839A

本书摘取邹澍《本经疏证》精要，结合个人用药体会撰成。卷首有自序。载药223种，每药述有经文便读、气味功能、特效、用药举例、维摩法语等项内容。

2335

药品辨验录/曹炳章撰．稿本，1946

738B

2336

药物出产辨/陈仁山编撰．广州：中医专门学校，1930

270、433、570、590、907B、931、942B

收药733种，分为三篇：药物出产辨，载药603种；生草类，载药75种；万国药方所用中西药物，收录55种。每篇各有目录，不分门类。每药首载产地、品种、质地特征、采收季节；次述性味功用、主治病证，并附历代医家有关论述。

2337

药物初阶/翟冷仙撰．铅印本．上海：中医书局，1932、1936

590、651、896A、940

载药412种，分草、木、果、菜、豆谷、金石、禽兽、虫鱼、人9部。每药简述性味、功用等。

2338

药物初阶/翟冷仙撰．铅印本．上海：中医书局，1936（中国近代医学丛选；27）

590、940

2339

药物改良/徐炽生著．铅印本．广州：南京印务局，1936

931

分上中下三篇。上篇有附图，主要记述药物及《内经》方剂；中篇记述《伤寒》与《金匮》方剂；下篇记述隋唐以后方剂。每药下简述性味、功效及用量，方剂后简述组成、用法、用量及作用。

2340

药物略释/梁慈文编．铅印本．广州：粤光医舍，1925

590、931

载药143种，分补药、壮胃药、下药、利尿药、敛药、祛痰药6门。每门先予概述，次载诸药。每药分气味、采收、功用、主治、服法、药制（炮制）、药情（畏恶）7项记述，其中对功用、主治等项收辑较全。

2341

药物篇/张公让撰．铅印本．广东梅县：张公让诊所，1943

139

总论介绍疾病的定义、药物在各脏器的选择性、药物各种作用、影响药理作用诸点、药物使用部位、药物的配合及形式等；各论将药物分为解热、发汗、止汗、健胃、泄下、止泻、催吐、利胆、呼吸系病治疗、利尿、防腐、强心、血管收缩及血管扩张、止血、强壮、兴奋、麻醉镇静、催乳、子宫收缩、通经、驱虫、解毒，以及十余年来欧美发现的新药、补遗等类别。

2342

药物小志/胡海鳌著. 抄本. 吴望公

590

书首归纳《金匮》用药品种、载方总数、各药使用频数；其后选载药物约30种，分别论述其品种质量和常见伪劣假冒药等；书末列药物制剂法约10条，简述制剂、炮制等内容。

2343

药物研究录/裘庆元辑. 铅印本. 绍兴：医药学报社，1923(绍兴医药学报丛书；13)

139A

2344

药物研究录续编/裘庆元辑. 铅印本. 绍兴：医药学报社，1916

590

2345

药物要义/姚昶绪编著. 铅印本. 上海：商务印书馆，1923、1938

21、541、733A、917A

2346

药物与验方/黄劳逸等著. 铅印本. 上海：校经山房书局，1936、1937

590、139、351、891

全书介绍15种中药之常识、17种家庭应用药品，以及收载"与周君商榷方剂废止煎煮论"、"增液汤果有通便之效乎"等多篇中医药论文，并对产后血晕等专病的特效药物，以及犀角、黄连、白及和八正散的功效等作了专题讨论。

2347

药物约编/周禹锡编. 铅印本. 天津：中西汇通医社，1941(中国医学约编；4)

2、21、139、186、270、301、361、381、421、433、491、514A、590、728、731、851、896A、907C、917A、926A、940

上编为总论，结合西医学知识简述药物分类、成分、作用机理、剂量、反畏等内容；下编收药189种(附药70种)，分为植物类、动物类、矿物类三章。每药简述异名、产地、形态、性质、功效、成分、用量、禁忌等。

2348

中国药物论：五卷/任启瑞编. 铅印本. 上海：启智书局，1930、1936

139、301、309、590、728、852、901、942B

全书载药930种，依《本草纲目》所载性味和有无毒性等归类，大体性味相同者汇于一类，共164类。药有数名者，则分注于目录中。

2349

要药选/陆咏媞编. 抄本，1920

139

2350

要药选/陆咏媞辑. 抄本. 绍兴：医药学报

社，1920、1921（鲟溪医述；1）

139、152、186、277、279、280、289、433A、514A、529A、541、572、677A、701、702、706、707、800、940

本书根据气血、阴阳、脏腑、经络等理论，将临证常用药物按病症分类列出，便于使用。

2351

二十一种卫生要药/何拯华编. 铅印本. 绍兴：明强药局

139

2352

百病主治药/林之瞻编. 稿本，1929

308A

全书以病证分门，各病证下，又按治法（祛风、散寒等）、用药法（擦牙、吹鼻等）、证型（风寒、风湿等）、症状等分为若干项，各项按草木金石等归类，收载若干适用药物。每药简注药性、功用、主治、炮制或用法，亦有仅存药名者。

2353

中国药物形态学/沈景征著. 铅印本. 上海：国医书局，1930、1931（新时代国医丛书）

541、590

2354

中国药物形态学/沈景征著. 上海：中医书局，1936（近代医学丛选；13）

590、853、940

2355

中西应用药物常识/顾学裘编著. 铅印本. 上海：世界书局，1935、1948

541

2356

中药常识/陈国衣编. 铅印本. 上海：经纬书局，1936（经纬百科丛书）

139、931

收药240余种，分为补气助阳健胃药、补血养阴解热药、发散风热风寒利尿药、安神定痛药、宣肺法痰药、收敛血气药、解毒药、通利淋浊药、变质药、去积杀虫药10类，每类一章。每药载述别名、产地、形态、成分、性质、功用等内容。书末附煎药须知。

2357

中药浅说/丁福保著. 铅印本. 上海：商务印书馆，1930、1933、1934、1935、1937、1939、1945、1947

1、9、21、139、289、301、303、308、421、461、462、476、541、590、651、728、731、741、781、800、839A、851、852、891、901、907C、917A、921、922、931、933

收常用中药100余种，按强壮健胃消化药、解热药、利尿药、镇痛镇静痉药、镇咳祛痰药、兴奋药、泻下药、变质解凝药、驱虫药分为10类、介绍每味药的植物、形态、成分、应用等。

2358

中药浅说/丁福保著. 铅印本. 上海：商务印书馆，1929～1934（万有文库；5）

1、9、21、139、301、361、421、461、579、702、940

2359

中药问题/叶劲秋编. 铅印本. 上海：少年中医社，1932

139、590

本书对中国药物之范围、药物研究步

骤、分类法、药物用法等22个问题进行论述。

2360
中药问题/叶劲秋编. 铅印本. 上海：中国医药书局，1932
491

2361
中药新说讲义/赵体乾撰. 铅印本. 北平：中药讲习所，1937
1、139A、186、475A、529A

2362
药性分类择要：二卷/谢佩玉编. 铅印本，1920
139

2363
药性分类主治/林世祺撰. 铅印本，1924
1、202、529A

2364
养性庐药话/曹炳章撰. 稿本，1947
738B

2365
药话初集/曹炳章撰. 稿本，1946
738B

2366
药性辑要：二卷，续补一卷/丁泽周编. 上海：中医专门学校，1917
186、279、590、677A、721、728A、907C、917A、921、926A
收药366种，附药58种，分草、木、果、谷、菜、金石、土、人、兽、禽、虫鱼等部。每药以骈文概述性味、归经、功用、主治、毒性、反畏、禁忌、炮制等内容。

2367
药性精髓/曹荫南撰. 石印本. 复兴石印馆，1932(新注医学辑著解说；5)
139、254、361、514A、851

2368
药性类要/著者佚名. 抄本，1919
901
载《神农本草》名例、五味宜忌、五味偏胜、标本阴阳、五脏五味补泻、脏腑虚实标本用药式、伤寒六经见症法、徐之才十剂、张景岳用药八阵式、李东垣用药凡例、陈藏器补虚用药凡例、五运六气用药式、病有六要五失六不治等内容。

2369
药性骊珠：五卷/何仲皋编. 石印本. 四川：高等国医学校，1915
139
总论分药品定义、药物质料、药物作用分类、处方配合、药物制剂种类、药物用量、气味药性功能、药物宜忌、药物治病作用等节；各论分补、润、寒、热、涩、消、散、下、攻、吐10类。每药首以韵文概述性味、主治，次列专长、用药指南2项。

2370
药性提要/秦伯未编. 铅印本. 上海：中医书局，1930
2、139、270、590、702、851、922、931
收药388种，以药物功效分为12类，每类之下又分若干节，每药介绍气味、主治(实为功用)、用量3项。

2371

药性提要衍义：四卷/杜芾南编撰. 抄本，1934

590

本书是在秦伯未《药性提要》基础上调整补充编撰而成。收药391种，分类及每药所载内容，与《药性提要》大同，唯增形态、产地等记述，多摘自历代本草文献。附有药图，与文相配。

2372

药性易知/中华书局编. 铅印本. 上海：中华书局，1919、1920(医学易知；1)

139、139A、279、302、385、396、412B、491、521、529A、541、570、579、589、590、651、664、707、839A、851、896A、901、907C、937

全书分13部分。第一部分为总论，介绍药性五味功能、治则等；第二至第十二部分，载药532种，按自然属性分为11部28类，每药简述性味、功用、主治、煎服法、加减、宜忌、畏恶、炮制、配伍等，间有相类药功用比较；第十三部分为补遗，载药111种。

2373

药性易知/中华书局编. 铅印本. 上海：文明书局，1929、1930、1932、1939(医学易知；1)

9、186、202、254、270、308(残)、421、475A、491、514A、541、589、590、677A、738B、741、781、851、907B、907C、917A、940(存一至十、十二至十四种)

2374

药性指要/殷启源编. 抄本，1937

664、709

首列用药轻重歌诀；次录常用药物300余种，每药下记述性味、功用、适应病证等内容；末附十八反歌、十九畏歌、妊娠禁忌、四言脉诀等内容。

2375

寿世刍言/秦禹编. 石印本. 上海：同益名药流通社，1934

277、308A、361、590

全书分全国名药、药性歌括、药理浅说、夏秋自卫4部分。介绍80余味中药的产地、药性、药理及夏秋传染病的预防知识。

2376

药性便读/著者佚名. 稿本，1938

707

载述约300种中药的性味、功用、主治、适应证、七情和合等内容。介绍功用尝试中西汇通，如云当归甘温，补虚养荣，促进血液之代谢，故能去瘀而生新；引致卵巢充血，故能通经而种子。

2377

简易草药性质说明书/抄本，1927

541

2378

四川省灌县、天全、洪雅、峨眉、犍为、崇庆、中江、遂宁、绵阳、江油、彰明等县重要药物调查报告/四川省政府建设厅编. 铅印本. 成都：四川省政府建设厅，1938

1

四川省政府卫生厅于1937年秋派谭炳杰赴灌县等地调查川芎、泽泻、玉全、牛膝、黄连、黄白姜等药物的种类，栽培情况与方法、调制及产销情况。

2379
四川省之药材/中国银行重庆分行编. 铅印本. 中国银行总管理处经济研究室，1934（四川经济丛刊）
1、139、251、301、590、746A、901
上编介绍药材之沿革、产区（道地药材产地表）、产量、种类、辨货、销售等内容，着重记述药品分类概况；收载川产中药64种，分根茎、果仁、皮壳、梗叶、毛骨、矿、虫等类，介绍各药的产地、花色、等级、产品形态、作用、上市月份、销路等内容；下编介绍四川药业组织、贸易情况，并附列药材出口数量、市价、捐税等情况表。书中调查材料翔实，对当时四川药材之改良和药材贸易发展起到一定促进作用。

2380
四川省之药材/中国银行重庆分行编. 铅印本. 成都：四川省农业改进所，1941
1

2381
台湾汉药学/林天定撰. 铅印本. 台中：药学讲习会，1918
891
书分总论、各论、附录3部分。总论载汉药学之定议、汉药品分类、取报法、效能之分类、调制法种别。各论分毒药之部、剧药之部、普通药之部。每一药品下列别名、产地、形态、性状、效能诸项。

2382
泰山药物志：四卷，首一卷，末一卷/高宗岳撰. 铅印本. 泰安：大陆书社，1939
302、308、541

2383
岭南采药录/萧步丹著. 铅印本. 广州：萧灵兰室，1932
931
载录岭南生草药487种。按药名第一字的声调分类，方便读者查阅。每药下简述性味、功效、用途，若有别名则在药名下列出。有些较常用药还详细描绘其植物形态，标明产地。

2384
用药禁忌书：二卷/陆循一辑. 铅印本. 绍兴：医药学报社，1920、1921（鲟溪医述；2）
139、152、186、277、279、280、289、433A、514A、529A、541、572、677A、701、702、706、707、800、940、590
编述平日保养之禁忌，病后、产后调理之禁忌，食物、药品相犯之禁忌，起居行为相妨之禁忌等，间有作者按语。

2385
用药配合寒温相得则灵/傅颜庄撰. 抄本
590
全书分五部分：用药配合序，阐述配伍重要性；用药配合君臣佐使序，强调配伍需掌握君臣佐使原则；药病对待说，指出疾病论治要审因辨证，选药对病；用药配合寒温相得则灵，为本书主要部分，举实例阐明药物配伍应用；泻火诸药，收载药物约50种，结合脏腑、气血、经络、虚实阐明各泻火药的不同特点。

2386
用药指南/朱振声编. 铅印本. 上海：幸福书局，1936
590
收药202种，附药3种，分山草、芳草、蔓草、隰草、毒草、水草、石草、苔、芝耳、谷10类。每药先述性味、归经，次列功用、说明两项，主要阐明效用机理和主治病症。末附其所著《虚劳研究》《美容术》《性病须知》《名医验案第一集》《百病秘方》5书。

2387
孟河丁氏用药法/丁泽周著. 铅印本，1917（中医药指南丛书）
664
介绍丁氏治病用药经验113法。全书按病证分类，列有时病门、咳嗽门、妇科门等。每门中再分若干病证，选列方剂，另加按语，详述用药方法。

2388
良药与毒药/江愈编. 铅印本. 上海：商务印书馆，1932、1933、1947
541、301

2389
毒物/叶峤著. 铅印本. 上海：商务印书馆，1927
541

2390
验毒洗冤/民众读物社编辑. 铅印本. 上海：广益书局，1949(广益民众丛书；7)
541

3.4 域外

2391
青囊诀：二卷/(朝)南采祐编. 汉城：图书株式会社，1933
541
全书以朝鲜文与汉文交替记叙，以7字悬韵作句，歌括内景、外形、杂病、药性、针灸等内容，论及药物500余种、处方500余首。

2392
唐新修本草之解说/(日)中尾万三撰. 刻本. 日本：仁和寺，1936
728A

2393
唐新修本草之解说/(日)中尾万三撰. 刻本. 日本：便利盂，1936
737

2394
本草图谱：九十三卷，索引二卷/(日)岩崎常正撰. 彩色套印本. 东京：本草图谱刊行会，1921
3、7、139、186、202、462、476、570、572、871
全书分为草、谷、菜、果、木、服帛器物6部。每部又分31类，载药物3400百余种。除造酿类无图外，每药绘一精美彩色工笔图。

2395
本草启蒙补遗：二卷/(日)黑田乐善撰. 铅印本. 日本：厚生阁出版社，1938
139、186、462
本书按鸟禽、树木、花果等部分类，载录药物229种，主要介绍各药名称、形态、产地、品种等内容，未述及药物性味、功能与主治。

2396
新本草纲目/(日)小泉荣次郎著；晋陵下工编译. 铅印本. 上海：医学书局，1930、1933

1、2、139、152、185、301、361、433、450、491、514A、589、590、728、733A、738、781

内分：强壮、健胃、泻下、利尿、收敛、祛痰、解热、清凉、镇静、驱虫、催吐、通经等25章。介绍和汉药550余种。列出异名、产地、制法、品类、成分、效能、处方、用法、用量、禁忌、来历、备考、杂纂14项。

2397

采药记事/(日)良臣微圣撰. 铅印本. 日本，1938

139

2398

朝鲜汉方药料植物调查书/(日)石户谷勉编. 铅印本. 京城：朝鲜总督府，1917

3

2399

朝鲜汉药之调查/(日)中尾万三编. 铅印本. 上海：自然科学研究所，1933

139

2400

汉药良劣鉴别法/(日)一色直太郎著. 铅印本. 上海：世界书局，1936(皇汉医学丛书；71)

1、3、21、139、140、152、186、202、251、254、270、277、301、303、308、361、391、396、421、433、450、461、491、514A、546、589、590、651、702、706、728、731、738、738A、741、781、799A、800、831、839、839A、851、852、854、871、891、901、907B、907C、917A、921、922、926A、931、942B

收载药物212种。每药首列“鉴别法”，从药物形态、色泽、香味、干湿度四方面辨析药物特征、新陈及成熟程度、保存状况等，以鉴别药品优劣。书末列“调制法”，叙述药物炮制方法及修制注意事项。

2401

汉药实验谈/(日)小泉荣次郎著；晋陵下工编译. 铅印本. 上海：医学书局，1914、1918、1926

1、139、590、651、731、746A、901、922、931

按药物的功用分类，介绍200余种中药的形态、植物科属、成分、效能、处方及用量等。

2402

汉药写真集成/(日)中尾万三，(日)木村康一撰. 铅印本. 上海：自然科学研究所，1929

590

2403

汉药研究纲要/(日)久保田晴光著. 铅印本. 上海：世界书局，1936(皇汉医学丛书；66)

1、3、21、139、140、152、186、202、251、254、270、277、301、303、308、361、391、396、421、433、450、461、491、514A、546、589、590、651、702、706、728、731、738、738A、741、781、799A、800、831、839、839A、851、852、854、871、891、901、907B、907C、917A、921、922、926A、931、942B

书分4章，首论汉药之概念，次述中国历代汉药之发达与变迁，又述日本新时代汉药及其调剂之新药，末列研究与著述之经过等。

2404

和汉药标本目录/(日)久保田晴光撰. 铅印本. 满洲医科大学, 1931

185、462

2405

和汉药物便览/(日)卫生法令学会编. 铅印本. 日本: 卫生法令学会, 1934

1

2406

乐善堂药草/(日)岸吟香编. 铅印本. 乐善堂药房, 1940

590

收载中成药49种, 包括丸、丹、膏、饮等, 分别运用于头痛、伤风、咳嗽、梦遗、疟疾、痞积、虚劳、不孕、月经不调等病症。另有戒烟、治癣、杀虫、乌须、治晕船等方。每方简述主治、用法、功用、服法等。

2407

日本和汉药文献/伪满洲医科大学中国医学研究室编. 铅印本. 满洲医科大学, 1940

462

2408

日用新本草/(日)房雄编; 殷师竹译. 铅印本. 上海: 中西书局, 1931

1、21、931

本书介绍日本民间常用草药。分总论和各论两部分。总论8章, 介绍新本草的概念、单方的解释、新本草中药物的历史、民间的药剂不可废的理由、药物的分类和成分、药品药物学的作用、药品的应用、用法和用量; 各论3章, 按动物、植物、矿物分为三部分, 收载药物230余种, 每药分述形态、化学成分、效用、用法用量、处方及附注等内容。并附药图数十幅。

2409

实用中药大要/(日)宫田武雄撰; 钱信忠译. 铅印本. 上海: 韬奋书店, 1946、1947、1949

1、185、254、289、301、308、381、511、781、907C

2410

温故斋参志: 二卷/(日)滕成裕撰. 油印本. 三河: 三河资料刊行会, 1936

511

2411

现代和汉药详说/(日)田口靖撰. 铅印本, 1943

185

2412

药草汉药民间疗法/(日)斋藤菊寿, 松岛实撰. 铅印本. 三省堂, 1930

931

2413

药用植物和汉名对照便览/(日)女子医学药学专门学校药学科编. 铅印本. 东京: 春阳堂, 1933

590

2414

药用植物一览/(日)大村重光撰. 油印本. 东京: 大洋社, 1934

590

书前有"植物科名索引"、"植物和名索引", 下分阴花植物、显花植物两类, 收药物137种, 以表格形式分列植物学名、日本名、生药名或汉名、使用部分、主要成分、用途六项，逐一记述。书末附植物界重大群系统树图、地学时代和植物时代图等。

2415

中国药物学大纲/(日)伊豫专安著. 铅印本. 上海：世界书局，1936(皇汉医学丛书；67)

1、3、21、139、140、152、186、202、251、254、270、277、289、301、303、308、361、391、421、433、450、461、491、514A、546、589、590、651、702、706、728、731、738、738A、741、781、799A、800、831、839、839A、851、852、854、871、891、901、907B、907C、917A、921、922、926A、931、942B

2416

药征：三卷/(日)吉益为则著. 铅印本. 上海：中医书局，1931、1935

270、303、361、514A、572、590、800、831、851、922

全书包括《药征》和《药征续编》，分别为日本东洞吉益及其弟子村井杶所著。按考证、互考、辨误、品考等记述中药140余种，多采自仲景伤寒、金匮用方。详介诸药的性能与主治。

2417

药征：三卷/(日)吉益为则编. 铅印本. 杭州：三三医社，1924(三三医书；91)

3、139、139A、186、270、277、308A、361、391、546、572、590、728、731、738A、800、839A、907C、921、940

2418

药征：三卷/(日)吉益为则著. 铅印本. 东京：吐凤堂，1918(东洞全集；10)

3、590

2419

药征：三卷/(日)吉益为则编. 铅印本. 上海：世界书局，1936(皇汉医学丛书；64)

1、3、21、139、140、152、186、202、251、254、270、277、301、303、308、361、391、396、421、433、450、461、491、514A、546、589、590、651、702、706、728、731、738、738A、741、781、799A、800、831、839、839A、851、852、854、871、891、901、907B、907C、917A、921、922、926A、931、942B

2420

药征：三卷/(日)吉益为则著；曹炳章校点. 铅印本. 上海：大东书局，1937(中国医学大成；10)

1、2、3、139、270、277、361、391、461、476、511、541、579、589、590、728、831、851、852、901、907B、907C、921、940

2421

药征续编：二卷，附录一卷/(日)村井杶撰. 铅印本. 杭州：三三医社，1924(三三医书；95)

3、139、139A、186、270、277、308A、361、391、546、572、590、728、731、738A、800、839A、907C、921、940

载药10种，附录78种，正文体例依《药征》，每药标明效用后仍分考证、互考、辨误、品考4项。附录药物仅分辨误、品考2项。另有“附言17则”。

2422

药征续编：二卷，附录一卷/(日)村井杶

著. 铅印本. 上海：世界书局，1936(皇汉医学丛书；65)

1、3、21、139、140、152、186、202、251、254、270、277、301、303、308、361、391、396、421、433、450、461、491、514A、546、589、590、651、702、706、728、731、738、738A、741、781、799A、800、831、839、839A、851、852、854、871、891、901、907B、907C、917A、921、922、926A、931、942B

2423

药征续编：二卷，附录一卷/(日)村井杶著；曹炳章校点. 铅印本. 上海：大东书局，1937(中国医学大成；11)

1、2、3、139、270、277、361、391、461、476、511、541、579、589、590、728、831、851、852、901、907B、907C、921、940

2424

药治通义：十二卷/(日)丹波元简著；张功全节录. 铅印本. 上海：中医书局，1934、1935

185、412A、462、476、541、590、651、731、931

此书为节录本。只有用药大例、治法大要、方法大纲、诸剂概略、气味、制药、煮药、经方权量考8章。

2425

药治通义/(日)丹波元坚著. 铅印本. 上海：世界书局，1936(皇汉医学丛书；41)

1、3、21、139、140、152、186、202、251、254、270、277、301、303、308、361、391、396、421、433、450、461、491、514A、546、589、590、651、702、706、728、731、738、738A、741、781、799A、800、831、839、839A、851、852、854、871、891、901、907B、907C、917A、921、922、926A、931、942B

2426

约治通义辑要：二卷/(日)丹波元坚撰；廖平节录. 刻本. 成都：存古书局，1913～1923(六译馆丛书；22)

1、2、7、9、139、152、270、289、303、308A、381、461、462、541、546、572、589、590、651、701、702、721、734、781、831、851、859、907C、942B

为日本丹波元坚《药治通义》节编本。

2427

药字抄/(日)惟宗俊通撰. 铅印本. 影印本，1936

2、139

2428

御药院园草木药品录/抄本，1935

541

2429

中国北部之药草/(日)石户谷勉著；沭绍良译. 铅印本. 上海：商务印书馆，1931、1941、1946

9、21、139、152、301、421、433、461、462、491、706、707、731、781、831、871、907B、922、931

主要收集中国东北及内蒙古、河北等北方地区常用中草药，亦有从南方输入的部分药物，计317种，标明每药产地、沿革及植物学分类。

2430

中国药一百种之化学实验/(日)中尾万三著. 铅印本. 上海：世界书局，1936(皇汉

医学丛书；70)

1、3、21、139、140、152、186、202、251、254、270、277、301、303、308、361、391、396、421、433、450、461、491、514A、546、589、590、651、702、706、728、731、738、738A、741、781、799A、800、831、839、839A、851、852、854、871、891、901、907B、907C、917A、921、922、926A、931、942B

从《本经》《本草纲目》中选出100种药，分上中下三品，进行化学实验，经从阴阳性、酸碱度、反应率等方法测定统计，验证三品药物在功效上有严格界限，其分类具有一定可行性。

2431

本草序例纂考/(日)忠贞编. 稿本，1925

139

本书是以原杰重刻张存惠《重修政和经史证类备用本草》本中卷1、2序例为基础，对各序进行全面考证和注释。

2432

本草沿革考/(日)冈本保孝撰. 抄本，1925

1、139

系作者对中国本草学发展源流中主要著作的考证，包括编写经过、刊刻版本、传入日本情况等内容。末附其好友小岛为本书写的4篇论文。

2433

综合药用植物/(日)大村重光编. 铅印本. 东京：广川书店，1943

590

收载90余种药用植物，分种子植物门、分裂植物门(裸子植物业门、被子植物亚门)、褐藻、红藻、真菌植物门、地衣类、羊齿植物门7部分。每药记述药用植物名(和名、生药名、别名)、用部、主成分、用途、备考(包括产地、用法、炮制)等内容。末附汉方198首，每方依次简述组成、用量、制法、应用、功用等。

2434

药草与毒草/(日)筱田平三郎撰；张若霞译. 铅印本. 绍兴：医药学报社，1916～1927(医药丛书五十六种；55)

139A、391、590

4 歌括、便读

2435

神农本草经赞：三卷/(魏)吴普等述经；叶志诜撰赞. 铅印本. 上海：世界书局，1936(珍本医书集成；6)

1、3、21、139、140、152、185、186、202、254、270、289、301、303、308、309、360、381、396、421、433、461、476、491、541、546、572、579、589、590、706、728、731、738A、781、799A、800、831、839、839A、851、852、871、891、901、907B、907C、911、917A、921、922、926A、931、940、942B

本书以孙星衍所辑《神农本草经》原文，再加赞、注而成。每药编为四言四韵，共8句。赞语古奥，又自引诗赋本草释其出典。赞、注内容涉及药物释名、性味、效用等。书末附《月令七十二候赞》。

2436

珍珠囊指掌补遗药性赋：四卷/(金)李杲编辑；(明)李中梓编. 铅印本. 新都鑫记书庄，1941

361、362

前两卷综述药性的寒热温平，用药的

方法，畏、反禁忌等；后两卷分部按味介绍药物的性味、效用和主治病症。

2437

珍珠囊指掌补遗药性赋：四卷/(金)李杲编辑；(明)李中梓编. 铅印本. 上海：焕文书局

651、733B

2438

珍珠囊指掌补遗药性赋：四卷/(金)李杲编辑；(明)李中梓编. 铅印本. 上海：会文堂书局，1922、1926、1928

706、731、733B、901、922、931

2439

珍珠囊指掌补遗药性赋：四卷/(金)李杲编辑；(明)李中梓编. 铅印本. 上海：大文书局，1936

931

2440

珍珠囊指掌补遗药性赋：四卷/(金)李杲编辑；(明)李中梓编. 石印本. 上海：育文书局，1921

412A

2441

珍珠囊指掌补遗药性赋：四卷/(金)李杲编辑；(明)李中梓编. 石印本. 上海：大成书局，1922

385、435

2442

珍珠囊指掌补遗药性赋：四卷/(金)李杲编辑；(明)李中梓编. 石印本. 上海：共和书局

1、712

2443

雷公炮制药性赋：四卷/(金)李杲撰. 上海：大东书局，1936～1937(中国医学大成；8)

1、2、3、139、270、277、361、391、461、476、511、541、579、589、590、728、831、851、852、901、907B、907C、921、940

2444

雷公炮制药性赋解/辑者佚名. 铅印本. 上海：广益书局，1914、1936、1937、1938、1944、1948

21、139、277、286、301、306、381、421、450、514A、521、590、701、741、746A、781、831、907B、921、931

2445

雷公炮制药性赋解/辑者佚名. 石印本. 上海：锦章书局，1914

21、139、186、270、301、391、461、462、476、522、590、728A、800、853、856、896A、901、931、940

2446

雷公炮制药性赋解/辑者佚名. 石印本. 上海：大成书局，1914、1922

277、306、461、541、570、651、728A、852

2447

雷公炮制药性赋解/辑者佚名. 铅印本. 上海：会文堂书局，1926、1928

139、186、590、728A、738、901、931

2448

雷公炮制药性赋解/辑者佚名. 铅印本. 上

海：中医书局，1934
186、651

2449
雷公炮制药性赋解/辑者佚名. 铅印本. 上海：大新书局，1935
940

2450
雷公炮制药性赋解/辑者佚名. 铅印本. 上海：大达图书供应社，1935
831、852、931

2451
雷公炮制药性赋解/辑者佚名. 铅印本. 上海：大文书局，1936
590

2452
雷公炮制药性赋解/辑者佚名. 铅印本. 上海：鸿文书局，1936、1937、1940
590、852、901、931

2453
雷公炮制药性赋解/辑者佚名. 铅印本. 上海：大东书局，1937、1940
139、651、800

2454
雷公炮制药性赋解/辑者佚名. 铅印本. 上海：昌文书局，1938
839A

2455
雷公炮制药性赋解/辑者佚名. 铅印本. 上海：春明书局，1942、1946、1947
21、852、921

2456
雷公炮制药性赋解/辑者佚名. 石印本. 上海：铸记书局
139、277、514B、728A（残）、735、746A(残)、931

2457
雷公炮制药性赋解/辑者佚名. 石印本. 上海：共和书局
139、202、519、651、702、931

2458
雷公炮制药性赋解/辑者佚名. 石印本. 上海：广雅书局，启新书局
351

2459
雷公炮制药性赋解/辑者佚名. 石印本. 上海：进步书局
391

2460
雷公炮制药性赋解/辑者佚名. 石印本. 上海：尚文书局
351、931

2461
雷公炮制药性赋解/辑者佚名. 石印本. 上海：江东书局
306

2462
雷公炮制药性赋解/辑者佚名. 石印本. 上海：炼石斋书局
733B、741

2463
雷公炮制药性赋解/辑者佚名. 石印本

252、306、465、466、514B、746(残)

2464

雷公炮制药性赋解/辑者佚名. 铅印本. 上海: 商务印书馆, 1934、1935、1936、1940、1947

1、139、145、251、277、286、308、351、461、462、463、466、541、590、701、721、728A、731、781、831、852、858、901、907B、922、931

本书由《珍珠囊补遗药性赋》四卷、《雷公炮制药性解》六卷组成。

2465

药性新赋/(清)谈鸿鋆撰. 铅印本. 上海: 中医书局, 1936(近代医学丛选; 11)

590、940

2466

分经药性赋/(清)潘宗元著. 上海: 中医书局, 1934

541、799A

内分14篇。前十二篇以手、足、六经为篇名; 第十三篇为奇经八脉用药性赋; 十四篇为解毒用药性赋。介绍200余种中药的药性及功效。

2467

本草易读: 八卷/(清)汪昂著. 石印本. 上海: 大成书局, 1925、1926

186、279、280、306、461、590、728A

卷一～二列症107部, 分别注出应用药物。卷三～八载药462味, 简述性味功治、产地形状等。

2468

本草诗笺: 十卷/(清)朱钥著. 石印本. 上海: 千顷堂书局

139、433、514A、529B、570、590、721、738、738A、799A、839A、871、896A、907C、921

全书药物分为诸水、诸火、诸土、诸金、诸石、卤石、山草、芳草、隰草、毒草、蔓草、水草、石草、苔草、诸米、诸菜、诸果、水果、诸味、香木、乔木、灌木、寓木、苞木、脏器、诸虫、龙蛇诸介、诸禽、诸兽、人等部, 共872种药物。又将每种药物的性味、功效和临床应用编为七言诗, 以便初学习诵。

2469

本草便读: 二卷/(清)张秉成编. 石印本. 上海: 江东书局, 1912

21、391

2470

本草便读: 二卷/(清)张秉成编. 石印本. 上海: 章福记书局, 1913

461、590、664

2471

本草便读: 二卷/(清)张秉成编. 刻本. 常州: 华新书社, 1922

352、491、570

2472

本草便读: 四卷/(清)张秉成编. 石印本. 上海: 千顷堂书局

1、139、450、476、529、541、570、579、589、664、677A、733、738、738A、839A、852、871、896A、907C、940

2473

本草便读: 二卷/(清)张秉成集选. 铅印本. 上海: 启智书局, 1936

907C

此书集明清诸多本草歌诀之长，取常用药580味，编成韵语。每药以1～2联，或3～4联对语简介主要功治，其下又夹注诸药之临床应用要点、炮制、形态、宜忌等。

2474
本草便读：十卷/宦应清编. 铅印本. 屏风山庄家塾，1924
731
首为药性总义，次分草部上下、木部、果部、谷部、菜部、金石水火土部、禽兽部、鳞介虫部、人部。将所收药物编为韵语。

2475
本草便读/赵光华编. 石印本. 惠文山房，1928
351
编者云："被览药性，精详者，艰于记诵，简当者，涉于蒙混，故将《本草备要》一书，凑为韵言，实便读耳，即名《本草便读》也可。"书分本草、木部、果部、谷菜部、金石水木部、鳞介鱼虫部、人部。

2476
本草便读：六卷/(清)江敏书撰. 排印本. 济南：山东省政府印刷局，1936
1、3、301、302、308A、361、590、721、728A
卷一至卷三为草部；卷四木部；卷五果部、谷菜部；卷六金石水土、禽兽、鳞介鱼虫、人等部。后为补遗草、谷菜瓜果、木、虫介、禽兽石等部，附备要续遗有药反、药逆、妊娠药忌等。末附药性要义。书中收录药物近600种，每药编成歌诀或长短句，概言其要，下加小注，述其性味、功效、应用、炮制、优劣等。

2477
本草法语：一卷，附补遗一卷/何舒编. 石印本. 邵阳：灵兰中医学会，1948(寿康之路；3)
139、839A
收载药物130种，分上中下三品排列，与《本经》分类旨义相一致。以歌括形式，介绍药物性味、归经、功效等。

2478
本草歌诀/吴秉璋著. 铅印本. 上海：中医书局，1933、1936
590、922
收载药物762种，分诸水、诸土、诸金、诸石、诸草、谷菜、果木、昆虫鳞介、禽兽、人和器用10类。每药名下，先列性味、有毒无毒，间述归经、异名、炮制、产地、药物性状、宜忌等内容；次用四句七言歌诀简述药物功用、主治；末附十八反歌、十九畏歌、妊娠服药禁忌歌等。

2479
本草歌诀/吴秉璋著. 铅印本. 上海：中医书局，1936(近代医学丛选；12)
590、940

2480
本草歌括详注/抄本. 梁玉田，1915
541
本书以《医宗说约》的药性炮制歌、佐使法、引经法、服药法等为基础，兼引《本草崇原》《本草问答》《本草从新》等书有关内容，对每味药的名称、形态、出产、药性、功用、主治、禁忌等进行详细注释。

2481
本草衍句/金山农录. 铅印本. 杭州：三三

医社，1924(三三医书；24)

3、139、139A、186、270、277、308A、361(残)、391、546、572、590、728、731、738A、800、839A、907C、921、940

共述药268种，分草、木、石、谷、菜、兽诸部。每药撰韵语数句，明其功治。末简注用药事宜及附方。卷首又列药物反忌、引经报使及高士宗《用药大略》等内容。

2482

本草韵言/陈完撰. 刻本. 新津，1938

851

2483

尊经本草歌括：二卷/许宗正撰. 刻本. 潼川：许氏，1913

851、871

2484

白鹿备用草/白鹿撰. 铅印本，1949

851

2485

生草药性赋/林爵侯编. 抄本，1927

931

2486

特效药选便读：二卷/何舒编. 石印本. 邵阳：何氏，1947(灵兰医书六种；2)

139、139A

书中论述《伤寒论》《金匮要略方论》诸方所用之药100种。

2487

天宝本草药性/著者佚名. 刻本，1939

2、21、139、186、270、412A、412B、590、746A、839A

此书所载全为草药。首列诸药寒热温平四赋，与流行之《雷公药性赋》迥异。此后又列《药性歌》149首，每首述一药之形态、别名、主要功治。

2488

药魂三百种/何懋甫编. 抄本. 恒泉，1916

590

收药300种，按功效及症名分成4门44类。各药名之上注其草木金石属性，其下又列用量、性味及功效。其中功效限以四字成一句，每药以八字尽之，极为简略。

2489

药性表解串要/欧阳理卿撰. 石印本. 衡阳：文华书局，1934

590

载药369种，按10剂分类。书首有辨药指南八法：一曰药体，二曰药色，三曰药气，四曰药味，五曰药形，六曰药性，七曰药能，八曰药力。每剂皆以“要药分类简明表解”介绍，每药列为总义(引用历代名医论述)、气味、功能、特长、禁忌、归经、畏恶使反、名考8类。

2490

药性赋四百味歌括解说/铅印本. 北平：老二酉堂，1927

491

2491

药性歌/黄在福编. 稿本，1913(医药便读；2)

139

为丛书《医药便读》之一。收载药物117种，附49种，补遗43种，分为上中下三品。每药编成四言歌括，并附以注释文字。书末附“孕妇忌药歌”。

2492

药性歌诀：二卷/方锦文撰. 铅印本. 绍兴：医药学社，1936

590

收载药物136种。各药以四句七言歌诀记述其性味、归经、功效、主治、生用炙用之别、配伍应用及禁忌等。部分歌诀还记述了生长季节、形态特征等内容。

2493

药性歌括/沈志藩著；沈翼麟注. 铅印本. 上海：诚庐沈丹忱，1937

541、590、858、940

2494

药性入门/陈景岐编. 铅印本. 上海：中西书局，1934(中国医药入门丛书；3)

1、139、186、254、308、412A、590、799A、907B、907C、940

全书分5部分。第一部分《青囊药性赋》，收药248种，分寒、热、温、平四性；又有药性赋，收药69种，诸品药性赋，收药199种，均以歌赋形式介绍其性味、功用、主治等；第二部分《药性歌括》，收药395种，每药下记述性味、功用、主治、炮制等内容。第三部分《分类药性》，收药799种，根据功效、主治分为75类，仅列药名，间注用法、炮制、功用等。第四部分为《本经便读》，收药250种，分上中下三品，分别记述性味、功用、主治、用法、宜忌、毒性等内容。第五部分摘要介绍《名医别录》《唐本草》《本草拾遗》等11部古代本草文献所载药物。

2495

药性诗便读/卫骐撰. 抄本，1938

590

2496

药性韵语：四卷/郭敬纶撰. 刻本. 长沙：郭氏，1923

1、3、139

收药400余种，分为《伤寒》《金匮》方药、草木、金石、果、谷菜、禽兽、鳞介鱼虫、人、杂部9部，以四言歌诀形式叙述用药大法及药性。

2497

重固何氏药性赋/抄本，1932

590

5　食疗本草

5.1　食疗

2498

食医心鉴/(唐)昝殷撰. 铅印本. 北平：东方学会，1924(东方学会丛书本)

2、7、8、9、21、139、186、277、286、308、362、391、412B、461、462、464、475A、476、491、511、521、529B、541、570、579、590、651、706、731、741、781、832、901、940

原书宋代后失传。今本系日本人丹波元坚从《医方类聚》中辑出。内容有治疗中风、诸气、心腹冷痛等16类，计211方，其中也包括了以药物煮粥、制茶、作酒饮用的药方。

2499

饮膳正要：三卷/(元)忽思慧撰. 刻本. 上海：商务印书馆，1930、1934

1、3、21、139、145、186、277、279、280、286、308、308A、361、396、412B、433、450、461、462、465、476、

511、521、523、546、570、572、589、664、706、707、709、731、734、738A、738B、741、781、800、839、901、921、926A、933、942B

本书内容可分为3部分：一是养生避忌，妊娠、乳母食忌，饮酒避忌，四时所宜，五味偏走及食物利害、相反，中毒等食养基础理论；二是聚珍异馔、诸般汤煎的宫廷饮食谱153种与食疗方61种，以及所谓神仙服饵方法24则；三为食物本草，计米谷品、兽品、鱼品、果品、菜品、料物等共230余种，并附本草图谱168幅。

2500

饮膳正要：三卷/(元)忽思慧著. 铅印本. 上海：商务印书馆，1935(国学基本丛书)

139、462、476、702、731、852、901

书中附有插图多幅。书前有明朝泰皇帝等人序。

2501

饮膳正要：四卷/(元)忽思慧撰. 铅印本. 上海：商务印书馆，1929～1934(万有文库；7)

1、9、21、139、301、361、421、461、579、702、940

2502

饮膳正要：三卷/(元)忽思慧撰. 铅印本. 上海：中华学医社，1930

1、541、590

2503

饮食须知：八卷/(元)贾铭撰. 铅印本. 上海：商务印书馆，1935～1937(丛书集成初编；5)

1、2、6、7、9、21、139、140、186、251、301、361、391、421、461、493、511、523、541、542、572、579、651、702、721、731、781、791(残)、851、852、901、911、921、922、931、940

全书分水火、谷类、菜类、果类、味(调味)类、鱼类、禽类、兽类等8卷，分别介绍350多种各种食物的性味、食用万法、补益及食物间的相克相忌等内容。

2504

饮食须知：八卷/(元)贾铭撰. 据清六安晁氏刻本影印本. 上海：涵芬楼，1920(学海类编；5)

1、6、7、9、21、139、251、401、461、462、511、579、651、701、702、706、731、741、781、791、851、852、901、921

2505

饮食须知：八卷/(元)贾铭撰. 影印本. 上海：涵芬楼，1920

21、139、401、461、462、651、702、706、731、741、851、921

2506

多能鄙事：十二卷/(明)刘基编. 石印本. 上海：容华书局，1917

286、590

分为春、夏、秋、冬4部，凡饮食、器用、方药、农圃、牧养之法无不备载。书中比较系统地介绍了饮食卫生保健知识，其中“卷之四，饮食类”，记载了老人疾病食疗方及老人养生术。书中还收载药粥30方。

2507

食鉴本草/(清)费伯雄撰. 铅印本. 上海：世界书局，1936(珍本医书集成；10)

1、3、21、139、140、152、185、

186、202、254、270、289、301、303、308、309、360、381、396、421、433、461、476、491、541、546、572、579、589、590、706、728、731、738A、781、799A、800、831、839、839A、851、852、871、891、901、907B、907C、911、917A、921、922、926A、931、940、942B

本书集常用食品468种，分水、谷、菜、草、木、石、果、禽、兽、鳞、鱼、介、虫、人等14部。

2508

费氏食养三种/(清)费伯雄撰. 铅印本. 上海：人文印书馆，1938

139、590

共收入3本食疗著作。其中，《食鉴本草》为费氏亲撰，成书于1883年；《本草饮食谱》乃代文晟辑，经费氏鉴定，成书于1850年；所附《食养疗法》系费子彬著，成书于1938年，仅述及食疗简史。

2509

食物新本草/丁福保译. 铅印本. 上海：医学书局，1913、1917

1、541

该书把食品分为谷类、饮食(淡水)、果实、鱼肉、鸟肉、兽肉等十大章，分别介绍食品的名称、形态性味、营养成分、保健效果与注意事项。

2510

食用本草学/陆观豹著. 铅印本. 天津：永寿医社，1934(中国医学丛书)

1、251

著者根据中国古今各种食疗本草书籍和自己搜集研究的材料，辑录两大类222种动植物食品，介绍品名、形性、成分、应用、禁忌等。

2511

现代食疗本草/丁复康编. 铅印本. 上海：中医书局，1930、1940

589、728、851

汇集日常食物202种，分谷豆类17种，菜蔬类35种，水果类41种，水味类36种，禽兽类31种，杂品类42种。每种食物按性味、成分、效用、杂论分述。

2512

食物常识/上官悟尘编. 铅印本. 重庆：商务印书馆，1933

741

2513

食物须知/顾鸣盛译辑. 铅印本. 上海：文明书局，1924

931

本书首先介绍食物基本元素组成，然后介绍水、乳制品、果实类、蔬菜类、肉类、饮料等22类食物所含成分、产地、食法、功效等内容。末附“人身胶质中成分”等附表。

2514

食物与养生/侯祥川著. 铅印本. 上海：青年会，1938～1945

541

2515

食物与早老/丁福保著. 铅印本. 上海：医学书局，1939

541

2516

食物之分析与荣养/邹竹崖编辑. 铅印本.

上海：康健书局，1937

541

2517

食物最经济法/丁福保编. 铅印本. 上海：医学书局，1941

541

2518

食治秘方/尤生洲著. 铅印本. 苏州：国医书社，1911～1949

1

2519

双峰草堂食物良方/焦奕年编. 铅印本. 抄本，1949

301

2520

食物与营养/方文渊，李德麟著. 铅印本. 上海：家出版社，1949

541

2521

补品研究/杨志一编著. 铅印本. 上海：国医出版社，1937

590、589

本书专门研究各种补品对疾病的治疗作用。按年龄、性别、病症分类，介绍中医各种剂型的食补方剂70种。

2522

饮食调养指南/王山阴著. 长春：麒麟书局，1937

590

2523

饮食指南/秦伯未编. 铅印本. 上海：中医书局，1930

590

本书包括饮料指南、食料指南、杂食指南3种，载食物(原料或制成品)247种，分代茶、水、酒、饭、粥、果、蔬菜、禽兽、虫鱼、鳞介10类。每种食品简述其性味、适应证等。

2524

疾病饮食指南/程国树编著. 铅印本. 上海：中国医学研究社，1938

590

2525

饮食卫生/曹松柏编辑. 铅印本. 上海：卫生健康社，1926

590

2526

食物疗病常识/杨志一，沈仲圭编. 铅印本. 上海：国医出版社，1937

270、590、851

上编"食物荣养学"分两章：第一章"植物性食物"阐述茶、萝卜、酒、食盐、水等食品的功用、食法、与疾病关系等22二则；第二章"动物性食物"阐述哈士蟆、牛乳、牛肉汁等食品的作用、适应证、效用比较、毒害等7则。下编"食物疗病学"亦分两章：第一章"食物疗病之实施"介绍苹果、猪肉等25种食品治疗痢、遗精、肺痨、霍乱、便血等16种病证，并附抢救白果中毒，误吞金、铜钱及戒烟等治法；第二章"食物疗病经验方"介绍治疗咳嗽、痔、遗精等病证验方26首。书末附3篇论文。

2527

食疗疗病法/陈寿凡编. 铅印本. 上海：商

务印书馆，1917

21、303

本书倡导食物疗病法，以人体生理、解剖证明之，并简述日常起居及饮食结构。另载常见病食疗方法与配方，以及食疗烹调及婴儿喂养知识。

2528

食物疗病法/丁福保编. 铅印本. 上海：医学书局，1939、1940

541、590

全书分4篇，每篇又分若干节。“荣养概论”篇；“各种病证之食饵疗法”篇；“病人食饵中之重要疗法及其应用范围”篇；“施行食饵疗法时应特别注意之人”篇以老人、孕妇、产妇、乳儿、营养障碍乳儿为对象，而于乳儿之“天然荣养法”、“人工荣养法”所用食饵介绍尤详。

2529

家庭食物疗病法/朱仁康撰. 铅印本. 上海：中央书局，1937、1940

139、541、589、590、931

收载食物140种，分为果品、茶点、蔬品、菜豆、瓜芋、米类、肉类、禽兽、鱼类、水产、海产、补品12章。各品下记述产地、品性、性味、效用等内容，或兼载成分、宜忌、真伪优劣鉴别等。

2530

伤寒食养疗法/程国树编著. 铅印本. 上海：中医院，1941

590

程氏根据十余年诊治伤寒之经验，认为伤寒病与饮食调养关系重大，故将原《伤寒饮食指南》重予编订，而成本书。分6节，即：症状演变，诊断要点，复病原因，饮料选择，食物营养，看护注意。

2531

诸病断食疗法/铅印本. 上海：佛学书局，1935(乐天修养馆丛书)

541

2532

诸病食养疗法/陈醒箴编. 铅印本. 上海：文明书局，1926

401

2533

家庭治病新书/张若霞撰. 铅印本. 上海：万有书局，1922、1932

541、590、738B

收载食疗简方415首，按流行病、精神病、呼吸病、消化病、全身病、排泄及生殖器病、耳目鼻病、花柳病、外科病、皮肤病、妇女病、急救、美容、杂疗等编次。剂型有：汤、酒、丸、粥、糕、膏、油、饮、酥、粉、羹、乳等。

2534

病后调理服食法/(清)尤乘编. 铅印本. 上海：世界书局，1936(珍本医书集成；79)

1、3、21、139、140、152、185、186、202、254、270、277、289、301、303、308、309、361、381、396、421、433、461、476、491、541、546、572、579、589、590、706、728、731、738A、781、799A、800、831、839、839A、851、852、871、891、901、907B、907C、911、917A、921、922、926A、931、940、942B

本书详论了病后饮食调理要点，并分风、寒、暑、湿、燥、火、气、血、痰、阴虚、阳虚、诸虚12门，分别介绍了117张食方，有粥、臛、酒、浆、煎、汤、饮、膏、茶、羹、菜肴、丸等剂型。本书作为附卷收载于《寿世青编》中。

5.2 救荒

2535

野菜博录：三卷/(明)鲍山编. 铅印本. 上海：商务印书馆，1919、1936

21、139、202、421、702、731、741、901

收载野菜435种。卷一、卷二载草类野菜，卷三为木类。各品绘图记用，分别性味，兼载其调制食用法。

2536

野菜博录：三卷/(明)鲍山著. 石印本. 上海：新学会，1910、1922

590、664、712、839A、940

2537

野菜博录：三卷/(明)鲍山著. 影印本. 南京：江苏国学图书馆，1935

139、186、270、361、461、462、475A、521、590、709、741、839A、851

2538

救荒辑要初编/冯煦编. 石印本. 上海：尚古山房，1922

1、529A、541、590、831

首载《广惠编》上下卷，汇集历代各家关于救荒的论述及官方赈灾事例。次为南海劳润撰《救荒备览》4卷：卷一录王汝南赈恤纂要；卷二至卷三摘录蒋伊臣鉴录在官事实60条、士庶事实28条、格言25条；卷四录魏禧救荒策，先事、当事与事后之策。附录列辟谷救荒方20余首。书末为粥赈说、义赈刍言、辨赈刍言、救荒一得录、慈幼编。

2539

疗饥良方/著者佚名. 石印本. 上海：宏大明善书局，1930

664、738B

2540

疗饥良方/著者佚名. 石印本. 上海：明善书局

286、412A、590

2541

满洲野生食用植物图说/(日)向坂正次撰. 铅印本. 哈尔滨：千叶书局，1942

139、462

5.3 饮馔

2542

食谱/(唐)韦巨源撰. 石印本. 上海：扫叶山房，1926(五朝小说大观；5)

21、301、361、391、461、491、511、521、523、541、579、651、721、731、852、911、917、921

为食物专著，书中介绍了近百种菜肴。

2543

食谱/(唐)韦巨源撰. 石印本. 上海：扫叶山房，1913、1930(唐人说荟；1)

1、2、9、391、493、511、523、542、579、721、791、852、911

2544

山家清供：二卷/(宋)林洪撰. 石印本. 上海：商务印书馆，1935～1937(丛书集成初编；8)

1、2、6、7、9、21、139、140、186、251、301、361、391、421、461、493、511、523、541、542、572、579、651、702、721、731、781、791、851、852、

901、911、921、922、931、940

书中列 104 种肴馔之品，以食为主，重视食物的养生和治疗作用。

2545

本心斋蔬食谱/(宋)陈达叟著. 上海：商务印书馆，1935～1937(丛书集成初编；7)

1、2、6、7、9、21、139、140、186、251、301、361、391、421、461、493、511、523、541、542、572、579、651、702、721、731、781、791、851、852、901、911、921、922、931、940

2546

蔬食谱/(宋)陈达叟撰. 石印本. 上海：扫叶山房，1926(五朝小说大观；7)

21、301、361、391、461、491、511、521、523、541、579、651、721、731、852、911、917、921

2547

饮馔服食谱/钟惺辑. 石印本. 上海：千顷堂书局，1929

277、286

2548

饮馔服食笺/(明)高濂编. 石印本. 上海：千顷堂书局，1929

139、186、254、412B、475A、514A、589、590、677A、871、942B

2549

随息居饮食谱/(清)王士雄辑. 石印本. 上海：千顷堂书局，1935

286、529A、570、590、677A、728A、781、800

全书将饮食分为水饮、谷食、调和、蔬食、果食、毛羽、鳞介等七门，331 种。分别介绍其性味功用。作者认为食养具有物简性平、味宜易服等优点，可代药用，但反对偏嗜，提倡“食忌”。

2550

随息居饮食谱/(清)王士雄撰. 石印本. 上海：普新书局，1915

412A

2551

随息居饮食谱/(清)王士雄撰. 石印本. 上海：华英书局，1916

277

2552

随息居饮食谱/(清)王士雄撰. 石印本. 上海：文瑞楼，1912(潜斋医书五种；3)

279、280、308A、361、412A、433A、475A、476、514A、529、529A、541、664、728A、799A、839A、896A、907B、907C、922、931、940

2553

随息居饮食谱/(清)王士雄撰. 石印本. 上海：千顷堂书局，1916、1935(潜斋医书五种；3)

202、270、308、308A、412B、529A、541、570、590、664、677A、709、728A、738、781、800、926A

2554

随息居饮食谱/(清)王士雄撰. 石印本. 上海：广益书局，1912(潜斋医书五种；3)

139、186、279、303、351、385、391、467、514A、651、852、871、907B、921、926A

2555

随息居饮食谱/(清)王士雄撰. 石印本. 上

海：著新书局，1915(潜斋医书五种；3)

412A、466、521

2556

随息居饮食谱/(清)王士雄撰. 石印本. 上海：萃英书局，1926(潜斋医书五种；3)

301、361、461、511、514A、799A

2557

随息居饮食谱/(清)王士雄撰. 石印本. 上海：锦章书局，1916(潜斋医书五种；3)

202、254、279、289、303、308A、361、393、450B、466、514A、728A、799A、907C、926A、940

2558

养小录：三卷/(清)顾仲撰. 影印本. 上海：涵芬楼，1920(学海类编；13)

1、6、7、9、21、139、251、401、461、462、511、579、651、701、702、706、731、741、781、791、851、852、901、921

该书收录有饮料、调料、面点、菜肴近200种，内容较丰富，所收菜肴，以浙江风味为主，兼及中原及北方风味。

2559

养小录：三卷/(清)顾仲撰. 上海：商务印书馆，1935～1937(丛书集成初编；10)

1、2、6、7、9、21、139、140、186、251、301、361、391、421、461、493、511、523、541、542、572、579、651、702、721、731、781、791、851、852、901、911、921、922、931、940

2560

卫生新食谱/琴仲编译. 铅印本. 上海：有正书局，1917

541

本书为营养学专著，从"蔬食为美俗"的观点出发，采撷当时学者提倡茹素的学说编译而成。全书分为上、下两篇。上篇为通论，从食物的效用、人体的化学研究、食物的化学研究、消化吸收、人体食量标准等方面进行讨论；下篇分论各类食品的营养成分及其栽培、制造法等。

2561

食物相反说明图/屠锦才撰. 石印本. 民国间理善会，1949

1

2562

食禁谱/邢溪生辑. 刻本，1949

738B

2563

药食反忌摘录/著者佚名. 刻本，1948

734

2564

素食特刊/三乐农产社编. 铅印本. 上海：三乐农产社，1935

541

2565

素食卫生学/安贞著. 刻本. 卫生学舍，1914

186

本书论述素食，载补身之食物及应戒之食物，认为饮食、活动、沐浴、心情愉快，有益于健康长寿。并附世人所存素食7疑及释疑。

2566

素食养生论/杨章父，孙鐇编译. 铅印本. 上海：中华书局，1923

9、590、707、738B

书中阐述人类饮食构成，消化生理，分析比较肉食与素食之弊益，提倡素食养生。

2567

素食主义/著者佚名. 铅印本. 上海：医学书局，1949

541

2568

宿食论/熊文明撰. 刻本，1921

361

2569

粗食猛健法/(日)井上正贺著；刘仁航译述. 铅印本. 上海：阳明书店，1928

541

全书分上下两编。上编论述人体所需营养成分，以为贱价物品适于养生；下编述古今学者食物之差异，分析各种食物的营养成分，对大众食品分别评价。

2570

养生食谱/元下公司研究部编. 铅印本. 华商元下公司，1942

541

5.4 单味药

2571

人参考/(清)唐秉钧撰. 铅印本. 绍兴：医药学报社，1916～1921(医药丛书十一种；7)

3、6、139、186、254、277、279、308A、381、385A、391、396、401、450、461、463、475A、514A、541、589、590、651、664、677A、701、712、731、738、738A、839A、901、926A

本书对人参的商品、产地、真伪以及采集、收藏等，均作了较详细的考察。

2572

人参膏实益证书/天良堂参茸发行所宣传部编辑. 石印本. 香港：永光石印局，1929

541

2573

人参神草/(日)今村鞆撰. 铅印本. 日本：朝阳印刷株式会社，1933

139

2574

人参神草/(日)今村鞆撰. 铅印本. 朝鲜：总督府专卖局，1934

308A

2575

党参的生理作用研究之研究/经利彬，石原皋著. 铅印本. 北平：国立北平研究院，1934

590

2576

党参对于血压作用之继续研究/经利彬，石原皋编. 铅印本. 北平：国立北平研究院，1934(国立北平研究院院务汇报第5卷第2期)

1

2577

党参新研究/赵莀臣撰. 石印本. 上海，1929

1、139、185、570、590

全书从党参植物图、命名、科名、异名、党参与人参之区别、产地、产量、原植物、药田种植法、形态、采取期、山野采集法、生药鉴别、(生药)解剖、成分、生理作用、医疗应用、配伍禁忌、服药禁忌、党参之新旧与药效之关系、制剂等21个方面，对本品作了论述。

2578

党参新研究/赵茕臣撰. 石印本. 山西太原：书业诚，1929

21、381、491、738B

2579

高丽参之研究/长白山人撰. 抄本，1934

277

2580

玄参之药理作用/经利彬，石原皋编. 铅印本. 北平：国立北平研究院，1936(国立北平研究院生理学研究所中文报告汇刊；第2卷；5)

1

2581

薄荷/周承源撰. 铅印本. 上海：思同田舍，1935

590

全书16章，分别简介薄荷种类、种植法、产地、成分和采集法，记述薄荷油、薄荷脑提制法及薄荷的医药用途、工业用途等。

2582

薄荷工业/天虚我生著. 铅印本. 上海：栩园编译社，1933

590

2583

除虫菊/萧苇著. 铅印本. 上海：中国农业书局，1940

590

2584

滇产药材保险子之研究/刘绍光撰. 铅印本. 南京：卫生署中央药物研究所，1939

139、381、901

2585

滇产药材保险子之研究第一次报告/刘绍光等编. 铅印本. 南京：卫生署中央药物研究所，1939

139

2586

滇产药材金刚散之研究第一次报告/刘绍光等著. 铅印本. 南京：卫生署中央药物研究所，1939

1

2587

桂考/黄荣康著. 铅印本. 九江：聚珍印务局，1925

1、185

本书记载了桂树生长的产地、名目、用途等。

2588

木斛之药理研究/经利彬，李登榜著. 铅印本. 北平：国立北平研究院，1936(国立北平研究院生理学研究所中文报告汇刊；第2卷；8)

1

2589

地黄之药理作用/经利彬，石原皋编. 铅印本. 北平：国立北平研究院，1935(国立北平研究院生理学研究所中文报告汇刊；第2卷；3)

1

2590

四川大黄/王药雨编著. 铅印本. 重庆：内政部卫生署中医委员会，1939（药产研究丛刊）

1

介绍四川大黄的形态、产地、采集、加工、成分鉴定及药用。

2591

五倍子/郑止善编. 铅印本. 南京：正中书局，1945、1948

308、511、651、731

2592

芎䓖之生理作用/经利彬，石原皋编. 铅印本. 北平：国立北平研究院，1934

1

2593

益母草子（茺蔚子）及其油之化学成分之研究/许植方著. 铅印本. 南京：国立中央研究院化学研究所，1932（国立中央研究院化学研究所集刊；8）

1

2594

银耳培育法/褚孟胜撰. 铅印本. 上海：中国农业书局，1937

590

全书9章，分别阐述耳树之种类、耳树之栽培、耳树之伐期、耳地之选择、种耳之时期、耳地之管理、银耳之采法、银耳之焙法、银耳之功用，是了解银耳常识的参考书。

2595

贝母之研究/张若霞编. 铅印本. 绍兴：小金山房，1934

421

2596

兰草中香豆素与乳病及疟疾/朴柱秉编. 铅印本. 上海，1941

541

上海雷氏德医学研究院生理科学组的病理研究报告。

2597

新从中国麻黄中提出之三种有机物质/赵承嘏，梅斌夫著. 铅印本. 北平：中华医学杂志社，1934

1

2598

祁州药志. 第一集，菊科及川续断科之生药研究/赵燏黄著. 铅印本. 北平：国立北平研究院，1936（国立北平研究院生理学研究所中文报告汇刊；第3卷；2）

1

内收中药50余种，介绍原植物与标本、古代本草记载、有效成分等。书后附生药检索表及药图122幅。

2599

真珠谱/曹炳章撰. 稿本，1946

738B

2600

国产鹿茸考/曹炳章撰. 稿本，1946

738B

2601

鹿茸之研究/（日）峰下铁雄著. 铅印本. 上海：世界书局，1936（皇汉医学丛书；68）

1、3、21、139、140、152、186、202、251、254、270、277、301、303、308、361、391、396、421、433、450、461、491、514A、546、589、590、651、

702、706、728、731、738、738A、741、781、799A、800、831、839、839A、851、852、854、871、891、901、907B、907C、917A、921、922、926A、931、942B

全书分为5篇，依次记述鹿茸定义、品质优劣、历代本草文献载述、鹿茸药理、鹿茸应用等。

2602

羚羊角辨/张锡纯撰. 铅印本. 上海：国医书局，1930(国医小丛书；30)

1、139、186、277、279、412A、521、590、651、721、731、851、852、917A

书中记述单用或组方应用羚羊角治疗痧疹、眼疾、疔毒、喉症、伤寒、霍乱、上热下寒、吐衄等病症的验案14则，介绍了羚羊角的性味和效用。

2603

犀黄之研究/(日)杉本重利辑. 铅印本. 上海：世界书局，1936(皇汉医学丛书；69)

1、3、21、139、140、152、186、202、251、254、270、277、301、303、308、361、391、396、421、433、450、461、491、514A、546、589、590、651、702、706、728、731、738、738A、741、781、799A、800、831、839、839A、851、852、854、871、891、901、907B、907C、917A、921、922、926A、931、942B

2604

九龙虫药集/张文舫撰. 石印本，1941

277

为研究论述九龙虫之专著。内容包括3部分：一是论述九龙虫的功用及服法禁忌，二是说明九龙虫治病时需用不同引药，三是介绍养虫过程中应注意的要点。

2605

洋虫/著者佚名. 石印本，1929

139

记叙洋虫来源及生活习性，对其药用性能论之尤详。

2606

洋虫方及各症服用药引/抄本. 积善堂，1938

308A

据书中记载，“洋虫”出于西洋，又名“九龙”、“宋龟”，并详述了用此虫治疗的病证及药引。

2607

钩吻中毒/朴柱秉著. 铅印本. 上海：中华医学杂志社，1936

541

论述毒草钩吻的种类、成分及食后中毒的现象和救治方法。《中华医学杂志》第22卷第4期抽印本。

6 炮制

2608

雷公炮炙论：三卷，附录一卷/(南朝宋)雷敩著；张骥辑. 刻本. 成都：义生堂，1932

1、2、3、139、202、254、279、301、361、391、412A、412B、450B、475A、541、570、579、590、651、664、677A、746A、799A、800、851、907C

2609

雷公炮炙论：三卷，附录一卷/(南朝宋)雷敩撰；张骥辑. 刻本. 成都：义生堂，1932、1935(汲古医学丛书；17)

186、907C

本书记述了制药学的基本知识，收载

约300种药物的炮炙加工方法。原书早佚，其内容散见于《证类本草》《雷公炮炙药性赋解》《本草纲目》等书中。1932年张骥根据上述各书重予补辑，分原叙及上、中、下三卷，收180余种。

2610
修事指南/(清)张叡著. 影印本. 杭州：抱经堂书局，1926、1927、1942
1、8、139、186、270、279、280、286、308A、361、381、412A、412B、414、475A、491、514A、529A、529B、541、572、590、664、677A、731、728A、738A、799A、800、839A、901、907B、907C、917A、921、933、940
首为炮炙论，总论制药之法；其次分论232种药物的炮炙方法。主要参考雷敩以后各家本草著作及有关资料编成。1928年以后，本书又先后被改名为《制药指南》或《国医制药学》印行，内容未变。

2611
修事指南/(清)张叡著；胡抑斋鉴定. 上海：中华新教育社，1927、1934
186、286、590、677A、706、728A

2612
修事指南/(清)张叡著. 铅印本. 上海：万有书局，1931
491、590、907C

2613
修事指南/(清)张叡著. 石印本. 上海：世界书局，1928
706

2614
国医制药学/(清)张叡著. 铅印本. 上海：万有书局，1931
491、590、907C

2615
中国制药学大纲/杨叔澄主编. 铅印本. 北平：中药讲习所，1938
3、139、186、270、475A
上编制药学总论及各种中药剂型。如丸、散、膏、丹、酒、露、胶、锭的制作法和成药贮藏法；下编介绍生药炮制法，有火制、水制、水火合制、酒制药制、自然制等各种制法的详细说明。上下各编均有部分举例并且有部分作者按语。

2616
国药科学制造法/尉稼谦编. 铅印本. 天津：国医函授学院，1937(新国医讲义十三种；4)
308A

2617
国药科学制造法/尉稼谦编. 铅印本. 天津：国医函授学院，1949
139

2618
饮片新参/王一仁撰. 铅印本. 上海：千顷堂书局，1936(仁盦医学丛书；6)
433、541、907C
此书为中药手册。分平补、清补、温补、辛温、辛凉、清热、通泻、通络、分利、去淤、理气等18类。介绍药物形色、性味、功用、用量、用法、禁忌。

2619
植物化学成分提炼法/丘晨波，陈新谦编著. 铅印本. 广州：丘晨波药师事务所，1938、1949

461、139

又名《中药提炼法》。

2620

广东中药研究所药物炮制学笔记/广东中药研究所编. 铅印本. 广东：中药研究所

590

7 本草谱录

2621

南方草木状：三卷/（晋）嵇含撰. 石印本. 上海：扫叶山房，1926（五朝小说大观；1）

21、301、361、391、461、491、511、521、523、541、579、651、721、731、852、911、917、921

我国现存最早的地方植物志之一。书中收载了80种生长在岭南番禺、南海、合浦、林邑以及越南、九真、交趾等地的草、木、果、竹4类植物。卷上列草类29种；卷中述木类28种；卷下集果类10种、竹类6种。

2622

南方草木状：三卷/（晋）嵇含撰. 铅印本. 上海：商务印书馆，1935～1937（丛书集成初编；4）

1、2、6、7、9、21、139、140、186、251、301、361、391、421、461、493、511、523、541、542、572、579、651、702、721、731、781、791、851、852、901、911、921、922、931、940

2623

石药尔雅：二卷/（唐）梅彪辑. 铅印本. 上海：商务印书馆，1935～1937（丛书集成初编；5）

1、2、6、7、9、21、139、140、186、251、301、361、391、421、461、493、511、523、541、542、572、579、651、702、721、731、781、791、851、852、901、911、921、922、931、940

又作《药石尔雅》。本书集唐以前道家炼丹术中所用药物、丹方的各种隐名以及有关资料编成。

2624

药谱/（唐）侯宁极撰. 石印本. 上海：扫叶山房，1926（五朝小说大观；6）

21、301、361、391、461、491、511、521、523、541、579、651、721、731、852、911、917、921

本书为唐代文人利用药物的某些记载。"尽出新意，考立别名"对数百种药物（现有195种）的名称尽加改换，变成鲜为人知的文字隐语。

2625

药谱/（唐）侯宁极撰. 石印本. 上海：扫叶山房，1913、1930（唐人说荟；2）

1、2、9、391、493、511、523、542（残）、579、721、791、852、911

2626

植物名实图考：三十八卷/（清）吴其浚著. 铅印本. 上海：商务印书馆，1919、1936

1、3、7、9、21、139、186

该书考订植物名实，涉及药用植物甚多。共载植物1714种，仿《本草纲目》分谷、蔬、山草、隰草、石草、水草、蔓草、芳草、毒草、群芳、果、木12类。附图1805幅，绝大多数系写生而成。书中一般一物一图，图文对照。其文字内容介绍文献出处、产地、形态、颜色或性味、用途等。所收植物以见于前人本草者居多，亦收有新增品519种。

2627

植物名实图考/(清)吴其浚著. 铅印本. 云南：云南图书馆，1915

871、901、907B

2628

本草释名：二卷/颜懋福撰. 抄本

308A

本书以《药性赋》的歌诀形式编写，增补了《药性赋》的内容和适应证，对某些论而不全之药物功效，作了补充阐发。每药后有注释，进一步说明药物配伍及用法。

2629

药名汇考/虞哲夫编. 石印本. 上海：千顷堂书局，1935

1、2、139、381、590、706、931

以《本草纲目》为蓝本，汇集各种中药名称、别名，以备查考。书后有“拾遗”、“药名同异”2章。

2630

药名杂抄/著者佚名. 抄本，1938

590

收药108种，分芳香开窍、疏运、上品、止血品等15类。每药记述异名、药用部位、产地，功效、主治等内容。

2631

药石名称异同表/著者佚名. 抄本，1938

590

收载药名1672条，每条药名下列出异名1至2条，偶有漏载异名者。

2632

药味别名录/曹瀛宾编. 铅印本. 北平：药行商会，1919、1922

1、3、21、139、139A、185、186、202、279、396、414、461、475A、491、590、922、931

前册列金、铜、铁、玉、石、珠、珀等116部，后册列金、铁、玉、石、珠、水、火等86部，载药2500余。每条药名下，列载别名及出处，可供药物别名整理参考。

2633

药味别名续录/京师药行商会编. 北平：京师药行商会，1922

475A、590

2634

古今药物别名考/刘亚农编. 铅印本. 北平：聚珍阁印刷局，1936

1、2、21、139、186、251、433、590、839A

本书依《本草备要》编次，分草、木、果、谷、菜、金石、水土、禽兽、鳞介、鱼虫、人各部及补遗，凡“方言俗名，尽量搀入”。收药715种，其中新增药物达100余种。书前有药物选要图54幅。有些药物在别名之外还附有产地、生长环境、形态、性味、功效、单验方等。书末列“药异名同一览表”共84种，如同为“血见愁”，有茜草、地锦之异；同为“儿草”，有知母、芫花之别。

2635

西藏药材蒙藏汉名录记/罗子珍编. 抄本. 南满铁路株式会社，1921

462

2636

英拉德中药名对照表/任受幼编. 成都：西南医学杂志，1940

731

2637

本草产地说明一览/抄本，1938

277

2638

国药出处/抄本，1920

541

内收药物283种，以药材出产的主要省份类归，并以天、地、玄、黄等依次排列。每字下列药少则1味，多则10味不等。各药下分述采收月份、别名、主要产地、质量优劣鉴识等内容，对何地质优、何地次之记述尤详。

2639

本草药品实地之观察/赵燏黄撰. 铅印本. 国立北平研究院，1937

185、186、381、746A、931

书首附《新修本草》古抄本残卷影印件及作者说明。正文为作者对河北祁州、北平、保定、河南禹州、郑州等地北药主产区进行初步考察后所做的文字报告。全书按笔画顺序收药136种，分述本草药(官药)的文献考证、民间药(草药)的实地调查、药物之正名及原植物的考察证明等，着重于生药学研究。书中收药图90余幅。本书是我国早期研究中药混乱品种的代表作。

2640

蒙古本草药之原植物/赵燏黄等撰. 铅印本. 北平：北京大学医学杂志，1941

139、186、308、309

2641

蒙疆所产本草药材关于其原植物之考察/赵燏黄撰. 铅印本. 北平：北京大学医学杂志，1942

139、186

2642

药会图考/裕丰堂主人编. 铅印本. 黄县：吉祥印务局，1935

139

本书以剧本形式介绍药性等内容，分10出戏文，为“栀子斗嘴”、“陀僧戏姑”、“妖蛇出现”、“石斛降妖”、“灵仙投亲”、“甘府投亲”、“红娘卖药”、“金钗遗祸”、“番鳖造反”、“甘草和国”。生、旦、净、末、丑角齐全，有唱有白，并寓药理、功效于戏文之中。剧本后附“验方摘要”近50首，有“黄县同仁药房药方”、“黄县公盛和药方”及“朱君璞经验奇效方”31首。

2643

药物图考：六卷/杨华亭著. 铅印本. 南京：中央国医馆，1935

1、152、186、270、421、514A、541、590、651、907B、907C、940

收载动、植、矿物药280余种，选择精当，药性明辨，其中收毒药数十种，都一一验之。每药下分产地、形态、主治、考证、修治、分剂、验案等。

2644

药用植物图考/王遹声撰. 石印本. 杭州：浙江第七中学，1920

3、709、733B

收药754种，根据科属分菊科、败酱科、忍冬科等161科。每药内容基本分两段：第一段记述生长环境、形态，包括有关传说、别名等；第二段记述效用，内容主要摘自《本经》《别录》《唐本草》《本草拾遗》《嘉祐本草》等书，间附著者经验及附方。每药配绘图，可供采集参考。

2645

药用植物图考：六卷/王遹声撰. 石印本. 金华：金震东石印局，1922、1930

529A、572、590、738A

2646

中国药学大辞典中国药物标本图影/中国医药研究社编辑；陈存仁主编. 上海：世界书局，1935

2、9、21、139、152、185、186、254、277、289、381、396、421、450、466、476、514A、589、590、651、701、731、799A、800、831、839A、852、901、907B、907C、917A、921、922、839、942B

载中药标本图影770幅，其中彩绘图394幅，摄影图376幅，分金玉、石、山草、芳草、隰草、谷类、菜、五果、山果、乔木、寓木、虫、鳞、介、禽、兽等28类。无文字说明。

2647

中国新本草图志/赵燏黄著. 铅印本. 上海：国立中央研究院化学研究所，1930

1、139、185、186、308、590、746A、901、922

第一卷介绍甘草、黄耆，列出产地、构造、成分、药用等。第二卷介绍人参、参须、参叶、高丽参、东洋参、西洋参，列出植物特性、产地、考据生药炮制、成分和功效等。

2648

草药百种图诀/张若霞编. 抄本，1944

590

2649

国药之研究本草实物摄影图说/赵燏黄著. 铅印本. 南京：中国科学社，1933

1

介绍三七、人参、桔梗、沙参、党参、黄连、汉防已、术防已、贯众等9种药用植物，说明形态、万分、药用等。

2650

实用植物图说/孙云白编译；江起鲲订正. 铅印本. 上海：新学会社，1920

590

2651

峨眉植物图志/方文培主编. 铅印本. 四川：四川大学，1942～1945

590

2652

药物试植报告/镇江江苏省立医政学院附设药物试植场编. 铅印本. 镇江：江苏省立医政学院附设药物试植场，1935

139、541、590

全书分插图、报告、特载、统计、附录五部分。主要介绍该场所种近300种药物，按别名、学名、科名、生药名、药用部位、成分、效用、药理、新药、调制法、采集期、产地12项记述。又报告130种药物的栽培生长情况，并描述其枝、叶、花等形态。

2653

民间疗法药用植物图鉴/（日）野村正次郎. 铅印本，1937

1

2654

万病治疗皇汉药草图鉴/（日）青木信编. 铅印本. 东京：富文馆，1935

1

七、方剂

1 通论

2655

方剂学：二卷/杨则民编著. 石印本，1925

738A

系兰溪中医专门学校讲义之一。叙述解热剂、涌吐剂、下剂、利尿剂等13类方剂，详述药理、方义、适应证、处方原则。注意事项及副作用等内容。

2656

方剂学：六卷/医学专门学校编. 石印本，1949

461

2657

方剂学/王润民撰. 油印本. 中国医学院，1931（中国医学院讲义十九种；18）

139

2658

方剂学/卢朋编. 油印本. 广东：中医药专门学校，1936（广东中医药专门学校各科讲义；39）

570、590、940

2659

方剂学/盛心如编. 油印本. 中国医学院，1937（中国医学院讲义十四种；8）

139、590

本书收方79首，多属常用名方。每方由浅入深，对组成、方名解释、主治、旁治、加减、附方、方解等内容进行讲解。或附有方歌。

2660

方剂学讲义/卢朋编. 铅印本. 广东：中医药专门学校，1927

139、931、940

分补益、发表、攻里、涌吐、和解、消导、理气、理血、祛风、祛寒、清暑、利湿、润燥、泻火、除痰、救急等17类，介绍了常用方剂的主治、组成、剂量及前人用方之经验。

2661

方剂学讲义/王润民著. 抄本. 吴竺天，1948

922

分上下两册。分别论述发表、攻里、润燥、涌吐、青里、和解、温里、补益方8项内容，载方120余首，并述其临床运用体会。

2662

方剂学讲义：二卷/邓鹤芝著. 铅印本. 广东：光汉中医药专门学校，1938

931、940

本书分上下两卷，各120首方。上卷

载解表剂、和解剂、补益剂、祛寒剂、泻火剂；下卷载理气剂、理血剂、祛风剂、除痰饮剂、利湿剂、清暑剂、攻里剂、妊娠经产剂，13门。每方叙述组成、作用及加减变化，并附有歌诀。

2663

方剂学讲义/钱公玄编. 铅印本. 上海：新中国医学院，1938

590

2664

实用方剂学/沈仲圭主编. 铅印本. 重庆：中医进修学校

907C

2665

实用方剂学/盛心如著；谢观等审订；孙凤皋等校对. 铅印本. 上海：光华医药杂志社，1935

541

2666

新中医方剂学/陈永梁著. 铅印本. 广东：光华图书公司，1948

590、731、931、940、942B

本书分总论、各论。总论有处方之分类、处方之内科疗法、标本与处方；各论则有强壮剂、泻下剂、涌吐剂、利尿剂、提激剂、降辑剂6章。并重点分析了16张方剂的组成、功效、主治、加减运用。

2667

中国方剂学概要/许半龙编. 铅印本. 上海：国医学院，1934（上海国医学院讲义七种；3）

590

本书方剂分为11类，收方231首。

2668

方论讲义/戴达夫编. 油印本. 中国医学院

541

2669

处方学/秦伯未编. 铅印本. 上海：中医书局，1930、1931、1936、1941（实用中医学；6）

2、139、254、270、289、308A、361、433、491、590、651、706、741、800、851、917A、922、940、942B

本书分组织法、立案法两部分。“组织法”中又按外感时症、内伤杂症、妇女杂症、疮疡杂症分列方剂，并以治法代替方名。“立案法”中按各科病证选载医案，主要有内伤、中风、痰饮、哮喘、失血、虚损、黄疸、消渴、脚气、遗精、痫疾、外疡、妇女、小儿等。选载医案近200则。

2670

处方学/保元国医学校编. 广东：保元国医学校，1934(广东保元国医学校讲义；5)

186

2671

处方学讲义/马汤楹编. 铅印本. 浙江：中医专门学校，1938（浙江中医专校讲义三十三种；33）

590

本书收方101首。每方后有历代医家解释，及各家不同之说，以供参考。

2672

处方学讲义/王仲香著；金澄甫续编. 铅印本. 浙江：中医专门学校，1938（浙江中医专校讲义三十三种；8）

590

卷一首载治气方、治血方10首，每方有组成、主治、正义、附注、加减法，方后录有历代医家评注；继论《伤寒论》太阳病方38首，后附方歌参考。卷二由钱塘金澄甫续编，收方46首。

2673

处方学讲义/施今墨编. 铅印本. 光华国医学社，1941

421

此书据施氏早年医案后所附方编成处方学教材。

2674

临症处方学/沈焕章著. 铅印本. 上海：大众书局，1933、1936、1947

139、303、541、590、728、839A、891、907C、940

按补益、和解、发表、攻里剂等分21个门类，介绍方剂约200种。书前有曹湘人、盛心如及作者序。

2675

实用处方学/张子英著. 铅印本. 复兴医药杂志社，1942

852

本书首以处方学概论，叙述处方规矩、方剂组织法、配合法、合用法等。次为六经病解、方剂解释以及国药成分录等。

2676

实用处方学/张子英著. 铅印本. 贵阳：现代医学杂志社，1946

139、541、590、781、901、921

2677

中国处方学讲义/时逸人编. 石印本. 医学专门学校，1929

3、139

作者认为处方学乃中医之基础，中医处方之妙惟在于配合，以加减药味适合病情为主。介绍发汗剂、涌吐剂、和解剂、滋补剂等8类处方，载方121首，各方均有功效、出处、组成、方解等内容。

2678

中国处方学讲义/杨则铭撰. 抄本，1949

139

书中分总论、分论、参考三部分。总论阐述中医方剂学基本内容，如君、臣、佐、使，十八反和十九畏等；分论对20余首《伤寒论》方剂进行讲解，内容包括药味、服法、主治、方义、加减、禁忌等；参考介绍利尿剂、发汗剂、泻下剂等内容。

2679

经方学/蔡陆仙编. 油印本. 中国医学院，1937(中国医学院讲义十三种；8)

590

2680

医方捷径：二卷/(明)王宗显撰. 石印本. 鑫记书庄，1941

279、308A、361、362、590

2681

时方学/蒋文芳撰. 油印本，1931(中国医学院讲义十九种；15)

139

2682

时方学/蒋文芳编. 油印本. 上海：中国医学院，1937(中国医学院讲义十三种；3)

590

2683

时方讲义/蒋文芳辑. 油印本. 上海：中国医学院，1937

541

2684

时方讲义/钱公玄编著. 铅印本. 上海：千顷堂书局，1941

590、728

本书分14章，有发表剂、攻下剂、补益剂、行气剂、理血剂。驱寒剂、清热剂、利水剂、逐水剂、燥湿剂、润燥剂、法痰剂、祛风剂、涩敛剂、杀虫剂等。录方246首，皆为唐宋以下诸名医之成方。

2685

时方讲义/钱公玄撰. 铅印本. 北平：国医砥柱月刊社，1948

139、907C

2686

汉方处方学/(日)杉原德行撰. 铅印本. 日本东京：金原商店，1941

2

2687

汉和处方学津梁/(日)渡边熙编；沈松年译述. 铅印本. 上海：昌明医药学社，1934

590、603

所录方剂以方名首字笔画多少为序，列方618首。每方以方名(下附出处)、药物、主治等部分组成。少量方剂有“讨论”，对本方应用有所发挥，后附病案。

2 历代方书

2.1 明及以前

2688

华佗神医秘方/(汉)华佗撰. 铅印本. 上海：大方书局，1936、1941、1947

461、799A、931

2689

华佗神医秘方/(汉)华佗撰. 铅印本. 上海：国医研究社，1943

907C

2690

华佗神医秘方大全：三卷/(汉)华佗撰；姚若琴编校. 铅印本. 上海：春江书局，1938、1942

21、139、590、746A、901、922

上卷病源论，有寒热论、脉要论、劳伤论等48章，阐述中医基础理论；中卷神方大全，分神方、内、外、妇、产、儿、眼、耳、鼻、齿、喉、皮肤、伤科等17类，收录方剂1000余种，各方均简介其药味、分量、制法、服用法、主治及效果等；下卷附录，有华佗注仓公传与世补斋不谢方两篇。此书系托名汉华佗著。

2691

华佗神医秘方真传/著者佚名. 明华书局，1948

421

2692

华佗神方大全/(清)徐沛编辑. 铅印本. 上海：中国医学书局，1936、1938

590、931

收集验方102首，范围涉及内外妇儿各科、托名华佗所遗。

2693

华佗秘传验方/著者佚名. 抄本，1948

590

以记载外科方证为主，且用图形来说明病位，然后叙述病因病机、治法方药。每一方下详记组成、煎服法等内容。最后记载杂疗方，内容涉及内、妇、儿等科。全书载方约500余首。

2694

海内秘本华佗神方/张华亭校. 铅印本. 上海：四明书店，1937

590

2695

成仙秘方/(晋)葛洪撰. 石印本. 上海：宏文图书馆，1925

139A、541

本书载列食云母秘方、食玉芝秘方、服丹砂秘方、服胡麻方等48首方剂，言服此方剂可成神仙。方中详述丹药制作、服食方法、生药质量鉴别，以及服药时间与效果关系等内容。

2696

肘后备急方：八卷/(晋)葛洪撰. 石印本. 上海：千顷堂书局，1925(六醴斋医书；2)

1、139、186、270、286、301、308、308A、361、396、412A、450、475A、514A、519、529、529A、541、546、570、590、664、728A、738A、799A、800、839A、907C、917A、926A、940

原名《肘后救卒方》，简称《肘后方》。全书8卷，计73篇。主要记述各种急性病症的治疗方药、针灸、外治等法，并略记了个别病的病因、症状等。

2697

肘后备急方：八卷/(晋)葛洪撰. 影印本. 上海：商务印书馆，1926、1940(道藏举要；16)

1、139、541、791、851、921、931

2698

肘后备急方：八卷/(晋)葛洪撰. 铅印本. 成都：昌福公司，1913

279、352、361、391、412B、514A、664、677A、721、871

2699

肘后备急方：八卷/(晋)葛洪撰. 影印本. 上海：商务印书馆，1926

2、139、202、393、462、541、570、572、590、651、781、831、839A、851、901

2700

同急良方/(唐)孙思邈撰. 刻本. 华北文社，1930

412A

2701

千金宝要：六卷/(唐)孙思邈原著；(宋)郭思编集. 铅印本. 上海：商务印书馆，1937(丛书集成初编；51)

1、2、6、7、9、21、139、140、186、251、301、361、391、421、461、493、511、523、541、542、572、579、651、702、721、731、781、791、851、852、901、911、921、922、931、940

本书系取孙思邈《千金要方》及《千金翼方》中的简、便、验方及针灸法汇编而成。共分妇人、小儿、中毒等17篇。其中医论1篇，系摘录《千金方》中有关病机、制药等内容编成。

2702

千金宝要：六卷/（唐）孙思邈原著；（宋）郭思编集. 石印本. 陕西耀县：美利印刷馆，1944

21、139、185

2703

千金宝要：四卷/（唐）孙思邈原著；（宋）郭思编集. 石拓本（据明隆庆六年秦王邹凤皋刻石拓印）

1、2、139、139A、140、186、277、279、308A、361、412A、412B、475A、476、491、514A、529、572、590、706、709、851、896A、917A

书末附《海上方》。

2704

千金要方：九十三卷，目录二卷/（唐）孙思邈撰；（宋）林亿等校正. 影印本. 上海：商务印书馆，1940（道藏举要；13）

1、139、541、791、851、921、931

即《备急千金要方》之简称。内容包括序例、妇人、少小、七窍、风毒脚气、诸风、伤寒、脏腑杂病、疔肿痈疽、痔漏、解毒、杂治、备急、食治、养性、平脉、针灸等，总232门，合方论5300首。

2705

孙真人备急千金要方：九十三卷，目录二卷/（唐）孙思邈撰. 影印本. 上海：商务印书馆，1923～1926（道藏；8）

1、2、6、7、21、139、251、351、461、462、511、541、542（残）、579、590、651、731、781、851、852（残）、901

2706

备急千金要方：九十三卷，目录二卷/（唐）孙思邈撰. 影印本. 上海：涵芬楼，1933、1935（据明正统道藏本）

2、139、381、393、462、475A、476、541、570、590、651、781、831、851、901

2707

备急千金要方：三十卷/（唐）孙思邈撰. 石印本. 上海：江左书林，1915、1919、1925（附千金方衍义）

1、139、301、306、421、433A、475A、514B、590、651、738、852、855、871、907B、907C

2708

备急千金要方：三十卷/（唐）孙思邈撰. 石印本. 上海：中原书局，1926、1930

1、139、270、361、412A、475A、529A、590、736、738、738A、852、896A、921、940

2709

备急千金要方：二十四卷/（唐）孙思邈撰. 石印本. 上海：千顷堂书局，1934

1、2、286、306、391、393、396、397、412A、590、896A

2710

千金翼方：三十卷/（唐）孙思邈著. 石印本. 上海：鸿宝斋书局，1916

1、21、277、279、351、381、433A、475A、514B、521、523、529A、728A、737、746A、799A、839A、852、907C

本书是作者为补充其所撰《备急千金要方》而编集。首载本草，其次为妇产、伤寒、小儿病、养生、内科杂病、外科、色脉、针灸与禁经等。

2711

千金翼方：三十卷/(唐)孙思邈著. 石印本. 上海：中原书局，1926

1、139、202、251、286、303、306、361、396、412A、412B、475A、521、529A、590、728A、731、746A、799A、800、907C、917A、921

2712

千金翼方：三十卷/(唐)孙思邈著. 刻本. 湖南：益元书局，1912

3、139、475A、839A、852、922

2713

千金翼方：三十卷/(唐)孙思邈著. 刻本. 汉文书局，1912

412A、781、839A

2714

千金翼方：三十卷/(唐)孙思邈著. 石印本. 上海：江左书林，1915、1920、1924

139、202、306、351、461、463、514B、541、572、707、721、728A、852、907B、917A、931、940

2715

千金方衍义：三十卷/(唐)孙思邈撰著；(清)张璐衍义. 石印本. 上海：江左书林，1915

3、361、514A、521、572、590、721、917A、855、926A、931

2716

千金方衍义：三十卷/(唐)孙思邈撰著；(清)张璐衍义. 石印本. 上海：中原书局，1930

352、361、396、412B、529A、572、590、917A、933

2717

唐本千金方序例注/张骥编. 刻本. 成都：义生堂，1935(汲古医学丛书；14)

186、907C

张骥于原文下，广引陶弘景、雷敩、韩保升、掌禹锡、李杲、李时珍诸家之说加以注释，并结合诸本进行校勘。

2718

唐本千金方第一序例注/(唐)孙思邈撰；张骥集注. 刻本. 双流：张氏，1942

2、251、590、853、907C

本书以张璐《千金方衍义》本为底本，将宋明篇章节目附于每段之末，并校勘注释。内容有大医习业、大医精诚、治病略例、诊候、处方、用药、合和及服饵。

2719

孙真人海上方/(唐)孙思邈著. 石印本. 上海：世界书局，1936(珍本医书集成；60)

1、3、21、139、140、152、185、186、202、254、270、289、301、303、308、309、360、381、396、421、433、461、476、491、541、546、572、579、589、590、706、728、731、738A、781、799A、800、831、839、839A、851、852、871、891、901、907B、907C、911、917A、921、922、926A、931、940、942B

又名《海上方》《海上仙方》《海上名方》。托名唐孙思邈撰。书中列治暑月伤热、伤寒咳嗽、鱼脐疮等121病方，多为单、验方。包括临床各科病证，均编以七言歌诀。后附孙真人枕上记、孙真人养生铭2篇，系有关养生内容。

2720
孙真人海上方/(唐)孙思邈著. 石印本. 浙江: 益善书局, 1926
731

2721
奇效海上良方/(唐)孙思邈著. 刻本. 成都: 正古堂, 1914
139(残)、362、491、738A、871、907C

2722
外台秘要: 四十卷/(唐)王焘著. 石印本. 上海: 鸿宝斋书局, 1915、1916、1920
1、21、139、202、277、279、286、289、308、351、393、412A、412B、421、461、514A、529A、546、590、664、728A、741、799A、852、854、907C、917A、926A、931

本书汇集唐代及唐以前的数十种医学著作分类选编而成。全书分1104门, 均先论后方, 载方6000余则。记述内、外、妇、儿、五官各科病症, 采药、制药、服石、腧穴和灸法等。所录医方大多为官藏前代名家方书和民间有效的单验方。

2723
外台秘要: 四十卷/(唐)王焘著. 石印本. 上海: 纬文阁书局, 1912
572、734

2724
外台秘要: 四十卷/(唐)王焘著. 石印本. 上海: 广益书局, 1924、1933
1、301、491、514A、541、664、728A、746A、852、940

2725
分类丹方集成/(唐)吕洞宾著; 顾定安编. 石印本. 上海: 新华书局, 1920、1924
541、590、709、901、907B

2726
分类丹方集成/(唐)吕洞宾著; 顾定安编. 石印本. 上海: 新中国书局, 1921
590、651

2727
圣济总录: 二百卷/(宋)徽宗赵佶敕撰; 申甫等辑. 石印本. 上海: 文瑞楼, 1919
1、3、21、139、186、251、254、270、277、289、302、308A、351、381、385、412A、414、433A、461、475A、491、511、514A、514B、523、541、570、572、590、664、677A、706、721、728A、733A、738A、738B、781、799、799A、839A、851、896A

又名《政和圣济总录》。内容系采辑历代医籍并征集民间验方和医家献方整理汇编而成。内容有运气、叙例、治法及临床各科病症证治, 包括内、外、妇、儿、五官、针灸等各科以及杂治、养生等。有论有方。收录医方近2万首。

2728
圣济总录纂要: 二十六卷/(宋)徽宗赵佶敕编; (清)程云来纂辑. 铅印本. 上海: 大东书局, 1936~1937(中国医学大成; 22)
1、2、3、139、270、277、361、391、461、476、511、541、579、589、590、728、831、851、852、901、907B、907C、921、940

本书精选《圣济总录》实验证方, 成书26卷。

2729
宋徽宗圣济经: 十卷/(宋)徽宗赵佶敕编;

吴禔注. 铅印本. 上海：商务印书馆，1935～1937(丛书集成初编；17)

1、2、6、7、9、21、139、140、186、251、301、361、391、421、461、493、511、523、541、542、572、579、651、702、721、731、781、791、851、852、901、911、921、922、931、940

本书10卷，42篇，翔实地论述了阴阳五行，天人相应、孕育胎教、察色诊脉，脏腑经络、疾机治法、五运六气、食疗养生、药性方义等诸多方面的理论问题。

2730

类证普济本事方续集：十卷/(宋)许叔微撰. 铅印本. 杭州：三三医社，1924(三三医书；31)

3、139、139A、186、270、277、308A、361、391、546、572、590、728、731、738A、800、839A、907C、921、940

2731

洪氏集验方：五卷/(宋)洪遵辑. 石印本. 上海：进业书局，1949

396、412A、475A、523、572、590、677A、738B、896A、931

本书汇集作者经验各科病证的治疗方剂或传闻的验方167首。

2732

洪氏集验方：五卷/(宋)洪遵撰. 影印本. 上海：石竹山房，1915(士礼居黄氏丛书；2)

1、6、7、9、139、251、351、391、421、461、493、541、542、579、701、721、731、741、781、791、851、852、901、911

2733

洪氏集验方：五卷/(宋)洪遵撰. 影印本. 博古斋，1922(士礼居黄氏丛书；2)

1、2、21、140、251、301、391、412B、421、461、511、523、651、664、731、739、741、791、852、901、921、940

2734

洪氏集验方：五卷/(宋)洪遵撰. 影印本. 上海：千顷堂书局，1937(据黄氏士礼居刻本)

139、140、186、251、308、351、412A、412B、435、450、476、514A、519、529、570、589、590、664、706、721、738、738A、746A、907C、917A、921、926A、940

2735

洪氏集验方：五卷/(宋)洪遵撰. 影印本. 常熟：瞿氏铁琴铜剑楼，1937

1、139、202、541、651、739、851、911

2736

洪氏集验方：五卷/(宋)洪遵撰. 影印本. 学海图书局，1937

139、491、514A、541、799A、926A

2737

洪氏集验方：五卷/(宋)洪遵辑. 石印本. 上海：商务印书馆，1935～1937(丛书集成初编；59)

1、2、6、7、9、21、139、140、186、251、301、361、391、421、461、493、511、523、541、542、572、579、651、702、721、731、781、791、851、852、901、911、921、922、931、940

2738

史载之方：二卷/(宋)史堪著. 铅印本. 上

海：商务印书馆，1935～1937（丛书集成初编；60）

1、2、6、7、9、21、139、140、186、251、301、361、391、421、461、493、511、523、541、542、572、579、651、702、721、731、781、791、851、852、901、911、921、922、931、940

书中论四时正脉、运气生病，及大府泄、大府秘、小府秘、身热、身寒、头痛、腹痛等30余种内科、妇科等病症及治疗方剂。

2739

增广太平惠民和剂局方：十卷/（宋）陈师文等编. 影印本. 上海：商务印书馆，1922（学津讨原；1）

1、2、7、9、21、251、301、303、351、401、421、461、493、511、523、541、579、651、701、721、731、741、781、851、852、901、911、931

2740

增广太平惠民和剂局方：十卷/（宋）陈师文等编. 铅印本. 上海：商务印书馆，1935～1937（丛书集成初编；57）

1、2、6、7、9、21、139、140、186、251、301、361、391、421、461、493、511、523、541、542、572、579、651、702、721、731、781、791、851、852、901、911、921、922、931、940

2741

太平惠民和剂局方：十卷/（宋）陈师文等辑. 石印本. 上海：校经山房，1925

2、139、186、202、270、279、280、286、414、433、461、514A、529A、541、546、570、572、589、590、651、664、677A、701、721、738、738A、839A

本书是宋代太医局所属药局的一种成药处方配本。成药方剂分为14门，788方。均系收录民间常用的有效中药方剂，记述其主治、配伍及具体修制法。

2742

旅舍备要方/（宋）董汲撰. 铅印本. 上海：商务印书馆，1935～1937（丛书集成初编；56）

1、2、6、7、9、21、139、140、186、251、301、361、391、421、461、493、511、523、541、542、572、579、651、702、721、731、781、791、851、852、901、911、921、922、931、940

原书载医方100余首，于明代失传。今本系编《四库全书》时自《永乐大典》辑出，仅存40余方。本书系作者为行旅急病者所提供的简易验方。分为癍疹、痰证、霍乱、腰痛、眼、耳、口、齿、妇人、小儿疮科及杂伤等12类。

2743

旅舍备要方/（宋）董汲撰. 刻本. 四川成都：存古书局，1913

2、279、491、542、851、859、907C

2744

旅舍备要方/（宋）董汲撰. 石印本. 上海：千顷堂书局，1914

139

2745

旅舍备要方/（宋）董汲撰. 影印本. 上海：博古斋，1921（墨海金壶；3）

1、6、7、9、21、139、251、351、391、421、461、493、511、514A、541、542、579、651、741、781、791、851、852、901、911、931

2746

旅舍备要方/(宋)董汲撰. 影印本. 上海: 博古斋, 1922(珠丛别录; 2)

1、9、251、542、590、651、901

2747

类编朱氏集验医方: 十五卷/(宋)朱佐编. 影印本. 上海: 商务印书馆, 1935(据宛委别藏)

1、2、21、286、6、7、9、139、140、251、270、279、308A、361、381、391、413、421、461、462、491、511、523、541、542、570、579、590、651、701、721、728A、731、739、741、781、791、851、852、901、907B、911、921、922、923、931、933

2748

济世全生指迷方: 四卷/(宋)王贶撰. 石印本. 上海: 千顷堂书局, 1922

286、361、519、541、570、590、664、677A、706、712、781、800

卷一为诊脉法; 卷二～四为寒证、热证、风湿、疟疾、痹证、劳伤等20种内科病及若干妇科疾病的医论和方剂, 内容以选方为主, 并有围绕方剂主治所做的论述以阐析病因、证候。

2749

济世全生指迷方: 四卷/(宋)王贶著. 铅印本. 上海: 商务印书馆, 1935～1937(丛书集成初编; 58)

1、2、6、7、9、21、139、140、186、251、301、361、391、421、461、493、511、523、541、542、572、579、651、702、721、731、781、791、851、852、901、911、921、922、931、940

2750

济世全生指迷方: 四卷/(宋)王贶撰; 秦伯未编. 石印本. 上海: 中医书局, 1930

186、270、279、286、412A、433A、514A、541、590、664、712、738A、781、800、839A、851、871、896A、940

2751

济世全生指迷方: 四卷/(宋)王贶撰. 影印本. 上海: 博古斋, 1921(墨海金壶; 4)

1、6、7、9、21、139、251、351、391、421、461、493、511、514A、541、542、579、651、741、781、791、851、852、901、911、931

2752

济世全生指迷方: 四卷/(宋)王贶撰. 影印本. 上海: 博古斋, 1922(珠丛别录; 4)

1、9、251、542、590、651、901

2753

苏沈良方: 八卷, 拾遗二卷/(宋)苏轼, (宋)沈括著. 铅印本. 上海: 商务印书馆, 1939(丛书集成初编; 55)

1、2、6、7、9、21、139、140、186、251、301、361、391、421、461、493、511、523、541、542、572、579、651、702、721、731、781、791、851、852、901、911、921、922、931、940

又名《苏沈内翰良方》。本书除选辑临床各科的验方外, 尚有关于医理、本草、单方、灸法、养生及炼丹等内容的论述。方药后或附载医案。

2754

苏沈内翰良方: 十卷/(宋)苏轼, (宋)沈括撰. 影印本. 上海: 古书流通处, 1921

21、139、361、590

2755
苏沈内翰良方：十卷/(宋)苏轼，(宋)沈括撰. 石印本. 上海：焕文书局
926A

2756
苏沈内翰良方：十卷/(宋)苏轼，(宋)沈括撰. 石印本. 上海：千顷堂书局，1925(六醴斋医书；4)
139、186、270、308、308A、361、396、450、514A、529、529A、541、546

2757
三朝名医方论/(宋)骆龙吉等著. 石印本. 上海：千顷堂书局，1921
139、202、279、280、308、361、391、450、461、475A、476、514A、511、570、589、590、664、677A、738、738A、746A、799A、800、839A、871、896A、907C、917A、926A、940、942B
包含《重订内经拾遗方选》4卷，《宣明论方》15卷，《名医方论》4卷，三书合刊而成。

2758
杂类名方/(元)杜思敬辑. 铅印本. 上海：商务印书馆，1935～1937(丛书集成初编；63)
1、2、6、7、9、21、139、140、186、251、301、361、391、421、461、493、511、523、541、542、572、579、651、702、721、731、781、791、851、852、901、911、921、922、931、940
此书杂收麒麟竭散、虎骨丸、如圣散、清膈汤、增损防风通圣散等各科名方72首，每方分列药物、剂量及用法等。

2759
杂类名方/(无)杜思敬辑. 影印本. 上海：函芬楼，1938(济生拔粹；19)
1、2、7、139、186、202、277、289、461、462、491、512、521、523、529A、529B、570

2760
加减灵秘十八方/(明)胡嗣廉纂. 石印本. 上海：千顷堂书局，1925(六醴斋医书；6)
139、186、270、308、308A、361、396、450、514A、529、529A、541、546、570、590、664、728A、738A、799A、800、839A、907C、917A、926A、940
又名《灵秘十八方加减》。本书载有防风通圣散、平胃散、理中汤、小柴胡汤、二陈汤、五苓散、四君子汤、四物汤等名方18首。书末又附补中益气汤等4方。

2761
医方考：六卷/(明)吴崑著. 石印本. 上海：大东书局，1936～1937(中国医学大成；24)
1、2、3、139、270、277、361、391、461、476、511、541、579、589、590、728、733A、831、851、852、901、907B、907C、921、940
按中风、伤寒、感冒、暑、温等72证辑录历代常用医方700余个。每类前有短叙，略述选方范畴。每证先叙证因，再辨诸家治法，汇集各方及方义解说。书末附《脉语》。

2762
医便：五卷/(明)王三才辑. 石印本. 上海：世界书局，1936(珍本医书集成；54)
1、3、21、139、140、152、185、186、202、254、270、289、301、303、308、309、360、381、396、421、433、461、476、491、541、546、572、579、

589、590、706、728、731、738A、781、799A、800、831、839、839A、851、852、871、891、901、907B、907C、911、917A、921、922、926A、931、940、942B

卷首为全书提纲，总述此书大要。全书共选常用效方226首。

2763

扶寿精方/(明)吴旻编. 铅印本. 上海：世界书局，1936(珍本医书集成；59)

1、3、21、139、140、152、185、186、202、254、270、289、301、303、308、309、360、381、396、421、433、461、476、491、541、546、572、579、589、590、706、728、731、738A、781、799A、800、831、839、839A、851、852、871、891、901、907B、907C、911、917A、921、922、926A、931、940、942B

书中选辑汇编各科验方(包括一些成方)。分为诸虚、药酒、痰、眼目等30门。

2764

鲁府禁方：四卷/(明)龚廷贤编. 铅印本. 上海：世界书局，1936(珍本医书集成；61)

1、3、21、139、140、152、185、186、202、254、270、289、301、303、308、309、360、381、396、421、433、461、476、491、541、546、572、579、589、590、706、728、731、738A、781、799A、800、831、839、839A、851、852、871、891、901、907B、907C、911、917A、921、922、926A、931、940、942B

本书分福、寿、康、宁4集计4卷，书中列病名110余种，附以作者收集或试用之治疗方剂。

2765

证治要诀类方：四卷/(明)戴思恭辑. 铅印本. 上海：商务印书馆，1935～1937(丛书集成初编；62)

1、2、6、7、9、21、139、140、186、251、301、361、391、421、461、493、511、523、541、542、572、579、651、702、721、731、781、791、851、852、901、911、921、922、931、940

书内载方药430余首，按汤、饮、散、丸、丹、膏分类编次。卷一为汤类，卷二为饮类，卷三为散类，卷四为丸、丹、膏类。其方多注明出处，简要地说明所列诸方的主治、配伍及服用法等。

2766

证治要诀类方：四卷/(明)戴思恭编. 石印本. 绍兴：墨润堂，1920

1、139、185、186、270、277、308、361、391、461、462、475A、514A、522、529A、570、737、741、799A、896A、907C、921、931、940

2767

证治要诀类方：四卷/(明)戴思恭编. 石印本. 上海：海左书局，1924

1、186、202、279、308A、361、461、475A、476、491、514A、514B、522、529A、541、590、651、664、709、721、728A、896A、907C、917A、921、933、940

2768

证治要诀类方：四卷/(明)戴思恭编. 石印本，1942

721

2769

证治要诀类方：四卷/(明)戴思恭编. 刻本. 北平：中医学社，1923(古今医统正脉

全书；38）

1、139、202、289、396、461、491、541、651

2770

虺后方/（明）喻政编. 铅印本. 杭州：三三医社，1924（三三医书；85）

3、139、139A、186、270、277、308A、361、391、546、572、590、728、731、738A、800、839A、907C、921、940

首为四季正脉及收药、制药、煎药、服药等方面内容。次为治疗伤寒、霍乱、血风疮、梅核气、崩漏、小儿痹症等临床各科常见病、多发病。载方约300首。

2771

菉竹堂集验方：六卷/（明）罗浮山人集. 石印本. 上海：点石斋石印书局，1949

139、251、301、308A、529A、541、570、589、590、677A、728A、731、839A

此书分为固精、种子、妇人、小儿、诸风、痰火等30门，汇录验方。

2.2 清代

2772

卫生鸿宝：六卷/（清）祝补斋辑. 石印本. 上海：江东书局，1911、1912

139、139A、279、280、301、351、362、393、396、412B、461、466、514A、522、570、590、664、721、733A、746A、781、839A、917A、921

本书广泛收集临床各科有效的成方，单验方及各种外治法等多系近人试效之方。卷一内科；卷二外科；卷三幼科；卷四痉科；卷五女科；卷六伤科。皆分病列方，便于检阅。

2773

卫生鸿宝：六卷/（清）祝补斋辑. 石印本. 上海：锦章书局

2、139、361、799、907C、940、942B

2774

卫生鸿宝：六卷/（清）祝补斋辑. 石印本. 上海：扫叶山房

186、280、393、514A、529A、664、677A、799、839

2775

不知医必要：四卷/（清）梁廉夫著. 铅印本. 江山奇气楼，1915

139、412A、412B、476、529A、541、546、572、589、590、664、709、728、728A、731、738B、781、839A、940

卷首简述诊法；卷一～三分述内科杂病、儿科；卷四述妇科、外科。每科又分病记述，有论有方。

2776

不知医必要：四卷/（清）梁廉夫著. 石印本. 上海：世界书局，1936（珍本医书集成；53）

1、3、21、139、140、152、185、186、202、254、270、289、301、303、308、309、360、381、396、421、433、461、476、491、541、546、572、579、589、590、706、728、731、738A、781、799A、800、831、839、839A、851、852、871、891、901、907B、907C、911、917A、921、922、926A、931、940、942B

2777

不知医必要：四卷/（清）梁廉夫著. 铅印本. 杭州：兴业书局

677A

2778

不知医必要：四卷/(清)梁廉夫著. 石印本. 杨六也堂

746A

2779

不谢方/(清)陆懋修撰. 石印本. 上海：江东书局，1912～1914(世补斋医书；2)

21、139、186、202、254、270、277、279、280、301、302、308、308A、309、361、385、393、401、421、461、463、475A、476、491、493、514A、514B、529A、541、542、570、677A、721、728A、738A、781、799、839、852、854、896A、901、907C、921、926A、931

收风寒温散方、风热凉散方、风寒挟食方、风寒挟痰方等温病、内、妇、儿科用方30首，每方概述应用要领。

2780

不谢方/(清)陆懋修撰. 铅印本，1928

139A

2781

不谢方/(清)陆懋修撰. 铅印本. 上海：千顷堂书局

942B

2782

不谢方/(清)陆懋修著. 刻本. 香光庄严室，1922

1、139、279、590、731

2783

罗氏方集/(清)罗明远撰；罗万象编辑. 铅印本. 宝源印刷局，1941

590

本书载方240余首。主治各种奇难杂症，涉及内、外、儿、伤等科病证，并包括对花柳病的治疗。

2784

五种经验方/(清)叶廷芳集. 北平：国医砥柱总社，1939

139、270、514A、940

将《痢疾诸方》《疟疾诸方》《金创花蕊石散》《疔疮诸方》《喉科诸方》5种经验方书，汇编1册，并予以增补。

2785

仙方注释：二卷/(清)程正通撰；(清)程曦等注释. 衢县：龚六一堂，1927

186、277、385A、491、514A、590、738B、839A、940

此书原名《仙方遗迹》，载方57首，经程曦加注，改现名。全书分上下卷。卷上，有“因怒动肝，肝木克土作痛厥”、“汗出精遗补心肾”等医案23例。卷下，有“邪踞中精用和法”、“血蛊用破法”等医案26例；尚有无案方8首。

2786

本草纲目万方类编：三十二卷/(清)曹绳彦辑. 石印本. 上海：大东书局，1919、1924、1926、1936

1、139、251、279、308A、351、361、391、412A、412B、421、450B、475A、514A、522、529A、590、664、728A、735、738B、799A、839A、854、896A、907C、940

又名《古今名医万方类编》《万方类编》。辑者以《本草万方针线》对《本草纲目》中附方的分类及次序为基础，逐条将原文抄录汇编而成。共分107门，11713方。

2787

古今名医万方类编：三十二卷/(清)曹绳彦辑. 铅印本. 上海：大东书局，1926、1936、1938

1、2、139、186、202、270、279、280、286、308A、385、391、412B、421、433A、461、529A、541、542、570、579、589、677A、712、728A、738A、738B、800、831、907C、917A、921、922、942B

2788

古方汇精：五卷/(清)爱虚老人辑. 铅印本. 上海：世界书局，1936(珍本医书集成；50)

1、3、21、139、140、152、185、186、202、254、270、289、301、303、308、309、360、381、396、421、433、461、476、491、541、546、572、579、589、590、706、728、731、738A、781、799A、800、831、839、839A、851、852、871、891、901、907B、907C、911、917A、921、922、926A、931、940、942B

本书汇录古医书中的有效成方及单验方。分为内症、外科、疔毒、疯痰、疮毒、梅疮、丹毒、喉口、耳目、跌打伤损、妇科、儿科及奇疾各门约400余方，列述其处方及主治。

2789

绛雪园古方选注：四卷/(清)王子接注. 石印本. 上海：千顷堂书局

2、21、139、186、280、308、286、308A、412B、433、433A、435、450、461、475A、514A、521、590、728A、738A、896A、907C、917A、921、926A

上卷注释仲景《伤寒论》113方、397法，分为和、寒、温、汗、吐、下六剂；中卷、下卷精选《内经》《金匮要略》《千金方》《外台秘要》《圣济总录》，以及钱乙、东垣、丹溪等历代古方300余首，分属内科、女科、外科、儿科、眼科、耳鼻咽喉科，以及折伤、金簇等13科之中，加以注疏。

2790

绛雪园古方选注：三卷/(清)王子接注. 石印本. 上海：进化书局

738B

2791

万应奇效秘方/(清)叶桂撰；李愚编. 长沙：民治书局，1937

3、279、280、391、412A、491、731、782、799A、831、839A、853、940

本书分为内科、外科、妇科、儿科、急救5门，下按病症分为伤寒、中暑、咳嗽、虚劳、疔疮、痈疽、经病、带病、惊风、痘症、死伤急救、毒物解救等56类，分类汇录验方。收方1500余首。每类先论病因，后录通治方。

2792

叶天士手集秘方/(清)叶桂撰；陆士谔编. 铅印本. 上海：世界书局，1937(基本医书集成；18)

940

又名《叶天士秘方》，此书分为中风、补益、痨、盗汗等60类，汇收各科医方。

2793

叶天士秘方/(清)叶桂撰；陆士谔编. 石印本，1921、1923

139、286、541、570、728A

本书乃由《万应奇效秘方》加以编次而成。分述伤寒、虚劳、癫狂等29种内伤外感疾病病因病理和临床表现，辑选治疗各种杂症、急症的验方、单方和民间方法约1500种，详述各方及民间方法的运用及宜忌；且于每类疾病之前加以病因说明，于方首加以病状说明。

2794

叶天士秘方大全/(清)叶桂著. 石印本. 上海：广文书局，1921

522

此书主要论述胀病、腹痛、吐泻、痢疾、疟、疳、疸、肺脏主病及兼症、咳嗽、肾脏主病及兼症、热证、冷证等病证之诊治。

2795

叶天士秘方大全/(清)叶桂撰；陆士谔编. 石印本. 上海：世界书局，1926

139、931

2796

叶天士秘方大全/(清)叶桂著. 铅印本. 上海：中央书局，1935、1936、1941、1947

1、139、202、251、361、385A、391、421、529A、590、677A、728A、871、940

2797

便易经验集/(清)毛世洪编. 刻本. 汉口：博文书局，1917

186、541、735、922

2798

便易经验集/(清)毛世洪编. 石印本. 上海：宏大善书局，1921

286、301、541、651

2799

本草万方针线：八卷/(清)蔡烈先辑. 石印本. 上海：鸿宝斋书局，1912、1916、1917

289、541、603、746A、853、856

系《本草纲目》附方的分类索引。分通治、外科、女科、儿科、上部、中部、下部7部，疟疾、痢疾、泄泻、诸风、霍乱、伤寒、伤风、中寒等106门，每门下又详分病证，每一病证均记明该书的卷、页数。为检索《本草纲目》有关病证治疗方剂的工具书。

2800

本草万方针线：八卷/(清)蔡烈先辑. 石印本. 上海：章福记书局，1912

853

2801

本草万方针线：八卷/(清)蔡烈先编. 石印本. 上海：广益书局，1917

139

2802

本草万方针线：八卷/(清)蔡烈先编. 石印本. 上海：商务印书馆，1913

781、896A

2803

本草万方针线：八卷/(清)蔡烈先辑. 石印本. 上海：锦章书局，1920

139A、286、302、361、514A、731、799A、854、907C、921

2804

古今名医方论：四卷/(清)罗美辑. 石印本. 上海：大成书局，1924

280、302、308A、396、435、475A、476、570、590、940

本书选方论200余则，其中有一方数论的，有一方一论的，有数方合论的。所选方论，各具特色。

2805
古今名医方论：四卷/（清）罗美辑. 石印本. 上海：千顷堂书局
412A

2806
回生集：二卷/（清）陈杰编. 铅印本. 上海：世界书局，1936（珍本医书集成；52）
1、3、21、139、140、152、185、186、202、254、270、289、301、303、308、309、360、381、396、421、433、461、476、491、541、546、572、579、589、590、706、728、731、738A、781、799A、800、831、839、839A、851、852、871、891、901、907B、907C、911、917A、921、922、926A、931、940、942B
本书选方以民间验方为主。卷上为内科诸病验方；卷下为外症、女科、小儿等病，400余方。

2807
回生集：二卷/（清）陈杰编. 石印本. 苏州：上艺斋，1917
664、677A、799A、926A

2808
行军方便便方：三卷/（清）罗世瑶编. 铅印本. 杭州：三三医社，1924（三三医书；99）
3、139、139A、186、270、277、308A、361、391、546、572、590、728、731、738A、800、839A、907C、921、940
罗氏据历代医籍及笔记杂说，汇辑军旅行军所用各科验方，以外伤、解毒、急救方为主，分备豫、杜防、疗伤、愈疾、救解及遗余6门，共录684方。

2809
串雅内编：四卷/（清）赵学敏纂辑. 石印本. 上海：扫叶山房，1911、1914、1920、1926
277、280、308A、362、412B、733A、738B、799A
书中以整理民间走方医的医疗方法为主，参考有关资料编写而成。内容有：截药、顶药、串药、单方、各种外治法、制药法及治疗各种动物、植物病的方法等，多具有简、验、便的特点。

2810
串雅内编：四卷，**串雅外编**：四卷/（清）赵学敏纂辑. 铅印本. 上海：广益书局，1915
1、139、306、361、463、664、702、839A、907C、940

2811
串雅内编：四卷，**串雅外编**：四卷/（清）赵学敏纂辑. 石印本. 上海：扫叶山房，1911、1914、1920、1926
21、139、139A、251、279、286、391、475A、491、514A、514B、570、590、677A、721、731、734、737、738A、851、907C

2812
串雅补：五卷/（清）鲁照辑. 石印本. 上海：扫叶山房，1919、1928
21、139、139A、152、202、251、301、352、412A、475A、570、572、589、590、664、677A、706、737、851
是一种关于走方医的验方汇编。按照串医的旧例，分为一顶（发汗、烧丹）、二串（攻下、毒药）、三抵（偏药、制药、制假药）、四色（拔牙、点痣，熨烙、火罐），另附多种效方成药，补赵学敏之未收者。

2813
医方集解：二十一卷/（清）汪昂撰. 刻本.

江阴：宝文堂，1922、1923

361、393、491、514A、522、590、746A、871、917A、931

本书选录古今医籍中常用方剂约600余首(分正方及附方)。按不同作用的方药性质分为补养、发泄、涌吐、攻里、表里、和解、理气、理血、祛风、祛寒、清暑、利湿、润燥、泻火、除痰、消导、收涩、杀虫、明目、痈疡、经产等21类方剂。对于每首方剂的方药配伍、药性主治均参合各家学说加以阐明。

2814

医方集解：三卷/(清)汪昂撰. 刻本. 经国治书局，1912(本草医方合编；2)

1、351、436、541、799A、896A

2815

医方集解：二十三卷/(清)汪昂撰. 石印本. 上海：共和书局，1914(本草医方合编；2)

139、302、391、401、421、529A、541、546、570、590、651、709、721、728A、733A、741、746、746A、799A、800、852、907C、917A、931、940

2816

医方集解：六卷/(清)汪昂撰. 刻本. 北平：文成堂，1922

1

2817

医方集解：二十三卷/(清)汪昂撰. 石印本. 上海：大成书局，1925

139、462、514A、570、931

2818

医方集解：三卷/(清)汪昂撰. 铅印本. 天津：直隶书局，1928(本草医方合编；2)

302、450B、475A

2819

医方集解：二十三卷/(清)汪昂撰. 石印本. 上海：锦章书局，1932、1943(本草医方合编)

139、279、289、397、542、721、799A、800、831、891、901、907C、917A、921、922、933、940、942B

2820

医方集解：二十二卷/(清)汪昂撰. 铅印本. 上海：世界书局，1937(本草医方合编)

590

2821

医方集解：二十三卷/(清)汪昂撰. 铅印本. 上海：广益书局，1949(本草医方合编；2)

21、301、512、541、741、852

2822

医方集解：三卷/(清)汪昂撰. 石印本. 上海：五音书局，1912(本草医方合编；2)

931

2823

医方集解：三卷/(清)汪昂撰. 石印本. 上海：同文书局，1912(本草医方合编；2)

728A

2824

医方集解：三卷/(清)汪昂撰. 石印本. 上海：锦章书局，1914、1926、1933、1941(本草医方合编；2)

202、277、351、361、529A、677A、

712、907B、907C、931、940

2825

医方集解：三卷/（清）汪昂撰. 刻本. 重庆：澹雅书局，1915（本草医方合编；2）

302、521、781、831、839A、896A、917A

2826

医方集解：三卷/（清）汪昂（讱庵）撰. 铅印本. 上海：五洲书局，1936（本草医方合编；2）

301、491、907C

2827

寿世新编：三卷/（清）万潜斋著；聂云台鉴定. 石印本. 上海：聂其杰，1927、1931、1945

590、706、746A、901

辑录常见病的经验方，分为时症外感诸方、目疾诸方、疮毒内服诸方。书后附卫生要旨。

2828

沈氏经验方：一卷，附胎产良方一卷/（清）沈维基撰. 铅印本. 杭州：三三医社，1924（三三医书；14）

3、139、139A、186、270、277、308A、361、391、546、572、590、728、731、738A、800、839A、907C、921、940

沈氏汇录金疮铁扇散、治刀斧跌打损伤方、治刀伤、救跌压伤等46类验方，多为外伤跌仆救急秘方，且附经验医案。卷末附“胎产良方”26首，治头痛、吐血等急救方12首。

2829

良方集要/（清）周鹤群编；（清）周位西增辑. 刻本，1914

511、579

又名《六科良方集要》。此书分方脉、女科、儿科、外科、伤科、急救及解毒诸门，汇辑验方216首。《续方》杂录各科验方113首。

2830

良方集要/（清）周鹤群编；（清）周位西增辑. 石印本. 上海：沈鹤记书局，1937

514A、590、677A、799A、901

2831

鸡鸣录/（清）王士雄著. 铅印本. 上海：世界书局，1936（珍本医书集成；24）

1、3、21、139、140、152、185、186、202、254、270、289、301、303、308、309、360、381、396、421、433、461、476、491、541、546、572、579、589、590、706、728、731、738A、781、799A、800、831、839、839A、851、852、871、891、901、907B、907C、911、917A、921、922、926A、931、940、942B

上卷分女科、儿科、养生及内外各症计17门，录方精要，论理透彻。复经汪谢城评按。下卷为尤氏治例、杨氏咽喉18证及篷窗录验方，已佚。

2832

潜斋简效方/（清）王士雄撰. 铅印本. 上海：中华书局，1922、1923

1、139、279、303、391、465、475A、514A、523、541、579、590、677A、707、709、712、728A、907C

本书收录民间验方100余首，分为头风、面皱、肺痈等40余类予以简要论述，选方大多简便实用。末附王氏所撰《潜斋医话》。

2833

潜斋简效方/(清)王士雄撰. 铅印本. 上海：大众学社，1933

1、139、433、450、541、590、800、839A

2834

潜斋简效方/(清)王士雄撰. 铅印本. 上海：千顷堂，1933

907C

2835

潜斋简效方/(清)王士雄撰. 铅印本. 上海：大东书局，1937

491

2836

潜斋简效方/(清)王士雄撰. 铅印本. 上海：李钟珏，1912(潜斋医学丛书八种；5)

1、3、139、152、186、277、289、301、412A、475A、476、511、529A、570、589、590、701、706、728、728A、734、738A、799A、839A、851、926A

2837

潜斋简效方/(清)王士雄撰. 石印本. 集古阁，1918、1928(潜斋医学丛书十四种；6)

139、139A、186、202、254、279、289、301、302、303、308、308A、352、361、381、385、391、393、396、412A、412B、433A、461、475A、491、492、514A、521、529A、541、546、570、572、590、664、677A、701、728A、737、738、738A、738B、799A、839A、852、896A、907B、907C、917A、921、926A、931、940

2838

潜斋简效方/(清)王士雄撰. 上海：大东书局，1936～1937(中国医学大成；132)

1、2、3、139、270、277、361、391、461、476、511、541、579、589、590、728、831、851、852、901、907B、907C、921、940

2839

周氏易简方集验方合刻/(清)周憬编. 刻本. 绍兴：医药学报社，1916～1921(医药丛书十一种；2)

3、6、139、186、254、277、279、308A、381、385A、391、396、401、450、461、463、475A、514A、541、589、590、651、664、677A、701、712(残)、731、738、738A、839A、901、926A

即《周氏卫生易简方》与《周氏集验方》合刊本。《易简方》周氏汇辑各科验方近百首，分内症、急救、伤科、眼目、喉症、妇科、幼科、疮毒8门。后附少饮、远烟室、节欲等“卫生诸法”。《周氏集验方》系搜辑《眼科易秘》《囊秘喉书》《便易经验集》等多种医籍中之良方，汇编成帙。内分喉舌、急救、伤科、眼科、内症、妇科、儿科、疮毒8门。

2840

周氏易简方集验方合刻/(清)周憬辑. 铅印本. 绍兴：医药学报社，1916

1、2、21、139、139A、251、351、381、401、590、701、706、728A、731、738B、921

2841

周氏集验方续编/(清)周憬撰. 刻本. 绍兴：医药学报社，1916～1921(医药丛书十一种；3)

3、6、139、186、254、277、279、308A、381、385A、391(残)、396、401、450、461、463、475A、514A、541、589、590、651、664、677A、701、712、731、738、738A、839A、901、926A

本书分为喉舌、急救、伤科、眼科、内科、妇科、儿科、疮毒8门。每门下详列诸病症，继述方药，每方标明来源。

2842

集验方撮要/(清)周憬编. 铅印本. 无锡：周氏，1918

1、21、701、731

本书是在作者编辑的《周氏集验方》正、续编基础上，再行选辑整理而成。

2843

医方论：四卷/(清)费伯雄撰. 铅印本. 上海：中国文学书局，1936、1941

270、461、514A、839A、852、907C

2844

医方论：四卷/(清)费伯雄撰. 石印本. 上海：文瑞楼，1936

907C

2845

医方论：四卷/(清)费伯雄撰. 石印本. 上海：萃英书局

707、728A、854、931

2846

医方简义：六卷/(清)王清源著. 刻本. 上海：耕香斋图书店，1934

21、728A

本书采集各家医论方书，结合作者临证经验编辑而成。卷一论四诊、经络、脏腑、五运六气等基础理论；卷二至卷四按六气致病、瘟疫病、五脏病等分述外感、内伤杂症病机及脉症方药，共18条；卷五为妇人调经、胎前产后诸症等45条。

2847

医方简义：六卷/(清)王清源撰. 铅印本. 上海：世界书局，1936(珍本医书集成；51)

1、2、3、139、270、277、361、391、461、476、511、541、579、589、590、728、831、851、852、901、907B、907C、921、940

2848

医方简义：六卷/(清)王清源著. 刻本. 绍兴：裘氏，1936

279、514A、590、664、677A、746A、907C

2849

怪疾奇方/(清)费伯雄著. 铅印本. 上海：中医书局，1929、1931、1937

139、514A、590、731、781

本书重点介绍各种疑难病的治疗方法及良方。

2850

经验各种秘方辑要/(清)王松堂编辑. 铅印本. 上海：道德书局，1937

139、590

据《大生要旨》中验方与《广征秘方精选》汇编而成。分妇、儿、内、喉、眼、外、伤科及杂治8门，辑录秘方300余种。介绍药味、剂量、制法、服法及主治疗效。

2851

良朋汇集经验神方：四卷/(清)孙伟编. 石

印本. 上海：江东书局，1911、1912

139、277、279、280、302、308A、391、414、475A、514A、706、738B、799A、907C、921

2852

良朋汇集经验神方：四卷/(清)孙伟编. 石印本. 上海：锦章书局，1922

139、308、461、590、733A、851

2853

良朋汇集经验神方：五卷/(清)孙伟编. 铅印本. 奉天：道慈杂志社，1934

475A、523

2854

良朋汇集经验神方：四卷/(清)孙伟编. 上海：石印本. 广益书局

202、286、412B、721、799A

2855

良朋汇集经验神方：四卷/(清)孙伟编. 石印本. 上海：扫叶山房

461、476、514A

2856

经验良方：二卷/(清)周桂山，梁思淇编. 石印本. 上海：大中国印书馆

412A、590、738A、917A

2857

经验良方：二卷/(清)周子芗编. 石印本. 绍兴：育新书局

412B、738A、907C

2858

经验奇方：二卷/(清)周子芗辑. 铅印本. 上海：世界书局，1936(珍本医书集成；49)

1、3、21、139、140、152、185、186、202、254、270、289、301、303、308、309、360、381、396、421、433、461、476、491、541、546、572、579、589、590、706、728、731、738A、781、799A、800、831、839、839A、851、852、871、891、901、907B、907C、911、917A、921、922、926A、931、940、942B

本书收录治疗多种病证的单方，验方约120余首，内容简要，未予分类。

2859

徐厚庵先生良方汇粹/(清)徐厚庵等撰. 抄本. 云深处主人，1913

139

系《徐厚庵先生良方汇粹》《平香亭先生经验良方》两书合抄本。前者按病症及科别，分为20门，汇抄内、外、妇、儿、伤、五官各科及杂疗方200余首，每方仅著药味、剂量。后者卷首为生死诀、辨阴阳症2则短论；以下不分门类，杂收各科验方42首。

2860

饲鹤亭集方/(清)凌奂辑. 铅印本. 上海：中西医药书局，1928

139、186、279、301、308A、351、391、433A、475A、514A、529A、541、590、651、664、677A、702、709、728A、734、746A、839A、851、907C、912、926A

2861

急治汇编：二卷/(清)张和棻纂辑. 石印本，1915

152、277、541、734

张氏汇辑急治医方3篇：①《脚气证辑要》，选取《济生方》《东垣十书》《医

方考》《医门法律》中有关脚气症论述，及治疗脚气医方；②《喉症治验录》，辑喉痧症总论，喉痧治案16则，元参升麻汤等27首医方；③《五疫症治辨》，发挥《内经》“五疫”之说，述五疫证治。卷末附《吊脚痧方论》。

2862

春脚集：四卷/(清)孟文瑞辑. 铅印本. 上海：世界书局，1936(珍本医书集成；55)

1、3、21、139、140、152、185、186、202、254、270、289、301、303、308、309、360、381、396、421、433、461、476、491、541、546、572、579、589、590、706、728、731、738A、781、799A、800、831、839、839A、851、852、871、891、901、907B、907C、911、917A、921、922、926A、931、940、942B

作者汇辑业医30余年之效方，并择录其友谢玉堂所藏《回生集》《经验集》中验方编成。选方按人体不同部位，分头、目、咽喉等11部，依部类方。

2863

神验良方集要：三卷/(清)朱尔楫编集. 铅印本. 上海：商务印书馆，1914

435、590、709、728A、921

本书所载方剂大多为朱氏家传秘方，少数摘自他人之方。上卷分暑痧、霍乱、瘟疫、血证等12门，载方160余首；中卷分妇人、小儿、痞积、咽喉等11门，载方300余首；下卷分痈疽、疮疾、跌打损伤等3门，其中疮疾又分25种证候，论述较详，载方250余首。全书26门类病证，载方710余首。

2864

绛囊撮要/(清)云川道人辑. 铅印本. 上海：世界书局，1936(珍本医书集成；48)

1、3、21、139、140、152、185、186、202、254、270、289、301、303、308、309、360、381、396、421、433、461、476、491、541、546、572、579、589、590、706、728、731、738A、781、799A、800、831、839、839A、851、852、871、891、901、907B、907C、911、917A、921、922、926A、931、940、942B

本书分内科、妇人科、小儿科、外科、统治等门，共录方252首，简述其主治、组成、剂量及用法。

2865

脉药联珠古方考：四卷/(清)龙柏撰. 刻本，1916(翠琅玕馆丛书；6)(据刘氏藏修堂丛书本)

1、2、3、7、401、523、541、542、579、731、781、901、931

2866

脉药联珠古方考：四卷/(清)龙柏撰. 汇印本. 南海：黄氏，1935(芋园丛书；8)

6、7、9、351、931

2867

医方易简新编：六卷/(清)龚自璋汇辑. 石印本. 上海：三槐堂，1914

139、152、385A、461、529B、541、712、737

龚氏此编共收简易医方2600余首。卷一治身体各症方；卷二治妇女各症方，癥瘕辨论并方，胎前产后各症方，临产要方，及产后用生化汤加减法40则；卷三治小儿各症方，小儿痘症秘诀，妇女痘疹治法，妊妇产妇出痘治法，痘科紧要诸症方论，古今治痘要方，痘疹照法并避忌，慢惊秘诀，急惊方法；卷四治各种痧症疫疠中寒中暑等症方，附急救解毒方；卷五治外科各症并跌打损伤方；卷六各种补遗方。

2868

医方易简新编：六卷/（清）龚自璋汇辑. 石印本. 上海：扫叶山房，1914

590

2869

济生验方/（清）毛世洪编. 铅印本. 上海：三友实业社，1935

301、590、907C

按人体解剖部位分类，并辅以妇女经带部、瘄子部、外症部、小儿杂症部等门类，简介中医单、偏验方的方药、剂量、主治及用法。

2870

济生验方/（清）毛世洪编. 铅印本. 上海：半济医局，1934

590、701

2871

秘制大黄清宁丸方/（清）孙星衍辑. 铅印本. 上海：商务印书馆，1935～1937（丛书集成初编；52）

1、2、6、7、9、21、139、140、186、251、301、361、391、421、461、493、511、523、541、542、572、579、651、702、721、731、781、791（残）、851、852、901、911、921、922、931、940

旧题唐孙思邈撰。叙15制大黄清宁丸炮制方法，与所治内、外、妇、儿诸科125证及其引药。

2872

梅氏验方新编：七卷/（清）梅启照著. 铅印本. 上海：吴承记印书局，1934、1937

1、2、139、186、254、270、279、280、286、301、303、306、308A、361、381、391、412A、412B、450B、461、475A、491、514A、521、529A、529B、541、570、589、590、603、651、664、677A、701、702、709、712、728A、731、733、738A、738B、746A、799A、839A、852、853、896A、901、907C、917A、921、922、926A、940

书中仿《验方新编》体例补辑了临床各科民间验方。还辑入《叶天士眼科》及《痧症全书》等内容。

2873

文堂集验方/（清）何京编. 铅印本. 上海：世界书局，1936（珍本医书集成；57）

1、3、21、139、140、152、185、186、202、254、270、289、301、303、308、309、360、381、396、421、433、461、476、491、541、546、572、579、589、590、706、728、731、738A、781、799A、800、831、839、839A、851、852、871、891、901、907B、907C、911、917A、921、922、926A、931、940、942B

2874

喻选古方试验：四卷/（清）喻昌辑. 铅印本. 上海：世界书局，1936（珍本医书集成；63）

1、3、21、139、140、152、185、186、202、254、270、289、301、303、308、309、360、381、396、421、433、461、476、491、541、546、572、579、589、590、706、728、731、738A、781、799A、800、831、839、839A、851、852、871、891、901、907B、907C、911、917A、921、922、926A、931、940、942B

作者选录《本草纲目》中的附方，分类编辑而成。卷一合药分剂法则、服药、宜忌及通治方；卷二～四分为头病、目病、面病、鼻病等92种病证的单验方。

2875

惠直堂经验方：四卷/(清)陶承熹集. 铅印本. 上海：世界书局，1936(珍本医书集成；47)

1、3、21、139、140、152、185、186、202、254、270、289、301、303、308、309、360、381、396、421、433、461、476、491、541、546、572、579、589、590、706、728、731、738A、781、799A、800、831、839、839A、851、852、871、891、901、907B、907C、911、917A、921、922、926A、931、940、942B

本书汇辑临床各科的有效成方与民间单方。卷一～二为通治、补虚、种子、伤寒等内科杂病、五官科病证验方；卷三为痈疽疔疮等外科验方；卷四为妇科、儿科验方，膏药成方以及若干成药并制法，急救、救荒、怪症方等。

2876

普济应验良方：八卷/(清)德轩氏辑. 铅印本. 上海：中医书局，1934

590、852、907C

卷一时症各方，分瘟疫、伤寒等12类；卷二疮毒各方，分喉蛾等63类；卷三急救各方，分箭伤等42类；卷四杂症各方，分吐血、黄疸等21类；卷五二便各方，分秘结等10类；卷六眼科各方，分风火时眼等16类；卷七妇女各方，分血崩等27类；卷八小儿各方，分初生不啼等36类。后附补遗及续增多种病证及方药。全书共载方约700首，包括各科病证。

2877

景岳新方砭：四卷/(清)陈念祖著. 石印本. 上海：三星书店，1935

524

卷一补阵；卷二和阵、攻阵、散阵、寒阵；卷三热阵、固阵；卷四因阵。共载方286首，每方之下首录景岳原方治证、药物，继为评论。

2878

景岳新方砭：四卷/(清)陈念祖著. 石印本. 上海：扫叶山房，1919(公余医录六种；6)

907B

2879

景岳新方砭：四卷/(清)陈念祖著

见南雅堂医书全集，陈修园医书四十、四十八、六十、七十、七十二种。

2880

疑难急症简方/(清)罗越峰辑. 铅印本. 上海：世界书局，1936(珍本医书集成；58)

1、3、21、139、140、152、185、186、202、254、270、289、301、303、308、309、360、381、396、421、433、461、476、491、541、546、572、579、589、590、706、728、731、738A、781、799A、800、831、839、839A、851、852、871、891、901、907B、907C、911、917A、921、922、926A、931、940、942B

本书汇集各种急症简易方，分为癫狗恶狗、毒蛇恶虫、食毒五伤、跌打五伤等70类，包括多科病证的治疗方剂。

2881

集验良方拔萃：二卷，续补一卷/(清)恬素氏编. 铅印本. 翔商印字馆，1925

702、707

又名《拔萃良方》。此书分为疡科、眼科、杂症、女科、小儿及内消丹丸、肿疡敷药、膏药等15类，汇收各科验方，合附方约200首。

2882

集验良方拔萃：二卷，续补一卷/（清）恬素氏编. 铅印本. 上海：宏大善书局，1921、1933

279、286、308A、351、514A、541、570、603、664、733、917A、922

2883

验方新编：二十四卷/（清）鲍相璈编辑. 刻本. 杭州：杭县：顾松庆，1921

391、590、738A、799A、921

作者广泛收集验方，内容包括内科杂病、妇科、小儿科、外科、急救及时症等，共分99门，以金、石、丝竹、匏、土、革、木分册。所选医方以民间习用，用药少，方便易得的简便效方为主。

2884

验方新编：十六卷/（清）鲍相璈编. 铅印本. 上海：锦章书局，1913、1914、1924、1940

2、139、186、251、277、279、286、302、308、361、391、395、435、450、461、466、475A、492、514A、521、529A、541、590、664、677A、712、721、733B、738A、799A、831、839A、851、852、856、891（残）、907C、917A、922、931、933

2885

验方新编：十六卷/（清）鲍相璈编. 刻本. 上海：依善堂，1915

491、590

2886

验方新编：十六卷/（清）鲍相璈编. 铅印本. 上海：大新图书社，1935

303

2887

验方新编：八卷，卷首一卷/（清）鲍相璈编. 铅印本. 上海：大方书局，1935、1936

139、277、361、541、590、931

2888

验方新编：八卷，卷首一卷/（清）鲍相璈编. 铅印本. 上海：大文书局，1936

491、931

2889

（增广）验方新编：十八卷/（清）鲍相璈编；张绍棠增辑. 石印本. 上海：会文堂，1911

9、139、277、475A、733、738、931、940

校勘者将《验方新编》增订重刊，仍照原书分类编序，按科别、病症及疾患部位等分为99门。书后增补《咽喉秘集》。内分总论、左右手脉式、吴氏咽喉24大症歌诀、张氏咽喉72症治图说、张氏汤药列方、吴氏丹药列方等7章。

2890

（增广）验方新编：十八卷/（清）鲍相璈编；张绍棠增辑. 石印本. 广州：石经堂，1911

541、931

2891

（增广）验方新编：十八卷/（清）鲍相璈编；张绍棠增辑. 石印本. 上海：鸿宝斋书局，1911、1912、1918

1、139、254、277、289、301、302、308A、351、361、542、570、721、731、

733、733B、741、799A、852、931

2892
(增广)验方新编：十八卷/(清)鲍相璈编；张绍棠增辑. 石印本. 上海：章福记书局，1914
702、854、858

2893
(增广)验方新编：十八卷/(清)鲍相璈编；张绍棠增辑. 石印本. 上海：天宝书局，1921
461、529A、721、731、931

2894
(增广)验方新编：十八卷/(清)鲍相璈编；张绍棠增辑. 铅印本. 成都：昌福公司，1922
851、871

2895
(增广)验方新编：十八卷/(清)鲍相璈编；张绍棠增辑. 石印本. 上海：大成书局，1924
907C

2896
(增广)验方新编：十八卷/(清)鲍相璈编；张绍棠增辑. 石印本. 上海：启新书局，1924、1925
139、279、280、286、301、302、306、393、435、462、514A、541、590、733B、746A、831、896A、907C、917A、931

2897
(增广)验方新编：十八卷/(清)鲍相璈编；张绍棠增辑. 石印本. 上海：尚古山房，1932
1、301、541

2898
(增广)验方新编：十八卷/(清)鲍相璈编；张绍棠增辑. 石印本. 上海：沈鹤记书局，1934
139、917A

2899
(增广)验方新编：十八卷/(清)鲍相璈编；张绍棠增辑. 铅印本. 上海：昌文书局，1938
139、351、590、922(存卷下)

2900
(增广)验方新编：十八卷/(清)鲍相璈编；张绍棠增辑. 铅印本. 成都：复兴书局，1944、1945
186、852、907C

2901
(增广)验方新编：十八卷/(清)鲍相璈编；张绍棠增辑. 铅印本. 上海：春明书店，1946、1947
461、852、921、922

2902
(增广)验方新编/(清)鲍相璈编；(清)张绍棠增订. 刻本. 依善堂，1915
590

2903
(增广)验方新编：十六卷，卷首一卷/(清)鲍相璈编；江忍庵校勘. 铅印本. 上海：广益书局，1936、1938、1940、1941、1948
1、21、139、139A、186、279、285、301、302、306、308A、361、381、421、521、522、541、542、572、733B、746A、

781、791、831、852、854、907C、922、931、940

2904
(增订)验方新编：八卷，附续方一卷/(清)鲍相璈编；张绍棠增辑. 铅印本. 上海：商务印书馆，1933、1934、1941、1947
1、21、139、152、301、306、308、381、433、461、491、511、514A、541、572、590、734、781、831、851、852、901、907C、922、931

2905
(增订)验方新编：八卷，附续方一卷/(清)鲍相璈编；张绍棠增辑. 铅印本. 上海：鸿文书局
931

2906
(增订)验方新编：八卷，附续方一卷/(清)鲍相璈编；张绍棠增辑. 铅印本. 上海：大众书局，1933、1936
491、706、940

2907
(增订)验方新编：八卷，附续方一卷/(清)鲍相璈编；张绍棠增辑. 铅印本. 上海：中西医药局，1935
831

2908
(增订)验方新编：八卷，附续方一卷/(清)鲍相璈编；张绍棠增辑. 铅印本. 上海：中央书店，1935、1936
1、741(残)、799A、931、940

2909
(增订)验方新编：八卷，附续方一卷/(清)鲍相璈编；张绍棠增辑. 铅印本. 上海：新文化书社
741

2910
(缩本增删)验方新编：十八卷/(清)鲍相璈编. 铅印本. 吴兴：芮棣春堂，1918、1929
381、529A、590、917A、921

2911
(缩本增删)验方新编：十八卷/(清)鲍相璈编. 铅印本. 上海：友文书社，1925
746A

2912
(缩本增删)验方新编：十八卷/(清)鲍相璈编. 铅印本. 杨滏泉，1925
139、251、541、746A

2913
(缩本增删)验方新编：十八卷/(清)鲍相璈编. 铅印本. 上海：宏大善书局，1928、1935
139、651、738A、839A

2914
增订验方别录/(清)郑奋扬编辑；徐友成增订. 铅印本. 宁波：中华卫生公会，1918、1919
21、139、152、186、381、385A、475A、491、492、521、590、701、917A

初集收用药1～2味者及外治方；第二集收用药颇多及可修合丸散膏丹者；第三集以急救、解毒、拯荒、戒烟、外伤方等为主。不见于鲍相璈《验方新编》。每方除载出处、药物、主治、效用证明外，并加按语。

2915

洄溪秘方/(清)徐大椿撰. 铅印本. 上海：国医书局，1930～1931(国医小丛书；34)

1、139、186、277、412A、521、590、651、721、851、917A

又名《洄溪老人二十六秘方》。收主要用于内科病证之顺气化痰丸、神通补血丸、攻积破坚丸、清心觉异丸等26首秘方。

2916

村居救急方：七卷，附余一卷/(清)魏祖清编. 铅印本. 杭州：三三医社，1924(三三医书；9)

3、139、139A、186、270、277、308A、361、391、546、572、590、728、731、738A、800、839A、907C、921、940

本书分外感门、内伤门、杂症门、妇人门、小儿科、外症、五绝，载方542首。书末附余录验方，有种子方、避难全婴法、黄豆救饥方、生产神效仙方、开玉门仙方、六字真言等。其方多便于村居急救之用。

2917

增注古方新解：八卷/(清)徐大椿著；陆士谔编注. 石印本. 上海：世界书局，1920、1922、1924、1925、1935

1、2、3、139、139A、152、186、202、270、279、286、308、351、414、475A、514A、529A、529B、589、590、651、664、701、707、731、733、738B、746A、799A、839A、851、853、854、896A、907B、907C、917A、931、933、942B

本书按病列方，每病先叙病源，一病一主方。卷一收通治方124首；卷二至卷八以症状分门，载内、外、妇、儿、各科病证方734首。

2918

内症通用方/(清)陆汝衔编. 刻本. 成都：钟文虎，1915

1、2、139、286、433A、590、721、851、852、859、871、907C

按门类记载方剂，有内症通用方、各种药酒方、中风方等33门类。每一门类之下，列出若干方症。每方记有组成、功效、禁忌等内容，涉及内、妇、儿各科。载方230余首，多属验方之类。

2919

四科简效方：四卷/(清)王士雄撰. 石印本. 集古阁，1918、1928(潜斋医学丛书十四种；7)

139、139A、186、202、254、279、289、301、302、303、308、308A、352(残)、361、381、385、391、393、396、412A、412B、433A、461、475A、491、492、514A、521、529A、541、546、570、572、590、664、677A(残)、701、728A、737(残)、738、738A、738B、799A、839A、852、896A、907B、907C、917A、921、926A、931、940

2920

潜斋简效方：一卷/(清)王士雄撰. 铅印本. 上海：李钟珏，1912(潜斋医学丛书八种；5)

1、3、139、152、186、277、289、301(存一至七种)、412A、475A、476、511、529A、570、589、590、701、706、728、728A、734、738A、799A、839A、851、926A

2921

潜斋简效方：一卷/(清)王士雄撰. 石印本. 集古阁，1918、1928(潜斋医学丛书十四种；6)

139、139A、186、202、254、279、289、301、302、303、308、308A、352(残)、361、381、385、391、393、396、412A、412B、433A、461、475A、491、492、514A、521、529A、541、546、570、572、590、664、677A(残)、701、728A、737(残)、738、738A、738B、799A、839A、852、896A、907B、907C、917A、921、926A、931、940

2922

汇集金鉴：四卷/(清)释圆超辑. 刻本. 成都：玉元堂，1914

139、251、254、277、412B、491、590、907C

是书论方分经辨证，阴阳虚实、温凉补泻俱备。卷上六经定法，分为26门，300余首方，卷末附十八反歌；卷下分为12门，300余首方。

2923

汇集金鉴：四卷/(清)释圆超辑. 刻本. 成都：正古堂，1933

186、514A、590、907C

2924

医方捷要：四卷/(清)尹乐渠编. 刻本. 文新堂，1947

746A

2925

内外验方秘传：二卷/(清)赵濂编著. 铅印本. 上海：务本书药社，1930

514A、590

按汤液类与丸散类收中医内、外、妇、儿科验方300则。

2926

医方易简：十卷/(清)龚自璋编；(清)黄伯垂校补；(清)王士雄续编. 石印本. 上海：进步书局，1921、1931

1、9、21、139、186、202、251、302、308、391、401、412A、421、461、466、491、541、546、570、590、651、677A、701、721、728A、735、737、738A、738B、839A、851、854、896A、901、907C、922

又名《内外十三科验方五千种》。清黄伯垂撰，王孟英续编。10卷，附卷首。卷首为本草门。论述药物四气、五味、功用及汤、丸、散的概念、运用。并将370余味药物编成四言歌括。卷一至卷十内将临床各科病症包括妇、产、婴、内、外、伤、杂症、瘤症等共分为102门。其中以验方为主，间有成方、单方。

2.3 近代

2927

鲟溪单方选：二卷/陆锦燧编. 石印本. 上海：久敬斋，1918

1、139、139A、186、279、285、286、301、302、303、308、308A、391、392、412B、475A、529A、590、651、664、677A、701、702、706、709、728A、738A、738B、746A、907B、907C、917A

按调补、筋骨、饮食、三消等分门别类，总135门类。各门类之下以证命方，然后列药，并记煎服法等。载方约2500余首。

2928

鲟溪单方选：二卷/陆锦燧辑. 铅印本. 绍兴：医药学报社，1920、1921(鲟溪医述；6)

139、152、186、277、279、280、289、433A、514A、529A、541、572、677A、701、702、706、707、800、940

2929
安乐铭/著者佚名. 石印本. 上海：宏大善书局，1927
279

2930
百病丹方大全/赵橘仙鉴定；储菊人订. 铅印本. 上海：时还书局，1935
277
又名《民间百病秘方》。本书以简便实用为原则，选录内、外、妇、幼、花柳、急救6科970种病证用方，总2100余首。

2931
百病丹方大全/赵橘仙鉴定；储菊人订. 铅印本. 上海：中央书店，1935、1937、1941、1946
1、2、21、139、541、590、728、831、852、901、907C、921、931、940

2932
百病简易自疗验方/顾兆奎，谢斐予编. 铅印本. 上海：顾氏医庐，1932
541、589、590
全书分为外感、内伤、妇科、幼科、外科诸门，载简易方剂110余首。每方设主治、组成、用法等内容。

2933
百病秘方/朱振声编. 铅印本. 上海：幸福报馆，1930、1934
1、590、907C
全书简述临床各科方剂计101首，如肺痨秘方、痛经秘方、血淋秘方、肝气秘方、脑漏秘方、脑膜炎秘方、膨胀秘方、精清无子秘方、梅毒秘方等。每首秘方均以病证命名，并简单描述其临床症状、秘方组成、用量和用法。最后附“问病”一章，共23问。以问答形式介绍常见病的证候及用药。

2934
百病偏方/大众印刷合作社编. 铅印本. 大众印刷合作社，1947
301
内收中医偏方55个。

2935
百病医方大全/丁泽周撰. 铅印本. 上海：卫生报馆，1929、1931
590、907C
分内科、外科、妇科3部，选方计348首。其中内科部包括咳嗽类、吐血类、虚损类、消渴类、中风类、胸痹类等35类，有291方案；妇科部包括调经类、胎前类、产后类等6类，有19方案，其中还附有蔡松汀的难产神效方；外科部包括瘰病类、痰瘤类、乳岩类、牙疳类等22类，录38方案。对每一处方均附有医案一则，简述其病源、症状、诊断及治法。

2936
百病医方大全/丁泽周撰. 抄本. 吴兴：潘乐时，1932
590

2937
百病医方大全/丁泽周撰. 铅印本. 上海：丁甘仁，1932
709

2938
百病主治方/著者佚名. 抄本，1938
590
全书按病证分为68门，以内科杂病为主，间见外、妇、儿科病证。每门之下简述病因证候，继则分症列方。选方多为单方。卷末附有90余首丸、散、膏、丹及药酒方的主治和用法。

2939

备急医方要旨：二卷/些悟了编. 石印本. 上海：宏大善书局，1922

139、186、270、279、302、351、412B、522、529A、541、589、590、664、701、721、728A、746A、799A、839A、917A、931

上卷为瘟疫明辨，辨论诸症及立法，其中设方83首；下卷为分类各病治方，245首，分见于泄泻门、痢疾门、疟疾门、中寒门、中暑门、痉病门、胃脘病门、翻胃门、呃逆门、疝气门、血证门、虚劳门、幼科门、杂治门、霍乱病源论、腹痛证治、消渴证治、肿满胀黄瘅论、妇科胎产、临产须知及产后摘要。

2940

备用药方汇选/潘诗宪等编. 铅印本. 香港：东华医院董事会，1941

1

此书为香港东华三院（东华医院，广华医院、东华东院）院用中医协定处方。包括中医内科方剂、膏丹丸散方，外科跌打内服膏丹丸散方。初版时选收96方。2版时经中医部联席会议审订增删成81方。

2941

本草择方辑要/著者佚名. 抄本，1927

308A

记载常用中药的别名、形态、归经、性味、适应证、配伍应用及文献摘录等内容。

2942

辟谷方/陈芳生编. 抄本，1922

2

2943

便方备参/著者佚名. 抄本. 陈古民，1920

590

全书辑录秘方、验方70多首。涉及眼科、外科、内科。妇科、儿科。

2944

博济仙方/陈绍修著. 刻本. 广州：九耀坊守经堂，1919

931、933

又名《吕祖仙方》。载方百余首，治疗男科、妇幼、眼科、外科诸病。

2945

博济仙方/黎琦修编. 刻本. 连州：吕仙庙集善堂，1923

541

2946

一囊春/雷朋庆著. 刻本. 泸州：文汇堂，1920

186、907C

书中介绍70余首方剂的组成、用法和主治等。

2947

不费钱的奇验方/孙伟才编. 铅印本. 上海：孙伟才，1935

2、277、590、851、853、858

本书汇辑作者平日经验所得及师友传授之灵验单方。内分：奇验方和花柳病消灭法两篇。方皆取便、贱、验者。收方56首，涉及内、外、妇、儿、骨伤各科。末附梦莲堂主人编《奇验方续辑》，收方100首。

2948

奇验方/孙伟才编. 刻本. 成都：楞伽庵至诚善会，1935

590、907C

2949
草药性单方/文华书局编. 刻本. 重庆：文华堂书局，1938
852

2950
草药性单方/著者佚名. 刻本. 成都：三示堂，1918
858

2951
抄本方书四种/著者佚名. 抄本. 张泽溥，1935
279

2952
草药三字经时用良方/著者佚名. 刻本. 成都：原记书庄
858

2953
抄集应验灵方/徐载清编. 抄本，1928
590
分前后两篇。前篇记载少林秘诀要穴24个，并述点中各穴致人死亡时间及所用引经药及解药；后篇分述头、面、胸、腹外伤用方18首，另载一般方剂226首，涉及内、妇、儿、眼及皮肤科病证。

2954
抄选古今名医经济特效单方/著者佚名. 铅印本，1927
279

2955
处方约编/周禹锡编. 铅印本. 天津：中西汇通医社，1941(中国医学约编；5)
2、21、139、186、270、301、361、381、421、433、491、514A、590、728、731、851、896A、907C、917A、926A、940
全书13章，述方剂的组方原则、配伍标准，以及与五脏、六淫、七情、地理之间关系另有制剂、煎服、用水等法。

2956
揣摩有得集/张朝霞著. 铅印本. 上海：中医书局，1936
21、254、308、308A、421、491、738B、831、851、917A、926A、942B
分为小儿科、女科、男科杂症3门，收录验方96首。

2957
带经堂寿世良方集/倪瑞编. 刻本. 上海：带经堂，1936
728、734

2958
经验良方/刘诚湘著辑. 石印本. 沂水：新鲁石印局，1928
541
刘氏据族中人所辑录的墨神丸方书及后人编辑更名的《经验良方》整理而成。全书分妇、儿、喉、内、外、伤等病证10门，辑录验方、秘方57首，其墨神丸方治疗妇产科诸病，计有89种服用方法。

2959
吕祖方/张若霞编. 抄本，1930
590

2960
丹方大全/席灵凤编著. 铅印本. 上海：时还书局，1935
541、590、931
全书分24编，每症分别病症若干，每

症下列一方，且注明该方出处涉及五官科、内科、外科、妇科、伤科、时疫等。

2961

丹方二百种/杨舒和等编. 铅印本. 上海：中国医学书局，1935、1939

21、511、590、907C

2962

丹方集异：四卷/黄楚九编. 铅印本，1917、1919

590、603、651、701、728A、734

全书分别论述内科、外科、妇科、儿科等25科，录单方900余首。

2963

丹方精华/朱振声编. 铅印本. 上海：幸福书局，1935、1936、1937、1938

2、21、139、186、254、570、301、361、433、514A、541、590、709、901、921、922

汇辑古今各科单秘验方近千首，以近世者为主。计分头部、五官、牙齿、咽喉、咳嗽痰喘、肺病等31门。每方详注来源出处、药物、剂量、用法，或附验案。

2964

丹方精华/朱振声编. 铅印本. 上海：大方书局，1937、1938、1939、1947、1948

21、270、491、541、590、831、907B、922

2965

丹方精华/著者佚名. 铅印本. 上海：经纬书局，1947

139

第一集载内科、妇科诸疾12种，附方680首；第二集录小儿科、伤科、五官科及性病12种，附方680首。各方详述主治、组成、剂量、服法。

2966

丹方全书/顾定安编. 铅印本. 上海：世界书局，1920

651

2967

单方/改造与医学社撰. 铅印本. 上海：改造与医学社，1935

139

2968

秘本丹方大全/广文书局编. 石印本. 上海：广文书局，1919、1930

279、521、541、590、603、677A、728A、733A、940

内分12编、10门，计单方4234首。第一编为内科门病证16种；第二编为外科门病证7种；第三编妇科门病证6种；第四编胎产病证3种；第五编涉小儿病证七种；第六编皮肤病门；第七编花柳病门；第八编为急救门；第九编耳鼻咽喉科门；第十编眼科门；第十一编齿科门；第十二编伤科门。单方均为按病选用，并介绍组成、用法及方剂来源。

2969

秘本丹方大全/世界书局编. 石印本. 上海：广文书局，1919、1922、1924、1928、1929、1932

139、279、412B、467、476、521、522、590、733、734、839A、931、940

2970

单方随录/著者佚名. 抄本. 烟樵，1927

541

书中载呕吐、霍乱、牙龈出血、疗疮、

乳岩、小儿疳积、驱鼠杀虫等106证，列方200余首。

2971

单方新编全集/刘本昌编. 活字本. 湘潭：刘氏培根堂，1946

21、139、186、254、308A、361、491、728A、738B、831、839A、901、926A

收集内、外、妇、儿、五官各科成方，其中正方496首。

2972

单方异集/刘善庆编. 铅印本，1936、1946

301、308A、746A

分为头脑科、面科、耳科、眼科、口舌唇腮科、牙科、鼻科、喉科、乳科、心胃肝气痛科、腰痛科、吐血科、咳嗽科、臌胀科、大小便诸科、疯湿科、疟疾科、黄疸科、痢疾科、疯癫科、疔疮科、各种疮毒科、产科、妇科杂症、小儿科、急救科、饮食科类、杂病科类，每科又分各种病证而列方药。

2973

丁氏家传方/著者佚名. 抄本. 民国远志精舍，1940

590

本书录丸、散、膏、丹方及杂方，264首。每方著其方名、主治、组成、剂量、制法及服法。间有西药方。

2974

丁氏家传实用验方/抄本. 王根源，1923

590

2975

冬令实用验方/上海中国良心崇善会编. 铅印本，1938

901

载煤毒验方、咳嗽验方、冻瘃验方、气喘验方、喉痈验方、泄泻验方、遗精验方，附家庭简效方、昔时贤文、崇善会简章等。

2976

方便通论/三友实业社编. 铅印本. 上海：三友实业社，1938

1

该书为中医润便剂—方便丸的宣传广告。

2977

方集/费伯仁编. 抄本，1940

541

本书记载当时4位医者的临证医案30余则，录方50余首。另对徐之才的“十剂”药性进行解释。

2978

方论集腋：二卷/谢佩玉编. 刻本，1916

412A、590

上卷采《伤寒论》六经治法，载方85首，并摘录原论；其注释多宗《医宗金鉴》。下卷采《金匮要略》《外台秘要》《千金方》，以及金元刘、张、李、朱诸家之方140首。

2979

方药考论类编/张赞臣撰著. 铅印本. 上海：医界春秋社，1930

546、590、728、831、896A、940

本书专门分类考证并论述多种方药的组成及方义主治等内容，是近代较早期的分类研究方剂的医著。内分方剂类、药物类两部分。收张锡纯、丁仲英、沈仲奎、陆士谔、许半龙、陈无咎、张寿甫等人撰写的中医药论文38篇。

2980

方药实在易：二卷/何舒撰. 石印本. 邵阳：何氏，1947(灵兰医书六种；4)

139、839A

上卷选基本方48首，先列伤寒方以正本源，次列杂治方以略示末流；下卷分析补、涩、散、泻，杂以论药。

2981

分类方剂/王一仁编. 铅印本. 上海：千顷堂书局，1936(仁盦医学丛书；8)

1、139、254、590、706、851、907C

全书以病为经，以方为纬，有脾胃门、中风、伤寒、劳复阴阳易等57门。每病之阴阳寒热，治法略备。选方600余首。末附录“外科方药选粹”，是孟河丁甘仁先生数十年经验所用方，117首。

2982

分类方剂/王一仁编. 铅印本. 杭州：仁盦学舍，1936(仁盦医学丛书；8)

433、590、926A

2983

高璞真医学集成/高璞真编. 刻本. 北平：永盛斋，1925

21、186、277、491、529A、590

本书将诸师心得之法及其经验良方汇编成书。全书载良方188首。书末附《救世宝镜》。

2984

高氏留传集验良方/著者佚名. 抄本，1914

541

本书不分门类，汇录内、外、妇、儿、眼、伤各科医方280首。每方详述功能主治、药物组成、剂量、用法。

2985

各种灵验秘方/王皋荪编. 铅印本. 上海：明星印刷所，1936

139

本书与《艾灸方法》《白喉全生集》《格言汇集》一并附于《疔疮治疗》一书。收录灵验秘方53则，各方均备有主治、组成、炮制、用法等内容。

2986

各种秘方/著者佚名. 抄本，1938

590

多采用先书证候，证下列方，每证或一方或数方；亦有先书方名，方下列适应症者。每方下列组成、煎服法等。全书载方约360余首，内容涉及内、外、妇、儿、五官等科。

2987

古方概要/钱公玄编. 铅印本. 上海：新中医研究社，1934(中医各科问答丛书；8)

139、590、940

以问答体例讲述中医方剂学基本知识：如七方、十剂、经方、时方的基本概念；《内经》诸方与《伤寒论》113方之主治、功用、加减变化等。

2988

古方通今/丁福保编. 石印本. 上海：医学书局，1914

401、590、731

本书载方198首，皆为张仲景《伤寒论》《金匮要略》方。方下有主治、组成、剂量、煎服法。

2989

古方通今/丁福保编. 石印本. 上海：文明书局，1911、1912

21、590、921、931

2990
古方撷粹/曹炳章编. 稿本，1937
738B
分汗剂、吐剂、下剂、和剂、温剂、清剂、涓剂、补剂、宣剂、通剂、轻剂、重剂、滑剂、涩剂、燥剂、润剂16门，收225方，每方说明药性、主治、治法、服法和配伍。

2991
古方选要：三卷/睇筠编. 稿本(睇筠氏医稿八种；1)
139

2992
古方摘验/著者佚名. 抄本
308A
本书摘录治疗中风、痹证、发热等内科病证的古方近百首，方名、组成、剂量及用法详尽。

2993
分类实用古今秘方集成：四卷/四好居士编. 铅印本. 上海：世界书局，1939
590
按人体解剖部位及病症分类，有秘方1000余种，单偏验方1000余种。

2994
古今医方集成/吴克潜编. 铅印本. 上海：大众书局，1936
1、2、21、139、186、202、270、301、361、381、590、831、839A、917A、940、942B
本书收集医方1万余首，按笔画排列，整理编次。每方有主治、功效、药物及用法，附有古今用量折算参考。

2995
古今医方新解/胡光慈撰. 铅印本，1948
139

2996
广播秘方/李梦庚编. 铅印本. 南京：东南印刷所，1936
381
本书记载内、妇、儿、外、五官科疾病治疗方剂及食疗方千余首，按临床各科分类，介绍其方药、制法、服法、主治、功效等。多为民间偏方验方。

2997
广益良方/徐友成编. 铅印本. 徐友成，1918
139A、289、590

2998
国药科学验方/上海医药研究会编. 铅印本. 上海：上海书局，1948、1949
308、590、940
卷首有绪言及中西药品效用对照表。继则按临床科别分为儿科、妇科、内科、外科、花柳、急救6章，每章之下按各科病症分列治方。全书载186方，每方有组成、用法等内容，并均标明出处，少数附有简单医案。

2999
国药秘方大全/秦伯未辑. 铅印本. 上海：医药研究会，1948
940
本书辑选日本汉医名家治疗内、外、妇、儿诸病之验方、单方约50首，以及若干民间救急方法。

3000
国医科学验方/日医科学整理. 铅印本

590

3001

国医灵方大全：八卷/张绍棠撰. 铅印本. 上海：新文化书社，1927

590

又名《实用验方新编》，所载以外治方居多，多属单验方，而内治诸方亦斟酌入选。每一症下列一至数方。附"种子药枕方"一首。另续编《痧疹全书》，重点叙述痧疹、喉症的治疗。

3002

心源海上效方/姚心源著. 铅印本. 长乐：央砚斋，1929

475A、541、590、651、664、677A、701、731、739

汇辑作者医案25则，每案有作者按语及署名铁君之评语。诸案处方奇特而多经验，按评亦能中肯綮。卷末附"气化论"。

3003

寒食散考/余嘉锡编. 油印本. 北平：辅仁大学，1938

541

3004

汉药方案/秦庆芝编. 铅印本. 新京特别市药商同业组合，1934

514A

沦陷区出版物。介绍400余种成药的主治、功用、原料、制法、用量、用法等。

3005

汉药济急简效方/朱寿朋编辑. 铅印本. 朱寿朋，1932

590

收集急症用方，多为单、验方。涉及各种中毒、动物咬伤、昆虫蜇伤、汤火伤、跌打损伤、饮食中毒、诸物卡喉、诸痧等症。最后一症列30多方。

3006

合埋的民间单方/叶橘泉编. 铅印本. 苏州：存济医庐，1926

590

是以记录单方为主的方书。先述主症，后出单方药物，再记功效。载单方100余首，内容涉及内、外、妇、儿各科。

3007

合药清览/抄本. 敬德堂，1917

139

全书记载51种膏、丸、散、丹中成药药物组成、剂量、配制方法。

3008

后山王氏家传方/王氏辑著. 抄本，1938

590

系王氏收集家传古方而成。全书载述病证55门，方300余首。各门首叙病因证治，次列七言歌诀概括之，后录家传方。

3009

胡氏敬传疮证灵方/胡光弼撰. 石印本，1925

308A

全书记载外科疮疡外用方7首，每方后列有适应证及医论。

3010

怀德堂舟车征信秘方遗补/著者佚名. 抄本，1938

590

篇首记述50味常用中药的性能。然后按证列方，记载了50余首方剂。多属验方之类，内容涉及内、外、妇、儿各科。

3011

黄氏三世良方集：三卷/黄维熊编. 石印本. 上海：会文堂，1915、1939

361、677A、738B

上卷《疹科要略》黄太占(维熊)所著，共8论36条治法，并有临证疹方，简要介绍麻疹的要领、四大闭症及治法，各期治法、避忌、合并证、临证疹科医案；中卷《直指医方》为其子黄镐京所著，有气论、血论、春温、暑、咳嗽、肿胀等16门，每门以病因或病证为纲，次述辨证治则，后列方药；下卷《危症验方》为其孙黄元吉著，多为作者治疗温热病重症验案。

3012

汇编良方大全/张礼五编. 铅印本. 天津：诚文信书局，1939

21、139、590

3013

汇编奇效良方/杨鹏先撰. 石印本. 天津：务本堂，1921

1、139A、590

此书分咯血、妇科、小儿、咽喉、痰绝、眼科、痈疽、损伤、急救、杂治10门，汇辑验方45首。其中咯血门并附外经图说、《易筋经》图式、八段锦图式、却病延年法图式等。

3014

汇编奇效良方/杨鹏先撰. 石印本. 上海：明善书局，1926

279、412A、651、851

3015

汇集经验方/五世同堂老人录. 石印本，1920

590

3016

奇效简便良方：四卷/(清)丁尧臣编. 石印本. 文岚书局，1919

202、450B

3017

奇效简便良方：四卷/(清)丁尧臣编. 石印本. 上海：宏大善书局，1923、1925

139、186、270、286、301、308A、351、361、514A、541、664、907C

3018

汇集良方/查绳舒编. 抄本，1925

541

列方324首。所治疾病涉及内、外、妇、儿五官各科，录方以丸散剂为多，以外用方为主。每方由主治、药物、丸丹制剂法、禁忌法、服用方法等内容组成。

3019

集成良方三百种/蓬莱山樵编. 石印本，1940、1941

421、590、651、664、799A

分为上下2册。采取一方一证的论述方法。载方300首。内容涉及内、外、妇、儿、五官等科。

3020

吉人集验方/周吉人编. 铅印本. 无锡：美文印刷公司，1924、1937

139、303、393、475A、541、579、590、603、664、701、738B、896A、907C

本书汇集种种灵验良方300余首，其中经方151首，单方150首。简单介绍各方适应病证及该证的病机分析。

3021

集成良方/吕多保编. 抄本，1927

677A

是一部外科验方集。书分两部分。第一部分为治部，按外证发作的部位，分为泥丸发、脑后发、对口、耳下耳后发、耳前发、脸发、颐发、肾俞发、腰下发、胸乳上发等身体各部位分列各种外科疾病的验方；第二部分总列疮疡各证治疗方剂60余首。书末附挑痧法。

3022

集古方/著者佚名. 抄本，1949

541

汇抄各科验方375首。其中外科用方颇多。

3023

集闻见录/树珊氏辑. 抄本，1927

308A

内集验方百首及噎膈、下虚肚寒等若干方。

3024

集选粹方时案/著者佚名. 抄本，1927

412A

3025

集验济世良方/抄本，1927

590

按时症类、救急类、解毒类等分门别类，20门。每一门之中载有数证。每一证下载有一方或数方。方名多以病证命名，如“调经种子方”、“丹毒方”等。每方下记有组成、煎服法等内容。全书记载580余种病证、730余首方。方剂多属验方、单方之类，内容涉及内、外、妇、儿、五官等科。

3026

集验良方/著者佚名. 抄本. 日本：金兰馆，1923

7

是书辑录药方500余首。每方列方名、出处、药物，但无剂量。方多来自《金匮要略》《温病条辨》《千金方》《妇人良方》等。

3027

济世经验良方/周敬甫，蒋震泉编录. 铅印本，1933

1

本书收录叶天士治牙痛神效方、治两目红肿作痛泻肝汤，沈汉卿治痢疾神效方，周阅凡传治癣神方，宁夔扬传治膈气病验方，陈从兴传治跌打损伤方等21首经验良方。

3028

济世良方/著者佚名. 石印本. 宏济善书局，1919

351

全书列良方10余首。卷首印英神山人像。首方为英神普救丸，并列50项引药，治疗多种疾病；次列神效济坤丸、蔡松汀难产神效方、保婴稀痘神方、仙传神效黄金丹、回生保产丸治妇人胎前产后疾病；后论时疫缘起治法，列急救时症丸治时疫方等。

3029

济世良方/著者佚名. 刻本. 堂邑：山东堂邑积善堂，1915

302

3030

济世良方：八卷/乐善堂编. 抄本，1919

308A

卷一论本草、伤寒、温病，卷二至卷四论内科病证，卷五为妇科病证，卷六为小儿科病证，卷七、卷八为外科病证，分门别类，记载各科疾病的证治方药，并附有单方验方。

3031

济世良方：八卷/朱静一撰. 刻本. 昭潭和化文社，1919

139、308A、412A、435、529A、590、677A、738、741(存七卷)

本书为验方汇编的一种。卷一为本草便读及伤寒温病方；卷二～八为真中风、类中风、感冒等90余种各科疾病的验方。

3032

济世良方/汤鸣皋编. 抄本，1938

186

书中汇集痈疽、发背、肿毒、对口、破伤风、汤火伤、咬伤、中毒等外科疾病方剂。

3033

济世偏方：二卷/抄本. 悦堂氏，1938

308A

上卷为妇人科和小儿科，下卷为内科杂病。记载治疗妇科、儿科和内科疾病的偏方、验方千余首。

3034

济世寿人/修自敬撰. 铅印本. 北平：京华印书局，1927

308A

本书首载“喉症生死关头警告”，次即“洞主仙师白喉治法忌表抉微”、“遵定药将之表”及验方主治。末附庄在田《福幼编》合刻。

3035

家庭百病自疗验方新编/孙虚生编. 刻本. 丹东：城文信书局，1938

461

3036

家庭必备效验良方/黄朴之著. 铅印本. 汕头：黄朴之，1933

1

3037

家庭经验良方/新华书局编. 铅印本. 上海：新华书局，1933

590、896A、915

汇集经验良方计325首，每一方均设有适应证候、病因病机。用量用法及使用禁忌。涉及范围为妇科门、儿科门、内科门、喉科门、眼科门、外科门及伤科门。

3038

家庭实用良方/王景贤编；王南山校正. 铅印本. 苏州：中国医学研究社，1933

1、590

内分：头面、眼目、耳鼻、中风、儿科、杂治、忽救中毒等53门。

3039

家庭实用验方/朱振声编. 铅印本. 上海：幸福书局，1936

21、901

本书收集民间验方73则，验方涉及有内、妇、五官各科病证。

3040

家庭小药囊/杨志一编撰. 铅印本. 上海：国医出版社，1935

590、651

全书收载内、外、妇、儿科及性病、时病、杂证验方72首，每首验方均详细载述其药味、剂量、煎制方法及服用法。

3041

杂症名方/谢抡元撰. 铅印本. 止止居, 1929(湿症金壶录附)

139、541、542、590、677A、907C

本书所辑有治肠痈、咳嗽、吐血、胃气痛、痢疾、胁痛、骨蒸、泻血、喉痛、手足不遂、失眠、呕吐、痞块、疝、呃忒、鼻血、潮热、噎嗝、气喘、肿胀、反胃、疟疾、惊痫、遗精、腰痛。腹痛、臂痛、腿痛、牙痛、目痛、头痛、耳痛、痛淋、白浊、泄泻、腿肿脚气、黄疸等37种病证验方。每一病证下列1～2方, 至多4～5方。

3042

家庭应用良方/弘化社编. 铅印本. 苏州: 弘化社, 1936

590

系《增订太乙神针实验特效灸法家庭应用良方合编》之一。将历代承各善士惠寄经验古方与平时所辑录者, 编为内、外、妇女、小儿杂治五门。后附宋孙矩卿先生"经验备急药方", 录228首, 阐明各方之专治、兼治、组成、剂量、制法及用法。

3043

家庭自医秘方/游士桢著. 石印本. 上海: 沈鹤记书局, 1934

709

书以产科、儿科为主, 兼收外科虫兽伤、刀斧枪伤等治法。有保产总论、六字真言、十产论、胞破难产等66节, 内容以胎产痘疹为主, 附以各种急症经验方。书中载成方94首, 另收集民间单方验方。

3044

简便方/著者佚名. 刻本, 1949

308

分损伤门、急救门、疮毒门、妇人门、小儿门, 分类介绍治疗各门病证的单方验方。最后附《保产编》, 分为保胎、难产、产后三篇, 详论产前产后治疗和护理方法。

3045

简便验方续集: 二卷/著者佚名. 刻本, 1938

738B

3046

简易良方/冯水辑. 铅印本. 江夏黄濬, 1930

139、279、421、491、590、728A、933

本书系验方之作, 选辑简便良方。分内科。小儿科、妇科、外科、跌损、急救6门, 汇辑91种病证的验方400余首。

3047

金不换良方: 二卷/李振镛著. 刻本. 黄县: 西福盛, 1927

301、308A

书载228种病证之治验良方, 未附"戒淫宝训""回生宝训"等。

3048

锦囊秘本/姚文藻订. 刻本. 张又南家藏, 1931

590

3049

经方阐奥: 三卷/何仲皋撰. 刻本. 成都: 中西医学堂, 1913

139、852

阐述仲景《伤寒论》113首经方, 指出气味组合、阴阳构造, 皆有君臣佐使、标本从逆的奥窍。卷一为太阳方; 卷二为阳明少阳太阴少阴厥阴方; 卷三为合病及伤寒瘥后劳复诸方。每方之体例均为方名、主治、方歌、组成, 方后为小注。

3050

经方捷径：三卷/王德箴，杨梦麟著；王慎轩鉴定. 铅印本. 苏州：国医书社，1935

1

以七言歌诀，简述《内经》《金匮要略》《伤寒论》3种经典著作所载医方。卷一《内经》方歌括，收方7首；卷二《金匮》方歌括，收方170首；卷三《伤寒》方歌括，收方68首。

3051

经目屡验良方/翠竹山房编. 铅印本. 上海：国医书局，1930～1931(国医小丛书；23)

1、139、186、277、412A、521、590、651、721、851、917A

3052

经验百方/汪氏编撰. 刻本. 北平：琉璃厂文馨斋，1912

139

本书以便、贱、验为准则，辑录内、外、妇、儿、金疮、骨伤及急救103首，后附“仙传洗眼千应万应良方”1首。内有加味芎归汤、佛手散、生化汤、当归补血汤等名方，余多为简便实用之单方验方。

3053

经验方：二卷/(清)沈善兼编. 铅印本. 徐氏，1919

3、731

3054

经验简便良方/著者佚名. 铅印本，1911

511

3055

经验救急良方/隐壶医士编. 铅印本，1915

541

3056

经验良方/著者佚名. 刻本. 黑桥浜高庭，1949

738B

3057

经验良方/宋拙子撰. 抄本. 宁波：宁波华升局，1923

139

3058

经验良方/郑子振编. 铅印本. 上海：大昌元，1918

139

为《集善录》之第二卷。全书包括经验良方、急救诸法两部分。前部载临床各科病症69种，收方150余首，多以病症统方。后部记录五绝急救、误吞生鸦片、戒烟神效方、解水毒、解百毒、解砒毒等43种常见急、重症的救治方法，收方24首。

3059

经验良方/曹氏编. 刻本. 乐山堂，1927

541

3060

经验良方/张相臣编. 铅印本. 天津：张氏，1932

251、270

3061

经验良方/张树筠编. 铅印本，1933

734

3062

经验良方/中华书局编. 铅印本. 北平：中华书局，1935

21

是书将治疗常见病的大量民间验方收集成册。书中内容包罗万象，涉及内、外、妇、儿各科疾病，也包括顽疾、痼疾等各种疑难杂病。本书载验方约 300 余首。实为家庭卫生日常必备之良方。

3063

经验良方/明善书局编. 铅印本. 上海：明善书局，1939

541、746A

3064

经验良方大全/张和英编. 铅印本. 上海：文明书局，1921

286、541、733A

3065

经验良方附录/著者佚名. 刻本，1949

412B

3066

经验良方集编/齐家本选辑. 铅印本. 北平：中华印书局，1933、1939

1、590

本书不分门类，汇集内、外、妇、儿、五官各科经验方 184 首。末附“七十二翻症”、“摘方备要”、“治骡马良方”。

3067

经验灵方汇编/素行居士撰. 铅印本. 奉天：萃赋阁，1949

277、279

3068

经验秘方/吴兆云，王光汉编. 铅印本. 广州：留耕堂，1920

139、152、277、279、308A、412A、412B、664、728A、799A、800、907B

又名《经验秘方类钞》。作者将业医 20 余年中所集古今医方，分门别类。上卷分头面、咽喉、霍乱等 16 门；下卷分痈疽、疔疮、崩漏、惊风等 16 门。包括内、外、妇、儿各科病症，载方约 450 首。后附“阴极似阳脉症宜辨、崩漏停瘀腹痛有别、痘疮重用药引购求误人、丹痧传变喉风急救宜刺”四则。

3069

经验奇方/徐筱农编. 铅印本，1927

475A、541、590、709、734

为徐氏生平经验之良方，按病证分为 40 余门，每门之下按证列方，载方 460 余首。内容广泛，涉及急救、内、外、妇、儿以及兽医等科。

3070

经验神效良方/著者佚名. 石印本. 上海：宏大善书局

590

3071

寿世良方/唐世泰编. 铅印本. 北平：长兴印务局，1913、1914

21、139、301、651

内有《验方新编》《医方易简》《万病回春》《笔花医镜》等，收效方约 120 种。书后附有广东凝福公收藏的《私传小儿科》40 页。

3072

寿世良方/唐世泰编. 铅印本. 北平：东成印书馆，1924

139、491

3073

寿世良方/唐世泰编. 铅印本. 积德堂，1940

21、139、186、303

3074
寿世良方/唐世泰编. 铅印本. 北平：天华馆，1940
1

3075
寿世良方/著者佚名. 刻本，1949
931
本书为论述医方之作。分为 3 篇。一篇为《伤寒论》温清法选方，选方 10 首，类方 14 首；二篇为《活人书》小儿伤寒方，选 15 首；三篇是诸方，选方 36 首。并附各论 11 种病，一病一方。

3076
经验随录方/曹炳章撰. 稿本，1939
738B
全书包括：治毒蛇咬伤方，治疯狗咬伤方，洗眼仙方，洗眼复明神方，牙痛方，痔漏方，白喉灵方，治哮喘病，治脑疮方，探病忌日，救命二方，治妇人血块方，治噎嗝方，食物停胃治法等篇。

3077
经验效方/著者佚名. 铅印本，1938
901

3078
经验薪传录/沈鲐翁编. 稿本，1925
579

3079
经验药方/蔡飞编. 铅印本，1915
721
本书记载时疫、内科、儿科、外伤科、五官科及妇科病证的经验方计 300 余首，每方均记述主治、组成、炮制法，并兼述疗效，大多为民间单验方。本书曾收入《桃园明圣经》中。

3080
经验药方/同生祥施医处编. 铅印本. 上海，明善书局，1935
412A、590

3081
经验药方/湖南正宗救济会编. 铅印本. 湖南：正宗救济会，1948
831
全书包括荒年疗饥方、时症统治、霍乱、痧症等 35 类病证的方剂。每方祥列病因、病证、剂量、用法、制备及加减原则。书中还载有西医病名。

3082
经验诸方/何性觉编. 铅印本，1921
139
全书分为儿科、妇科、眼科、喉科、咳症、牙科、疮疥、杂症、跌打刀伤诸方 9 门，每方详记药物、份量、用法等。

3083
精校经验良方/著者佚名. 石印本，1949
277

3084
居家必用方/姚文田撰. 刻本. 碑砚斋，1911
590

3085
救命神奇药方续命集/著者佚名. 铅印本. 北平：京津印书局，1925
1、139、186、277、851
全书辑录内、外、妇、儿、五官科方

剂 270 余首，按病证分为 13 门，各方简言主治，详论制法及用法。书末有治畜牲门，载方 5 首。

3086

救命神奇药方续命集/著者佚名. 铅印本，1936

139

3087

救世奇方/著者佚名. 刻本. 云南腾衡：至善坛，1925

529A

3088

科学的验方新编/林征五编. 铅印本. 林征五医室，1931

139、590

书中分内、妇、儿、外、耳鼻咽喉科以及急救等 6 篇，其中，内科中又复分传染病、新陈代谢病、呼吸系统病、消化系统病、循环系统病、神经系统病和泌尿系统病 7 类，所含验方达百余首。

3089

榄溪何庆云堂敬送应验良方书/何林编. 铅印本. 北平：新亚洲印务局，1935

931

3090

雷天一善书良方集/赵明善辑. 铅印本，1927

931

本书属于劝人行善积德的善书。附录列若干便方治疗眼痛、牙痛、心气痛、跌打刀伤及戒鸦片等。

3091

李氏救济良方六种/李廷壬编. 铅印本，1923

279

3092

历验再寿编/童月轩录. 铅印本. 杭州：三三医社，1924(三三医书；71)

3、139、139A、186、270、277、308A、361、391、546、572、590、728、731、738A、800、839A、907C、921、922、940

全书载方 200 余首，内容涉及临床各科及禽兽方。其组方简单，药无贵品，觅之不难，购之较易，具有简、便、验的特点。

3093

良方撮要/梁昌本著. 铅印本. 广州：蔚兴印刷厂，1936

931

本书首先论述各种脉象的脉形、三部脉象所主病证。简单说明辨汗、辨中风的四诊方法和手指脉纹八段锦诊法。详细阐述内科、儿科、妇科、眼科、跌打、花柳、外科、杂症、针灸科病证治法方药。

3094

良方大全/张礼五编. 铅印本. 天津：诚文信书局，1939

21、139、590

全书根据人体部位划分为头部、面部、眼部、鼻部、耳、口舌部、牙部、咽喉部、心腹部、前阴部、后阴部、血部、汗部、手足部、损伤部、面疮皮肤部、妇人小儿部、时令瘟疫急症部，分别列章详述其治疗方药，计约 700 余方。

3095

良方汇选/中华书局编. 铅印本. 上海：中华书局，1919、1921、1922、1938(医学易

知；11）

139、139A、279、302、385、393、396、412B、521、529A、541、570、589、590、651、664、731、741、839A、851、871、896A、901、907C、940

上卷包括诸卒死门、中恶门、五绝死门、卒中风门、脱阳门、诸厥门、癫痫门、霍乱门、诸卒失血门、卒暴杂症门、妇人急症门、小儿急症门等19门，内含方药、配伍、制作、服用、主治等；下卷包括疔疮急诊门、金疮补门、破伤风门、烫火伤门等11一门，说明治疗疾病方药、配伍、制作、服用等。

3096

良方汇选：二卷/中华书局编. 铅印本. 上海：文明书局，1920、1928、1929、1931、1933、1939(医学易知；11）

1、9、186、202、254、270、308、393、412A、412B、421、435、475A、491、514A、521、529A、541、589、590、677A、738B、741、781、839A、851、907B、907C、922、931

3097

良方新编：四卷/张衡皋编. 铅印本. 梅县：泰丰兴，1926

139

卷一分头面颈部等12门；卷二分手、脚、妇、儿等7门；卷三分一切肿毒、花柳毒、大麻疯等6门；卷四分跌打损伤、汤火伤、丹膏丸散等6门。全书分31门，列病症890余条，载方约2500条。

3098

疗病便方/郭缉熙编. 石印本. 郭缉熙，1931

590

郭氏采集古今名家方剂，按临诊心得，积40余年之研究，编撰成书。书中按人体部位及各科病证分为16门，计180余方。

3099

林氏家传秘方/王惟宠编. 抄本，1938

590

先载内科杂病及妇科经、带、胎、产方400余首，多为历代名方。每方列方名、功效、主治、组成、用法等内容。

3100

临床经验处方/张崇熙编. 铅印本. 上海：东亚医学社，1939

251

3101

临诊秘典/杨朴民编述. 铅印本. 上海：大方书局，1946

461、590、922

中医验方集。分急救、妇孺、疮毒、花柳、头脑、耳鼻咽喉、眼目、杂治、怪疾等10篇，辑录中医秘方1000余则，并附病症说明。

3102

灵验秘方新编/马麟编著. 铅印本. 上海：大中华书局，1946

1

内分两编，收中医单偏验方1000余种。按头、须发、口鼻、牙齿、咽喉、吐血、痰嗽、噎膈、心胃、肿胀、风瘫、疟疾、伤寒、伤暑、养补、痢泻、大小便、淋浊遗精、痔漏、疝气、外疮、痞积、急治、损伤、妇女、小儿、瘟疫、杂治等28门分类。列举具体病症及丹方。

3103

旅行备用药方/王肇元撰. 石印本、铅印

本. 昆明，1924
901
本书载感冒、病寒热、咳嗽、酒食醉饱、呕吐、暑症、痢、痧、染花柳毒、杂证诸疾，方药简易。

3104
秘本丹方精华/著者佚名. 铅印本. 上海：经纬书局，1947
139

3105
秘本灵方丹方精华/大方书局编. 铅印本. 上海：大方书局，1947、1948
541
按诸峰风、诸寒、诸暑、诸虚、诸痛、诸咳、诸瘟、诸痧等24类收辑单偏验方千余种。

3106
秘藏各症经验良方/何熙能编. 抄本，1932
139
本书载有眼科、白浊、沙淋、伤寒、夹色、疮科、牙痛、瘟疫等40余病证的救治方法，多以病证、科属主治统方。收方约560首，包括汤剂、丸、散、膏、丹、药酒等剂型，书中还载有治牛疾方。

3107
秘传各种奇疾单方/著者佚名. 抄本，1944
139
是书载内、外、妇、儿、眼科方剂，150首，各方列述主治、药物、剂量、用法等内容。

3108
秘方/广积堂编. 抄本，1925
541
列眼科、妇科、呆颠狂科、小儿科、牙痛科等13种，列方251首。每方简单论述主治、药物煎服法，于若丹丸制剂则论说较详。

3109
秘方/左若仙编. 抄本，1927
541
录方15首。记述较为简单，每方由主治、方药、煎服法等内容。

3110
秘方/潘楚. 抄本
286

3111
秘传验方/刘成武编. 抄本，1921
139
是书所载方剂主要用于外科病症的治疗，亦有儿科、妇科、五官科之方。并有《外科五官论》《秘传大麻风论》《本草反对论》等内容，附插图2幅。

3112
秘药方书/著者佚名. 抄本，1938
529A
收集秘传良方222首。其中秘药方70首，涉及治疗内科、外科、咽喉科、眼科、耳科等疾患；应用秘传良方为108首，包括发散类12方、发散敷药类5方、提毒类20方、收功类16方、溃烂敷膏类13方、吹药眼药类14方、痧病类5方、疮药类6方、丸药类17方；最后为杂症良方类，44方。

3113
妙济方/著者佚名. 刻本，1949
279

3114
秘传应验良方/张松泉编. 抄本，1925

541

多按病证列方，一证之下多有数方。所记方剂多为作者临床验方或他人之验方。方中多无方名，仅有药物组成和制法。也未述具体适应证，颇似宋前方书。全书记载170个病证，载方540余首。

3115

民间单方精华/白俊英编. 石印本. 上海：经纬书局，1938

541

内容为：小儿初生诸证、小儿杂病、小儿疮疡、麻痘病、皮肤病、痔疮、跌打损伤、花柳病、急救病、耳鼻咽喉、眼病、齿病、补遗，均说明病症、治法、服药。多为民间疗法，收集150种病症及治疗方法，简单实用。补遗病症130种。

3116

民间验方集/吴叔和编. 铅印本. 上海：中国医学事务所，1934

139、202、590

汇辑全国各地民间单偏验方，分为内科、妇科、儿科、外科、杂治5部分。介绍功用，方剂、制法、用法等。

3117

民众万病验方大全/何澄平编. 铅印本. 上海：医学研究会，1947

922

全书19章，分别载述内、外、妇、儿、皮肤、五官、口腔、性病、急救等22种常见病症的验方千余首，以及汤、饮、散、膏、丹方188首。后附民国新秤药量表。

3118

名医张简斋经验处方集/王祖雄编. 刻本. 重庆：新中华医药学会，1947

270

3119

黄溪明教方/陈无咎著. 铅印本. 上海：丹溪学社，1926

907C

收中药方100则，以实验有效方剂及论医理。

3120

内外科百病验方大全/洪春圃编. 铅印本. 上海：广益书局，1937、1938、1939、1948

21、139、202、277、590、603、651、781、852、907C、921、931

全书19章。前18章分别阐述了妇、幼、五官、内、外、肛肠、皮肤、花柳便毒、创伤急救等各种病证的病机，收载古今名方984首；最后一章较详介绍临床常用汤、饮、丸、散、膏、丹方183首的适应证和服用方法。

3121

内外科良方大全/赵橘仙编. 铅印本. 上海：国医编辑社，1937

738、799A

收载各种验方、偏方4000余首。对古代流传下来的各种丹方、验方加以删选，对其可以留存之丹方亦改变其编制，按部位分列，由病状定次序，将前人各类丹方系统地整理排编。

3122

男女特效良方/著者佚名. 铅印本，1934

139、186、286、590、728A

分颜面、须发、男女生殖器、疥癣腋臭、救急自杀、被伤急救6类，选辑各科简便验方300余首。以收录美容、二阴病、急救方及外用擦药方为多。

3123

农村简便方/潘寿棠辑. 抄本, 1938

412B

辑录妇人杂病、经带胎产、小儿诸病、大麻风、痔漏、疮毒等农村常见疾病的简便治法和单验效方。

3124

讴歌集/黄楚九编. 铅印本. 上海: 上海印刷公司, 1917

1

介绍黄楚九创制的中药—九造真正血补剂。

3125

普济药方: 五卷/著者佚名. 活字本, 1918

721

3126

奇方选录/陈光雅编. 稿本, 1949

541

3127

奇疾方解: 三卷/崇汗青著. 抄本. 崇超宗, 1941

590

卷一至三分述 38 种奇病, 内容涉及内、外、妇、儿等科。每一病下, 分列若干证候, 先论病因、病机, 后论方药。卷四先论为人之方(如治不孝子之方等)和古君遗训。全书载方 41 首。

3128

千金珍秘/巢峻撰; 巢元瑞续; 巢祖德补辑. 抄本, 1949

541

书中所录大部分为丹丸成药, 所治疾病涉及内、外、妇、儿、五官多科。录方 446 首。每方方名即为本方主治, 其后为药物组成, 制剂法则, 服用方法及使用禁忌等内容。

3129

亲验良方/王应春撰著. 抄本, 1938

541

录方 54 首, 有太乙救苦丹、二妙丹、冰硼散、局方立效散等。阐明各方之主治、方法、组成、剂量及制法。

3130

青囊回春: 四卷/著者佚名. 铅印本. 烟台: 丰源印书馆, 1929

139、139A、361、396、461、475A、521、590、677A、746A、901

本书托名“扶乩仙传”, 汇录外科、内科、妇科、眼科及小儿科验方 500 余首, 其中外科方数量较多。方多简便易求, 每方略述主治, 详记组成、剂量及用法等。

3131

青囊回春: 四卷/著者佚名. 铅印本. 烟台: 慈光社, 1937

303、307、541、728A

3132

青囊回春: 二卷/著者佚名. 铅印本. 威海: 吉升昌书坊, 1939

186、541、664、896A

3133

青囊秘本/姚鸿寿医堂辑. 抄本, 1938

590

辑有治疗眼、内、妇、儿、皮肤科和时疫疾病的单验方, 520 余首。并收有戒毒方3则。

3134
青囊秘授/张布仁，张伯华辑. 抄本. 张伯华，1923
475A
本书辑录治疗痈疽、疬核、疔疮、伤损等外科内服及外治验方约600余首，间附主治噎嗝、膨胀及妇、儿、五官科诸病之验方。

3135
青囊秘术/李静田撰. 抄本. 秦积余，1938
701、706

3136
全国验方新编/送元室主人编. 石印本. 上海：中国第一书局，1924、1925、1929
139、664、858、931
本书分内科、妇科、幼科、时症、急救、卫生6门。收方72首，养生法24则。每方编成七言歌诀4句，附图说明。

3137
劝善堂脉证方书/赵墺撰. 抄本，1927
308A
卷一论脉证、中风、伤寒、舌诊，卷二、卷三论治发热、咳嗽、痰饮等内科病证，卷四论治妇科病证，卷五、卷六论治内科疾病，本书随脉随证立方。

3138
群方警要/朱兆麟编. 抄本，1938
590
以医案形式记录方证。每案简述病因病机、治则、方药，多无方名。载医案120余则、方120余首，内容以内科杂症为主。

3139
承龙先方公开参考/承龙撰. 铅印本，1947
914

3140
人海慈航经验良方/杨涂泉编. 石印本. 上海：华德印务局，1922
590
第一部为人海慈航内容，如“训子要言”、“勤孝歌”等门类。第二部为经验良方，按“眼部”、“胎前产后并妇科诸症”等分十二门类，每一门类下设若干方证。多以证命方，后书药物、煎服法等。载方320余首，涉及内、外、妇、儿等科。

3141
万病自疗验方/周郁年编. 铅印本. 上海：中西医学研究会，1936
21、590、921

3142
万病自疗验方/周郁年编. 铅印本. 上海：广益书局，1920
781、831

3143
神方选青/白云山人编辑. 抄本，1933
590
系张氏医寓藏书。辑有以治疗皮肤、外科疾病为主的秘验方近百首。称治时疫、疮疡、无名肿毒等极有效验。另录有少量内科(延年益寿)、妇科方剂，又列专篇述仙鹤草之止血功效。

3144
审查征集验方：六卷/太原中医改进研究会编. 铅印本. 太原：中医改进研究会，1933、1934、1935、1936、1937

1、21、139、186、381、385、385A、450、461、491、590、746A、831、839A

原名《审订良方汇》。全书6集。汇录民间单验方1091首。内分传染病、时令并、呼吸器病、消化器病、全身病、小儿病、妇科杂证、胎前杂证等44门。

3145

十三制大黄经验良方/陶楚华撰. 铅印本. 上海：务本堂，1934

590

详细记述了陶氏祖传十三制大黄经验方的制剂、用法，以及36条主治病证等内容。

3146

九龙虫药方集录/陈鸣鸾. 抄本

139、286

3147

时方加减精华/王仁熿撰. 铅印本. 汉口：艺文印书馆，1929

139、940

本书根据“十剂”将方剂分为10类，载方100余首。方剂来源张仲景、陈修园、柯韵伯、张隐庵、高士宗、唐容川等医家著述。

3148

实验丹方大全/顾定安编. 铅印本. 上海：新华书局，1933

1、590、907C

全书分10编，甲编全体病丹方；乙编头部丹方；丙编干部丹方；丁编肢部丹方；戊编妇女丹方；已编小儿丹方；庚编麻痘丹方；辛编皮肤丹方；王编花柳丹方；癸编急救丹方。计1379首。并对每首方用量、用法简单介绍，并指出疗效和预后。

3149

实用验方/朱振声编. 铅印本. 上海：幸福报馆，1930

186、590、728A

集当时名医验方280余首，按临床科别分为内科、外科、如利、幼科、花柳、性病、喉科、牙科、眼科、耳科、美容、急救诸类。

3150

大众实用验方/杨志一编. 铅印本. 上海：国医出版社，1936

541、590

3151

随证知方/唐成之辑. 抄本，1928（灌园四书摘；2）

541

本书收入《灌园四书摘》。全书分疟疾、咳嗽、痰火、肿胀、痢疾、眼科、疮毒、看小儿惊症歌诀、杂方共9门，以病证统方，载方300余首，方涉内科、外科、妇科、儿科、骨科。书末载有治疗胬肉攀睛内、外治方。

3152

松记得胜萧也秋先生秘方/萧也秋撰. 抄本，1930

541

3153

土方子/胜利书店编. 铅印本. 胜利书店，1947

461、922

3154

万病验方大全/陆清洁编. 铅印本. 上海：国医学社，1930、1931、1934、1935

21、152、251、270、491、492、514A、590、731、738、781、799A、831、839A、851、852、907C、931、940

按临床科别分为内科、外科、妇人科、小儿科、眼科、齿科、耳鼻咽喉科、伤科、急救科、禽兽医科、性病科、花柳科、人身各部病13门。每门之下又分为若干系，每系之下按症列方，计1万余首。所载方剂多为历代验方或单方，亦有针灸及其他外治法。

3155
万病验方大全/陆清洁编. 铅印本. 重庆：时新书局，1930
852

3156
万病验方大全/陆清洁编. 铅印本. 重庆：进化书局，1948
361

3157
万应经验良方/宏大善书局编. 石印本. 上海：宏大善书局，1931
139、529A

本书为六书的合订本。(1)万应良方秘本(2)普济应验良方(3)济世养生集(4)便易经验集(5)续刻经验集(6)痦疹选要。

3158
王氏秘传仙方：四卷/著者佚名. 抄本，1915
139

全书分元。亨、利、贞4卷，载方约120首，涉及内科、外科、儿科、皮肤科、口腔科、眼科，以外科方偏多。每方包括主治、药物组成、配制及煎服法。

3159
温氏经验良方/温悦堂编著. 铅印本. 上海：温悦堂，1933、1948
1、2、139、277、279、301、308A、570、590、651、677A、709、728

收辑中医验方80则，简述其主治、方药、分量及用法。

3160
文厚庵先生朱墨手集方/文厚庵编. 抄本. 朱墨抄本，1949
590

全书按"中风"、"咳嗽"等病证分为11类。每一类下先论病因病机，然后列方出证。载方150余首。

3161
无医自治百病治疗丹方：四卷/梁凤楼编撰. 石印本. 上海：江左书局，1925
21、139A、450B、462、514A、664、712、738B、931

卷一介绍内科及外科病症如肺痨、痢疾、痔漏、疝气等122种，验方159首。卷二收集妇科经、带、胎、产病症71种，验方79首；儿科病症43种，验方52首；急救病症55种，验方76首。卷三收集皮肤、五官科病症154种，验方195首。卷四收集疮毒、梅毒等病症36种，验方46首，以及卫生保健知识。

3162
无医自治百病治疗丹方：四卷/梁凤楼编. 石印本. 上海：大一统书局，1930
677A

3163
吴氏集方/吴渭臣撰. 抄本，1949
590

以医案形式记载方剂，计130余首。每则病案于姓氏之下首论脉证，继则处方。

3164

五百证备用方：二卷/著者佚名. 稿本，1942（医门五百证；2）

139

3165

仙凡验方合刊/黄绍斌编. 铅印本. 锦县：天合元，1926

302、466、590

为“海上仙方”和“民间验方”合刊。“海上仙方”有方121则，均以证命方，如“乍寒乍热方”，并列出药物，其中多为单方。“民间验方”载70余症，有90余方，并记录了组成、煎服法，内容涉及内、外、妇、儿等科。

3166

香岩径：二卷/陆锦燧等编. 铅印本. 苏州：陆氏，1926、1928、1929、1940

139、270、279、286、361、475A、476、570、590、664、677A、701、709、728、738、799A、907C

本书是陆氏同子、侄将叶桂医案分证编著而成。书分上、下二卷，列病证45类，收方1616首。

3167

效验良方：七卷/林朴之撰. 铅印本. 林朴之，1933、1935

1、251、901、931

卷一辨证要言，简述四诊要领及表里寒热虚实症状、伤寒六经症状；卷二至卷七按病证分为69门，汇录伤寒、温病，以及内、外、妇、儿各科用方。

3168

谢利恒家用良方/谢观编，1923

279、308A、475A、529A、541、570、590、664、677A、701

谢氏汇集居家常用医方，分为卫生、内科、外科、妇科、幼科、救急6类，收万应灵丹、百御丸、八宝红灵丹等157方。

3169

百病良方/明雅书店编. 铅印本. 上海：明雅书店，1933

590

全书以人体部位或病证分为62门，载医方600余首，内容涉及内、外、妇、儿、五官诸科。

3170

百病良方/马向我编. 铅印本. 上海：三江印书馆，1948

491、590

记载内、外、妇、儿、骨、五官等科的备急用方，计100余首。

3171

新编良方/著者佚名. 铅印本，1949（急救良方附录）

738B

3172

新集特效医方/聂云台编. 石印本. 四川，1915

851

3173

徐氏经验方/徐步云编. 抄本，1949

277

3174

选抄珍本医方论证/陈宾于选编. 抄本，1938

791

3175

选集良方/著者佚名. 抄本. 华子彬，1923

709

虽名为《选集良方》，实为医案选编，计有150余则医案，间有会诊医案载录其中。

3176

验方记实/裘庆元编. 铅印本. 绍兴：医药学报社，1916(绍兴医药学报丛书；5)

590

3177

验方大全：二卷/著者佚名. 石印本，1949

921

3178

验方汇编/著者佚名. 石印本. 上海：千顷堂书局，1949

590

汇辑各科方剂288首。每方简列组成、功效、简单明了。

3179

验方汇抄/悉园老人辑录. 抄本. 悉园老人，1949

541

悉园老人行医数十年，其师张寿甫所用皆《医学衷中参西录》之方，屡有良效。在其74岁时辑抄诸方，间或加注，附以应用体会而汇抄成书。

3180

验方汇集/著者佚名. 铅印本. 石歧强华印务局，1912

931

本书54章，前部八章载外感伤寒、伤暑、咳嗽、血证、泻痢等内科常见病证经验方；后部三十余章，论及五官、妇儿、外伤科、杂病、急救等病证及治疗。

3181

验方汇集/胡巨瑗撰. 铅印本. 西安：艺林印书社，1924(定静轩医学四种；2)

139、186、202、279、289、412B、475A、529A、590、728A、839A

所载诸方有内科、妇科、外科、小儿科、眼耳咽喉科、花柳科验方134首，皆述各方之方名、出处、主治、组成、剂量、制法及用法，颇为可行。

3182

验方辑要/李克蕙编著. 铅印本. 南京：中央国医馆，1936、1937

1、21、186、590

内容取材于叶橘泉《民间单方、丹方汇报》蒋仲翔《丹方辑异》、李克蕙《国医科学药理篇》以及《验方新编》《万病验方大全》等书，择要选辑，录入确具疗效的方剂达515首，采用西医临床各科疾病分类法编次。书末记载解毒急救方。

3183

验方精粹/杨琪编. 石印本. 灵记，1930

1

3184

验方精华/徐喆臧编. 铅印本. 洞庭西山：徐世德堂，1935

590

采用方下列证，或证下列方的形式记载方证。载方110余首。并记载了煎服、禁忌等内容，多属验方之类。内容涉及内、外、五官、儿科。

3185

验方类编/(清)赵文通编. 石印本. 赵翰香居，1923

139、279、308、391、475A、529A、

529B、590、677A、731、734、738B、907C

3186

验方类编/秦伯未编. 铅印本. 上海：中医书局，1930、1931、1936、1946

361、541、572、590、851、931

分内科、妇科、幼科、外科、急救5部分，每病一方。

3187

验方拾录/杨假凡编著. 铅印本. 苏州：利苏印书社，1934

521、541、590、651、677A、701、709

全书录内科61方、外科86方、妇科9方、儿科8方、救急52方及杂类9方，计226方。详述各方之主治。组成、制法及用法。

3188

验方拾遗/卢钧编. 铅印本. 苏州：毛上珍，1933

590

按妇科、小儿杂症、血症、疝气、泄泻、痈疽、痰嗽、痰、伤寒、痢疾、黄疸、瘰病、疔疮、目病、口舌咽喉、牙齿、头耳、鼻、肚腹、脚气风痛、噎嗝、蛇虫伤、心肾、心腹、痔肛、肾肛、产育、五绝、中风、霍乱、消渴、损伤杂病、痧气瘟疫分类，每一病证下列验方1首。

3189

验方新按/恽铁樵撰. 铅印本，1928(铁樵函授医学讲义二十种；4)

139、186、738A

本书收录临床常用方60首。方皆古今名方，如青娥丸、黑锡丹、良附丸、驻车丸、济生橘核丸、至宝丹。每方记述功能、主治、用法、药物组成、剂量及制法。

3190

验方选/著者佚名. 抄本，1938

712

3191

杨氏百方/著者佚名. 抄本. 浣湘子，1927

514A

本书记述妇科胎产经带各种病证计100余条，有证有方。

3192

药方/著者佚名. 刻本. 王氏存心堂，1923

541

将方证按滋补虚弱、妇科、儿科、痔漏等分门别类记载。分12门类，载方160余首，多属验方、单方之类。每一方下列有组成、用量、煎服法等。

3193

药方备要/著者佚名. 抄本，1949

707、737

本书抄录药肆常备丸散膏丹103方，并载药物组成、剂量和制法，其方包括内、外、妇儿等各科常用之方。

3194

药方对症治法录：二卷/著者佚名. 抄本. 花香鸟语轩，1949

590

卷首载“阳中之阴”、“阴中之阳”症状各6种。全书录方830余首，包括单验方300余首。详细介绍每方主治、组成、剂量及辨证加减。

3195

药方合编/张相臣编. 刻本. 张毅武施诊

所，1935

746A

全书两部分。第一部分记载外感内伤杂病治方29种；第二部分采录林则徐戒烟方，合为“戒烟戒酒特效药方”。

3196

药方新编/著者佚名. 刻本，1949

461

3197

医方/著者佚名. 抄本，1949

139、412A、412B、450、541、572、590、707、721、738、922、933

3198

医方案/著者佚名. 抄本. 郑燕山，1949

922

3199

医方汇存/悟目老人辑. 抄本. 悟目老人之孙曾润玉如之，1938

709

全书根据病名而分类论述证治方药，收录方剂95首，内容涉及内、外、妇、儿等临床各科，并录有临证验案10余则。

3200

医方汇集/著者佚名. 抄本. 海阳金氏牛痘局，1949

529A

3201

医方汇集/倚梅居士录. 抄录，1949

139

3202

医方汇录/著者佚名. 铅印本. 扬州：大成印刷局，1949

139、186、541、707

本书不分门类。方下述证，收录方剂多以病证命名，如治痔疮方、治痨症吐血方等。载60余病证，70余首方。方下记有病因病机、组成、用量、煎服法，以及丸散膏丹之制法、用法。所载方属验方、单方之类。

3203

医方捷要/著者佚名. 抄本，1927

412A

辑录外科、妇产科、内科、五官科、儿科190余种病证的常用治方及单方、验方、急救方。

3204

医方统检/著者佚名. 刻本，1927

891

3205

医方杂论/著者佚名. 抄本，1949

541

本书载方120余首，列有痰饮论、消导论、收涩论、扑汗论、明目论等诸论，论下列方。

3206

医学截近全集：八卷/龚宝林撰. 石印本，1934

933

3207

应急良方/李伯安编. 铅印本. 上海：文明书局，1917

931

本书记载内、外、妇诸科各证用方191首，载明方名、药味、用量、用法等，除内服方药外，亦记载少量外治用方。

3208
应用良方/瞿兑之编. 铅印本. 北平：瞿兑之，1938
21
收集民间验方整理而成的中医验方集。每方列有主治、方药、制法、剂型。书中验方多为丸剂和丹剂，涉及传染病、外伤、小儿惊风、保胎顺产等疗面。

3209
应用良方/著者佚名. 抄本，1949
731

3210
玉峰郑氏家藏八十二秘良方选抄/苾庵老人录. 抄本，1949
701

3211
郁金堂疗法真传：二卷/著者佚名. 抄本，1913
541
上卷载内、外、五官科诸疾18门，包括中满、腹胀、胃脘痛、消渴、眼鼻、头痛、口齿咽喉、呕吐、吐血、痔漏、疮疡等；下卷载妇产科病证6门，包括经带崩闭产漏。调经、赤白带下、胎前妊娠、生产催产、产后等。

3212
元吉危症验方/黄裳撰. 石印本. 上海：会文堂，1939
651
本书载述作者治疗湿火、水肿、久痢、湿热等病属危重、治有效验之医案18则。黄氏治疗危症，注意分辨攻、补两法。

3213
杂方/著者佚名. 抄本，1938
590、709
采用方下述证，或证下列方的记载方法，载各科方剂230余首。每方均明示组成、煎服法等内容。

3214
杂方/著者佚名. 抄本，1948
139
本书介绍急救疯犬咬良方、润面养颜散、一扫光、戒烟药方、黄连上清丸、接骨丹、治女人乳痈方、小儿打口药方等内、外、妇、儿科方剂数十首。

3215
杂方抄/著者佚名. 抄本，1949
139
本书介绍吐血方、戒烟药方、跌打去瘀生身汤、小儿疳积散、眼生膜医方等内、外、妇、儿、五官科方剂数十首。

3216
增辑济生验方/朱弃尘编. 铅印本. 上海：半济医局，1934、1935
139、301
全书共分头、面、发、眉，目、耳、鼻、口舌、牙齿、喉、颈、心胃、乳、腋、腰、手、腹、大便、小便、疝气、足、风痛、时疫疟痢、肺、妇女经带、催生产难、痞子、小儿杂症、外症、解毒、戒鸦片烟31部，辑录各科简便验方660首。

3217
经验良方/何铁言编. 铅印本，1929
590
集何氏临床有效经验方230余首，涉及内、外、妇、儿、伤诸科. 每方有主治、组成、用法等。所载方剂较为实用，对临床有一定的参考价值。

3218
医方类录：五卷/叶楚樵著. 抄本. 南阳，1934
286

3219
摘抄验方/著者佚名. 抄本，1938
308A
本书分为胃气痛、腹痛、腰痛、疝气、咳嗽、哮喘、头痛、汗证、呃逆等21篇，记载治疗各类疾病验方数百首。

3220
摘抄医学乐知录要症秘方/著者佚名. 抄本，1927
590
内分喉症门、牙痛门。惊风门3类。每门先总论病因、病机，然后分证载方。全书载方50余首。

3221
摘方备要/著者佚名. 石印本. 上海：茂记书庄，1933
590

3222
摘方备要/著者佚名. 石印本. 上海：沈鹤记书局，1915
931

3223
摘方备要/著者佚名. 石印本. 上海：广益书局
931

3224
摘方备要/著者佚名. 石印本. 上海：大成书局
514A

3225
正病伤寒汇方/著者佚名. 抄本，1927
541
本书载方180余首。书中列有伤寒太阳篇、寒疫篇、时疫篇、伤寒夹食篇汐卜感夹疫篇等医论，论下再列方名、主治。方药、煎服法、方解、方歌等有关内容。并附《时感寒病汇方》。

3226
证治实验方解/王泰来著. 铅印本. 上海：中医书局，1932、1936
590、651
本书录方250余首并载西药方7首。分头部。目、耳、鼻、口、齿、喉、手、背、胁、心、肺脾、胃脾、腹、身、肠、腰臀、大小便、脚、妇人、小儿、杂治、补遗23部。

3227
证治实验方解/王泰来著. 铅印本. 上海：中医书局，1936(近代医学丛选；15)
590、940

3228
中国发明之科学药方/李克惠撰. 铅印本. 李氏诊所，1936、1940
741、839A、852、907C

3229
中国经验良方/叶瑗编. 铅印本. 上海：医学书局，1926、1933
1、590、706、921、922

辑录中医临床杂病单方，偏方与秘方500余条，已经试验确有疗效者100余条，简介其药味、炮制、服法、辨证加减、功用、疗效等。涉及内、妇、儿、喉、外科。未分门别类。

3230

中西合璧验方新编大全/奚缵黄编. 铅印本. 上海：新亚书店，1931、1935

251、741、901

内分传染病、消化器病、神经器病、皮肤病等10章。介绍各种常见疾病的证象、卫生、西药验方、中药药方等。

3231

中西合纂验方新编/顾鸣盛编. 铅印本. 上海：文明书局，1917、1920、1924、1926、1930、1931、1933

9、21、381、491、541、590、651、852、901、907C、922、931

内分传染病、呼吸器病、皮肤病、妇科病等10章，列常见疾病140余种，说明病证、卫生、中国经验方、外国经验方等。

3232

中西良方大全/缪乃澄编. 铅印本. 上海：中西医学研究会，1920、1923、1927、1930、1932

2、21、186、251、279、396、590、901、907C、931

本书分上、中、下3编。上编为内科良方；中编为外科良方；下编为妇孺良方。由于本书病症较齐全，达946种，汇集中西药方计2461张(其中中药方剂2076首，西药配方385张)。

3233

中西良方大全/缪乃澄编. 铅印本. 上海：广益书局，1927、1932、1935

541、590、799A、831、931

3234

中西验方新编/陈继武编. 铅印本. 上海：商务印书馆，1916、1926、1928、1935、1937、1938、1947

1、2、9、21、139、152、186、361、421、461、462、514A、572、590、651、781、831、839A、851、871、901、907C、931

书中首列中西医病症130余种，并予以病理解释，洋述病情；次列中西验方、用量、服法及摄生法，预防、保健等。病症按消化器病、呼吸器病、循环器病、泌尿器病、生殖器病、皮肤、五官科、神经器病、全身病、传染病、妇科病、外科、杂病分类。

3235

中西医方会通/丁福保编. 铅印本. 上海：商务印书馆，1914

852

3236

中西医方会通/丁福保编. 铅印本. 上海：医学书局，1929、1940

139、590

丁氏汇辑内、外、妇、皮肤、五官各科130种病证中西处方。中医方剂采自中医古籍和日本汉方医籍。

3237

中医经验处方集/沈仲圭编. 铅印本. 上海：千顷堂书局，1944

254

3238

中医经验处方集/沈仲圭编. 铅印本. 重

庆：中西医学图书社，1947

590

分上、下卷。作者结合个人经验，参考诸家方书，精选实用方剂110余首。上卷以内科杂病为主，并载中医救护医院选制成方一览表。下卷为吐血治疗纲要。末附陈邦贤原辑、作者重订之简便良方。

3239

中医经验处方集/沈仲圭编. 铅印本. 上海：千顷堂书局，1944

254

3240

中医经验处方精华/王祖雄编著. 铅印本. 重庆：新中华医药学会，1947

852

附《现代名医经验方选》。

3241

周急良方：四卷/周汝灼撰；段盛元编. 活字本. 湘潭：慈源宫，1930

139、277、590

卷一辑录小儿方60首，麻痘科论15篇、方17首；卷二辑载妇科方180首；卷三载男科方120首；卷四载治毒科内服方57首、外敷方19首、外洗方1首；眼科内服外点药方41首；喉科内服、吹药方21首。共载临床常用成方516首。

3242

分方治宜篇/廖平撰辑. 刻本. 成都：存古书局，1913～1923(六译馆丛书；9)

1、2、7、9、139、152、270、289、303、308A、381、461、462、541、546、572、589、590、651、701、702、721、734、781、831、851、858、907C、942B

3 域外

3243

医方新鉴：三卷/(朝)韩秉琏撰. 铅印本. 朝鲜：京城汇东书馆，1914

139

朝鲜医书。全书以较大篇幅介绍脏腑论、水火论、阳不足论、先后天论、标本论、阴阳论、五运六气论和四象人论的内容。论述了望、问、闻、切，伤寒脉法及杂病脉法。载313种病证的治法。

3244

医方活套/(朝)惠庵撰. 刻本. 朝鲜，1929

511、590

3245

丹方之研究/(日)冈西为人著. 铅印本. 上海：世界书局，1936(皇汉医学丛书；45)

1、3、21、139、140、152、186、202、251、254、270、277、301、303、308、361、391、396、421、433、450、461、491、514A、546、589、590、651、702、706、728、731、738、738A、741、781、799A、800、831、839、839A、851、852、854、871、891、901、907B、907C、917A、921、922、926A、931、942B

共录丹方2405首。将丹方编目，按方名笔画，依辞典排列方式加以排列，编成一览表。一览表又分三栏：处方编号、处方名、出处。

3246

临床应用汉方医学解说/(日)汤本求真著；刘泗桥译. 铅印本. 上海：中华书局，1929

1、21、139、303、461、491、541、590、728、731、781、791、839A、851、

901、921、933、940

作者汇集日本汉医学家东洞、村井、尾台等人学说，运用现代医学知识理论解释研究伤寒、金匮两书中医方的组成与功用，共91方。

3247

东洞先生家塾方/(日)吴秀山辑. 铅印本. 日本东京：吐凤堂，1918(东洞全集；11)

3、590

又名《家塾方》。汇录吉益东洞家传方25首，其中包括"吉益为则十二律方"。

3248

乐善堂妙药全书/(日)岸吟香编. 铅印本，1925

139、391

本书为日商上海乐善堂药房制售各种丸散膏丹目录。分为补益、妇婴、杂症、戒烟、外科、花柳6门，收成药290种。其中包括一些卫生保健用品，如祛湿药肥皂、清凉香扑粉、臭虫立除粉、暖腰药怀炉等。

3249

乐善堂药单/(日)岸吟香编. 铅印本，1925

139、391

乐善堂为日本人在东京所设中药店，后于1880年在上海设分店，出售中成药。本书为该店制售药目，有补益、解表、眼病、戒毒、化痰、小儿脐风、种子、安胎、产后、风湿、瘰痰、美容、梅毒、时疫、淋症、驱虫、顽癣、截疟、乌发、晕船、狐臭、痔疮等用方，如千金保真丹、徐福玉壶丸、神仙无忧散等35种。书前附"医药故事"2则，述因果报应。内附插图14幅。

3250

古今实验方/(日)安昶中撰. 铅印本. 日本：京城国文社，1937

514A

3251

古方选/(日)小野常建撰. 抄本，1927

738B

3252

汉方新解/(日)汤本求真著；徐柏生译. 铅印本. 上海：新群印刷所，1930

139、186、308A、361、421、590、709、791

运用西医理论，从方药、药味、方证、适应症、用法、使用范围等方面解说110个中医方剂。

3253

汉药神效方/(日)石原保秀著；沈乾一编译. 铅印本. 上海：医学书局，1929、1935

139、152、186、270、289、546、590、733A

按全身疾病、疼痛、血症、呼吸、传染、消化、神经、泌尿、眼、外、皮、妇儿、中毒等分为18门类。介绍方剂100余种。

3254

名家方选/(日)元伦维亨，(日)村上图基著. 铅印本. 上海：世界书局，1936(皇汉医学丛书；49)

1、3、21、139、140、152、186、202、251、254、270、277、301、303、308、361、391、396、421、433、450、461、491、514A、546、589、590、651、702、706、728、731、738、738A、741、781、799A、800、831、839、839A、851、

852、854、871、891、901、907B、907C、917A、921、922、926A、931、942B

汇辑日本古今汉方医名家秘方。分上部、中部、下部、外因、内因、水饮、疮肿、废痼、妇女、小儿病及解毒、杂集方12门，方270首。方多为诸书稀见，如治头痛用姜黄汤，小儿久咳用忍冬、鹧鸪菜、甘草，喘息用砒霜、豆豉、枯矾等。

3255

吐方考/(日)藤原凤撰. 铅印本. 上海：国医书局，1930、1936

139、308A、391、541、590、839A、852、926A

本书为考辨、辑录吐法方论之专书。辑有历代有关吐法简短医论及作者心得40余则，和瓜蒂散、桔梗白散、皂荚丸、苦瓠穰圆等吐方7首。每方详列药物、剂量、制法、服法及主治，主治注明出处。

3256

吐方考/(日)藤原凤撰. 铅印本. 上海：国医书局，1930～1931(国医小丛书；15)

1、139、186、277、412A、521、590、651、721、851、917A

3257

杂方分类/(日)吉田秀编. 抄本，1927

186

本书系选辑古方予以分类汇编而成。分为伤寒、中暍、疟、痢、泄泻、痛痹、伤寒、痞、痰饮、水气、痫等20余门，每方记其主治及方药组成。

3258

方钤/(日)北陆荻凯撰. 抄本. 日本，1922

7

是书将诸科病症方剂收集成册，载方200余则，涉及内、外、妇、儿、疮疡。主要为汤剂、丸剂。

3259

杂症方论丛钞/抄本. 日本，1923

541

论述脚气、咳嗽、疮毒、沙病(疹)、胃脘杨(疡)等病证，书后附有内、妇、儿诸科方剂。附玄德堂丸散秘录续方。

3260

观聚方要补：十卷/(日)丹波元简编. 影印本. 上海：千顷堂书局，1931

2、270、412A、421、491、514A、590、651、712、733、738B、907C

书中方剂录自汉至清的252种医书内，为众医方之精华。卷一至卷六列中风、消渴等病50余门，列方1500余首；卷七列眼疾、耳疾、咽喉疾等8门，方200余首；卷八列金疮、流注等外科病20余门，列方170余首；卷九列妇科病4门，方200余首；卷十列儿科病4门，方180余首。

3261

观聚方要补：十卷/(日)丹波元简编. 影印本. 江阴：宝文堂，1931

1、2、21、139、202、270、277、279、280、308A、361、412B、421、450B、461、572、590、651、677A、799A、907C、917A

3262

观聚方要补：十卷/(日)丹波元简编. 石印本. 上海：中医书局

385A

3263

观聚方要补：十卷/(日)丹波元简编. 影印

本. 上海：江佐书林

1、139、139A、202、308A、401、570、572、701、709、746A、799A、926A、940

3264

医方分量考/(日)吴秀山辑. 铅印本. 东京：吐凤堂，1918(东洞全集；1)

3、590

3265

医略抄/(日)丹波雅忠撰. 铅印本. 上海：世界书局，1936(皇汉医学丛书；12)

541

此书选录《肘后备急方》《范汪方》《小品方》及苏恭、陶弘景、陈藏器等34家晋唐医方，计242首，分为52门。

3266

含章斋常用方函/著者佚名. 抄本. 日本，1933

139

本书载方169首。分为目录27条，病证40种，内容涉及内伤、外感、虚劳、胎产等方面。

3267

奇正方/(日)贺古寿著. 铅印本. 上海：世界书局，1936(皇汉医学丛书；44)

1、3、21、139、140、152、186、202、251、254、270、277、301、303、308、361、391、396、421、433、450、461、491、514A、546、589、590、651、702、706、728、731、738、738A、741、781、799A、800、831、839、839A、851、852、854、871、891、901、907B、907C、917A、921、922、926A、931、942B

作者本"方有奇正，以应病之常变"之意，述方有正常与权变之法。乃取《伤寒论》《金匮要略》及《千金方》《外台秘要》《太平惠民和剂局方》等书199方，述其应用之"奇正"。

3268

宝函方林：二卷/(日)竹岛赞山编. 抄本，1923

139

卷一名为"宝函"，分为中风、类中、中寒、感冒、瘟疫、妇人、小儿等31门，内容涉及内、妇、儿诸科的病因病机、辨证治法；卷二名为"方林"，论述方剂，载理中风、六味丸、枳术丸等200余首方剂，每方包括方名、主治、组成、制法。

3269

春林轩丸散录/著者佚名. 抄本. 日本，1924

139、511

是书分丸药部、散药部和奇药部3部。分别载丸药方、散药方各70余首，奇药方30余首。诸方皆详述主治、组成、剂量、制法、服法等内容，丸散涉及诸门疾病，疗效明显。

3270

类聚方/(日)吴秀山辑. 铅印本. 东京：吐凤堂，1918(东洞全集；8)

3、590

3271

类聚方/(日)吉益为则著. 铅印本. 上海：世界书局，1936(皇汉医学丛书；46)

1、3、21、139、140、152、186、202、251、254、270、277、301、303、308、361、391、396、421、433、450、461、491、514A、546、589、590、651、702、706、728、731、738、738A、741、781、799A、800、831、839、839A、851、

852、854、871、891、901、907B、907C、917A、921、922、926A、931、942B

本书选录《伤寒论》《金匮要略》2书中的方剂220余方，依类编次。并集原书各篇中应用每方的辨证立法列于该方之后。后附作者的考证及扼要的按语。

3272

家塾方与方极/(日)吉益为则著. 铅印本. 上海：世界书局，1936(皇汉医学丛书；50)

1、3、21、139、140、152、186、202、251、254、270、277、301、303、308、361、391、396、421、433、450、461、491、514A、546、589、590、651、702、706、728、731、738、738A、741、781、799A、800、831、839、839A、851、852、854、871、891、901、907B、907C、917A、921、922、926A、931、942B

本书由东洞先生家塾方、方极，集合而成。家塾方记录东洞先生25个经验方。

3273

秘药处方全集/(日)川端勇编. 铅印本. 日本东京：弘明堂书店，1933

590

附和汉药效便览。

3274

普济效方/著者佚名. 活字本. 日本，1923

7

3275

续命胶初编/刘清缓辑. 铅印本，1949

279、514A

3276

续命胶续编/著者佚名. 铅印本. 北平，1923

514A

3277

新增东洋汉方要诀：三卷/(日)长泽道寿著. 铅印本. 苏州：国医书社，1935

1、139

又名《东洋汉方要诀》。是《医方口诀集》汉译本名。全书共3卷，收录164方。

3278

医事或问/(日)吴秀山辑. 铅印本. 东京：吐凤堂，1918(东洞全集；12)

3、590

4 歌括、便读

3279

汤头歌诀/(清)汪昂著. 铅印本. 上海：商务印书馆，1930、1934、1948

21、301、465、466、541、570、651、701、733、831、839A、891、901、907C、921、931、933

内有七言歌诀200余首，包括300多种方剂。按补益、发表、攻里、涌吐等分成20类。附经络歌诀，包括十二经脉与奇经八脉歌。

3280

汤头歌诀/(清)汪昂著. 石印本. 上海：中华新教育社，1927、1932、1935

852、931

3281

汤头歌诀/(清)汪昂著. 石印本. 上海：广益书局，1913、1936、1938、1946、1948

2、21、202、277、361、412A、421、546、651、741、746A、781、831、852、853、854、907C、931

3282
汤头歌诀/(清)汪昂编著. 铅印本. 上海: 大众书局, 1933、1936、1947
139、731、831、931

3283
汤头歌诀/(清)汪昂编. 铅印本. 上海: 世界书局, 1937(基本医书集成; 11)
476

3284
汤头歌诀/(清)汪昂著. 铅印本. 上海: 春明书店, 1943
852

3285
汤头歌诀/(清)汪昂编. 铅印本. 上海: 三民图书公司, 1946
270

3286
汤头歌诀/(清)汪昂撰. 石印本. 上海: 同文书局, 1912
917A、931

3287
汤头歌诀/(清)汪昂撰. 石印本. 上海: 江东茂记书局, 1912
1、277

3288
汤头歌诀/(清)汪昂撰. 石印本. 上海: 育文书局, 1914
651

3289
汤头歌诀/(清)汪昂撰. 石印本. 上海: 共和书局, 1914、1917、1924
139、351、421、461、522、529A、541、579、651、677A、702、706、733B、741、746A、781、907C、921

3290
汤头歌诀/(清)汪昂撰. 石印本. 上海: 锦章书局, 1922
21、139、202、308、412B、436、450、664、702、734、851、858、907B、931

3291
汤头歌诀/(清)汪昂撰. 铅印本. 上海: 会文堂书局, 1925、1930
145、301、721、831、852

3292
汤头歌诀/(清)汪昂撰. 石印本. 上海: 昌文书局, 1933
524

3293
汤头歌诀/(清)汪昂撰. 铅印本. 上海: 大东书局, 1936
21、831

3294
汤头歌诀/(清)汪昂撰. 铅印本. 上海: 中央书局, 1939
741

3295
汤头歌诀/(清)汪昂撰. 刻本. 上海: 鸿文书局, 1946
279、931

3296
汤头歌诀/(清)汪昂撰. 石印本. 上海: 扫叶山房

139

3297
汤头歌诀/(清)汪昂撰. 石印本. 天津：直隶书局
412B

3298
汤头歌诀/(清)汪昂撰. 石印本. 上海：大成书局
186、467、572、741

3299
汤头歌诀/(清)汪昂撰. 石印本. 上海：大中国印书馆
277、475A

3300
汤头歌诀/(清)汪昂撰. 铅印本. 安东：诚文信书局
139、462、523

3301
汤头歌诀/(清)汪昂编. 铅印本. 上海：大文书局，1936、1939
139、931

3302
新编汤头歌诀/(清)张仁敏辑. 石印本. 上海：大生图书局，1920
590
即《新汤头歌诀》。本书为张氏新编汤头歌诀，以供临床证治之便。

3303
新编汤头歌诀/(清)汪昂撰；潘杏初重编. 铅印本. 上海：医药研究会，1936
139
本书是潘氏在汪氏《汤头歌诀》的基础上，详细校勘，大字标点，并略加补充，删去经络药性等歌诀编辑而成。

3304
医方汤头歌诀/(清)汪昂撰；严云增编. 石印本. 上海：千顷堂书局，1924
541、701、896A、922
本书将方剂分为补益、发表、攻里等19类。采用歌诀形式记录方剂的组成、主治、功效等。载歌诀189首。书分正续两集：正集收载方歌325首，分补益、发表、攻里、涌吐等20类；续集在正集分类基础上增补若干方歌，并新增幼科类方歌，计139首。每首方歌按歌诀、组成及按语等项叙述。

3305
医方汤头歌诀/(清)汪昂撰；钱荣国改增. 石印本. 上海：大一统书局，1930
931

3306
医方汤头歌诀/(清)汪昂著；钱荣国改增. 石印本. 上海：文瑞楼
931

3307
汪氏汤头歌诀新注/李盎春著. 铅印本. 上海：中医书局，1931
139、185、800、831、942B
李氏于汪昂《汤头歌诀》各方后酌予注释，并加评论。

3308
汤头歌诀新编：二卷/吴华卿增编. 抄本
361
该编悉本汪切庵原刻，但其中方有类

同，法有未备，特为繁者约之，简者增之，不问几方，皆概括于四句之中。全书仍原本，分作20门。编中歌括180首，附方38首，单方10首，计228首。上下卷之方各10门。上卷有补益、表散、和解、消补等；下卷有法风、解暑、泻火、消寒等。每类方后有方略。

3309

汤头歌诀续编：四卷/郑思聪编著. 石印本. 上海：中华新教育社，1927、1931、1932

1、139、514A、940

卷一分补养、发表、涌吐、攻里、表里、和解诸剂。卷二分理气、理血、祛风、祛寒、清暑诸剂。卷三分利湿、润燥、泻火、除痰、消导、收涩诸剂。卷四分杀虫、明目、痈疡诸剂及急救良方。总22类，载方609首。每剂简述定义，每方编以七言歌诀，概括病源、药物、症状；次及注释，药味加减，便于记诵。

3310

医药汤头歌诀/（清）汪昂著；范凤源批注. 铅印本. 上海：范凤源电化实验室，1940

361、931

本书以汪昂《汤头歌诀》为蓝本，结合自己体验校注说明。用现代医学知识对汤头歌诀加以批注，并以化学及动物试验证明方药的功效与主治。

3311

重校汤头歌诀/洪渊撰. 铅印本. 上海：广益书局，1940

514A、733B

系将汪昂所撰《汤头歌诀》重新校勘编辑而成。歌诀200首，计300余方，以其功效分为补益剂、消补剂、润燥剂等20门。

3312

汤头钱数抉微：六卷/章纳川补注. 石印本. 上海：会文堂书局，1923

21、139、270、279、286、308、396、412B、436、521、529B、590、664、839A、896A、907C

系章氏在汪昂《汤头歌诀》的基础上增补而成。载方250余首。卷一为汤头钱数，是有关用药份量的医论；卷二《汤头歌括》，由章氏补注；卷三为章氏所编《新加温病汤头歌诀》等；卷四载李东垣"药性赋"及叶天士温病相舌法等内容；卷五载章氏妇科伤寒辩论及热入血室歌等；卷六为汪昂《经络歌诀》及章氏医案等。

3313

摘录汤头歌诀秘方/著者佚名. 抄本，1938

896A

3314

汤头入门/陈景岐编. 铅印本. 上海：中华书局，1934

491、852

本书分两部分。第一部分收录徐灵胎方论，载有方药离合论、古方加减论、方剂古今论、古今方剂大小论、煎药方论、服药法论6篇医论；第二部分为方耕霞新辑汤头歌诀，其编写体例采用张景岳"八阵"分类法，分为表散、攻里、和解、寒凉、温热、补益、固涩、因证剂。载方315首。

3315

汤头入门/陈景岐编. 铅印本. 上海：中西医药书局，1934（中国医药入门丛书；4）

1、139、186、254、308、412A、590、799A、907B、907C、940

3316

三字经汤方歌括：二卷/张骥增辑. 刻本. 成都：义生堂，1933(三字经合编；4)

1、3、139、186、251、279、303、361、799A、907C

将陈修园《医学三字经》所引用之言，选择《医学入门》《金匮方歌》、汪昂《汤头歌诀》等医著方歌逐一进行说明。根据病证将方剂分为中风、虚劳、咳嗽、疟疾、痢疾、心腹痛、胸痹、气喘等23门，载方215首。

3317

重抄汤头歌诀暨八阵汤歌/著者佚名. 抄本. 彭美扬，1935

831

3318

三字经医方歌括/黄在福编. 稿本，1913(医药便读；5)

139

取陈修园《医学三字经》所载诸方，编为七言歌诀，以便记习。每方注其出处、主治、药物、剂量、加减等。

3319

时方十剂歌括/黄在福编. 稿本，1913(医药便读；4)

139

全书根据补可扶弱、重可镇怯、轻可去实、宣可决壅、通可行滞、泄可去闭、滑可去着、涩可固脱、湿可润燥。燥可去湿、寒能胜热、热可制寒将方剂分为12类，收方114首。每方以歌括简言方药组成、主治、功效，后附方药组成、方义分析、主治、药物加减法等。

3320

四言药性稿/潘寿棠编. 抄本. 潘氏，1938

541

系据《万病回春》药性歌诀增删而成。载中药450余昧，编成四言六句或八句歌诀，简述其性味、功用、主治。

3321

汤药歌诀/顾世竹撰. 抄本. 黄寿南，1913(好廔遗书；1)

139

分为祛寒、清暑、利湿、润燥、涌吐、攻里(兼表里)、泻火、补益、和解、理气、理血、法风、除痰、消导、收湿、杀虫、明目、解表。女科19类，载方122首。每方包括主治、方药组成、方义分析，或有加减法。

3322

新编医方歌括：三卷/天徒生撰. 稿本，1938

707

上中2卷(缺下卷)。上卷为伤寒方歌括67首，113方；《金匮要略》方歌78首，90方。自编五言、七言方歌下，注各方组成及适应证，中西医病名、术语并用。中卷时分歌括，依汪昂、陈修园原著，进行增补、改正。按类分载方剂134首。

3323

医方概要/李畴人编. 铅印本. 苏州：医醒社，1935

2、3、139、202、279、286、301、391、491、514A、529A、541、590、651、664、677A、701、709、728、728A、738A、799A、917A、940

本书以汪昂《汤头歌诀》加近世医家应用方百余首，附方170余首，共载方600余首。分为表散、攻里、和解、寒凉、温热、补益、固涩、因证之剂8门，歌后注药，药下注明用量。

3324

重编医方歌诀：二卷/卢鑫撰. 抄本，1938

922

本书以韵语表述，按方剂的不同功效，分补养、发表、涌吐、攻里、收涩、经产等19门，编纂常用方剂241首、附方94首. 言其药物组成及临床运用。

3325

医方简便汤头歌/著者佚名. 抄本，1949

922

本书首按药物的不同属性，将248种常用药物进行分类，记述各种药物的主要功效及主治病证；次以七言韵语记述48类常见病证的适用方剂及其临床运用。后录百余首通用方剂汤头歌。

3326

汉和处方学歌诀/(日)渡边熙撰；沈松年译；黄润光编歌. 铅印本. 汕头：黄氏医书出版部，1933

139、186、839A、851、940

本书为日本渡边熙《汉和处方学津梁》之中译本，黄雨岩又配附方剂歌诀，书中收中日名方600余首。

3327

药性鼓儿词/著者佚名. 抄本，1925

590

收药430余种。全书简要表达一药或一方的功用或主治。后附"孕妇忌歌"，列出孕妇忌用药37种。又附妇女各方、小儿各方、达生篇、福幼篇。

3328

最新白话台湾地号歌/姚三贵著. 铅印本. 高雄：金鹤堂书局，1947

1

介绍内科、外科的中药偏方及饮食卫生。附青草药头。

5　成方药目

3329

原本丸散膏丹配制方/(清)凌奂撰. 刻本. 上海：中西医药局，1928

270

3330

成方便读：四卷/(清)张秉成集选. 石印本. 上海：千顷堂书局，1933、1940

1、2、286、433、450、476、541、542、570、589、590、651、664、733、738、738A、839A、851、871、907C、917A

本书包括补养、发表、攻里、外科、经产、小儿之剂，共21门，载方近300首。涉及内、外、妇、儿等科病证。仿汪昂《医方集解》之例，分门别类，各方均采用歌诀形式来表达药味组成和主治要点。极便记诵，通俗易懂，为初学者设。

3331

药圣指南/(清)吴济南室编. 铅印本. 吴济南室，1925

529A

本书系长沙吴济南室药号的药品目录介绍。分补益、风痰、伤寒、暑湿、燥火、脾胃、气滞、痰嗽、眼科、小儿、妇科、疮科、咽喉、口齿、急救15门类编，收载丸、散、膏、丹、酒剂等成方340余首，分别介绍各药的功用、主治、宜忌、服用、方法等，以为求购药品者向导。

3332

成药全书/丁泽周编. 铅印本. 上海：国医

出版合作社，1934

603

按成药的主治功用分为16门，收中医丸膏精丹等成药近500种。

3333

中药成方/著者佚名. 抄本，1949

896A

3334

汉药成方汇编/陈扶宇编. 铅印本. 新京：东亚印书局，1941

491、541

3335

汉药成方汇编/陈扶宇编. 铅印本. 奉天：汉药同业公会，1939、1940、1941、1943

1、186、254、270、476

本书将汇辑的中药方剂，分为补益、发表、攻里、和解、表里、涌吐、收涩、调气、理血、祛痰、镇定、解毒、杀虫、驱风、除寒、祛暑、利湿、润燥、泻火、清温、消导、咽喉齿、耳目鼻、调经、胎产、疮疡、创伤等27门，收方约1000首。诸方皆据古今医籍择录，包括汤、丸、散、膏、丹各种剂型。每方标明出处、主治、药名及剂量、调剂方法、用量、禁忌、加减法等。

3336

汉药成方辑要/郭滓然编. 石印本. 安东：汉药会，1935

139、467、529

本书载方200余首，涉及内、外、妇、儿诸科病证12种，每症均以丸、散、膏、丹分部。卷尾补附药酒9首。

3337

汉药成药方案/齐齐哈尔市医药工会编. 石印本. 齐齐哈尔：市医药工会，1936

202

3338

万全堂药目/万全堂主人拙安氏编. 刻本. 天津：万全堂，1916

279、590

列风寒、脾胃、妇女、小儿等10门。书中首录先贤的有关论述，后载方剂639首，剂型有丸、散、膏、丹、药酒、花露、油剂等多种。方后只有主治，而未涉及药物组成。

3339

万春堂药目/万春堂药局编. 铅印本. 北平：万春堂药局，1919

590

按临床各科病证分为风痰门、伤寒门、暑湿门、补益门、脾胃门、眼科门、妇女门、小儿门、疮科门、咽喉口齿门等15门。每门之下分列方剂，计150余首，多为历代著名成药方，各种剂型俱备。每方有功效、主治等内容，但不著药物组成和制剂方法。

3340

丸散全集/冯存心堂编. 刻本，1922

541

按补益虚损门、痰饮咳嗽门、脾胃泄泻门等11门类；每一门载有数十方；每方下详列适应证、用法，但多未注明组成、用量以及丸散等剂制法。共载方446首，多属前人古方、经方之类。剂型以丸散膏丹酒剂为主，内容涉及内、外、妇、儿、眼目等科。

3341

丸散易知/秦伯未著. 铅印本. 上海：中医

书局，1930、1936

361、590、731、851、940

3342

丸散易知/秦伯未著. 铅印本. 上海：千顷堂书局，1930

706、931

全书分丸散易知、胶酒易知两部分，计载方151首。“丸散易知篇”记述了常用内科方97首、妇科方12首、儿科方10首、外科方21首；“胶酒易知篇”记述了胶类方7首、酒类方4首。并分别介绍了各方的适应病证及用量和用法等。其宗旨是强调治病用方要辨证，不能“一方治复杂之疾”，用药要究其实。

3343

丸散易知/秦伯未编. 铅印本. 上海：中医书局，1936(近代医学丛选；14)

590、940

3344

丸散集要/著者佚名. 抄本. 于牧，1949

590

全书分为补益心肾、脾胃泄泻、饮食气滞、痰饮咳嗽、诸风伤寒、诸火暑湿、妇科、儿科、眼科、外科及诸胶、膏、露、酒等门类，并附补遗，记载方剂近500首，多为历代著名方剂。每方有主治、组成、用法等内容。

3345

丸散集要录/聚生堂药局编. 抄本，1923

522

本书是聚生堂药局特请名医编辑的丸散目录。首载医中百误歌，“杂症门”有胸腹胀满、脾虚作胀、霍乱吐泻腹痛、虚劳咳嗽等常见病症的常规治法及市售丸药12种。“妇科门”记有经血不调、血枯、血瘀经闭、种子方等8首。“儿科门”有治婴儿惊风、搐搦角弓反张、疳积、痞块等常见病症的14种市售常用丸药。

3346

丸散膏丹方/著者佚名. 抄本，1920

139

本书选录丸、散、膏、丹、药酒等剂型的临床常用方剂250首，按补益心肾、伤寒诸风、饮食气滞、诸火暑湿、眼科、妇科、外科诸门分为7类。各方述有药物组成、剂量、制法，简言主症及适应证。

3347

丸散膏丹方/著者佚名. 抄本，1927

541

所录以古方为主，列内、外、妇、儿、五官等科疾病8门，收方495首，以丸散剂为多。每方由方名、主治、药物、制法等内容组成。

3348

丸散膏丹目录/万年青参茸药庄编. 铅印本. 天津，1933

139A

3349

丸散膏丹/著者佚名. 抄本，1929

401

收集158首丸、散、膏、丹方剂。其中丸剂8首、散剂99首、膏剂13首、丹剂27首、其他9首。对其药物组成采用了方歌形式记载，每方剂有详细制法，对研究丸、散、膏、丹剂型，有一定价值。

3350

丸散膏丹集成/郑显庭编. 铅印本. 上海：

世界书局，1937、1939、1943、1947

1、21、491、590、839A、891、901、907C、921、940

收集古今丸散膏丹成药方剂近3000首，按其功效分为补益、发散、和解、理气、理血、祛寒、利湿、泻火、急救等62类；每类按方名首字笔划列方；每方之下设发明、功用、药品、制法、用法及参考等项。卷末附有索引。

3351

卫生指南/项松茂撰. 上海：五洲大药房，1915、1919

541

系上海五洲大药房所请中西医学名家研制之药品制剂目录。载各种中西成药259种，包括合药、水药、丸药、胶药及散剂、膏剂、丹剂等。各药之下并附英文名及其功用、主治、服法、价目等。

3352

丹丸集要/邓树年撰. 刻本. 成都：聚昌印刷公司，1922

907C

全书收录160余方，每方下列方名。主治病证、药物组成、剂量、服法及宜忌等。

3353

丹元总集/著者佚名. 刻本. 衡山泰山药铺，1949

831

3354

膏丸方/著者佚名. 抄本，1934

541

本书记录37首膏、丸方的配伍、功用、药量及制作方法。

3355

膏方/著者佚名. 抄本，1938

590

3356

膏方/著者佚名. 抄本. 上海：艺学社，1934

541

记载了36首膏滋药的处方，方首均为较为详细的病案记述和病机分析，可供临床医生参考。

3357

膏方大全/秦伯未编. 铅印本. 上海：中医书局，1936(近代医学丛选；16)

590、731、931、940

上编介绍膏方的性质、效力、用量、煎熬、禁忌等；下编介绍27种治疗咳嗽、痰饮、眩晕、耳鸣、失眠、多寐、瘕聚、调经、白带、产后、求嗣等病症的膏方，说明主治、剂量、配制方法及服法。

3358

膏方大全/秦伯未编. 铅印本，1939

589、851、942B

3359

膏方浅识/陈存仁编. 铅印本. 上海：远志精舍，1939

139、361、514A、541、570、590、839A

书中详述膏滋方调治诸病适应证，如用于阳虚证之痰饮气喘、鸡鸣泄泻、疝气、阳痿；阴虚证之痨病、调治；妇女病之肝气、肝阳、白带、月经病；青年人之遗精、白浊、肾亏等。

3360

膏药/著者佚名. 抄本，1938

541

书中列膏药方及外用方109首。方下列主治，详略不一，后为药物组成及膏药与外用药的制法。对于中医外用方药的研究和应用有一定价值。

3361

膏散丸丹方/著者佚名. 抄本，1938

590

其中膏册载有30余种膏方；散册载有50余种散方；丸册载有40余种丸方；丹册载有40余种丹方；混杂册属补遗方，对未收录膏散丸丹各册中的方剂，“补遗”收录之，剂型也多属膏散丸丹类。

3362

考正丸散膏丹配制法/姚若琴，徐衡之编. 刻本. 上海：三民图书公司，1948

922

本书汇辑古今丸散膏丹名方，每方注明出处，备述功能、主治、药物、剂量及服法等。分为内、伤、妇、幼、外、眼科及诸胶、诸膏、药酒、花露、膏药等11类，录金匮肾气丸、六味地黄丸等520方。

3363

考正丸散膏丹配制法/姚若琴，徐衡之编. 铅印本. 上海：春江书局，1939、1942

2、21、139、270、491、514A、541、907C

3364

丸散膏丹国药配制法/丁泽周撰. 铅印本. 上海：仓昌书局，1948

541

3365

丸散膏丹配制法/鲍正祥著. 铅印本. 上海：中西书局，1931

590

3366

丸散膏丹配制法/饲鹤亭医室编. 上海：大通图书社，1939、1941

21、251、590

是记载丸散膏丹的专书。按补益虚损、脾胃泄泻、痰饮咳嗽等分为11类。于每一类中详细记载各种丸、散、膏、丹的药物组成、功能主治。全书载方450余首。对研究和运用丸散膏丹类方剂有一定参考价值。

3367

丸散膏丹自制法/陆士谔编. 石印本. 上海：中华新教育社，1921、1922、1925、1932、1934、1936、1949

139、186、270、279、351、385A、463、514A、529A、541、570、590、651、677A、731、738B、799A、831、839A、851、852、907C、931

3368

丸散膏丹自制法/胡安邦编. 铅印本. 中央书店，1941、1946

303、852

该书是一部制备中成药专著，收载555方，炮制方法多在药物名下角注形式出现，但无具体的炮制方法。书中对当时流行的某些药物的炮制、复制方法记载颇为详细。

3369

北京国药公会丸散丹制做法/北京国药公会编. 铅印本，1943

139

本书将临床常用而疗效卓著的400种中成药汇编成册。每方后有简明制法，详细列明每料原料及成药重量。

3370

古方丸散考略/北京药行商会编. 铅印本，1912

139、139A、202、279、529A

本书罗列中成药方名550余种，对各方出处一一标明。并将方剂分为伤寒、补益、脾胃、气滞、燥火。痰饮、小儿、妇科、眼目、口齿、暑湿、疮疡12门。后附“名医历史集要”。

3371

汉药丸散膏酒标准配本/高仲山著. 铅印本. 哈尔滨：精益书局，1944

529A

本书介绍汉药丸散膏酒标准配方、制药须知等。

3372

考正丸散膏丹集/上海国医学会编. 铅印本. 上海：国医学会，1934

1、186、270、303、361、491、541、546、590、728、800、922、940

对历代医家配制的名同而方异之丸散膏丹加以考正。以各方原名首字笔画为序排列，每方先列原名，再列书名、功用、药品、制法、用法、杂论等项。

3373

考正丸散膏丹集/上海国医学会编. 铅印本. 上海：大方印刷局，1934

270、741

3374

考正古今丸散全集/安庆药业公所编. 刻本，1924

202、514A

3375

至宝丸散集：十卷/著者佚名. 刻本，1914

709

3376

至宝丸散集：十卷/著者佚名. 铅印本，1931

21、590

3377

药片与药丸/戴凯著. 铅印本. 上海：世界书局，1940

541

3378

药品丸散说明功用：二卷/柳致和堂编. 刻本. 江阴，1920

709

以乾、坤分卷。“乾卷”载黄连、厚朴等88味中药，并分述其性味、功能、主治，并载药酒5种、药露42种、丹与散79种、胶与膏43种、糕2种、丸药14种，均详细说明其功用主治。“坤卷”记载药丸329类，分门别类，便于查寻。

3379

试验神效丹方/从善医室编. 石印本，1920

541

采用以病证命方，或病证下直接出方药的方法。载当时验方、单方60余首，主治60余种病证。每方都冠以试用的医者或出处。内容涉及内、外、妇、儿、五官各科。

3380

长命牌各种良药汇集/褚民谊题. 铅印本，1933

541

逐页题名：信谊长命牌各种良药汇集。

3381

宝饵留春/郑德轩辑. 铅印本. 广州: 郑福兰堂, 1937

302、381、391、590

3382

北平乐家继仁堂老药铺丸散膏丹价目表/乐鉴秋辑. 铅印本. 北平: 继仁堂, 1936

139

3383

北平同仁堂乐家老铺丸散膏丹价目/同仁堂著. 铅印本. 北平: 同仁堂, 1935

391

系同仁堂乐家老药铺为邮购者及外地代理商取阅价目，以备购药汇款及便于合计各项常用药品分类刊表，填注现时售价，并于药名下附加主治大略。分门载药计670种。

3384

北平庆仁堂虔修诸门应症丸散膏丹总目/著者佚名. 铅印本. 北平: 庆仁堂, 1918

139

3385

北平庆仁堂虔修诸门应症丸散膏丹总目/著者佚名. 铅印本. 京兆公主第一工厂, 1920

139

3386

北平宏仁堂乐家老铺丸散膏丹价目/宏仁堂编. 铅印本. 北平: 宏仁堂, 1938

139

本书首先简要介绍宏仁堂创办历程、服务宗旨及邮购办法等。全书列宏仁堂出售的450余种中成药及80余种中药材价格。并附有各药主治范围。

3387

北平宏达堂丸散膏丹价目/著者佚名. 铅印本. 北平: 宏达堂, 1937

391

3388

北平恒兴参茸店药品功用及价目表/恒兴参茸店编. 石印本. 北平: 恒兴参茸店, 1934

139、541、590

实际是该药店的药品总目录及价格表。书中列有鹿茸、虎骨、高丽参等贵重中药76种和自制丹丸6种。在每药药名下，首将本药分为上、中、下三等并分别记述了价格。后列有本药主要功用。在书后的6首丹丸中，仅记载了方名、主治，而无药物组成。

3389

北京市国药业同业公会古方配本/北京市国药业同业公会编. 抄本. 北平, 1928

139

是书含补益门、气滞门、疮疡门、咽喉口齿门、妇科门、小儿门6类，录方计481首。每方详述其主治、配伍、药物炮制，且多有出处。载方重在实用。

3390

天津榕成记药目/卞肇新编. 铅印本. 天津, 1926、1929

139A、279、590

为天津榕城记所生产中成药的簿本。书中列风痰门、伤寒门等15门，列方178首，所治疾病涉及内、外、妇、儿多科。每方只录主治，无药物组成。

3391

乐仁堂药目/(清)乐凤鸣辑. 刻本. 天津: 乐仁堂, 1930

139、514A、529A

该书实为同仁堂配制丸散膏丹之总目，又称《同仁堂药目》。内容分为风痰门、妇科门、疮科门、小儿门等16类。分门记述方药390余首，每方均述其功效、服法。

3392

乐寿堂药目/乐寿堂主编. 刻本. 乐寿堂，1923

839A

本书收录京都乐寿堂所制各种膏、丹、丸、散、酒剂等。以病证为纲，列有风疾、伤寒、瘟疫、暑湿、燥火、补益、脾胃、泻痢、眼目、妇科、痰嗽、气滞等16门，每种剂型仅述治疗主治。

3393

冯存仁堂丸散膏丹全集/铅印本，1934

541

3394

北京永安堂参茸胶醴丸散膏丹价目/（清）永乐堂编. 铅印本，1935

139

3395

叶种德堂丸散膏丹说明书/叶鸿年编. 铅印本. 杭州：叶种德堂，1914、1915、1926

139、279、514A、541、590、702、721、731、732、733、733B、738、738B、921、931

分补养虚损、调理气血、妇科、眼科等15门，列方91首，剂型有丸、散、膏、丹、药酒、花露等多种。方剂无药物组成，仅有主治疾病、病因病机、临床表现等。

3396

永仁堂丸散膏丹价目表/乐咏西编. 铅印本. 北平：永仁堂，1933

139

3397

同昌参茸庄目录/同昌参茸庄编. 石印本. 北平：同昌参茸庄，1933

951

3398

同仁堂药目/（清）乐凤鸣辑. 刻本，1917、1923

1、139、270、286、511、737

此书为清代北京同仁堂药店中成药目录。分为风痰、伤寒、瘟疫、暑湿、燥火、补益、脾胃、泻痢、眼目、妇科、痰嗽、气滞、疮科、小儿、咽喉口齿、补遗16门，收载丸散膏丹293种。每药仅列主治证候，不著药味。

3399

同寿堂药目/同寿堂编. 石印本. 北平：同寿堂，1940

139

3400

同济堂参茸醪醴丸散膏丹价目表/同济堂主人辑. 铅印本. 北平：同济堂，1927、1930

139、279

是书称“所列各病皆为人之所必有，所制各药必为人所不能无”，故分风痰、伤寒、温疫、补益、眼目、妇科、疮科。小儿、咽喉口齿等15门，介绍诸病常用丸、散、膏、丹500余首，每方之下均无组成，但列有主治、功效价目。并附参茸、胶类、细料药材3门，介绍87种珍贵中药价目。

3401

同济堂药目/同济堂编. 刻本. 北平：同济

堂，1923、1932、1936

202、279、308A、381、421、461、462、467、476、523、529A

3402

存济堂膏方说/著者佚名. 刻本，1938

677A

是一部介绍中药外治法的专著，包括药艾的配制以及伤寒、感冒、鼻衄、心腹痛、痞块、臌胀、腰痛、哮喘、眼疾、喉痹、催生、子宫脱垂、乳痈、儿科病等病的外治膏方，并附炮制及用法。

3403

庆仁堂丸散价目表/著者佚名. 石印本，1930

139

3404

庆颐堂药目/庆颐堂编. 铅印本，1934

139A

3405

西京普太和药店简易药目/著者佚名. 铅印本，1947

279

3406

佛慈药厂科学国药/佛慈药厂编. 铅印本. 上海：佛慈药厂，1933

1、21、421、590、851、922、940

分两部分，前一部分辑焦易堂、蔡元培、胡定安等人有关改良国药的文章6篇，及该厂改良国药标准大纲。后一部分介绍该厂生产的各类丸散膏丹112种。

3407

妙药全书/乐善堂主人编. 铅印本. 松江：余文成堂，1935

139、391、728A、738B

本书为民国年间上海乐善堂药店配制丸散膏丹目录。全书分为补益、妇婴、杂症、戒烟、外科、花柳6门，收录中成药等239种。每药详述主治、功用、价格，而不著药物组成。书中收有戒鸦片烟方5种。所收牙粉、香水、药皂、晕船药、暖腰药怀炉等。

3408

宏济堂药目/宏济堂主编. 刻本. 宏济堂，1923

839A

是书收录宏济堂自制膏、丹、丸、散、露、锭、酒等560余种。以病证为纲，分风痰、伤寒、瘟疫；暑湿、燥火、补益、脾胃、泻痢、眼目、妇科等13门，每门下列药品，药下列主治病证、服法等内容。

3409

寿世汇编/老太和广药庄编. 石印本. 天津：老太和广药庄，1915、1930

277、521、541、709、746A

将该药房销售的近300种中药制剂分为风痰、伤寒、暑湿、补益等23个门类加以介绍。

3410

应用国药辑/姜潜庵编. 铅印本. 北平：慈济医社，1949

139

3411

怀仁堂价目表/怀仁堂编. 铅印本. 京都：怀仁堂，1934

139

3412

怀仁堂药目/乐销东辑. 京都怀仁堂，1934

139

3413

改正丸散全集/安庆药业公所编. 刻本. 安庆：药业公所，1924

139

系药业公所同人因感当时丸散之方药不符，贻害病家，故搜集古代名医手定之书，细心改正经数年汇集而成。将各种丸散分为补益虚损门、诸火暑湿门、痰饮咳嗽门、饮食气滞门、脾胃泄泻门5大门类。收录丸散计406首，每门前有论、后有方，读者可按病索药、祛病疗疾。

3414

改正丸散膏丹集/陆士谔，贺芸生，戴达夫主编. 铅印本. 上海：国医学会，1934

590

3415

杨衡源保龄药室药目/杨钩编. 铅印本. 昆明：云南官印局，1915

901

全书有总目，认为《神农本草经》不详病源，《内经》略于方剂，因创设保龄药室于昆明，收辑屡试灵验医方，合为方便使用之丸散膏丹百余种，如参茸延寿丹、参茸卫生丸、宁坤至宝丹等。但方中无药物组成及剂量。

3416

沛仁堂药目/沛仁堂编. 铅印本. 沛仁堂，1933、1935

1、279

本书为在北平和平门外之沛仁堂药店制售中成药目录。书前有店主人乐朴孙序。全书分为风痰、伤寒、瘟疫、暑湿、燥火、补益、脾胃、泻痢、眼目、妇科、痰嗽、气滞、疮科。小儿、咽喉、口齿及补遗16方，收成药542种，其中包括个别单味药，如番泻叶、库伦黄芪、姜制半夏。每种药详述其功用、主治、用法。

3417

京药集成/北平药局编. 刻本. 上海：北平药局，1938

1

介绍该药局及北平其他各家制药厂生产的中成药名称、功效。书后附上海市医生一览表。

3418

京都太和堂虔修诸门应症丸散膏丹露水药膏目录/京都太和堂药铺编. 铅印本. 天津：太和堂药店

651

3419

京都永生堂参茸药庄丸散膏丹一览表/铅印本. 北平：京都永生堂，1933

731

内分风痰门28种、伤寒门32种、瘟疫门14种、泻痢门9种、暑湿门20种、燥火门25种、补益门79种、脾胃门19种、眼目门18种、妇科门50种、痰嗽门38种、气滞门18种、疮科门76种、小儿门60种、咽喉口齿门24种、参茸门14种，总524种丸散膏丹，注明主治、价格，便于选购。

3420

京都延龄堂皮赞公老药铺各种丸散膏丹价目/著者佚名. 铅印本. 京都延龄堂

139

3421

鹤年堂丸散汇集/西鹤年堂编. 稿本. 北平：西鹤年堂

139

3422

达仁堂药目/乐达仁编. 刻本. 天津：京都达仁堂东家老药铺，1913

1、2、139、139A、277、279、361、381、385A、391、433、461、462、465、476、491、529A、541、570、590、664、701、721、728A、731、735、741、782、799A、800、839A、917A、922、940

将达仁堂所用药物，按风痰门、伤寒门、眼目门、小儿门等分为15门类；每门类之下载有数方或数十方；每方中记载功效、组成、用法。全书载方120余首，多为当时被广泛运用的方药，如六神丸、朱砂丸等，以膏散丸丹方居多，内容涉及内、外、妇、儿等科。

3423

京都颐龄堂药目/乐咏西编. 刻本. 颐龄堂，1919

139、202、301、381、522、541、590、651

是京都颐龄堂所生产中成药的簿本。书中列风痰门、伤寒门、疡科门、补遗门等15门，治疗内、外、妇、儿、五官等科多种疾病。列方454首，每方仅录方名、主治、眼药方法，无药物组成和制法。

3424

松江余天成堂丸散膏丹全集/余天成堂编. 石印本. 松江：余天成堂，1931

590

按临床病证及药物剂型等分为补益虚损、脾胃泄泻、饮食气滞、痰饮咳嗽、六气、眼科、外科、妇科、儿科、诸胶、膏滋、膏药、花露、药酒、药油15门；每门之下分列各类方剂，每方有主治、组成、用法等内容。收载成药480余种，丸散膏丹俱全。

3425

绍兴县同善局附设施医局医方汇选/何廉臣等撰. 铅印本. 张钟沅，1921

286、302、590、735

书中列内科时证、内科杂证、妇科杂证、儿科杂证、咽喉病5门，列方382首。每方均以病案形式记述，首列患者姓名、所患疾病、主要表现，后为治法、处方、煎服法等内容，末为医生姓名。

3426

育宁堂成药配本/著者佚名. 抄本，1912

202

为育宁堂药店中成药配本。分为风寒、补益、脾胃、饮食、诸火、痰饮、眼目、妇科、小儿、疮科10门，收方383首，每方详述药物、份量、制法。皆为临证常用方，如牛黄清心丸、神效活络丹、防风通圣丸、史国公药酒等。

3427

恒兴参茸店药品功用及价目表/恒兴参茸店辑. 石印本. 北平：恒兴参茸店，1934

139、541、590

3428

绝妙丸散膏酒方/周志林撰. 铅印本. 上海：务本书药社，1934

590

所录为作者的家传方。书中分化痰类方、疼痛类方、吐血类方等11种，列方80余首。每方之药物组成、主治、制法俱全。

3429

校正国药丸散膏丹古方汇编/施家栋，程调之等编. 铅印本. 南京：国药业公所，1930

1、2、3、21、186、270、277、279、391、412A、412B、421、433、450、475A、476、491、514A、529A、546、570、589、590、651、664、728A、746A、799A、839A、907C

为记载古方丸散膏丹的专书。全书按方剂名称的笔画排列，每一方详列出处、功效、组成、制法、服法。所录方剂多是古本原方，载方770余首，内容涉及内外妇儿五官等科。

3430

虎治丸散膏丹：四卷/杨均辉录. 抄本，1947

907C

卷一及卷二的前半部介绍近700首常用膏丹丸散的方名、主病及病机、药物组成、剂量、炮制和服药方法、宜忌等，包括内外妇儿、五官、骨伤等；卷二的后半部载录“内经病机”、“五脏受病”、“四时用药法”及“长沙歌括”等以指导临床用药；卷三为对证用药卷，列病证约500余条；卷四为目经眼痛专科，列出500余条眼科及其他科的常见病证，略作分析后列出常用治疗方法及药物。

3431

聂同寿堂丸散膏丹录/聂同寿堂编. 刻本. 玉山：聂同寿堂，1931

541

载方近200首。收录了十全大补丸、补中益气汤、金匮肾气丸、天王补心丹、冰硼散、虎骨木瓜酒、万应锭、太极两仪膏等诸多名方。各方均列其主治及服药方法等内容。

3432

钱存济堂丸散膏丹全集：四卷，续集一卷/钱立缙编. 石印本. 上海：钱存济堂，1914、1915

2、139、186、270、286、301、303、361、381、391、393、412B、541、570、572、589、590、677A、701、709、896A、907C

为上海钱存济堂药店自制中成药目录。全书按病证及药物剂型分为补益心肾、脾胃泄泻、饮食气滞、痰饮咳嗽、六气、杂证、妇人、小儿、外科、眼科、诸胶、药酒、花露等16门。每门之下分列各类方剂，计510余首。载方多为历代著名成药，各种剂型齐全。每方有主治证候、组成药物、制剂用法等。

3433

钱存济堂丸散膏丹全集：四卷，续集一卷/钱立缙编. 铅印本. 上海：国医出版合作社，1934

590

3434

钱存济堂丸散膏丹全集：四卷，续集一卷/钱立缙编. 铅印本. 上海：仓昌书局，1948

590

3435

钱存济堂丸散膏丹全集：四卷，续集一卷/钱立缙编. 刻本. 上海，1913、1924

186、907C

3436

雷允上诵芬堂丸散全集/雷允上诵芬堂编. 铅印本. 苏州：雷允上诵芬堂，1932

1

介绍雷允上诵芬堂生产和各种丹散膏

丸的名称及功效。

3437

雷允上诵芬堂丸散饮片全集/雷学嘉，雷学乐编订. 铅印本. 上海：天星久记印刷公司，1938

541

3438

颐龄堂虔修诸门应症丸散膏丹总目/颐龄堂乐家老药铺著. 刻本. 京都：颐龄堂乐家老药铺，1919

1、139、202、301、381、522、541、590、851

本书系在原“天宁堂”、“万龄堂”丸散膏丹集的基础上，扩充整理编辑而成。如“风痰门”由“万龄堂”之14方增至31方；“伤寒门”由“万龄堂”的15方增至26方；又增“瘟疫门”。“补益门”由“万龄堂”的60方增至87方。无杂治门，但多“补遗门”22方。对每方的论述与主治作用也较原集更为详细丰富。末附“求嗣说文”1篇，论述求子胎孕之事。

3439

鹤鸣堂价目表/编者佚名. 铅印本. 北平：鹤鸣堂，1930

279

3440

蘡薁轩丸散真方汇录：十八卷/张树筠编. 铅印本. 天津：张树筠，1929、1930、1933、1939

1、21、139、186、251、270、361、381(残)、412A、570、590、731、738B、781、901、921、940

本书所录方剂大多为历代名方、验方。以证类方，每方下列出处、功能、主治、用法、忌服、按语等内容。卷一包括几例、“配制丸散注意事项”，并列“伤寒”、“真中风”等病5门，录方42首；卷二至卷十列“瘟疫”、“霍乱”等病55门，录方508首；卷十一列眼病4门，方52首；卷十二列五官病6门，方74首；卷十三、十四列妇科病16门，方92首；卷十五、十六列小儿病17门，方87首；卷十七、十八列外科病21门，方155首。

八、临证各科

1 温病

1.1 四时温病

3441

医寄伏阴论：二卷/（清）田宗汉著. 铅印本. 上海：世界书局，1936（珍本医书集成；33）

541

即《伏阴论》。作者认为时行伏阴有似霍乱而实非霍乱。遂详论此病，辨析伏阴与霍乱之区别，列述其原病、变症、死候、禁令、瘥后等情况，说理明晰，有独到见解，可以启迪后人。书中还摘取《伤寒杂病论》中与伏阴证同属一派的阴病条文作为此类并观，末附舌鉴图25帧。体例仿仲景《伤寒论》。又名《医寄伏阴论》。

3442

伏阴论：二卷/（清）田宗汉著. 铅印本. 上海：大东书局，1936（中国医学大成；57）

1、2、3、139、270、277、361、391、461、476、511、541、579、589、590、728、831、851、852、901、907B、907C、921、940

3443

重订时行伏阴刍言/（清）田宗汉著. 铅印本. 杭州：三三医社，1924（三三医书；8）

3、139、139A、186、270、277、308A、361、391、546、572、590、728、731、738A、800、839A、907C、921、940

李贡三重订。本书实为田氏《医寄伏阴论》之重订缩编本，基本内容无何变化。

3444

温症指归：上下册/（清）周魁撰. 铅印本. 上海：大东书局，1936（中国医学大成；38）

1、2、3、139、270、277、361、391、461、476、511、541、579、589、590、728、733A、831、851、852、901、907B、907C、921、940

首论温证之原，次辨温证之治，又列药方，末列医案。

3445

温症指归/（清）周魁撰. 铅印本. 杭州：三三医社，1924（三三医书；44）

3、139、139A、186、270、277、308A、361、391、546、572、590、728、731、738A、800、839A、907C、921、940

3446

伤暑全书：十卷/（明）张鹤腾撰；（清）叶霖增订. 精抄本. 守一斋，1922

590

此书根据《素问》暑病的理论，较全

面地叙述了各种暑病以及和伤暑有关的一些病证的病因、脉、证和主治方剂。本书后经清叶霖增订，易名《增订伤暑全书》，内容有较多的补充。末附古代名医论暑精华及暑病医案。

3447

增订伤暑全书：二卷/(明)张鹤腾撰；(清)叶霖增订. 铅印本. 上海：世界书局，1936(珍本医书集成；26)

1、3、21、139、140、152、185、186、202、254、270、289、301、303、308、309、360、381、396、421、433、461、476、491、541、546、572、579、589、590、706、728、731、738A、781、799A、800、831、839、839A、851、852、871、891、901、907B、907C、911、917A、921、922、926A、931、940、942B

3448

增订叶评伤暑全书：二卷/(明)张鹤腾撰；(清)叶霖增订. 铅印本. 上海：大东书局，1936～1937(中国医学大成；36)

1、2、3、139、270、277、361、391、461、476、511、541、579、589、590、728、831、851、852、901、907B、907C、921、940

3449

伏气解/(清)叶霖著. **伏邪新书**/(清)刘恒瑞著；裘庆元校. 铅印本. 上海：大东书局，1936～1937(中国医学大成；44)

1、2、3、139、270、277、361、391、461、476、511、541、579、589、590、728、733A、831、851、852、901、907B、907C、921、940

《伏气解》分：论热病、论五脏痿病、论五脏移热、论暑燥、论痧胀等7篇。阐析各种伏气病的病因、病理、证候和治法。《伏邪新书》分述伏燥、伏寒、伏风、伏湿、伏暑、伏热的证治。

3450

叶氏伏气解/(清)叶霖撰. 铅印本. 绍兴：医药学报社，1918～1921(国医百家；3)

139、139A、277、279、289、462、589、590、706、738A、738B、907B、926A

本书专论温病伏气发病的证治。

3451

春温三字诀/(清)张汝珍撰. 刻本. 成都：双流张氏，1933

1、3、139、186、251、279、303、361、799A、907C

书名"春温"，实际上论述以风温为主，对于风温病的病因、病机、病证以及辨证施治予以全面论述。用三字诀加注的形式，阐析其证治。

3452

春温三字诀/(清)张汝珍撰. 刻本. 成都：义生堂，1935(汲古医学丛书. 附)

186、907C

3453

春温三字诀/(清)张汝珍撰. 铅印本. 上海：锦章书局

277、854

3454

春温三字诀方歌/张骥增辑. 刻本. 成都：义生堂，1933(三字经合编；5)

1、3、139、186、251、279、303、361、799A、907C

1935年张骥将"春温三字诀"所述温病常用治疗方剂20首，编成七言歌诀，题以《春温三字诀方歌》，介绍其主治、方义及加减诸法。

3455

时病论：八卷/（清）雷丰著. 石印本. 上海：锦章书局，1912、1940

286、361、391、461、514A、651、664、738A、851、917A、921、926A

此书论述四时温病为主，兼及泄泻、中暑、痢疾、疟疾等时令病，对病因、病理、症状特点、立法依据叙述颇详。每证介绍雷氏自拟诸法和常用成方，末附个人治案。书末附：温瘟不同论、伤寒书统治六气论、类证兼证论、胎前产后慎药论、治轻证宜细心重病宜大胆论等6篇。

3456

时病论：八卷/（清）雷丰著. 石印本. 上海：文瑞楼

277、385、541、590、603、651、702、707、733B、738A、896A

3457

时病论：八卷/（清）雷丰著. 刻本. 无锡：日昇山房，1922

1、2、202、270、289、301、361、541、590、733A、738A、781、799、799A、852、896A

3458

时病论：八卷/（清）雷丰著. 石印本. 上海：天宝书局，1933

738A

3459

时病论：八卷/（清）雷丰著. 石印本. 上海：炼石斋书局

351

3460

时病论：八卷/（清）雷丰著. 铅印本. 成都：昌福公司，1942

854、907C

3461

加批时病论：八卷/（清）雷丰著；陈秉钧加批. 石印本. 上海：广益书局，1912、1923、1931、1932

139、186、270、279、289、308A、361、385A、393、421、433A、519、529A、541、590、651、664、728A、733B、736、737、781、799A、831、907C

本书为清雷丰《时病论》之批注本。批文为眉批，或提示要点，或解难释疑，或与诸家之说互相比较。

3462

新增时病论证方便读：二卷/王世雄编. 吉安：振兴铅印局，1935

139、590

上卷列冬伤于寒春必病温大意；下卷列夏伤于暑秋必痎疟大意。王氏据雷丰《时病论》原著改编为七言韵语，另用小字旁注形式串解其说，“可俾学者脱口即能成诵，便于解知运用”。于“春伤于风”条下，列伤风、冒风、中风、风寒、风湿、风热诸证；“春伤于风夏生飧泄”条下，列洞泄、寒泻、火泻、暑泻、痰泻、食泻、寒痢、热痢、湿痢、禁口痢；“夏伤于暑”条下，列伤暑、冒暑、中暑、暑风、暑温、暑瘵、霍乱、痧气、秽浊、疰夏、热病等。就其分类编排而言，亦别具一格。

3463

增订时病论：八卷/（清）雷丰撰；何筱廉增订. 铅印本. 上海：大东书局，1926、

1934、1936

139、251、270、277、279、280、286、301、361、393、412A、412B、463、476、491、514A、521、529A、570、590、701、706、738A、741、799A、831、901、907B、922、926A、931、933、940

本书在《时病论》的基础上，由何氏重加按语，并新增陆晋笙先生《新编雷氏六十法歌诀》而成。

3464

时病分证表：三卷/(清)雷丰撰；彭光卿编. 铅印本. 上海：中医书局，1934、1936、1941、1946

21、186、270、514A、589、590、706、851、940

本书以雷氏《时病论》原书为基础，提其纲挈其领，根据所述病证性质列为图表。上卷病证，中卷诸法，下卷成方。所列诸表，分纲目两项，病名称之纲，病因病证称之因。诸法均列药物并编成歌诀，成方均注明出处。

3465

温病条辨：六卷/(清)吴瑭著. 铅印本. 北平：中药讲习所，1938(医学大意；3)

139、475A

本书仿张仲景《伤寒论》体例，分篇分条论析温病三焦辨证及治法。卷首引述《内经》有关温病条文并加释。卷一为上焦篇，卷二为中焦编，卷三为下焦篇，卷四为杂说，卷五为解产难，卷六为解儿难。

3466

温病条辨：六卷/(清)吴瑭著. 铅印本. 北平：北平国医学院(医学大意；3)

412B、491

3467

温病条辨：六卷，卷首一卷/(清)吴瑭著. 石印本. 成都：正古堂，1936

799A、854

3468

温病条辨：六卷，卷首一卷/(清)吴瑭著. 刻本. 成都：正古堂，1912

799A、854

3469

温病条辨：六卷，卷首一卷/(清)吴瑭著. 石印本. 上海：文瑞楼，1913、1921

139、277、279、301、302、351、361、475A、651、664、677A、728A

3470

温病条辨：六卷，卷首一卷/(清)吴瑭著. 石印本. 上海：章福记书局，1913

202、361、461、514A、851、907C

3471

温病条辨：六卷，卷首一卷/(清)吴瑭著. 石印本. 上海：锦章书局，1914

1、139、139A、277、361、529、529A、541、853、901、907C、917A、921、931、940

3472

温病条辨：六卷，卷首一卷/(清)吴瑭著. 石印本. 上海：炼石书局，1917

277、301、529A、738A

3473

温病条辨：六卷，卷首一卷/(清)吴瑭著. 石印本. 上海：鸿宝斋书局，1918

277、461、462、529A、737、858

3474
温病条辨：六卷，卷首一卷/(清)吴瑭著. 石印本. 上海：上海书局，1921
701

3475
温病条辨：六卷，卷首一卷/(清)吴瑭著. 石印本. 上海：铸记书局，1920、1921
251、308A、401、466、541、741、931

3476
温病条辨：六卷，卷首一卷/(清)吴瑭著. 铅印本. 上海：鑫记书社，1929、1934
139、362、514A、541、590、664、731、737、738A、738B、831、917A、931、933

3477
温病条辨：六卷，卷首一卷/(清)吴瑭著. 铅印本. 上海：中医书局，1935
590

3478
温病条辨：六卷，卷首一卷/(清)吴瑭著. 铅印本. 上海：校经山房，1936
931

3479
温病条辨：六卷，卷首一卷/(清)吴瑭著. 石印本. 上海：大文书局，1936
21、279、931

3480
温病条辨：六卷，卷首一卷/(清)吴瑭著. 铅印本. 上海：文新出版，1936
1、139、664、746A、831

3481
温病条辨：六卷，卷首一卷/(清)吴瑭著. 铅印本. 上海：千顷堂书局，1937
277、361、514A、701、907B

3482
温病条辨：六卷，卷首一卷/(清)吴瑭著. 石印本. 上海：广益书局
21、202、286、351、381、421、433A、529A、541、590、664、701、733B、781、831、852、922、931、940

3483
温病条辨方论新诗诀/胡济川编. 稿本，1935(安定养花庐医药丛书；1)
139

3484
增补评注温病条辨：六卷，卷首一卷/(清)吴瑭著；(清)叶霖，(清)王士雄评注. 铅印本. 上海：大东书局，1936～1937(中国医学大成；39)
1、2、3、139、270、277、361、391、461、476、511、541、579、589、590、728、831、851、852、901、907B、907C、921、940

第1～5册分6卷对《温病条辨》加以评注；第6册《温病条辨歌括》，分上、下两卷，上卷讲述上、中、下三焦240证；下卷介绍上、中、下三焦方歌196首；第7册包括：颜芝馨《温病条辨歌括》、方内散人《辑补温热诸方》、恒斋《辑温病条辨论》、杨墙《温病医方撮要》、曹华峰《增补评注治温提要》、张子培《温病三字经》、沈麟《温热经解》等7种，使初习者因证方法，应有尽有。

3485
温病条辨证方歌括/(清)钱文骥编辑. 铅印本. 上海：中医书局，1930、1939

186、590

钱氏按《温病条辨》原本次序，将温病诸证证治方药编成韵语歌括，便于读者学习。

3486

温病汤头歌/著者佚名. 抄本，1921

139

本书将《温病条辨》汤头编成歌括，仅述药物组成，便于熟记。

3487

温病条辨方证歌括/钟少桃撰. 铅印本. 广东：光汉中医药专门学校，1928、1931、1933

590、907C、933

书中对《温病条辨》中所载方剂结合适应证编成歌括，便于诵读、记忆，对初学者很有帮助。

3488

温病条辨歌括/吴藻江撰. 铅印本，1933

412B

3489

温病条辨歌括：二卷/颜芝馨著. 铅印本，1920

412B

上卷有上焦篇歌括64首，中焦篇歌括100首，下焦篇歌括76首，合计240首；下卷分上焦方歌、中焦方歌、下焦方歌。

3490

温病条辨歌括：二卷/颜芝馨撰. 铅印本. 上海：大东书局，1936～1937（中国医学大成；39）

511、541、1、2、3、139、270、277、361、391、461、476、579、589、590、728、831、851、852、901、907B、907C、921、940

3491

温病条辨歌括/刘本昌编. 刻本. 湘潭：刘氏培根堂，1946

139、186、254、301、308A、361、728A、738B、831、839A、901、917A

3492

温病条辨节要/杨叔澄撰. 铅印本. 北平：华北国医学院，1938

1、279、286、491

本书为华北国医学院的讲课教材，书中分析了《温病条辨》上、中、下三焦篇的部分内容。

3493

温病条辨汤头歌/李厚堃撰. 抄本，1930

664

本书分上、中、下焦篇，以汤头歌括形式介绍《温病条辨》所载风温、温热、温疫、温毒、冬温160余方的临床运用，便于诵记。

3494

温病条辨汤头/著者佚名. 抄本，1937

922

3495

温病条辨汤头歌括/赵奏言撰. 抄本，1927

139

本书将吴鞠通《温病条辨》方剂编成歌括，按上、中、下三焦顺序编次，载方173首，内容涉及主治、脉证、药物、加减法等，便于临证应用。

3496

辑温病条辨论/恒斋编撰. 铅印本. 上海：

大东书局，1936～1937（中国医学大成；39. 附）

1、2、3、139、270、277、361、391、461、476、511、541、579、589、590、728、831、851、852、901、907B、907C、921、940

3497

温热经纬：五卷/（清）王士雄纂. 石印本. 上海：千顷堂书局，1949

2、270、277、279、280、393、431、466、491、529A、541、590、728A、731、738A、917A

3498

温热经纬：五卷/（清）王士雄编. 铅印本. 上海：中医书局，1935、1947

21、301、308、361、433、450、839A

内分5卷。卷一内经伏气温热篇；卷二仲景伏气温病篇、仲景热病篇、仲景外感热病篇、仲景湿温篇、仲景疫病篇；卷三叶香岩外感温热篇、叶香岩三时伏气外感篇；卷四陈平伯外感温病篇、薛生白温热病篇、余师愚疫病论、疫证条辨；卷五方论。

3499

温热经纬：五卷/（清）王士雄撰；（清）叶霖评注. 铅印本. 上海：世界书局，1937（基本医书集成；13）

940

3500

温热经纬：五卷/（清）王士雄著. 铅印本. 湖南：文化印书局，1913

139、738、831

3501

温热经纬：五卷/（清）王士雄著. 刻本. 镇江：商务图书馆，1928

391、651、737

3502

温热经纬：五卷/（清）王士雄著. 石印本. 上海：锦章书局，1914、1947

1、286

3503

温热经纬：五卷/（清）王士雄著. 石印本. 上海：普新书局，1915

529A、907C

3504

温热经纬：五卷/（清）王士雄著. 石印本. 上海：世界书局，1921、1925、1930、1942

139

3505

温热经纬：五卷/（清）王士雄著. 铅印本. 上海：神州医学社，1923

286、651、831、915

3506

温热经纬：五卷/（清）王士雄著. 石印本. 上海：英华书局，1926

303、896A、931

3507

温热经纬：五卷/（清）王士雄著. 铅印本. 上海：中华书局，1935

21、799A

3508

温热经纬：五卷/（清）王士雄著. 石印本. 上海：千顷堂书局，1911～1949

590

3509

温热经纬：五卷/（清）王士雄著. 刻本. 苏州：交通益记图书馆，1949

139

3510

温热经纬：五卷/（清）王士雄著. 石印本. 上海：文瑞楼，1912（潜斋医书五种；4）

279、280、308A、361、412A、433A、475A、476、514A、529、529A、541、664、728A、799A、839A、896A、907B、922、940

3511

增评温病条辨：六卷/（清）吴瑭撰；陆士谔评. 铅印本. 上海：世界书局，1925

139、139A、279、301、351、385、590、721、831、907C、931

陆氏对《温病条辨》一书作了简要评注，尤于五运六气方面作了较多分析。

3512

六因条辨：三卷/（清）陆廷珍著. 铅印本. 上海：世界书局，1936（珍本医书集成；35）

1、3、21、139、140、152、185、186、202、254、270、289、301、303、308、309、360、381、396、421、433、461、476、491、541、546、572、579、589、590、706、728、731、738A、781、799A、800、831、839、839A、851、852、871、891、901、907B、907C、911、917A、921、922、926A、931、940、942B

陆氏以风、寒、暑、湿、燥、火六因为纲，融会前人学说，参附己见，采用条辨形式分别论述春温、伤暑、中暑、中热、伏暑、秋燥、冬温、温毒、伤湿、暴感风寒、伤风、风温等多种病证。能兼采众家之长，而又颇有临床心得。

3513

六因条辨：三卷/（清）陆廷珍著. 铅印本. 上海：文光书局，1937、1942

461、590、728

3514

增补评注治温提要/（清）曹华峰撰. 铅印本. 上海：大东书局，1936～1937（中国医学大成；39. 附）

1、2、3、139、270、277、361、391、461、476、511、541、579、589、590、728、831、851、852、901、907B、907C、921、940

3515

六气感证要义/（清）周岩撰. 铅印本. 上海：世界书局，1936（珍本医书集成；28）

1、3、21、139、140、152、185、186、202、254、270、289、301、303、308、309、360、381、396、421、433、461、476、491、541、546、572、579、589、590、706、728、731、738A、781、799A、800、831、839、839A、851、852、871、891、901、907B、907C、911、917A、921、922、926A、931、940、942B

外感病证的病因不出风、寒、暑、湿、燥、火六气，遂依次分述风、中风、寒、中寒、暑、风温、湿、风湿、湿温、燥、火等多种病证。于六气的每一外感病证，先集说，次方解，集诸家学说，参以个人心得以阐明症、因、脉、治。

3516

南病别鉴：三卷，续集一卷/（清）叶桂撰；（清）宋兆祺增注. 铅印本. 杭州：三三医社，1924（三三医书；33）

3、139、139A、186、270、277、308A、361、391、546、572、590、728、

731、738A、800、839A、907C、921、940

3517

南病别鉴/(清)叶桂等著. 铅印本. 上海: 大东书局, 1936～1937(中国医学大成; 41)

1、2、3、139、270、277、286、361、391、461、476、511、541、579、589、590、728、831、851、852、901、907B、907C、921、940

汇辑叶天士《温证论治》、薛生白《湿热条辨》(均据章虚谷注本增删)、薛望公《伤寒直解辨证歌》及《南病别鉴续集》而成，论述中医温热诊断辨证。

3518

温热类编：六卷/(清)凌嘉六撰；秦伯未删订. 铅印本. 杭州：三三医社，1926、1927

3、139、186、270、277、286、308A、361、475A、541、579、590、677A、709、732、738A、739、917A、926A、940

卷一分温病通论、春温、风温、温疟和温毒斑疹；卷二分热病通论、热病、热厥、热风、小儿惊痫、热病解后；卷三载暑病通论、中暑、霍乱证治；卷四分湿温通论、湿温、湿热、黄疸；卷五诊断篇；卷六附翼，列有温热论治、温热病大意、风温证条例、湿温证条例、类伤寒解。

3519

温热暑疫全书：四卷/(清)周扬俊辑. 石印本. 上海：千顷堂书局，1949

2、139、186、361、391、393、397、475A、529A、590、728A、738A

3520

温热暑疫全书：四卷/(清)周扬俊著. 铅印本. 上海：大东书局，1937(中国医学大成；37)

1、2、3、139、270、277、361、391、435、461、476、511、541、579、589、590、728、831、851、852、901、907B、907C、921、940

本书卷一为温病方论；卷二为热病方论；卷三3为暑病方论；卷四为疫病方论。全书列春温、风温、冬温、温疟、夏热、湿温、静暑、伏暑、暑风、暑厥、霍乱、干霍乱、疮瘩瘟、绞肠瘟、软脚瘟等32种病名，并载方119首。是温病学中进行全面系统论述较早的专著之一。

3521

张氏温暑医旨/(清)张畹香著. 铅印本. 上海：大东书局，1936(中国医学大成；43)

1、2、3、139、270、277、361、391、461、476、511、541、579、589、590、728、831、851、852、901、907B、907C、921、940

此书为临诊实验随笔。包括舌苔辨、伤寒治论、温邪、瘖疹、风温、热入血室、痢、疟、暑湿、十二经所属、切脉等。

3522

治温阐要/(清)汝琴舫述. 铅印本. 吴江，1927

1、139、185、186、251、279、286、491、514A、590、677A、891

本书扼要阐述春温、痉厥、风温、风毒、大头瘟、瘫疹、烂喉痧、温疫、暑症、伏暑、霍乱等病症的证候与治疗。

3523

温病医方撮要/(清)杨璿撰. 铅印本. 上海：大东书局，1936～1937(中国医学大成；39. 附)

1、2、3、139、270、277、361、391、461、476、511、541、579、589、590、728、831、851、852、901、907B、907C、921、940

3524

温热标准捷效/(清)吕田集录；聂云台增订. 铅印本. 上海：医学书局，1941

186、839、907B

集录陈良佐《二分晰义》和杨栗山《寒温条辨》两书要言成一卷。原名《瘟疫条辨摘要》，刊于1811年。聂氏重版增订时改名。

3525

温热病指南集/(清)陈平伯撰. 上海：大东书局，1937(中国医学大成；40)

1、2、3、139、270、277、361、391、461、476、511、514A、541、579、589、590、728、831、851、852、901、907B、907C、921、940

内分：温热病大意、风温证条例、湿温证条例3部分。

3526

温热逢源：三卷/(清)柳宝诒撰. 铅印本. 杭州：三三医社，1924(三三医书；1)

3、139、139A、186、270、277、308A、361、391、546、572、590、728、731、738A、800、839A、907C、921、940

3527

温热逢源：三卷/(清)柳宝诒著. 铅印本. 上海：大东书局，1936～1937(中国医学大成；42)

1、2、3、139、270、277、361、391、461、476、511、541、579、589、590、728、733A、831、851、852、901、907B、907C、921、940

上卷详注中医经典《内经》《难经》《伤寒论》中有关温热病的原文；中卷就明、清医家吴又可、周禹载等有关温热病的论著提出商榷意见，加以辨正；下卷就某些温热病的病因、症状、疗法等加以论证。

3528

温热逢源：三卷/(清)柳宝诒著. 抄本，1939、1941

381、529A、590、709

3529

王氏家宝伤寒证治条例/(清)王橘泉著. 铅印本. 上海：中西医药书局，1935

1、461、590、917A、940

介绍诸种病证的辨证论治，包括正伤寒16种、类伤寒8种、传变诸症(如发热、恶寒、头痛等)90余种、妇人伤寒、产后伤寒等。

3530

邱氏温病学/邱崇撰. 铅印本. 北平：和平印书局，1937(邱氏内科大纲；3)

21、139、186、202、277、279、280、289、396、461、475A、476、529A、590、728A、738A、839A、871

详细介绍温病的理、法、方、药。

3531

温病学/保元国医学校编. 铅印本. 保元：广东保元国医学校，1934(广东保元国医学校讲义；7)

186

3532

温病学/刘赤选编. 铅印本. 广东：中医药

专门学校，1936（广东中医药专门学校各科讲义；17、18）

570、590、940

3533

温病学/何伯勋撰. 铅印本. 四川：国医学院，1936

279、475A、852

本书为温病学课程的教材，分基本理论和病证两部分。

3534

温病学/沈啸谷编. 油印本. 中国医学院，1937（中国医学院讲义十四种；10）

139

3535

温病学/著者佚名. 油印本，1937（中国医学院讲义十三种；8）

590

3536

温病学/沈啸谷. 油印本，1937（中国医学院讲义十四种；10）

139、590

3537

温病学讲义/高轩编. 铅印本. 广州：穗雅书局，1921

940

3538

温病学讲义：四卷/钟少桃编. 铅印本. 广东：光汉中医药专门学校，1931

139、940

本书编次悉据吴鞠通《温病条辨》原文，以研究领会原书，切合实用为宗旨。在不失原义的情况下，略加按语、方歌，以便初学者习诵，所载歌括限于前人未有者。每一节后附有习题，有助于学习辅导。

3539

温病讲义/陈泽东编. 油印本，1918

277

3540

温病讲义/陆继韩编. 铅印本. 湖北：省医会夜校，1927

139

首论温病总纲、温病源流、温病治法；次述吴又可《温疫论》大意，并将其归纳为辨气、色、舌、神、脉，以及时行疫疠与风寒异气、时行疫疠与风寒异受、辨传经等。陆氏还对兼夹症及表里症作了剖析，将自己多年诊治温病的经验著录其中，对后人有所启示。

3541

温病讲义：三卷/陈任枚，刘赤选编. 铅印本. 广东：中医药专门学校，1927

541

为广东中医药专门学校讲义。第一卷系陈任枚编述，总叙温病之病因及卫、气、营、血、五脏之病象，分述温热病之舌脉及其兼夹症的临床表现；卷二、卷三由刘赤选编述，具体讨论卫、气、营、血、三焦、五脏病变及其兼夹症的中医治则治法、方药运用、治疗禁忌及证治类别，末录温病常用方60首。

3542

温病讲义/杨百城编. 铅印本. 天津：杨达夫医社，1921、1931、1937

139、590

本书对温病的定义、病因、辨证、诊断和治法都做了叙述。

3543

温病讲义/恽铁樵编. 铅印本. 上海：铁樵函授中医学校，1936（铁樵函授中医学校讲义十七种；7）

590

3544

温病科/天津国医函授学院编. 铅印本. 天津：国医函授学院，1936、1937、1940（新国医讲义教材十四种；2）

139、186、590、721

卷一述伏气温病之检讨治法、外感风温病之检讨治法、温病望舌苔法、温病应用方及温热病之检讨治法，卷二述温与火之意义、温病与体温的关系、时感辨、暑温论及论伏燥。全书收集近代如吴锡璜、吴汉仙、沈啸谷诸家之言，参以编者经验，并试图以西医理论解释温病，如认为风寒暑湿燥火均能引起体内的生理变化，温病的成因多由病原菌、微生物所致，反映了当时医界衷中参西的时代特征。

3545

温病抉微/陈微尘撰. 铅印本. 鼎新印刷局，1935（陈微尘医书五种；4）

21、186、270、277、361、514A、799A

书中介绍温病的证治。

3546

温病明理/恽铁樵撰. 铅印本，1928（铁樵函授医学讲义二十种；10）

139、186、738A

3547

温病明理：四卷/恽铁樵著. 铅印本. 上海：恽铁樵医寓，1928（药盦医学丛书；5）

412A、476、799A

本书提出寒温之不同，阐述温病的概念、对三焦的认识等，其中有中西医汇通的观点。

3548

温病明理：四卷/恽铁樵撰. 铅印本. 上海：民友印刷公司，1928、1936

202、277、279、289、393、433A、465、491、514A、529A、541、589、590、677A、706、728A、738A、738B、839A、851、852、854、907C、917A、921、926A、940

3549

温病明理：四卷/恽铁樵撰. 铅印本. 上海：华丰印刷铸字所，1928（恽铁樵医书四种；1）

139、251、308A、361、412A、476、514A、529

3550

温病明理：四卷/恽铁樵撰. 铅印本. 上海：章氏医寓，1941～1948（药盦医学丛书；5）

139、254、361、385A、391、421、433、450、450B、461、728A、731、781、907C

3551

温病诠真/刘世祯撰. 铅印本. 长沙：国医院，1925、1926

139、202、590、940

系《伤寒杂病论义疏》卷六之单行本。本书逐条阐述春温、秋温、冬温、风温、湿温之脉证并治，以及温邪干心、乘肺、移肾、移于三焦和误证、变证的救治方法。附温病常用方 20 首。书末附“疫论篇”，简述温疫、寒疫之病因证治。

3552

温病入门/陈景岐编. 铅印本. 上海：中西医药书局，1934(中国医药入门丛书；8)

1、139、186、254、308、412A、590、799A、907B、907C、940

摘引《内经》及历代各家学说，分门别类汇辑成书。内分原病篇、吴鞠通温病条辨上焦篇、吴鞠通温病条辨中焦篇、吴鞠通温病条辨下焦篇、江左寄瓢子温热赘言、薛生白湿热条辨、叶天士温热论等。

3553

温病入门/周越然编. 铅印本. 上海：商务印书馆，1926

514A

3554

温病撮要/黄在福编. 影抄本. 湖南：唐氏，1917(黄氏传染病四种；2)

139

作者认为温病为热毒，治法惟有清热解毒之一法；病有百变，而治疗则不出15方。故撮温病要旨，轻则清之，重则泻之，特制诸方以治百变之温病，计有神散、清化汤、芳香饮、大小清凉散、大小复苏饮、增损三黄石膏汤、增损大柴胡汤、增损双解散、加味凉膈饮、加味六一顺气汤、增损普济消毒饮、解毒承气汤等，并指出轻、重症皆可用升降散。

3555

温病方论/苏民著. 铅印本. 苏民，1926

590

3556

温病赋/姜子房著. 铅印本. 上海：中医书局，1929、1931、1940

541、139

姜氏悉心研究伤寒、温病，以歌赋的形式简述各种温病的病因、症状及治疗方法，词意明显，初学易诵，便于记忆。为温病学入门参考书。

3557

温病坏症/著者佚名. 铅印本，1936(伤寒温病条辨：附录)

541

为《伤寒温疫条辨》附录，对温疫的坏症进行了分析。

3558

温病论衡/谢诵穆著. 铅印本. 上海：知行医学社，1936(中医研究丛刊)

21、139、186、270、572、590、651、733A、839A、911

内分6章：温病学说思想之变迁、温病病名名实之歧异、伏气与外感、伤寒温病与时行、清代温病书中所包含之疾病、叶派温病治术之批评。书末附：湿温论治与湿温治案回忆录。

3559

温病三言/张思卿编. 石印本. 太原：中兴石印馆，1922

279、381

3560

温病三字经/周云章编. 铅印本. 上海：万有书局，1932

511、541

周氏仿《医学三字经》之例，编成《简易医诀》4卷，方治皆宗张仲景医书，以三字诀统之，并引列其他医家论说，间参己见。本书系节取其中温病内容之单行本。

3561

温病三字经/（清）张子培撰. 铅印本. 上海：大东书局，1936～1937（中国医学大成；39. 附）

1、2、3、139、270、277、361、391、461、476、511、541、579、589、590、728、831、851、852、901、907B、907C、921、940

3562

温病审证表/何仲皋著. 抄本，1921

361

作者将《条辨》之证罗列为纲，汇有关各证于下以为目，复于病证之下而详其方药。从初起风寒、初起不恶寒、热、渴等至神识如蒙，共列纲约70。如恶风寒门分列太阴风温、温热、温疫、冬温初起恶风寒及桂枝汤、桂芍枣姜甘等证，均列叙主证与方药。

3563

温病提要续刊/曹文远撰. 铅印本，1924

590

3564

温病正宗/王松如撰. 铅印本. 长沙：王松如医寓，1936

21、590、839A

书分上下两编。上编为学说辨证，乃列各家学说加以评判；下编为正宗辑要，汇列各种温病名目，采各家之论述及治法以定取舍，或附治温31方，包括清凉透邪法、清热保津法、清凉荡热法、润下救津法、祛热宣窍法、清凉涤暑法。

3565

温病指南/（清）娄杰辑. 石印本. 安庆：编韦石印局，1927

186、270、590

该书本吴鞠通《温病条辨》，参叶天士《临证指南》，薛生白《温热赘言》及王孟英《五种章雅堂医撮》等删繁就简，取长补短。上卷为总论、伤寒辨及风温上、中、下焦3篇；下卷为湿温上、中、下焦3篇。卷末附温病治法要略18则。

3566

温病指南/（清）娄杰辑. 石印本. 开封：文房斋二酉山房，1920

412B

3567

温病指南/（清）娄杰辑. 石印本，1931、1932

308A、361

3568

温病指南/王馥原著；王慎轩重订；王南山校正. 铅印本. 苏州：中国医学研究社，1932

590

参考《温病条辨》《临症指南》《医效秘传》《温热赘言》等书，讲述风温、湿温的辨证施治。

3569

温病指髓/裴荆山编. 稿本，1916（裴氏医书指髓；2）

461

本书据吴鞠通著三焦篇摘录，以阐述温病病理和治疗为主，分析较为精当。

3570

温病指要/著者佚名. 抄本，1937

738B

上焦篇论述风温、温热、温疫温毒、冬温证治，附暑温、伏暑、湿温、温疟、秋燥；中焦篇、下焦篇分述风温、温热、温疫、温毒、冬温、暑温、伏暑、湿温、寒湿、秋燥证治，着重说明各种温病病因病理、治疗方药。

3571

温病指掌/邬思亮撰. 石印本. 上海：求知书局，1948

590

本书对温病的诊治作了叙述，末附验方。

3572

温热/盛心如撰. 油印本，1931(中国医学院讲义十九种；4)

139

3573

温热便读/邹仲彝编. 铅印本. 新都：邹氏，1936

381、590、701、741、831、940

讲述风温的治疗及方剂。附录麻疹概论、小儿平脉之我见等。

3574

温热辨惑/章巨膺撰. 铅印本. 上海：中医书局，1934

590、514A、733A、907C

全书分上、中、下3篇。上编病理总论，中编诊断概要，下篇方剂汇说，附编温热治案举例。上篇第一章“温热之歧途邪说”，对温病十种歧说择要言其梗概。如“冬不藏精，春必病温”之说，刘松年认为是指天时，外指人事；恽铁樵则认为“是逆冬气则春无以奉生，故至春当病”。本书从恽氏之说，温病本伤寒，因时令之异、六气之殊、病形之变而别名风温、暑温、湿温，实以温热涵盖所有温病之名。中篇对各类温病症状进行释解，并列树形表图解，使读者一目了然。下篇列温病治法，综其要辑为解表、清热、和解、攻下、化湿、清暑、清利、温中8类。

3575

温热标准捷效附篇/聂云台著. 铅印本. 上海：医学书局，1942

1、733A

内分：表里和解丹温病三黄说明、霍乱治法摘要、起居卫生根本防疫法、萝卜治疗之功效等4章。

3576

温热概要/钱公玄编. 铅印本. 上海：新中医研究社，1934(中医各科问答丛书；5)

590、940

本书以问答形式介绍温热病基本知识，设88问，内容涉及温病病因、病机、证候、诊断、治法。另载温热病验方55首。系一部浅显通俗的温病学入门书。

3577

温热经解/沈麟著. 铅印本. 天津：华新印刷局，1936

1、21、139A、202、251、277、279、286、590、664、677A、728A、851

沈氏有感于当时医家专事方药，不求经旨，致轩岐仲景之学渐没，遂集《内经》《难经》《伤寒论》《金匮要略》等有关温热病经文逐条阐发，以阐扬经意。认为客气温病不传经，随时令而变化；伏气温病循卫气营血传变，两者迥异。卷末另附医案医话数则。

3578

温热经解/沈麟著. 铅印本. 上海：世界书局，1936～1937(珍本医书集成；31)

1、3、21、139、140、152、185、

186、202、254、270、289、301、303、308、309、360、381、396、421、433、461、476、491、541、546、572、579、589、590、706、728、731、738A、781、799A、800、831、839、839A、851、852、871、891、901、907B、907C、911、917A、921、922、926A、931、940、942B

3579

温热经解/沈麟撰. 石印本. 太原：中兴石印馆，1936

381、664

3580

温热经解/沈麟撰. 铅印本. 上海：大东书局，1936～1937(中国医学大成；39. 附)

1、2、3、139、270、277、361、391、461、476、511、541、579、589、590、728、831、851、852、901、907B、907C、921、940

3581

温热论笺正/陈光淞撰. 石印本. 上海：扫叶山房，1916

139、277、289、361、521、590、651、677A、701、702、706、731、799A

本书据华本、唐本《温热论》，悉从病情原变、治法次第列为先后，条分24节，逐条笺注，采辑各家之释，参以己意，辨其正误。

3582

温热论笺正/陈光淞撰. 石印本. 上海：遗经楼，1916

277

3583

温热论笺正/陈光淞撰. 铅印本. 上海：世界书局，1936(珍本医书集成；32)

1、3、21、139、140、152、185、186、202、254、270、289、301、303、308、309、360、381、396、421、433、461、476、491、541、546、572、579、589、590、706、728、731、738A、781、799A、800、831、839、839A、851、852、871、891、901、907B、907C、911、917A、921、922、926A、931、940、942B

3584

温热说约/罗绍祥编. 铅印本. 广州：穗雅书局，1918(广东医学实习馆讲义；2)

308A、931、940

3585

温热学讲义/王普耀编. 铅印本. 浙江：中医专门学校，1939(浙江中医专校讲义三十三种；27)

590

全书分上、下两篇。上编载叶天士的《温热论》《叶香岩三时伏气外感篇》和薛生白《湿热病篇》，集辑王孟英、徐灵胎、章虚谷等各家注释阐发，以求便览。下编载屠彝尊《论白痦》和石寿棠《燥气论》《湿气论》等篇，历代治温之方113首。末附“论冬风燥酿痰咳嗽”，认为此等咳嗽宜清轻以存津液为首务。

3586

温热学讲义/(清)石寿棠编. 铅印本. 台湾：汉医药研究室，1934

590

3587

辑补温热诸方/方内散人编. 铅印本. 上海：大东书局，1936～1937(中国医学大成；39. 附)

1、2、3、139、270、277、361、391、461、476、511、541、579、589、590、728、831、851、852、901、907B、907C、921、940

本书辑补防风通圣散、凉膈散、龙胆泻肝汤、当归芦荟丸、柴葛解肌汤、黄连解毒汤、栀子金花汤、三黄石膏汤、当归六黄汤、天王补心丹、甘露饮、六味地黄丸、普济消毒饮、神犀丹、甘露消毒丹、银花甘草汤等方歌诀，并集解方义；节录《温热赘言》10条，摘录《医效秘传》1则，最后论大定风珠及复脉诸方。

3588

温病全书/时逸人著；沈啸谷编. 铅印本. 上海：大众书局，1933、1936

21、139、186、277、361、381、590、706、709、728、733A、741、831、839A、852、907C、921、933、940

此书以时氏《时令病学》温病内容为主辑编而成。书分绪言、概论、结论、温热各论等。首论温热病与体温之关系，并对新感与伏邪、卫气营血、三焦、六经进行辩解，剖析温热病因、病理和诊断，然后具体讨论春温、风温、温热、暑温、伏暑、湿温、秋燥、冬温等证治方法。

3589

中国时令病学/时逸人编订. 铅印本. 太原：山西省中医改进研究会，1930

590

内分两编。第一编总论，讲述时令病的源流、原因、病理、诊断及治法；第二编各论，分述春温、风温、温病、暑温、伏温、湿温、秋燥、冬温、伤寒等病症的辨证施治及病因、病理、诊断、治法、处方等。

3590

中国时令病学/时逸人编著. 铅印本. 上海：复兴中医社，1940

590、940

3591

中国时令病学/时逸人编订. 铅印本. 太原：山西省中医改进研究会，1935、1937

1、21、139、186、491、514A、831

3592

时病/何云鹤编. 铅印本. 上海：国医学院，1934(上海国医学院讲义七种；6)

590

书中仅载痢疾、喉痧、白喉三种传染病的症因脉治。末附恽铁樵、丁甘仁治痢验案数例。对喉痧、白喉症亦用中西结合理论探讨其病因病理变化，但未及方药治疗。

3593

时病精要便读/何舒编. 石印本. 邵阳：灵兰中医学会，1948(寿康之路；7)

139、839A

书分温热、湿热、霍乱、暑湿4篇，将其治疗心得编成歌括，并加注释，后附表解，便于掌握。

3594

时病摘要/睇筠辑. 稿本，1949(睇筠氏医稿八种；5)

139

3595

时病常识/徐相任撰. 铅印本，1920

139、590

本书介绍外感、时疫的病证和治疗。

3596

四时治病全书/陈景岐编. 铅印本. 上海：中西书局，1939

590

本书对书四时温病如风温、冬温、暑湿、湿温、伏燥的证治作了介绍。

3597

时症简要/张相臣编. 稿本，1927

279

本书对时症的证治作了简述。

3598

时症金篦集/马汤楹撰. 铅印本，1938

590

3599

时症看护法/陆奎生著. 铅印本. 上海：陆奎生医室，1942(陆氏医丛合刊三种；2)

590

3600

热病讲义/恽铁樵著. 铅印本，1933(铁樵函授医学讲义二十种；11)

139、186、738A

3601

热病学/恽铁樵撰. 铅印本，1928(药盦医学丛书；6)

412A、476、799A

此书辨析伤寒、温病之异，恽氏遵《伤寒论》学术理论，阐述热病、伤寒、温病、湿温、暑温、痉病治法及方药，所列各方均有方解，书中融会部分西医知识。

3602

热病学/恽铁樵撰. 铅印本. 上海：章氏医寓，1941～1948(药盦医学丛书；6)

139、254、361（残）、385A、391、421、433、450、450B、461、728A(残)、731、781、907C

3603

热病学/恽铁樵撰. 铅印本. 上海：新中国医学出版社，1948

139、186、396、450（残）、541、579、651、728、731、907C、921

3604

热病简明治法/恽铁樵编. 铅印本，1933(铁樵函授医学讲义二十种；17)

139、186、738A

3605

芜根皮治疗急性热病之实效/王药雨编. 铅印本. 北平：明日医药杂志社，1937(明日医药丛刊；3)

1

内分：序言、伤寒病国药特效疗法、芜根治温热病之实验、对芜根治肠热之鄙见4章。后附：明日医药杂志第一、二卷要目。

3606

湿症金壶录/谢抡元著. 铅印本. 止止居，1929

139、541、542、590、677A、907C

系《姚江谢氏医书三种》之一。附杂证名方、抱春庐医案，本书因《金匮要略》详论风湿、寒湿而独阙遗湿热，遂采滑伯仁之说，对湿热发病及其证治作了分析。书末附有杂症方。

3607

湿温病古今医案平议/张寿颐撰. 石印本，1917

728A

为兰溪医校讲义之一。全书主要介绍历代医家对湿温病的认识，并列举了大量湿温治案，每则治案后附有评议，对湿温病的诊治用药颇有发挥。

3608

湿温病古今医案平议/张寿颐纂述. 油印本. 兰溪医校

664

3609

湿温大论/胡安邦著. 铅印本. 上海：中医指导社，1935

1、139、590

书分概论、正名、病理、症候等16部分，列湿温主证、代表方剂、禁忌药物等，并将湿温医案6则附于后，使读者对湿温证治有一个全面的认识，在治法上有所遵循。

3610

湿温伤寒常识/徐衡之述. 徐衡之诊所. 铅印本，1949

541、590

本书介绍湿温伤寒的一般辨识、治疗和预防常识。

3611

湿温时疫治疗法/绍兴医学会编. 铅印本. 绍兴：医学卫生报社，1913

139A、270、514A、590、728A、731、733A、738B

本书由何廉臣、陈樾乔主编，经曹炳章等审校而连载于《绍兴医学卫生报》。全书分定义、病因之原理、病状及疗法、卫生及预防四部分，较为系统地阐述湿温时疫的演变、转归以及防治方法，并介绍了该学会会员的诊治心得。

3612

湿温时疫治疗法/何廉臣等编撰. 铅印本. 上海：世界书局，1936(珍本医书集成；30)

1、3、21、139、140、152、185、186、202、254、270、289、301、303、308、309、360、381、396、421、433、461、476、491、541、546、572、579、589、590、706、728、731、738A、781、799A、800、831、839、839A、851、852、871、891、901、907B、907C、911、917A、921、922、926A、931、940、942B

3613

湿温时疫治疗法/绍兴医学会编. 铅印本. 上海：大东书局，1937(中国医学大成；46)

1、2、3、139、270、277、361、391、461、476、511、541、579、589、590、728、831、851、852、901、907B、907C、921、940

介绍绍兴地区春夏之际发生的“湿温时疫”的病因，症状及预防。

3614

湿温研究总论/刘晓东撰. 稿本，1933

361

3615

湿温研究总论/刘晓东著. 铅印本. 上海：千顷堂书局，1935

277、590、907C

讲述湿温症的病因、证候及按三焦辨证诊治的临床经验。按上、中、下三焦分类，介绍25种方剂配方、主治及疗效。并有专章讲述小儿、老人、孕妇湿温症的用药问题。书末附医案验选10余例。

3616

湿温演绎/宋爱人撰；林炳华校. 抄本，1934

590

本书主要探讨温热病中湿温一证。认为湿温证治疗宜透发，偏温偏凉均为禁例；透化渗清，多以芳化之藿佩、淡渗之杏朴为主。

3617

湿证发微：二卷/陈其昌著. 铅印本. 河南：商务印刷所，1923

361

陈氏对湿证病机与证治，以及湿证与六经、六淫的关系作了系统全面的发挥。上卷为医论，包括人身如小天地说、经络脏腑阴阳相配说、阳能统阴说等，以及湿与六经六气的关系、湿邪的分类、湿邪所伤的病机病证、湿邪兼他邪、水邪所伤脏腑的证候特点。下卷仿《伤寒论》《温病条辨》体例，以条文为纲，自注证方，阐述太阴湿证的理法与辨治方药。书中枚举五脏六腑、外感内伤之变，皆归咎于湿，立渗湿和里、解结诸法，重视健脾扶阳养肝之治为其特色。

3618

伏邪新书/刘恒瑞撰. 铅印本. 杭州：三三医社，1924（三三医书；40）

3、139、139A、186、270、277、308A、361、391、546、572、590、728、731、738A、800、839A、907C、921、940

刘氏以《内经》伏邪发病的理论为依据。书中分别阐述伏燥、伏寒、伏风、伏湿、伏暑、伏热的证治较详。

3619

伏邪新书/刘恒瑞撰. 铅印本. 上海：国医书局，1930～1931（国医小丛书；19）

1、139、186、277、412A、521、590、651、721、851、917A

3620

伏邪新书/刘恒瑞撰. 铅印本. 上海：大东书局，1936（中国医学大成；45）

1、2、3、139、270、277、361、391、461、476、511、541、579、589、590、728、831、851、852、901、907B、907C、921、940

3621

寒温三字诀/刘鳞编. 稿本，1917（梅城刘氏编医书六种；1）

139

本书以三字歌诀为主，另加注解，讲述伤寒、温病之病因病机，证治禁忌及两者的区别，内容详于温病略于伤寒。歌诀浅显易懂易诵。

3622

普通伤风/铅印本. 上海：广协书局，1938（国民健康丛书）

541

3623

春温新绎/宋爱人撰；张赞臣校注. 铅印本. 上海：中国医药书局，1934（春温伏暑合刊；1）

139、186、433、491、590、800、907B、907C、917A、940

3624

伏暑新绎/宋爱人撰；张赞臣校注. 铅印本. 上海：中国医药书局，1934（春温伏暑合刊；2）

139、186、433、491、590、800、907B、917A、940

本书对伏暑病理、证状、舌脉、治法进行分析，并列出自拟新方。

3625
湿暑杂稿/曹炳章撰. 稿本, 1947
738B

3626
暑湿病问答/蔡陆仙编. 铅印本. 上海: 华东书局, 1935
251、839A、931

3627
暑湿病问答/蔡陆仙编. 铅印本. 上海: 华东书局, 1935(民众医药指导丛书; 3)
1、139、186、289、590、799A、907C、926A、931

3628
温热病问答/蔡陆仙撰. 铅印本. 上海: 华东书局, 1935(民众医药指导丛书; 2)
1、139、186、289、590、799A、907C、926A、931

全书分3编, 以问答形式介绍温热病证治。上编有温热病释义、病因、证象、辨五藏、辨三焦、辨舌苔、辨脉象和辨危症, 还分述风温病辨治、温热病辨治、瘟毒症辨治、暑温病辨治、伏暑症辨治、湿温证辨治、温热病愈后辨治、温热病愈后常识; 中编有温热病用药禁忌; 下编有温热病看护及病后调养。

3629
温热病问答: 二卷/郝植梅撰. 铅印本. 太原: 山西中医改进研究会, 1922
541

上卷载风温、温热、温毒、暑毒、暑温、湿温、瘟疫8种温热病的病因及辨治大法; 下卷载治温之方, 所载诸方均为郝氏临证自拟验方, 有栀连莱菔汤、桑桂柴桂石膏汤、连芩葛根汤、二仁元黄汤等。治法分清热解表、清热解毒、清热抑阳、清热攻里、攻补兼施、寒热并用、补正祛郁、清热祛湿八法。可见其治温以清热为主, 并认为补正祛邪为变法而非常法。

3630
暑症发原/李识侯参订. 铅印本. 杭州: 三三医社, 1924(三三医书; 31)
3、139、139A、186、270、277、308A、361、391、546、572、590、728、731、738A、800、839A、907C、921、940

本书系李识侯参订, 先论初夏之湿温, 次述季夏之暑病, 终及秋令之伏暑、疟痢, 条分缕析, 明白畅晓, 诚暑症之科律也。

3631
秋冬流感指南/蔡涵清撰. 铅印本, 1949(秋冬流感指南幼科良方合刊)
277

3632
秋燥论/李迺羹辑. 铅印本. 绍兴: 医药学报社, 1913(绍兴医药学报丛书; 11)
590

3633
内经外感秋燥篇/丁梦松辑. 石印本, 1928
541

3634
寒湿证治/抄本, 1937
738B

全书论述寒湿方证为主, 一证一方, 凡18条证治。后附中风、肝风、眩晕、头风、虚劳各证。

3635
寒温集粹: 三卷/黄刚正著. 铅印本. 广

州：黄岐济药行，1936

931

本书是一本将伤寒和温病合而为一的专著。上卷论伤寒，中卷论温病，下卷论辨证、脉理、方药、歌诀，简明易记。

3636

伤寒标准疗法/萧俊逸著. 铅印本. 萧俊逸诊所，1944

309、590、940

3637

伤寒及类伤寒/牟鸿彝编著. 铅印本. 上海：商务印书馆，1936(医学小丛书)

541

3638

伤寒手册/陈存仁著. 铅印本. 上海：中医药学社，1948

139

又名《湿温伤寒手册》，为湿温病专书。

3639

温疹述要/袁励桢编著. 铅印本. 上海：永寿堂制药，1935

139、434

简介猩红热病因、症状及中医方剂。

3640

温疹溯源问答/高愈明撰. 铅印本. 辽宁：卫生堂药号，1931

590

本书对温疹形成、诊治作了叙述。

3641

温疹溯源：四卷/高愈明撰. 铅印本. 营口：商日报社，1931

467、475A、896A

3642

温证发微：二卷/陈其昌撰. 铅印本. 河南：商务印刷所，1923

351

3643

寒温穷源/陈其昌著. 铅印本. 河南：商务印刷馆，1916

286、351

本书载有伤寒温证精粹说、通融说、两分说、合一说、辨似说、辛温辛凉解表说、六气传经精粹说、天人合一说等29篇医论。主要说明伤寒、温证在病因、病机、治法等方面的不同。如：六气由外而来谓之伤寒，六气由内而发谓之温证；六淫伤太阳皆伤寒，六淫附内之少阳皆作热。

3644

温症集要/王亚明撰. 铅印本. 三台县，1944、1949

202、728A、186、270、491

本书对风温、春温、暑温的症状和治法方药作了简要介绍。

3645

白疹秘钥：二卷/陈渔洲撰. 铅印本. 东莞：康寿堂药局，1937

590

上卷“白疹秘钥”，指出白疹病因及辨治方法，并录验案42则，附录其子芝高验案3则；载验方9首，前贤名方20首，详其出处、组成，后附陈氏父子按语。下卷“加批邓氏白疹证治论”，录邓文原文，并逐句加以批语评论。对邓文所录15首方逐方辨析宜忌。书末汇集巢元方、叶香岩等18家白疹之说，王孟英、张聿青等10名医验案各1则。

3646

新伤寒证治庸言：四卷/罗止园撰. 铅印本. 北平：庆记京城印书局，1947

1、2、139、186、202、251、254、270、279、286、289、301、361、381、393、412B、433、475A、514A、521、529A、590、738B、839A、871、917A、940

本书论述外感风寒、热病等时病的证治，与方药应用。首列西医之伤寒、副伤寒、斑疹伤寒等病，次列中医概念之伤寒、温病伤寒、暑温伤寒、湿温伤寒等。书中并对伤寒各分证、并发症及与伤寒有关的杂病，结合作者个人学术经验“证以实例”。

3647

伤寒直解辨证歌/薛公望编. 油印本

1

即《拟张令韶伤寒直解辨证歌》。不分卷，包括31辨，即辨表分寒热、辨表分虚寒虚热、辨里寒、辨里热、辨里虚寒、辨里虚热、辨假虚寒、辨假实热、辨渴、辨舌、辨虚寒舌燥、辨实热舌燥、辨寒头痛、辨热头痛、辨虚头痛、辨风寒骨痛、辨虚骨痛、辨虚寒腹满、辨实热腹满、辨虚寒不大便、辨实热不大便、辨小便不通、辨呕、辨吐蛔、辨汗、辨谵妄、辨面目赤、辨下利、辨厥、辨腹痛和辨脉说。

3648

伤寒直解辨证歌/薛公望编. 抄本. 黄寿南，1914(黄寿南抄辑医书二十种；4)

139

3649

感症辑要：四卷/严鸿志辑. 石印本. 上海：千顷堂书局，1921(退思庐医书四种合刻；1)

1、139、186、254、279、280、286、289、308、361、381、391、412A、412B、433、433A、450B、475A、476、491、514A、521、529A、590、651、701、721、731、738B、839A、851、921、933、940、942B

卷一为名医通论，辑集张子和、陈修园、吴坤安等名医论述一百则，介绍伤寒、温病辨证及诊治方法；卷二辑录俞根初论伤寒总诀，吴坤安察舌辨证歌、刘丙生六淫病脉初中末三传歌诀、陈修园按伤寒六经证治和叶天士伤寒看法治例；卷三辑录何廉臣等医家论述外感温热、伤寒、风寒、燥证、湿热、火证、鼠疫等16则；卷四为绛雪园伤寒方条目，其中感证方剂有发表、涌吐、攻里、和解、开透、清热、祛寒、补益八类，末附《医碥》煎药用水歌。

3650

感症辑要：四卷/严鸿志辑. 石印本. 宁波：汲绠书庄，1921(退思庐医书四种合刻；1)

1、3、139、139A、251、279、289、308、308A、385、475A、521、529、529A、541、570、572、590、651、664、677A、712、728、728A、738、738B、907B、921、926A

3651

四时感证讲义：二卷/吴锡璜撰. 铅印本. 福建：厦门国医专门学校，1936

590、917A

上卷载《内经》《难经》温热病论及叶天士《温热论》，并附各家注解；下卷论风寒暑湿燥火之辨。对《温热论》的注解有独到发挥。

3652

中西温热串解：八卷/吴锡璜撰. 石印本.

上海：文瑞楼书局，1920、1921、1928、1934

1、21、139、139A、152、186、251、270、286、308A、361、391、396、412B、433、463、475A、476、521、529A、541、570、589、590、664、709、721、728A、733A、738A、738B、782、799A、800、839A、851、907B、907C、917A、926A、940

本书选辑《感证宝筏》《四时病机》《寒温条辨》《温病条辨》《时病论》《温热经纬》诸书精要而成。卷一分析温热为病之因症脉治；卷二分析时感风寒、温病无汗及汗之病理、温热死论；卷三分析脉象、舌苔、察目和诊腹等；卷四注解叶天士《温热论》；卷五注解叶天士《三时伏气外感篇》；卷六注解吴鞠通《温病条辨》；卷七注解陈平伯《外感温热篇》、薛生白《湿热病篇》；卷八注解余师愚《疫疹一得》，并列西法解热药处方。书中于诸病证条下以西说互为解释，并加以评注。

3653

伤风约言/（日）后藤省撰．铅印本．上海：世界书局，1936（皇汉医学丛书；21）

1、3、21、139、140、152、186、202、251、254、270、277、301、303、308、361、391、396、421、433、450、461、491、514A、546、589、590、651、702、706、728、731、738、738A、741、781、799A、800、831、839、839A、851、852、854、871、891、901、907B、907C、917A、921、922、926A、931、942B

此书系据仲景《伤寒论》之六经辨析伤风名义，强调伤风与伤寒之不同，并辨析伤风一证之病因病机。书分伤风名义、六经辨解、伤风大意、浅证治例、深证治例、闭证治例、脱证治例、脉论等8章。作者谓风即是寒，风之伤人，初袭于经，继侵于腑，因有六经之别，据此深阐其义。书后附有脉论一节。

3654

伤风证治约言/（日）后藤省撰．铅印本．杭州：三三医社，1924（三三医书；79）

3、139、139A、186、270、277、308A、361、391、546、572、590、728、731、738A、800、839A、907C、921、940

详“伤风约言”条。

3655

温病之研究/（日）源元凯著．铅印本．上海：世界书局，1936（皇汉医学丛书；22）

1、3、21、139、140、152、186、202、251、254、270、277、301、303、308、361、391、396、421、433、450、461、491、514A、546、589、590、651、702、706、728、731、738、738A、741、781、799A、800、831、839、839A、851、852、854、871、891、901、907B、907C、917A、921、922、926A、931、942B

1.2 瘟疫

3656

温疫论：二卷/（明）吴有性著；（日）黑弘休标注．刻本．日本京都

511

提出传染病病因学的新概念——戾气学说，讲述传染病的流行特点，治疗原则与方法。

3657

瘟疫论：二卷/（明）吴有性著．石印本．上海：会文堂书局，1914

277

3658

瘟疫论：二卷/(明)吴有性著；年偶斋评注. 上海：大东书局，1936～1937(中国医学大成；48)

1、2、3、139、270、277、361、391、461、476、511、541、579、589、590、728、831、851、852、901、907B、907C、921、940

3659

瘟疫论补注：二卷/(明)吴有性撰；(清)郑重光补注. 石印本. 上海：江东书局，1912

279、461、466、514A、519、570、728A、738A、907C、940

3660

瘟疫论补注：二卷/(明)吴有性撰；(清)郑重光补注. 铅印本. 上海：中医书局，1930

186、361、590、852

3661

瘟疫论补注：二卷/(明)吴有性撰；(清)郑重光补注. 铅印本. 上海：大新图书社，1935

301、461

3662

瘟疫论补注：二卷/(明)吴有性撰；(清)郑重光补注. 石印本. 上海：广益书局

286、301、361、514A、831、940

3663

瘟疫论补注：二卷/(明)吴有性撰；(清)郑重光补注. 石印本. 上海：大中国印书馆

590、651

3664

瘟疫论补注：二卷/(明)吴有性撰；(清)郑重光补注. 石印本. 上海：锦章书局

308A、433A、541、799A、926A、940

3665

医门普度瘟疫论：三卷/(明)吴有性著；(清)孔以立，龚绍林评注. 铅印本. 上海：大东书局，1936～1937(中国医学大成；50)

1、2、3、139、270、277、361、391、461、476、511、541、579、589、590、728、831、851、852、901、907B、907C、921、940

专论温疫与伤寒不同。上卷列有原病及辨明伤寒时疫数条；下卷有杂气论、伤寒例正误、诸家温疫论正误、刘宏璧集补方与各家治案。

3666

瘟疫论类编：五卷/(明)吴有性撰. 石印本. 上海：千顷堂书局，1923(说疫全书；1)

139、270、280、308A、385、412A、450B、514A、590、664、709、728A、734、917A、926A、940

3667

广温热论：四卷，方一卷/(清)戴天章著. 石印本. 上海：千顷堂书局，1949

2、139、186、270、279、280、308A、396、397、412B、431、450、541、589、590、664、738A、738B、839A、871、896A、907C、917A、921、933、940

3668

广瘟疫论：四卷，卷末一卷/(清)戴天章著. 石印本. 上海：昌明书局，1917

139A、277、570、590、799A、852、907B

本书为明吴又可《温疫论》的增广发挥本。卷一论伤寒、瘟疫辨证，而以气、色、舌、神、脉5个方面为两者分别之大纲；述瘟疫而兼寒、风、暑、疟、痢五证及夹痰水、食、郁、血、脾虚、肾虚、亡血、疝、心胃痛、哮喘十证的证候与治疗。卷二至三辨析瘟疫表证32证，里证41证。卷四论治瘟疫之汗、下、清、和、补五法，及四损、四不足、三复之当补者，及"辨似"一条，以审疑似之证。后附"遗证"，实即病后不表里证7条。卷末附本书用方83首。

3669

广瘟疫论：四卷，卷末一卷/(清)戴天章著. 铅印本. 汉南：邑善堂，1914

361

3670

广瘟疫论：四卷，卷末一卷/(清)戴天章著. 铅印本. 天津：天津金钺，1921、1922

1、6、139、140、202、251、252、279、280、391、461、462、541

3671

重订广温热论：二卷/(清)戴天章撰；(清)陆懋修删订；何廉臣重订. 石印本. 上海：江东书局，1911、1913、1914

139、251、279、733

清末何廉臣在《广温热论》基础上参考前人著作，综合印证，内容又有所补订，并将原书并为2卷，书名《重订广温热论》。

3672

重订广温热论：二卷/(清)戴天章撰；(清)陆懋修删订；何廉臣重订. 铅印本. 绍兴：浙东印书局，1914

186、270、277、391、412B、590、664、731、738A、738B、799A、839A、851、926A

3673

重订广温热论：二卷/(清)戴天章撰；(清)陆懋修删订；何廉臣重订. 铅印本. 上海：中医书局，1931

301、308A、590、677A

3674

重订广温热论：二卷/(清)戴天章撰；(清)陆懋修删订；何廉臣重订. 铅印本. 宣化：何氏，1914

1

3675

瘟疫明辨：四卷/(清)戴天章撰；曹炳章评. 铅印本. 上海：大东书局，1936～1937(中国医学大成；49)

1、2、3、139、270、277、361、391、461、476、511、541、579、589、590、728、831、851、852、901、907B、907C、921、940

增删吴又可《温疫论》而成，区分瘟疫与伤寒。首先提出主要辨别法，再就兼证、类证、表证、里证作了详细分析，继述汗、下、清、和、补等治法及病后遗症，末附应用方剂。

3676

瘟疫明辨：四卷/(清)戴天章撰. 石印本. 上海：江东书局，1916

202、286、461、590、664、907B、915、917A、926A、940

3677

瘟疫明辨：四卷/(清)郑奠一撰. 石印本. 上海：文兴书局

308

3678
瘟疫明辨：四卷/(清)郑奠一撰. 石印本. 上海：萃文书局
393、734、735

3679
瘟疫明辨：四卷/(清)郑奠一撰. 石印本. 上海：久敬斋书局(陈修园医书四十种；18)
139、351、475A

3680
瘟疫明辨：四卷/(清)郑奠一撰. 石印本. 上海：鸿宝斋书局，1919(陈修园医书六十种；18)
279、393、728A、734、738B、800、907C、931

3681
瘟疫明辨：四卷/(清)郑奠一撰. 石印本. 上海：扫叶山房，1935(陈修园医书六十种；18)
140、251、303、308A、361、412A、421、450B、466、475A、491、521、522、523、529A、590、677A、706、712、721、728、731、738A、738B、852、907B、922、942B

3682
伤寒瘟疫条辨：六卷/(清)杨璿撰. 石印本. 上海：江东书局
139、186、251、302、308A、351、475A、514A、590、664、738、781、799A、917A、926A、931

主要论述了伤寒与温病的病因、病机、辨证及用药，书中逐条辨析。全书共分6卷，卷一为总论，卷二、卷三为辨证，卷四、卷五为医言辨，卷六为本草辨。杨栗山对升降散的应用颇有特点，其治温15方对后世影响很大。

3683
伤寒瘟疫条辨：六卷/(清)杨璿撰. 石印本. 上海：广益书局
1、139、202、280、302、351、361、461、570、677A、721、733、799A、831、852、911、926A、940

3684
伤寒瘟疫条辨：六卷/(清)杨璿撰. 石印本. 上海：普通书局
202、251、277、289、529A、514A、664、738A、907B

3685
伤寒瘟疫条辨：六卷/(清)杨璿撰. 石印本. 上海：锦章书局
2、139、301、308、308A、514A、590、664、677A、728A、738A、746A、781、799A、839A、852、853、907C、933、940

3686
伤寒瘟疫条辨：六卷/(清)杨璿撰. 石印本. 上海：大成书局，1925
202、277、279、361、362、401、514A、521、590、651、746A

3687
伤寒瘟疫条辨：六卷/(清)杨璿撰. 石印本. 上海：千顷堂书局
1、277、289、383、385A、412B、521、651、664、728A、738B、746A、799A

3688
伤寒瘟疫条辨：六卷/(清)杨璿撰. 石印

本. 上海：校经山房

728、931

3689

伤寒瘟疫条辨/(清)杨璿撰；(清)杨鼎编. 刻本. 上海：千顷堂书局，1928

1、277、289、385A、412B、521、651、664、728A、738B、746A、799A

3690

瘢疹新论/(清)张仁锡著. 铅印本. 上海：中医书局，1933

139、309、491、541、839A、917A、921、940

按风、寒、温、热、暑、时行、内伤、阴虚等对瘢疹进行分类论述。

3691

瘢疹新论/(清)张仁锡著. 铅印本. 上海：中医书局，1936(近代医学丛选；34)

940

3692

羊毛瘟论：三卷/(清)随霖著. 上海：大东书局，1937(中国医学大成；52)

1、2、3、139、270、277、361、391、461、476、511、541、579、589、590、728、733A、831、851、852、901、907B、907C、921、940

又名《羊毛瘟证论》。作者认为羊毛瘟证为温疫之一，温疫之变，在外可化毛而成疔毒，在内亦可化毛而伏皮肤，擦之有一种似毛而出之物，故名羊毛瘟证。此病病因为伏气温病，首列伏邪穷源论，次谈证治，论述详细。

3693

羊毛瘟证论：三卷/(清)随霖撰. 铅印本. 杭州：三三医社，1924(三三医书；65)

3、139、139A、186、270、277、308A、361、391、546、572、590、728、731、738A、800、839A、907C、921、940

3694

辨疫琐言/(清)李炳著. 铅印本. 上海：世界书局，1936(珍本医书集成；27)

1、3、21、139、140、152、185、186、202、254、270、289、301、303、308、309、360、381、396、421、433、461、476、491、541、546、572、579、589、590、706、728、731、738A、781、799A、800、831、839、839A、851、852、871、891、901、907B、907C、911、917A、921、922、926A、931、940、942B

作者强调人的禀赋不同，感邪后有热化、寒化之别，并立清气饮为治疫之主方。推崇大黄治疫，并倡大黄清法、酿法、同煮、略煮诸法，取其气而不取其味。末附《李翁医记》2篇。

3695

温毒病论/(清)邵登瀛辑；炳扬述. 石印本. 上海：铸记书局，1949

590、664、907C、917

邵氏参酌周禹载、吴又可之说，旁集其他有关温疫之论，详论冬温、春温、温疫、湿温夹杂温毒等病证治。后附治温毒常用方61首。

3696

温症瘢疹辨证/(清)许汝楫著. 刻本. 济南：济南市工局，1936

302、308A

本书专论温病瘢疹的辨证与治疗。作者认识到在温病过程中瘢、疹的发病机理与治疗方法各不相同，指出：“瘢毒发于阳、承于阴；疹毒发于阴、承于阳。”并介绍了一些自拟的经验效方。末附治霍乱吐泻方。

3697
瘟疫霍乱问答/（清）陈蜇庐撰；（清）连文冲述. 铅印本. 上海：大东书局，1936～1937（中国医学大成；55）

1、2、3、139、270、277、361、391、461、476、511、541、579、589、590、728、831、851、852、901、907B、907C、921、940

《瘟疫霍乱问答》论述瘟疫霍乱证治，介绍以白头翁汤加减等方法治疗霍乱的方法。附《霍乱审证举要》辨霍乱阴阳，参考西法，说明各地水土气候与发病的关系。并列表对照各证脉象。

3698
神妙疫疹一得：二卷/（清）余霖著. 抄本. 慈济医社，1948

139

论疫与伤寒似同而异，论斑疹，论治疫，论治疹，论疫疹之脉不宜表下，论疹形治法，论疹色治法，论发疮，论妊娠病疫，论闷证，疫疹治验等。后附“疫疹条辨”70条，前50条为热疫正病、正治之法，重点介绍清瘟败毒饮及随证加减法，后20条是疫后调理法。

3699
瘟疫证治赋/（清）陆儋辰撰. 铅印本，1923（陆筦泉医书十六种）

590、651、701、706、709、839A

本书论疫病之病因、证候与一般外感之不同。如认为汗出一症，瘟疫汗出往往伴脉无力、身疼、脉反涩弱沉微、周身冷诸症，其机理则为“疫热自里热蒸出于表”，故治疗亦与“外感风寒汗不厌早”不同，治时必兼辛凉辛寒以救阴，方用荆防败毒散、人参败毒散之类。其他内容则多袭从前人之说。

3700
辨疫真机/黄炜元撰. 刻本. 广州：岭南天生馆，1943

931

3701
传染病/余岩著. 铅印本. 重庆：商务印书馆，1920、1943（医学小丛书）

541

3702
传染病/余岩编. 铅印本. 上海：商务印书馆，1921、1924、1929、1933、1935、1947

590、541

3703
传染病/余岩著. 铅印本. 长沙：商务印书馆，1929、1933、1935、1939、1943、1947（医学小丛书）

541

3704
传染病/余岩著. 铅印本. 上海：世界书局，1948（医学小丛书）

541

3705
传染病/朱寿朋撰. 油印本. 中国医学院，1931（中国医学院讲义十九种；5）

139

3706
传染病/茹十眉编. 铅印本. 上海：大众书

局，1933、1936(国医万病自疗丛书)

21、139、461、590、728、831、839、851、907C、931

本书对各类传染病的证治作了叙述，除了用中药外，还参以西医分析和用药。

3707

传染病八种证治晰疑：十卷/曹巽轩撰. 铅印本. 北平：曹岳峻，1918、1932

1、2、3、139、139A、186、270、277、286、412A、491、511、514A、590、907C

卷一总论，卷二至卷九载冠以现代医学病名的鼠疫、猩红热、伤寒、斑疹、白喉、天花、霍乱、下痢8种传染病病因证治，卷十列温疫应用药注释。其编次为先论病因，次为证候，后列治疗，取中西医两法论述病候为其特点。

3708

传染病预防法/王庚编. 上海：文明书局，中华书局，1924、1928

541

3709

传染病预防法/中医改进研究会编. 太原：中医改进研究会，1936

590

本书为普及性宣传资料。主要介绍传染病之种类、传染途径以及预防法。预防包括个人预防及公共预防。

3710

传染病中西汇通三篇/王趾周编. 石印本. 天津：中西医学传习所，1928

514A、590、839A

本书分瘟疫、麻疹、丹毒3篇。每篇均列中西病理和治疗方药。

3711

伏瘟证治实验谈/蒋树杞撰. 铅印本. 杭州：三三医社，1924(三三医书；54)

3、139、139A、186、270、277、308A、361、391、546、572、590、728、731、738A、800、839A、907C、921、940

3712

汉医急性传染病学/李聪甫撰. 铅印本. 上海：大陆书局，1942

139

3713

黄氏传染病四种/黄在福编辑. 影抄本. 湖南：唐成之，1915、1917

139

系黄氏收集并编辑之医学丛书。本丛书《白喉捷要》与《温病撮要》为治疗白喉、热病之著作，又得《痢疾慈航》与《鼠疫证治》二书，删其繁复，间或参以己见。四书皆论传染病的证治之法，对研究相关传染性疾病有参考价值。

3714

急性险疫证治/徐相任撰. 铅印本. 太原：文蔚阁，1920

381

3715

急性险疫证治/徐相任著. 江苏：徐寿华堂，1920

139、277、391、433A、579、590、738B、839A、907C

本书主要阐述急性险疫的证治。徐氏认为急性险疫包括最易致命的喉痧、霍乱、脑膜炎之类的急性传染病。其发病与人群的个体差异有关。素有积热者，若脏燥者易染火疫、喉痧、脑疫；气滞、湿胜者易染霍乱吐泻。险疫的治疗原则为急病用急治，重病用重药，不可用轻淡和缓，最忌热剂毒剂。自拟险疫通用方，方用麻黄、羚羊角、生石膏、山甲片、红花、大黄、鲜菖蒲、车前草、西黄等药物。书末附善后方及服药后看护法、将息禁忌。

3716

急性险疫证治/徐相任撰. 太原：中医改进研究会，1931

391

3717

解毒篇/著者佚名. 刻本，1949

139A

3718

救瘟辑要/黄敦汉编. 铅印本. 益世报馆，1930

186、302

本书首论温病的定义，温病与正伤寒、四伤、异气的区别，温病的特征；次述温病发明沿革；再论其证治要则、脉诊、主治方案及温病参用各方。书末附僵蚕、蝉蜕专论。本书对温病的论述较为全面，时有独到见解。

3719

秋瘟证治要略/曹炳章撰. 铅印本. 绍兴：和济药局，1918、1919、1929

139、186、590、664、728A、731、738B、896A

本书专为秋季流行疫病证治而设。曹氏认为温暑内发，秋燥新感发为秋瘟，详论秋瘟之病原、病理、诊断、证治、鉴别预防。强调会而通之，推而广之，亦可通治所有热病、温病等。

3720

秋瘟证治要略/曹炳章撰. 铅印本. 余姚：卫生书报社，1918

139A

3721

秋瘟证治要略/曹炳章撰. 刻本. 余姚：徐友成校刻，1918

590

3722

任氏传染病学/任应秋著. 铅印本. 江津：任应秋医室，1946(益恒居丛书. 医集；2)

1

3723

删补清太医院治瘟速效/清太医院编；周禹锡删补. 石印本. 隆昌：文宝斋，1935

277、590、707、907B

全书分2部分，前论述后辨治。认为瘟疫皆里症，一发即口燥咽干，头痛身疼。初起解以清凉，大忌发散。其用药因传经不同，用药亦异，辨证需参之验舌，如舌白苔知邪在膜原，可用神解散、清化汤，芳香散或达原饮；舌变黄苔，知邪入胃，即用增损大柴胡汤，增损双解散或三消散；舌变黑，知邪入三阴，即用加味凉膈散、加味六一顺气汤或解毒承气汤。后附通变增损三黄石膏汤治瘟疫表里三焦大热，通变加味凉膈散治瘟疫毒火燔踞三焦，充斥表里，开窍救急丹治瘟疫危急证闭证，甘露消毒丹治湿温时疫等，均为治传染性疾病有效验方。

3724

时疫/天津国医函授学院编. 铅印本. 天津：国医函授学院，1937(新国医讲义教材十四种；13)

139、186、590、721

3725

时疫病问答/蔡陆仙撰. 铅印本. 上海：华东书局，1935、1937（民众医药指导丛书；11）

1、139、186、251、289、590、728、799A、907C、926A、931

书分5章。第一至第三章分列时疫病的定义、病因及分类，认为流行传染病皆可称为时疫，由感染病菌所致，包括喉痧、霍乱、鼠疫、脑脊髓膜炎等11种。第三、四章对11种传染病分别予以辨证、鉴别。第五章为时疫的预防禁忌及调护，其治疗用药寒凉为主，亦不废温热。如治疗寒热头痛，则用麻黄、干姜、天麻、雄黄等味；寒热口渴或疫疟口渴，则用柴胡、紫苏、香附等味；热甚斑出，用白虎、犀、地，则体现其治疫仍以寒凉为主的特点。

3726

时疫解惑论：二卷/刘复撰. 石印本. 上海：千顷堂书局，1920

139、286、431、590、677A、907C

本书专论火风交炽之疫。上卷载医论10篇；下卷设治例46条，并附白痧药方、紫雪丹方、锡类散方。所论之疫皆为"暑湿交蒸秽浊之疠气也"。治疗宣气宜辛凉，利水宜淡渗，特设解疫饮为主方，方中推重石膏，石膏用量甚至达十余斤之多。卷下46条反映了刘氏辨证用药之心得。

3727

时疫解惑论：二卷/刘复撰. 铅印本. 上海：三友实业社，1920、1940

186、270、277、309、391、475A、529A、570、664、799A、855、896A、907C、907B、917A、922、940

3728

时疫解惑论：二卷/刘复撰. 铅印本. 中国古医学会，1931

139、202、277、279、280、286、308A、361、381、391、412A、461、475A、491、541、590、728A、738A、839A、853、922、926A

3729

时疫科/天津国医函授学院编. 铅印本. 天津：国医函授学院，1937

139、491、831、851

本书载述多种传染病证治，采用西医病名、病因、传染途径、病理解剖、证候诊断、预后等论说，治法则中西医兼治。然书中所载流行性脑脊髓膜炎总论、鼠疫论、论病菌、杂气论等多篇医论，又多取自中医观点，可谓当时中西医结合的一种尝试。

3730

时疫科讲义/天津国医函授学院编. 铅印本，1937（新国医讲义教材十四种）

139、186、590、721

记载猩红热、麻疹、白喉、痘疮、天花、流行性脑脊髓膜炎、鼠疫、大头瘟等传染病的病因、流行状况、传染途径、症状、预防、治疗各方面内容。其中"论霍乱之原因及中西治疗法之比"、"麻杏石甘汤与急性肺炎之证治"，力图探索中西论治传染病之方法；"论气化生菌"、"论气化杀菌"则认为细菌病毒的繁生实源自然六气之变化。

3731

说疫/丁国瑞编. 铅印本. 天津：敬慎医室，1918

139A

本书为传染病防治宣传演讲材料。丁氏认为疫病的防治当自国民教育始，欧洲疫症少的原因，实由教育普及，民众知晓卫生知识，故体育健壮；其次政府应采取一系列措施，如清理讼狱，疏通窝铺难民，配制预防瘟疫之药；再则配合个人防疫，施以正当隔离防范，并列清瘟解毒汤、清瘟普济散、达原饮为预防及早期治疗用药。书末附刊治疫良方，供施治而用。

3732

说疫/丁国瑞编. 铅印本. 北平：富华印刷所，1918

21、139、186、254、277、279、286、381、391、412A、412B、541、590、917

3733

松峰说疫：六卷/(清)刘奎撰. 石印本. 上海：千顷堂书局，1923(说疫全书；2)

139、270、280、286、308A、385、412B、414、435、450B、514A、590、664、709、728A、734、917A、926A、940

3734

四季传染病/杨志一编著. 铅印本. 上海：幸福书局，1930

541

3735

四季传染病/杨志一编著. 铅印本. 上海：国医出版合作社，1930、1933

1、433

3736

温病疫疠源流辑要/朱振声编. 抄本，1937

541

全书分“六十年运气相临参会温病疫疠源流附立法用药”和“辨诸家五运六气”两部分。认为“辨阴阳之变化、明五行之精微实为万世医学之源”。首先演绎五运六气、客气加临之说以为温病疫疠之源由，并对徐灵胎、陈修园各医家所论五运六气进行析解。

3737

瘟疫辨证治要/(清)杨德九撰. 石印本. 北平：京师外城宫医院，1936

202、289、651、942B

本书为《鼠疫抉微》附录，对瘟疫辨证治疗作了分析。

3738

瘟疫揭要/张镠撰. 铅印本. 怀宁：方阴棠，1932

677A、721、728A

书中概述温病治法、时疫及霍乱内外治法、瘟疫与伤寒之异、夏令防疫卫生12条。末附喉痧论辨。

3739

瘟疫约编/周禹锡撰. 铅印本. 天津：中西汇通医社，1941(中国医学约编；9)

2、21、139、186、270、301、361、381、421、433、491、514A、590、728、731、851、896A、907C、917A、926A、940

全书分4章。第一章清太医院瘟疫辩论原文，第二章删补论，第三章方治，第四章后论。其论疫病发生机理，谓受病多自口鼻而入，由气管达于血管，将气血凝结壅于淋巴管上口、总汇管之津门，津郁成痰，阻痹气机，内陷心包，瘀塞血络，静脉郁血而发急痧，意在中西互参而论之。后附治疫验方，其中开窍急救丹、朱雄化毒丸、防疫救急丹为急救用方；通变升降清化汤，通变增损三黄石膏汤为治疫常用方。

3740

瘟疫证治汇编/杨叔澄编. 铅印本. 华北国医学院，1936

186、309

3741

五疫论/李六钦撰. 抄本，1922

907C

3742

疫痉家庭自疗集：二卷/严云撰. 铅印本. 上海：家庭医学顾问社，1932

286、541、570、590、677A、706

严氏据其临证体验，将现代医学脑膜炎称之为疫痉，并撰为是书。书分上下卷，计5编。首编溯疫痉之源，采集前贤论疫痉之名言展开讨论，认为近今流行疫痉的原因为天时所造，内伏热毒，再感春寒。二编自拟疫痉阶段治法，每一证必列1方，1方后必有服法，认为可用葛根汤、达原饮、防风通圣散、新定葛根栀豉汤、犀羚解毒汤、天麻二甲煎分证遣治，其中后3方为严氏心得之方；对症治疗疫痉头痛，自拟菊花达巅饮、羚羊熄风汤；善后，用和荣醒脾汤、养血熄肝汤；编末载疫痉万灵散，为通用方。三编选载一些与疫痉治疗有关之方。四编载平日所应验之案例。五编录古今防疫名言，并参以己见。

3743

杂疫证治/（清）刘一明编. 铅印本. 罗礼堂，1922

139

3744

治温活法/易肇安撰. 活字本. 合川：合川会善堂，1938

475A

3745

中国急性传染病学/时逸人编订. 铅印本. 太原：中医改进研究会，1933、1934

1、21、139、152、186、381、590、831

本书讲述急性传染病的病因、病理、诊断及鼠疫、霍乱、白喉、麻疹等急性传染病的中西医治疗方法。列流行性感冒、顿咳（百日咳）、急性关节偻麻质斯（痺）、丹毒（大头瘟）、风疹、流行性耳下腺炎、疟疾、回归热、恐水病、破伤风、败血脓毒症、麻疯、水痘和急性关节偻麻质斯治法补遗等15节，每一病包括定名、原因、证候及经过、病理、诊断及预后、治法、处方。

3746

中外传染病史异同考/陈方之撰. 铅印本. 新化：西南医学杂志社，1942

851

3747

黑热病证治指南/宋翼撰. 铅印本，1936（珍本医书集成. 杂著类；90）

1、3、21、139、140、152、185、186、202、254、270、289、301、303、308、309、360、381、396、421、433、461、476、491、541、546、572、579、589、590、706、728、731、738A、781、799A、800、831、839、839A、851、852、871、891、901、907B、907C、911、917A、921、922、926A、931、940、942B

本书对黑热病的形成和治疗作了简述，末附方药。

3748

瘟疫论私评：二卷/（日）云弃秋吉著. 铅印本. 上海：世界书局，1936（皇汉医学丛书；23）

1、3、21、139、140、152、186、

202、251、254、270、277、301、303、308、361、391、396、421、433、450、461、491、514A、546、589、590、651、702、706、728、731、738、738A、741、781、799A、800、831、839、839A、851、852、854、871、891、901、907B、907C、917A、921、922、926A、931、942B

本书就《温疫论》原文“要语要论”加旁批，以便记诵；于所引诸说注明出处，天文、地理、制度、名物则加详注；每段后附评按，分析辨订、弃瑕显瑜、彰明其义。

3749

泻疫新论：二卷/（日）高岛久贯撰；（日）久也祐启补编. 铅印本. 上海：世界书局，1936（皇汉医学丛书；24）

1、3、21、139、140、152、186、202、251、254、270、277、301、303、308、361、391、396、421、433、450、461、491、514A、546、589、590、651、702、706、728、731、738、738A、741、781、799A、800、831、839、839A、851、852、854、871、891、901、907B、907C、917A、921、922、926A、931、942B

本书所言“泻疫”，其症初起即现便泻洞泻，剧者吐泻交作，邪势猛烈，传变甚速。其主论多本吴又可《温疫论》，而取其长，舍其短，参以平生经验。作者认为泻疫入里之势尤急，而达于表者甚稀，是以清解逐秽为主。上卷列泻疫之由来、辨证、治则、禁忌、预防、下卷分列药法、刺法、熏法、验案。

1.3　疟痢

3750

瘴疟指南：二卷/（明）郑全望著. 铅印本. 上海：中医书局，1935、1936

139、361、433、491、514A、589、590、706、728、799、839A、851、917A、921、922、940

3751

瘴疟指南：二卷/（明）郑全望著. 铅印本. 上海：世界书局，1936（珍本医书集成；36）

1、3、21、139、140、152、185、186、202、254、270、289、301、303、308、309、360、381、396、421、433、461、476、491、541、546、572、579、589、590、706、728、731、738A、781、799A、800、831、839、839A、851、852、871、891、901、907B、907C、911、917A、921、922、926A、931、940、942B

3752

瘴疟指南：二卷/（明）郑全望撰. 铅印本. 上海：中医书局，1936（中国近代医学丛选；24）

590、940

书中论述瘴疟源流，伤寒、内伤与诸症之鉴别，以及瘴疟药用宜忌、预后等。内容全面、条理清晰。但对本病病因、病理等方面杂有某些不切合实际的论述。

3753

医中一得/（清）顾仪卿撰. 铅印本. 杭州：三三医社，1924（三三医书；48）

3、139、139A、186、270、277、308A、361、391、546、572、590、728、731、738A、800、839A、907C、921、940

本书为作者诊疗瘴疟、产后房劳与蓐劳之心得记录，亦载与友人商榷瘴疟证之信札。谓瘴疟乃因暑热侵犯肺、胃、脾所致，临床上每见暑热夹湿之证，缠绵难愈。自制“葛升汤”，颇切实用。

3754

疟疾自疗法/(清)韩善征纂. 铅印本. 上海：大众书局，1936

746A

3755

疟疾论/(清)韩善征著. 铅印本. 上海：大东书局，1936～1937(中国医学大成；47)

1、2、3、139、270、277、361、391、461、476、511、541、579、589、590、728、831、851、852、901、907B、907C、921、940

前卷分析诸疟证治；中卷列病症、因、脉；后卷列医案和方剂。

3756

倪涵初疟痢三方/(清)倪涵初著. 铅印本. 吴兴逸史，1914

590、734

3757

疟疾指南/(清)王之政撰. 铅印本. 上海：国医出版社，1935(医学文库)

590、907C

3758

疟疾指南/(清)王之政撰. 铅印本. 上海：仓昌书局，1935

590

3759

经验痢疟肠红良方/(清)倪涵初著. 铅印本. 湖州：小琉璃

590

3760

痢疾论：四卷/(清)孔毓礼著辑. 石印本. 上海：千顷堂书局，1933、1936

2、21、139、186、270、286、301、308、308A、361、391、393、397、475A、493、514A、519、529A、541、589、590、664、733、734、738、738A、738B、799A、839A、855、917A、933、940

3761

痢疾明辨/(清)吴士瑛著. 抄本. 行素书室，1921

279、491、475A

3762

痢疾明辨/(清)吴士瑛撰. 铅印本. 杭州：三三医社，1924(三三医书；39)

3、139、139A、186、270、277、308A、361、391、546、572、590、728、731、738A、800、839A、907C、921、940

本书集吴氏40年治痢疾的心得。书中辨痢疾分六经、列四纲，自初症以至坏症及老人虚痢、休息痢、产后痢、胎前痢、噤口痢，详论古今方法之得失，间附治验各案，允称治痢专书。

3763

痢疾慈航/(清)熊家骥著；黄在福辑. 影抄本，1915(黄氏传染病四种)

139

本书简述痢疾证治，辨痢疾新久、虚实、寒热等。谓痢疾初起，以人参败毒散主之；若不愈，则和肝为急，用甘芍汤加生姜、吴萸、木香；其他变症用药宜随症施治。书中有黄氏按语，以点揭其证治要义。

3764

痢症三字诀/(清)唐宗海撰. 刻本. 成都：义生堂，1933(三字经合编；3)

1、3、139、186、251、279、303、361、799A、907C

仿三字经体例，以三言韵语夹注的形式论述痢疾，包括痢疾之病因、病机、症状、治法、方剂等。论痢乃从运气，旨深意远，内容简明，切于实用。

3765
痢症三字诀/张骥编. 刻本. 成都：义生堂，1935(汲古医学丛书；19附)
186、907C

3766
痢症三字诀/张骥编. 石印本
见陈修园医书四十、四十八、六十、七十、七十二种。

3767
痢症三字诀歌括/张骥增辑. 刻本. 成都：义生堂，1933(三字经合编；6)
1、3、139、186、251、279、303
张骥补撰的《痢症三字诀歌括》，即将治痢常用方剂17首编成七言歌诀，并加注以说明其主治、方义。

3768
痢症汇参：十卷，补遗一卷/(清)吴道源纂辑. 石印本. 上海：千顷堂书局，1918
1、139、202、277、286、301、308、308A、361、396、436、461、475A、514A、529B、541、570、590、664、721、728A、733、737、738、738A、738B、871、896A、907C、917A、940、942B
分类汇集刘河间、朱丹溪、戴元礼、吴鹤皋、陶节庵、张景岳、缪仲淳、张三锡、程钟龄诸家有关痢疾之论述。卷一诸贤总论，并辑录《临证指南》中痢疾治案；卷二至卷四论述外感痢、内伤痢、噤口痢、休息痢、疫痢等多种痢症和一些痢疾兼夹的病症。卷五至卷七介绍胎前及产后痢、小儿诸痢；卷八至卷十列痢证主治诸方。是一部研究痢疾的临床专著。

3769
疟疾一夕谈/胡定安编. 铅印本. 上海：商务印书馆，1922
590
内容与《疟疾》一书基本相同。

3770
疟疾八章/胡定安编. 铅印本. 上海：商务印书馆，1934
741

3771
疟疾/洪式闾著. 铅印本. 北平：国立北平师大附中理科刊丛社，1933(卫生丛刊)
541

3772
疟疾/内政部卫生署医疗防疫队编. 油印本. 内政部卫生署医疗防疫队，1940(医防丛刊)
541

3773
疟疾/华北人民政府卫生部编. 油印本. 华北人民政府卫生部，1949
541

3774
疟疾学/梁乃津著. 成都：铅印本. 中国医药文化服务社，1943
1

3775
最新疟疾学/朱师晦编著. 热带病研究所，1947(热带病学丛书)

541

3776

三疟得心集：二卷/屠用仪撰. 抄本，1937

541

本书为论述三日疟证治心得的专著。屠氏把三日疟分为少阴疟、厥阴疟、太阴疟，并分别定方治之。上卷论述三日疟的渊源、病因、病机、辨证及治则；下卷以方论为主，列方20余首。

3777

我国疟疾考/李涛著. 铅印本. 中华医学杂志社，1934

590

3778

我国疟疾问题/许雨阶著. 铅印本. 中华医学杂志社，1932

590

3779

治疟痢方/著者佚名. 刻本，1949

931

3780

疟疾的危害及其防止：汉藏文对照/蒙藏委员会编译室编. 蒙藏委员会编译室，1941(卫生常识小丛书)

590

3781

疟疾病问答/蔡陆仙撰. 铅印本. 上海：华东书局，1935、1936、1937

461、728、852、931

3782

疟痢病问答/蔡陆仙撰. 铅印本. 上海：华东书局，1935(民众医药指导丛书；9)

1、139、186、289、590、799A、907C、926A、931

蔡氏收罗众书，并参以临床经验，对疟症、痢疾二病，首辨病因，次举证象，再列治方，有条不紊，用一问一答加编者按的方法详述各病定义、病因、病机、病症、治则、方药、变症、调护等。上编为疟疾病问答，下编为痢疾病问答。

3783

疟疾预防法/军事委员会军医设计监理委员会编. 铅印本. 南京：军事委员会军医设计监理委员会，1934

541

3784

疟疾概要/钱沛泽编著. 铅印本. 中华医药服务社，1944

590

3785

疟痢证治大全/张治河等著. 铅印本，1949

590

3786

疟痢金针/葛荫春著. 天津：华泰印书馆，1926(葛氏医学丛书)

139、186、308A、393、514A、529A

书中先论疟疾，分疟总论、三阳疟论、三阴疟论、22种疟症及治疟法规等；次论痢症，有痢死症论、22种痢症及治痢法论。末附肝气散。

3787

疟解补证/廖平撰. 刻本. 成都：存古书局，1913(六译馆医学丛书；14)

1、2、7、9、139、152、270、289、

303、308A、381、461、462、541、546、572、589、590、651、701、702、721、734、781、831、851

书中将《黄帝内经太素》“疟论”、“瘅疟”、“论刺法”、“论四时”、“详温疟”等篇有关章句摘出，认为疟为四时病，与伤寒同类，隋唐时期言伤寒者多及疟，故治疗时应与伤寒互为参考。书引《素问识》《外台秘要》《千金要方》等各家见解，并加以阐释。

3788

金匮疟病篇正义/恽毓鼎撰. 刻本. 恽氏澄斋，1913

21、139、279

本书为张仲景《金匮要略》“疟病篇”之笺释本。恽氏根据《灵枢》《素问》有关条文，结合临证经验，通过笺释《金匮要略》，以辨前人论证之非，旨在论述疟症非专属少阳，并提出慎用柴胡，治疗重视辨别标本虚实，相应予以祛邪扶正。

3789

秋疟指南：二卷/林天佑著. 铅印本. 中华图书馆，1912

590

本书是阐发秋疟证治的专书。上卷主要治疟之寒热，下卷主要治疟之单热。方药详尽，用药立方皆本经旨，会集平日之经验，虽冠专治秋疟之名，然实亦为治暑热各证而设，别具见地。

3790

秋疟指南：二卷/林天佑编. 铅印本. 杭州：三三医社，1924(三三医书；27)

3、139、139A、186、270、277、308A、361（残）、391、546、572、590、728、731、738A、800、839A、907C、921、940

3791

抗疟教育/周尚著. 铅印本. 上海：商务印书馆，1947

541

3792

常山治疟初步研究报告/程学铭，管光地，姜达衢撰. 铅印本. 重庆：中国特效药研究所，1944

590

本书为抗战期间程学铭等试用常山等六味药物组成的验方治疗疟疾的研究报告。全书分概论、专论两部分。概论介绍研究经过及结果等，专论4篇分别为生药研究、化学分析及初步提取报告、药理研究、临床研究。

3793

常山治疟初步研究报告/程学铭等编. 铅印本. 重庆：中央政治学校国药研究室，1944

1

3794

防止桂省疟疾意见书/姚永政著. 铅印本. 广西：军医学校，1938

541

3795

治伤寒痢疾肠炎捷效药/聂云台撰. 铅印本. 上海：文明印刷所，1942

590、839、921

3796

痢疾一夕谈/顾子安撰著. 铅印本. 顾子安医寓，1934

309

本书对痢疾的发病、辨证和用药作了分析。

3797

癞痢金钺/葛廉大撰．石印本．天津：华泰印刷厂，1925

915

3798

痢疾三字诀/刘鳞编．稿本，1917（梅城刘氏编医书六种）

139

本书以三字歌诀形式对痢疾一症朔本探源，介绍其诊治方法。于每条三字诀下，加以注释，以阐其义。指出痢疾因老少强弱之不同，有寒热虚实之异，故其诊治亦当有别等等。末附痢疾慎用地榆论、论痢疾始于阳明及败毒散之功用、痢疾诸方考等篇。

3799

治痢南针/罗振湘著．铅印本．长沙：开明书局，1932

590

3800

治痢捷要新书/丁国瑞编．铅印本．天津：敬慎医室，1926

541

本书论痢症之病源，列痢症之变化，设痢症之治法，集痢症之方药，列大纲、分细目，博而不泛、简捷精要等为其特色。

3801

治痢捷要新书/丁国瑞编．铅印本．杭州：三三医社，1924（三三医书；28）

3、139、139A、186、270、277、308A、361、391、546、572、590、728、731、738A、800、839A、907C、921、940

3802

痢疾之中治西诊/王震撰．抄本，1936

308A

3803

治痢慈航/（清）熊家骥著；黄在福编．影抄本．湖南：唐氏，1917（黄氏传染病四种；3）

139

本书简述痢疾证治，辨痢之新久、虚实、寒热处治，为一般常规治法，无何新意。书后有黄在福（介圃）按，亦主随症施治。收入《黄氏传染病四种》。

3804

痢疾丛谈/王涛仙编．稿本，1933

917A

3805

痢疾全愈说明书/邹趾痕著．铅印本．京津书局，1934

664

原属邹氏《圣方治验录》之卷二，因其内容为徐延三自述患红白痢经邹氏调治而愈的经过，后列邹氏"延三之病情治法谈"和"家庭常识须知"两文，故名。全书篇幅较短，对痢疾的诊治可资借鉴。

3806

痢疾哲理篇/张拱瑞著．油印本，1942

590

3807

寄游庐时医录/顾培玺撰．铅印本，1936（顾氏医苑）

590

本书对治痢用药之表、里、通、禁和

霍乱病机均有详细阐述，并具体讨论神农解表汤等35首方剂组成之意义及临证加减法。

3808

痢之马齿苋疗法第一报告/余岩等著. 铅印本. 上海：现代医学社，1940

541

3809

马齿苋对痢菌作用之初步实验/汪美先等著. 铅印本. 北碚：中国预防医学研究所，1943

1

书名页印有：中国预防医学研究所论文(第9号)。

1.4 痧胀、霍乱、鼠疫

3810

痧症指微/(清)释普净撰. 刻本. 溧阳：华聚玉，1914

139、186

3811

痧症指微/(清)释普净撰. 石印本. 上海：文元书局

514A、541、651

3812

痧症指微/(清)释普净撰. 石印本，1922(痧症汇要附)

412B、590、664

3813

吊脚痧方论/(清)徐子默手定. 石印本，1929

465、541、590

3814

吊脚痧方论/(清)徐子默撰. 铅印本. 上海：国医书局，1930～1931(国医小丛书；10)

1、139、186、277、412A、521、590、651、721、851、917A

书论吊脚痧病机、舌脉、辨证等，指出吊脚痧互相染易，与霍乱有寒热之别，霍乱发于阳，属热；吊脚痧发于阴，属寒。列7症7方及用药宜忌，主张温经通阳，提倡鲜藿叶预防方法等。

3815

吊脚痧论/(清)徐子默撰. 汇印本. 鄞县：林氏，1927(三余堂丛刻；4)

9

3816

瘟痧证治要略/曹炳章编. 铅印本. 绍兴：马云程，1936

361、381、907C

曹氏有感于时医对风暑寒热之时气，轻用挑痧之法，误人甚多，故在书中明确指出“痧者，有实证之专名，虽然疫与痧俱为烈性传染病，则一据其病情皆有寒、热、虚、实、挟内伤、挟外感之别，非可一概而论”，并参考前人及临症实验，将疫痧证治分章别类予以论证。书中先论瘟痧病源、诊断，再论其病位及诸证之鉴别，最后详述其治法、护理及预防。有论有方，强调中医辨证论治在瘟痧证治中的重要性。

3817

仿宋古本急救奇痧方/(清)陈念祖著. 上海：大文书局，1936

1

介绍60余种时疫痧症的证候及治法，收丸散膏丹近百余种。

3818

痧症辨：二卷/昆山氏撰. 抄本

139

3819

痧病辨/（清）陆儋辰撰. 铅印本，1923（陆筦泉医书十六种）

541

本书载"辨痧病生于营卫"、"辨痧症辨惑之偏申明时行泄注吐逆"、"辨世呼所呼之痧不同"3篇，末附治痧诸方。陆氏认为痧症与俗称"出痧"不同，痧症产生机理为营卫稽留，卫散营溢，气竭血着，壅而不流，如沙之瘀淀者。治疗以通营宣卫、解毒消瘀和中为主，介绍陆氏治痧验方，如加减交加散、通治霍乱方、痧病备用方等。

3820

绞肠痧症/（清）王士雄撰. 铅印本

见陈修园医书四十八、七十种。

3821

痧症汇要/（清）孙玘辑. 石印本，1922

412B、590、664

作者辑《痧胀玉衡》《痧症全书》之要，首卷言刮、放之法，卷二～三论痧症及忌宜，卷四为备用药方及药性便览。

3822

痧症全书：三卷/（清）王凯辑. 石印本. 上海：千顷堂书局，1912～1949

139、186、279、570、590、738B、851、896A、907C

全书详细论述痧源、辨证、治法、用药、禁忌及诸痧证治颇得要领，载方64首并编成歌诀，末附张景岳刮案灸法。内容与《痧胀玉衡》颇多重复，并杂有一些附会论述。

3823

痧症全书：三卷/（清）王凯辑. 刻本. 山西：官书局，1919

21、139、907C

3824

痧症全书：三卷/（清）王凯辑. 铅印本. 宝庆：富记书局，1925

270、475A、839A

3825

痧症全书：三卷/（清）王凯辑. 石印本. 陈能吟，1932

921

3826

重订痧疫指迷/（清）费养庄编；顾晓澜评. 铅印本. 杭州：三三医社，1924（三三医书；15）

3、139、139A、186、270、277、308A、361、391、546、572、590、728、731、738A、800、839A、907C、921、940

3827

痧疫指迷/（清）费养庄撰. 铅印本. 上海：国医书局，1930～1931（国医小丛书；24）

1、139、186、277、412A、521、590、651、721、851、917A

书中载辨证要诀，急救闭症三方（太乙紫金丹、飞龙夺命丹、速效丹）。费氏认为治痧可用定乱丸、龟角通关散、痧药吹鼻嚏，继用刮痧之法进行治疗。

3828

痧胀玉衡：三卷，卷末一卷/（清）郭志邃撰. 汇印本. 鄞县：林氏，1927（三余堂丛刻；1）

9

3829

痧胀玉衡：三卷，卷末一卷/（清）郭志邃撰．铅印本．上海：大东书局，1937（中国医学大成；58）

1、2、3、139、270、277、361、391、461、476、511、541、579、589、590、728、831、851、852、901、907B、907C、921、940

上卷为痧胀发蒙论、痧胀要语、痧胀脉法；中卷列各痧症状；下卷列各痧备用要方；后卷列痧胀看法、痧胀兼证及变证。

3830

痧胀玉衡：三卷，卷末一卷/（清）郭志邃撰．铅印本．上海：益世报馆，1921

1、139、280、306、393、475A、529A、728A

3831

痧胀玉衡：三卷，卷末一卷/（清）郭志邃撰．刻本．广州：居稽书庄，1934

383、931

3832

痧胀玉衡：三卷，卷末一卷/（清）郭志邃撰．潮州：正谊善堂

519、664

3833

痧胀玉衡：三卷，卷末一卷/（清）郭志邃撰．石印本．上海：千顷堂书局，1923（说疫全书；3）

139、270、280、308A、385、412B、450B、514A、590、664、709、728A、734、917A、926A、940

3834

七十二种痧症救治法/陈景岐编．铅印本．上海：大通图书社，1935、1939

21、186、270、286、590、940

本书选辑《痧症指微》《痧症全书》及《痧症汇要》三书，重新编次而成。全书分上、中、下三编。上编为痧症总论，记载辨痧、治痧以及用药，其中间附陈氏见解，如治痧当分表里，当明经络，当看凉热；中编介绍72种痧症的具体治疗；下编为药方备要，分设痧症相宜之药、宜忌参半之药及相忌之药，将人参、升麻、麻黄、肉桂、茯苓等均列为痧症忌药。

3835

三大要证预防治疗汇编/倪宗绎编．铅印本，1934

461、462

3836

痧子新论/章巨膺撰．铅印本．上海：章巨膺医寓，1939、1944、1949

139、590、907C、921

分述痧子病原、病理、病状、病变、调护、诊断、药治、外治、病后等。主张内外兼治。内治按期审症投药；外治首创痧子喷雾疗法，并附图说明。全书折衷中西，融合新旧，内外并施，切合实用。

3837

痧胀撮要/汪欲济编．铅印本．太仓：汪氏，1918

1、139、139A、186、202、251、279、393、529B、541、590、728A、738、839A

书首刊各家题词，次设“条例”、“痧胀撮要歌”、“十二经病证引药”。认为痧胀之要，不外风寒暑湿痰食六种，以致气滞血壅。其论极其简单，故谓

“撮要”。

3838

痧胀要略/清太医院集录. 石印本. 遂宁：四川遂宁两益石印馆，1922

907C

3839

痧疹防救法/恽铁樵撰. 石印本. 沙市：上海印刷公司，1937

139

内容包括痧子病状与初起三大时期、出痧子之三大要件(咳嗽、发热、心里难受)、最初三逆症(咳嗽见气急鼻煽、高热无汗、面部鼻旁口唇发青、大便泄泻)及其治法、痧子最要药及次要药、痧子不可用之药及其理由、痧痘之原理，末附痧子调护法。

3840

痧疹痘科病问答/蔡陆仙编. 铅印本. 上海：华东书局，1935、1936(民众医药指导丛书；18)

1、139、186、289、301、590、741、799A、852、907C、926A、931

列痧痘各证辨治调护及散表、清热解毒、补虚证治等20门，设问答100道。

3841

痧疹瘾痘图鉴/陈存仁撰. 铅印本，1940

590

全书载序言、痧疹瘾痘图鉴16幅、各种发疹病认识表、丹痧就是猩红热、伤寒症发红疹白痦、瘾疹伤寒的治疗实务、丹毒症有四种证候、闲话天花等8篇。将痧疹瘾痘统称发疹病，细分为麻疹、丹痧、风痧、红痧、水痘、天花、伤寒、瘾疹伤寒、丹毒九症。认为《瘾疹备急方论》《瘾论萃英》是其最早之专书和论文汇编。采用中西结合考证病名，列发疹病中西病名对照及鉴别图表；首列伤寒证为法定名；阐述种痘法乃中国免疫发明，以及其传入日本、俄国、土耳其、英国的经过。

3842

痧症治疗：二卷/著者佚名. 抄本，1932

139

3843

痧症医案/吴荣漳撰. 石印本. 新繁：新石印社，1937

590、851

本书记录痧症治疗体会及验案45则，对痧症的病因病机、治法阐论精当。

3844

痧症要诀/著者佚名. 石印本. 绍兴：明达书庄，1938

139、541

分述头疯痧等44种痧症诊治要诀。每症绘一图，标明针灸穴位及辨证施治，说明进针方式和针刺手法。治疗以针灸为主，方药为辅。

3845

痧症秘录全书/杨静安编. 抄本，1940

907C

3846

猩红热新书/王钺辑著. 铅印本. 上海：中医书局，1936

1

讲述中医对该病的审因、辨证、察形色、验知苔、测体温、诊脉、选方药等诊治理论及方法。

3847
猩红热之研究/邓绍先著. 铅印本. 成都: 中国医药文化服务社, 1937、1942
1
用中医理论论述猩红热的病因、证候、治法及方药,并按内、外、产妇、眼科及补养5部分介绍中医食疗方法。

3848
近世伤寒病学伤寒、副伤寒、斑疹伤寒/李棻编著. 铅印本. 李棻医师诊所, 1933
590

3849
流行性斑疹伤寒: 虱传的/褚应章编译. 铅印本. 上海: 中华医学会, 1949(中华医学会近代医学丛书)
590

3850
斑疹伤寒之接种预防/谢少文著. 铅印本. 上海: 中华医学会, 1941
590

3851
霍乱论: 二卷/(清)王士雄撰. 刻本. 达县, 1912
852

3852
霍乱论: 二卷/(清)王士雄撰. 石印本. 上海: 萃英书局, 1926
277、677A、709

3853
霍乱论: 二卷/(清)王士雄撰. 铅印本. 上海: 新新公司
361、853

3854
霍乱论: 二卷/(清)王士雄撰. 铅印本. 成都: 佛学社
2

3855
霍乱论: 二卷/(清)王士雄撰. 铅印本. 上海: 纬文阁书庄
854

3856
霍乱论: 二卷/(清)王士雄撰. 铅印本. 上海: 商务印书馆
738A

3857
霍乱论: 二卷/(清)王士雄撰. 石印本. 上海: 锦章书局
361

3858
霍乱论: 二卷/(清)王士雄撰. 铅印本. 上海: 大东书局
491

3859
霍乱论: 二卷/(清)王士雄撰. 铅印本. 上海: 大昌公司
851、907C

3860
霍乱论: 二卷/(清)王士雄撰
见陈修园医书四十、四十八、六十、七十、七十二种,潜斋医书五、八、十四种。

3861
霍乱论/姜文谟著. 铅印本. 上海: 明善书局, 1934(医学发微)

391、401、514A、590、852、921

其内容原为霍乱而设，立原病论、运气常变验、寒热要、转筋说、干霍乱等篇目，亦稍涉痧麻之证。附备用要方及外治方、针灸腧穴。

3862

重订霍乱论：四卷/（清）王士雄撰. 铅印本. 上海：千顷堂书局，1935

351、529A、570、572、728A、738A

3863

重订霍乱论：四卷/（清）王士雄撰. 石印本. 上海：文瑞楼

529A、651、852、931

3864

重订霍乱论：四卷/（清）王士雄撰. 石印本. 上海：广益书局

279、491

3865

重订随息居霍乱论/（清）王士雄著. 铅印本. 上海：大东书局，1937（中国医学大成；54）

1、2、3、139、270、277、361、391、461、476、511、541、579、589、590、728、831、851、852、901、907B、907C、921、940

内分4篇。第一篇病情，引证有关霍乱症的重要文献，阐述必须辨明寒、热、虚、实，而不得混治；第二篇治法，列各种外治、内服及预防等法；第三篇医案，录前人治验，及著者的临床医案；第四篇药方，介绍经验方剂与单味主治药，并附录霍乱括要。

3866

赵氏霍乱论/（清）赵履鳌著. 铅印本. 绍兴：医药学报社，1923（绍兴医药学报丛书；29）

139A

3867

徐氏霍乱论/徐相任著. 铅印本. 上海：徐氏父子诊所，1938

139、570、590

又名《脱疫证治》。霍乱出现上吐下泻、肢冷、脉伏、汗自出，徐氏定名为“脱疫”，遂据其临证所见，于书中对其病因、预防、见证、诊断、治疗进行较全面的论述。治疗用理中定乱汤、回阳来复丹、三矢定乱汤等方，并以调理脾胃为主善后。

3868

霍乱审证举要/（清）连文冲撰. 铅印本. 上海：大东书局，1936～1937（中国医学大成；56）

511、541、1、2、3、139、270、277、361、391、461、476、579、589、590、728、831、851、852、901、907B、907C、921、940

辨霍乱阴阳，参考西法，阐发各地方土气候，阴证霍乱，阳证霍乱，各现证脉象，列表对照，可辨明寒热阴阳，至阴证似阳，阳证似阴，亦有分别。末附王氏霍乱集方，附连氏经验方，及外治针灸各法。又增曹炳章霍乱寒热辨正，并附潘氏霍乱吐泻方论，简明意赅，为治霍乱所必需。

3869

章太炎霍乱论/恽铁樵撰. 铅印本. 上海：铁樵函授中医学校，1924（铁樵函授中医学校讲义十七种；15）

590

恽氏将章氏丛书中“专治医学”的内

容辑出而成，得论 3 首，篇幅不逾万字。论霍乱病证候、治疗。

3870
时疫霍乱吐泻论/顾省臣撰. 铅印本，1927
541
本书简述霍乱吐泻之病因及兼证治疗。末附霍乱禁忌。

3871
霍乱/卫生部编. 铅印本. 南京：卫生部，1949(法定九种传染病浅说；六)
541

3872
霍乱/山东省立民众教育馆出版部编辑. 铅印本. 山东：省立民众教育馆，1930(卫生小丛书)
541

3873
霍乱/时逸人编. 铅印本. 上海：中医改进研究会，1932
590
本书从病原、证候、病理、诊断、治法、处方、摄生、预防全面论述霍乱，其立论以中西医汇通为特点，治疗除载霍乱常用方剂外，亦载盐水注射法；预防强调化验饮水是否有细菌，主张用消毒隔离方法来阻止疾病的传染流行。

3874
霍乱/华北人民政府卫生部编. 铅印本. 石家庄：华北人民政府卫生部，1949
541

3875
霍乱三字经：二卷/王锡祥编. 铅印本. 武昌：陈利文印书局，1935
590、728
卷上为正编，按王士雄霍乱论、方歌五首原意着笔，以三字文体编排，欲俾学者读之即能用之；卷下为附编，载附王士雄及前哲医案，另载内外丹方简而效奇者，以补士雄之遗。

3876
霍乱及痢疾/上官悟尘编著. 铅印本. 上海：商务印书馆，1932、1933(医学小丛书)
251

3877
霍乱及痢疾/上官悟尘编著. 铅印本. 长沙：商务印书馆，1939(医学小丛书)
541

3878
霍乱及痢疾/上官悟尘编著. 铅印本. 重庆：商务印书馆，1943(医学小丛书)
434、541

3879
霍乱丛谈/俞凤宾著. 铅印本，1922
541
卷首页书名为：霍乱丛谈(录常识)。

3880
霍乱平议/凌禹声撰. 铅印本. 上海：国医书局，1930～1931、1936(国医小丛书；25)
1、139、186、277、412A、521、590、651、721、851、917A
对霍乱证治作了介绍，系《国医小丛书》之一。

3881
霍乱吐泻方论/著者佚名. 铅印本. 上海：大东

书局，1936～1937（中国医学大成；56. 附）

511、541、1、2、3、139、270、277、361、391、461、476、579、589、590、728、831、851、852、901、907B、907C、921、940

此方论潘蔚刊附《十药神书》之后。本书分析治疗霍乱吐泻的理中汤、五苓散、观音救苦甘露饮、急救夺命汤的主治、组成和具体用法。

3882

霍乱自疗新法/陈醒箴编著. 铅印本. 上海：中华书局，1926

541

3883

霍乱论摘要/朱湛溪辑. 刻本，1919

590

本书首列“急救闭证寒热通用方四首”，摘选王孟英《霍乱论》中太乙紫金丹、飞龙夺命丹等4首主方，并重点论述之。末附徐兆英编“霍乱简明歌”，以歌诀形式概括霍乱病因、治疗。

3884

霍乱防治实施办法/重庆战时防疫联合办事处编. 铅印本. 军政部军医署，1940（防疫必携）

852

3885

霍乱证与痧证鉴别及治疗法/冉雪峰撰. 武昌：文藻斋，1919

839A

3886

霍乱的救星/龚村榕编. 铅印本. 汉口：葆真中医院，1932

781

3887

霍乱转筋方论/知悔斋订. 刻本，1949

590

3888

霍乱指南/翟冷仙著. 铅印本. 上海：国医书局，1932

590

3889

霍乱研究/聂云台著. 铅印本. 上海：五教书局，1942

541

3890

霍乱病问答/蔡陆仙编. 铅印本. 上海：华东书局，1935、1936（民众医药指导丛书；10）

1、139、186、289、590、733A、799A、907C、926A、931

全书分9章。第一至第八章分别论述霍论病总辨、霍乱病因、霍乱证象、霍论治法；第九章重点介绍霍乱证治，其中开闭用卧龙丹，痧毒火炽燥瞀用紫雪丹，余从辨证论治，寒温药兼收并用为其特点。

3891

霍乱通论/郑却疾撰. 铅印本. 泉州：泉山印书馆，1933

590

全书分霍乱的缘起、病理、诊断、治疗四方面，从中西医不同角度进行论述。中医采集各家之说，阐明其精义，补其未备；西医主要从细菌生物学及组织病理学论霍乱。

3892
霍乱预防法/朱梦梅编. 铅印本. 上海：商务印书馆，1919、1923(通俗医书)
541

3893
霍乱预防法/朱梦梅编. 铅印本. 上海：商务印书馆，1926(医学小丛书)
541

3894
霍乱寒热辨正/曹炳章撰. 铅印本. 上海：大东书局，1936～1937(中国医学大成；56)
511、541、1、2、3、139、270、277、361、391、461、476、579、589、590、728、831、851、852、901、907B、907C、921、940
本书先述湿症热症不可用十滴水等热药，而真寒之霍乱用十滴水未始无效；近时之霍乱，热症十居七八，寒症十仅一二，故用之以热治热，由此伤生者比比。医者当审证用药。后分三个部分，即"病状鉴别"，从舌苔、唇口、眼目、肢体、手指、胸脘、自汗、呕吐、腹痛、下利、小便、转筋、辨脉等方面鉴别内外之寒热真假；"急救治法"，有内服、引吐引泻以及外治等方法；"汤剂要方"，有霍乱通治方、解毒活血汤、湿霍乱初起方、热霍乱初起方、寒霍乱初起方、霍乱定中酒等6首。

3895
霍乱伤寒和痢疾问答/庄畏仲编. 铅印本. 上海：大华书局，1934
541

3896
霍乱痢疾合编/刘亚农编. 铅印本. 北平：刘亚农，1940(亚农医学丛书)
1
用中医理论探讨霍乱、痢疾的病因、发医机理、症状及治疗。末附急性痢、虚寒痢等临床医案。

3897
霍乱集粹/周叔阜，文琢之编. 铅印本. 四川：医药学术研究会，1945
590、907C
本书系四川省医药学术研究会为普及和提高全民防治霍乱意识，在百余篇论稿中精选7篇汇编而成册。包括周叔阜的"中西医霍乱治比较及得失"、张德修的"关于霍乱的管见"、陈升"霍乱精要"、任应秋的"霍乱问答"等，分别从不同角度论述霍乱证因治疗以及作者的临证体会。

3898
霍乱新论/(清)姚训恭著. 石印本. 常熟：言氏从吾女子斋，1919
1、139、251
谓今日霍乱，与古昔不同，西方亦不神验。本其父及自己所经诊，处方论治。

3899
霍乱新论/(清)姚训恭著. 铅印本. 上海
677A、799A

3900
霍乱新论/(清)姚训恭著. 石印本
202、396

3901
霍乱新论/恽铁樵著. 铅印本，1933(铁樵函授医学讲义二十种；18)

139、186、738A

上卷对霍乱病因、症状、病理、病机及鉴别进行论述，主张用辟瘟丹与十滴水治疗。下卷论干霍乱、妊娠霍乱、产后霍乱。用辟瘟丹治疗霍乱为恽氏经验，末附恽氏临终遗言："辟瘟丹但呕者予之，但泻者予之，呕泻交作者予之，每服一分，幸勿多服。"

3902

霍乱新论/牟允方著. 铅印本. 黄岩：中国针灸医学社，1943

590

3903

霍乱新论疟疾新论合编/丁福保译述. 石印本. 上海：文明书局，1930

590

此书为日文译本。先定义原因，次症状诊断，后论预后治疗，介绍霍乱、疟疾的西医认识、诊断及治疗。

3904

霍乱概论/伍连德等编. 铅印本. 上海：海港检疫管理处，1934

541

内分：病史与地理及流行之概况、化验、临证、教育宣传4编。

3905

霍乱燃犀说：二卷/（清）许起撰. 铅印本. 上海：世界书局，1936（珍本医书集成；34）

1、3、21、139、140、152、185、186、202、254、270、289、301、303、308、309、360、381、396、421、433、461、476、491、541、546、572、579、589、590、706、728、731、738A、781、799A、800、831、839、839A、851、852、871、891、901、907B、907C、911、917A、921、922、926A、931、940、942B

上卷论述热霍乱，下卷论述寒霍乱。皆先论病因、病机、诊治，后列常用方药，理、法、方、药俱全。作者认为霍乱有寒热之分，热霍乱是感受夏秋湿土之气，邪从热化；寒霍乱是因人体中阳气素虚，复贪凉喜冷，湿从寒化。两者证治不同，治当详辨，附列效方若干。还记有刮治、针刺等外治法。是一部有参考价值的霍乱专著。

3906

鼠疫抉微/（清）余德壎著. 铅印本. 北平：京师警察厅，1918

1、139、139A、186、202、251、270、277、289、308A、391、572、651、721、728A、942

3907

鼠疫抉微/（清）余德壎著. 铅印本. 上海：大东书局，1937（中国医学大成；51）

1、2、3、139、270、277、361、391、461、476、511、541、579、589、590、728、831、851、852、901、907B、907C、921、940

介绍鼠疫的中医治法。内分：病情篇、治法篇、药方篇、医案篇4卷。

3908

鼠疫约编/（清）吴宣崇撰；罗汝兰增辑；（清）郑奋扬参订. 铅印本. 北平：联兴印务局，1918

1、3、21、186、461、493、514A、799A

介绍鼠疫的病源、预防、症状、辨证及治法，并附医案与验方。

3909
鼠疫约编/(清)吴宣崇撰；罗汝兰增辑；(清)郑奋扬参订. 刻本. 高福经堂，1921
731、733A

3910
鼠疫约编/(清)吴宣崇撰；罗汝兰增辑；(清)郑奋扬参订. 铅印本. 上海：世界书局，1936(珍本医书集成；29)
1、3、21、139、140、152、185、186、202、254、270、289、301、303、308、309、360、381、396、421、433、461、476、491、541、546、572、579、589、590、706、728、731、738A、781、799A、800、831、839、839A、851、852、871、891、901、907B、907C、911、917A、921、922、926A、931、940、942B

3911
鼠疫症治/(清)吴宣崇著；黄在福辑. 影抄本. 湖南：唐氏，1917(黄氏传染病四种；4)
139
书中指出鼠疫为瘟疫之一种，分鼠疫原起、鼠疫辨证、服药之法等章节。黄氏附以按语，进一步分析鼠疫证辨治要点。

3912
鼠疫/卫生部编. 铅印本. 南京：卫生部，1949(法定九种传染病浅说；5)
541

3913
鼠疫/谭其濂编. 铅印本. 上海：商务印书馆，1915、1916
1、931
全书分上下两篇。上篇分别介绍了疫史、疫源、疫性、疫状、患疫尸体之形状、中医诊断、辨证治法；下篇详细介绍了鼠疫的预防方法及西医的种疫浆方法，并回答了有关鼠疫的一些问题；篇末附有关鼠疫的中英名词对译，以及东三省万国鼠疫研究会议条款。谭氏学贯中西，书中常依中医而述，且又合于西医理论。

3914
鼠疫学/东北行政委员会卫生委员会编. 铅印本. 奉天：东北行政委员会卫生委员会，1948、1949
541

3915
鼠疫之研核及治疗/张右长撰. 石印本. 常德：县中医公会，1942
1、279、831

3916
鼠疫节要/陆锦燧撰. 石印本. 上浣：新华印字馆，1921
541

3917
鼠疫回生/朱鼎元撰. 铅印本，1923
831

3918
鼠疫自疗新法/席令编. 铅印本. 上海：四明书店，1939
186、590
本书收集各家鼠疫之说，列鼠疫病情及治法。其主要内容与《鼠疫良方汇编》类似。末载经验涂核散，结核经验灵方，经验辟瘟良方等验方26则，系席氏临证颇具新意处。

3919

鼠疫治疗全书/李健颐编著. 铅印本. 福建：余庆堂制药局，1935

590

全书分上、下编。上编记载疫祸及疾病常识，从中西医各不同角度论鼠疫病因。李氏认为鼠疫为热毒而致，与有些医家认为是伏气化热之少阴温病有所不同。下编载治鼠疫方的研究，首列自拟屡试皆效的二一解毒汤研究，认为此方为治疫之结晶、治鼠疫之良方(方用银花、连翘、荆穗、贝母、紫草、板蓝根、生石膏、赤芍、桃仁、红花、生地、大青叶、正脑片、雄黄精等)，并可制成注射剂，介绍了注射液制法、注射液保存法。

3920

鼠疫治法/陈杰士节录. 铅印本. 福建：省政府秘书处，1941

541

节录自《鼠疫约编》。

3921

鼠疫要览：二卷/陈继武编. 铅印本. 上海：商务印书馆，1918

590

上卷分12章，主要论述鼠疫医学防治事项，包括鼠疫略史、原因、传染证候、鉴别诊断、菌种特征、治疗、预防、消毒等方面。下卷10章，记载有关国家行政机关对鼠疫防治的文件，包括德国卫生局、德国政府、日本政府颁布的鼠疫防治章程及实施方法，以供国内借鉴；其中有3章载国内有关鼠疫的防治及消毒法。附编载录传染病预防条例、火车检疫规则、检疫委员设置规则。

3922

鼠疫预防工作手册/哈尔滨特别市防疫委员会撰. 铅印本，1947

521

3923

鼠疫预防工作须知/东北行政委员会卫生委员会编. 铅印本. 奉天：东北行政委员会卫生委员会，1948

521、541

3924

鼠疫预防法/刘成立撰. 铅印本. 北平：京师京华印书局

1

3925

鼠疫概要/俞松筠，祝绍煌撰. 铅印本. 重庆：商务印书馆，1942

1

3926

可怕的鼠疫/东北人民政府卫生部编. 铅印本. 东北人民出版社，1949

521

3927

福建鼠疫之防治/福建省政府秘书处编. 铅印本. 福建：省政府秘书处，1939(闽政丛刊)

541

3928

华北鼠疫之研究/伍连德等著. 铅印本. 哈尔滨：东三省防疫总处，1926

521

3929

防治湘西鼠疫经过报告书/容启荣辑. 石印本. 战时防疫联合办事处，1942

541

3930
防治鼠疫工作人员须知/东北防疫委员会编. 辽宁：省政府，1947
463

3931
相火毒鼠疫症瘟痘疮三大病论/罗嘉珪撰. 铅印本，1916
590
全书载“总论相火毒”、“论相火毒之物成及原质”等9篇论文。认为鼠疫、天花、梅毒之类的传染病，由相火毒所致。梅毒(花柳病)是“男女用之不当”的一种性病，具有潜伏期、传染性及遗传性。主张用锡类丸治疗，并附锡类丸验案多例，以证其效。

3932
治鼠疫经验方/罗肇宸等撰. 铅印本，1920
139

3933
温病鼠疫问题解决合篇/冉雪峰著. 铅印本. 崇明：文藻斋，1918
139A、186、781、799A
本书首述温病问题之解决，次述鼠疫问题之解决及继篇，后录方药。

3934
寄寄山房鼠疫杂志/张翼廷辑. 铅印本，1931
1、541

3935
展开防止鼠疫的斗争/新华书店编辑部编. 铅印本. 北平：新华书局，1949(新华时事丛刊)
1

2 内科

2.1 通论

3936
内外伤辨惑论：三卷/(金)李杲撰. 铅印本. 上海：商务印书馆，1935～1937(丛书集成初编；67)
1、2、6、7、9、21、139、140、186、251、301、361、391、421、461、493、511、523、541、542、572、579、651、702、721、731、781、791、851、852、901、911、921、922、931、940
主要论述由于饮食劳倦所致疾病。卷上有辨阴证阳证、辨脉等13篇有关辨证的论述；卷中、卷下结合具体方药论述了以饮食劳倦为主的一些内科疾病的证治。

3937
内外伤辨惑论：三卷/(金)李杲撰. 石印本. 上海：鸿文书局，1916(东垣十书；6)
1、309、450B、475A、541、728A、799A、839A、911

3938
内外伤辨惑论：三卷/(金)李杲撰. 石印本. 上海：中一书局受古书店，1929(东垣十书；6)
139、202、412B、523、728A、731、738、799A、852、907B、926A

3939
内外伤辨惑论：三卷/(金)李杲撰. 刻本. 北平：中医学社，1923(古今医统正脉全

书；20）

1、139、202、289、396、461、491、541、651

3940

脾胃论：三卷/（金）李杲著. 铅印本. 上海：商务印书馆，1935～1937（丛书集成初编；36）

1、2、6、7、9、21、139、140、186、251、301、361、391、421、461、493、511、523、541、542、572、579、651、702、721、731、781、791、851、852、901、911、921、922、931、940

李氏根据《内经》“人以水谷为本”的观点，强调补益脾胃的重要性，并结合内科杂病的辨证论治予以阐析。书中对饮食劳倦等引起的脾胃病，创益气升阳等治法。

3941

脾胃论：三卷/（金）李杲著. 据元延祐二年刻本影印本. 上海：涵芬楼，1938（济生拔萃；8）

1、2、7、139、186、202、277、289、461、462、476、491、512、521、523、529A、529B、570

3942

脾胃论：三卷/（金）李杲著. 石印本. 上海：鸿文书局，1916（东垣十书；3）

1、309、450B、475A、541、728A、799A、839A、911

3943

脾胃论：三卷/（金）李杲著. 刻本. 北平：中医学社，1923（古今医统正脉全书；21）

1、139、202、289、396、461、491、541、651

3944

精校脉因证治：二卷/（元）朱震亨撰. 石印本. 上海：鸿宝斋书局（脉学四种；3）

570

3945

丹溪朱氏脉因证治：二卷/（元）朱震亨撰. 汇印本. 南海：黄肇，1935（芋园丛书；5）

6、7、9、351、931

3946

丹溪朱氏脉因证治：二卷/（元）朱震亨撰. 刻本，1916（翠琅玕馆丛书；4）

1、2、3、7、401、523、541、542、579、731、781、901、931

3947

脉因证治：二卷/（元）朱震亨撰. 铅印本. 上海：大东书局，1936（中国医学大成；63）

1、2、3、139、270、277、361、391、461、476、511、541、579、589、590、728、733A、831、851、852、901、907B、907C、921、940

介绍各科临床病证共70篇，各证论述的次序先后为脉诊、病因、证候及治法。

3948

脉因证治：二卷/（元）朱震亨撰. 铅印本. 上海：圣仰出版合作社，1937

309、433、590、728、800、851、917A、940

3949

脉因证治：二卷/（元）朱震亨撰. 影印本. 建德：周学熙，1936（周氏医学丛书；9）

1、6、9、21、139、186、251、254、

270、277、279、308、308A、309、351、361、385、385B、412A、421、433、475A、476、491、514A、529B、546、664、721、738、741、781、901、907C、911、921、922、931、933、940、942B

3950

症因脉治：四卷/(明)秦昌遇著；(清)秦之桢辑. 铅印本. 上海：大东书局，1936～1937(中国医学大成；66)

1、2、3、139、270、277、361、391、461、476、511、541、579、589、590、728、831、851、852、901、907B、907C、921、940

是书论述以内伤杂病为主的各种病证。主张先辨症候，次查病因，再审脉象，最后决定治法，故以《症因脉治》为书名。书中对于每种疾病的辨证，均分列条目，清晰细致，理法分章，随症论治，并附方药，选方大多切于实用。

3951

症因脉治/杜士璋编. 铅印本. 浙江：中医专门学校，1938(浙江中医专校讲义三十三种；23)

590

3952

症因脉治：四卷/(明)秦昌遇著. 刻本. 上海：攸宁堂，1922

2、139、286、289、412B、491、541、570、590、651、677A、728A、738A

3953

证治汇补：八卷/(清)李用粹编著. 石印本. 上海：中原书局

1、139、279、286、308A、361、491、514A、570、590、664、738、831、896A、907C、940、942B

本书以内科杂病为主，将内科杂病80余种分为提纲、内因、外体、上窍、胸膈、腹胁、腰膝及下窍8类，每类分别记载了多种疾病的证治，对每种病证以介绍辨证、立法、方治为重点，除参考历代医家论述外，并附作者本人经验。

3954

医略十三篇：十三卷/(清)蒋宝素撰. 铅印本. 上海：世界书局，1936(珍本医书集成；20)

1、3、21、139、140、152、185、186、202、254、270、289、301、303、308、309、360、381、396、421、433、461、476、491、541、546、572、579、589、590、706、728、731、738A、781、799A、800、831、839、839A、851、852、871、891、901、907B、907C、911、917A、921、922、926A、931、940、942B

本书为作者所撰的《医略》(共87卷)中的六淫门，计13卷，并附方1卷。书中对风、寒、暑、湿、燥、火及疟、痢、霍乱、瘴气等的辨证治疗分别作了简要论述，并附医案。

3955

金匮翼：八卷/(清)尤怡著. 石印本. 上海：鸿章书局

529A、542、570、831、871、931

3956

金匮翼：八卷/(清)尤怡著. 铅印本. 文瑞楼，1913、1914、1936

139、152、277、279、308A、391、393、412A、412B、433A、491、529A、590、651、677A、706、721、728、728A、731、733A、738A、852、896A、907C、

917、926A、940

3957

金匮翼：八卷/(清)尤怡著. 铅印本. 上海：大东书局，1936～1937(中国医学大成；62)

1、2、3、139、270、277、361、391、461、476、511、541、579、589、590、728、831、851、852、901、907B、907C、921、940

著者为补充《金匮要略心典》之不足，以从治疗经验中，广泛运用古今方剂编成此书。分8卷，阐述内科杂病48门，每门先著统论、继述各种证候和治法，最后附有按语。

3958

医醇賸义：四卷/(清)费伯雄撰. 铅印本. 耕心堂，1912

186、277、279、280、309、381、514A、541、664、702、706、728、728A、734、799A、896A、907C、921、926A、931

3959

医醇賸义：四卷/(清)费伯雄撰. 石印本. 上海：萃英书局，1913、1917

186、286、308A、412B、514A、514B、651、677A、721、728A、781、853、931

3960

医醇賸义：四卷/(清)费伯雄撰. 铅印本. 孟河：费氏耕心堂，1912(费氏全集；1)

139、186、202、289、308A、475A、514A、511(存第二种)、529A、589、590、664、677A、728、728A、839A、907C、917A、926A

3961

医醇賸义：四卷/(清)费伯雄撰. 铅印本. 上海：中国文学书局，1936、1941

414、461、514A、852、896A

3962

增广病机汇论：九卷/(清)田伯良辑. 铅印本. 上海：中华书局，1923

590

卷一为中医基础理论，论望闻问切四诊、藏象、五运六气等；卷二至卷八论述中风、劳倦、咳嗽、疟证、积聚等63种病证的脉因症治；卷九为女科及儿科。

3963

医学传灯：二卷/(清)陈岐撰. 铅印本. 上海：世界书局，1936(珍本医书集成；25)

1、3、21、139、140、152、185、186、202、254、270、289、301、303、308、309、360、381、396、421、433、461、476、491、541、546、572、579、589、590、706、728、731、738A、781、799A、800、831、839、839A、851、852、871、891、901、907B、907C、911、917A、921、922、926A、931、940、942B

书中总结前人经验，结合个人30年临床心得，概要论述伤风、中寒、暑热、伤食、黄疸、泄泻等33种常见内科病证，每证之下先论病因病机，次述证候治法，再列方药及加减法。

3964

医学举要：六卷/(清)徐镛辑. 铅印本. 上海：大东书局，1936～1937(中国医学大成；69)

1、2、3、139、270、277、361、391、461、476、511、541、579、589、590、728、831、851、852、901、907B、907C、

921、940

卷一六经合论；卷二时邪合论；卷三杂证合论；卷四治法合论；卷五古今方补注；卷六玉台新案。

3965

医学举要/杜士璋编. 铅印本. 浙江：中医专门学校，1938（浙江中医专校讲义三十三种；24）

590

3966

评琴书屋医略：三卷/（清）潘名熊撰. 铅印本. 杭州：三三医社，1924（三三医书；92）

3、139、139A、186、270、277、308A、361、391、546、572、590、728、731、738A、800、839A、907C、921、940

书中载述33种内科常见病证之辨证要点及治疗方药，部分病证附有医案。

3967

内科学/秦伯未编. 铅印本. 上海：中医书局，1930、1931、1936、1941（实用中医学；7）

2、139、254、270、289、308A、361、433、491、590、651、706、741、800、851、917A、922、940、942B

系《实用中医学》之第七编。本书分六淫病和杂病两部分，六淫分伤寒、温病、中风等8证，杂病分中风、虚劳、咳嗽等43证，每证分述病因病机、主证及遣方。

3968

内科学/王景阳著. 铅印本，1949

541

本书与外科；生理与病理合讲；生理化学；细菌学；解剖学；药物学；眼科学；耳鼻咽喉科；荣养十讲合订。

3969

内科学/谢观等编述. 油印本. 中国医药教育社，1949

541

3970

内科学：消化器疾病/东南医学院编. 铅印本. 东南医学院，1949

541

3971

内科学/张寿颐编. 铅印本. 兰溪：中医专门学校，1934

738A

本书为日本汤本求真原著，张山雷编。引用书目120条，叙述中西医学之比较概论、八纲辨证之界说、腹诊及腹诊法、脉诊及脉诊法、总说等内容。

3972

内科学/乔树民撰. 铅印本. 重庆：正中书局，1943

852

3973

内科学/周福棠集注. 铅印本，1940（北平国医学院讲义）

541

内容仅存阳明、少阳两篇。每篇分总论及各论。各论详述经脉气化、病理、治疗与方药。论中引用尤在泾、唐容川等医家较多。

3974

内科学/保生产科学校编. 铅印本，1937（保生产科学讲义：附录）

541

3975

内科学/铅印本. 台湾：新生报社，1946(台湾新生报社第三种丛书)

541

3976

内科学/任应秋，李子犹合撰. 铅印本. 上海：中医书局，1947(中医各科精华；1)

2、21、186、202、254、289、301、308、309、401、462、589、590、721、831、851、933、942B

3977

内科学/王玮玲著. 铅印本. 总卫生部编译处，1948

541

3978

内科学/章唆编述. 铅印本，1949

541

本书为《中国医药专门学校讲义》之一。章氏汇辑群书，采撷名医方论，撰为本书。全书共7章，分述伤寒、温病、霍乱、痨瘵、疟疾、瘟疫、脚气诸病之病因、分类、治法等。

3979

内科学讲义/秦伯未编. 铅印本. 上海：秦氏同学会，1930

1、2、139、186、286、401、412B、524、541、590、664、738A、799A、851、922、940

一名《内科学》。系《国医讲义六种》之一。本书分为六淫病和杂病两大部分。六淫病部分论述了伤寒、温病、中风等8种外感病证治，杂病部分阐述了类中风、虚劳、咳嗽等43种杂病证治。

3980

内科学讲义/秦伯未编. 铅印本. 上海：秦氏同学会，1930(国医讲义六种；5)

186、279、361、412B、463、514A、590、664、712、799、871、940

3981

内科学讲义/王治华，许勉斋编述. 油印本

590

3982

邱氏内科大纲/邱崇撰. 铅印本. 北平：和平印书局，1937

21、139、186、202、270、277、279、280、286、289、396、461、475A、476、529A、590、728A、738A、839A、871

全书4种。收有《伤寒论浅说》介绍脏腑经络各病证；《金匮经浅说》邱氏将各类杂病以脏腑、经络、表里、阴阳、寒热、虚实的不同情况重予编列《金匮要略》原文，分为上、中、下三化。上化为肺心膈及皮肤传化之主，中化为肝胆脾胃三焦及肌肉变化之所书，下化为膀胱肾及骨髓生化之原。持论存阴阳废五行，对原文详予注释。《邱氏温病学》先论温病苔脉、病状及传经变化特征，后述温病与瘟疫、伤寒、感冒之区别，再辨四时温病之异及温病辩证个、治法、方药，《邱氏脉学》详细阐述平脉法、脉象类别、诊脉法、六脉部位、八纲脉表、妇人脉、少儿脉。

3983

陈氏内科秘集/抄本，1912

701

系陈氏撮抄其主治杂病之经验方，以备据症寻检之用。

3984

通俗内科学/张若霞编. 铅印本. 绍兴：医药学报社，1916～1927(医药丛书五十六种；5)

139A、391、590

3985

通俗内科学/张若霞辑. 铅印本. 上海：世界书局，1936(珍本医书集成；22)

1、3、21、139、140、152、185、186、202、254、270、277(存八十五种)、289、301、303、308、309、361、381、396、421、433、461、476、491、541、546、572、579、589、590、706、728、731、738A、781、799A、800、831、839、839A、851、852、871、891、901、907B、907C、911、917A、921、922、926A、931、940、942B

本书分7章，按传染病、呼吸器病、循环器病、消化器病、泌尿器病、运动器病、神经系病等分类，记载病证44种，诸病分原因、证候、经过、预后、类证、治疗、处方等项依次叙述，中西汇参是其特点。

3986

中医内科全书/南宗景著. 铅印本. 上海：中国食物疗病所，1940

1、139、590

3987

中国内科全书/南宗景撰编. 铅印本. 上海：南宗景医药事务所，1937

1、139、361、709、746A、891、921、940

一名《中医内科全书》。全书仿西医内科体例，分急性传染病、新陈代谢病、呼吸器病、消化器病、循环器病、血液及脾病、神经系统病、泌尿生殖器病、运动器病、附论应用药物提纲等10部分，每部分述所属之病若干，每病均列原因、症状、脉法、治法、古今验方及按语等项。引述古人论说及验方，必载明书目；近人之论说，改订效方并采录，仍各冠名目，一目了然。凡用西医病名，病因症状皆取西说，按语进一步阐发中西医病名、病因病机的相互联系，补充中医西医的治疗手段，介绍疾病的预后及护理。每病先引述前人之说，然后以己意案之，列举效方以示施治之准则；治病不持成见，因病辨证施治，虽以中医论治为本，亦力求中西合璧，相互彰益。

3988

内科外感病/陆清洁编. 铅印本. 上海：世界书局，1933

1、139、270

按伤寒、作伤风、类中风、班斑疹、署病、秋燥等分24类，讲述各种内科外感病的病源、症状、疗法、调养等。

3989

外感与杂病/庄省躬撰；刘文杰编. 抄本，1936

139

本书附录于《花柳》后。

3990

内科约编/周禹锡编；萧尚之参订；中央国医馆审定. 天津：中西汇通医社，1941(中国医学约编；6)

2、21、139、186、270、301、361、381、421、433、491、514A、590、728、731、851、896A、907C、917A、926A、940

系《中国医学约编》之一。全书分11

章。篇首总论提出了外感不离乎六淫，百病不离乎六经，以六气六经归纳百病，为千古不易之定法。第一至第七章总论六经化气、总诀病证、脉象、舌治、治法、传变等；第八、第九两章分述表里寒热虚实证治；第十章后论；最后一章是方按，载录主治诸方90首。对研究病因学说以及六经病证治疗有一定参考价值。

3991

内科讲义/朱茀撰. 铅印本. 北平：华北国医学院，1939

139

3992

内科医案/著者佚名. 抄本. 兰石山庄怀周，1921

590

又名《内科方案》。本书载录内科及产后病案86则，涉及风温、类中、盗汗、咳嗽、眩晕、不寐、心悸、不孕及产后口糜等各类病证，范围较广，其中并附有膏方4张。

3993

内科医案/著者佚名. 油印本. 中国医学院，1931(中国医学院讲义十九种；7)

139

3994

内科备用诸方/著者佚名. 抄本

709

本书辑录内科备用诸方170首，多从历代医学著作中粹选整理而成，各方包括药物组成及主治病证，余均省略。

3995

内科脉证/著者佚名. 抄本

709

本书系内科专著，仿《金匮要略》体例分为25门，论述各病症脉证主治；选辑方剂则以仲景方及《千金要方》《外台秘要》诸名方为主，书末另附救急方50余首、解诸毒方30余首。

3996

内科概要/许半龙著. 铅印本. 上海：半龙医药书社，1925、1930、1935

491、590、839A、851、922

本书分绪论、各论两大部分。绪论概述人体部位、脏腑、生理、病理、病症、诊断及药理；各论简述循环系统、呼吸系统、消化系统、排泄系统、生殖系统、泌尿系统、神经系统、感觉器病、肌肤系病及传染病，共57种常见病症的病因辨证、处方用药。全书以简明扼要，切合实用为其特点，唯书中参合西医理论有牵强附会之憾。

3997

内科鉴别诊断学/缪澂中撰. 铅印本. 上海：大东书局，1933

852

3998

内科易知/中华书局编. 铅印本. 上海：中华书局，1918、1919、1920、1926(医学易知；3)

139*、139A、279、286、302、385、396、412B、466、521、529A、541、570、579、589、590、651、664、839A、851、896A、907C

本书分载头部、面部、耳部、鼻部、舌部、腋部、乳部、胸部、心部、肺部、各种气痛、咳嗽、劳伤吐血、哮吼、脾胃、痰疾、三消、饮食积滞、噎嗝、呕吐、呃逆、腹部、痞积、虫疾、鼓胀、胁部、腰部、前阴、小便、淋症、遗精、后阴、大便、泄泻、痢疾、脱肛、痔疮、腿部等38类(种)病症的中医简便验方治法，各种病症治法之前先列简明扼要的主要症状，然后分证附方论治，以便读者掌握其要点，选录130余首临床常用方剂。

3999

内科易知/中华书局编. 铅印本. 上海：文明书局，1929、1931、1939(医学易知；3)

9、186、202、254、270、308、421、475A、491、514A、541、589、590、677A、738B、741、781、851、907B、907C、917A、940

4000

民间医库/秦之万编撰. 铅印本. 上海：大公书店，1934

590

全书分3部分：先论生理病理之大概，次叙各病最显明之病状及普通疗法，并采录有效单方，切合临床实用。

4001

重要内科病概说/何炳松著；顾寿白编. 铅印本. 上海：商务印书馆，1937、1943

434、733A

4002

杂病学讲义/马汤楹，金澄甫，杜士璋编. 铅印本. 浙江：中医专门学校，1938(浙江中医专校讲义三十三种；10)

590

马氏辑述积聚、癫狂、痫证、怔忡、惊恐等16病证，每一病证述及古医论、病因、病理、方剂及其加减，并附医案；金氏辑述肠鸣、闷气、淋浊、遗泄等证治；杜氏辑述时疫论治、伤寒时疫辨及痧胀源流、痧胀原由等，并附自制方64首。

4003

杂病科讲义/马乐三撰. 铅印本. 天津：马乐三诊疗所，1936

21、940

本书系五官及疮疡病症讲义。“诊疗概要”论述了治疗杂病的补、和、攻、散、寒、热、固、因八法。分论介绍了五官科及疮科数十种常见病症的病因病机及其治法与方药，其中尤以目疾论治较为详备。

4004

杂病科讲义/中国国医函授学院编. 铅印本. 天津：中国国医函授学院，1940

254

4005

杂证学讲义/孙祖燧编. 铅印本，1936

279、728A

4006

杂病方法/(清)包桃初编. 铅印本. 包氏医宗出版部，1930～1936(包氏医宗；7)

1、139、186、202、277、279、280、289、308A、361、396、412A、412B、433A、475A、491、514A、511、529A、529B、541、590、651、664、677A、712、721、728A、738A、738B、799A、800、839A、851、852、896A、907B、907C、917A、921、922、926A、931、940

4007

杂病书/著者佚名. 刻本，1912

931

全书据病证分篇介绍六经、女科、痢疾、痘疹、血证、瘟疫、肾虚等证治，并论及脉诊原理、方法及其临床意义。书中所论诸病证治，每多以温病立法遣治。

4008

杂病方讲义/包识生撰. 铅印本. 上海：包氏医宗出版部，1930～1936（包氏医宗；10）

1、139、186、202、277、279、280、289、308A、361、396、412A、412B、433A、475A、491、514A、511、529A、529B、541、590、651、664、677A、712、721、728A、738A、738B、799A、800、839A、851、852、896A、907B、907C、917A、921、922、926A、931、940

书分2章。第一章“总论”，自“痓湿暍病方”至“妇人杂病方”共21节，每节先列方名及其组成（无剂量），后述有关病证的病因病机、各方的功效主治及其间之关系，列方207首；第二章“方义”，不分节，逐条详论各方的配伍关系、加减变化及煎服法。

4009

杂病节要：二卷/徐逸民撰. 刻本，1912

738B

4010

杂病节要：二卷/徐逸民撰. 抄本，1912

738B

4011

杂病讲义/程门雪编著. 稿本. 程氏，1938

541

全书由痰饮门、消渴解、黄疸解等内科杂病13篇组成，概以《金匮要略》为法旨，上溯《灵枢》《素问》典籍，旁采名贤精要，参以己见，论述诸病病因病机，阐发辨证施治精髓，对临床教学有一定参考价值。

4012

杂病讲义/恽铁樵撰. 铅印本. 上海：铁樵函授中医学校，1924（铁樵函授中医学校讲义十七种；13）

590

主要阐述风痨臌膈四大病证治。首先对中风的病因作了详细叙述，并通过4则病案，说明中风病机；其后把肺痨与劳病区分开来，提出治疗痨病的法则，列治虚损劳瘵方43首，并附以葛可久治劳10方；最后叙述鼓胀有脉胀、肤胀、五脏胀、六腑胀、水肿、蛊胀、单腹胀、石水鼓等区分，并分别描述其症状及治法，列方8首。

4013

杂病讲义/管理平编. 油印本，1934

590

4014

杂病讲义/费泽尧撰. 石印本. 山西：医学专门学校，1949

396

本书系《山西医学专门学校讲义》之一。全书上下分册，共43篇，博采众家之言，详述各种内科杂病之证治。

4015

杂病讲义：二卷/章次公编，1941（上海国医学院讲义七种）

590

全书实为治验医案之评述。卷上列举广益医院荣役龙升大衄血治验、温病治验、治验录，并载有杂病课外读物、呃逆药物疗法之研究，以及日本名医与奇方、黄疸等；卷下分论评述湿温医案，如论湿温治法、古今湿温医案选评、妇人腹瘕医案等。书末附有“药治捷要”一篇。

4016
杂病论/刘鳞编. 抄本，1917
461

4017
杂病论/刘鳞编. 稿本. 刘氏，1917(梅城刘氏编医书六种；3)
541
全书载有医论10篇，内容偏重于中医基础理论，包括杂病论、吐血论、心跳论、黄芪白术不固表论等。

4018
杂病/章次公编. 铅印本. 上海：国医学院，1934(上海国医学院讲义七种；4)
590

4019
杂病证方歌括/庆恕撰著. 铅印本. 奉天：作新印刷局，1916
839A
全书载内、妇、口齿、眼科病80余证，每证有提纲，详论证候，分列方药，计选方368首，方后附随症加减药物。

4020
内科杂病/天津国医函授学院编. 铅印本. 天津：国医专修学院，1937
254

4021
内科杂病/天津国医函授学院编. 铅印本. 天津：国医函授学院，1937(新国医讲义教材十四种；6)
139、186、590、721

4022
内科杂病问答/蔡陆仙编. 铅印本. 上海：华东书局，1935、1936、1937(民众医药指导丛书；14)
254、301、651、733A、852、931
全书分11大类，每类又分为若干证，以问答形式阐述内科杂病之病证名称、病因症状、治疗方法，以及预防、调理护理等。

4023
内科杂病学讲义/陈汝来编. 铅印本. 广东：中医药专门学校，1936(广东中医药专门学校各科讲义；19)
570、590、931、940
全书分为16部分，全面阐述了内科杂病的病因病机、治疗方法。书中以《金匮》为纲，旁引各家学说，内容包括痉湿暍病、百合狐惑阴阳毒病、疟疾、中风、血痹虚劳病、肺痿、肺痈、咳嗽上气病、奔豚惊悸火邪病、胸痹心痛短气病、腹满寒疝病、五脏风寒积聚病、痰饮咳嗽病、消渴淋证病、水气病、黄疸病、血病、呕吐哕下利病等。

4024
内科杂病学：三卷/陈汝来辑. 铅印本. 广东：中医药专门学校，1940(广东中医药专门学校内科杂病学讲义；19)
570、590、940
本书以《伤寒论》《金匮要略》之理论为根据，辑录了陈修园、尤在泾、唐容川等6位医家对内科杂病之病证、病因病理、治则治法及方药的详细论述和具体发挥；全书辑选内科杂病通治方660首，并附录诸医家及民间治疗经验。

4025

内科杂病学/尉稼谦编. 铅印本. 天津：国医函授学院，1937（新国医讲义十三种；8）

308A

4026

内科杂病学/尉稼谦编. 铅印本. 天津：国医函授学院，1931

139、590

4027

内科杂病综古：三卷/郑守谦编. 铅印本. 长沙：复记长沙印务馆，1935

664

书前有王恩濬叙及作者自叙。全书分3卷10编。上卷为第一编，论六气各证，包括风证、寒证、暑证、湿证、燥证、火证；中卷为第二至六编，包括疟痢、诸气、诸痛、诸血、虚损劳瘵等病证；下卷为第七至十编，包括神志、九窍、妇科、小儿科之病证。各证首载病源，再述金元四大家之精旨及历代医家名言，然后附列编者论述、汇证、列方。

4028

杂症汇要：二卷/陈信撰. 抄本，1912

541

全书汇辑中风、风寒、瘟疫、中暑、湿症、火热、痰症、咳嗽等55症的病因病机、临床症状、治则及方药，选方449首，论药83味。本书各证及方药均以七言歌诀概括，便于传诵。

4029

杂症心法/全生主人著. 抄本，1943

286

4030

杂症学讲义/浙江中医专校编. 铅印本. 浙江：中医专门学校，1938（浙江中医专校讲义八种；6）

590

4031

杂证学/魏子祥编. 铅印本. 浙江：中医专门学校，1938（浙江中医专校讲义三十三种；30）

590

全书综述了中风、虚损、劳瘵的病因病机、临床症状及治法方药。中风收方61首，附医案13例；虚损、劳瘵收方43首，附医案14例。

4032

杂症歌诀：二卷/抄本，1912

541

全书以歌括形式介绍中风、中寒、暑症等58种内科杂病的定义、辨证论治、治疗用药。简明扼要，便于传诵。

4033

杂症摘要/孙汝南著. 稿本. 孙汝南，1937

590

本书列中风、哮、呕吐哕、胃脘痛、面鼻耳目口舌、风痧、暑痧等各种内科杂病和外感病证治68门，载方142首，分述各病证的定义、病因脉证、辨证施治等项内容。简明扼要，便于临床运用。

4034

医药撮要/杜宝田撰. 稿本，1912

738B

4035

补虚辨惑论：附马脾风治验录/邹仲彝撰.

石印本. 成都，1940
741、831、851

4036
证治因时录/李六钦撰. 抄本，1920
907C

4037
证治权衡/著者佚名. 抄本，1912
541

4038
证治要论/裘庆元辑. 铅印本. 绍兴：医药学报社(绍兴医药学报丛书；18)
139A

4039
废疾笃疾答问/沈家本撰. 铅印本，1949
541

4040
临床秘典/冯绍蘧主编. 铅印本. 上海：世界书局，1937(基本医书集成；7)
940

4041
诸病分经主治/何仲皋撰. 抄本，1915
541

4042
调理新论/陆奎生撰. 陆奎生医室，1932
589

全书分2编，21章。首先对调理定义、调理对象、调理与保健、十日膏方及冬令膏滋药等分别进行了阐述，其后对属于调理范畴的神经衰弱、肾亏、遗精与滑精、血亏、肺痨、胃病、痰饮气喘、泄泻与便秘、肝气、肝阳与肝风、失眠、脚气病、淋浊白带、月经病等15种病证介绍了具体的调摄方法。书中提出“凡用药调理病人，犹如浇灌花木，有宜用清水者，宜用肥料者，调理病人亦有宜清养者，宜峻补者，宜补气者，宜补血者，宜滋阴者，宜壮阳者，必求其当而后效，不可蒙混施治”。

4043
调理新论/陆奎生著. 铅印本. 上海：陆奎生医室，1942(陆氏医丛合刊三种；1)
590

4044
顾氏内科医案汇存：七卷/顾景亭撰；陈鉴衡录. 抄本，1912
651

本书记载外感温热病及内伤杂病验案500余例，每案记述颇详，病因病机证状治法俱全。

4045
程氏医药补略/龚香圃编. 铅印本. 六一草堂，1930
412B、514A

4046
金匮翼方选按：五卷/恽铁樵撰. 铅印本，1933(铁樵函授医学讲义二十种；2)
139、186、738A

4047
金匮翼方选按：五卷/恽铁樵撰. 铅印本，1928(药盦医学丛书；13)
412A、476、799A

卷一首载导言，叙其撰书原委，然后列载诸风统论、中风八法、偏风、历节痛风、鹤膝风、风缓、风瘙痒等方证十论；

卷二先述诸湿统论，然后分列散湿、渗湿、利湿诸剂，详其功用主治；卷三总述嗝噎反胃统论，再细分痰膈、血膈、气膈、虫膈证治；卷四介绍黄疸、谷疸、酒疸、女劳疸、阴黄、虚黄、表邪发黄、急黄诸病；卷五列有消渴统论一篇。

4048

金匮翼方选按：五卷/恽铁樵撰. 铅印本. 上海：章氏医寓，1941～1948（药盦医学丛书；13）

254、361、385A、391、421、433、450、450B、461、728A、731、781、907C

4049

金匮翼方选按：五卷/恽铁樵撰. 铅印本. 上海：新中国医学出版社，1948（药盦医学丛书；13）

139、186、396、450、541、579、651、728、731、907C、921

4050

近世内科国药处方集/叶橘泉撰. 铅印本. 上海：千顷堂书局，1936、1939、1943、1944、1946

1、2、21、139、185、186、254、277、279、286、361、381、391、412B、461、475A、514A、541、546、572、589、590、677A、701、709、738B、746A、799A、839A、851、853、896A、907C、917A、922、926A、931、940

共6集。第一集：传染病篇；第二集：消化系统篇；第三集：呼吸系病篇；第四集：神经系病篇；第五集：循环系病篇；第六集：新陈代谢及泌尿系病篇。详细介绍了治疗各系统疾病的中药处方。开卷介绍叶氏之师张天源、张克明生平，继有秦伯未、焦易堂等题词，以及施今墨、陆渊雷等作序。本书记内科疾病，以西医法分类，每一系统再分各种疾病。病名有西医名、日本释名、中医旧称，并载病原、病理、症状、治法。治法采用中医治疗，有处方、组成、剂量、适应证、方解及中药现代药理作用，药略释。每一病后所收处方多则10余首，少则4～5首，所收之方均宗经验古方，共载方856首。提出医学不分中西门户，以中医方法治病，以近代科学说理，渴望中医科学化，西医中国化。

4051

中西内科学讲义/顾鸣盛编. 铅印本，1922

741

4052

中西内科学讲义/汪洋编. 铅印本. 上海：中西医院，1921

590

本书分为前编（西之部）、后编（中之部），类编为传染病、呼吸器病、血行器病、消化器病、全身病、运动器病、泌尿生殖器病、神经系病8大部分。每部列入所属之病若干，比照西医内科诸病体例，阐述中医诸病证之病因、证候、类证鉴别、并发证、证治及预后。

4053

中西合参内科概要/华实孚编. 铅印本. 上海：中华书局，1945、1947、1949

1、139、186、303、361、541、546、590、707、746A、781、851、852、931

上卷分7章，论述血行器疾患、呼吸器疾患、消化器疾患、泌尿器疾患、生殖器疾患、运动器疾患、神经系统疾患等病证治概要；下卷分5章，论述血液疾患、物质代谢疾患、维他命缺乏症及其类似之疾患、内分泌腺疾患、全身传染病、中毒等。书末附成药一览表，便于阅读者参考检阅。全书以器官系统分列周身诸病，提纲挈领，一目了然；沟通中西医药之学，各取所长，对病因、证候、预后疗法，均采用近世之西说，其处方则中西并列，以备采择。

4054

中西合璧内科新编/岑玄珍编著. 铅印本. 上海：世界书局，1949

186、514A、590

内分传染病与脏器病两篇。以中西两种医学观点阐述每种病的病因及症状，并将中西治法列表对照，比较异同。

4055

中国内科医鉴：二卷/(日)大冢敬节著. 铅印本. 上海：世界书局，1936(皇汉医学丛书；9)

1、3、21、139、140、152、186、202、251、254、270、277、301、303、308、361、391、396、421、433、450、461、491、514A、546、589、590、651、702、706、728、731、738、738A、741、781、799A、800、831、839、839A、851、852、854、871、891、901、907B、907C、917A、921、922、926A、931、942B

书分前后两篇。前篇为证候与治法概论，收载头痛、呕吐、不眠等30种证候，每证先明定义，次述中医辨证分类，联系西医有关疾病，再列中医治方。后篇为病证各论，收载肺炎、胃溃疡、糖尿病等44种病，每病分原因、证候、疗法、备考诸项，间附治验病案。其中病因、证候分析，悉本西医之说，治疗部分则用中医方药。书中多引我国历代医家论述，结合个人心得或加按语。治方主要选自《伤寒论》和《金匮要略》。

4056

汉译内科秘录：十卷/(日)本间和卿著. 铅印本. 奉天：大东书局，1919、1940、1941

514A、590

4057

卫生宝鉴：二十四卷，补遗一卷/(元)罗天益撰. 影印本. 上海：涵芬楼，1938(济生拔萃；18)

1、2、7、139、186、202、277、289、461、462、476、491、512、521、523、529A、529B、570

4058

卫生宝鉴：二十四卷，补遗一卷/(元)罗天益撰. 影印本. 上海：涵芬楼，1938

462、546、590、651、664、901、942B

卷一至三为药误永鉴，结合病案，阐析一些误治病例以为鉴戒；卷四至二十为名方类集，针对以内科为主的各科较常见病证，选用古今效方，详其主治及服用法，是为本书的主要组成部分；卷二十一药类法象，简述常用药的性味、功能；卷二十二至二十四为医验记述，介绍临床经验。补遗系后人增订，介绍罗天益之师李杲的《内外伤辨惑论》。

2.2 风痨臌膈

4059

中风论/(清)熊庆笏撰，吴锡璜删补. 石印本. 上海：文瑞楼，1922

1、139、152、186、254、279、280、301、303、514A、522、529、529A、541、570、590、664、677A、701、721、728A、733A、738A、738B、799A、851、907C、

917A、940

阐述了吴氏对中风病病因和症候的认识，并介绍了各种病型的治疗。吴氏据其临证体验对熊氏之书加以评注，并对原书删其纰缪，补其缺略。

4060

中风论/(清)熊庆笏撰. 铅印本. 杭州：三三医社，1924(三三医书；63)

3、139、139A、186、270、277、308A、361、391、546、572、590、728、731、738A、800、839A、907C、921、940

本书学术上重视藏象、经脉、卫气营血、脉学等基础理论。将中风病的病理、诊法及治疗等有关问题分为18论进行讨论，反映了上自《内》《难》，下迄清代的重要学术论点。并附医案数则。

4061

风痨臌膈辨/林翼臣著. 石印本. 上海：文瑞楼，1948

139A、279、289、361、461、541、590、677A、728A、734

4062

风痨臌膈辨/林翼臣著. 铅印本. 上海：中医书局，1934

590、907C

4063

风劳臌病论：三卷/恽铁樵撰. 铅印本，1928(药盦医学丛书；14)

412A、476、799A

卷一论述中风的病因病机，并结合临床实例，阐明中风诊断、治疗和预后；卷二载虚劳，卷三列鼓胀，先辑录前贤所述病因病机、治疗宜忌、应用方药，并以按语的形式阐述个人的见解和临床体会。

4064

风劳臌病论：三卷/恽铁樵撰. 铅印本. 上海：章氏医寓，1941～1948(药盦医学丛书；14)

254、361、385A、391、421、433、450、450B、461、728A、731、781、907C

4065

风劳臌病论：三卷/恽铁樵撰. 铅印本. 上海：新中医学出版社，1948(药盦医学丛书；14)

139、186、396、450、541、579、651、728、731、907C、921

4066

风劳臌膈四证医案选粹：四卷/周岐隐辑录. 抄本，1930

738B

卷一为中风类案，收叶天士、尤在泾、曹仁伯、费伯雄等名家医案26则、痹证18则、痿证6则、痉证13则、厥证15则、痫证9则，后附中风门备用要方；卷二为劳损类案，收各家医案58则，后附虚劳门备用要方；卷三为膨胀水肿类案。收各家治臌胀医案30则，各家治肿胀医案7则，附臌胀门要方选录；卷四为噎嗝类案10则，收各家反胃医案10则，附反胃噎隔门验方选录及呕吐呃逆干呕嘈杂各证备用要方。

4067

风症指南/方慎盦著. 铅印本. 上海：医学回澜社，1937

541、590、728

方氏认为“人有百病，不出三因”，强调“六气之中人也，无风不成病”，然后具体阐述心风、肝风、肺风、脾风、肾风、胃风、首风、漏风、泄风、风厥、劳风、酒风、偏枯、风瘖、口噤、舌强、贼风、风痉、柔风、角弓反张、不仁、刺风、虫风、须眉堕落、恶风、风猥退、风毒发等病证的主要临床表现，载列治疗中风的祛邪补正丹、预防中风的回春至宝丹等。

4068

中风与针灸/胡子宜编著. 铅印本. 苏州：胡子宜医室，1949

1、421、651

4069

中风之预防及治疗/张克成编辑. 铅印本. 上海：生活医院，1934

541

4070

中风预防名灸/（日）吉原昭道著；陈景岐译述. 铅印本. 宁波：东方针灸学社，1932（东方针灸丛书；1）

1

4071

中风问答/蔡陆仙编. 铅印本. 上海：华东书局，1935、1936、1937

301、461、852

本书内分30章，以问答形式撰就。首先分述中风、类中之异同，继列中风之症状，后集众方，并讨论与风病有关之种种病症。

4072

中风问答/蔡陆仙编. 铅印本. 上海：华东书局，1935、1936、1937（民众医药指导丛书）

1、251、733A

4073

中风斠诠：三卷/张寿颐撰. 石印本. 兰溪：中医学校，1922、1932、1933

1、139、152、186、270、279、286、361、381、385A、391、393、412A、412B、433、475A、491、521、541、572、590、664、677A、701、706、731、733A、734、736、737、738B、852、871、940

卷一为中风总论，卷二载内风暴动之脉因证治，卷三列古方平论。本书为中风专著，较全面地阐述了中风的病因病机、脉因证治。

4074

中风斠诠：三卷/张寿颐撰. 铅印本. 兰溪：协记书庄，1932

391、433A、589、709、728A、738A、839A、907C、917A

4075

中风斠诠/张寿颐编著；张洛钧评点. 铅印本. 上海：尊圣善会，1947

590

4076

卒中厥证辑要/姚济苍编. 铅印本. 北平：天华馆，1928

139、277、279、412A、461、664、853、907C、917A

4077

内科卒中似痹/张山雷撰. 抄本

738B

4078

十药神书/（元）葛乾孙撰. 铅印本. 上海：大东书局，1936～1937（中国医学大成；第7集. 内科类；59. 附）

511、541、1、2、3、139、270、277、361、391、461、476、579、589、590、728、

831、851、852、901、907B、907C、921、940

4079

增订十药神书/(元)葛乾孙著. 铅印本. 上海：千顷堂书局，1925(六醴斋医书；5)

139、186、270、308、308A、361、396、450、514A、529、529A、541、546、570、590、664、728A、738A、799A、800、389A、907C、917A、926A、940

4080

十药神书注解/(清)陈念祖撰. 石印本. 上海：群学社，1920(南雅堂医书全集；16)

391

4081

十药神书注解/(清)陈念祖撰. 石印本. 上海：铸记书局

931

4082

十药神书注解/(清)陈念祖撰. 石印本. 上海：鸿文书局

301

4083

十药神书注解/(清)陈念祖撰. 石印本. 上海：锦章书局

512

4084

慎柔五书：五卷/(明)胡慎柔著. 石印本. 上海：千顷堂书局，1925

514A、590

卷一为师训；卷二为医劳历例，多为临证体会和经验之谈；卷三、四分论虚损和痨瘵证治；卷五为医案，记述著者治验病案。书前有"慎柔师小传"。

4085

慎柔五书：五卷/(明)胡慎柔撰；(清)石瑞章订正；(清)周学海评注. 铅印本. 上海：大东书局，1936～1937(中国医学大成；72)

1、2、3、139、270、277、361、391、461、476、511、541、579、589、590、728、831、851、852、901、907B、907C、921、940

4086

慎柔五书：五卷/(明)胡慎柔撰. 铅印本. 上海：千顷堂书局，1925(六醴斋医书；10)

139、186、270、308、308A、361、396、450、514A、529、529A、541、546、570、590、664、728A、738A、799A、800、839A、907C、917A、926A、940

4087

慎柔五书：五卷/(明)胡慎柔撰. 影印本. 建德：周学熙，1936(周氏医学丛书；28)

1、16、9、21、139、186、251、254、270、277、279、308、308A、309、351(残)、361、385、385B、412、421A、433、475A、476、491、514A、529B、546、664、721、738、741、781、901、907C、911、921、922、931、933、940、942B

4088

痰火点雪：八卷/(明)龚居中著. 石印本. 上海：千顷堂书局，1930

1、152、186、254、289、301、308、308A、412B、475A、491、514A、529A、541、589、590、664、677A、728A、738、896A、940

4089

痰火点雪：四卷/(明)龚居中著. 铅印本. 上海：大东书局，1937(中国医学大成；71)

1、2、3、139、270、277、361、391、461、476、511、541、579、589、590、728、831、851、852、901、907B、907C、921、940

又名《红炉点雪》。卷一～二主论痨瘵的各种主证、兼证和治疗；卷三介绍治疗方法与杂症补遗；卷四为痨瘵病的灸法禁忌及保健气功疗法。

4090

理虚元鉴：二卷/(明)汪绮石著；(清)柯怀祖，(清)华宾旭集订. 铅印本. 上海：大东书局，1936(中国医学大成；73)

1、2、3、139、270、277、361、391、461、476、511、541、579、589、590、728、831、851、852、901、907B、907C、921、940

虚劳治疗专书。以《素问》《灵枢》为基础，兼采诸家之说。上卷分述虚劳的脉因证治；下卷为治虚劳诸方，记载了虚劳本治方20首和治虚药讹18辨。

4091

理虚元鉴：二卷/杜士璋编. 铅印本. 浙江：中医专门学校，1938(浙江中医专校讲义三十三种；22)

590

4092

不居集：上集三十卷、卷首一卷，下集二十卷、卷首一卷/(清)吴澄著辑. 铅印本. 上海：中医书局，1935

2、3、139、152、202、279、286、380、301、303、308A、309、361、391、396、401、412A、412B、475A、514A、529A、529B、541、542、546、570、589、590、664、677A、712、728A、731、738A、782、799A、800、839A、851、896A、907C、922、926A、940

4093

虚损启微：二卷/(清)洪炜撰. 铅印本. 上海：大东书局，1936～1937(中国医学大成；74)

1、2、3、139、270、277、361、391、461、476、511、541、579、589、590、728、831、851、852、901、907B、907C、921、940

上卷首述经义，次论阴虚、阳虚及劳瘵的诊治；下卷列方72个。

4094

何氏虚劳心传/(清)何炫著. 铅印本. 上海：大东书局，1936(中国医学大成；75)

1、2、3、139、270、277、361、391、461、476、511、541、579、589、590、728、733A、831、851、852、901、907B、907C、921、940

首列虚劳总论，讲述虚劳的病因、证候。次述虚劳选方20方，介绍其主治证候、药方、兼证、加减法、发明方义及禁忌。最后附名家虚劳验案。

4095

虚劳五种/尤学周撰. 铅印本. 上海：幸福书局，1931、1933

541

本书分吐血、肺痨、遗精、瘰疬、干血5集，每集辑录各病证相关脏腑的生理、病理、发病原因、发病机理、临床症状、辨证施治、调摄护理等，广泛引证古籍，胪列各家，参合西说，阐述虚劳等5种病证的脉因证治，并总结其临证体验予以发挥。

4096

虚劳证治论略：二卷/金涛撰. 稿本，1912

590

卷一载导言、虚劳命名之解释、中西虚劳见解之不同、对于细菌传染之讨论、国医虚证原因、五劳六极七伤、劳伤之形证、肺脾肾为理虚之定义等医论8篇；卷二(佚)列劳咳、吐血、干咳、痰火、水泛为痰、痰中带血、骨蒸、尸注及传尸劳、肾痹、白浊白淫、儿童劳证、老年怯证、女人虚劳诸篇。

4097

虚劳研究：二卷/朱振声著. 铅印本. 上海：幸福书局，1936

590

上卷论述了虚劳及气、血、阴、阳、心、肾诸虚，五痨、肠痨、疬痨、干血痨、妇人痨诸证；下卷为肺痨证治专篇，论肺痨的体质因素、性欲因素、起病方式、传染途经、症状、诊断、预后、治疗、消毒等。书中指出忧郁是痨病的主要原因，并认为治疗妇人痨的关键在于调理经血。

4098

虚劳要旨：二卷/张国华撰著. 铅印本. 宁波：钧和印刷公司，1917

139A、186、202、279、381、529A、590、677A、701、738A、738B、839A

上卷首列《内经》《难经》《金匮》等有关虚劳脉因症治原文精要，然后分载虚劳总论、肾为先天本论、脾胃为后天本论、心为君主论、神气存亡说、甘温治虚劳发明、血症不可服参麦辨正并治法阐微等医论，再据五劳七伤类分。载述其症治方论；下卷则分列虚劳潮热咳嗽痰血、治血症各法等虚劳兼证论治，再附载内伤似外感辨、虚损中有类疟症、虚不受补治法、嘉言论龙雷之火等12篇杂论。

4099

虚劳病问答/蔡陆仙编. 铅印本. 上海：华东书局，1935(民众医药指导丛书；8)

1、139、186、289、590、799A、907C、926A、931

全书以问答方式论述虚劳证的释义、病因、证候、辨证、死候、辨脉、辨治、防护调养禁忌等，明确指出中医虚劳并非西医痨病，其含义广泛得多，当包括虚损、痨瘵等病症。

4100

虚劳病问答/蔡陆仙编. 铅印本. 上海：华东书局，1935、1936

852

4101

虚劳病疗养法/朱振声编. 铅印本. 上海：国光书店，1948

541、590、728

全书分上下两篇。上篇为“虚劳之种种”，以气虚血虚辨言、血虚便秘之调治，以及血枯与干血痨治辨、治妇人劳病之秘诀等16小节论述；下篇为“肺痨之证法”，以肺痨与体质、肺痨与性欲及肺痨调治法、肺结核者家庭最简单消毒法等20小节论述。

4102

虚劳集：三卷/顾膺陀编著，施今墨鉴定. 铅印本. 北平：中华印书局，1933

139、277

卷一讲虚劳病证的原因、证候、脉象、

治则、用药、调养及预防；卷二至三简述59种中医各科虚劳证病象及治法。书后又将书中出现的丸散膏丹汤洒等方编号列成应用药方对照表。

4103

虚痨真诠/赵玱撰. 铅印本. 杭州：正则印书馆，1934

186、277、286、289、541、589、590、731、738B、940

全书分4篇，首列总论，详述虚痨之成因、脉法、死症等；次为治法概要，分述阳虚、阴虚及其杂症、外感治法；再为虚痨误治指正，列举妄用苦寒、消痰、辛散、温补、施灸及补不得法之类误治弊端；后为摄养方法，介绍却病之法及有关居室、服装、起居、运动、饮食调养方法。赵氏认为虚痨宜从补肾水、去瘀积、培脾土等环节入手，辨其阳虚、阴虚及兼杂症而处方；摄养则更须注意饮食，故从水饮、谷食、果实、禽兽、鳞介分类介绍食疗摄养诸品45味，以便读者酌用。书末另附有肺痨常用古方选，辑选古人经验方52首。

4104

痨损胎产汤头/顾培玺编. 铅印本，1936（顾氏医苑）

590

书中主要论述痨损胎产证治，并载方79首，包括升阳益胃汤、阿胶补肺汤、黄芪鳖甲汤、虚劳建中汤、当归四物汤等，所录之方简便实用，均系顾氏数十年经验总结。

4105

痨病/刘济群编. 铅印本. 上海：中华书局，1948（中华文库. 民众教育；第一集）

541

4106

痨病自疗/萧屏著. 铅印本. 上海：大众书局，1933

139、590

本书以问答释疑的方式介绍痨病的释名、病源、病状、预防、饮食、起居、衣服、运动、静坐、药饵，并阐述了其对痨病病名、分类、症状的认识，推崇小建中汤的治疗功效。

4107

痨病自疗法/朱振声编. 铅印本. 上海：医药指导社，1932

590

本书为朱氏采集前人关于痨病证治，并结合临床而编的普及读物。

4108

痨病论/卢永春著. 铅印本. 北平：中华医学会反痨积金社，1929、1930、1932、1934

1、541

4109

痨病问答/萧屏撰. 铅印本. 时中药房，1914、1916

541

本书以问答形式撰就，旨在向读者介绍痨病防治之常识。

4110

痨病防疗/李兴著. 铅印本. 上海：商务印书馆，1934

541

4111

痨病学纲要/张腾蛟撰. 铅印本. 福建：胜利出版社，1947

541

全书分10章，即总论、虚损、干血与崩漏、肺痨与肺痈、肺痿与咳嗽、肺胀与喘促、痨虫、特种肺痨、虚劳疗养之四大法则以及预防及善后等。张氏广搜经验，纲举目张，以为痨病指南。

4112

痨病述要/罗祯符撰. 石印本. 罗祯符，1949

931

4113

痨病指南/秦伯未撰. 铅印本. 上海：国医书局，1930～1931(国医小丛书；28)

1、139、186、277、412A、521、590、651、721、851、917A

本书分总论、治法、服食三部分，专门阐述痨病证治及其调摄宜忌诸事项。秦氏认为痨病主要由内伤脏腑、劳其精血所致，故逐一阐述五脏虚劳之本症及其死候；在治疗上主张宜补肾、培土为主，忌用引火归元、理中温补、苦寒泻火、辛剂发散及滥用二陈、参芪诸品，并指导患者日常服食调养之宜忌。

4114

痨瘵秘治/养晦主人撰. 稿本，1918

738B

4115

数千年来我国治理虚损痨瘵(简称肺肾病)之特长与近代肺结核疗法相比简论/陈养吾撰. 铅印本. 香港，1949

541

4116

新撰虚劳讲义/丁福保译. 铅印本. 上海：医学书局，1926

541

内分：肺结核、肠结核、骨结核、结核性黏液囊肿等25章。

4117

五痨自疗法/朱振声编著. 铅印本. 上海：大众书局，1933、1936(百病自疗丛书)

301、541、590、741、839A、901

讲述中医心、肝、脾、肺、肾五痨(尤以肺痨为主)的病因、症状、治法及处方用药。

4118

吐血与肺痨/杨志一撰. 铅印本. 上海：幸福报馆，1931

590、664

全书分4章。第一、二章简述吐血、咯血、咳血的病因病机、鉴别诊断、临床症状、治则方药及血症与肺痨的关系；第三章阐述肺痨的病因病机、临床症状、治则方药及休养、饮食、空气、日光等多种综合疗法；第四章“特种肺痨”，介绍“肺痿”、“肺痈”、“瘰疬”、“干血痨”等9种肺痨变症的含义、病变机理及治则方药。

4119

吐血治验记/张公让撰. 梅县：松口张公让诊疗所，1941(肺病自医记：附录)

139、186、731、931、940

4120

吐血肺痨指南/慈航居士著. 铅印本. 杭州：粮道山慈航药室，1934

1

后附肺劳肾病劳咳潮热验方。

4121

吐血自疗法/朱振声编. 铅印本. 上海：医

药指导社，1931

361、590

4122

吐血自疗法/朱振声撰. 铅印本. 上海：大众书局，1933、1934

139、461、541、741、907C、931

本书主要介绍了吐血病证治机理及其自疗方法，可供患者调摄选用。

4123

吐血须知/朱振声编著. 铅印本. 上海：幸福书局，1934

590

本书分绪言、吐血是否可怕、如何发生吐血、痰中带血之研究、吐血之诊断法、吐血何以不易断根、治吐血之秘诀、胃出血之治法、肺出血之治法、吐粉红血之治法、吐血后之调理、古人对于吐血治法之名论、古人对于吐血治验之医案、吐血单方、吐血问答等章节，讨论了血症防治的一般知识。书中汇集如葛可久、绮石、龚应圆、唐容川等各家血证见解。

4124

吐血新论/邹德民著. 铅印本. 上海：邹氏医室，1935

590

全书分吐血新论和血证别论两大部分。吐血新论列有血之生理、血证丛谈、外感咳嗽与吐血、吐血与心理、失血后调养等38节，血证别论分血后失寐、血虚致病一斑、便血之研究等12节，末附血证治验录。书末载备用成方，列丸散丹汤剂40首。

4125

血证与肺痨全书：二卷/张腾蛟编著. 铅印本. 上海：中国医药书局，1930

590、733A、839A

上卷收：吐血呕血治疗法、咯血吐血治疗法、咳血治疗法及血证特效药4篇；下卷收：普通肺痨治疗法、特种肺痨及贫血治疗法3篇。附：血证肺痨卫生疗养法、预防及善后法、古方备考3篇。

4126

血证与肺痨全书：二卷/张腾蛟撰. 铅印本. 上海：中国医药书局，1930、1935

270、590、851、907C、917A、931、940

4127

防痨运动/行政院新闻局编. 铅印本. 南京：行政院新闻局，1947

541

4128

防痨展览特刊/中国防痨协会编. 铅印本. 上海：中国防痨协会，1949

541

4129

防痨救国：中国防痨协会第三届征募大会特刊/中国防痨协会编. 铅印本. 上海：中国防痨协会，1936

541

4130

免痨神方/谢洪赉编辑. 铅印本. 青年协会书报部，1919

139

4131

抗痨/卫生部北平结核病防治院抗痨出版部撰. 铅印本. 北平：卫生部北平结核病防治院抗痨出版部，1949

541

主要介绍肺结核的防治方法。

4132

抗痨手册/陈炎冰编著. 铅印本. 上海：家庭医药社，1949(家庭医药小丛书)

541

4133

抗痨战争/余正行编著. 铅印本. 上海：家杂志社，1949

541

介绍结核病的病源、传染、诊断及防治。

4134

救劳辨误：二卷/牟世珍撰. 铅印本，1929

541

牟氏学贯中西，医技精湛，为阐明劳病诊治方法，遂撰为是编。全书汇通中西之医论与治法，剖辨是非，逐一列举诸症辨治方法，对各种咳嗽的辨析尤为精审。

4135

救痨手册/张觉人撰. 铅印本. 成都：张氏药化实验室，1948

139

4136

图解实验痨病救星/郭人骥编著. 铅印本. 上海：社会卫生丛书编辑部，1935(社会卫生丛书)

541

4137

性欲与肺痨/杨志一编著. 铅印本. 上海：国医出版社，1933

590

4138

肺病/蔡玉堂编. 铅印本. 上海：大中华书局，1935(万病自疗丛书；5)

1、270

4139

肺病/林莹编著. 铅印本. 上海：世界书局，1935、1948(医学丛书)

541

4140

肺病无忧论/陈存仁著. 铅印本. 上海：幸福书局，1933

590

本书深入浅出的介绍了肺结核的病因、鉴别诊断、诊断要点、症状、传变、自然和药物疗法、病后调理等，并附“滋阴疗法之胜利”1篇。本书着重提出三点，即：肺病本无虞，忧恐能制命，乐观尽天年；肺病见怪不怪，其怪即自败；滋阴培本元，痨病治其源。

4141

肺病无忧论/陈存仁著. 铅印本. 上海：幸福书局，1933、1935

309、590、728

4142

肺病无忧论/陈存仁撰. 铅印本. 上海：大东书局，1936

839A

4143

肺病全生集/陆奎生著. 铅印本. 上海：陆奎生医室，1941(陆氏医丛；3)

590

内分10章。本书先述肺病全生要旨、中国医学史上肺病治绩，再论肺病的诊断、初征及传变，最后介绍了痔疮瘰疬与肠痨、肺病食鉴、肺病养生论、肺治愈后之保养法及结论等。陆氏批评肺病为不治之症的悲观想法，提出“肺病全生，端赖养生治本”，“治痨必先治咳，治咳也是防痨”，“阴虚之症统于肺，肺病无不阴虚”，“全生之道须养阴，养阴方可全生”等观点，对当时肺病的治疗、调养有指导作用。

4144

肺病全生集/陆奎生著. 铅印本. 中法肺病诊疗所，1941、1948

139、651

4145

肺病全生集/陆奎生著. 铅印本. 上海：陆奎生医室，1948

589、851、907C、921

4146

肺病自医记/张公让撰. 铅印本. 梅县：张公让诊所，1941

139、186、731、931、940

本书载述了张氏身患肺痨及其治疗获愈的经过。书末另附有“吐血治验记”一篇。本书收入《中西医学比观》第一集。

4147

肺病治疗之中西医学比观/张公让著. 梅县松口：张公让诊所，1943、1945

541

内有：肺病自医记、吐血治验记两篇。书后附：肺病全治要诀。此书同时作为《中西医学比观》第一集第三卷刊出。

4148

肺病自疗法/尤学周著. 上海：中央书局，1941、1948

186、590、651、781、940

本书系防治肺病的普及读物，从肺痨的成因、诊断、分期、症状、预防方法、自然药物、针灸疗法及肺痨传变和治疗等方面作深入浅出的介绍。

4149

肺病论：三卷/葛荫春撰. 铅印本. 山西：中医研究会，1927

541、590、731、901

4150

肺病疗养要诀/张锡贤著. 铅印本，1947

541

4151

肺病疗养谈/龙毓莹著. 铅印本. 上海：中华书局，1932、1933、1935、1947

541

本书先从西医角度论述肺病病因、症状、早期诊断，明确提出肺病为可治之病，然后介绍肺病的早期疗法，包括休息、运动、饮食、精神休养等，最后介绍治疗药物和深呼吸、日光疗法等。

4152

肺病疗养新法集/郭人骥等著. 上海：康健书局，1936、1942(康健丛书)

541

4153

肺病治疗法/陈其亮编. 铅印本. 上海：商务印书馆，1935(民众基本丛书. 第一集；卫生类)

541

4154

肺病的自己诊断法和治疗大纲/宋泽著. 铅

印本. 上海：世界医院出版部，1933
541

4155
肺病临床实验录/沈炎南撰. 铅印本. 北平. 新中华医药学会，1946
590、852、907C
全书分上、下2篇。上篇为概念，包括病原、病理、证候、诊断、预防、休养6部分；下篇为临床实验记录63则，内附肺脓疡1则、胃出血2则。每病之首，均作概论1篇，略述其病原、病理、证候、诊断等，与肺有密切关系的病亦附采其中；疾病概论及临床记录为求切合临床，兼采新说。

4156
肺病临床实验录/沈炎南著. 铅印本. 北平：开源印书馆，1946
186

4157
肺病指南/朱振声著. 铅印本. 上海：大众书局，1933、1936、1947
9、21、139、301、541、590、706、901、940
全书分3个部分，先述肺之生理和卫生方法，再论肺痨、肺痈、肺痿、肺炎四证，后述肺病痰浊、咳嗽、哮喘、吐血等兼证。书后载有朱氏按语及痰咳证治体会。

4158
肺病指南/丁福保编. 铅印本. 上海：医学书局，1933、1937、1940、1948
541

4159
肺病实地疗养法/丁福保编著. 铅印本. 上海：医学书局，1939、1940、1941、1947（虹桥疗养院丛书）
541

4160
肺病最经济之疗养法/丁福保编. 铅印本. 上海：医学书局，1940（虹桥疗养院丛书）
541、590、709、839A
本书从肺病患者的心理、环境、嗜好、饮食、经济状况及患者对症状、药物、医生的态度等方面作了论述，认为在有效药物尚未发明之时，与肺病斗争要靠精神力量，对被世人称为“富贵病”的肺病要根据经济状况来进行调养，并为经济贫困的劳动大众选择最经济的疗养法。

4161
肺痨病/丁福保译述. 铅印本. 上海：医学书局，1926（丁氏医学丛书）
541

4162
肺痨病之天然疗法/（日）竹中成宪撰，丁福保译述. 铅印本. 上海：医学书局，1947
286、541、733B

4163
肺痨病一夕谈/丁福保译. 铅印本. 上海：医学书局，1914（丁氏医学丛书）
852

4164
肺痨病救护法/丁福保译述. 铅印本. 上海：医学书局，1926、1931、1932
541

4165
肺病指南集/陆奎生撰. 铅印本. 上海：中

法肺病诊疗所，1941
　　590
　　节录《肺病全生集》的前5章，内容有删减。全书分5章。分别阐述肺病全生要旨、中国医学史上之肺病治迹、肺病诊断浅说以及肺病之初征、传变等。陆氏根据"有诸内必形诸外，观其表即知其里"，概括肺病诊断五点：一是察其外观现象，二是察其本元，三是察其性质，四是察其舌苔，五是察其脉搏。

4166
肺病须知/冯子钧著. 铅印本
　　541

4167
肺病根治原理/陈其昌编. 铅印本. 上海：陈其昌诊所，1949(中医防痨运动专刊；第1辑)
　　1

4168
肺病根治原理/陈其昌编. 上海：佛化医院，1946
　　541
　　全书分4章，其中第二章为肺病之界说，系考证《灵枢》《素问》两书而成，名"灵素肺病通论"。本书首先阐述了肺病原理，其后是肺病原因及发明，介绍其诊治医药、预防及疗养。

4169
肺病特效治疗法/陈静编. 铅印本. 上海：陈静，1936
　　1

4170
肺病预防及自疗法/陈爽秋编. 铅印本. 上海：经纬书局，1947
　　907C
　　本书简明扼要地介绍了肺病预防方法，并提出了摄养调理及一些简便治疗措施。

4171
肺病最经济之疗法/铅印本. 上海：医学书局，1939(虹桥疗养院丛书)
　　541

4172
肺痨斗病术/丁福保编. 铅印本. 朱超，1940
　　541
　　一名《肺病最经济之疗养法》。

4173
肺痨宝鉴/李仰宗撰. 铅印本. 马来西亚：槟榔屿万安济手标药行，1948
　　139、800

4174
肺痨指迷/黄鼎瑚著. 上海：上海肺病疗养院，1933、1935、1936、1937
　　541

4175
肺痨须知/吴兴业著. 铅印本. 上海：顺利印务局，1927
　　541

4176
肺痨家庭疗养法/中国防痨协会编. 铅印本. 上海：中国防痨协会，1949
　　541

4177
肺痨病自己疗养法/刘桀敬编. 铅印本. 上

海：光达医院，1932

541

4178

肺痨病疗法/丁惠康撰著. 铅印本. 上海：医学书局，1929

731

本书系肺痨病证治专著，分4章。第一章为肺结核治疗原则；第二章为初期肺结核治疗法；第三章列各种证候、合并症治疗法及后期治法，如人工气胸、肺脏外科手术疗法、对症的药剂疗法等；第四章系肺结核住院疗法。

4179

肺痨病学/沈乾一译. 铅印本. 上海：医学书局，1930

541

4180

肺痨病营养疗法/董志仁著. 铅印本. 苏州：国医编译馆，1936(王氏医学小丛书)

1

4181

肺痨概论/陈庆魁著. 铅印本. 贵阳：文通书局，1947(医学丛书)

541

4182

肺痨概论/陈庆魁著. 铅印本. 上海：交通书局，1947、1948(医学丛书)

541、731

全书分绪论、结核病之传染源、结核菌及其检查法、肺结核之类型及发病经过、肺结核之症状、结核并发证及鉴别诊断、肺结核诊断及分期、肺结核之治疗等17章。著者根据数年来从事临床治疗肺痨病经验，参阅各家学说分别论述结核病成因、分型、检查、诊断、治疗、转归等。

4183

怎样预防肺病蔓延/中国防痨协会编. 铅印本. 上海：中国防痨协会，1949

541

4184

中西合参痨病诊疗集/华实孚编. 铅印本. 上海：中华书局，1948、1949、1951

1、21、139、186、270、301、308、309、361、546、651、733A、791、800、831、839A、851、852、921、931

华氏谙通中西医理，参合中西治痨方法，编成此书。全书分4章。第一章论述痨病病原、病因以及患病情形；第二、三章分述童年期及成年期痨病的多种表现，计列相关病证约30种；最后一章主要介绍痨病的一般治疗方法及预防法。本书中每一病证均立原因、症候、预后、疗法数条，于病因、证候方面多采用西医说法；药物治疗方面，尽量采用中药方，载中药方及单方约110首。

4185

结核辅生疗法/聂云台撰. 铅印本. 上海：中医书局

851

4186

结核辅生疗法/聂云台著. 铅印本. 上海：乐中印书社，1949

1

本书着重论述如何运用营养品及生物药品以补益生理机能，抑制细菌繁殖，达到康复的目的。聂氏认为中药之所以能奏效，在于能利用自然之生物药辅助生理之本能以愈病。全书将西医学观点溶入中医论治中，旁征博引，从补益、解毒、兴奋、排泄除痰、调整代谢等方面，说明了中药在治愈结核病的辅助作用，并列出了具有行血除痰及强心、解毒作用的药物。

4187
阁下知道么/中国防痨协会编. 铅印本. 上海：中国防痨协会，1949
541

4188
水肿臌胀病问答/蔡陆仙编. 铅印本. 上海：华东书局，1935(民众医药指导丛书；13)
1、139、186、289、590、799A、907C、926A、931
本书分13章节，以问答形式讨论肿、满、胀的证状、病因、脉象、治疗以及预后。

4189
水肿臌胀病问答/蔡陆仙编. 铅印本. 上海：华东书局，1935、1936、1937
301、590、852

4190
臌胀证治秘方/曹炳章撰. 稿本. 曹氏，1949
738B
本书记述了曹氏诊治臌胀病的经验和辑集的验方秘方。

4191
肺病自然疗法/(日)原荣著；丁惠康译. 铅印本. 上海：医学书局，1939、1941(虹桥疗养院丛书)
541

4192
肺病预防及疗养法/(日)原荣著；王颂远译述；余岩订补. 铅印本. 上海：商务印书馆，1921、1922(医学小丛书)
541

4193
肺痨病预防法/(日)竹中成宪著；丁福保译述. 上海：医学书局，1926(丁氏医学丛书)
541

4194
肺痨/(日)原荣著；王颂远译. 长沙：商务印书馆，1921、1930、1932、1935、1939(医学小丛书)
541

2.3 内科其他

4195
消化器病/上官悟尘著. 铅印本. 上海：商务印书馆，1931、1934、1947(医学小丛书)
1、590

4196
痞病诊疗法/李入林编. 铅印本. 上海：商务印书馆，1926
731
全书分绪论、原因、证候(证候总论，证候各论)、经过、诊断、鉴别、预后、治法、合并证及续发证之处置、治愈之证据10个部分，详细阐明痞病治疗方法。

4197
胃病根治法/钱公玄撰. 铅印本. 中国医药

社，1935

270

4198

胃病研究/杨志一编. 铅印本. 上海：国医出版社，1933、1937

590、706、728

书分8章，即：导言、胃之生理、胃病之原因、胃病之疗法、胃病之预防、胃病之小药囊（计20余条）、胃病之饮食问题，附录孙总理疗胃法、孔子养胃法及食物相忌表等等。

4199

胃病自疗法：三卷/尤学周编. 铅印本. 上海：中央书店，1937、1940、1946

251、541、891、931

本书为医治胃病的普及读物。上卷论述胃的生理和胃病病因病理；中卷论述胃病各种证候及治疗方法，主要是针对胃病症状的治疗；下卷论述胃病的病因治疗。

4200

胃肠病病理文献展览会/宋泽主编. 铅印本. 上海：胃肠病院，1942

139、572

4201

胃肠病理论/史介生编撰. 铅印本，1939

590

曾登载于1939年10月15日出版的《国医砥柱》月刊第二卷第九、第十期合刊——胃肠病专号。全书10章，第一章为总论，第二至第五章以现代解剖学为依据，分述胃、十二指肠、小肠、大肠之生理；第六至第九章分别为胃病、胃肠病、肠病、肠内寄生虫病，论述了43种胃肠道病证的辨证论治；第十章为胃肠之卫生。

4202

胃肠病普通疗法/袁飞编述. 铅印本. 上海：商务印书馆，1922、1931、1934、1935、1939、1947（医学小丛书）

541

4203

胃肠病新诊断/李术仁编著. 铅印本. 天津：正文印刷局，1937

21

本书内分4章，主要讨论胃肠解剖生理论及胃肠道常见疾病证治，并从西医角度重点介绍了8种常见胃病及11种肠道疾病的发病原因、症状、诊断及治法。

4204

胃肠病饮食指南/宋泽著. 铅印本. 上海：消化器病研究所，1941（大仁丛书）

541

4205

便秘与下痢/姚星叔著. 铅印本. 上海：商务印书馆，1934、1935（医学小丛书）

541

4206

肠胃病问答/蔡陆仙编. 铅印本. 上海：华东书局，1935、1936（民众医药指导丛书；12）

1、251、733A

全书分5章，讨论肠胃病及与肠胃病有关系的23种病，既列举病因、症状及治疗方法，又详述消化器官之卫生、饮食宜忌、疾病预防等。

4207

和胃方/著者佚名. 抄本，1927

308A

书中记载以调和脾胃为主之方剂数十

首，详述方名、主治证、药物组成、剂量及用法皆有详细记载。

4208

肠炎症(伤寒症、湿温病)特效药速愈法/聂云台著. 铅印本. 上海：聂云台，1938

139、839

介绍几种治疗肠炎的中医疗法与方剂。

4209

七液丹治愈肠炎之证验/薛逸山撰. 抄本，1943

590

本书先述炎症的发生发展，再言肠炎除直接传染外，多随饮食入消化器，寄生于回肠末端之黏膜而发生溃疡重证等。最后举病案分析验证。薛氏以西法诊断，中药治疗，师刘河间表里双解法，用大黄、黄芩、黄连、青蒿等药物组成丸剂，通腑杀菌败毒，消炎退肿。

4210

第一届胃肠病病理文献展览会中国医药书画艺术展览会提要/宋泽撰. 铅印本. 上海：胃肠病院，1942

590

1942年上海震旦博物院中药展览会上，宋氏主办胃肠病病理文献与中国医药书画艺术展览。展品提要内容，前者为胃肠病之标本模型、病理图表、诊疗方术等。后者包括考证、写实、药物、书法、绘画、特写等类展品。

4211

肺肾胃病研讨集/沈仲圭撰. 铅印本. 重庆：新中华医药学会，1947

185、433、589、746A、839A、851、940

本书专论肺劳、肾亏、胃病等症的疗养方法。全书分别对肺痨病之咯血，肾病之遗精、阳痿、神经衰弱及肠胃消化不良等作了具体阐述，并载述肺肾胃病之饮食疗法、自然疗法及有效方药，提示人们对慢性病须注重调养，不能单靠药剂。

4212

肝病论/赵树屏撰. 铅印本. 河北：河北省第一工厂，1931

1、21、139、186、279、286、301

本书分上、中、下3编。上编通论肝之形态、功用、经脉及《内经》论肝；中编为肝病溯源，摘录《内经》《难经》《中藏经》等书论肝病之内容；下编为本论，分载“肝病造因”、“肝病分野”、“肝病述要”，以为肝病证治之专著。

4213

肝气自疗法/朱振声撰. 铅印本. 上海：医药指导社，1931(百病自疗丛书)

361、590

全书先述肝气病治法总纲，续谈自疗、食疗，后载肝气病验案及心得，肝气病药方单方等。

4214

肝胃病/朱振声编. 铅印本. 上海：大众书局，1933、1936、1947

1、139、541

内分：生理、肝病、胃病3篇。

4215

肝胃病/朱振声编. 铅印本. 上海：大中华书局，1935(万病自疗丛书；4)

1、270

4216

肝胃病百疗新法/蔡玉堂编著. 铅印本. 上海：大中华书局，1935

139

4217
肝胃病根治法/马向我编. 铅印本. 上海: 复兴书局, 1948
541
简称《胃病指南》。本书汇编了一些胃病的预防和治疗方法, 大多简便易行, 适合于患者的自我调养。

4218
呼吸器病/苏仪贞著. 铅印本. 上海: 商务印书馆, 1929、1933、1935(万有文库)
541、590

4219
呼吸器病/苏仪贞著. 铅印本. 重庆: 商务印书馆, 1931、1945(医学小丛书)
541

4220
呼吸器病治疗法/李术仁编著. 铅印本. 天津: 李术仁医寓, 1939
1

4221
咳论经旨: 四卷/(清)凌德撰. 铅印本. 杭州: 三三医社, 1924(三三医书; 12)
3、139、139A、186、270、277、308A、361、391、546、572、590、728、731、738A、800、839A、907C、921、940
本书辑录《内经》《难经》《金匮要略》《伤寒论》等书中有关咳嗽病证的论述及历代诸家注释加以归纳整理, 对咳嗽病证进行了系统论述。

4222
咳嗽证/著者佚名. 抄本. 松亭
412B
本书据《内经》"五脏六腑皆令人咳"立论, 阐述五脏咳之机理、症候、治法方剂, 以及兼证化裁等。末附医案3则、治咳嗽方19首。

4223
咳嗽自疗法/朱振声著. 铅印本. 上海: 幸福报馆, 1929
907C
本书介绍咳嗽病证有关病因病机及辨证用药等常识, 所选验方多系患者可据以选择对症治疗者。

4224
咳嗽自疗法/朱振声著. 铅印本. 上海: 勤业印务局, 1929
351

4225
咳嗽自疗法/朱振声编. 铅印本. 上海: 医药指导社, 1931(百病自疗丛书; 2)
361、590

4226
咳嗽自疗法/朱振声撰. 铅印本. 上海: 大众书局, 1933、1936
21、139、461、541、741、839A

4227
痰火证治要略/曹炳章撰. 稿本, 1936
139
本书系曹氏对痰火证治在综合前人论述的基础上, 结合其临证体会而撰就。

4228
痰饮病问答/蔡陆仙编. 铅印本. 上海: 华东书局, 1935、1936、1939

254、301、728、852、931、251

本书首论痰饮之来源，次述痰饮之区别，再则辨病因、别脏腑、析寒热虚实。上篇列举痰证7种、饮证5种、痰饮分类证治10种，以示范后学者；下篇讨论痰咳喘胀病的分类辨治，特别立治嗽大意及脾肺辨、内外辨、四时辨、新久辨、宜忌辨5种，可为后人取法。

4229
痰饮病问答/蔡陆仙撰. 铅印本. 上海：华东书局，1935(民众医药指导丛书；7)

1、139、186、289、590、789A、907C、926A、931

4230
痰饮集方/著者佚名. 抄本，1927

541

全书首先简要论述痰的病因病理、由痰致病的各种临床症状、痰与饮的区别和相互关系及治疗法则，随后详述“因热生痰之治法”、“痰有因风而生者之治法”等17种病因引起痰饮病的临床症状、治则方药等。书中论述痰饮病证治机理颇为翔实透彻，诸证之下列常用方剂44首、常用药物32味。本书对痰饮病的证治有一定参考价值。

4231
痰饮与带下/著者佚名. 稿本，1949

139

卷首无序跋、目录。全书分痰饮、带下两部分。首引诸家论辨，次述治疗诸方，内容简略。

4232
痰症膏丸说明书/曹炳章编. 铅印本. 绍兴：和济药局，1914

139A

本书为论述痰证专书。书中列有治痰总论、外感痰、气郁痰、食积痰、痨瘵痰、痰塞咽喉、痰迷清窍、痰积肠胃、痰窜膜络等痰证，每证之下列有相应主治方药。

4233
痰症要药说明书/曹炳章编. 铅印本. 上海：和济药局，1914

664

4234
哮喘除根新说/郭纶编. 铅印本. 上海：郭氏医药室，1946、1947

1

上卷论述哮喘病因、治法及祖传“哮喘膏”的组成、配制方法，并附临证医案以证疗效，同时还详细探讨哮喘病人的调摄等问题。下卷汇集了张仲景、李东垣、朱丹溪、杨仁斋、危亦林等历代名医69首哮喘方及10则单方。本书是哮喘病防治专著，郭氏以三因学说阐述哮喘病因，强调心肺肾三脏功能失调，复感六淫外邪以致哮喘发病的重要性。

4235
哮喘除根新说：二卷/郭纶著. 铅印本. 上海：千顷堂书局，1948

270

4236
哮喘除根新说：二卷/郭纶著. 铅印本. 中国印书馆，1948

361

4237
哮喘经验谈/卢明撰. 铅印本，1930

931

本书介绍了卢氏诊治哮喘病的一些经验体会，并附以治疗方药。

4238

哮喘自疗法/朱振声撰．铅印本．上海：医药指导社，1931(百病自疗丛书；3)

361、590

本书专述哮证、喘证及其并发症等。哮分盐哮、醋哮、水哮、热哮、寒哮；喘分阳虚及阴虚作喘、痰喘、产后及肺胀而喘等。哮之治疗宜顺气、清疏或温散；喘之实证宜宣，宜利气；喘之虚证宜补，宜纳气。朱氏还认为，凡阴虚阳浮而喘者，金匮肾气丸皆应手取效；哮喘需清热化痰降气者，桑白皮汤安得不肃；冷哮丸为开发肺气之刚剂。书中还精选医案16则，收集哮喘方包括食疗方36首。

4239

哮喘自疗法/朱振声撰．铅印本．上海：大众书局，1934、1936

1、139、301、541、907C

4240

劳伤湿肿七言歌/著者佚名．抄本．庄子英

922

本书以七言韵语概括用药撮要及劳伤、湿热、黄肿、腹胀、肿胀等7种病证治法，辑集药物近百种，并述其区别应用。

4241

内伤劳倦饮食水饮汇编/著者佚名．稿本

541

本书系脾胃病证治专著。全书分为内伤劳倦门、内伤饮食门、内伤饮门，列叙内伤劳倦、饮食等引起的各种病证及治疗。载有治火郁不舒的火郁方、治暑湿伤气的清暑益气方、治夏秋湿热伤气的清燥汤及治劳倦伤脾之补中益气汤、虚人饮食伤胃之六君子汤等。

4242

脾胃良方：二卷/著者佚名．抄本

152

本书重点介绍了泄泻滞下、积块癥瘕等病证，分别据《难经》、仲景、东垣、丹溪等各家论述，对脾胃病证的治法、诊断、预后进行了详细的阐述，并介绍了产后泄泻、飧泄、遗尿、妇人积血、胎前产后积证、息积等证及不同兼夹症的治疗用药、针灸方法等。书中附方200余首，载病案20余则。

4243

肾病全书/龚松仙撰．铅印本，1949(实用医疗全书)

541

本书主要介绍了肾病常见证候及其实用治疗方法。

4244

肾病研究/朱振声编著．铅印本．上海：幸福书局，1934、1935

21、514A、590

初续集合订本。初集分上、中、下3编，讲述肾病之原因、现象和影响，用中医原理论治阳痿遗精、失眠、腰痛及手淫等病症；续集讲肾病之发动、造成种种影响和调摄。论述男女泌尿生殖系统疾病，尤其是性病的病因、症状、并发症及中医的理法方药。

4245

肾病专书/夏向编．铅印本．武昌：美文印刷局，1933

781

4246

肾病自疗法/江天览编辑. 铅印本. 上海: 中央书店, 1933、1935、1936、1939、1941

1、21、351、361、514A、541、590、728、781、907C、931

分色情、阳痿、遗精、泌尿、淋浊、花柳病6编。以中医观点简述各病症的起因、症状、治法及方药。

4247

肾亏与血亏/尤学周编. 铅印本. 尤学周, 1935

589

书分上、下2篇。上篇讨论手淫、遗精、房事过度、肾亏之种种现象及治疗, 对阳痿、早泄、肾亏腰痛、肾亏目疾等证治予以论辨; 下篇列述血亏之种种原因, 临床表现及调治。

4248

血证论: 八卷/(清)唐宗海编著. 铅印本. 上海: 千顷堂书局, 1935(中西汇通医书五种; 4)

139、152、308、361、476、572、590、709、781、799A、839A、896A、931、942B

内容包括中医内、外、妇、儿、五官诸科咯、呕、淤、渗、崩、漏等血证, 分8卷。卷一为总论; 卷二至六论述血上干证治、血外渗证治、血下泄证治、血中淤证治及失血兼见诸证治; 卷七至八为方论, 收200余方。

4249

血证论: 八卷/(清)唐宗海编著. 石印本. 上海: 千顷堂书局, 1914(中西汇通医书五种; 4)

152、289、308、731、831、871

4250

血证论: 八卷/(清)唐宗海著. 刻本. 渝城: 瀛州书屋, 1914(中西汇通医书五种; 4)

381、412A、491、570、590、728A(残)、799A、871、921

4251

血证论: 八卷/(清)唐宗海著. 铅印本. 上海: 大达图书公司, 1924(中西汇通医书五种; 4)

781、831、907C、931

4252

血证论: 八卷/(清)唐宗海著. 铅印本. 上海: 中国医学研究会, 1935、1939(中西汇通医书五种; 4)

21、186、491、896A、931

4253

血证论: 八卷/(清)唐宗海著. 铅印本. 上海: 中国文学书局, 1937(中西汇通医书五种; 4)

1、139、189、277、308A、385B、491、514A、546、731、734、852、901、907C

4254

血证论: 八卷/(清)唐宗海著. 铅印本. 上海: 育才书局, 1946(中西汇通医书五种; 4)

303、921

4255

血证论: 八卷/(清)唐宗海著. 铅印本. 上海: 广益书局, 1947(中西汇通医书五种; 4)

21、541、741、917A、933

4256

血证论: 八卷/(清)唐宗海著. 石印本. 朱

氏：焕文书局

361

4257

血门/著者佚名. 稿本，1927

279

4258

血证疗养法/吴超明撰. 石印本. 四川，1949

851

4259

血证问答/蔡陆仙编. 铅印本. 上海：华东书局，1935、1936

301、462、852、931

4260

血证指南/邹德民撰. 铅印本. 上海：邹氏医室，1935

277

4261

血症/大众医学社编. 铅印本. 大众医学社，1932

590

全书简述血的生理功能，血证的病理机制，各种血证(包括咳血、咯血、吐血、衄血、溺血、瘀血、齿牙出血等)的含义、鉴别诊断、病因病机及常用方52首，强调“治血先治火”的治疗原则。

4262

朱氏血症医案/朱氏撰. 抄本，1927

590

4263

血症良方/(清)潘为缙著. 石印本. 上海：万有书局，1932

279、514A、541、589、590、603、851、907C、921、933、940

首为“血症良方论”，阐述血症的病证机理及治法，并论及历代诸家名方，诸如四物汤等方之主治、加减法等。其次搜集历代诸家对童便功用之论述，详述服用童便方法、养病方法及历代诸家验案，以说明用童便治疗血症为一简便可靠之法。书后有“闭窗再记”、“良方释疑”，进一步阐发童便治病之理，可供临症参考及研究。

4264

血症良方/(清)潘为缙著. 石印本. 明缮书局，1933

301

4265

血病问答/蔡陆仙编. 铅印本. 上海：华东书局，1935(民众医药指导丛书；6)

1、139、186、289、590、799A、907C、926A、931

本书先论述气血生化来源、脏腑关系、血症之内外因，复举内外伤各种血证26种，血证之苔脉、治法及失血禁忌与调护，并选辑血证治疗处方。

4266

燥火病问答/蔡陆仙编. 铅印本. 上海：华东书局，1935、1936、1937

254、301、852、931

本书以问答形式论述燥火为病的证治方药。

4267

燥火病问答/蔡陆仙编. 铅印本. 上海：华东书局，1935(民众医药指导丛书；4)

1、139、186、289、590、799A、907C、926A、931

4268

单腹胀验方/周亚南撰. 抄本，1927

277

本书载述了单腹胀证治及其验方。

4269

肿胀汇参：三卷/著者佚名. 抄本，1949

152

上卷总论，将《黄帝内经》有关肿胀论述加以辑集，并参照后世医家对肿胀的认识，结合其临证见解加以阐述。中、下卷为各论，将肿胀分别加以论证，指出胀为气肿，肿为水肿，两者病因虽然不同，但病机相互关联，在治疗上不能截然分开。书中每一病症都附有方治，载列50余方，且附有外敷方。全书通俗易懂，可资肿胀临证参考。

4270

羊角疯/王耕蓬著. 铅印本. 青岛：耘蓬医院，1936(耘蓬医学小丛书)

541

4271

痫症秘论/北平国医砥柱总社编. 铅印本. 北平：国医砥柱总社，1949

301

4272

奔豚释/严澄撰；陆渊雷评阅. 稿本，1941

475A

4273

治蛊新方/(清)路顺德撰；缪福照重订. 铅印本. 上海：商务印书馆，1935～1937(丛书集成初编；73)

1、2、6、7、9、21、139、140、186、251、301、361、391、421、461、493、511、523、541、542、572、579、651、702、721、731、781、791、851、852、901、911、921、922、931、940

路氏于临证实践中，目睹蛊毒并非尽产生于南粤或山谷之中，市都大邑亦处处可见，遂提出质疑。对各种蛊症及治则均予分述，并于蛊症经验记略、似蛊非蛊辨等篇中阐述己见。所选苏荷汤、驱毒散为其治蛊主要方剂，并指出"雄黄不可轻服"，对"蛊愈后终身不能吃生冷"等，提出自己的见解。

4274

驱蛊燃犀录/燃犀道人撰. 铅印本. 杭州：三三医社，1924(三三医书；10)

3、139、139A、186、270、277、308A、361、391、546、572、590、728、731、738A、800、839A、907C、921、940(残)

全书分原蛊、避蛊、验蛊、蛊证、蛊脉、治蛊、蛊案及论蛊8篇，论述"蛊"之定义、病状、生死脉象、预防、治疗等，并载医案50余则。末为附录，列简便治方5首。书中多引历代著作中有关内容，包括《千金要方》《验方新编》《东医宝鉴》《本草纲目》等医著及《易经》《左传》《说文》等。

4275

中国地理病学/裘庆元辑. 铅印本. 绍兴：医药学报社，1923(绍兴医药学报丛书；17)

139A

4276

神经系病理治疗/恽铁樵撰. 上海：章氏医寓，1925、1928、1941～1948(药盦医学丛

书；19）

139、186、254、361（残）、385A、391、412A、476、541、579、651、421、433、450、450B、461（残）、728A（残）、731、781、907C、921

4277

神经系病理治要/恽铁樵撰. 铅印本，1928、1933（铁樵函授医学讲义二十种；9）

139、186、738A

本书系恽氏汇通中西医学，介绍有关神经系病症主治方法，以为衷中参西之用。

4278

神经衰弱浅说/杨志一编著. 铅印本. 上海：国医出版社，1933、1934、1936

1、541

卷一述神经生理；卷二述神经衰弱与处境之不顺、感情之紧张、身心之劳疲、睡眠之不足及先天之遗传等关系；卷三述神经衰弱之种种现象；卷四述神经衰弱之预防法；卷五述神经衰弱之治疗法；卷六为编后余语。

4279

精神卫生/铅印本. 上海：广协书局，1938（国民健康丛书）

541

4280

精神卫生讲话/单英民著. 铅印本. 上海：时兆报馆，1947

541

从宗教角度谈论养生之道，讲述精神、心理卫生知识。

4281

精神养生论/秦同培编译. 铅印本. 上海：商务印书馆，1920

9、901

全书分为8章，主论精神卫生。内容包括身心关系、精神与自然规律、精神与疾病及精神方面疾病的治疗、预防、心身调养等。书末附庄子养生说及龙翰臣病说。

4282

精神病广义：二卷/周岐隐撰. 铅印本. 四明：四明：怡怡书屋，1933

139、277、279、308、361、412B、461、475A、514A、541、590、664、728A、734、738B、799A、831、839A、907C、922、926A、940

上卷分述古、类病、列方3章，系统整理中医有关精神病学的内容，包括病因病机、临床症状、理法方药等。下卷分集案、专载、译论3章，辑录医案189例；汇集张锡纯、丁成萱、顾小田、周进安等专题医论7篇；节选日本、英国学者译文2篇，以介绍现代医学对精神病学的认识。

4283

精神病学讲义/都少伯编. 铅印本. 浙江：中医专门学校，1938（浙江中医专校讲义三十三种；12）

590

4284

精神锻炼治疗实验问答/魏鸿声撰. 铅印本. 北平：鸿声治疗院，1934

1、21

全书分3部分。第一部分为精神锻炼治疗实验问答，以图文资料介绍从事精神锻炼治疗之始末及体会；第二部分主要介绍精神锻炼之具体方法；第三部分介绍精神锻炼治疗的疾病，附“道德精神发源概要”，讨论精神锻炼治疗的有关理论问题。

4285

维灵术/高吾未撰. 铅印本. 上海：华北哲学研究会，1926、1928

541

4286

失眠自疗法/朱振声编. 铅印本. 上海：医药指导社，1932

590

全书分 6 章。首述失眠的病因病机、证治、方药，次择数例证治验案加以说明，主张失眠症除药物治疗之外，还应注意饮食起居和自我助眠法；后附失眠常用方 8 首，并辑录其友所著“失眠概论”。

4287

失眠自疗法/朱振声编著. 铅印本. 上海：大众书局，1933、1936

139、702、741、852、931

4288

失眠症之疗法/周进安编. 铅印本. 上海：商务印书馆，1923、1931、1934、1935、1948(医学小丛书)

541

4289

青年病/杨志一编. 铅印本. 上海：勤业印务局，1930

907C

全书将遗精、性病等男女青年易患之疾病详加论述，通俗实用，系青年人卫生知识读物。

4290

青年病/杨志一撰. 铅印本. 上海：国医出版社，1931

590

4291

青年病自疗法/尤学周撰. 铅印本. 上海：中央书店，1937

590、907C、931

书分上、下 2 篇。上篇为青年病之原因，用中西医理论述青年人生理特点和过劳、吸烟、嗜酒、手淫、意淫、早婚以及寻花问柳等致病之由，并介绍了戒除这些不良习嗜的方法；下篇为疗法篇，分述面疱、吐血、虚劳、相思、遗精、包茎、肾虚头眩、神经衰弱、横痃、梅毒等 30 种病症的病因、症状和治疗方剂等。

4292

老人病/方声沈著. 铅印本. 上海：商务印书馆，1930、1934(医学小丛书)

541

4293

痛症大全/朱振声著. 铅印本. 上海：大众书局，1932、1933、1935、1936、1947

21、301、361、590、741、901、921、931、940、851

全书按人体解剖部位分为 23 章。系统介绍头、耳、目、鼻、牙、咽喉、舌、颈项、手足、肌肤、骨节、肩背、心、胃、胁、乳、腰、腹、少腹、会阴、肾囊、肛门、男阴部、女阴部等部位由各种原因引起的疼痛病症，阐述其病机、证治和方药。

4294

中医药治愈脑瘤经过/余律笙，程天灵编. 铅印本. 四川：医药学术研究会，1947

251、277、361、590、851、852、907C

本书记载中药治愈脑瘤患者黄夫人的 80 次诊疗过程，病情变化状况及处方用药。认为脑瘤的病机在于感受风气(即风寒)，内外合病而成。在治疗用药方面变化灵活，颇多可法之处。

4295

头疾图翼/著者佚名. 抄本，1927

361

4296

保脑新书/杨志一，朱振声编. 铅印本. 上海：幸福书局，1933

1

以中医理论讲述脑的生理与卫生，脑漏、神经衰弱、头痛、脑膜炎、中风、头眩等病症。

4297

脑病研究/杨志一著. 铅印本. 上海：国医出版社，1935

1

讲述脑的生理卫生，补脑用品，及头痛、中风、脑贫血等病症。

4298

脑膜炎新书/沈朗清编. 铅印本. 上海：中医书局，1936(近代医学丛选；23)

590

4299

痉病与脑膜炎全书/刘裁吾著. 铅印本. 长沙：西湖医社，1935

139

书分10篇，即正名、溯源、原因、辨证、类别、病理、诊断、治疗、痉方、验案。刘氏认为中医之痉病实即西医之脑膜炎，故从中、西医比较的观点加以论述，以判别中西医学之优劣，避免治疗中的疏漏。

4300

实施口吃矫正自疗法/曹聚仁著. 铅印本. 厦门：中华口吃研究院，1938、1939

541

4301

摩登性寒腿病/瞿绍衡编著. 铅印本. 上海：瞿氏夫妇医院，1934、1935(瞿绍衡医师医药丛谈)

1

讲述寒腿病的原因、症状、防治方法等。

4302

糖尿病近世治疗法/周振禹著. 铅印本. 长沙：商务印书馆，1938

461

4303

脚气治法总要：二卷/(宋)董汲撰. 铅印本. 杭州：三三医社，1924(三三医书；52)

3、139、139A、186、270、277、308A、361、391、546、572、590、728、731、738A、800、839A、907C、921、940

书中对于脚气病(也包括下肢关节炎一类的病)的病因及治法作了重点记述，收载有效的内服及外用方46首，并附若干医案。

4304

脚气治法总要：二卷/(宋)董汲撰. 影印本. 上海：商务印书馆，1934～1935(四库全书珍本初集；1)

1、2、6、7、9、21、139、251、286、301、303、391、401、421、461、491、493、511、521、541、542、579、651、701、721、741、781、791、851、852、901、911、912、913、921、922、923、931

4305

神效脚气秘方：四卷/(清)何梦瑶撰. 铅印本. 广东：两广图书局，1918(医方全书；1)

139、907C、921、922、940

4306

脚气集：二卷/(宋)车若水撰. 石印本. 上海：扫叶山房，1926(五朝小说大观；12)

21、301、361、391、461、491、511、521、523、541、579、651、721、731、852、911、917、921

4307

脚气论/杨仲撰. 铅印本，1933

590

书分7章，阐述脚气史略、脚气之名称，从传染论、中毒说、营养障碍说等角度探讨脚气之原因及其预防、治疗等。

4308

增订脚气刍言/裘庆元辑. 铅印本. 绍兴：医药学报社，1923(绍兴医药学报丛书；10)

139A

4309

脚气病/内政部卫生署编撰. 铅印本. 内政部卫生署，1932

852

4310

一年来广西军医院之脚气病/英延龄编著. 铅印本. 广西：军医院健社，1934

541

4311

脚气概论/(日)浅田惟常著. 铅印本. 上海：世界书局，1936(皇汉医学丛书；26)

1、3、21、139、140、152、186、202、251、254、270、277、301、303、308、361、391、396、421、433、450、461、491、514A、546、589、590、651、702、706、728、731、738、738A、741、781、799A、800、831、839、839A、851、852、854、871、891、901、907B、907C、917A、921、922、926A、931、942B

系摘录《金匮要略》《千金要方》《外台秘要》《圣济总录》等治疗脚气诸方，以及朱丹溪、苏恭、张景岳、李东垣等有关论述辑编成书，共分35条。首列总论，次及种类、证别、诊治、缓急、变化、摄养，末附妇人脚气之诊断。每条俱有发挥，所涉资料较广泛。

4312

脚气钩要：二卷/(日)今村亮著. 铅印本. 上海：世界书局，1936(皇汉医学丛书；25)

1、3、21、139、140、152、186、202、251、254、270、277、301、303、308、361、391、396、421、433、450、461、491、514A、546、589、590、651、702、706、728、731、738、738A、741、781、799A、800、831、839、839A、851、852、854、871、891、901、907B、907C、917A、921、922、926A、931、942B

书中论述脚气病病因、证候、诊法、治疗、饮食宜忌及并病等，指出脚气乃水毒为病，可分为内因、外因和并病3种。全书载方40首、案例7例，分析治疗脚气常用药物43种。

4313

遗精自疗法/朱振声撰. 铅印本. 上海：医药指导社，1931(百病自疗丛书)

590

本书立遗精自疗法25种，按有梦、无梦及兼证等分别论证。认为心、肾两脏在本病中占重要地位，故各种治法总离不开清心之火，补肾之阴或阳。还列举了一些医家对遗精的见解，详解大补阴丸、导赤汤等遗精证治要方之方解等。

4314

遗精自疗法/朱振声编著. 铅印本. 上海：大众书局，1933、1949(百病自疗丛书)

1、541

4315

遗精病指迷/袁国荣撰. 铅印本. 广州：袁国荣医务所，1926

931

本书主要介绍遗精病一般常识及防治方法。

4316

遗精广论/陈存仁，尤学周编. 铅印本. 上海：中国健康学会，1929

590、907C

本书为遗精证治专著。内容包括分证概述、分类详解、书翰讨论、治疗各法四部分。"分证概述"论述遗精、梦遗、滑精的定义、证象、原因及治疗；"分类详解"则从生理、病理等方面讨论遗精的种种问题，并将古人治遗精经验归纳为补、清、涩三法。"书翰讨论"辑录了几位近代医家关于遗精的论述和《内经》、张仲景、沈括、朱震亨、戴思恭、张介宾、王肯堂、李中梓等前贤论述。"治疗各法"从遗精自疗法、遗精天然疗法、遗精外治法等角度展开讨论，并荟萃尤在泾、曹仁伯、王旭高、叶天士、丁甘仁等20余位医家的临床经验和医案医话。

4317

遗精病预防疗养法/张宜全著. 铅印本. 天津：德茂源绸缎庄药品部，1949

590、461

4318

遗尿及遗精/赵建新编. 铅印本. 上海：商务印书馆，1921、1927、1931、1934、1935(医学小丛书)

541

4319

黄疸病学纲要/邓亮撰. 铅印本. 天声医药研究社，1935

728

4320

积聚类症汇编/俞钵隐编. 抄本，1912

541

本书据《内经》《难经》《千金要方》《外台秘要》《太平惠民和剂局方》等18部医书，摘录有关积聚的病因、证候、咏法等论述和方药，皆注明出处。后附"旧抄林屋山人专治脾胃一切积聚经验内外各种治疗法"。

4321

疝气证治论/(日)大桥尚因著. 铅印本. 上海：世界书局，1936(皇汉医学丛书；27)

1、3、21、139、140、152、186、202、251、254、270、277、301、303、308、361、391、396、421、433、450、461、491、514A、546、589、590、651、702、706、728、731、738、738A、741、781、799A、800、831、839、839A、851、852、854、871、891、901、907B、907C、917A、921、922、926A、931、942B

详见《疝瘕积聚编》条。

4322

疝瘕积聚编/(日)大桥尚因著. 铅印本. 上

海：国医书局，1920、1930、1937

139、186、279、303、541、590、728A、799A、839A

又名《疝气证治论》。内分疝作诸证说、诊疝法、诸疝、诸积、治验、寒疝诸方、积众治方论、药说八节，为疝症之专著。

4323

疝癥积聚编/（日）大桥尚因撰. 铅印本. 杭州：三三医社，1924(三三医书；83)

3、139、139A、186、270、277、308A、361、391、546、572、590、728、731、738A、800、839A、907C、921、940

4324

疝癥积聚编/（日）大桥尚因撰. 铅印本. 上海：国医书局，1930～1931(国医小丛书；20)

1、139、186、277、412A、521、590、651、721、851、917A

3 妇科

3.1 通论

4325

宋本千金妇人方注/张骥编. 刻本. 成都：义生堂，1935(汲古医学丛书；15)

186、907C

4326

妇人大全良方：二十四卷/（宋）陈自明编；（明）薛己注. 石印本. 上海：大成书局，1921

139、279、412A、450B、466、475A、476、514B、529A、579、590、603、651、664、733A、738、738A、799A、852、871、933、940

又名《妇人良方大全》《妇人大全良方》《妇人良方集要》。本书整理编辑了宋以前有关妇产科的著作。分为调经、众疾、求嗣、胎教、妊娠、坐月、产难及产后等8门（薛己本多候胎门）。每门分若干病证，加以论述。全书共200余论，分述各病的病因、证候及治法，内容比较实用。此书后经明薛己校注，名《校注妇人良方》，除增删了部分内容外，还逐篇附加按语及治验。

4327

妇人大全良方：二十四卷/（宋）陈自明（良甫）撰. 石印本. 上海：江东书局，1912

139、286、301、361、514A、514B、529A、570、590、728A、731、781、852、940

4328

妇人大全良方：六卷/（宋）陈自明（良甫）撰. 石印本. 上海：锦章书局，1916、1920、1930

279、851、854、907C

4329

校注妇人良方：二十四卷/（宋）陈自明著；（明）薛己校注. 铅印本. 上海：大东书局，1936～1937(中国医学大成；93)

1、2、3、139、270、277、361、391、461、476、511、541、579、589、590、728、831、851、852、901、907B、907C、921、940

4330

妇人良方：二十四卷/（宋）陈自明著；（明）薛己校注. 石印本. 上海：大成书局，1921(薛氏医按二十四种；14)

139、139A、186、202、289（残）、301、308、308A、381、412A、412B、433、450B、475A、491、511、514A、514B（存十六种）、519、521、522、529、529A、529B、546、590、664、677A、701、706、707、721、728A、731、738、741、799A、851、907B、907C、917A、940、942B

4331
女科百问：二卷/（宋）齐仲甫撰. 铅印本. 上海：世界书局，1936（珍本医书集成；44）

1、3、21、139、140、152、185、186、202、254、270、289、301、303、308、309、360、381、396、421、433、461、476、491、541、546、572、579、589、590、706、728、731、738A、781、799A、800、831、839、839A、851、852、871、891、901、907B、907C、911、917A、921、922、926A、931、940、942B

本书以问答体裁，对妇产科的主要疾病治疗作了扼要的记述。语言洗练、说理清晰，有较强针对性。上卷50问，包括妇科的天癸，经候及血分、经、带诸病证治；下卷50问，主要是妊娠胎产诸病的证治。

4332
济阴纲目：十四卷/（明）武之望撰. 石印本. 上海：锦章书局，1914、1944

3、139、186、202、279、286、302、391、396、412A、450、491、572、603、723、738A、738B、799A、852、931、933、942B

原书5卷，明代武之望辑撰。本书是在《证治准绳·女科》一书基础上加以整理改编而成。清代汪淇笺释，并重订为14卷，内容未变，仅加评注，为今之通行本。全书分列调经、经闭、血崩、赤白、带下、虚劳、积聚癥瘕、求子、浮肿、前阴诸疾、胎前、临产、产后、乳病等13门。卷一至卷二论述月经生理和各种月经病及其治疗；卷三论述带下病诸证及其治疗；卷四至卷五，论述妇人虚劳病的证治及癥瘕积聚诸疾的证治；卷六论述不孕症的证治；卷七论述妇人浮肿病和前阴诸疾的证治；卷八至卷九则论述胎前诸疾的证治；卷十论述临产调理、催生和有关难产的处理；卷十一至卷十三，则论述产后诸疾的证治；卷十四则论述产后泄泻、痢疾、子宫脱出等病证治，并对乳房诸疾证治亦加以论述。

4333
济阴纲目：十四卷/（明）武之望撰. 石印本. 上海：扫叶山房，1914

395、421

4334
济阴纲目：十四卷/（明）武之望撰. 石印本. 上海：大成书局，1925

1、475A、492、514A、529A、570、721

4335
济阴纲目：十四卷/（明）武之望撰. 刻本. 上海：千顷堂书局，1928

393、603、800、871、931

4336
济阴纲目：十四卷/（明）武之望撰. 刻本. 江阴：宝文堂，1928

1、202、301、308A、570、590、709、712

4337
济阴纲目：十四卷/（明）武之望撰. 石印本. 上海：进步书局

139、139A、277、391、397、412B、

421、475A、491、521、541、542、590、664、738A、901、907B

4338

济阴纲目：十四卷/（明）武之望撰．石印本．上海：广益书局

139、279、351、352、461、733、907C

4339

女科撮要：二卷/（明）薛己撰．石印本．上海：大成书局，1921

139、590、603、651、728A、733A、940

4340

女科撮要：二卷/（明）薛己撰

见薛氏医案二十四种。

4341

女科准绳：五卷/（明）王肯堂辑．石印本．上海：鸿宝斋书局，1912、1914、1925、1928

1、9、139、202、254、270、279、289、301、308、391、397、412A、412B、450B、461、466、475A、476、492、493、511、514A、514B、519、529A、590、677A、702、709、721、728A、737、738、738B、799A、839A、852、901、907C、917A、926A、931、940

又名《女科证治准绳》。本书主要以陈自明《妇人大全良方》为蓝本，广集《内经》《难经》《金匮》《广济方》《必效方》等论著以及数十位医家于女科之证治经验，对明以前妇科学成就作了较细统的整理。全书分为：治法总论、调经门、杂证门、胎前门及产后门5大类，每类分列若干病症，对于病因、辨证及治疗论述颇详。

4342

女科准绳：五卷/（明）王肯堂辑．石印本．上海：扫叶山房，1935（六科证治准绳；6）

139、289、303、308、361、391、421、450、464、465、491、521、529A、546、590、707、728A、741、831、851、907C、922、926A、940

4343

四明宋氏女科秘书/（明）宋林皋著．铅印本．上海：万有书局，1932

590、738B

又名《宋氏女科秘书》。全书载述月经病、带下病、胎前产后诸病、妇科杂病及乳房病辨证方药，总计论赋4篇、证候13门、医方226首。书中病机赋详细论述经、带、胎、产诸病病机，在治疗上重视调经种子之法。

4344

绛雪丹书/（明）赵贞观著．铅印本．北平：开明书局，1932

514A、590

正文前有调经方论一篇。有李斌卿、唐小圃序及原书王紫生序。据李斌卿藏版排印。

4345

傅青主女科：二卷/（清）傅山撰．石印本．上海：广益书局

412A

又名《女科全集》《傅氏女科》《女科》。上卷分带下、血崩、鬼胎、调经、种子等5门，计38篇、39证，载41方；下卷分妊娠、小产、难产、正产、产后等5门，计39篇、41证，载42方、二法。书后附《产后编》2卷，上卷载产后总论、产前后方症宜忌、产后诸证治法等43证、

38方；下卷载误破尿胞、淋、泻、痢、腹痛、阴痛、恶露、乳痛等26证、49方、一法。补编附3证、3方、二法。本书运用中医脏腑学说，阐明妇女生理、病理特点及诸病临床表现。诊断辨证以肺、脾、肾三脏立论，治则以培补气血，调理脾胃为主。全书论述简明扼要，理法严谨，方药大多简明效验。

4346
傅青主女科：二卷/(清)傅山撰. 刻本. 湖北：官书处，1912
514A、541、831、931

4347
傅青主女科：二卷/(清)傅山撰. 刻本. 吴兴：沈氏，1920、1932
393、590

4348
傅青主女科：二卷/(清)傅山撰. 石印本. 上海：启新书局，1922
277

4349
傅青主女科：二卷/(清)傅山撰. 石印本. 上海：锦章书局
721、901

4350
傅青主女科：二卷/(清)傅山撰. 石印本. 湖州：天同书局
361

4351
女科/(清)傅山著. 铅印本. 上海：商务印书馆，1935～1937(丛书集成初编；46)
1、2、6、7、9、21、139、140、186、251、301、361、391、421、461、493、511、523、541、542、572、579、651、702、721、731、781、791、851、852、855、901、911、921、922、931、940

4352
重订傅青主女科：九卷/(清)傅山编. 铅印本. 上海：中医书局，1931(世补斋医书；7)
277、289、412A、491、521、664、712、728A、799A、800、871、921
清陆懋修曾将《傅青主女科》校订，收入丛书《世补斋医书》内，名为《重订傅青主女科》，后附产后篇2卷。

4353
女科指掌：五卷/(清)叶其蓁编. 石印本. 上海：锦章书局
1、202、728A

4354
叶氏女科证治：四卷/(清)叶桂著. 石印本. 上海：著易堂书局，1913
351、590、651
又名《叶天士女科证治秘方》。托名清叶桂撰，本书原作者及书名不详。内容以妇产科治疗方剂为主，并无多少妇科生理病理的论述。

4355
叶氏女科证治：四卷/(清)叶桂撰. 石印本. 上海：鸿文书局，1913
361、541、677A、921、931

4356
叶氏女科证治：四卷/(清)叶桂撰. 石印本. 上海：文益书局，1912、1913、1931
186、421、433、461、542、590、664、702、709、852、931

4357

叶氏女科证治：四卷/（清）叶桂撰. 石印本. 上海：广益书局，1913、1937、1944、1948

139、352、412A、590、721、738A、741、799、799A、871、896A、917A、931、940

4358

叶氏女科证治：四卷/（清）叶桂撰. 石印本. 上海：章福记书局，1914

2、139、202、279、303、308A、361、396、491、514A、521、529A、709、712、831、851、907C、931、940、942B

4359

叶氏女科证治：四卷/（清）叶桂撰. 石印本. 上海：千顷堂书局，1944

514A、738、896A

4360

叶氏女科证治：四卷/（清）叶桂撰. 铅印本. 上海：同仁书屋，1947

839、921

4361

叶氏女科证治：四卷/（清）叶桂撰. 石印本. 上海：锦章书局

139、186、279、285、308、308A、412A、412B、450、475A、514A、521、529A、589、651、733B、851、907C、933、942B

4362

叶氏女科证治：四卷/（清）叶桂撰. 铅印本. 上海：大文书局，1936

901、931

4363

叶氏女科证治：四卷/（清）叶桂撰. 铅印本. 上海：广益书局，1937、1940、1948

21、185、396、541、728、907C、931

4364

乳病研究/朱振声编. 铅印本. 上海：国光书店，1940、1947

741、921

本书为研究乳房病专著，对各种乳病证治论述颇详。

4365

乳病自疗法/傅辟支编. 铅印本. 上海：汉文正楷印书局，1933

1、21、852、921

本书原为浙江章氏秘本，章氏以乳科驰名越中，其子孙世其业秘其方已十余世。王某以其至戚得获秘方，又请傅氏参以新说，重予编次成书。书中总论讲述乳房构造功用，乳病之病因、诊断、用药及开刀手术治疗；各论则分乳痈、乳疽两部，分述22种乳病之病因证治，其中还包括男子乳病。末列乳病用方、针灸法、简易方等。

4366

叶天士女科医案/（清）叶桂撰；陆士谔编. 石印本. 上海：世界书局，1919、1920、1921、1923、1924、1925、1926、1928、1929、1933、1935

3、139、139A、251、279、285、381、391、461、514A、529A、529B、541、542、590、651、664、677A、707、851、852、853、907C、915、917A、921、931、933

据称本书系辑集叶氏临证治验脉案而成，载约306则医案，分调经、胎产、带崩、血室4门，案后列述名医论治。末附论妇人脉及辨胎脉秘诀2则。脉案文字简明扼要，立法精当。

4367

叶天士女科医案：四卷/（清）叶桂著；陆士谔编．石印本．上海：神州医学社，1920

139A

4368

沈氏女科辑要笺疏：三卷/（清）沈尧封编；徐政杰补注；张寿颐笺疏．铅印本．杭州：三三医社，1924（三三医书；74）

3、139、139A、186、270、277、308A、361、391、546、572、590、728、731、738A、800、839A、907C、921、940

原《沈氏女科辑要》，后经徐正杰校订补注，王孟英加按语，刊于1850年。1922年张山雷又加笺疏，名书为《沈氏女科辑要笺正（一作笺疏）》，成为今通行之本。原书分上下两卷。上卷论经病、带下、求子、胎前诸病等。下卷论临产，产后诸病及妇人各种杂证等。

4369

沈氏女科辑要笺正/（清）沈尧封撰；张寿颐笺疏．铅印本．兰溪：中医专门学校，1922、1923、1928、1934、1935

139、270、279、361、381、412A、433、433A、475A、491、521、529A、529B、541、589、590、651、664、701、712、728、731、738A、738B、799A、800、839A、851、871、917A、921

4370

沈氏女科辑要义疏/张寿颐撰．油印本．兰溪：公立中医学校（兰溪中医学校讲义；11）

391

4371

女科歌诀：六卷/（清）邵登瀛编辑；王慎轩批注．铅印本．苏州：国医书社，1933

1、590、738B

此书将女科医论编成四言歌括，将方药编成七言歌诀。详述经水、经闭、崩漏、赤白带、胎妊、产后等妇产科诸疾之证治方药。

4372

女科辑要：八卷/（清）周纪常纂辑．石印本．上海：华东书局，1923

139

书中节要辑录各家女科论述。卷一经脉；卷二胎孕；卷三产育；卷四《竹林寺产科》；卷五《达生编》；卷六杂病；卷七至八为治疗方剂。并附刊单养贤《胎产全书》1卷。

4373

女科经纶：八卷/（清）萧壎纂著．影印本．东篱书屋，1927、1929、1937

306、589、590、738、851、907C、921、940

内列病证163种。分：月经、嗣育、胎产、产后、崩带、带下及杂证7门，每门之下又分若干小题，题内先引前人有关论述，著者附加按语，予以补充或订正。

4374

女科经纶：八卷/（清）萧壎撰．铅印本．上海：大东书局，1938（中国医学大成；94）

1、2、3、139、270、277、361、391、461、476、511、541、579、589、590、728、831、851、852、901、907B、907C、921、940

4375

女科经纶：八卷/（清）萧壎撰．铅印本．上海：千顷堂书局，1930、1937

286、396、450、728A、738A

4376

女科经纶：八卷/(清)萧壎撰. 铅印本. 长沙：湘鄂印刷公司

831

4377

女科秘旨：八卷/(清)释轮应撰. 影印本. 上海：中医书局，1930～1931(影印古本医学丛书；5)

1、2、21、139、152、186、289、301、302、303、308、308A、385A、412A、433A、475A、541、590、728A、731、781、839A、851、852、896A、917A、922、931、942B

卷一为安胎、辨胎、养胎、小产等，列方8首；卷二～四为胎前病；卷五～六为临产及产后病；卷七～八为产后病。

4378

女科切要：八卷/(清)吴道源纂辑. 铅印本. 上海：大东书局，1936～1937(中国医学大成；95)

1、2、3、139、270、277、361、391、461、476、511、541、579、589、590、728、831、851、852、901、907B、907C、921、940

卷一为调经；卷二为血崩、便浊；卷三为广嗣、受孕、十月胎形、小产、正产、安胎等；卷四为妊娠诸病；卷五为临产诸病，详述顺产及难产的救治方法，并附录“临产歌”和“楼氏十全论”；卷六至八为产后诸疾；书后附妇人杂证诸方。

4379

女科要旨：四卷/(清)陈念祖著. 石印本. 上海：三星书店，1929、1935

741

因其内容为女科证治之精要而命名。卷一为调经、种子两门，主论月经病、不孕症之证治；卷二主论胎前诸疾；卷三主论产后诸证；卷四为杂证论治。该书注意女性调经的脾胃之治。

4380

女科要旨：四卷/(清)陈念祖著. 铅印本. 重庆：中西书局，1915

852

4381

女科要旨：四卷/(清)陈念祖著. 铅印本. 上海：大文书局，1936

746A、831、931

4382

女科要旨：四卷/(清)陈念祖著. 铅印本. 上海：锦章书局

361、733、922、942B

4383

女科要旨：四卷/(清)陈念祖著. 铅印本. 商务印书馆

921

4384

女科要旨：四卷/(清)陈念祖著. 石印本

301、436、524、651、721、728A、915、942B

4385

女科要旨：四卷/(清)陈念祖著

见南雅堂医书全集、公余医录五种、陈修园医书二十一、四十、四十八、五十、六十、七十、七十二种。

4386

女科折衷纂要/(清)凌德撰. 铅印本. 杭

州：三三医社，1924(三三医书；45)

3、139、139A、186、270、277、308A、361、391、546、572、590、728、731、738A、800、839A、907C、921、940

内分调经、虚劳、胎产、临产、杂证及产后6门。调经门中有总论、精血论、养血论等22篇；虚劳门中有冷劳、骨蒸劳等4篇；胎前门中有总论、胎前调理法、胎前用药法等22篇。共79篇。凌氏概述妇女经带胎产诸疾及其证治方药，学术上重视养血补气、扶脾护胃，治疗多以十补丸、四物汤为主。全书条分缕晰，纲目分明。

4387

仁寿镜：四卷/(清)孟葑辑. 铅印本，1918

590

此书采辑前人临证经验，分宁阃、宜男、益母、保赤4集，卷一为《宁阃集》，分三部分，上论和月，中论崩漏，下论带下。卷二为《宜男集》，论述种子并附小产暗产论、男妇种子方。卷三为《益母集》，分三部分，上论胎前，中论临盆，下论产后。卷四为《保赤集》，论护婴。

4388

仁寿镜：四卷/(清)孟葑辑. 铅印本. 上海：吴承记印书局，1927

491、541、701、907C

4389

仁寿镜：四卷/(清)孟葑辑. 铅印本. 重庆：中西书局，1927

279、839A

4390

石函嘉秘妇科良方/鹤州野人编. 抄本，1949

851

4391

万氏妇人科集证/万密斋著. 重刊石印本，1911

590

4392

孝思堂妇人良方/史良誉撰. 抄本，1949

572

全书分为受胎调经门、胎前门、正产门、产后门和众疾门5门。书中提出晚婚。

4393

杨氏问心草堂杂记/抄本. 黄寿南，1914(黄寿南抄辑医书二十种；20)

139

系作者摘抄《喻氏医书》《广济秘笈》等书中的有关女科各症，以及胎前、产后病证证治与方药。并有美容、美发验方数则。

4394

一壶天和集：四集/杨体仁辑著. 刻本，1929

301、412B

本书包括妇科和儿科两部分。妇科载种子、经、胎、产、乳、带、阴诸证；儿科载110病症方治。本书所用方药，多系民间验方，皆简单易行。

4395

一壶天和集：四集/杨体仁辑著. 刻本. 盐城：志道山房，1929

289、541

4396

竹林女科旨要/著者佚名. 抄本. 曹炳章，1935

738B

4397
竹林女科证治：四卷/(清)竹林寺僧传. 石印本. 上海：广益书局，1912
　　361、728A

4398
竹林女科证治：四卷/(清)竹林寺僧传. 石印本. 上海：鸿文书局，1913
　　728A

4399
竹林女科证治：四卷/(清)竹林寺僧传. 石印本. 上海：海鹤楼书庄，1915
　　139、186、270、279、308A、391、401、514A、541、590、677A、701、709、799A

4400
竹林女科证治：四卷/(清)竹林寺僧传. 石印本. 上海：文瑞楼，1915
　　461、590

4401
竹林女科证治：四卷/(清)竹林寺僧传. 铅印本. 上海：校经山房，1937
　　21

4402
竹林女科证治：四卷/(清)竹林寺僧传. 石印本. 上海：著易堂书局
　　728A

4403
竹林女科证治：四卷/(清)竹林寺僧传. 石印本. 上海：江左书局
　　572

4404
竹林女科证治：四卷/(清)竹林寺僧传. 铅印本. 萧山
　　139

4405
竹林寺女科秘方/(清)竹林寺僧撰. 石印本. 上海：世界书局，1937(基本医书集成；21)
　　139、852、907C、940
　　即《妇科秘方》。此书系浙江萧山竹林寺僧人诊治女科疾病之经验方书。书中对妇女调经、种子、胎前、产后等200余种常见病证(有传本作113证，72方)的病因证治予以逐条分述，按证列方。

4406
竹林寺女科秘方/(清)竹林寺僧撰. 石印本. 上海：唯一书局，1934
　　139、590

4407
竹林寺女科秘方/(清)竹林寺僧撰. 刻本. 抱迁氏，1934
　　433

4408
竹林寺女科医案/钱继道编. 铅印本. 上海：唯一书局，1934
　　361

4409
竹泉生女科集要/彭逊之著. 铅印本. 上海：艺海出版部，1931
　　1、21、139、186、254、433、491、589、590、731、839A、907C、940
　　书中辑取历代名家之论，参入自己的心得，统论月经、嗣育、胎前产后、带下病及杂病等。

4410
竹泉生女科集要/彭逊之撰. 铅印本. 上

海：千顷堂书局，1931

21

4411

竹林寺秘授女科一百二十症/（清）竹林寺僧著；史济纲增注. 铅印本. 上海：力有书局，1932

270、286、309、412B、433、433A、476、514B、590、701、731、851、931

原本110症，年久传抄，其方间有遗缺，并他书采录合为一帙。书载月经病40证、胎前病35证、难产5证、产后病30证，共110证。每症先述病证，次述方药。由于本书有方无脉，故释者在书眉加脉理，书末附有催产奇方，治产后10天内外证之方药，以及胎前产后30证之方药。

4412

竹林寺秘授女科一百二十症/（清）竹林寺僧著；史济纲增注. 铅印本. 上海：中医书局，1936

940

4413

竹林寺秘授女科一百二十症/（清）竹林寺僧著；史济纲增注. 铅印本. 黑龙江第一监狱署，1924

514B、522

4414

洞元妇人科/抄本. 汪栋臣，1916

541

全书先论妇女经、带、胎、产的病因证治，末附方药治则、方解。

4415

方书慈航普渡/桂人瞻编. 刻本，1927

590

本书分总括、经闭、广嗣、妊娠等病证门，强调治病应辨证，以理法遣方用药，并附方剂百余首。

4416

妇病和月母之护病法/铅印本. 上海：广学书局，1932

541

4417

坤体自全法/（日）绪方正清撰. 铅印本，1911

707、731

全书分5编18章，论述妇女生理和经、带、孕、产诸病治疗。书中推荐中将汤治疗子宫病、子宫阴腔诸炎症、月经病、血亏、虚冷、浮肿等症各种妇女暗疾，末附该方功效表等。

4418

刘氏妇儿证据/刘九皋撰. 抄本，1937

572

本书分2部分。第一部分叙述妇人怀孕后的注意事项，要求注意养血安胎，并列举一些妊娠病和小儿病的治疗，附以经验处方；第二部分为医案，以治疗小儿惊、痘、疹为主，后附安胎、保产方及胞衣不下方。

4419

秘传女科原病要言/著者佚名. 抄本，1927

139

本书从气血及六淫等方面阐述妇科疾病，诸如经、带、胎、产的病因及其临床诊断、用药宜忌等，载方140余首。另附“脾胃论”1篇，认为脾胃为气血生化之源，强调妇人各证，以调和脾胃为先。

4420

念劬妇科医草/卢寿长撰. 石印本. 资中：卢寿长，1947

852

该书摘引《千金方》《杨子建十产论》《产孕集》《胎产新书》《古今医彻》《针灸大成》等书妇科论述部分，附160余首妇科常用方。

4421

妇科：二卷/姚季英编. 铅印本. 北平：聚魁堂，1949

309

4422

妇科/朱寿朋编. 油印本. 中国医学院，1937(中国医学院讲义十四种；14)

139、590

4423

妇科：二卷/姚季英编. 铅印本. 北平：华北国医学院，1949

186

4424

妇科备要/刘孝友撰. 抄本，1912

931

本书分13篇论述不同年龄妇人经、带、胎、产病的病因、症状和方药，列举了65种经带病和120种胎产病的方药，并详细论述了18种胎产病的病因、症状及方药。书中附图论述胎儿在不同月龄发育的形态和安胎方药。

4425

妇科备要：二卷/(清)竹林寺僧传. 铅印本. 长沙：张毓蘅，1933

852

4426

妇科必读/韩奇逢撰. 铅印本，1949

931

本书首先论述妇人诸病的起源，从西医角度介绍月经的生理、病理、经期卫生、妊娠过程，还介绍了流产、萎黄等病的症状、治疗方法。其后约以三分之二篇幅登出社会名人、患者及韩氏本人的赞颂，并介绍其所制中成药的治疗用途。

4427

妇科病自疗新法/席灵凤编. 铅印本. 上海：文业书局，1936

21

本书介绍妇科常见病的治疗方法，对经、带、胎、产等各类疾病皆详述其病因、病状，指出治疗方法，附以单方。

4428

妇科不谢方/周岐隐撰. 铅印本. 宁波：宁波印刷公司，1931

308A、381、541、590、677A、701、728A、731、733、738A、738B、839A、907C

本书分调经、崩漏、带下、妊娠、半产、临产、产后、杂病及专载9章。每章先叙述历代医家理论，然后立方论治，载方100余首。书末附《怡怡书屋妇科医案》，即周氏临证验案23则。

4429

妇科大略讲义/恽铁樵撰. 铅印本. 上海：铁樵函授中医学校，1924(铁樵函授中医学校讲义十七种；12)

590

4430

妇科大略/恽铁樵撰. 铅印本，1928(药盦医学丛书；16)

412A、476、799A

恽氏结合中西医对妇女生理、病理方面的论述，提出各种妇科病证的治疗，认为“男女之异不在脏腑而在腺体，《内经》天癸至即指此腺之成熟”，指出妇科“病之无关生殖道者与男子同治，病之关系生殖道者与男子异治”。全书分载经候总论、月经病11种、治经选方48首、带下总论及治带选方27首、崩漏总论及治崩选方24首、妇科杂病论及杂病方35首。本书所论为单纯女科病证，不包括产科，略于基础理论而详于临床运用。

4431

妇科大略/恽铁樵撰. 铅印本. 上海：千顷堂书局，1941

907C

4432

妇科大略/恽铁樵撰. 铅印本. 上海：大方印务局，1941、1948

186、491

4433

妇科大略/恽铁樵撰. 铅印本. 上海：章氏医寓，1941～1948(药盦医学丛书；16)

254、361、385A、391、421、433、450、450B、461、728A、731、781、907C

4434

妇科大略/恽铁樵撰. 铅印本. 上海：新中医学出版社，1948(药盦医学丛书；16)

139、186、396、450、541、579、651、728、731、907C、921

4435

妇科方案/王慎轩撰. 抄本，1933

590

本书主要叙述月经先期、月经乱期、经水后期、房事触经、经停腹痛、血崩、妊娠劳伤、胎病、白带、产后血晕、产后呕血、产后恶露不下、产后大便小便不能、产后瘀阻腹痛、瘀积胞宫不孕等26种妇科病病证。指出女子以肝为先天，肾为后天，肾水不足，肝火亢盛而致月经先期量少。血崩日久系冲任不固，当从摄血止血以治其标。

4436

妇科方歌/著者佚名. 抄本，1912

139

全书分调经、胎前、产后3部分。主要以歌诀的形式记载了妇科常用方剂以及其主治病证，载妇、产、胎方近百首。

4437

妇科概要/钱公玄编述. 铅印本. 上海：新中医研究社，1934、1935

139、851、940

4438

妇科概要/钱公玄编；包天白校. 铅印本. 上海：新中医研究社，1934(中医各科问答丛书；3)

590、940

全书分月经病、带下病、妊娠病、产后病、乳病、生殖器病5篇。以问答体例，设138问。主要阐述女子为什么以血为主，何为月经，月经病种类，带下病证治，何谓卵巢子宫及其作用，妊娠常见病，产后杂证等。以传统中医理论为主，融合部分西医器官名称及生殖系统理论。

4439

妇科集/顾膺陀撰. 铅印本. 北平：顾氏医室，1934、1940

1、139

顾膺陀编著。此书设调经、经闭、虚劳、血崩、带下、淋病、积聚、杂病、阴户、种子、胎前、临产、产后及乳病 14 类。详述妇产科常见病证及其治法方药。全书以中医理论为主，兼取西医之说。

4440
妇科节要：二卷/徐逸民辑. 抄本. 生春堂
738B
上卷论经前、经后、崩漏、带浊、症瘕、育嗣、胎前 40 余症，收方 140 余首；下卷载产后、乳症、生育、前阴、杂症等 74 症，100 余方。

4441
妇科金针/著者佚名. 抄本，1949
279

4442
妇科经验良方/杨志一撰. 铅印本. 上海：国医出版社，1933
590
本书分调经、崩漏、带下、种子、妊娠、临产、产后、乳房、肝病、隐病 10 章。所论病证均附以经验方。

4443
妇科论/陆正熙编. 铅印本，1935
931
本书分为上论和下论。上论以讨论不孕为主，共 21 章；下论以讨论受孕为主，分 10 章。书中多引自《内经》《难经》《伤寒论》《金匮要略》《千金方》等论说，详细论述妇科各种常见疾病治疗方法，并加以附注。

4444
妇科秘书/包声撰. 铅印本. 宁波：卫生书报社，1919
412A

4445
妇科难题/陈无咎撰. 铅印本. 上海：丹溪学社，1924(黄溪医垒)
907C

4446
妇科三字经：六卷/刘让撰. 稿本，1914
590
本书分调经、种子、胎前、产后及妇人杂病证治诸论，以简洁扼要之“三字经”形式编写。选录妇科名家经验和妇女病的治疗预防要点，并以附案注述各论。

4447
妇科神效秘传/著者佚名. 抄本，1949
590

4448
妇科心得：四卷/陈稚泉著. 石印本. 待月处，1933
139
全书分论妇人科大纲，附古方 86 首；论妇女经、带病 19 条及其机理、症状、治疗；论子淋等 26 种胎病之症状、机理、病因及治疗；产后 46 病之理法方治。

4449
妇科学讲义/秦伯未编. 铅印本. 上海：秦氏同学会，1930(国医讲义六种；4)
186、279、361、412B、463、514A、590、664、712、799、871、940
上编为妇科概论，以中医理论为主，结合现代医学理论，概述妇女之生理病理、病因、治则以及胎产生育的基本知识。下编分述月经、带下、胎产以及妇人杂病的证治方药。

4450

妇科学讲义/谢泽霖编. 铅印本. 广东：中医药专门学校，1927、1928

139、931、940、942B

分经事、胎孕、产子、杂治4门。书中集前人于女科之证治经验，结合个人学习心得，阐述妇女经、带、胎、产诸疾的病因证治。

4451

妇科学讲义/苏天柱编. 铅印本. 广东：保元国医学校，1936

931

4452

妇科学讲义/陆无病，黄素庵编. 铅印本. 浙江：中医专门学校，1938(浙江中医专校讲义三十三种；9)

590

4453

妇科学讲义/上海新中国医学院编. 铅印本. 上海：新中国医学院，1940(新中国医学院讲义四种；2)

590

4454

妇科学讲义/潘绍文编. 铅印本. 广州，1949

940

4455

妇科学/李近圣编. 铅印本. 广东：中医药专门学校，1936(广东中医药专门学校各科讲义；25)

570、590、940

4456

妇科学/谢泽霖编. 铅印本. 广东：中医药专门学校，1936(广东中医药专门学校各科讲义；26)

570、590、940

4457

妇科学/乔君实编. 铅印本. 成都，1932

851、852

4458

妇科学/秦伯未编. 铅印本. 上海：中医书局，1930、1931、1936、1941(实用中医学；8)

2、139、254、270、289、308A、361、433、491、590、651、706、741、800、851、917A、922、940、942B

4459

妇科学/唐吉义撰. 油印本. 中国医学院，1931(中国医学院讲义十九种；16)

139

4460

妇科学/盛心如编. 油印本. 中国医学院，1937(中国医学院讲义十三种；5)

590

4461

妇科学/辛元凯，高仲山撰. 铅印本. 长春：国风印刷社，1940

139

此书列绪论、经带病、胎产、杂病4篇。详述妇女生理解剖，经带胎产及妇科杂病的病因病机及其证治方药。主要介绍中医理法方药，间以西医学理论诠释。选方多切实用。

4462
妇科学/保元国医学校编. 铅印本. 广州：广东保元国医学校，1934(广东保元国医学校讲义；2)
186

4463
妇科经带讲义/杨子钧编. 写印本，1949
139

4464
妇科验方/王建章编著. 铅印本. 上海：文明书局，1927、1930
251、491、590、728、852
本书分上、中、下三集。收集妇科证治百余方，以调治月经失调者居多。

4465
妇科要诀论/著者佚名. 抄本，1949
590
本书分妇科要诀论、胎前方论、临产月服 3 门，产后摄养方论，载列 13 首方的适应证、药物组成、剂量及用法。每首方剂都编成歌诀。

4466
妇科易解/刘鎏著. 刻本. 存养山房，1942
186
本书分调经门、嗣育门、产后门、乳门、前阴门，论述各类妇科疾病证治及妇女卫生保健知识，载方 153 首。

4467
妇科易知/中华书局编. 铅印本. 上海：中华书局，1919、1920(医学易知；4)
139、139A、279、302、385、396、412B、521、529A、541、570、589、590、651、664、839A、851、896A、907C

4468
妇科易知/中华书局编. 铅印本. 上海：文明书局，1929、1939(医学易知；4)
9、186、202、254、270、308、421、475A、491、514A、541、589、590、677A、738B、741、781、851、907B、907C、917A、940
此书总论调经、种子、胎前、产后杂证等，收临床辨证用药较多，理论阐述较少。

4469
妇科易知/中华书局编. 铅印本. 上海：文明书局，1915、1919、1920、1927、1931、1936
139、381、393、466、521、541、579、728A、831、851、931

4470
调经受胎护产保赤宜忌各方书/徐世本撰. 铅印本，1925、1926
590、677A
全书论述女子行经宜忌、杂病自治方、妊娠宜忌、调护等，对临产症状、小产机理、早孕诊断及脉象特点述之较多，并简述早孕与闭经之鉴别诊断。

4471
妇科易知录/孙崧樵撰. 铅印本. 厦门：孙崧樵医寓，1936
931
全书分为生理、孕育、病理、经病、带病、胎病、产病、杂病八章。前三章从中西医角度，系统阐述妇人生理、孕育、病理的理论；后五章分论各类妇科病，每病皆列出病证、病因、诊疗及处方若干条。

4472
妇科约编/周禹锡编. 铅印本. 天津：中西

医汇通医社，1941（中国医学约编；7）

2、21、139、186、270、301、361、381、421、433、491、514A、590、728、731、851、896A、907C、917A、926A、940

全书分生理、病理、诊断、治疗、方按五章。主要论述女性生殖器及胎孕之生理功能，介绍月经不调、月经变色、崩漏、停闭经、带下、白淫、白浊等10余种妇科常见病的病理、诊断方法、治则，共辑选76首妇产科常用方，并加方解。

4473

妇科诊断学/北平国医砥柱总社编. 铅印本. 北平：国医砥柱总社，1949

301

4474

妇科至要：二卷/周鼎撰. 抄本. 汝南玉记，1924

738

卷一为经脉类，载经脉之本、经脉诸脏病因、妇女调经论等19篇；卷二为胎学类，有胎孕、胎脉、胎前产后治法、胎动不安等32篇。全书采辑群书，删繁就简而成。各篇详述各种病证的症因脉治，切合临床实用。最后附备用方61首，包括用药、主治、配伍、炮制等。

4475

妇科治验案/著者佚名. 抄本，1949

21

本书收录妊娠外感、胎前恶阻、产后心悸、小产、痛经等。妇产科医案14则，各案均详述其诊治经过及复诊情况。

4476

妇科纂要讲义：三卷/吕楚白撰. 铅印本. 广州：广东光汉中医药专门学校，1931

139、529A、940

本书系广东光汉中医药专门学校教材之一。全书分调经、闭经、崩漏、带下、胎前、产后5门，论述妇产科各种病症160余种。每门先论医理及疾病的原因，然后列出分论，并列方治疗，附以方义。

4477

妇科纂要/吕楚白编. 铅印本. 广州：广东中医药专门学校，1936（广东中医药专门学校各科讲义；27）

570、590、940

4478

妇女保险书/次庚星撰. 石印本. 重庆，1929

852

4479

妇女病/朱振声著. 铅印本. 上海：幸福书局，1929、1934

541、738B、907C、931、940

本书载有妇女病的心理治疗、崩漏难产急救法及妇女生殖器解剖说明等，并叙述孕期、产后卫生及治疗要点。

4480

妇女病/茹十眉编. 铅印本. 上海：大众书局，1933、1936、1937、1947（国医万病自疗丛书）

21、139、590、728、852、901、907C、931

本书将妇女病自妇女病至产后病分为5期，每期选列常见病，每病先论症状，后述病因、治疗、方药，所附单方可供备急运用。选用方药，以药少量轻为特点。

4481

妇女病/蔡玉堂编. 铅印本. 上海：大中华

书局，1935（万病自疗丛书；2）

1、270

全书分月经病、带下病、不孕症、胎病、妊娠期病、验产病、产后病、乳痈8部分，介绍63种病证的诊断、病因病机、选方用药，载方106首，单方34首。

4482

妇女病续集/朱振声编．铅印本．上海：幸福书局，1931

590

全书分为美容术、肝部症、虚劳病、性的问题、女子隐疾、白带与白浊、月经病、崩漏病、求孕术、胎前病、小产、奇胎、临产、产后、乳病15章，列举百十余种病症。每病症先简述其证状，后举证治之法，是朱氏临床经验的总结，并反映了当时其他名医的治疗经验。

4483

妇女病经历谈/祝怀萱撰．铅印本．苏州：国医书社，1935（王氏女科医学小丛书）

1、590

4484

妇女病预防及自疗法/陈爽秋编．铅印本．上海：经纬书局，1949

590

本书分为月经病、带下病、乳房病、不妊病、生殖器病、妊娠病、临产病、产后病八篇。每一病证列有证候、治法及方药，着重介绍妇科病的自我保护、预防及简易治疗。

4485

妇女病自疗法/江天览编．铅印本．上海：中央书局，1933、1935、1936、1938、1946

21、139、270、361、461、589、590、664、728、852、907C、931、940

本书分月经病、崩漏病、带下病、乳房病、阴户病、妊娠病、临产病、产后病8篇。每一病证简述病因、症状、治疗。

4486

妇女科/尉稼谦编．铅印本．天津：国医函授学院，1932

139、590、851、931

本书分处女、少妇、妊娠、临蓐、产后、老妇、孕症7章。特别注重胎教，并提倡孕妇晨进牛乳、适当运动、不能过逸过劳等较科学的理论。

4487

妇女科/尉稼谦编．铅印本．天津：国医函授学院，1937（新国医讲义十三种；7）

308A

4488

妇女科/马乐三编．铅印本．天津，1940

940

4489

妇女卫生医药常识/缪绍燕撰．铅印本．潮州：大新印刷所，1937

139A、590、664、677A、701

本书系缪氏集其历年临床心得及常用有效方药编成。书中援引西医理论解释妇女月经生理变化，介绍经、带、胎、产等妇科常见病证的病因病机、症状及常用处方。

4490

妇女须知/方慎盦著．铅印本．上海：医学回澜社，1949

541

介绍宫颈癌及胃病的病因、症状、诊

断和中医针灸治疗方法。

4491
妇人病/黄震陆编著. 铅印本. 上海：世界书局，1948
731
全书分绪言、总论、各论。先论妇产科生理解剖，然后分述外阴部疾病、阴道疾病、子宫疾病、输卵管疾病、卵巢疾病等，有附图说明。各论疾病说明病因病理解剖、证候、诊断、预后、治疗等。

4492
妇人科病问答/蔡陆仙撰. 铅印本. 上海：华东书局，1935、1936(民众医药指导丛书)
254、301、733A、852、931
本书以问答形式阐述妇科常见病症。

4493
妇人科全书/著者佚名. 抄本，1949
921

4494
妇人枕秘/双朴主人撰. 抄本，1912
277

4495
妇人病自疗法/梁世铎编. 铅印本. 长春：文化社，1944
590

4496
郭太华妇科医院丛书/郭太华编著. 铅印本. 上海：郭太华妇科医院，1934、1936
541

4497
汇选妇婴简要/魏乐斌撰. 铅印本. 谦诚印刷社，1935
308A
书载大生要旨论、调经种子门、胎产门、产后各方、保婴门 5 部分，简述妇、儿科证治内容。

4498
妇婴保筏/钱躬盛编. 铅印本. 上海：道德书局，1943
475A

4499
妇婴杂治方/著者佚名. 抄本
738B

4500
妇婴三书/(清)沈金鳌撰. 石印本. 上海：文益书局
279

4501
妇婴全书/著者佚名. 抄本(附胎漏下血)
589

4502
妇婴至宝：八卷/(清)徐忕仜编. 刻本. 聂慈德堂，1919
186

4503
妇婴至宝：八卷/(清)徐忕仜编. 刻本，1920
139A、412B

4504
妇婴至宝：八卷/(清)徐忕仜编. 石印本. 上海：宏大善书局，1923
529A、541、706

4505

妇婴至宝：八卷/(清)徐忕忙编. 刻本. 合肥：王泽华，1925

1、139、541、542、728A、781

4506

妇婴至宝：八卷/(清)徐忕忙编. 石印本. 上海：广益书局

279、351、514A、651、907C、931

4507

妇婴至宝：八卷/(清)徐忕忙编. 抄本. 湖南：唐氏，1914(竟成堂医书三种；1)

139

4508

女界须知/陆成一编. 铅印本. 苏州：景景医室，1949

139A、664、701

本书分阴户门、交合门、乳门、经水门、带下门、癖块门、胎产门、产后门、求嗣门、临产门等。

4509

女科抄/著者佚名. 抄本. 张清廉抄，1949

590

本书分为产前、产后论，并附目诊于后。每病证皆以问答式描述其病、症、治、用药，附方60余首。

4510

女科讲义/陈汝舟编. 石印本，1917

738B

4511

女科秘决/郑厚甫撰. 铅印本. 苏州：国医书社，1935

1

4512

女科秘诀大全：五卷/(清)陈秉钧编. 石印本. 上海：广益书局，1914、1923、1928、1931、1932、1935

139、139A、202、279、289、302、463、514A、521、522、541、590、651、677A、701、738A、831、851、907C、921、931、940

作者基于临证经验并选集诸家论说以考证妇女病证之病因、病源，分经脉、胎前、产后、杂证予以论述。论后附有按语，证后列述方药。

4513

女科入门/陈景岐编. 铅印本. 上海：中西医药书局，1934、1937(中国医学入门丛书；9)

1、139、186、254、308、412A、461、491、590、721、799A、852、907B、907C、940

《中国医药入门丛书》之第九种。书中列带下、血崩、鬼胎、调经、种子、妊娠、小产、杂证8章。概括介绍上述病证之病因证治及方药。内容大多据《傅青主女科》予以删繁存要。

4514

女科入门/陈景岐编. 铅印本. 上海：中华书局，1934

461、491

4515

女科学笺疏：二卷/张寿颐撰. 绍兴：绍兴医药月报社，1922

590

本书收集历代女科医家论述，并结合临证经验，分述女科经带胎产等病证，详述方药应用之宜忌。

4516

女科要诀/黄达贤撰. 抄本，1935

590

为《伤寒六经辨证要诀》之附录。书中包括论调经、闭经、女胎、催生、产后病等部分。认为妇科诸病，必有所因，未有无因而成者。指出通经之道，妙在对症用药，仍不外乎六经之法；对于安胎之道，应当求其所以动胎之故。强调临床应注重审问病因，察其本气，辨其寒热虚实、表里阴阳，然后按法施治。书末附若干医案。

4517

女科医学实验录/王慎轩著. 铅印本. 苏州：国医社，1929、1930、1932

1、277、529B、590、731、738B

全书4集。著者根据多年治病经验写成，载录妇女经带、胎产诸症治验。

4518

女科摘要：二卷/丁淦可编. 抄本

738B

上卷论女科心法、胎前调理与用药、产后调理诸症及方药方论30余则；下卷为小儿面部、手掌图位及观儿形歌、生死候歌及小儿变蒸、痘疹等外证辨证等。

4519

女科真言/著者佚名. 抄本，1949

590

篇首列郑氏女科真言病原要旨，概述调经之要及调经、胎前、产后病调治必用方药；次述月经病调治方法及方药，并按月论述胎前诸证的调治，末附产后十八论。

4520

女科证治歌诀/曹荫南撰. 石印本. 复兴石印馆，1932(新注医学辑著解说；7)

139、254、361、514A、851

本书以七言歌诀形式，论述女科经、胎、产病及产后等临床证治不同证型。如经病，分外邪所致、情志郁结、食积伤脾、痰湿为患、阴虚消渴、阳虚阴盛、脾虚气弱、脾不统血、肝郁气滞等。载各种胎、经、产病及兼证50余种，附方歌50余首。

4521

女科精华：三卷/严鸿志编. 石印本. 宁波：汲绠书庄，1921(退思庐医书四种合刻；3)

1、3、139、139A、251、279、289、303、308、308A、385、396、475A、521、529、529A、541、570、572、590、651、664、677A、712、728、728A、738、738B、907B、921、926A、931

上卷为古圣法规，引证经典论著；中卷摘取先哲粹言，强调男女之生理差异，并详述女子的生理解剖特点，综合分析女子经带胎产的病因诊治，提出不同治疗方法，从而强调治疗应求因治本；下卷博引中外各论，以印证上述论点。

4522

女科精华：三卷/严鸿志编. 石印本. 上海：千顷堂书局，1920、1921(退思庐医书四种合刻；3)

1、139、186、254、279、280、289、308、308A、361、381、391、393、397、412A、412B、433、433A、450B、475A、476、491、514A、521、529A、590、651、664、701、712、721、731、738A、738B、799A、839A、851、871、896A、907C、917A、921、926A、933、940、942B

4523

女科医案选粹：四卷/严鸿志辑. 石印本.

上海：千顷堂书局，1920、1921（退思庐医书四种合刻；4）

1、139、186、254、279、280、289、303、308、308A、361、381、391、393、397、412A、412B、433、433A、450B、475A、476、491、514A、521、529A、590、651、664、701、712、721、731、738A、738B、799A、839A、851、871、907C、917A、921、926A、933、940、942B

本书汇集了朱丹溪、滑伯仁、李东垣、万全、孙文垣、叶香岩、薛立斋等40余家女科医案190余案，分为经水、带下、崩漏、妊娠、半产、新产、产后、难产等门。各案之下均由严氏予以评述。

4524

女科医案选粹：四卷/严鸿志编. 石印本. 宁波：汲绠书庄，1921（退思庐医书四种合刻；4）

1、3、139、139A、251、279、289、303、308、308A、385、475A、521、529、529A、541、570、572、590、651、664、677A、712、728、728A、731、738、738B、907B、921、926A

4525

女科证治约旨：四卷/严鸿志编. 石印本. 宁波：汲绠书庄，1921（退思庐医书四种合刻；2）

1、3、139、139A、251、279、289、308、308A、385、475A、521、529、529A、541、570、572、590、651、664、677A、712、728、728A、738、738B、907B、921、926A

4526

女科证治约旨：四卷/严鸿志编. 石印本. 上海：千顷堂书局，1920、1921（退思庐医书四种合刻；2）

1、139、186、254、279、280、289、308、308A、361、381、391、393、397、412A、412B、433、433A、450B、475A、476、491、514A、521、529A、590、651、664、701、712、721、728A、731、738A、738B、799A、839A、851、871、896A、907C、917A、921、926A、933、940、942B

首列四诊，次列经候、崩漏、带下、广嗣、妊娠、半产、产难、新产、产后9门，以阐述女科诸疾之病因证治。

4527

妇科医案：二卷/夏福康编. 稿本，1939

590

本书将朱振声、马培之、秦伯未、胡荫鹏、丁甘仁、王九峰、张聿青、柳宝诒等许多名家医案汇成一编。篇首有朱振声的“调经论”，谓调经要旨首重疏肝、次重脾胃；后分上、下卷，选辑各家有关妇人经、带、胎、产、杂证、肝气、奇经八脉病治等医案。

4528

妇科知要：二卷/夏福康编. 稿本，1939

590

本书以问答式论述妇科证治要义。书中突出肝与奇经八脉在妇科诊治中的重要性。

4529

妇科知要拾遗/夏福康编. 稿本，1939

590

本书汇集各医家论述及临床经验，以补充《妇科知要》一书未明之处。特别指出调经须分寒热虚实，女子以肝为先天；

调经当治肝，然治肝有肝气肝阳之分；强调安胎不可偏信黄芩；阐明白带、白淫、白浊的鉴别和治疗。并附医案、验方等。

4530

女科指南/叶衡隐撰. 石印本. 上海：广益书局，1926、1932

139、433A、590、731、738B、852、917A、940

全书分列22类、子目70余条、方162首，简述胎前产后等妇科病证的生理病理及诊断治则。

4531

女科指南：四卷/戴武承著. 铅印本. 苏州：中国医学研究社，1933

1、590

卷一为经候门、调经门；卷二为广嗣门、胎前门；卷三为临产门、初产门；卷四为产后门、杂病门。

4532

女人之病/李荣著. 铅印本. 上海：民众医学社，1933、1934(李氏医学丛书；2)

541

4533

实用女科学/时逸人，王景虞编著. 铅印本. 成都：国医学院，1939

907C

内分月经病、胎前病、产后病3编。

4534

中国妇科病学/时逸人撰. 铅印本. 太原：中医改进研究会，1935

1

本书列调经、胎产、产后3篇，分述月经、妊娠、临产、产后病证的治疗。篇首“调经论”引入西医解剖学，阐述生殖系统的解剖，从中西医结合角度阐释妇女月经和妊娠期生理病理、发病原因，以及月经与内分泌、消化、呼吸、循环等各系统的关系等。各病论治，分证阐述病因病理、诊断要点，然后随证立法处方。书中既引入西医学概念，又罗列了中医前贤诸家之论，并附有时氏临证经验及其见解。全书衷中参西，以中说为经，西说为纬，引今申古，探究调经诸说，详析论产前后诸证治法，扬中医独到之长而补西医所未逮者，充分反映了时氏妇科证治经验。

4535

中国妇科病学/时逸人撰. 铅印本. 上海：复兴中医社，1940

270、590

4536

中国妇科病学/时逸人编著. 铅印本. 北平：国医砥柱总社，1946

706

4537

中西妇科学讲义/汪洋编. 上海：中西医院，1924、1925(中西医学丛书十二种；3)

277、491、590、731、931

全书分总论、前编、后编。前编为生理及诊断要略、月经病、子宫病，卵巢病、外阴病5章，专述西医对妇人生殖器种种疾患原因、证候、类症、预后、治法等认识；后编四章，介绍月经病、带下病、前阴病、杂病之中医论治，详述月经不调、赤白带下、胎前白带、妊娠恶阻、小便出血等26种病的病因证候之认识及治法处方。

4538

女性卫生/郭人骥，郦人麟著. 铅印本. 上海：商务印书馆，1929(万有文库)

590

4539

中西合纂妇科大全：七卷/顾鸣盛辑. 石印本. 上海：大东书局，1918、1922、1926、1928、1930、1932

1、3、21、139、139A、251、254、302、308、351、463、522、523、541、570、589、590、677A、701、709、728A、738A、738B、781、831、851、852、901、907B、922、931、940

本书首列女子生殖解剖及胎儿受孕、顺产、难产插图，然后据中西医理论及诊治方法详述妇科各病的机理、处方用药及服法。

4540

最新妇科学全书：二卷/蔡鹏云撰. 铅印本. 汕头：新国医传习所，1933

186、541、590、738B、839A、931

上卷简述女子子宫、卵巢与月经，以及内分泌与月经、妊娠、产育的关系，并附以内分泌系统一览表；下卷为妇科杂病，阐述输卵管鬼胎即异位妊娠。本书论病证先原因次症状、经过、预后、治疗，并附治案。

4541

女科汇方歌括/著者佚名. 抄本，1949

541

本书将妇科百余种病证的症状、主方及其伴随症状加减法编成歌诀，除常见妇科病外，还列热入血室、水分证治、梅核气、足跟痛、梦与鬼交等各种杂病证治。书末附孕妇忌药歌括及产后补阴七法。

4542

女科临床效方：二卷/郑连山撰. 铅印本. 苏州：郑连山女科医室，1936

590、664、728A、738B

本书为郑氏临证脉案，共收录76则经、带、胎产诸疾治验案

4543

妇人科经验方/著者佚名. 抄本，1949

590

原书8册，现存4册。全书分妇人秘验、妇人血分水分肿满论、月水行止腹痛论、妇人中风诸证方论、胎前诸证、中风不语论、产后论等，全书载验案近50则，载方近百余首。

4544

妇女经验良方：三卷/傅锡信撰. 刻本. 存诚堂

738B

4545

妇女科小儿科诸病预防及治疗法/上海佛慈大药厂编. 铅印本. 上海：佛慈大药厂，1949

931

本书分别从处方组成、主治、服法三方面讨论了妇科疾患治疗方剂7条、小儿科疾患治疗方剂7条，尤其详细论述了佛慈当归的来源、特征、治疗作用、服法用量。书前还叙述了月经生理、月经不调、室女经闭之病理，末附有德国医界对此药的临床报告4篇。

4546

妇人调经论/著者佚名. 抄本，1949

277

4547

月经的迷信及其传记/王君纲著. 铅印本. 上海：良友图书印刷公司，1933(一角丛书；56)

541

4548

月经病证治大全/赵公尚编. 铅印本. 上海：卫生报馆，1930

590、738B、741、921

本书分月经来源、月经病总论、月经病各论及结论4章。主要阐述月经生理及病理。在结论中比较了中、西医学之长短优劣，指出诊治月经病，中医疗效优于西医。书末附录几种避孕法。

4549

月经病自疗法/朱振声编著. 铅印本. 上海：大众书局，1933、1936、1947

21、139、301、461、839A、901、907C、931

本书系月经病自我保健之普及读物，首载月经病总论，分述月经生理病理之象、经行兼证、闭经等，然后介绍23种月经失调和痛经、闭经及经前诸证的自疗方药，并引录有关医家之调经论述。末附月经病治验案7例，调经方8首及月经病问答等。

4550

月经病自疗法/朱振声编著. 铅印本. 上海：医药指导社，1931(百病自疗丛书；6)

361、590

4551

白带自疗法/朱振声撰. 铅印本. 上海：医药指导社，1931(百病自疗丛书；8)

361、590

本书详述妇人白带之生理、病理，列举白带、黄带、赤带、白浊带下的治法及方药。认为十女九带，突出肾虚滑脱及脾虚带下的治疗。

4552

白带自疗法/朱振声撰. 铅印本. 上海：大众书局，1936(百病自疗丛书)

139、461、590、931

4553

血崩自疗法/朱振声撰. 铅印本. 上海：医药指导社，1931(百病自疗丛书；9)

361、590

本书主要介绍20种不同原因血崩的证治方药，并引录了诸医家论血崩之论述，末附治验案五例及治血崩单方26首。

4554

血崩自疗法/朱振声撰. 铅印本. 上海：大众书局，1936

139、461、852、931

4555

妇女康健指南/毕凤章编. 铅印本，1940

541

3.2 产科

4556

经效产宝：三卷，续编一卷/(唐)昝殷著. 铅印本. 上海：大东书局，1937(中国医学大成；92)

1、2、3、139、270、277、361、391、461、476、511、541、579、589、590、728、831、851、852、901、907B、907C、921、940

上卷论妊娠期杂病及难产诸疾；卷中、

下论产后诸病。共列 300 余方。附“续编”收周颋、郭稽中等人的产科方论。

4557

卫生家宝产科备要：八卷/(宋)朱端章撰. 铅印本. 上海：商务印书馆，1935～1937(丛书集成初编；45)

1、2、6、7、9、21、139、140、186、251、301、361、391、421、461、493、511、523、541、542、572、579、651、702、721、731、781、791、851、852、901、911、921、922、931、940

卷一至七主要是产科的方论，汇集了宋以前胎产诸疾的证治与方药。卷八为初生儿保育法，较全面、深入地讨论了新生儿护理法及婴儿常见病治疗法。

4558

卫生家宝产科备要：八卷/(宋)朱端章编. 石印本. 上海：广雅书局，1920、1922

21、139、186、279、280、412A、651、664、709、738B、839A、926A

4559

产育宝庆集：二卷/(宋)李师圣，郭稽中纂. 铅印本. 上海：商务印书馆，1939(丛书集成初编；5)

1、2、6、7、9、21、139、140、186、251、301、361、391、421、461、493、511、523、541、542、572、579、651、702、721、731、781、791、851、852、901、911、921、922、931、940

上卷列 21 论及陈言评注 16 方，主要介绍临产和产后 21 种病证的证治；下卷为“产乳备要”及妊娠调养等内容，分述娩、乳、安产、经气等妇产诸疾之证治。书中原题北宋李师圣获见此书时为 1 卷，内容系产论 21 篇，有论而无方，后经郭稽中补入治疗方药。

4560

胎产证治：四卷/(明)王肯堂著；(清)岳昌源重订. 铅印本. 上海：中医书局，1930、1934

186、590、731、831、851、907C

卷一怀胎总论，总述妊娠机理；卷二月经总论，分述月经不调、月经不通、疼痛、潮热、血鼓、血瘕、血肿、血风、热入血室、崩淋、带下等病证，载方 38 首；卷三胎前总论，列述小产、心痛、便闭遗尿、腹痛、外感杂症、子烦、子悬、子肿、子淋、子气、内伤杂症以及胎前禁忌共 14 条，载方 29 首；卷四临产总论，分述交骨不开、横生、子死腹中、盘肠生等；卷末载产后总论，论述产后血晕、腰腹痛、下血不止、外感杂症、产门不闭、不治症等，载方 24 首、杂方 5 首。

4561

产后编：二卷/(清)傅山著. 铅印本. 上海：商务印书馆，1936(丛书集成初编；47)

1、2、6、7、9、21、139、140、186、251、301、361、391、421、461、493、511、523、541、542、572、579、651、702、721、731、781、791、851、852、901、911、921、922、931、940

上卷包括产后总论、产前产后方证宜忌及产后诸证治法 3 部，分列 17 证；下卷又分列 26 证，并附补集 3 证。论治产后诸证，以生化汤为主。

4562

四明宋氏家传产科全书秘本/(清)宋博川著；冯绍蘧增编. 铅印本. 上海：中西书店，1934

1、546、731

卷一为宋氏产证论，包括欲产总论、生化汤论、治产论阴户肿痛等40篇；卷二是宋氏秘方目，包括通脉汤、生化汤、华佗愈风散、祛风定痛方等82方，详其主治、配伍和服法；卷三为冯氏增补之宋氏方评，包括生化汤总评、通脉汤评、祛风定通汤评等36篇；卷四为冯氏之蓐劳及附方，包括蓐劳致病之原因、症候脉象、治法专方等，并附方45首。

4563

四明宋氏家传产科全书秘本/（清）宋博川著；冯绍蘧增纂. 铅印本. 上海：大通图书社，1936

514A

4564

大生要旨：五卷/（清）唐千顷著. 石印本. 上海：锦章书局，1914

139、186、361、412A、435、462、475A、529A、590、664、677A、728、738A、799A、859、896A、901、907B、940

卷一种子，包括“求嗣须充精血兼养气”以及“药方慎宜”等内容。卷二胎产，择选“护生”《达生篇》条文，讨论胎前禁忌、受胎保胎、小产当慎等病的证治方药。卷三临盆，选录《十产论》和《达生篇》之“六字真言”，分述各种难产救治及顺产真谛。卷四产后，概述产后常见病证的调治。卷五保婴，介绍新生儿的护理及常见小儿病证的治则。此书按病、症、方、药顺序编排。后世有增订本如《增广大生要旨》《三科大生合璧》等，亦有多种版本流行。

4565

大生要旨：五卷/（清）唐千顷著. 石印本. 上海：江东书局，1914

139、251、254、270、289、301、476

4566

大生要旨：五卷/（清）唐千顷著. 刻本，1916、1925

1、21、514A

4567

大生要旨：五卷/（清）唐千顷著. 铅印本. 杭州：光华印书局，1926

514B

4568

大生要旨：五卷/（清）唐千顷著. 铅印本. 上海：中西铅印局，1928

852

4569

大生要旨：五卷/（清）唐千顷著. 刻本. 明经阁，1934

933

4570

大生要旨：五卷/（清）唐千顷著. 石印本. 上海：广益书局

651、721、852

4571

大生要旨：五卷/（清）唐千顷著. 石印本. 新乡：天生魁

351

4572

四生合编/著者佚名. 铅印本. 福建：福建印刷社，1917

590、737、738B、917A

本书包括《达生编》《生化编》《资生

编》《遂生编》四书。其中《遂生编》由清庄一夔撰。《达生编》首论胎前妊娠期的保养、饮食宜忌、小产处理及护理待产法等，次述临产时事宜及异常情况的机理及处理方法等，并附验案。《生化编》论述生化汤及40首加减变方的适应证及药物剂量，对生化汤原方应用叙述尤为详尽。《资生编》首论怀孕机理，次论男女交媾的注意事项、胎前保养等，附方37首。《遂生编》共65门，集录保婴经验，对新生儿保健、注意事项及新生儿常见病的论断治疗方法论述颇详。

4573

生生宝鉴/(清)守默散人. 石印本. 上海：宏大善书局，1928

279、351、702、922

书分保产、保婴2门。每门首论病源、治法，后列病治效方验案，内有难产神效方、治赤白游风汤、保婴诸方等，依方预服，防患未然。

4574

产孕集：二卷/(清)张曜孙著. 石印本. 上海：千顷堂书局，1927

590、664、738A

书中扼要介绍妊娠及临产前后一些病证的证治。共分辨孕、养孕、孕宜、孕忌、孕疾、辨产、产戒、用药、应变、调摄、怀婴、拯危、去疾13类。

4575

产孕集：二卷/(清)张曜孙著. 铅印本. 吴曾善，1914

385A、541、651、701

4576

产孕集：二卷/(清)张曜孙著. 石印本. 宝树堂，1916

279、391、393

4577

产孕集：二卷/(清)张曜孙著. 铅印本. 四持堂，1916

1、2、202、289、651

4578

产孕集：二卷/(清)张曜孙著. 石印本. 天津：积善堂，1930

1、186、270、277、279、280、308A、393、450B、514A、590、917A

4579

产孕集：二卷/(清)张曜孙著. 铅印本. 上海：世界书局，1936(珍本医书集成；42)

1、3、21、139、140、152、185、186、202、254、270、289、301、303、308、309、360、381、396、421、433、461、476、491、541、546、572、579、589、590、706、728、731、738A、781、799A、800、831、839、839A、851、852、871、891、901、907B、907C、911、917A、921、922、926A、931、940、942B

4580

重订产孕集：二卷/(清)张曜孙著；(清)包诚重订. 铅印本. 上海：大东书局，1936(中国医学大成；97)

1、2、3、139、270、277、361、391、461、476、514A、511、541、579、589、590、728、831、851、852、901、907B、907C、921、940

4581

临产须知/(清)周憬编. 石印本. 无锡：锡成印刷公司，1920、1921、1923

1、139、139A、401、463、514A、590、736、901

此书着重阐述产前各种忌宜及产间诸证之防治。记有种子刍言、胎前即养、保产机要、受胎保护、临产六字真言，或问五条，十产论，临产宜忌、临产方药、产后调护方法等。末附保婴诸方、保身立命要诀、育胎避忌、种痘须知，共辑13篇。并列有临产、产后、保婴用方78首。

4582

临产须知/(清)周憬编. 石印本. 惜分阴轩，1918

21、590

4583

临产须知/(清)周憬编. 铅印本，1919、1922、1923

351、651、702、738B、901、921

4584

临产须知/张笠臣撰. 铅印本. 江阴：华新印刷局，1922

677A

4585

胎产心法：三卷/(清)阎纯玺撰. 石印本. 上海：大成书局

590、907C、917A

分述胎前、临产、产后的多种病证。书中对产科各病的诊断和治疗。阐述了作者的心得。内容系统而简要。文字较通俗，对后世有一定的影响。

4586

胎产心法：三卷/(清)阎纯玺撰. 刻本. 海隅书屋

738A

4587

胎产心法：三卷/(清)阎纯玺撰. 刻本. 北平：文贵堂

664

4588

胎产心法：三卷/(清)阎纯玺撰. 石印本. 上海：江东茂记书局，1914、1920

139、280、289、385、412A、435、461、463、514A、522、524、570、738、799A

4589

胎产心法：三卷/(清)阎纯玺撰. 刻本. 济南：文升斋，1917、1927

302、839A

4590

胎产心法：三卷/(清)阎纯玺撰. 铅印本. 上海：会文堂，1923

412A

4591

胎产心法：三卷/(清)阎纯玺撰. 木活字本. 衡阳：西乡渣江，1934

831

4592

产科四种/(清)阎纯玺等编. 石印本. 上海：江东书局，1912、1914、1920

139、202、251、254、270、361、412B、433、450B、475A、514A、522、570、590、738、907C

产科丛书。即阎纯玺《胎产心法》钱氏(佚名)《胎产秘要》《达生编》及《大生要旨》四种产科著作的合刊本。

4593

胎产指南：七卷，卷首一卷，卷末一卷/

(清)单南山撰；陈彩钟增辑. 铅印本. 绍兴：医药学报社，1919

391、907C、701、940

卷首为女科总论、胎产脉候、调经章、种子章。卷一至卷二主论胎前，从保安胎论起至胎前药物宜忌止。卷三主论临产，从并证调治法起至产脉辨生死法止。卷四至卷七主论产后，从新产危急医方起至产妇下身水肿针刺法止。卷八为应用方剂，汤饮丸散丹类约40余首。书中记述经、带、胎产妇产科常见疾病的证治。

4594

胎产指南：七卷，卷首一卷，卷末一卷/(清)单南山撰. 铅印本. 绍兴：医药学报社，1918～1921(国医百家；4)

139、139A、277、279、289、462、589、590、706、738A、738B、907B、926A

4595

胎产指南：七卷，卷首一卷，卷末一卷/(清)单南山著. 铅印本. 上海：大东书局，1936(中国医学大成；98)

1、2、3、139、270、277、361、391、461、476、511、541、579、589、590、728、733A、831、851、852、901、907B、907C、921、940

4596

生生宝录：三卷/(清)袁于江纂. 铅印本. 四川

1、139、491、514A、851

此书列胎前、临产、产后3门。胎前强调"节"，指"嗜欲、劳逸、起居、饮食、闻见"，所谓10字真言。临产推崇《达生篇》"睡、忍痛、慢临盆"6字真言。产后则注重"静、淡、坐、乐"4字诀。末附外科、小儿、种子方21首以及"戒溺女说、戒欲广嗣篇"医论2篇。

4597

生生宝录：三卷/(清)袁于江纂. 铅印本. 仁愿堂，1916

728A

4598

盘珠集胎产症治：三卷/(清)施雯，严洁等撰. 铅印本. 上海：大东书局，1936～1937(中国医学大成；96)

1、2、3、139、270、277、361、391、461、476、511、541、579、589、590、728、831、851、852、901、907B、907C、921、940

上卷列胎前34症；中卷列产后61症；下卷列胎产治疗方剂，包括补、散、攻、热、和泻剂及胎前、产后备用良方等计253剂。

4599

产科心法：二卷/(清)汪喆撰. 铅印本. 无锡：周吉人，1924

139、381、475A、541、579、590、603、664、701、738B

此书汇集作者数十年女科临证经验，列种子、胎前、临产、产后4门。上集论种子与胎前诸病的治则方药；下集分述临产和产后诸疾的病因证治。

4600

产科心法：二卷/(清)汪喆撰. 铅印本. 杭州：三三医社，1924

3、139、139A、186、270、277、308A、361、391、546、572、590、728、731、738A、800、839A、907C、921、940

4601

产科心法：二卷/(清)汪喆编；徐召南评.

铅印本. 杭州：三三医社，1924（三三医书；23）

3、139、139A、186、270、277、308A、361、391、546、572、590、728、731、738A、800、839A、907C、921、940

4602

产科心法：二卷/（清）汪喆撰. 铅印本. 重庆：日新印书局，1917

852

4603

产科心法：二卷/（清）汪喆撰. 石印本. 温州：云仙印书馆，1918

286

4604

产科心法：二卷/（清）汪喆撰. 铅印本. 益吾书斋，1918

514A

4605

产科心法：二卷/（清）汪喆撰. 铅印本. 翰墨林书局，1919

202、393、475A、514A、712

4606

产科心法：二卷/（清）汪喆撰. 铅印本. 营口：中兴印字局，1920

491、514A、529A

4607

产科心法：二卷/（清）汪喆撰. 铅印本. 奉天：作新印刷局，1929

491、514A、529

4608

产科心法：二卷/（清）汪喆撰. 铅印本. 黑龙江：安达站贫民工厂，1931

522

4609

产科心法：二卷/（清）汪喆撰. 铅印本，1935

279

4610

达生编：三卷/（清）亟斋居士著；萧绍渠编. 刻本. 耕道堂，1915（幼科汇编；2）

139、831

内有原生、保胎、临产、产后、格言、方药等14篇。作者主张临产时沉着镇静，掌握"睡、忍痛、慢临盆"六字诀，尽可能不服药或少服药。

4611

达生编：三卷/（清）亟斋居士著. 铅印本，1920、1924、1929、1932

1、21、270、351、401、412A、491、522、572、590、721、723、738B、741、839A、901

4612

达生编：三卷/（清）亟斋居士著；（清）汪家驹增订. 石印本. 上海：宏大善书局，1926

286、590、831、911、921

4613

达生编：三卷/（清）亟斋居士著. 刻本. 张绍春众香庵藏板，1918

308、308A、395、651、664、706、832、839A

4614

达生编：三卷/（清）亟斋居士著. 铅印本. 杭州：光华印书局，1918、1923

277、361、514B、541、712、731、926A

4615
达生编：三卷/(清)亟斋居士著. 铅印本. 上海：世界佛教居士林，1928
731

4616
达生编：三卷/(清)亟斋居士著. 铅印本. 上海：明德书局，1923
301、721、731、907C

4617
达生编：三卷/(清)亟斋居士著. 铅印本. 苏州：弘化社，1936
285、514A、721

4618
达生编：二卷/(清)亟斋居士著；(清)汪家驹增订. 石印本. 上海：锦章书局，1920
139、254、289、361、393、412A、412B、475A、514A、590、664、728A、738A、799A、907C、940、942B

4619
达生编：三卷/(清)亟斋居士著. 石印本. 上海：三友实业社，1937、1939
391、529A、541、590、706

4620
达生编：三卷/(清)亟斋居士著. 刻本. 成都：冯丰记，1913
465、851、856

4621
达生编：三卷/(清)亟斋居士著. 石印本. 上海：校经山房，1913
491

4622
达生编：三卷/(清)亟斋居士著. 石印本. 上海：光文铅石书局，1914
139

4623
达生编：三卷/(清)亟斋居士著. 石印本. 上海：江东书局，1914
289

4624
达生编：三卷/(清)亟斋居士著. 石印本，1914
302

4625
达生编：三卷/(清)亟斋居士著. 铅印本，1917
731

4626
达生编：三卷/(清)亟斋居士著. 刻本. 盐城：仁济堂，1918
541

4627
达生编：三卷/(清)亟斋居士著. 刻本. 扬州：集贤斋，1918(附保产心法、全婴心法、保赤编)
139、737

4628
达生编：三卷/(清)亟斋居士著. 抄本，1918(题增订达生篇保婴要方)
139

4629
达生编：三卷/(清)亟斋居士著. 刻本，

1919(附痢疟奇方)
202、514A、603

4630
达生编：二卷/(清)亟斋居士著. 刻本. 淮阴氏，1920
139、286

4631
达生编：三卷/(清)亟斋居士著. 刻本. 天津：土齐南纸局，1920
412A、728A

4632
达生编：三卷/(清)亟斋居士著. 铅印本. 上海：中华书局，1920
579、651、728A

4633
达生编：三卷/(清)亟斋居士著. 铅印本. 上海：爱华制药会社，1923
831

4634
达生编：三卷/(清)亟斋居士著. 刻本. 扬州：怀少义塾藏板，1923
514A、570

4635
达生编：三卷/(清)亟斋居士著. 铅印本. 北平：天华馆，1924、1933
522

4636
达生编：三卷/(清)亟斋居士著. 铅印本. 苏州：毛上珍，1927
701

4637
达生编：三卷/(清)亟斋居士著. 刻本. 成都：钟氏尚古堂，1928
853

4638
达生编：三卷/(清)亟斋居士著. 铅印本. 南通：生生印刷所，1928
702

4639
达生编：二卷/(清)亟斋居士著. 刻本，1929
741、831

4640
达生编：三卷/(清)亟斋居士著. 铅印本. 中央刻经院，1931(附保赤编)
279、466、522

4641
达生编：三卷/(清)亟斋居士著. 石印本. 益阳：唐福华印刷局，1931
831

4642
达生编：三卷/(清)亟斋居士著. 刻本. 湘潭：安定书局，1932
831

4643
达生编：三卷/(清)亟斋居士著. 石印本. 上海：明善书局，1932
279、286、514A、570、891

4644
达生编：三卷/(清)亟斋居士著. 铅印本. 大梁：王浩然堂，1935

1、381、492、701、721、728A、731、741、800

4645
达生编：三卷/（清）亟斋居士著．刻本．湖南芷江，1935
831

4646
达生编：三卷/（清）亟斋居士著．铅印本．上海：大文书局，1936
907C、931

4647
达生编：三卷/（清）亟斋居士著．石印本．李氏，1945
651

4648
达生编：三卷/（清）亟斋居士著．刻本．西充：鲜于氏特园
852

4649
达生编：三卷/（清）亟斋居士著．石印本．重庆志同刊刻石印社
852

4650
达生编：三卷/（清）亟斋居士著．石印本．上海：文化书局
514A、839、852

4651
达生编：三卷/（清）亟斋居士著．铅印本．新化：唤民印刷书局
781

4652
达生编：二卷/（清）亟斋居士著．石印本．上海：会文堂
522、525、651、799A

4653
达生编：三卷/（清）亟斋居士著．石印本．上海：云记书庄
712、728A

4654
达生编：三卷/（清）亟斋居士著．石印本．上海：广益书局
279

4655
达生编：三卷/（清）亟斋居士著．石印本．南京：阳明林印刷局
664

4656
达生编：三卷/（清）亟斋居士著．石印本．凌云阁
651

4657
达生编：三卷/（清）亟斋居士著．铅印本．杭州：王氏
412A、731

4658
达生编：三卷/（清）亟斋居士著．铅印本．奉天：融和山房
279

4659
达生篇大意：三卷/（清）亟斋居士著；王树森注．铅印本，1934

436

4660

增订广达生编：三卷/禹镇寰撰. 刻本. 长沙：同仁阁，1923

922

本书对《广达生篇》进行增订，首录临产“六字真言”（即“一要睡，二要忍痛，三要慢临盆”）。卷一叙述孕妇怀胎将护的绝欲、劳动、饮食等7方面内容；卷二为临产试痛、辨正产等4方面内容；卷三为产后调理、产难救急、种子秘诀等。末增补生育要方。

4661

增订广达生编：三卷/禹镇寰撰. 铅印本. 北平：天华馆，1923

522

4662

达生保赤合编/何锡琛编. 铅印本. 金山姚氏敦仁堂，1917

391、521、541

本书将清亟斋居士之《达生编》和清吴藕洒之《保赤篇》合刊而成，并据后书校注本酌增名医格言等，皆以阐理为主，注重调养而不重治疗。

4663

胎产新书/(清)竹林寺僧撰；吴煜校订. 铅印本. 上海：世界书局，1936(珍本医书集成；43)

1、3、21、139、140、152、185、186、202、254、270、289、301、303、308、309、360、381、396、421、433、461、476、491、541、546、572、579、589、590、706、728、731、738A、781、799A、800、831、839、839A、851、852、871、891、901、907B、907C、911、917A、921、922、926A、931、940、942B

又名《竹林寺三禅师女科三种》《竹林寺女科》。浙江萧山竹林寺三僧(静光禅师、雪岩禅师、轮应禅师)撰。集以下三书：《女科秘要》八卷；《女科旨要》四卷；《女科秘旨》八卷，又称“续集”。

4664

产宝/(清)倪枝维撰. 铅印本. 上海：世界书局，1936(珍本医书集成；41)

1、3、21、139、140、152、185、186、202、254、270、289、301、303、308、309、360、381、396、421、433、461、476、491、541、546、572、579、589、590、706、728、731、733B、738A、781、799A、800、831、839、839A、851、852、871、891、901、907B、907C、911、917A、921、922、926A、931、940、942B

论产后诸病的证治，并以生化汤为主方，化裁为若干方。提示不得因其虚而专补，见其瘀而专破，强调“产后证变百出，不可以常病之药一概论治”的学术见解。

4665

大生全书/杨静庵撰. 铅印本. 上海：美华书馆，1933

590、733A、931

本书集《大生要旨》《保赤要旨》《妇科秘方》三书为一帙，第一编集有关种子、胎教、保胎、临产、产后、方药、全要、补遗等，第二编论急惊、慢惊、麻证、痘方、脐风等5症。阐明病因病机、治法方药；第三编载方114首，按证立法，阐发颇详。

4666

妇女摄养新书/万波居士撰. 铅印本. 上海：万有书局，1932

590

本书主要论述妇女妊娠及产后的病证和治疗，分胎前、临盆、产后3部分。每篇先述总论，后列诸病脉证，再举治疗方药，是一部论妇女妊娠及产后病摄养的专书。

4667

中西产科学讲义/汪洋撰. 铅印本. 上海：中西医院，1926(中西医学丛书十二种；4)

277、590、931

本书从中医、西医角度论述产科。前篇从西医方面论述胎产的生理、诊断、胎前病、临产病、产后病；后篇从中医方面论述胎前病、临产病、产后病。

4668

中国胎产学/高思潜撰. 铅印本. 上海：大众医学社，1933

590

本书总论从西医学角度阐述妊娠等现象，并据以胚叶发生分别论述天癸、阴精、阳精、受精等；各论分述胎体发育的次序、脏器发生的原因、胎儿生活的状况等，在保存中医特色的同时，参合现代医学有关人体胚胎发育的知识，以会通中西。

4669

中国胎产学/高思潜撰. 铅印本. 绍兴：医学社，1933

590

4670

夫妇必读生育宝典/周松筠编著. 铅印本. 上海：大中华书局，1936

1

4671

汉医产科学/宋慎编. 铅印本. 长春：益智书店，1943

21、202、461

本书专论产科病证的中医治疗方法。

4672

科学的生育法/邵林棣译. 铅印本，1942

434

4673

生育问题/杨志一著. 铅印本. 上海：国医出版社，1935

139、433、590、851

辑录唐映书、杨志一、陈存仁、丁济万等数十人有关中医胎产学的短文百余篇。内容为胎教及妊娠期卫生，产科常见疾病的诊治等。

4674

生育问题/杨志一著. 铅印本. 上海：千顷堂书局，1935

907C

4675

生育良方/倪伯惠撰. 石印本. 倪伯惠，1935

854

4676

生育图鉴/神州医学社编辑. 铅印本. 上海：神州医学社，1943

541

4677

生育宝典/上海生理学社编. 铅印本. 上海：家庭书店，1936

852

4678

生育顾问/金祖馨著；吴峦校对. 铅印本.

上海：育新书局，1935

541

4679

古墨丸方/周邦才述. 石印本. 维新堂，1925

664

专门介绍祖传妇科胎前产后用方，即古墨方及该方的随证加减与服法。

4680

产科入门/陈景岐编. 上海：中西医药书局，1934（中国医药入门丛书；10）

1、139、186、254、308、412A、590、799A、907B、907C、940

本书阐述产科基础理论和临床知识。内收：函斋居士大生要旨、傅青主治产编、傅青主产后编3篇。

4681

产科学/保元国医学校编. 铅印本. 广东：保元国医学校，1934（广东保元国医学校讲义；3）

186

4682

产科学讲义：七卷/瞿绍衡撰. 铅印本. 北平：女子高等师范学校

286

4683

产科学问答/杨元吉撰. 铅印本. 大德出版社，1946

541

全书以问答形式分类介绍妇女内外生殖系统结构、功能、月经、妊娠生理及胎儿发育过程、分娩过程、助产方法、产褥期生理变化，以及新生儿的养护方法等，设350问。

4684

产科药方/著者佚名. 抄本，1949

529A

4685

合纂达生编保产机要/著者佚名. 石印本，1949

734

4686

回生丹/著者佚名. 刻本. 秀邑生泰堂

738B

4687

妇女胎产科讲义/陈汝舟编. 铅印本. 浙江：中医专门学校，1938（浙江中医专校讲义三十三种；17）

590

4688

女科产宝百问/著者佚名. 抄本，1937

590

全书采用问答形式撰就，分妇人女子诸证、经候、诸积证、血瘕论、胎前、产后等12门。其中143条论述妇人经、带、胎、产、杂病的病因证治、方药。书中载方128首，附有方歌。末附胎前产后病的治法方药、调护法、十月保胎法等。

4689

摘录妇科指归产后方/（清）曾鼎原撰. 抄本. 湖南：唐氏，1914（竟成堂医书三种；2）

139

4690

妇科胎产百病/王之翰著. 石印本，1911、1919

139A、664

书中列有经期往后、血虚发热、经行

腹痛、闭经热、月经前期、经来小便痛等妇产科常见病证99种，末附妇人干血痨方、来胎饮等妇科验方。

4691
达生约言/著者佚名. 铅印本，1930
731
正文为《达生编》，分别论述原生、保胎、饮食、临床、小产、胎死腹中、胞衣不下、乳少、将产昏倒、交骨不开、产后血崩、产后气喘等15篇。末附保产心法"八戒"；全婴心法12篇。

4692
寿世达生汇编/著者佚名. 铅印本. 无锡：锡成印刷公司，1920
728A

4693
应用妇科胎产常识/慈济医社编. 铅印本. 北平：慈济医社，1938
139

4694
怀胎·生产/刘静群编. 铅印本. 上海：中华书局，1948(中华文库. 民众教育；第一集)
541

4695
宝产秘书/著者佚名. 抄本，1912
277

4696
易明济坤录/著者佚名. 抄本，1943
361

4697
保生产科学讲义/保生产科学校编. 铅印本，1937
541
附诊断学、内科学。

4698
保产无忧神方/益诚居士编. 石印本. 上海：宏大善书局，1937
351、931
本书为综合性著作。只第一方为保产方，其余为疮、痧、疯狗咬、瘟疫、红白痢疾等方。

4699
胎生学/黑家彦编辑. 铅印本. 上海：医学书局，1915
541

4700
胎产必读/黄阶平编. 铅印本. 上海：医学书局，1937
401

4701
胎产医库/宋忠钰编著. 铅印本. 上海：中央书局，1937、1947
361、731、839A
全书19章，分述男女生殖器之解剖、妊娠之原理、妊娠之生理、妊娠之诊断、分娩生理论、产褥、妊娠之病理及疗法、子宫外妊娠、流产、妊娠之摄生等，所论甚为详细。

4702
胎产图鉴/神州医学社编辑. 铅印本. 上海：神州医学社，1943
541

4703
胎产科问答/蔡陆仙撰. 铅印本. 上海：华

东书局，1935

1、139、186、289、590、733A、799A、907C、926A、931

此书分胎产科病总辨、胎前病证总辨、临产病证总辨、产后病证总辨4章，设87则病案问答，概括介绍胎前、产后有关病证的证治方药及禁忌、护理等。

4704

胎产须知/姚昶绪编. 铅印本. 上海：商务印书馆，1922

852

4705

胎产须知评正/瞿绍衡撰. 铅印本，1940

139

书中对清阎诚斋《胎产心法》之临产自有先兆、转胞调摄、稳婆宜加选择、临产避忌、双生、闷脐生、冻产、热产等14则临产须知加以评正，均先录原文，后予评正。评论实事求是，且有释义、广义之分，正误有理有据。

4706

胎产病理学/王慎轩撰. 铅印本. 苏州：国医书社，1930

1、590、738B、839A

本书6篇。前五篇载不孕症、妊娠病、小产病、难产病、产后病等病证门，对84种胎产病的病因病理进行阐述，大多有西医病附名和解叙；第六篇为古说精华，对妊娠产后32种病的病因病机加以分析，均辑选古人的论述，与前五篇相为呼应。

4707

胎产秘方/妇科医社编著. 铅印本. 上海：春明书局，1940、1941

590、931

又名《妇婴至宝》《胎产良方》。全书分验产指导、宜忌须知、试病须知、保胎诀要、饮食宜忌、小产须知、产后摄养、处置死胎、种痘指导等15个方面论述妇女保胎、临产，以及产后调理的方法和注意事项，载方约30余首。对小儿种痘的方法、注意事项论述更详。

4708

胎产秘书：三卷/(元)朱震亨撰. 石印本. 上海：锦章书局

412A

内分胎前34症、临产4症，产后42症。并记述即产、调护法、胎衣石下调护法、产后用药十误、杨子建十二难产论等。

4709

胎产秘书：三卷/(元)朱震亨撰. 石印本. 上海：千顷堂书局

308A

4710

胎产秘书：三卷/(清)陈笏庵撰. 铅印本. 上海：商务印书馆，1918

139、286、381、651

又名《胎产金针》。本书系陈氏家传秘方，分为胎前、临产、产后3门，并附《胎产类要》《保婴要诀》。每门下类分诸病证，并详论其证治方药，对胎前产后的脉法、调护及禁忌亦有记载。

4711

胎产秘书：三卷/(清)陈笏庵撰. 石印本. 江东书局，1914

289

4712

胎产秘书：三卷/(清)陈笏庵撰. 刻本. 合

川会善堂，1918
839、852

4713
胎产秘书：三卷/（清）陈笏庵撰．石印本．贻环堂杨氏，1921
279

4714
胎产秘书：三卷/（清）陈笏庵撰．石印本．上海：会文书局，1923
279、351

4715
胎产秘书：三卷/（清）陈笏庵撰．铅印本．郭永泽，1925
277、351、361、401

4716
胎产秘书：三卷/（清）陈笏庵撰．刻本．颖州，1928
351

4717
胎产秘书：三卷/（清）陈笏庵撰．铅印本．长沙：湘鄂印刷公司，1929、1934
831、839A

4718
胎产秘书：三卷/（清）陈笏庵撰．铅印本．上海：中医书局，1930
590、852、907C

4719
胎产秘书：三卷/（清）陈笏庵撰．铅印本．兄弟印书馆，1934
303

4720
胎产秘书：三卷/（清）陈笏庵撰．石印本．上海：千顷堂书局
139、277、475A、514A、590、664、926A

4721
胎产秘书：三卷/（清）陈笏庵撰．石印本．上海：锦章书局
308A、839A

4722
胎产秘书：三卷/（清）陈笏庵撰．铅印本．上海：大成书局
926A

4723
胎产秘书：三卷/（清）陈笏庵撰．石印本
21、139、921

4724
闺中宝录/著者佚名．石印本．江津文华堂，1914
139
本书为论胎产专著。载述胎产及产后诸证，皆先论病因，后列方药，附方40余首。文义浅显易懂，医理以“三字经”形式总结，易懂易记。

4725
通俗产科三百咏/瞿绍衡著．铅印本．友好印刷厂，1946
590、839
以五言、七言等歌诀形式介绍妇、产儿科的医疗、卫生常识。

4726
高氏胎产秘书：二卷/高莲溪撰．抄本

738A

全书卷一缺；卷二分“临产总论”与“杨子建十二产杂论”两部分，论述临产各种疾病的证治，主要载有将产昏倒、交骨不下、死胎不下并双胎一死一生、胎衣不下以及诸证调护法，并附催生诸方。末附王叔和生死歌诀、新产进补等。

4727

高淑濂胎产方案：四卷/高莲溪撰. 铅印本. 泰安：大陆书社，1933、1934

186、270、302、308A、529A、590

卷一论胎前32种病证，如胎形、胎前、脉法、妊娠宜忌等，载方59首；卷二临产15门，叙述其脉法、特征、难产处理、预后判断、产后调护禁忌，并附“杨子建十二产难论”，载方21首；卷三分上下两部分论述47种产后病证，载方81首。书中病证均按病因机理、辨证、治则、选方、药物及随证加减等叙述。书末附“保婴全书入门”。

4728

救产益母全生丸/曲锡臣撰. 铅印本. 安东启新印刷馆，1949

139

4729

谢氏胎产备要/著者佚名. 抄本，1949

572

本书专述妇女胎产证治，自孕生子女论开始，论及孕胎、安胎方法，介绍孕后、临产、产后、小产诸病证治法方药。如孕后22症用丹溪安胎饮加减，产后22证以生化汤出入等。对胎前产后妇人的起居、饮食、保养、护理常识亦加以阐述。

4730

单氏胎产全书秘旨/著者佚名. 抄本

738B

4731

新达生篇/教育部医学教育委员会编. 铅印本. 教育部民众读物编审委员会，1930（民众文库）

541

4732

胎教/陈兼善撰. 铅印本. 上海：商务印书馆，1926

590

4733

孕妇与婴儿卫生/铅印本. 上海：广协书局，1938（国民健康丛书）

541

4734

孕妇之友/朱季青编译. 铅印本. 上海：商务印书馆，1933、1934、1935（医学小丛书）

541

4735

孕妇应有的常识/陈爽秋编. 铅印本. 上海：经纬书局，1948

541

4736

孕妇须知/朱昌亚著. 铅印本. 天津：公立女医局，1930

541

4737

孕妇须知/朱振声编. 上海：国光书店，1949

541

本书分胎前、临产、产后3部，主要

论述胎产机理、胎产病诊断，以及调摄方法等。

4738
母亲准备课/朱新人编. 铅印本. 激流书店，1948
541

4739
产前产后要言/史又光著. 铅印本. 上海：史又光，1936
590
书分：产前要言、产后要言、瘟疫大略、产前药方、产后药方、瘟疫药方6章。

4740
产前须知/铅印本. 上海：玲珑妇女杂志社，1933(玲珑丛书；第一种)
541

4741
下胎衣法救小儿法救临产产后眩晕婴童护养法集抄/著者佚名. 抄本，1949
931

4742
大士传救产真言/抄本，1937
590
本书分述催生、保产、保婴三方面内容，载方19首。如催生简便方、佛手散、预治小儿惊风神方、胞衣不下方、保产无忧方、预防血晕方、种痘神方、容易戒烟方、治产后通乳应验方、千金保婴方等。并载有小儿剃胎头法、拭口秽法。

4743
产后十八论/著者佚名. 抄本. 沧县：自得堂，1917
738B

4744
产后十八论神验奇方/著者佚名. 铅印本，1911
412A、491、728A

4745
关于产后淤血之辨误/瞿绍衡编著. 铅印本. 上海：生生医院，1935(瞿绍衡医师医药丛谈)
541

4746
流产浅说/瞿绍衡著. 铅印本. 上海：生生医院(瞿绍衡医师医药丛谈)
1

4747
产论：四卷/(日)贺川子玄著. 铅印本. 上海：世界书局，1936(皇汉医学丛书；30)
1、3、21、139、140、152、186、202、251、254、270、277、301、303、308、361、391、396、421、433、450、461、491、514A、546、589、590、651、702、706、728、731、738、738A、741、781、799A、800、831、839、839A、851、852、854、871、891、901、907B、907C、917A、921、922、926A、931、942B
卷一孕育；卷二占房；卷三巳娩；卷四产椅、镇带论。全书共收51条论述、74条治则、13条治术，概述妇女胎前产后诸疾的病因证治，以及难产的处理方法。于“产椅、镇带论”中着重批评日本妇女妊娠5月以带束腹，及产后于产椅跪坐7日等不利胎儿发育和妇女产后养息的陋俗旧法。末附作者临证治验48则。

4748

产论翼：二卷/(日)贺川玄迪著. 铅印本. 上海：世界书局，1936(皇汉医学丛书；31)

1、3、21、139、140、152、186、202、251、254、270、277、301、303、308、361、391、396、421、433、450、461、491、514A、546、589、590、651、702、706、728、731、738、738A、741、781、799A、800、831、839、839A、851、852、854、871、891、901、907B、907C、917A、921、922、926A、931、942B

卷上分述按腹、辨胎、整胎、救痫、探宫、导水、坐草、禁晕、整横、遏崩、敛宫、复肛，以及断脐、试乳、浴法、护婴等40余种病证的防治方法。卷下绘述32幅妇女妊娠、胎儿形状，及产程顺逆示意图，并兼收部分西医学知识予以阐析。末附产科临证验案28则。

4749

产科发蒙：六卷/(日)片仓元周著. 铅印本. 上海：世界书局，1936(皇汉医学丛书；29)

1、3、21、139、140、152、186、202、251、254、270、277、301、303、308、361、391、396、421、433、450、461、491、514A、546、589、590、651、702、706、728、731、738、738A、741、781、799A、800、831、839、839A、851、852、854、871、891、901、907B、907C、917A、921、922、926A、931、942B

卷一至二论述胎位、孪生以及25种妊娠杂病的证治。卷三至四分述难产八因辨、临产备用药以及产后诸疾的治则方药。卷五选录医案34则。卷六绘述各种胎孕、难产图27幅。末附产科验方60首。书中兼收西医学部分理论，结合中医治则方药，间以图谱助解。

3.3 广嗣

4750

宜麟策/(明)张介宾撰. 铅印本. 上海：世界书局，1936(珍本医书集成；86)

1、3、21、139、140、152、185、186、202、254、270、289、301、303、308、309、360、381、396、421、433、461、476、491、541、546、572、579、589、590、706、728、731、738A、781、799A、800、831、839、839A、851、852、871、891、901、907B、907C、911、917A、921、922、926A、931、940、942B

内分总论、天时、地利、人事、药食、疾病、辨古7部分。详论优生优育，女子重在保血，男子尤贵养精。

4751

广嗣要语/(明)俞桥撰. 铅印本. 上海：世界书局，1936(珍本医书集成；90)

1、3、21、139、140、152、185、186、202、254、270、289、301、303、308、309、360、381、396、421、433、461、476、491、541、546、572、579、589、590、706、728、731、738A、781、799A、800、831、839、839A、851、852、871、891、901、907B、907C、911、917A、921、922、926A、931、940、942B

本书着重指出用摄养之法，以延续子嗣。内容包括调理精血、直指真源、男女服药之论，并涉及调元、调精、安胎、便产之法，更附经验方药及论童壮、论衰老，均切实用。

4752

广嗣秘要方/著者佚名. 抄本

738B

4753
续嗣珍宝/(清)白云居士编. 铅印本. 杭州：西湖白云窝，1932
2、21、139、351、522、851

4754
子嗣篇妇科辑要合编/姚济苍编. 铅印本. 北平：天华馆，1930
279、907B

4755
广嗣指导生育顾问/汪洋著. 铅印本. 上海：中央书店，1936、1948
541

4756
广嗣新书/魏兆良撰. 石印本. 上海：中西书局，1926
541
首列男子生殖总论，言生殖之原理，成熟之现象，精液之来源，精虫之研究，早婚之弊害，纵欲之流弊，手淫之遗害，节欲之益处，阳痿之障碍；次载妇女妊娠总论，叙妊娠之原理，成熟之迟早，经水之变化，卵子之研究，不孕之原因，爱情之节制，胎形之起算，产期之预知，胎教之慎重，临产之整备，产后之调理，白带之弊害；末为男子种子方法、小产预防法、胎前卫生法、房事摄生法等。

4757
不孕之原因与新疗法/铅印本. 上海：郭太华妇科医院，1934(郭太华妇科医院丛书)
541

4758
夫妇之道外行播音集/三友实业社国药部编. 铅印本. 上海：三友实业社，1929、1939
1、541
宣传中成药“救苦丸”治疗不育症的效果。

4759
生育宝鉴：四卷/洪基撰. 石印本. 上海：振声译书社，1917
308A、931
本书为丸散丹药方书。记载了丹丸、药散、药酒80种，每方列明组成、药量、用法，其中以丸剂为多。

4760
求子法/徐哲身著. 铅印本. 上海：新新书局，1947(性的丛书；1)
541

4761
求子法/徐哲身著. 铅印本. 上海：文业书局，1937(性的丛书；1)
541

4762
求子百法/胡济航编辑. 铅印本. 上海：民强图书公司，1921、1925
541

4763
求子百法/胡济航编辑. 上海：新华书局，1933
541

4764
求孕与避孕/朱振声编著. 铅印本. 上海：幸福书局，1933、1935、1940
301、590、931
本书介绍孕育与避孕的常识。

4765

求孕与避孕/朱振声编著. 上海: 国光书局, 1941

541

幸福书局出版书名为不孕之研究。国光书店出版将求孕与避孕初级和求孕与避孕续集合订出版。

4766

求孕指南/王逸夫编辑. 铅印本. 上海: 卫生研究社, 1946(性生活指导丛书; 5)

541

4767

男女生育顾问/金祖馨著. 铅印本. 上海: 民生书局, 1934(两性丛书; 1)

541

4768

男女生育指南/金祖馨著; 吴峦校对. 铅印本. 上海: 育新书局, 1935

541

4769

轩辕黄帝后嗣论/陈养吾撰. 铅印本. 上海: 养吾堂, 1942、1943

139、361、541、590、651、664

本书首先论述了神仙丹和肺肾还丹两方的来历、临床应用、验证医案, 对妇女受胎时间附有详谱。其次分求孕篇、孕男孕女篇、男女补养篇、胎产卫生篇、十月胎形篇等, 对妇女的受孕机理、有孕的原因, 以及如何才能怀孕、注意事项等进行论述。末附养生精义。全书载方 20 首。

4770

育嗣宝筏/蒋璘荫编辑. 铅印本. 蒋种玉堂, 1936

738B

本书主要对男女生育、不育不孕作了较为详细的论述, 论及男子早泄、流精、遗精、性病, 女子月经不调、带下及不孕症。

4771

种子仙方/著者佚名. 石印本. 上海: 宏大善书局, 1937

541、912

4772

种子秘方/乐思才撰. 石印本. 上海: 中西书局, 1926

541

全书分上、下 2 篇。上篇为男子部, 载丸、丹、膏、酒、汤等多种剂型, 其中中药方 18 种、西药 7 种; 下篇为女子部, 载中药方 37 种、西药 13 种。

4773

种子秘方/魏丕基著. 铅印本. 上海: 大通图书社, 1926、1937

1、541

介绍男女生殖系统解剖生理及不孕症的中医方药治法。版权页书名: 生理研究种子秘方。

4774

种子第一金丹/万波居士著. 铅印本. 上海: 万有书局, 1932

541

4775

衍庆编/陈濂识撰. 石印本, 1920

839A

本书将《产宝》问世以来有关胎产的理论与临床加以总结。

4776
继嗣秘本/著者佚名. 刻本，1949
731

4777
嗣育宝镜/石润之编. 铅印本. 北平：润德堂药社，1937、1948
541
内分：总论、男科、女科、儿科4章。按100个专题介绍两性生理卫生及育儿知识。

4778
生殖胎产图解一百幅/金倜盦. 刻本. 上海：大通图书社，1926
733A

4779
精审实验种子第一奇书/卢方撰. 石印本. 上海：五林书局，1922
590
全书分种子、安胎、淋滞、心症、调经等24门，将经、带、胎、产分门立论。每证先论其因，再察病机，后列方药，辨证细致，治法周全，所选方剂皆为常用之方，以便临床选用。

4 儿科

4.1 通论

4780
颅囟经/著者佚名. 铅印本. 上海：国医书局，1930～1931(国医小丛书；9)
1、139、186、277、412A、521、590、651、721、851、917A
本书首记儿科脉法，次列病症，详细地论述了小儿惊痫、疳痢、火丹等症，载方42首。原书自明以后亡佚，有辑佚本。这是我国现存最早的儿科专著。

4781
颅囟经/著者佚名. 铅印本. 上海：商务印书馆，1935～1937(丛书集成初编；43)
1、2、6、7、9、21、139、140、186、251、301、361、391、421、461、493、511、523、541、542、572、579、651、702、721、731、781、791、851、852、901、911、921、922、931、940

4782
颅囟经：二卷/著者佚名. 石印本. 上海：扫叶山房，1919
853

4783
颅囟经：二卷/著者佚名. 铅印本. 上海：大东书局，1918(古今医学汇通；1)
139A、186、351、514A、529A、590、651、728A、731、799A、896A

4784
颅囟经：二卷/著者佚名
见陈修园医书六十、七十、七十二种。

4785
颅囟经/著者佚名. 铅印本. 上海：中华书局，1941(中国医药汇海)
1、9、21（残）、139、185、186、254、270、301、308、361、385、421、433、450、461、462、476、491、514A、541、546、589、590、706、728、738A、741、781、799A、800、839、851、852（存六编）、891、896A、907B、907C、917A、921、926A、931、940

4786

相儿经/(晋)严助撰. 石印本. 上海：扫叶山房，1926(五朝小说大观；3)

21、301、361、391、461、491、511、521、523、541、579、651、721、731、852、911、917、921

4787

小儿药证直诀：三卷/(宋)钱乙著. 铅印本. 上海：商务印书馆，1939(丛书集成初编；48)

1、2、6、7、9、21、139、140、186、251、301、361、391、421、461、493、511、523、541、542、572、579、651、702、721、731、781、791、851、852、901、911、921、922、931、940

4788

宋本小儿直诀注：三卷/(宋)钱乙撰；张骥注. 刻本. 成都：义生堂，1935(汲古医学丛书；16)

186、907C

4789

小儿药证直诀笺正/(宋)钱乙撰；张寿颐笺正. 兰溪：中医专门学校，1930

152、491、590、738A、871

张氏选用周澄之仿宋刻本《小儿药证直诀》加以笺正。首卷为缘起，列阎季忠《小儿药证直诀》原序、《钱仲阳传》及《四库全书总目提要》等；次卷为脉证治法，论述小儿脉法及变蒸、五脏病、急慢惊风等81种病症；后卷记治验病案23例；末卷载方117首，周澄之仿宋刻本附方15首。末附阎氏、董氏方论笺正。

4790

小儿药证直诀笺正/(宋)钱乙撰；张寿颐笺正. 石印本. 上海：千顷堂书局，1931

286、590

4791

钱氏儿科案疏/(宋)钱乙撰；张寿颐疏. 铅印本. 上海：大东书局，1926、1930、1931、1932、1940

3、139、186、270、279、286、289、301、308A、461、463、475A、491、514A、522、529A、541、542、529B、590、664、677A、728、735、737、738A、738B、741、781、799A、831、839A、851、852、854、896A、907C、921、922

全书分上下两篇。上篇摘录钱乙《小儿药证直决》中治验案23则，喻嘉言、江瓘、万密斋、缪仲淳、叶天士等名家治慢脾风、诸疳、麻疹等疑难验案22则；下篇列案中方钞37首。

4792

钱氏小儿药证直诀：三卷/(宋)钱乙撰；阎孝忠编. 刻本. 黄陂：萧氏，1924(兰陵堂校刊医书三种；2)

139、781

4793

钱氏小儿药证直诀：三卷/(宋)钱乙撰；阎孝忠编. 抄本. 杏村堂兆基，1913

907B

4794

钱氏小儿药证直诀：三卷/(宋)钱乙撰；阎孝忠编. 石印本. 上海：千顷堂书局，1915、1931

308A、351、491、514A、541、570、590、664、677A、721、728A、738A、741、799A、871、917A、940

4795

钱氏小儿药证直诀：三卷/(宋)钱乙撰；阎孝忠编. 刻本，1912

1、21、461、491、514A

4796

钱氏小儿药证直诀：三卷/(宋)钱乙撰；阎孝忠编. 刻本. 萧氏兰陵堂，1924

1、139、202、270、280、381、385B、391、435、491、493、541、570、590、651、791、799、799A、851

4797

钱氏小儿药证直诀：三卷/(宋)钱乙撰；阎孝忠编. 刻本. 张氏汲古书院，1938

2、139、254、907C

4798

钱氏小儿药证直诀：三卷/(宋)钱乙撰；阎孝忠编. 铅印本. 上海：商务印书馆，1939

251、461、852、915

4799

钱氏小儿药证直诀：三卷/(宋)钱乙撰；阎孝忠编. 石印本. 上海：文瑞楼

139、279、590、917A、922

4800

钱氏小儿药证直诀：三卷/(宋)钱乙撰；阎孝忠编. 影印本. 建德：周学熙，1936(周氏医学丛书；10)

1、6、9、21、139、186、251、254、270、277、279、308、308A、309、351、361、385、385B、412A、421、433、475A、476、491、514A、529B、546、664、721、738、741、781、901、907C、911、921、922、931、933、940、942B

4801

钱氏小儿药证直诀义疏：三卷/张寿颐撰. 油印本. 兰溪：公立中医学校，1917(兰溪中医学校讲义；14)

391

4802

陈氏小儿病源方论：四卷/(宋)陈文中著. 影印本. 上海：商务印书馆，1935

21、202、251、279、309、381、413、461、462、465、491、541、590、651、702、706、707、739、741、781、851、901、923

第一卷重点介绍小儿养育等护理知识，第二卷为形证门，第三～四卷论小儿惊风和小儿痘疹的证治。内容简要，条理清晰，先论后方。

4803

活幼心书：三卷/(元)曾世荣编撰. 铅印本. 上海：大东书局，1936～1937(中国医学大成；100)

1、2、3、139、270、277、361、391、461、476、511、541、579、589、590、728、831、851、852、901、907B、907C、921、940

上卷为诀证歌赋75则；中卷为明本论43则、拾遗论8篇，分述儿科病证，介绍作者临床心得；下卷信效方，又分汤散门、圆膏门、丹饮门、金饼门4卷。选录儿入验记225方。

4804

痘疹活幼心法：八卷，卷末一卷/(明)聂尚恒著. 石印本. 上海：千顷堂书局

139、186、286、391、393、397、412A、412B、435、475A、491、514A、521、590、728A、731、733A、738A、

896A、907C、921、933、940、942B

卷一至卷六为痘科，对痘疹的病原及其不同阶段发病特点、症状及治法，作了较详细的辨析，并提出了有关痘疹的学术见解；卷七是作者治痘疹的医案；卷八论痧疹；卷九论儿科惊风、吐泻等6种杂症。

4805

痘疹活幼心法：八卷，卷末一卷/(明)聂尚恒著. 石印本. 上海：锦章书局，1920

289

4806

痘疹活幼心法：八卷，卷末一卷/(明)聂尚恒著. 刻本. 无锡：日昇山房，1931

393、412B、475A、511、514A、521、529A、664、677A、917A、940

4807

婴童百问：十卷/(明)鲁伯嗣著. 石印本. 上海：大东书局，1919、1923、1925、1930、1931

139、202、251、254、301、302、351、361、391、414、433A、435、463、475A、514A、522、542、590、651、677A、701、702、721、728A、738A、741、831、852、907C、921、922、926A、931、940

本书将有关婴幼儿的初生养护及病候诊治等列为100个问题，对于多种儿科病证的致病原因及治法方药等均有较详细的阐述。

4808

慈幼新书：十二卷，卷首一卷/(明)程云鹏著. 铅印本. 上海：大东书局，1936～1937(中国医学大成；101)

1、2、3、139、270、277、361、391、461、476、511、541、579、589、590、728、733A、831、851、852、901、907B、907C、921、940

又名《慈幼筏》。卷首列保产；卷一为小儿禀赋、脏能、脉候及胎病、变蒸；卷二为小儿杂证；卷三至六为小儿痘疮的辨证及备用方；卷七为麻疹、丹毒、惊痫、发热等；卷八为伤寒；卷九为感冒、咳嗽、痰喘、疟、痢等；卷十为食疳诸积、腹痛、溺水等；卷十一为疮疽、杂症；卷十二为痘家应用药性。

4809

小儿按摩术：四卷/(明)周于蕃撰. 石印本. 上海：千顷堂书局，1922

277、279、308A、361、541、852

4810

小儿按摩术：四卷/(明)周于蕃撰. 石印本. 上海：华孚书局，1922

186、435、529A、570、589、733、738B

4811

叶天士家传秘诀/(清)叶桂撰. 影印本. 上海：回澜社，1929(回澜社医书；1)

1、21、139、139A、152、202、254、277、279、289、308A、361、393、412B、433A、475A、514A、529A、541、570、589、590、651、664、706、712、721、738A、799A、896A、907C、917A、921、926A、940

书中论述小儿胀病、腹中虫痛、积痛、吐泻、呕吐、泄泻、痢疾、疳、疸、肺脏主病、喘嗽、肾脏主病等小儿杂病的论治。

4812

幼科三种/编者佚名. 石印本. 上海：锦章书局，1914、1929、1946

139、202、251、277、279、280、308A、361、385、393、511、514A、529A、590、738A、738B、907B、933、940

《幼科痘疹金镜录》《幼科铁镜》和《小儿推拿广意》三书的合刊本。

4813

幼科三种/编者佚名. 铅印本. 上海：校经山房，1912、1914

139、186、202、475A

4814

幼科三种/编者佚名. 石印本. 上海：富华图书馆，1914

412A、907C、931

4815

幼科三种/编者佚名. 石印本. 上海：江东书局，1912

279、433A、514A

4816

幼科三种/编者佚名. 石印本. 上海：会文堂书局，1914

279、896A

4817

幼科三种/编者佚名. 石印本. 上海：文成书局，1926

361、529A

4818

幼科三种/编者佚名. 铅印本. 上海：校经山房，1936

2、139、738A、852、931

4819

幼科三种/编者佚名. 石印本. 上海：进步书局

139、391、491、541、701、907B

4820

幼科三种/编者佚名. 石印本

139、412A、572、702、911

4821

幼科大成/编者佚名. 石印本. 上海：文成书局，1926

301、361、475A、529A、907C

此书包括《痘疹玉髓金镜录》《幼科铁镜》《幼科指南》《小儿推拿广义》《福幼编》《保婴秘言》六种。

4822

幼科指南家传秘方：四卷/(明)万全撰. 铅印本. 苏州：国医学会，1933(王氏医学丛书)

514A

此书首列指南、儆心等歌赋，并论儿科诊法；次论儿科疾病，包括哮喘、心腹痛、耳目病、丹毒、诸疮、麻疹等小儿各科常见病 26 种。后附祖传方剂 13 方，反映了万氏世医独到的临床心得。

4823

幼科发挥：二卷/(明)万全撰. 影印本. 上海：医界春秋社，1937(古本医学丛刊；2)

139、186、308、308A、433A、514A、541、589、590、933、940

本书按照五脏主病的系统分别论述了多种儿科病证的诊断和治疗。较详细地介绍了作者本人的一些治案及其家传的儿科秘方。

4824

幼科发挥：二卷/(明)万全撰. 影印本. 上

海：医界春秋社，1937

139、186、308、308A、433A、514A、541、589、590、933、940

4825

幼科发挥大全：四卷/(明)万全著. 石印本. 上海：民和书局

139、401、514A、529A、664、677A、737、738、738A、917A、931

4826

幼科发挥大全：四卷/(明)万全著. 石印本. 上海：萃英书局，1917

286、412B

4827

幼科金针/(明)秦昌遇编著. 铅印本. 上海：中医书局，1931、1936

1、21、139、186、254、289、461、462、514A、590、677A、728、831、851、922、940

本书全面介绍儿科病证的诊断、治疗方法。内分2卷，共100编。论述儿科疾病100证，随证附方。书末缺4编名。书前有吴果超撰写的秦景明先生遗事二则。

4828

幼科医学指南：四卷/(明)周震著. 石印本. 上海：益新书局，1925

139、279、412B、529B、541、721、728A、738、839A、907B、907C、917A、933、940

卷一为儿科歌赋及议论；卷二为小儿杂症；卷三～四分别论述小儿心、肝、肺、脾、肾诸经病证及医案。

4829

幼科医学指南：四卷/(明)周震著. 石印本. 上海：千顷堂书局，1936

393、491、541、590、677A、728A、738A、738B、839A、871、907C

4830

幼科医学指南：四卷/(明)周震著. 石印本. 上海：中原书局，1926

286、308、308A、493、664、728A、799、852、871、926A、933

4831

幼科医学指南：四卷/(明)周震著. 石印本. 上海：文成书局，1926

514A、738B、917A

4832

幼科医学指南：四卷/(明)周震著. 石印本. 上海：广益书局，1933

139、279、351、385A、401、412A

4833

幼科医学指南：四卷/(明)周震著. 石印本. 上海：华明图书馆

139、412A、514A

4834

幼科医学指南：四卷/(明)周震著. 刻本. 常州：益新书社

728A

4835

幼科医验/(明)秦昌遇著；(明)秦沆辑. 抄本，1942

590

一名《幼科医案》，分上、下卷。由其孙秦沆汇辑，是一部收集了30多种病证的中医儿科医案。上卷列初生杂证、胎病及幼儿急慢惊、疳积、吐泻、外感等14

篇；下卷列咳嗽、天哮、肺气痰喘、痰证、痫证、眩晕、积聚等21篇。

4836

保婴要言：八卷，卷首一卷/（清）王德森编辑. 刻本. 苏州：笪锦和，1919

279、286、381、412A、529A、736、839A、907B、907C

本书系摘录数种清代儿科著作中的重点内容编辑而成。其中卷一急惊、卷二麻症，系摘自夏鼎《幼科铁镜》；卷三慢惊、卷四痘症，系摘自庄一夔《福幼编》；卷五脐风，摘自廖积性《广生编》；卷六琐语；卷七～八小儿便方，均为马炳森所续补。

4837

保婴要言：八卷，卷首一卷/（清）王德森编辑. 刻本. 四明：乐善堂，1926

139、202、277、475A、491、514A、529A、541、590、651、664、677A、709、728A、907C、917A

4838

保婴要言：八卷，卷首一卷/（清）王德森编辑. 铅印本. 上海：国光印书局，1941

186、361、491、541、590

4839

保婴撮要：二十卷/（明）薛铠撰；（明）薛己增补. 石印本. 上海：大成书局，1921

139、572、733A

4840

保婴撮要：二十卷/（明）薛铠撰；（明）薛己增补

见薛氏医按十六种，薛氏医按二十四种。

4841

保赤要言：五卷/（清）王德森编辑. 铅印本. 嘉定：光明印刷社，1922（病镜；2）

139、412A、590、677A、709

4842

保赤全生录：二卷/陈文杰辑. 抄本. 王文锦

733B

4843

脐风悟源/（清）王启魁撰. 铅印本. 绍兴：医药学报社，1916～1927（医药丛书五十六种；47）

139A、391、590

首列脐风悟源论；次述脐风证治，载望形色、审苗窍及内外治法；末附治脐风经验方10首及脐风治验1例。

4844

福幼编/（清）庄一夔著. 石印本. 南昌：乙照斋，1918（寿世编；1）

664

本书专论小儿慢惊风的治法，作者主张以温补为主，反对用寒凉攻伐。书中列述慢惊风证候，并介绍经验方2首。

4845

福幼编/（清）庄一夔撰. 刻本. 耕道堂，1915（幼科汇编；4）

139、831

4846

福幼编/（清）庄一夔撰. 石印本. 上海：扫叶山房，1919

857

4847

福幼编/（清）庄一夔撰. 铅印本. 上海：国

医书局，1930～1931(国医小丛书；6)

1、139、186、277、279、289、412A、521、541、590、651、721、851、917A

4848

福幼编/(清)庄一夔撰. 石印本. 上海：镂青阁，1916

514A

4849

福幼编/(清)庄一夔撰. 铅印本. 维扬：张善征，1929

21、303、401、831、851、852、901、931

4850

福幼编/(清)庄一夔撰. 铅印本. 苏州：弘化社，1931、1936、3937

461、514A、922

4851

福幼编/(清)庄一夔撰. 铅印本. 杭州：九燕堂正则印书馆，1934

858、931

4852

福幼编/(清)庄一夔撰. 铅印本. 广百宋斋

139

4853

福幼编/(清)庄一夔撰. 铅印本. 蒋子筠

731

4854

福幼编/(清)庄一夔撰. 铅印本

461

4855

福幼编/(清)庄一夔撰

见妇婴至宝，慈幼新书三种，幼科大成，陈修园医书四十、四十八、六十、七十、七十二种。

4856

幼科直言：六卷/(清)孟河撰. 铅印本. 上海：大东书局，1936(中国医学大成；102)

1、2、3、139、270、277、286、361、391、461、476、511、541、579、589、590、728、831、851、852、901、907B、907C、921、940

又名《幼幼指掌集成》。卷一、卷二从总论起至药引说止，80余则，详论痘科证治。卷三从痧症总论起至募施治痧要方，10余则，为痧症证治。卷四至卷六从小儿有病看虎口三关起至去竹柴鱼刺方止，百余则，为儿科杂病及其方治。

4857

幼科七种大全/(清)许豫和著. 石印本. 上海：中一书局受古书店

139、186、361、391、412A、412B、475A、514A、542、590、664、709、728A、738A、852、907C、926A

又名《许氏幼科七种》。书中除《重订幼科痘疹金镜录》为明代翁仲仁原作、由作者注释外，其余6种《橡村痘诀》《痘诀余义》《怡堂散记》《散记续篇》《小儿诸热辨》及《橡村治验》均为作者本人在小儿科方面的临床经验心得、医话或医案。

4858

医学精要：八卷/(清)黄岩著. 石印本. 上海：萃英书局，1918、1923、1934

139、139A、279、286、308、308A、391、412B、450、462、521、529A、541、

570、590、651、677A、728A、738、738B、839A、907C、940

卷一～五论儿科用药、诊法及灯火燋法，并分述儿科的多种杂病；卷六～八专论痘科及麻科。作者于每门辨证之下，引述医经或诸贤名论。

4859

医学精要：八卷/(清)黄岩著. 石印本. 上海：鸿文书局，1937

491、590

4860

幼科易知录：二卷/(清)吴溶堂著. 铅印本. 上海：中医书局，1929、1933

186、514A、541、590、707、731、781、851、852、907C

上卷鞠养类为讲述育婴158法。如拭口、洗儿、断脐等；下卷及补编为胎疾类68种、杂症类4种、疮疡类37种，分别简介婴幼儿各种病症的诊治。书前有潘钟恕、吴宁澜、秦伯未序。

4861

幼科铁镜：六卷/(清)夏鼎撰. 刻本. 江阴：源德堂，1919

393、651、839A

夏氏对前人所述小儿32种惊风及指纹，进行了从繁到简的整理，撰成是书。卷首至卷五列凡例14条、望颜色、审苗窍与小儿推拿10篇、望形色、初生儿病、惊痫病、麻疹、伤寒、吐、泻、痢、疟及杂证等；卷六为药性小引、药性赋幼科摘要及铁镜汤方75首。

4862

幼科铁镜：六卷/(清)夏鼎撰. 刘氏唐石簃汇刻贵池先哲遗书本，1914

1、139、186、279、393、435、461、462、514A、521、541、542、572、579、590、651、721、734、738、739、781、799A、891、921

4863

幼科铁镜：六卷/(清)夏鼎撰. 铅印本. 上海：土山湾慈母堂，1923

1、139、270、351、922

4864

幼科铁镜：六卷/(清)夏鼎撰. 铅印本. 上海：校经山房，1936、1938

301、467、579、931

4865

幼科铁镜：六卷/(清)夏鼎撰. 石印本. 上海：铸记书局，1949

139、308A、351、590、940

4866

幼科铁镜：六卷/(清)夏鼎著. 石印本. 上海：锦章书局，1914

461、511、529A、799、839A、901、907C

4867

幼科铁镜：六卷/(清)夏鼎著

见幼科大成、幼科三种。

4868

幼幼集成：六卷/(清)陈复正编. 石印本. 上海：铸记书局，1925

352、491、570、572、590

卷一概论儿科中指纹、脉法，初生婴儿的救治、调护，变蒸和保产等；卷二至四分述儿科主要疾病、杂证及疮疡诸症，并附有正方、验方、外治法等；卷五至六为经过作者修改的《万氏痘麻》歌赋 170 余首，附方 130 余则。

4869

幼幼集成：六卷/（清）陈复正辑订. 铅印本. 上海：大东书局，1936～1937（中国医学大成；103）

1、2、3、139、270、277、361、391、461、476、511、541、579、589、590、728、831、851、852、901、907B、907C、915、921、940

4870

幼幼集成：六卷/（清）陈复正编. 石印本. 上海：广益书局，1912

706

4871

幼幼集成：六卷/（清）陈复正编. 石印本. 上海：文林堂

433A

4872

幼幼集成：六卷/（清）陈复正编. 石印本. 上海：章福记书局，1913

277、590、741、854、907C

4873

幼幼集成：六卷/（清）陈复正编. 木活字本. 耕道堂，1915（幼科汇编；1）

139、361、831

4874

幼幼集成：六卷/（清）陈复正编. 石印本. 上海：锦章书局，1917

1、139、289、361、412A、412B、475A、541、589、590、738A、851、901、931、940

4875

幼幼集成：六卷/（清）陈复正编. 石印本. 上海：鸿文书局，1925

139、351、519、664、721、931

4876

幼幼集成：六卷/（清）陈复正编. 石印本. 上海：幸福书局，1937

433A

4877

幼幼集成：六卷/（清）陈复正编. 石印本. 上海：进步书局，1949

412A、421、521、541、677A、702、907B、917A、921、922

4878

叶天士幼科医案/（清）叶桂撰；陆士谔编. 石印本. 上海：世界书局，1920、1921、1923、1924、1933

139、270、279、391、393、466、541、590、677A、701、707、734、736、738B、831、839A、851、907C

收载叶氏诊治春温伏气、风温、夏热病、暑湿、受热厥逆、秋燥证、吐泻霍乱、急慢惊风、疳积、黄疸、痧疹等 19 种病症，医案百余例，案后有徐洄溪、王晋三、王孟英、章虚谷、邹润安等医家评议。

4879

幼科金鉴评/（清）费养庄撰. 铅印本. 绍兴：医药学报社，1918～1921（国医百家；5）

139、139A、277、279、289、462、514A、541、589、590、701、706、728A、738A、738B、907B、926A

4880

儿科三字经/周云章撰. 铅印本. 上海：万

有书局，1932

590

全书三字经文共32句、96字，阐释约9000字。概括小儿生理特点、发病机理、六经辨证及治法。

4881

儿科三字经/周云章撰. 铅印本. 上海：中医书局

139、542

4882

儿科约编/周禹锡编. 铅印本. 天津：中西汇通医社，1941(中国医学约编；8)

2、21、139、186、270、301、361、381、421、433、491、514A、590、728、731、851、896A、907C、917A、926A、940

全书6章。第一章为小儿生理；第二章为小儿卫生，列拭口、断脐、休浴、睡眠、哺乳等八法；第三章为病因；第四章为诊断，列诊神气、眉目、瞳神、唇齿、手足、粪溺、胸腹、面额等十法；第五章为治疗，述新感外邪、四时伏气、内伤乳食、急慢惊风、麻痧疹瘖、天花疫痘等治法；第六章为儿科方剂，集方44首。

4883

儿科医抄：二卷/著者佚名. 抄本，1937

590

上卷首载掌面、掌背图及分阴阳、推三关等内容，介绍惊风、泄泻、痫疾、黄疸、咳喘等病诸穴推拿揉掐针刺法及筋色法、脉法、探指察候，阐述辨证施治；下卷载认证歌诀、治小儿诸病拿法须要认病拿之、辨急慢脐风撮口、诸证治疗等，并附“恭订幼科推拿秘诀”。全书共载方250余首。

4884

儿科更新/沈伯超编. 铅印本. 西安：平民医药周报社，1946

21、351、590、839A、901、940

全书分3篇。第一篇绪论；第二篇9章，分列胎期及产前、产后之处理、诞后救急、儿科诊断、养育方法、儿科特证、杂证、胎毒类、结核证类等；第三篇7章，分述消化系、神经系疾病及传染病、时令病等。

4885

儿科诊断学/何廉臣编. 铅印本. 上海：大东书局，1918、1925、1930、1932、1933、1936

139、139A、186、251、254、270、277、289、301、308A、361、391、412A、433A、450、450B、461、463、475A、514A、541、570、589、590、651、664、677A、721、728A、733B、738A、738B、782、799A、839A、851、852、896A、901、907B、907C、917A、921、922、931、940

全书8章35节。第一至六章，分列望诊、问诊、闻诊、按诊、检诊及切脉纲要；第七、八章，总括六诊纲要、辨证纲要。

4886

新纂儿科学/丁福保辑. 铅印本. 上海：中医局，1917(丁福保医学丛书；5)

277

4887

儿科证治纂要：二编/陈汝来撰. 铅印本. 广东：中医药专门学校，1927

590

上编列诊治纲要、初生调理与初生疾病治疗等；下编列伤寒、风温、淫温、夏暑、秋燥等时疫疾病证治，并论述疳证、惊风及杂病辨治。本书择先哲名家之精粹，对疳证与惊风辨治较为精细。

4888

儿科学/保元国医学校编. 铅印本. 广东：保元国医学校，1934（广东保元国医学校讲义；4）

186

4889

儿科学/陈汝来编. 铅印本. 广东：中医药专门学校，1936（广东中医药专门学校各科讲义；28）

570、590、940

前部分选辑钱乙、阎孝忠、刘昉、张景岳、余梦塘等7位医家关于小儿疾病诊断、治则治法及方药运用论述，后部分叙初生儿护理和初生儿常见疾病诊断、治则治法和常用方药。

4890

儿科学/潘国贤编. 铅印本. 成都：中国医学文化服务社，1942

852

4891

儿科学/任应秋，李子犹合撰. 铅印本. 上海：中医书局，1947（中医各科精华. 第一集；2）

2、21、186、202、254、289、301、308、309、401、462、589、590、721、831、851、933、942B

4892

儿科学讲义/古绍尧编. 铅印本. 广东：中医药专门学校，1927、1936（广东中医药专门学校各科讲义；29）

139、570、590、931、940

全书4章。第一章诊治纲要，包括辨寒热虚实表里阴阳，辨寿夭、病之轻重、死症、五脏绝症、五脏所司、面上五色主病，辨五脏所属证候，辨指纹、舌色、舌苔等内容；并录喻嘉言闻声说、张景岳问证说、余梦塘色脉合参说、陈飞霞切要脉法等。第二章鞠养类，包括拭口、浴儿、断脐、裹脐、挑口、乳儿、哺儿、眼儿、褓法、提抱、慎疾诸法。第三章胎疾类，阐述初生病证治计38种，每证列病因、症状、治法、方药等项。第四章杂病类，阐述幼科杂病证治60种，每证前述病因病机、证候、治法，后列方药若干。

4893

儿科学讲义/上海新中国医学院编. 铅印本. 上海：新中国医学院，1940（新中国医学院讲义四种；3）

590

4894

儿科易知/中华书局编. 铅印本. 上海：中华书局，1919、1920、1922（医学易知；5）

139、139A、279、302、385、391、396、412B、521、529A、541、570、579、589、590、651、664、831、839A、851、896A、907C、940

4895

儿科易知/中华书局编. 铅印本. 上海：文明书局，1929、1939（医学易知；5）

9、186、202、254、270、308、421、575A、491、514A、541、589、590、677A、707、738B、741、781、851、852、907B、907C、917A、922、940

书载胎病论及疫证、痘证、急慢惊、

丹毒、霍乱、伤寒、咳喘、疳积、呕吐、泄泻、痢疾、疟疾等56种病证，并述方药主治、功效、服法和用量。

4896
儿科夏秋杂著/雪渔氏撰. 稿本，1949
139

4897
饲幼良方/著者佚名. 抄本，1923
783

4898
儿科病源论/董春雨编. 抄本，1949
590
全书列口噤论、撮口论、鹅口论等医论226篇。末附发热外感内伤辨和伤寒类伤寒辨2篇及神奇外治法等。

4899
儿科常识/尤学周编. 铅印本. 上海：尤氏医室，1935
590
首编小儿病症法16条，次叙从表情诊察小儿疾病经验，后分述螳螂子、夜啼、夜惊、面黄、发热、咳嗽、发疹等30种病症诊治。

4900
儿科萃精：八卷/陈守真撰. 铅印本. 汉口：汉康印书局，1929、1930
21、139、152、186、202、251、270、301、361、381、412A、412B、414、514A、521、529A、541、570、590、664、728A、799A、839A、851、852、854、907C、921、926A、940
卷一为总论，有护胎并脏腑诸说；卷二、卷三为初生门和身体诸病门；卷四六淫6门，外加感冒门和时疫门；卷五至卷八设惊风、痫症、痘症、麻症、霍乱、府症、疟症、痢症、疝症、淋症、黄疸、痰症、血证、汗症、咳嗽、喘证、吐泻、积滞、癖疾、水肿、腹胀、三消、头痛、腹痛、杂证。全书共35门，另附外治9法与解服误药法。

4901
儿科辑要：四卷/姚济苍编. 石印本. 衡区同吉祥
933、940
卷一、卷二论述小儿内科杂证18种，以及儿科视山根秘法；卷三论治痘疹；卷四为外科杂症，并载孙真人治火丹神方。附妇女回生丹。

4902
儿科辑要：四卷/姚济苍编. 刻本. 兰州：树德堂
433A、435

4903
儿科辑要：四卷/姚济苍编. 石印本. 桂林：经益堂
412B、921

4904
儿科辑要：四卷/姚济苍编. 铅印本. 北平：天华馆，1928、1929、1933
139、186、277、279、381、395、421、461、514A、522、570、590、728A、731、839A、917A、926A

4905
儿科辑要：四卷/姚济苍编. 铅印本. 成都：文华印字馆，1930
433A、851

4906

儿科辑要：四卷/姚济苍编. 铅印本. 无锡：大文斋，1931、1934

664、896A

4907

儿科摘要/罗绍祥撰. 铅印本. 广东：医学实习馆，1937

738B、940

4908

儿科概要/杨白鹿撰. 铅印本. 成都：四川高等国医学校，1937

907C

首列初生小儿病证如初生不啼、两目不开、遗传梅毒眼脓、胎毒郁结论治；次列五脏平和则病不生、五脏证治以万氏为独步等，并述五脏生理病理及五脏辨证、治法和主方。

4909

儿科醒：十二卷/(清)芝屿樵客著. 铅印本. 上海：世界书局，1936(珍本医书集成；45)

1、3、21、139、140、152、185、186、202、254、270、289、301、303、308、309、360、381、396、421、433、461、476、491、541、546、572、579、589、590、706、728、731、738A、781、799A、800、831、839、839A、851、852、871、891、901、907B、907C、911、917A、921、922、926A、931、940、942B

书分诊治法论、表论、里论、寒论、热论、虚论、实论、辨惊风之误讹论、不可饿论、治痘论、治疹论等11章，阐发儿科医理，尤注重小儿惊风症。

4910

儿科醒：十二卷/(清)芝屿樵客著. 铅印本. 上海：千顷堂书局，1937

139、254、401、433A、475A、491、570、589、590、677A、706、712、728A、839A、871、907C、933、940

4911

儿病浅解：二卷/徐力士编. 石印本，1929

590、738A

卷上列中风、伤寒、诸热、惊痫、疟疾、虚羸、咳嗽、疳积、诸虫、吐泻、痢疾、痘疹12门，每门均列浅解，按病源、种类、症状、治法、处方、预防、附注7项论述；卷下载处方70首。

4912

儿病须知/杨志一编著. 铅印本. 上海：国医出版社，1932

301、590

全书分19门，包括调护、诊断、初生、啼哭、胎毒、五官、肺病、饮食伤、便秘与泄泻、小便、虚弱、时邪、痧子、痘症、惊风、疳积、外症、急救等。

4913

儿病常识/章巨膺编. 铅印本. 上海：章巨膺医寓，1930、1934

139、309、541、590、839A

内分胎疾、天花、痧子、惊风、时病、杂病、疮疡、保育8篇。强调应知病之型，识病之变，察病之缓急轻重，审治之寒热温凉宜忌等。

4914

儿童卫生/陈美愉，贾金华编著. 铅印本. 上海：商务印书馆，1936

541

4915

儿童卫生/铅印本. 上海：广协书局，1938

（国民健康丛书）

541

4916

儿童卫生教育丛书/马客谈等主编. 铅印本. 上海：中华书局，1945

541

4917

儿童问题研究/铅印本. 全国儿童年实施委员会，1936

541

4918

儿童疾病问答/章诗宾编. 铅印本. 上海：大华书局，1934

852

4919

儿童营养研究/上海中学实验小学编. 铅印本. 上海：中学实验小学（新研究；23）

541

4920

儿童健康之路/任一碧编. 铅印本，1934

434

4921

子女培植秘诀/万波居士撰. 铅印本. 上海：万有书局，1932

590

列初生去毒、断脐裹脐、洗儿、断乳等小儿初生调护，以及初生诸疾22种诊治。所载方多为单方、验方。末另附方10首。

4922

小儿卫生总微论方：二十卷/著者佚名. 刻本. 黄陂：萧氏，1924（兰陵堂校刊医书三种；3）

1、2、3、21、139、186、202、254、286、381、391、393、412B、435、461、475A、476、491、493、514A、523、541、570、728A、731、734、738B、746、781、799、799A、831、839A、851、852、926A、940

全书总结南宋以前的儿科成就，论述小儿自初生至成童的各种病症百余条，各附处方。

4923

小儿卫生总微论方：二十卷/著者佚名. 铅印本. 上海：大东书局，1937（中国医学大成；99）

1、2、3、139、270、277、361、391、461、476、511、514A、541、579、589、590、728、831、851、852、901、907B、907C、921、940

4924

小儿吐泻证治/刘鳞编. 稿本，1917（梅城刘氏编医书六种；5）

139

专论小儿吐泻病因证候、辨证要旨及治则方药。认为小儿吐泻以热证为主，系暑湿热三气所致，不可妄投温剂；吐泻后期收功，忌用辛温香燥、淡渗，宜以平补。

4925

小儿保险书/况庚星撰. 刻本. 四川：三台文芳斋，1949

851

4926

小儿科家传秘录/程康甫传. 抄本. 罗思范轩

286

4927

小儿科及其他处方/郭竹庵撰. 铅印本. 北平：平凡社，1933

434、852

4928

小儿科/茹十眉编. 铅印本. 上海：大众书局，1933、1935、1947

21、139、301、351、590、728、738、741、781、901、917A、931

全书分述初生儿至成年时期之常见病，所列病证和方治内容，包括初生期之预防胎毒、胎病；哺乳期之惊痫、痘疹、滞下、吐泻、感冒喘咳、疳癖、霍乱痢疟、黄疸肿胀、瘟疫暑热及杂病治疗等，每类病证均列多种治法。书末附“保婴要诀”、“小儿病自己诊断法”。

4929

小儿科/著者佚名. 上海：土山湾印书馆，1924

139、701

始载头面、手足、躯体诸部穴位示意图，次录惊风证及小儿常见急证推拿治法。又收入部分儿科常用方及其制备服用方法，如疳药方、太乙丹、玉枢丹、保婴丸、宝金锭、犀黄丸、天保采微丸等。

4930

小儿科/陆清洁编. 铅印本，1935（医药顾问大全）

590

4931

小儿科/尉稼谦编. 铅印本. 天津：国医函授学院，1937、1940（新国医讲义十三种；9）

139、308A、721

4932

小儿科/尉稼谦编. 铅印本. 天津：中国国医函授学院，1937、1942（新国医讲义教材十四种；4）

139、186、590、721、940

为中国国医函授学院函授教材。论述护婴卫生常识和儿科疾病简捷诊断方法，以及小儿初生期、哺乳期、孩童期常见疾病治法。

4933

小儿科证治歌诀/曹荫南撰. 石印本. 复兴石印馆，1932（新注医学辑著解说；8）

139、254、361、514A、851

4934

小儿科病问答/蔡陆仙撰. 铅印本. 上海：华东书局，1935（民众医药指导丛书；17）

1、139、186、289、301、590、728、799A、852、907C、926A、931

首为小儿科病总辨，述小儿科年龄与疾病范围；次为儿科审证概要辨，以及不乳、谷道不通、闷脐生症等初生各证救护；再为小儿胎生病辨，论述小儿胎寒、胎搐、胎黄、胎怯、脐突等证治；之后为小儿特病辨，介绍脐风、惊风、痫症、客忤、疳积证治；最后为五官科病症。

4935

小儿科推拿总论/著者佚名. 抄本. 黄荣达，1933

782

4936

小儿科推拿秘诀/著者佚名. 抄本，1937

541

本书载看小儿无患歌、看五脏六腑定诀歌、变蒸、四症八候、分阴阳推三关退六腑说等，阐明小儿临证推拿之秘诀及男女诸症治法。是书详述小儿急慢惊风、走马疳、痰迷心窍、水肿、痢疾、黄疸等推拿治疗，载图说15篇幅，卷末附经验活幼黄金散、启脾芦荟丸、治恶痘黑陷方3首。

4937

小儿脉诀/著者佚名. 抄本，1912

907C

首列22种小儿惊风推拿妙法、阴掌手面六穴主事，以及治14种小儿气急肚腹痰涌手法；后载小儿脉诀、图解手形主病，以及“飞经走气法”、“二龙戏珠法”、“打马过天河”等9种手法，并附命门图、五行相生应脉图、二十四节气阴阳八卦图、内经三部诊脉图等。末附脚形诊断小儿病47例图解。

4938

小儿病/刘济群编. 铅印本. 上海：中华书局，1948（中华文库. 民众教育；第一集）

541

4939

小儿病丛谈/聂子因撰. 铅印本. 上海：国医书局，1930～1931（国医小丛书；27）

1、139、186、277、412A、521、541、590、651、721、851、917A

先述小儿饮食起居、保养，后论脐风、惊风、泄泻等14种小儿病症。

4940

小儿病丛谈/聂子因撰. 铅印本. 上海：国医书局，1936

541

4941

小儿病丛谈/聂子因撰. 刻本. 玉山聂氏父子医院，1933

590

4942

小儿病丛谈/聂子因撰. 铅印本. 上海：中医书局，1930

139、289、590

4943

小儿病自疗心法/蔡玉堂编. 铅印本. 上海：文业书局，1937

21

全书5章。首为护养总论。第一章为胎病自疗法，列不啼、不乳、两便不通等20种；第二章为乳儿病自疗法，列惊风、痫病、中风、食积、喘息等13种；第三章为稚儿病自疗法，列发热、腹胀、黄疸、疳病、丹毒等15种；第四章为痘疹自疗法，列看痘疹方法，辨水痘、天痘，判麻疹轻重吉凶；第五章为小儿病诊断法，列虎口脉纹歌，决死症歌，述观色、听声、按切诊断，最后附小儿服药法。

4944

小儿病自疗心法/蔡玉堂编. 铅印本. 上海：大中华书局，1935（万病自疗丛书；1）

1、270

4945

小儿病自疗法/奚缵黄编著. 上海：中央书局，1933、1935、1936、1939、1947、1948

1、139、270、361、461、541、590、728、852、907C、921、931、940

全书10章，列初生胎疾、惊风、痘疹、疳积、童痨、杂病、疮疡等门病证五百余种。每病证先列病名、病状、病因，后述诸家方案治法。方剂选自唐宋元明清诸大家方书医案，并标明出处。

4946

小儿病疗治法/苏仪贞编. 铅印本. 上海：中华书局，1924

21、741

论述7种小儿疾病的诊断与治法，即便秘、咽喉炎症、口腔疾病、鼻腔疾病、中耳炎、呼吸系统疾病和皮肤病。

4947

小儿病便览/汉口同仁医院编. 铅印本. 汉口：同仁医院，1930

541

4948

小儿病家庭护法/郭寿铎，杨竟芳著. 铅印本. 重庆：商务印书馆，1946、1947

541

4949

小儿诸科/著者佚名. 抄本，1912

590

前列药物200余味及雷公炮炙论、小儿总治法等篇；后设胎毒、变蒸、惊风、呕吐等32门儿科证治。

4950

小儿福音/吴克潜撰. 铅印本. 上海：大众书局，1934

940

4951

中西儿科学讲义：二编/汪洋，顾鸣盛编. 铅印本. 上海：中西医院，1925、1926（中西医学丛书十二种；12）

277、590、931

前篇为西之部8章，列生理解剖要略，以及传染病、呼吸器病、消化器病、泌尿生殖器病、全身病、神经系病、杂病等病因、诊断、治疗；后篇设中之部6章，列相应的中医病证，论述其辨证施治。

4952

中西儿科学讲义/汪洋，顾鸣盛编. 铅印本. 上海：中西医院，1925

590、931

4953

小儿按年养育医治法/顾鸣盛编. 铅印本. 上海：文明书局，1917

931

11章。论述不同年龄段育儿法。前八章分8个年龄段，分别为生后3日，4日至1个月，1个月至1岁，生后2岁，生后3岁，生后4岁至7岁，生后8岁至12岁，生后13岁至15岁；后三章载小儿食物烹调法、小儿救急法及种痘术。从养育与医治法两方面加以阐述。并附方药。书末附小儿内服药用量表和小儿用西药表。

4954

中西合纂幼科大全：十二卷/顾鸣盛编. 石印本. 上海：大东书局，1918、1923、1925、1926、1928、1929、1931、1936

1、21、139、139A、202、279、286、301、302、308、308A、351、361、391、393、412A、450B、461、475A、514A、521、523、529A、541、590、677A、721、728、738、799A、851、852、871、901、907C、917A、921、922、931、940

全书列初生、痘疹、惊痫、疳癖、积滞、吐泻、霍乱痢疟、黄疸肿胀、瘟疫暑热、感冒、喘咳痰证、诸汗失血、杂证、疮疡等12门120余种病证。后述小儿卫生法。并列中医学说、中国医方、西医学说、外国医方等篇。引用中医书36种，西医书10种。

4955
中医儿科学/袁平撰. 铅印本. 长沙：德发东印刷局，1945
839A

4956
中医儿科学/袁平撰. 铅印本. 济南：保儿康制药厂，1945
139

4957
中国儿科学/钱今阳著. 上海：苍盦讲舍，1942、1945
139、303、308A、361、541、589、590、651、706、851、940
全书分6章。第一、第二章为概论、诊断纲要；第三至第六章为疾病各论，分初生、一般、特殊三类及痧、痘、惊、疳四大要证。于痧痘及疳积论述较详。各病之末，多附治疗笔记或医案。

4958
幼儿保育法/顾倬撰. 铅印本. 上海：商务印书馆，1920、1925（妇女丛书；第一集；第五编）
541

4959
幼科/徐衡之编. 铅印本. 上海：国医学院，1934（上海国医学院讲义七种；2）
590

4960
小儿百病推拿法：三卷/陈景岐编. 铅印本. 上海：中西医药书局，1936
186
全书分上、中、下3编。上编“推拿要义”，叙儿科诊断方法和头面、手掌、足部的推拿要法，并载录“推拿代药赋”；中编“推拿诸法”，介绍推、掐、揉、运等基本手法和疏表、清里、开闭、通脉等20种治法，并叙述了开天门、分推太阴与太阳穴、揉耳摇头等80种操作法；下编“百病分门推拿法”，分述脐风、风症、呕吐、食积等29门病症推拿法，并有“诸病推拿手法歌诀”等。

4961
幼科入门/陈景岐编. 铅印本. 上海：中西医药书局，1934（中国医药入门丛书；11）
1、139、186、254、308、412A、590、799A、907B、907C、940
首为口诊总括，论察色、听声、审病、切脉，载虎口三关部位脉纹图、辨虎口三关部位脉纹形色；次为初生门，述不啼、不乳、吐不止、眼不开等32种初生病；后为惊、痫、疳、吐、泻5大门，以及感冒、瘟疫、暑证、霍乱、痢疾、疟疾、咳嗽、喘证、痰证9门时行病；最后集疝、淋、头痛等13种儿科杂病。

4962
幼科分类方案/许云来撰. 抄本，1937
590
列幼科概论、各病症之病因证治、医案，以及药性赋、幼科摘要等。所论病症分伤食、泄泻、咳嗽、疟疾、痢疾、肿胀、斑疹、痧、瘰、丹、痘、白痦、急慢惊风等20余门。

4963
幼科汇编/萧绍渠编. 刻本. 耕道堂，1915

139、831

丛书，5种，10卷。汇刻清代儿科、产科医籍5种而成，皆出清代名医之手。包括：清代陈复正《幼幼集成》、亟斋居士《达生编》、庄一夔《遂生编》《福幼篇》及邱熺《引痘新法》。

4964

幼科玄语秘录/著者佚名. 抄本，1938

590

本书前为嘉善西塘孙贻谋读本，列小儿形色总断、入门审候歌、观面部五色、三关脉纹主病歌、诊脉歌、小儿诸热辨例、小儿诸症60余种；后为嘉善平川孙石香读本，设入门赋、指南赋，以及胎寒、胎热、开吊、痘疮、五疳等百余证。据目录，后缺惊搐目直、作喘、肿胀等7篇。

4965

幼科良方/（清）何梦瑶撰. 广东：两广图书局，1918（医方全书；4）

139、907C、921、922、940

收载儿科常见疾病用方。收入何氏《医方全书》。

4966

幼科良方/蔡涵清撰. 铅印本，1949（秋冬流感指南幼科良方合刊）

277

4967

幼科讲义/（明）万全著；张灏述. 铅印本，1937

590

4968

幼科讲义/杜士璋，陈汝舟编. 石印本. 浙江：中医专门学校，1938（浙江中医专校讲义三十三种；20）

590、738A

系浙江中医专门学校自编讲义之一。卷一为总论，叙述小儿察色、听声、脉法、看虎口、三关法及有关初生婴急症救治、调护等。并附小儿指形图15幅；卷二至卷六为儿科疾病、杂证及疮疡诸证，分述其症状、特征、诊断及用药。

4969

幼科讲义/恽铁樵撰. 铅印本. 上海：铁樵函授中医专门学校，1933（铁樵函授中医学校讲义十七种；10）

590

4970

幼科证治真传/景佩玉撰. 抄本，1912

590

列幼科病症24门，包括初生胎疾、惊搐、外感、疳证、霍乱、发热、积癖、三消、痂症、二便、腹胀、肿病、杂证等。并设治幼科病症方剂为补剂、表剂、攻剂、和剂、寒剂、热剂、消食剂、祛痰剂、驱风剂、利湿剂、杀虫剂11种。

4971

幼科学/恽铁樵编. 铅印本，1933（铁樵函授医学讲义二十种；12）

139、186、738A

4972

幼科学/秦伯未撰. 铅印本. 上海：中医书局，1930、1931、1936、1941（实用中医学；9）

2、139、254、270、289、308A、361、433、491、590、651、706、741、800、851、917A、922、940、942B

4973

幼科学讲义/秦伯未撰. 铅印本. 上海：秦氏同学会，1930、1936（国医讲义六种；6）

1、2、139、186、279、361、412A、412B、463、514A、541、590、664、677A、712、728A、799、839A、871、917A、940

首为初生病，述小儿不啼、眼不开、不乳、吐不止、不小便等29种；次为儿科杂病，述天痘、水痘、痧疹、惊风、痈症等14种。末附种牛痘法。

4974

幼科学讲义/秦伯未编. 石印本. 上海：秦氏同学会，1930

1、2、139、186、412A、541、590、677A、728A、839A、917A

4975

幼科学讲义：三卷/张寿颐编. 铅印本. 兰溪：中医专门学校，1923

738A

4976

幼科学讲义/杭州中医专校编. 石印本. 杭州：中医专校，1930

590

4977

幼科学讲义/宋志华撰. 铅印本. 长春：志华医社，1942

461

4978

幼科学讲义/贵州国医分馆国医研究所编. 石印本. 贵州：国医分馆国医研究所，1949

529A

分上下两编。上编介绍儿科病证诊断方法，如问诊、察色、听声、切脉、看纹、虎口鉴别等，又述先天与后天、外感、内伤、胎毒、胎疾、遗传、变蒸等内容；下编列初生胎疾、惊痫府积、麻痞痘疮等病证，分述其症状、原因、诊断、治疗、方药，并作评述。末附四诊综括歌、察脉歌、听声歌、审病歌、切脉歌、虎口三关部位脉纹形声歌。

4979

幼科治疗全书/葛绥撰. 稿本

139

4980

幼科治疗学/北平国医砥柱总社函授部编. 铅印本. 北平：国医砥柱总社，1939

202

4981

幼科法戒录/刘恕撰. 铅印本. 四川，1927

851

4982

幼科法戒录/刘恕撰. 铅印本. 北平：天华馆，1930

901

4983

幼科指南/叶隐衡编. 石印本. 上海：广益书局，1933

139、286

始述四诊，录20种手指脉纹图；次列初生门；后载幼科病证治，如惊风、痈证、泻证、瘟疫、暑证、咳嗽、喘证、痰证、疝证、淋证、腹痛、黄疸、水肿、腹胀、发热、汗症等。每证均设“总括”，阐述病因病理、治则要法、辨证施治。书末附治方270余首。

4984

儿科讲义/吕楚白编. 铅印本. 广东：光汉中医药专门学校，1930

139、940

首为幼科总论，论望形察色、闻声辨证、问病根源、切脉精要、脉纹形色；次列问病因、审安烦苦欲、饮食、大小两便，并分初生、外感、惊痫、温热、疳积、咳嗽、黄疸肿胀、霍乱痢疾、小儿杂病、疮疡丹毒斑痧等门，叙述小儿诸科疾病证治方药。每门下又列病候数种，每病候皆言其病因、病症、病理、治则及方药。

4985

幼科要旨讲义/吕楚白编. 铅印本. 广东：光汉中医药专门学校，1930

931、940

全书设有总论，后分初生门、外感门、惊痫门、温热门、疳积门、咳嗽门、黄疸肿胀门、霍乱痢疟门、小儿杂病门9门。每一门类又分各症，每症详列病因病理、治法方药。

4986

幼科要诀/著者佚名. 抄本. 蔡虞宾抄录，1930

931

4987

幼科成方切韵/王闻喜撰. 抄本，1946

677A

选录儿科常用方剂四百40首，分为感冒、诸热、初生、惊痫、疳症、肿胀等17门。每门列常用方剂，并以七言歌诀概括该方之组成、功用、炮制、用法。

4988

幼科秘方：二卷/陆时雍撰. 抄本，1912

590

上卷列胎寒、急惊、慢惊、伤风、咳嗽、惊悸、呕吐等病症50种；下卷列心疳、痧痨、霍乱、痢疾、走马疳、痘疔、遗尿等病症50种。每症前著有七言歌诀四句，概括证治。

4989

幼科秘诀/陈惠丰撰. 铅印本. 北平：国医砥柱月刊社，1940

21、139、186、851

全书列脐风、咳嗽、吐、霍乱、痢、肿胀、惊风等36种儿科病证。

4990

幼科秘诀/陈惠丰撰. 铅印本. 上海：中医书局，1930、1934

186、590、852

4991

幼科秘诀/陈惠丰撰. 铅印本. 杭州：三三医社，1924(三三医书；26)

3、139、139A、186、270、277、308A、361、391、546、572、590、728、731、738A、800、839A、907C、921、940

1924年由杭州三三医社辑入《三三医书》第1集。前列初生、沐浴2篇，后列噤风、撮口、脐风、霍乱、痢、疳、惊风、热、黄疸、痧疹等34种幼科病证治。

4992

幼科推拿/著者佚名. 抄本，1949

139

本书始载看小儿虎口三关脉纹歌、面部各症歌、小儿脉诀、虎口三关察症歌、辨三关脉纹歌、纹形主治诀等，论述小儿脉象与指纹诊察疾病。次为病机纂要篇，阐述小儿外感六淫病证与脏腑病证发病病因、病变机理、辨证要点、治则治法、主治方药。最后介绍掌上诸穴拿法、掌面推拿与掌背穴治病及24惊推拿歌诀，其中附有示意插图。是书以小儿推拿为主，兼述方药治疗。

4993

幼科推拿方剂集成/朱裕撰. 油印本，1928

186

全书首列推拿图说，次列《铁镜》，而参以《金鉴》《福幼》《广生》等书中方剂。配有歌诀。

4994

幼科推拿秘书：五卷/骆如龙著. 铅印本. 上海：商务印书馆，1924、1931、1935、1938

1、21、139、270、279、308A、351、361、461、514A、541、570、651、702、706、799A、901、931、933

卷一记有保婴赋，论述了儿科病的诊法，主张观面、审音、切脉探求病因。卷二至卷三分述图象穴道，以及各种推拿手法等。卷四至卷五列病证20门和应用验方。

4995

幼科推拿秘诀/著者佚名. 抄本

541

本书内容基本采自《幼科铁镜》。有头正面图、手掌正面图、手掌正面形、手掌背面图、三穴图(合骨、虎口、老龙)、左足图、身面图、身背图等小儿推拿图解。专篇介绍“恶核瘰疬”证治。最后收录“卓溪家传秘诀”和“推拿代药赋”。

4996

幼科集腋/朱裕原编. 刻本. 苏州：吴如记印刷所，1936

286、590、709

首列推拿图说，后宗《铁镜》及《金鉴》福幼、广生等编医论要验，集前人儿科推拿治要。论述儿科疾病致病因素及诊治方法，间附验案。认为先之以推拿，继之以方剂，俾症之轻者可不药而愈，重者亦易于用药。强调推拿与方药并重。卷末汇录《铁镜》方剂75首。

4997

幼科概论/施光致编. 铅印本. 北平：华北国医学院，1936

139

内容包括幼科论治、初生保治、非惊论、痰火闭症、木侮土症、指纹切要、四脉主病、脐风症论、初生后小儿杂症治法、婴儿护持得法可以避病说、药饵不可轻服论、观形象以辨寿夭论、望形色审苗窍知表里寒热虚实说、婴儿蒸变论、五脏所属部位及病能的现象、胎毒论治、小儿游风丹毒、胎黄、论脾胃之实热虚热、论脾湿、论肺热肺寒肺虚各象及治法等。

4998

幼科精义歌诀/龙大昕撰. 抄本，1937

931

本书主要叙述小儿科十三诀，为脐风，口舌、审察、虚寒、实热、生死、急慢、疳积、呕吐、泄泻、听、察色、察气。每诀简述临床症状及治法。

4999

幼童教养新导/胡叔异，洪宝林编译. 铅印本. 重庆：商务印书馆，1945

541

5000

田氏保婴集/著者佚名. 影印本. 上海：涵芬楼，1938(济生拔粹；15)

1、2、7、139、186、202、277、289、461、462、476、491、512、521、523、529A、529B、570

简述31种小儿病证，包括春日病温、夏日吐泻、秋日泄泻、冬日咳嗽等常见多发病。每一病证又以介绍治法为主。后列小儿病常用方70首，多为丸散之剂，便于临床应用。每方均标明剂量，扼要介绍炮制、服用法。

5001

田氏保婴集/著者佚名. 铅印本. 上海：商务印书馆，1935～1937(丛书集成初编；76)

1、2、6、7、9、21、139、140、186、251、301、361、391、421、461、493、511、523、541、542、572、579、651、702、721、731、781、791、851、852、901、911、921、922、931、940

5002

传灯集医书/著者佚名. 抄本，1912

590

本书列婴童百问、徐氏秘传小儿科、鲁氏秘传小儿医方、痘疹秘书论等篇。"婴童百问"设初生养护，以及证候诊治70余问；其余3篇，载脐风撮口、中暑霍乱吐泻、惊涎痰热昏迷、伤寒头痛身热、痘疹等证治。

5003

杂病补亡论/(日)服部方行撰. 铅印本. 上海：校经山房，1934、1936、1938

186、491、590、741、907C

本书汇集了部分小儿杂病(初生、惊痫、疳癖)的诊断、治疗方法及疗效良好的方剂80首。

5004

吴氏儿科/吴克潜编著. 铅印本. 上海：大众书局，1934、1940、1946、1947

21、270、301、309、361、491、590、709、728、733A、896A、907C、931

内分：出生前后、养育方法、儿科特征、痧痘论治、诸惊论法、咳嗽论治、吐泻论治、疟疾论治及杂证论治9章，附有方剂。

5005

沈望桥先生幼科心法/沈望桥撰. 稿本

738A

5006

实用中国小儿科学/胡光慈撰. 重庆：新中华医药月刊社，1946

139、361、462、590、651、907C、940

全书分小儿传染病、初生儿病、哺乳儿营养障碍病、一般疾患四编。每编按生理系统各分数章，每章各列数病，详述病名、病原及感染、证候及经过、诊断、预后及预防、疗法等。

5007

治小儿诸证/著者佚名. 抄本，1937(针病指要等医钞六种；4)

590

本书列癞头疮、诸毒疮、耳内湿症、诸经歌诀、急慢惊风、五疳八痢、疟疾痘毒、阴肿脱肛、项软龟背及初生调养、初生疾病诊治。载汤散丸方约40首。全书略于医论而详于方药。

5008

治小儿金针/著者佚名. 抄本

738B

5009
育儿卫生常识/陈虞光著. 铅印本. 上海：虞光医院，1928
541

5010
育儿之模范/孙祖烈译. 铅印本. 上海：医学书局，1917
541

5011
育儿问答/瞿宣颖编. 铅印本. 上海：商务印书馆，1918、1924
541

5012
小儿病指南/姚昶绪著. 铅印本. 上海：商务印书馆，1926
852

5013
育儿常识/朱振声编. 铅印本. 上海：国光书店，1938
839A

5014
育婴一助/时兆报馆编译社编译. 铅印本. 上海：时兆报馆，1940
541

5015
育麟全书/惟一子撰. 铅印本，1921
466、871
全书12章，包括积德、卫生、调经、种子、胎教、保胎、小产、正产、育婴、保婴、教育等。阐述修身养性等有关优生优育知识。书末附产育方12首及新生儿急救法则。

5016
保赤须知/著者佚名. 刻本，1949
139

5017
保赤登寿集/傅守德撰. 铅印本. 傅次山医寓，1928
289、381、391、393
将小儿疾病论治编为歌诀，并作详细注解。书末列汤散方剂，多为作者经验方。

5018
保赤编/中华卫生教育会编. 铅印本. 上海，1928
590

5019
保赤新书：八卷/恽铁樵撰. 铅印本. 武进：恽氏，1924、1926、1930、1936、1941、1948
21、139、139A、186、202、270、277、289、308A、381、391、393、412B、433A、450、465、475A、476、491、514A、529A、529B、541、570、589、590、664、677A、702、706、709、721、728A、731、738B、799A、800、839A、852、896A、907C、917A、921、922、926A、940、942B
卷一载小儿难育之故与胎教；卷二叙天花病状、发病周期，以及种痘、鼻苗、牛痘等；卷三至卷四列痧疹、痧子病状、初起三大时期、最初三逆证、三逆证治、痧疹用药，以及痧子最要药、次要药、不可用之药；卷五至卷八载发明惊风原理、钱乙与喻嘉言有关论说、沈金鳌惊风说、惊风成方甲并说、惊风成方乙并说等。强调治麻疹应辨证用药，反对用保赤散类泻药或用石斛甘凉养阴；麻疹初期，重在透表，切忌甘凉遏抑，即使阳明热盛而致口舌干燥者，撤热津自复，当以清热透表为主。

5020
保赤新书：八卷/恽铁樵撰. 铅印本. 上海：华丰印刷铸字所，1928（药盦医学丛书；15）
412A、476、799A

5021
保赤新书：八卷/恽铁樵撰. 铅印本. 上海：华丰印刷铸字所，1928（恽铁樵医书四种；3）
139、251、308A、361、412A、476、514A、529

5022
保赤新书：八卷/恽铁樵撰. 铅印本. 上海：章氏医寓，1941～1948（药盦医学丛书；15）
254、361、385A、391、421、433、450、450B、461、728A、731、781、907C

5023
保赤新书：八卷/恽铁樵撰. 铅印本. 上海：新中国医学出版社，1948（药盦医学丛书；15）
139、186、396、450、541、579、651、728、731、907C、921

5024
保赤新编：二卷/刘润生编. 刻本. 韦驮堂，1928
361、491

5025
保婴灯：二卷/柳春台，石静斋等撰. 刻本. 淮安：焦廷玉，1912
590
上卷论痘科，总论根源、气血、攻补、阴阳、痘之证治等。下卷设疹科、惊风、杂症。论疹之经络、条辨、兼症、治法；别惊风内外、寒热，以及辨 14 科惊之异；列诸热、伤风、伤寒、五疳、肿胀等证治。末载方药，设补益、清补、温利、攻下等 14 门，收方百余首。

5026
保婴须知：二卷/周深甫撰. 刻本. 上海：校经山房，1936
139、186、309、590、931
卷上列断脐论、浴儿，以及将护法、初生治要等；卷下论疳疾、喘咳等小儿杂症。认为治疳不出补脾、消导、磨积、杀虫。

5027
保婴须知：二卷/（日）片仓元周著. 铅印本. 上海：校经山房书局，1936
139、186、309、590、931
先介绍断脐论，浴儿及将护法、初生治要等内容。后列撮口、惊风、癫疾、疳疾、咳喘等疾病证治。并载录小儿杂证治疗方药。全书总计收方 130 余首，多系作者临证经验总结。作者并收录一些灸治法及部分病案，其中包括内科验案数则。

5028
保婴集/著者佚名. 抄本，1912
590
首论小儿脉证、形证，以及小儿习验诸方 18 首；次述印堂、人中、承浆、两颧、太阳、两眼、额上、山根、两腮、两眉等部位诊察经验。后为学习《伤寒论》心得，探究白虎加人参汤、大青龙汤、四逆汤、五苓散等30个汤证。

5029
指南家庭秘方/著者佚名. 抄本，1938
590
是一部儿科证治专书。全书将儿科病证分为哮喘、黄疸、耳病、痘疹等23门。每门之下，先简述证候，然后出方、示药。如“咳久身热喘急者，此肺中伏火也，以葶苈子丸主之”等，方下详记用法、用量等内容。共载方310余首。以验方为主，亦有古方，如荆防败毒散、导赤散之类。

5030
济婴宝筏全书/韩望如著. 铅印本. 北平：韩望如女工传习所，1935
186
本书专论婴儿疾病的诊断、治疗方法。

5031
看婴儿诀/著者佚名. 抄本，1937
308A
书载看婴儿病诀，分廉集、耻集。廉集包括小儿科急惊、慢惊、疳疾等13种病症，以及小儿初生稀痘、马牙、变蒸、夜啼、麻疹等50种病症；耻集载痈疽、瘰疬、疔疮、金疮等25种外科类病症。

5032
绘图儿科秘传/著者佚名. 抄本，1937
590
列述形气发微论、原病总论、观面部五脏形色歌、面部五行生克主病诀、五脏部位气色外见论、面部见色主症虚实主治论、小儿面部位歌等，并附人身、指纹、面部、手掌、舌苔等图80余幅。

5033
家庭育婴法/沈潜德撰. 苏州：国医书社，1933
590
简述自怀胎、襁褓至幼年时期之调摄、抚育、教养诸法。胎教时期，列卫生、运动、饮食、衣服起居、戒嗜欲、忍苦耐劳、读书学画等；襁褓时期，叙断脐、解胎毒、授乳、种痘、断乳、慎服药等；幼年时期，述教、慎、爱、启、养、衣、食、住等。末附小儿诸疾之简单治法。

5034
殷受田处方/金明弼，顾幼莲选辑. 抄本，1932
590
全书分儿科杂病41类，计医案157则。

5035
秘传幼幼须知/著者佚名. 抄本，1937
541
分述小儿脐突、小便不通、口中生疮、发热、疳积、急惊风、慢脾风、走马疳、泄泻等证治。

5036
秘传救婴绳墨全书/著者佚名. 抄本，1937
590
首载指南赋、汤丸治证赋、慈幼做心赋、小儿脉法、用药禁忌等；后列小儿初生，以及惊风、呕吐、泄泻、咳嗽、积虫痛、腹痛、腹胀、脐风、诸疮等杂证证治。

5037
秦氏医书/著者佚名. 抄本. 浦云龙，1936
381
内容包括保婴续论、经验保婴方集论、

博爱心鉴摄要引、翁氏辨证赋、秦氏折衷痧痘论说。其中保婴续论介绍小儿始生变蒸歌、脉指歌。秦氏折衷痧痘论说阐述痘疹病因病机、诊断、预后、顺逆变化，未列治疗药物。

5038

新编幼幼集成各症及汤头歌括/著者佚名. 抄本，1937

590

前列辨证，如三关部位歌、浮沉分表里歌、红紫辨寒热歌、淡滞定虚实歌、纹形病歌等；后述幼科各证及汤头歌括，包括脐风、胎病、痉、客忤、中恶、大惊卒恐、时疫、痫症、伤寒、伤暑、伤湿、咳嗽、诸疳、消渴、黄疸、腹痛等。末附续增幼科各证汤头歌括，列小儿初生至诀及胎毒、游风丹毒、鹅口疮等幼科病症 33 种。

5039

福幼津梁：十八卷/陈雅愉编. 铅印本. 上海：国光印书局，1935

254、590

卷一总论小儿生理病理、四诊及调护法；卷二至卷十八论初生、惊、疳、吐泻、发热、痢、疟、腹痛腹胀、失血、咳喘、黄疸、偏风、口噤、痿弛、麻疹、痘疮等病证。末附医方 646 首。

5040

蔡氏最新儿科学/蔡鹏云著. 铅印本. 上海：新国医治疗所，1936

590、896A、931

5041

蔡氏最新儿科学：十二卷/蔡鹏云编. 上海：新国医治疗所，1936

590

前三卷论小儿生理卫生；后九卷论小儿病理疗法，包括小儿循环、呼吸、消化、分泌生殖、神经、皮肤筋肉等系统疾患及急慢性传染病。本书参阅古今中外医籍 36 种，载医论 130 余条，诸病应用方 200 余首。

5042

婴儿人工营养法/曲玉梅编. 铅印本. 上海：教育部民众读物编审委员会

541

5043

婴儿的宝藏/孙文雪编辑. 铅印本. 上海：中华基督教女青年会全国协会，1928

541

5044

婴儿养育法/李琴圃编. 铅印本. 青岛：李琴圃诊所，1928

590

载述初生调摄、开口药方、初生救护、勿轻服药、药饵之误、婴儿之易养与否、寿夭辨、生母乳之有益、哺乳之规则、哺乳废止之时期、乳娘之视察、牛乳之处理法、小儿有病当延儿科医生诊疗、推拿治小儿病之有益及保生歌 15 篇。

5045

婴孩卫生/胡宣明撰. 铅印本. 上海：商务印书馆，1949(中华教育卫生联合会小丛书)

590

分 3 部分。“先天”部分论述胎儿在母体内时，孕妇所要注意的饮食、休息等问题；“育婴”部分介绍科学育儿方法；“保婴”部分介绍婴儿保育方法、疾病治疗及护理方法。

5046
婴孩护病学/著者佚名. 铅印本. 上海：广协书局，1936、1940
302、351

5047
婴童心法/著者佚名. 抄本，1937
590
前有察形色之图、观面部五色主病源之浅深歌、小儿诸证脉诀总歌、小儿外症24种死候歌等，后列脐风、撮口、诸痫、中风、中恶、伤寒、壮热、久泻、疳积、咳嗽、痘疹等。

5048
慈幼名言/李氏辑. 石印本. 东莱：赵氏永厚堂，1936
541

5049
小儿医方/(朝)崔奎宪撰. 朝鲜：京城府杏林书院，1912、1943
590
本书列小儿调护法、察色法、脉法及病证百余种，末附方17首。

5050
中国儿科医鉴/(日)大冢敬节著. 铅印本. 上海：世界书局，1936(皇汉医学丛书；32)
1、3、21、139、140、152、186、202、251、254、270、277、301、303、308、361、391、396、421、433、450、461、491、514A、546、589、590、651、702、706、728、731、738、738A、741、781、799A、800、831、839、839A、851、852、854、871、891、901、907B、907C、917A、921、922、926A、931、942B
列麻疹、猩红热、百日咳、室扶的里、流行性耳下腺炎、哈伊褥梅琴氏病、小儿赤痢、佝偻病、夜惊症、脑膜炎、夜尿症、腺病等12种病，分12章。

5051
幼科证治大全/(日)摄阳下津编. 铅印本. 上海：世界书局，1936(皇汉医学丛书；33)
1、3、21、139、140、152、186、202、251、254、270、277、301、303、308、361、391、396、421、433、450、461、491、514A、546、589、590、651、702、706、728、731、738、738A、741、781、799A、800、831、839、839A、851、852、854、871、891、901、907B、907C、917A、921、922、926A、931、942B

4.2 痘疹

5052
麻疹福幼新编/(唐)孙思邈撰. 石印本. 大新印刷社，1947
852

5053
瘢论萃英/(元)王好古著. 铅印本. 上海：商务印书馆，1935～1937(丛书集成初编；75)
1、2、6、7、9、21、139、140、186、251、301、361、391、421、461、493、511、523、541、542、572、579、651、702、721、731、781、791、851、852、901、911、921、922、931、940
此书虽以瘢名，内容系泛论痘疹、麻疹，并有少数属于温病之“发瘢”。全书分疮疹标本，洁古老人瘢论，海藏老人瘢论，瘢证用药，疮疹轻重候等。

5054
瘕论萃英/(元)王好古著. 影印本. 长沙：商务印书馆，1938
921

5055
瘕论萃英/(元)王好古著. 影印本. 上海：涵芬楼，1938(济生拔萃；14)
1、2、7、139、186、202、277、289、461、462、476、491、512、521、523、529A、529B、570

5056
瘕论萃英/(元)王好古著. 刻本. 北平：中医学社，1923(古今医统正脉全书；26)
1、139、202、289、396、461、491、541、651

5057
痘治理辨：一卷，附方一卷/(明)汪机编辑. 石印本. 上海：石竹山房，1921(汪石山医书；7)
21、139、270、279、289、308A、361、391、396、412A、475A、514A、529A、541、570、572、590、651、664、677A、701、728A、731、738A、738B、781、839A、854、896A、907C、926A

全书包括痘辨、痘图、痘方3部分。阐述痘疹病因、预防与饮食起居宜忌、痘疹与伤寒异同、痘症轻重顺逆、不治之证等。书中绘有痘疹各阶段形态图16幅，选录方剂150余首。

5058
仙传痘疹奇书：三卷/(明)高我岗撰；(明)高尧臣辑. 铅印本. 上海：中华书局，1918
186、277、308A、385A、433A、475A、514A、590、664、701、839A

又名《痘疹真传奇书》。书中列痘形图27幅(附针法治疗图1幅)，分述痘疮证治，兼论痘疹区别、疹病辨证施治大法与12种疹病证治，其治疹以清火滋水为要旨。全书收录痘疹方80余首。书末载医戒篇。

5059
增补痘疹玉髓金镜录：四卷/(明)翁仲仁撰. 铅印本. 上海：校经山房，1914、1937
1、186、728、859、931

5060
增补痘疹玉髓金镜录：四卷/(明)翁仲仁撰. 石印本. 上海：江东书局，1912
139、940

5061
增补痘疹玉髓金镜录：四卷/(明)翁仲仁撰. 石印本. 上海：锦章书局，1914、1922
251、467、514A、514B、529A、570、712、839A、901、907C、921、940

5062
增补痘疹玉髓金镜录：四卷/(明)翁仲仁撰. 石印本. 上海：广益书局
529A、799A

5063
增补痘疹玉髓金镜录：四卷/(明)翁仲仁撰. 石印本. 上海：扫叶山房
381

5064
增补痘疹玉髓金镜录：四卷/(明)翁仲仁撰. 石印本. 上海：文成书局，1916(幼科大成；1)
301、361、475A、529A、907C

5065

增补痘疹玉髓金镜录：四卷/（明）翁仲仁撰. 石印本. 上海：章福记书局

931

5066

增补痘疹玉髓金镜录：四卷/（明）翁仲仁撰. 石印本. 上海：进步书局

301、491、541、590、781、852、915、931

5067

增补痘疹玉髓金镜录：四卷/（明）翁仲仁撰. 石印本. 上海：铸记书局，1949

514A、590

卷一为儿科病症歌赋20余首；卷二至三为痘疹的辨证论治。（包括歌赋论述）；卷四痘科治疗方剂。

5068

增补痘疹玉髓金镜录：四卷/（明）翁仲仁撰

见幼科三种。

5069

救偏琐言/（明）费启泰撰. 铅印本. 北平：共和印刷局，1949

202、590

本书专论痘疹的辨证原则和治疗法。书中除讨论了一些具体的痘科辨证外，并附怪痘的图像及备用良方。

5070

原瘄要论/（清）袁氏撰. 铅印本. 上海：大东书局，1936～1937（中国医学大成；104）

1、2、3、139、270、277、361、391、461、476、511、541、579、589、590、728、831、851、852、901、907B、907C、921、940

概述麻疹的症状，诊断及用药等，并附虞氏麻疹治法1则。

5071

郑氏瘄科保赤金丹：四卷/（清）郑启寿著；守拙居士重编. 铅印本，1932、1938

590、921

5072

小儿夺命丹/（清）庄一夔著. 铅印本

590、851、907C

为庄氏《福幼编》及《遂生编》的合编本。

5073

遂生编/（清）庄一夔撰. 铅印本. 福建：福建印刷社，1917（四生合编；4）

590、737、738B、917A

本书专论痘症的辨证治疗。作者主张治痘“宜温补兼散”、忌用寒凉消导，故引录前人主张温补的有关论述与处方编成本书，并附验案。

5074

遂生编/（清）庄一夔撰. 铅印本. 上海：国医书局，1930～1931（国医小丛书；7）

1、139、186、277、412A、521、590、651、721、851、917A

5075

遂生编/（清）庄一夔撰

见妇婴至宝、慈幼新书三种、幼科汇编。

5076

痘疹正宗：二卷/（清）宋麟祥撰. 石印本. 上海：江东书局，1921

21、202

上卷痘疹门；下卷疹症门。作者认为痘为先天之毒，治宜攻下，反对用托补之法。故本书内容尤详于痘症的论治，治法以归宗汤数方为主，并附若干医案。

5077
痘疹正宗：二卷/（清）宋麟祥著. 刻本
514B

5078
痘疹定论：四卷/（清）朱纯嘏著. 石印本. 上海：大成书局，1921
518、541、572、590、664、926A
又名《种痘全书》。卷一～三论痘疮，对痘疹的病理、诊断、症状及治法都做了较详细的叙述，并介绍了用人痘接种预防的历史和方法。卷四为治疹总论、四方疹不同、出疹四忌、看疹三忌、治疹诸方等。

5079
痘疹定论：四卷/（清）朱纯嘏编. 铅印本. 奉天，1915
1、186

5080
痘疹定论：四卷/（清）朱纯嘏编. 刻本. 翰章书局，1924
940

5081
痘疹定论：四卷/（清）朱纯嘏编. 铅印本. 广东：石岐，1931
940

5082
痘疹定论：四卷/（清）朱纯嘏编. 铅印本. 香港：荣记印务局，1934
590

5083
痘疹定论：四卷/（清）朱纯嘏编. 铅印本. 上海：世界书局，1937
590、851、891、907C、917A、940

5084
痘疹定论：四卷/（清）朱纯嘏编. 铅印本. 成都：正古堂，1941
907C

5085
痘疹会通：五卷/（清）曾鼎纂述；佟献宸编. 铅印本. 吉林：汉医研究会，1948
514A、590
本书参考痘疹有关文献，结合作者的经验编成。前四卷为痘疹的证治与方剂，附种人痘法。末卷论述麻疹。

5086
痘疹诗赋：二卷/（清）张銮著. 石印本. 上海：校经山房，1936
139、277、279、475A、514A、522
此书以诗赋形式论述痘疹二症之病机、治法和方药。所论麻疹治法尤详。有治疹总诀等诗并50余方，每方后又附一诗。

5087
痘疹真诠/（清）舒诏著；刘鳞编. 稿本. 刘鳞，1917
590
列发热论、形色论、起胀论、养浆论、收结论、舒氏医案、痘麻合编、痘证治法与伤寒杂病不同表、治痘扼要、治痘简便方等。

5088
痘疹精详：十卷/（清）周冠编. 石印本. 上海：广益书局，1949

139、279、289、308A、393、433A、461、475A、514A、590、664、728A、733A、799、839A

作者对于痘疹要论述于前，次释词，后方药，并将药方纂成歌诀，便于记诵。另将通用方，亦予增编歌诀。

5089

专治麻痧初编：六卷/（清）凌德编．铅印本．杭州：三三医社，1924（三三医书；22）

3、139、139A、186、270、277、308A、361、391、546、572、590、728、731、738A、800、839A、907C、921、940

卷一为崇正编，录《医宗金鉴·痘疹心法要诀》中“疹门”内容，附司天掌诀歌及十四种治痘疹书的书名；卷二、卷三为述古编，选编《小儿药证直诀》《小儿斑疹备急方论》等15种；卷四、卷五为徵今编，摘抄《幼幼集成》《痘疹定论》等14种；卷六为方论编，选录《良方集腋合璧》《古方选注》《名医方论》《慈幼筏》等书古方9首；末附俞氏解后须知。全书汇选了痘疹书70余家之精要。

5090

疹症宝筏/（清）郑奋扬撰．铅印本．福州：袖海庐，1917

139、251、286、839A

首述前人有关疹症之论、儿科疹之定义、病因病机，以及与疫疹的鉴别；后列疹主肺与六腑有关之说，以及出疹流涕、色泽、烂喉痧、疫疠、指纹、治法、出疹食物禁忌、出疹四大忌、医家三大忌及验方等内容。

5091

麻疹备要方论/（清）吴亦鼎撰．铅印本．上海：大东书局，1936～1937（中国医学大成；105）

1、2、3、139、270、277、361、391、461、476、511、541、579、589、590、728、831、851、852、901、907B、907C、921、940

介绍麻疹的病原、脉证、各种兼证、禁忌以及备用诸方等。

5092

麻科合璧/（清）杨开泰汇编．铅印本．绍兴：朱志云，1926

1、475A、541、590

又名《郁谢麻科合璧》。书中简要地介绍了麻证总论，对麻疹的发病规律、证状特点等予以概括。然后系统而简要地论述了麻疹各期证候的护理、将息、调治、避忌、辨证和用药，以及杂病等内容。

5093

麻科合璧/（清）杨开泰汇编．铅印本．文伦书局，1911

139、186、280、301、361、491、851、852、907C

5094

麻科合璧/（清）杨开泰汇编．刻本．垫江：两湖会馆，1916

853

5095

麻科合璧/（清）杨开泰汇编．石印本．成都，1920

851

5096

麻科合璧/（清）杨开泰汇编．刻本．合川：会善堂，1921

852

5097
麻科合璧/（清）杨开泰汇编．铅印本．小衡山房，1925
412B、709、738B、799A、852、907C

5098
麻科合璧/（清）杨开泰汇编．刻本．重庆巴县：欧仲辉氏，1929
852

5099
麻科合璧/（清）杨开泰汇编．石印本．成都：代书街，1930
461、529A、839A、852、854、907C

5100
麻科合璧/（清）杨开泰汇编．铅印本．桐乡：冯氏，1931
1、139、186、202、270、279、286、301、361、381、461、465、529A

5101
麻瘄必读：二卷/（清）林月函，（清）郑启寿著．石印本．千顷堂书局，1926
139、139A、186、202、254、270、279、301、308A、361、391、393、397、412A、412B、461、475A、491、514A、572、590、677A、733A、738B

本书上卷为《秘传经验麻科至宝》（简称《秘传麻书》），清代林月涵传。下卷为《郑氏瘄略》，清代郑启寿著。

5102
麻症集成：四卷/（清）朱载扬撰．铅印本．宁波：浙江体育学校，1919
1、139、251、286、385A、401、514A、572、701、738A、738B、781、901

卷一卷二载前人有关麻症论述、治麻简便要药、麻症痘症辨、麻疹回答捷诀等；后两卷介绍经验麻疹方188种。

5103
麻症集成：四卷/（清）朱载扬撰．铅印本．宁波：卫生公会，1919
139、139A

5104
麻症集成：四卷/（清）朱载扬撰．铅印本．浙江，1923
514A、677A、701、731、799A、911

5105
麻症集成：四卷/（清）朱载扬撰．铅印本．奉天：李湛章，1925
139、412A、475A、738A

5106
麻症集成：四卷/（清）朱载扬撰．石印本．上海：宏大善书局，1926
186、541、728A

5107
麻症集成：四卷/（清）朱载扬撰．石印本．四明：印刷所，1931
2、734、738B、896A、907C、922

5108
麻症集成：四卷/（清）朱载扬撰．铅印本，1935
270、361、590、701、731

5109
麻痘全书/（清）尉仲林等著；万新甫等增辑．铅印本
139、590

全书分麻疹、痘疮、水痘3门。麻疹

门上篇列总论、知原、血气、标本、形色、部位、麻子要领等，分述麻子按日八法及麻疹79种治法，录随症方34首；下篇论疹瘖证治。

5110
痘科救劫论/(清)李春辉撰. 铅印本. 天津：华新印刷局，1918、1924
1、186、270、277、279、301、302、308A、514A、511、590、839A
首论痘科救劫之总纲，次作痘科经验随笔小引，再为治疹经验随笔，终述治痘科药性，共载内服外用方50余首，述治痘药性百余味。

5111
天花精言：六卷/(清)袁句著. 铅印本. 黄岩：杨氏种书楼，1929
514A、541、570、590、664、721、728A、839A、907C、922
前三卷主要论述痘疹证候与治疗；卷四～五为痘疹图说兼论治疗麻、痘常用药药性；末卷为痘疹备用方。此书又有4卷本名《痘症精言》，内容略有增补。

5112
天花精言：六卷/(清)袁句著. 抄本，1949
139、279、280、289、475A、529A、940

5113
引痘略/(清)邱熺辑. 石印本. 上海：锦章书局，1917
139、289、351、521、590、651、851
为最早介绍接种牛痘法的一部著作。作者通过本人的大量实践，对于种痘的部位、要求、调摄及治疗方药等都做了简要叙述，并附插图。

5114
引痘略/(清)邱熺编. 刻本. 耕道堂，1915
831

5115
引痘略/(清)邱熺编. 刻本. 蕤照书屋，1916
1

5116
引痘略/(清)邱熺. 铅印本. 仓前山：英华印书局，1917
139、728A、911、917A

5117
引痘略/(清)邱熺编. 铅印本. 翰墨林书局，1924
907C

5118
引痘略/(清)邱熺编. 石印本. 上海：广益书局
421

5119
引痘略/(清)邱熺编. 石印本. 上海：萃英书局，1949
570、712

5120
引痘略/(清)邱熺编. 抄本
139、590、701、831

5121
引痘略/(清)邱熺编. 石印本. 上海：江东书局，1916
302、590

5122
引痘略/(清)邱熺编

见幼科汇编、陈修园医书四十、四十八、六十、七十、七十二种。

5123

牛痘新书/(清)武荣纶，董玉山编. 石印本. 天津：新华印刷局，1920

139、186、590

5124

种痘新书：十二卷/(清)张琰编辑. 石印本. 上海：锦章书局

1、279、280、289、301、308A、361、393、412A、412B、491、514B、570、590、664、728A、741、907C

5125

种痘新书：十二卷/(清)张琰撰. 石印本. 上海：会文堂，1914

351、412B、514A、590、738、799A、852、940

5126

种痘新书：十二卷/(清)张琰撰. 石印本. 上海：广益书局，1919

21、139、202、393、396、450B、728A、852、907C

5127

种痘新书：十二卷/(清)张琰撰. 石印本. 上海：校经山房

277、391、475A、514A、522、651、931

5128

种痘新书：十二卷/(清)张琰撰. 石印本. 上海：江东书局，1912

139A、270、303、412A、491、514A、522、590、712、799、799A

5129

种痘新书：十二卷/(清)张琰撰. 刻本

738A、907C

5130

说痘/祝振纲撰. 铅印本. 上海：商务印书馆，1927、1931、1933

186、351、741

内容包括耳上秘诀预知断法、看八卦见点吉凶妙法、断死期妙诀、论发热见点吉凶、分五经之期主治法、秘传十二仙方，以及家传金匮玉函痘疹论治等。

5131

种痘心法种痘指掌/(清)朱奕梁撰. 铅印本. 上海：商务印书馆，1935～1937(丛书集成初编；77)

1、2、6、7、9、21、139、140、186、251、301、361、391、421、461、493、511、523、541、542、572、579、651、702、721、731、781、791、851、852、901、911、921、922、931、940

此书主要论述有关种痘的内容，包括审时熟苗、选苗、贮苗、苗力久暂、用药轻重、可种不可种、下苗吉日、避忌日辰、治苗塞苗法等，并论种痘后之证治，附方剂若干首。

5132

种痘心法种痘指掌/(清)朱奕梁撰. 影印本. 上海：博古斋，1920(借月山房汇抄；4)

1、6、7、9、21、139、251、301、391、461、493、511、523、541、542、579、651、701、731、741、781、791、851、852、901、911、921、931

5133

时痘论/朱凤樨撰. 铅印本. 上海：国医书局，1930～1931(国医小丛书；26)

1、139、186、277、412A、521、590、651、721、851、917A

5134
痘及种痘/钱守山，斯季绍编. 铅印本. 上海：商务印书馆，1926、1931
541、852

5135
种痘与治疗/朱达玉撰. 铅印本. 上海：校经山房，1934
741、917A、931

5136
种痘讲义/邢熙平编. 铅印本. 浙江：中医专门学校，1937
590、738A

全书列绪论、种痘法、备用方，后附小儿月内出痘验方。载方18首。阐述痘名、病因病理及种痘器械选择、痘苗采用、消毒等种痘施术方法。

5137
种痘学/吴大猷撰. 铅印本. 成都：国医讲习所，1932
853

5138
种痘学讲义/吴介诚编. 铅印本，1932
851、871

5139
种痘须知/国民政府内政部编. 铅印本. 南京：国民政府内政部，1928
541

5140
种痘原理及免疫概要/萧培拭编. 铅印本，1949
541

5141
种痘常识/龙伯坚著. 铅印本. 长沙：湘雅医科大学，1929(医药常识丛刊；1)
541

5142
经验种痘神方/俞筱云编. 石印本. 上海：宏大善书局，1924
541

5143
中西种痘全书/陈滋撰. 铅印本. 上海：医学丛书社，1913
901

5144
中西种痘全书/陈滋撰. 铅印本. 上海：中新印书局，1919
741

5145
安徽省会施种牛痘委员会工作报告/安徽省会施种牛痘委员会编. 铅印本. 安徽：省会施种牛痘委员会，1934
541

5146
近世牛痘学/黄本然撰. 铅印本. 上海：中医书局，1936(近代医学丛选；21)
590、907C、940

总论叙医术与道德、医术上之责任、痘症、牛痘之略史、近百年中西引痘之概略；各论分述释名、牛痘与人之关系、牛痘苗之制造法、中国苗传法、种痘后之禁忌与调养医治等16章，载插图12幅，后附预解麻疹神验方2则。

5147
近世牛痘学/黄本然撰. 铅印本. 上海：中医书局，1936
590、907C、940

5148
痘科/许振庆编. 铅印本. 广东：光汉中医药专门学校，1940(广东光汉中医药专门学校讲义)
186
全书分8章。先列痘科提纲，总论痘名、源根、形色；再论述痘之初出证、痘症日期、五脏分属、部位吉凶、看痘抉要、证治概要、脉、证等，以及各类痘证治疗与痘科杂证、痘后余毒余痘治疗。

5149
痘科/著者佚名. 抄本
412B、529A、541、712
首列痘科用药71味，方33首；次述痘科始终要论、随症施药权变治法、痘后用药等，载方66首。末附治痘心传。

5150
痘科入门/陈景岐编. 铅印本. 上海：中西医药书局，1937
361、461、728
本书辑录《医宗金鉴》卷五十六、卷五十八至卷六十，以及《瘢论萃英》有关痘疹内容。内分2编，第一编痘疹心法要诀，分痘门证治、痘中杂证、男女年长出痘门、疹门证治及种痘诸法；第二编海藏瘢论萃英，分疮疹标本、洁古老人瘢论、海藏老人瘢论、未显瘢证所用之药、已显瘢证所用之药及疮疹经重候。

5151
痘科入门/陈景岐编. 铅印本. 上海：中西医药书局，1934(中国医药入门丛书；12)
1、139、186、254、308、412A、590、799A、907B、907C、940

5152
痘科回澜论医赘言/李荣震编. 石印本. 福州：启明印刷公司，1913
381
论述接种牛痘而痘症多愈。指出复出天花或危候变症，拘泥于温热、寒凉之法，往往误治致死。主张当变通各法，辨证用药。

5153
痘科讲义/何仲皋撰. 铅印本. 四川：高等国医学校，1940
852

5154
痘科讲义/李钰琳编. 铅印本，1933
931
全书分6篇。阐述痘症病因、症状、诊断方法、预防、传染途径及预后、痘症辨证和治法。最后论述痘症发热、见点、起胀、灌浆、结痂、痘后各期治法方药。

5155
痘科学/缪俊德编. 铅印本. 上海：千顷堂书局，1935
381、590、728
列痘之原因、历史、症状、合并症、遗后症、诊断、鉴别、治疗及预防等，载方47首。

5156
实验痘科秘传/周伟呈撰. 石印本. 河南：

医药研究学会，1933

361、707

论述天花症状、原因、诊断、治法、处方和治验录。末附重订《医宗金鉴痘科心法》。

5157

痘科摘抄：二十三卷/抄本. 甄垌，1911

308

5158

中西痘科合璧/卜子义，陈醒箴编. 铅印本. 上海：中华书局，1930

491、590、728、733A、901

分中法篇与西法篇两部分。中法篇列痘及疹两门，载医案22则，病证49种；西法篇叙痘疮诊断、鉴别、合并症、后遗症及种痘。

5159

中国痘科学/卜惠一编. 铅印本. 上海：中医书局，1936(近代医学丛选；22)

590、940

全书分2章。第一章"天痘"，论出痘形证、限期判别、看护手续及用药、诊断、证治、恶证不治、杂证，并载古今治痘方选46首；第二章"种痘". 载种牛痘取浆法、牛痘刺种法和牛痘总论。

5160

痘疹心法全书：四卷/石印本. 上海：广益书局，1917

270、466、475A、514A、570、664、728A

又名《痘科全书》《编辑痘疹心法要诀》。卷一列痘源、发热顺症、出痘形症、发热险症、痘出五脏形症、发热逆症、痘主部位、发热证治、痘形顺逆、痘色顺逆、起胀顺症、痘症老嫩、起胀险症、痘症疏密、起胀逆症，以及见点、灌浆、收靥、结痂落痂顺逆险症等；卷二列痘形并证，附痘形图44幅；卷三为痘中杂证上，列发热、惊搐、头痛、呕吐、腹痛、谵妄、厥逆、喘、痰、咳嗽、泻泄、痒、痛、衄血便血、寒战咬牙、倦怠等证治；卷四为痘中杂证下，列痘后痈毒、痘后牙疳、夹疹、夹斑、水痘、男妇年长出痘、谵妄、妇女出痘行经、孕妇出痘、痘出遇产、产后出痘、疹门、疹源、麻疹轻重、泻泄、麻疹见形及收没证治等。

5161

痘疹方集/李仪来撰. 抄本. 李仪来，1937

186

论述痘疹病因病理、临床病程证候、治方及临证化裁、预防等。认为痘疹乃由胎毒五脏之邪，因时邪外感而邪火熏蒸，自里达表，流布周身而成。

5162

痘疹幼科/杨子安撰. 抄本. 黄寿南，1913

139

内容包括痘症危险变幻歌、小儿寒热虚实治论、各经痘症形色、痘形生死吉凶、水痘赤痘斑疹歌、治痘大纲、分期证治、叶氏儿科、痧子论、通论治痘、通述当世用药等。

5163

痘疹传心录：十六卷/(明)朱惠民撰. 刻本. 广州：古经阁，1926

940

5164

痘疹传心录：十六卷/(明)朱惠民撰. 刻本. 广东省：躬草堂，1926

475A、931、940

5165

痘疹传心录：十六卷/(明)朱惠民撰. 刻本. 上海：千顷堂书局，1925(六醴斋医书；8)

139、186、270、308、308A、361、381、396、450、514A、529、529A、541、546、570、590、664、728A、738A、799A、800、839A、907C、917A、926A、940

5166

痘疹讲习所讲义：三卷/闵震编. 铅印本. 熙明印刷所，1914

741

5167

痘疹学/古绍尧编. 铅印本. 广东：中医药专门学校，1936(广东中医药专门学校各科讲义；31)

570、590、940

全书6章，为痘疹提纲、辨顺逆险、辨证疗治、痘中杂症与诸家诸法、痘后杂证兼余毒和杂章。载方163首；卷后药方录，载医方48首；并附麻疹讲义，载35方。

5168

痘疹学讲义/古绍尧编. 铅印本. 广东：中医药专门学校，1927

590、940

5169

痘疹治要/姚惠安编. 铅印本. 上海：中国医学院，1937

590

5170

痘疹总论/著者佚名. 抄本，1937

590

上篇首论治痘始终之大法；次述逐日辨证，辨痘子发热、疏密，内症之轻重等；后附痘子逐日方26首。下篇简论发疹，强调痘疹不同科，分述疹出证候、禁忌及治疹要诀，录治疹应用方10首。

5171

痘疹症治辑要/陆均衡辑. 铅印本. 梧州：寄春医庐，1935

921、922

全书5章。第一至第三章记述痘科证治论、痘科杂症治论、疹科证治论；第四章汇录痘疹证治备用良方174首；第五章为痘科心法要略，记叙著者平生临床体会，提出“看痘要法”、“治痘权宜”等18条。

5172

痘疹症病状预防法/余子贞撰. 铅印本. 余子贞

590

列出麻、出痘等14篇，论述麻、痘、痧、大头瘟、斑疹等病因病理、症状、顺逆等。间附西医病名。

5173

儿科痘疹：二卷/著者佚名. 刻本，1949

940

5174

小儿痘疹经验方/著者佚名. 抄本，1912

590

内容包括恶症歌、验势轻重歌、论痘症寒热虚实治法、治痘大纲、总论顺逆险71症、痘之兼症证治、经验麻疹治法、家传指迷用药、痘方若干首等。

5175

幼科痘疹/侯悔斋校. 铅印本. 上海：校经

山房书局，1936

590

本书用中医理论全面论述了痘疹的病因、病机、症状、诊断及治疗方法。

5176

秦氏痘疹图说：二卷/秦伯未著. 铅印本. 上海：商务印书馆，1918

139、139A、186、202、286、289、301、361、433、491、541、570、589、590、664、677A、839A、907C、917A

上卷载宝鉴验痘图四幅、秦氏痘疹图36幅(逸3幅)和痘原论等18篇，附图2幅；中卷列痘症形状24种；下卷载医方63首。

5177

痘症经验录/周怡晅编. 铅印本. 香港：美伦印务局，1939

940

首叙痘症之诊断、吉凶、宜忌、治法及药性宜忌，后选辑麻痘经验方117首及其随症加减法。

5178

治痘宝册：二卷/(清)王东庵撰. 铅印本. 广东：中医药专门学校，1927

931

作者对痘从形、色、气、血分别详加辨证，归宗一方，随症加减。兼有散法、补法、化毒法、针挑法，并不治之症61条。续编逐析痘出各阶段症治。

5179

痘痧汇评/著者佚名. 稿本，1940

1

5180

发疹全书/孙祖烈编. 铅印本. 上海：医学书局，1917

139A、351、463、664、709、799A、852、940

5181

疹论/著者佚名. 抄本，1949

541

首为总论，述出疹之兆，并介绍大力子、紫草、黄连、桔梗等治疹药28种；继叙疹证伴有惊搐、失血等68种兼杂证的病因证治，并附小柴胡汤等75首治疹方加减用法。

5182

疹科：二卷/铅印本. 广东：光汉中医药专门学校，1937(广东光汉中医药专门学校讲义)

186

上卷缺。下卷分6章，第一章为麻疹科提纲；第二至第五章分别为疹科证治、麻科轻重死分辨法、疹科杂症、疹后余症；第六章论疹，包括出疹有四大忌、麻疹论、麻疹心法赋及麻疹证治歌括等内容。

5183

疹科心法/王功镇撰. 铅印本. 天津：逸民医庐，1934、1935(养生医药浅说)

3、21、139A、270、289、302、308A、361、393、590、839A

本书系王氏家传。认为痧疹乃伏热，发于阳明胃腑，一经感触，火炎胃燥，须予清凉，若投辛温滋腻，则如抱薪救人。

5184

疹痘治要/姚惠安编. 抄本，1937

590

系《上海中国医学院讲义》之一。列总论、疹证证候、兼候、回候、交候、附候6部分，论述麻疹、风疹、斑疹、疹中夹痘、痘后出疹等病因证治。末附痘科12朝顺症、险症与逆症。

5185
疹瘢痘图鉴/陈存仁撰．铅印本．香港：存仁医学丛刊社，1940
590

5186
秘传小儿痘疹/著者佚名．抄本，1927
139
内容包括耳上秘诀预知断法、看八卦见点吉凶妙法、断死期妙诀、论发热见点吉凶、分五经之期主治法、秘传十二仙方，以及家传金匮玉函经。

5187
麸疹约要/著者佚名．铅印本．上海：道德书局，1936
491

5188
麻疹汇要/(清)吕新甫编．铅印本．古大化里，1921
286、529A、541、590、728B、907C

5189
麻疹阐注：四卷/(清)张廉撰．铅印本．上海：世界书局，1936(珍本医书集成；46)
1、3、21、139、140、152、185、186、202、254、270、289、301、303、308、309、360、381、396、421、433、461、476、491、541、546、572、579、589、590、706、728、731、738A、781、799A、800、831、839、839A、851、852、871、891、901、907B、907C、911、917A、921、922、926A、931、940、942B
本书卷一～二系将《医宗金鉴·痘疹心法要诀》的(麻)疹门作了补充注释。卷三～四为附采诸家麻(疹)后证治，引述前代麻疹著作中有关麻疹的合并症、后遗症的证治等内容。

5190
麻疹阐注：四卷/(清)张廉撰．铅印本．重庆：中西书局，1913
475A、851、852

5191
麻疹阐注：四卷/(清)张廉撰．石印本．成都，1916
361、385A、541、731、851、852、853、856、859、907C

5192
麻疹阐注：四卷/(清)张廉撰．刻本，1928
308A、851

5193
麻疹阐注：四卷/(清)张廉撰．刻本，1918
139、511、854

5194
麻疹阐注：四卷/(清)张廉撰．刻本．宜昌王氏，1920
852

5195
麻疹阐注：四卷/(清)张廉撰．石印本．上海：广益书局，1921
1、139、677A、741、852

5196
麻疹阐注：四卷/(清)张廉撰．刻本，1922
1、361、491、514A

5197
麻疹阐注：四卷/(清)张廉撰. 铅印本，1923
791

5198
麻疹阐注：四卷/(清)张廉撰. 刻本. 汉口：宏文堂书局，1925
2、202、491、529A、541

5199
麻疹阐注：四卷/(清)张廉撰. 石印本. 重庆：志同石印社，1927
851、852、907C

5200
麻疹阐注：四卷/(清)张廉撰. 石印本. 江西，1928
289

5201
麻疹阐注：四卷/(清)张廉撰. 铅印本，1931
1

5202
麻疹阐注：四卷/(清)张廉撰. 石印本. 隆昌：鸿泰昌石印局，1932
202、514A

5203
麻疹阐注：四卷/(清)张廉撰. 刻本. 萍乡：贺聚文堂，1933
741

5204
麻疹阐注：四卷/(清)张廉撰. 刻本. 许昌：清善局，1935
21、351

5205
麻疹阐注：四卷/(清)张廉撰. 铅印本. 上海：锦章书局，1936
361、590、799A、831、907C

5206
麻科易解/刘桂蔬编. 铅印本. 刘桂蔬，1924
839A、940
内容包括麻疹名称、传染、看护、禁忌、诊法，麻疹已出未出，以及麻疹兼症诊治方药。主张凉药不宜过早使用，用药须注意时令。另有部位图、药方、医案，末附小儿杂治及各种良方。

5207
麻科易解/刘桂蔬编. 刻本. 长沙：积善小补堂，1932、1942
139、186、831、933

5208
麻科活人全书：四卷/(清)谢玉琼撰. 铅印本. 上海：千顷堂书局，1937、1948
1、139、270、514A、541、940
卷一麻疹辨治方法；卷二～四麻疹的初潮至已出、已收、已后各阶段症候的辨证论治处方108条，有歌诀及解说。书末附：麻疹论、瘖论、麻疹补论、朱礼堂医案。

5209
麻科活人全书：四卷/(清)谢玉琼撰. 刻本，1918
139

5210
麻科活人全书：四卷/(清)谢玉琼撰. 刻本. 宜昌：王氏，1920
852

5211
麻科活人全书：四卷/(清)谢玉琼撰. 石印本. 上海：广益书局，1921
1、139、286、677A、741、852

5212
麻科活人全书：四卷/(清)谢玉琼撰. 刻本，1922
1、361、491、514A

5213
麻科活人全书：四卷/(清)谢玉琼撰. 铅印本，1923
791

5214
麻科活人全书：四卷/(清)谢玉琼撰. 刻本. 汉口：宏文堂书局，1925
2、202、491、529A、541

5215
麻科活人全书：四卷/(清)谢玉琼撰. 石印本. 重庆：志同石印社，1927
851、852、907C

5216
麻科活人全书：四卷/(清)谢玉琼撰. 石印本. 江西，1928
289

5217
麻科活人全书：四卷/(清)谢玉琼撰. 铅印本，1931
1

5218
麻科活人全书：四卷/(清)谢玉琼撰. 石印本. 隆昌：鸿泰昌石印局，1932
202

5219
麻科活人全书：四卷/(清)谢玉琼撰. 刻本. 萍乡：贺聚文堂，1933
741

5220
麻科活人全书：四卷/(清)谢玉琼撰. 刻本. 许昌：清善局，1935
21、351

5221
麻科活人全书：四卷/(清)谢玉琼撰. 铅印本. 上海：锦章书局，1936
361、590、799A、831、907C

5222
麻科活幼：二卷/著者佚名. 石印本. 泸县：鸿文书局，1922
907B

上卷论麻疹形成、辨证及治疗、食物禁忌、主治诸疾，并附案例；下卷论麻疹辨证、麻痘区别、见症、用药诸方、变症歌，以及妇人麻疹。另附张景岳论治麻疹经验。认为痘出于五脏，属阴，宜实内，故痘可温补；麻疹出于六腑，属阳，宜疏外，故忌用甘温。

5223
麻科神方/刘季青撰. 石印本. 上海：明善书局，1936
851

5224
麻科证治：四卷/龚香圃撰. 铅印本. 六一草堂，1947
139、590

分列先哲名言(香圃随笔)、麻症实验录、古传麻症论治附应用方选要、麻科证治及选方。共载方102首，治例26则。重点论述麻疹病原病机、特征、主治大法、用药宜忌、30种兼夹症治疗、麻后调理等。认为麻疹乃胎毒，感天地邪阳火旺之气，自肺脾发出；麻出贵透表发，已透宜清，没宜养血，忌寒凉、辛热、补涩。

5225

麻科辑要/周观成撰. 铅印本，1916

186、541

论述麻疹诊断、鉴别诊断、麻疹及其合并症治疗。书末附小儿杂病治法。

5226

麻科辑要/周观成撰. 抄本，1940

896A

5227

麻科至宝/徐棣三撰. 石印本. 上海：千顷堂书局，1926

541、728A

5228

小儿麻科专论/相乾经撰. 铅印本. 重庆：民主文化公司，1949

852

5229

麻疹/薛润珊撰. 铅印本，1936

590

以中西医理论合参论述麻疹发病、各期证候和顺逆症。

5230

麻疹/江济时，梁及津著. 铅印本. 广州：新中医月刊社，1947

139、590、931、940

5231

麻疹/万氏撰. 铅印本

852

5232

麻疹专论：四卷/李聪甫撰. 铅印本. 新化：唤民书局，1930、1940

139、186、412B、590、728A、738、738A、896A

卷一至卷二述麻疹病原、症状、诊断、护理、预防及类证等；卷三至卷四载诸证类方48首，医案8则。提出麻疹禁用升麻、桔梗、甘草、人中黄；麻疹正出时慎用黄连、石膏等。论述融合中西，删繁补略。

5233

麻疹刍言/陈尧丞撰. 石印本. 泸县：陈尧丞，1945

590、921

简述麻疹病原、与天花鉴别、兼症及治法等。非议《麻科活幼》而推崇《温热经纬·余师愚疫病论》。

5234

麻疹全书：三卷/林介烈撰. 铅印本. 汕头：育新书局，1936

590

上卷为麻疹诊治；中卷为麻疹出疹期及其兼症论治；下卷为收靥期及其杂证论治，并附杂症备用成法27法，方10首；最后为孕妇出疹、痘夹疹、目科、外科、癍毒等治法。全书每章后编以诗歌。

5235

麻疹合编：五卷/杨与昌辑. 石印本. 隆昌：鸿泰昌，1932

186、270、514A

本书为谢玉琼撰《麻科活人全书》、清张廉阐注《麻疹阐述》、请耐修子著《白喉治法禁忌表抉微》三书合编而成。

5236

麻疹自治/楼国荣编. 铅印本. 上海：文明书局，1933

491、590

列麻疹通论等20篇，论述麻疹病因、临床表现、治法、饮食调护，以及伤寒发斑、隐疹丹等，末附麻疹治方46首。

5237

麻疹问答/著者佚名. 抄本. 唐成之，1925

590

先设麻症107问，论述麻疹及其兼症之辨证论治及症候变化，收录治麻疹方128首。又设痘症98问，涉及痘之原因、种类、宜忌、初起之形状、辨痘法等，收录治痘症方106首。

5238

麻疹医医/邹抱一撰. 铅印本，1930

289、831

5239

麻疹疗治法/李天佐，孙黯著. 铅印本. 上海：中华书局，1925、1928、1937

351、741、907C、940

5240

麻疹述要/太华医隐道仲子编. 石印本. 西安：义兴堂回春仙馆，1923

412B

首述麻疹名状、病原、辨证及诊断；次论麻疹主治大法，提出"疹宜发表透为先，最忌寒凉毒内含，已出清利无余热，没后伤阴养血痊"治则。

5241

麻疹便览：二卷/沈晓庵，陈奕山撰著. 抄本，1937

590

卷上载麻疹用药发挥及忌用药；卷下首叙麻疹不透表、发不出、咳嗽、呕吐发搐等症79种，次述麻疹兼寒热、谵语、发狂等症37种。

5242

麻疹急性传染病学/黄养民撰. 铅印本. 哈尔滨：自力书店，1945

139、852

5243

麻疹病学/郭望编. 铅印本，1949

851

5244

麻疹新编：二卷/黄政修著. 铅印本. 建瓯：兰新印刷所，1918、1928

251、401、542、590、701、731、741、940

卷首述引用诸书源流；上卷载医论73篇，内容包括论麻疹、痘疹发病，辨证，用药宜忌，饮食宜忌，40种症状，初中末调治法等；下卷采集麻疹诸方歌诀134首。

5245

麻症专科撮要/著者佚名. 抄本，1912

139

内分10节。第一、第二节述麻症总论、麻症总歌；第三、第四节述调治须知3则、避忌4则；第五节述轻、重、逆症看法；第六节述用药准则4条，列升麻有时、凉解有时、麻症用药先后宜忌、麻症通用汤头；第七节述火闭、风闭、食闭3闭症；第八节述麻症按日数用药法；第九节述麻症杂症82种；第十节杂论。

5246
麻证问题之商榷书/冉雪峰撰. 武汉：湖北中医专门学校，1945
839A
书载麻之释名、麻之原理、麻之总纲、麻之发热、麻之观点，又论及麻之收功、麻之兼证、麻之变证、麻之治法、麻之善后，并附治麻方药。是书主要论述麻疹病原病理、鉴别诊断及辨证治疗。

5247
时氏麻疹病学/时逸人撰. 铅印本. 上海：复兴中医社，1934、1941
139、270、590
原载于《中国急性传染病学》，后经整理更名出版。分麻疹与痘疮2部分。论麻、痘均按定名、略史、病因、病理、证候、合并证、续发证、诊断、预后、治法、处方、预防、护理等逐一介绍，论述多参合中西医之理。

5248
中国麻痘学/朱寿朋撰. 铅印本. 上海：医界春秋社，1933
309、590、728
全书分麻疹、痘疮2篇。分述麻、痘病因证治及预后，载简便方38首。附张赞臣等医论2篇。

5249
麻痘蠡言/陈伯坛著. 石印本. 长沙：伯坛中医专校，1933
139、270、308A、393、514A、590、664、738B、839A、851、931、933、940
系伯坛中医学校讲义。从营卫、气血、阴阳角度论述麻痘发病顺逆等。书末载医方14首。

5250
绿槐堂麻瘄良方/张原耀著. 铅印本. 慈溪：德余堂，1935
514A、590、728、728A、731、926A
本书宗《郑氏瘄略》《袁氏麻瘄秘传》之旨，并参合己见而成。首为总论，述疹之诊治、升降方药加减；次列泄泻、腹胀、痫症、疹后症、水肿等114种病症的病因诊治。末附治疹方16首，备用方2首。

5251
天花/卫生部编. 铅印本. 南京：卫生部，1949(法定九种传染病浅说；4)
541

5252
天花/王光宇著. 铅印本. 湘雅医科大学，1929(医药常识丛刊)
839A

5253
天花/南京市政府卫生局编. 铅印本. 南京：市政府卫生局，1932
664
此书为梅贻林在南京市卫生局第十次学术演讲会的演讲记录。

5254
天花/卫生署医疗防疫队编. 铅印本. 卫生署医疗防疫队，1940(医防丛刊)
590

5255
天花大全/楼国荣编. 铅印本. 上海：文明

书局，1936、1939

21、186、301、461、741、901

本书分3篇。上篇论述天花病从发热、出点到结痂、落痂各时期诊断、治疗和方药；中篇论述天花病夹杂症，如夹斑、夹痧、发泡约39种杂症诊治；下篇收集古今治疗天花病验方。

5256

天花与种痘/卫生署编. 铅印本. 南京：内政部卫生署，1933

741

5257

天花心镜：二卷/著者佚名. 抄本，1937

731

上卷有法秘、方秘、药性能毒、药咏能毒、顺逆险咏、赋秘、歌秘，其中药性能毒包括发表、清热、解渴、活血、止嗽、消食、止呕、止泻等；药咏能毒介绍中药治病功能。下卷有算痘多稀、分痘属部、察痘生死、治痘谨慎、论痘大略六条。最后附天花诸痘汤方、疹子治秘、验疹秘诀、看疹捷诀等。

5258

天花防治实施办法/容启荣编著. 铅印本. 贵阳：军医署，1945(防疫必携)

891

5259

天花医治方法/(清)沈镛撰. 石印本. 上海：宏大善书局，1926

590、664

本书首列三豆饮，次分述天花各期症状及治法。认为小儿脏腑娇嫩，口鼻触受不正之气，疾病丛生最难辨别，如果冬不藏阳，则生最恶之天花。强调治天花须用三豆饮，痘未发前服可免传染，已发之后服可减痘毒。

5260

天花和种痘/安徽第一民众教育馆编. 铅印本. 合肥：安徽第一民众教育馆，1945

741

5261

天痘与牛痘/黄渭卿撰. 铅印本. 北平：中国医药书局，1931

541

5262

痧麻明辨/(清)华壎撰. 石印本. 上海：千顷堂书局，1921、1935

139、139A、186、279、286、289、308、361、412A、412B、435、475A、491、514A、521、570、590、664、701、707、728A、738、738A、738B、799A、839A、907C、926A、933、940、942B

本书专论麻疹(即痧麻)，首为总论，后列正候、兼候、回候、变候及附候五类。每类又分为若干节，介绍证候、治则等内容。末附治痧3方。

5263

丹斑痧疹证治/冯汝玖撰. 铅印本

1、139

5264

阙待新编：二卷/孙能迁著. 石印本，1934

139

本书系作者治疗小儿斑疹的经验总结。卷上记述斑疹的病理和治疗方药；卷下为作者经治医案。介绍治疗方剂14首。卷末附实热证七字诀、张景岳论疹吉凶、牙疳五不治等。

5265
阙待新编：二卷/孙能迁著．铅印本．天津：大同药房，1938
590

5266
阙待新编：二卷/孙能迁著．铅印本．烟台：立成印书馆
139、301、677A

5267
瘖科诊治分门指南：二卷/陈哲夫编．抄本，1948
590
卷一瘖科诊治分门指南列医论9篇，论述麻疹起病、辨证、治法、顺逆转归、用药指南和饮食宜忌；卷二瘖科诊治分门医方列治法3门，麻疹证状15门和杂证3门，载方340首。

5268
瘖说/著者佚名．刻本
901

5269
瘖疹选要/宏大善书局编．石印本．上海：宏大善书局，1931(万应经验良方；6)
139、529A

5270
瘖疹须知/楼普惠著．铅印本，1937
738B
本书乃作者因瘖疹流行，遂摘录其尚未付梓的《瘖疹实验诊断学》一书精要而成，以补家庭看护常识。载述瘖疹原因、瘖疹有轻重之分、瘖疹分形色部位、瘖疹主治大要等8条。

5271
治瘖全书/董西园著．铅印本．上海：中医书局，1930、1936
186、277、433、541、728、731、922
内分：瘖前治症方论与瘖后治症方论两编。瘖即麻疹。

5272
舟仙瘖述：三卷/刘舟仙纂集．铅印本．刘舟仙，1924
139、308A
卷上采王海藏、王肯堂、张石顽、叶天士、郑卜年等诸家论瘖名义；卷中摘《张氏医通》《郑氏瘖略》论瘖辨治；卷下载方200余首。

5273
舟仙瘖述：三卷/刘舟仙纂集．铅印本．上海：国医学会，1936
139、270、433、590、728、839A

5274
舟仙瘖述：三卷/刘舟仙纂集．陈春阳．铅印本，1938
186、254、289、361、381、393、461、529A、728A、907C、917A

5275
舟仙瘖述：三卷/刘舟仙纂集．陈春阳．铅印本
139、145、412B、541、570、590、734、738A

5276
瘄疹菁华：五卷/罗佑文撰．石印本，1936
907C
为搜集诸家论说，考证瘄疹证治专书。卷一病源，包括胎毒、感时、种类、预防

等19条；卷二为初显，包括脉法、审病、禁忌、初治、外治、期限等32条；卷三为已发，分辨色、正治、兼治、补救、善后等26条；卷四为收靥，包括余毒、变证8条；卷五为方论30条。

5277

麻科会通：六卷/（朝）丁若镛编. 朝鲜：京城府新朝鲜社，1928、1938（与犹堂全书第七种）

139、590

本书系摘抄《伤寒论》《瘢论萃英》等53部医籍，间参己见而成。列开目、原证、因证、辨似、资异、我俗、吾见、合剂8篇。分述麻痘及儿科病症40余种，又论及麻毒预防、食物戒慎、酒与麻疹关系等，并按天干地支排列载方406首。

5278

痘科辨要：十卷/（日）池田瑞仙著. 铅印本. 上海：世界书局，1936（皇汉医学丛书；34）

1、3、21、139、140、152、186、202、251、254、270、277、301、303、308、361、391、396、421、433、450、461、491、514A、546、589、590、651、702、706、728、731、738、738A、741、781、799A、800、831、839、839A、851、852、854、871、891、901、907B、907C、917A、921、922、926A、931、942B

全书重点阐述辨痘之法，包括面部望诊、辨别表里寒热虚实、痘疹形状及各种症候及其方治；兼辨女子出疹及麻疹诸证用方等内容。

4.3 惊痫

5279

惊风论/程天灵撰. 四川泸县：久康印刷社，1941

590、799A、851、907C

内容包括总论、选论、辨治、医案及乌梅丸方辨5篇。本书参考前贤识见，重点论述小儿初生期、乳食期、杂食期之惊风辨治。

5280

惊风杂方效验/著者佚名. 抄本

733B

5281

惊风经验谈、痧子调护法合刻/恽铁樵撰. 铅印本，1935

139

5282

惊风治疗法/黄毓琦编. 铅印本. 黄毓琦

590、728A

论述惊风病因病理和证治. 对惊风前兆及预防论述较详。

5283

小儿惊风科/著者佚名. 抄本. 秦光汉，1939

590

首列小儿惊风症状、体征，次述推拿疗法、灯火疗法及其主穴、配穴。附小儿惊风推拿治疗穴位图4幅、小儿惊风用灯火穴图22幅，并说明穴位部位、操作方法。

5284

婴儿惊风症/中华卫生教育会编. 铅印本.

中华卫生教育会，1928

590

全书列婴儿惊风症与保赤2篇。论述婴儿惊风起因、预防措施，以及孕妇饮食居处与婴儿哺养等内容。

5285

陈竹园惊风鉴：四卷/陈福昌编．刻本．云南，1923

901、907B

卷一载述保卫小儿要旨、察小儿形色断病赋、小儿形色断病图、听小儿声音断病文、察小儿疾病歌、诊小儿虎口三关诗、诊小儿发际诗、看小儿人迎气口脉诀、观小儿形色死证歌、小儿生死候歌、看小儿眼法歌、小儿大小便论、惊风总论；卷二述急惊风、咳嗽、发热、昏迷等25症，载77方；卷三述慢惊风、久烧不退、腹中气鸣、哭声真叫等17症，载57方；卷四述慢脾风、虚热不退、久泻不止等14症，载42方。

5286

二十四惊推拿手法/著者佚名．抄本，1912

139

首录二十四惊症治，包括蛇丝惊、马蹄惊、水泻惊、鲫鱼惊等，并述泻、疟等病证及推拿疗法；次载诸类歌诀，多为幼科诊法内容；后述小儿推拿疗法主治病证。

5287

七十二种急慢惊风救治法/陈景岐编著．铅印本．上海：大通书局，1930、1936、1938

21、139、590、677A、907C

载惊风概要、惊风分治、药方备要3篇。论述惊风鉴别、惊风16症及陈紫山惊风72种证治，载医方205首。末附推拿要义图说。

5288

痧惊合璧：四卷/（清）陈汝铨撰．石印本．上海：天宝书局，1917

139、279、308A、361、381、393、412B、421、435、514A、521、541、896A、940

卷一载头疯痧、大头痧及翻肚痧等20种，每痧均附图，标示针刺部位及治方；卷二载穿心羊毛痧、牛皮痧及兰木痧等20种；卷三载蓬头痧、中恶瘫痧4种及小儿惊风38症、童人图38幅；卷四载陈念祖原评、急救经验良方及乌鸦痧、白眼痧等54种时疫证治。末附唇舌肿、口烂、乳蛾、白喉等6种口腔喉科病症及急救经验方16首。

5289

痧惊合璧：四卷/（清）陈汝铨撰．石印本．上海：鸿文书局，1917

279、514A、728A

5290

痧惊合璧：四卷/（清）陈汝铨撰．石印本．上海：千顷堂书局，1917、1930

139、186、361、396、589、738A、851、907C

5291

痧惊合璧：四卷/（清）陈汝铨撰．石印本．上海：文益书局，1917、1930

286、514A、514B、541、570、651、728A、733B、738B、590

5292

痧惊合璧：四卷/（清）陈汝铨撰．石印本．上海：广新书局，1931

361、922

5 外科

5.1 通论

5293

刘涓子鬼遗方：五卷/(齐)龚庆宣撰. 铅印本. 杭州：三三医社，1924(三三医书；8)

3、139、139A、186、270、277、308A、361、391、546、572、590、728、731、738A、800、839A、907C、921、940

卷一论痈疽病因，各种痈疽的鉴别；卷二述金疮外伤治法；卷三为痈疽、发背及妇人妒乳、乳结肿等病的治疗；卷四为黄父痈疽论及痈疽治方；卷五除痈疽方外，尚有疥癣、面、发颓、妇人乳肿、瘭疽、小儿头疮、热毒，以及竹木刺伤，火伤……等药方。

5294

刘涓子鬼遗方：五卷/(齐)龚庆宣撰. 铅印本. 上海：商务印书馆，1937(丛书集成初编；79)

1、2、6、7、9、21、139、140、186、251、301、361、391、421、461、493、511、523、541、542、572、579、651、702、721、731、781、791、851、852、901、911、921、922、931、940

5295

刘涓子鬼遗方：五卷/(齐)龚庆宣撰. 铅印本. 上海：大东书局，1936～1937(中国医学大成；23)

1、2、3、139、270、277、361、391、461、476、511、541、579、589、590、728、831、851、852、901、907B、907C、921、940

5296

刘涓子鬼遗方：五卷/(刘宋)刘涓子传；(南齐)龚庆宣编. 刻本. 徐乃昌，1916

139、476、733、739

5297

刘涓子鬼遗方：五卷/(刘宋)刘涓子传；(南齐)龚庆宣编. 铅印本. 上海：商务印书馆，1937

186

5298

刘涓子鬼遗方：五卷/(刘宋)刘涓子传；(南齐)龚庆宣编. 抄本

1、139、186、251、381、491、570、579

5299

疮疡经验全书：十三卷/(宋)窦汉卿撰. 石印本. 上海：会文堂，1916

2、21、186、286、491、514A、521、541、589、590、721、731、831、907C、931、940

此书除外科疮疡病(多按人体部位列述病证)外，还收录五官、皮肤、小儿杂证、对痘科论述尤详。此外，还有诊法、解剖等方面内容。

5300

疮疡经验全书：十三卷/(宋)窦汉卿撰. 石印本. 上海：锦章书局，1924

361、514A、709

5301

疮疡经验全书：六卷/(宋)窦汉卿撰. 石印本. 上海：广益书局，1927

308A、461

5302
外科精要：三卷/（宋）陈自明编；（明）薛己校注. 石印本. 天津：德文书局，1920
393

5303
外科精要：三卷/（宋）陈自明编；（明）薛己校注. 石印本. 上海：大成书局，1921
139、603、651、733A、854

5304
外科精要：三卷/（宋）陈自明编；（明）薛己校注. 石印本. 上海：自强书局，1920
139、270、279、475A、514A、529A、570、590、664、728A、738B、799A、926A、940

5305
外科精义：二卷/（元）齐德之撰. 影印本. 上海：商务印书馆，1936（丛书集成初编；80）
1、2、3、139、270、277、361、391、461、476、511、541、579、589、590、728、831、851、852、901、907B、907C、921、940

5306
外科精义：二卷/（元）齐德之撰. 铅印本，1937
277

5307
外科精义：二卷/（元）齐德之撰. 石印本. 上海：受古书店，1949
433A

5308
外科精义：二卷/（元）齐德之撰. 刻本. 北平：中医学社，1923（古今医统正脉全书；34）
1、139、202、289、396、461、491、541、651

5309
外科精义：二卷/（元）齐德之撰（东恒十书；10）

5310
外科准绳：六卷/（明）王肯堂辑. 石印本. 上海：鸿宝斋书局，1914
202、436、590、702、738

卷一阐述痈疽之源、辨证、脉法、经络以及治则、护理和禁忌等；卷二～六论述溃疡、疔疮、痈疽、肿疡、时毒、流注、杨梅疮、疥癣、痤痱、瘿瘤以及跌打损伤等多种疾病的证治。

5311
外科准绳：六卷/（明）王肯堂辑. 石印本. 上海：扫叶山房，1935
286、462、541、590

5312
外科准绳：六卷/（明）王肯堂辑. 铅印本. 上海：图书集成印书局，1929
433A

5313
外科正宗：十二卷/（明）陈实功著；（清）徐大椿评. 石印本. 上海：进步书局，1911
1、8、139、202、391、421、491、521、529、529A、541、853

此书为清代名医徐大椿评注本《外科正宗》，原书共分157篇。卷一为外科总论，包括痈疽原委、治法、五善、七恶、调理及痈疽图形等15篇；卷二～三论流注、乳痈、肠痈、脏毒、痔疮、鱼口便毒、杨梅疮等 14 篇；卷四为阴疮、伤寒发颐等 119 篇。各病除介绍病因、病证、治法外，多附作者验案。

5314

外科正宗：十二卷/(明)陈实功撰；(清)徐大椿评注. 石印本. 上海：国华书局，1912

514A、707、712

5315

外科正宗：十二卷/(明)陈实功撰；(清)徐大椿评注. 石印本. 上海：广益书局

702、799A、907B

5316

外科正宗：十二卷/(明)陈实功撰；(清)徐大椿评注. 石印本. 上海：著易堂书局

139、931

5317

外科正宗：十二卷/(明)陈实功撰；(清)徐大椿评注. 石印本. 上海：中华图书馆，1912

728A

5318

外科正宗：十二卷/(明)陈实功撰；(清)徐大椿评注. 石印本. 上海：江东书局，1913

186、401、436、467(残)、514A、522、529A、590、852、907B

5319

外科正宗：十二卷/(明)陈实功撰；(清)徐大椿评注. 石印本. 上海：大成书局，1921

514A、854、907C、926A

5320

外科正宗：十二卷/(明)陈实功撰；(清)徐大椿评注. 铅印本. 上海：大东书局，1936～1937(中国医学大成；76)

1、2、3、139、270、277、361、391、461、476、511、541、579、589、590、728、831、851、852、901、907B、907C、921、940

5321

外科正宗：十二卷/(明)陈实功著；(清)徐大椿评. 石印本. 上海：锦章书局

1、2、139、202、306、308、450、491、512、590、738A、907C、922、933、940

5322

外科正宗：十二卷/(明)陈实功著；(清)徐大椿评. 石印本

139、301、351、541、702、831、931

5323

仙传外科集验方：十一卷/(明)赵宜真撰. 影印本. 上海：商务印书馆，1923～1926(道藏；10)

1、2、6、7、21、139、251、351、461、462、511、541、542、579、590、651、731、781、851、852、901

卷一总论痈疽发背证治；卷二～四论温、热、凉性外用药方用法及其他通用方；卷五～九论述痈疽、疔疮、瘰疬等病证治；卷十～十一为杂病治方，其中包括许多民间验方，对痈疽阴阳虚实论述甚详。

5324

仙传外科集验方：十一卷/(明)赵宜真撰. 影印本. 上海：商务印书馆，1940(道藏举要；15)

1、139、541、851、921、931

5325
外科心法：七卷/(明)薛己撰. 石印本. 上海：大成书局，1921
603、651、733A、853

5326
外科枢要：四卷/(明)薛己撰. 石印本. 上海：大成书局
603、733A、738B、854

5327
外科发挥：八卷/(明)薛己撰. 石印本. 上海：大成书局，1921
139、186、603、733A、851

5328
洞天奥旨：十六卷/(清)陈士铎撰. 石印本. 上海：扫叶山房
139、186、270、896A
又名《外科秘录》。卷一～四统论疮疡病候，诊法及用药；卷五～十三记述外科、皮肤科及金刃、跌打、虫兽伤等150余种病证的治法；卷十四～十六选录各家外科治疗方剂。

5329
洞天奥旨：十六卷/(清)陈士铎撰. 石印本. 上海：江东书局，1912
279、280、308A、514A、521、728A、731、738A、907C、931

5330
洞天奥旨：十六卷/(清)陈士铎撰. 石印本. 上海：普通书局，1917
139、202

5331
洞天奥旨：十六卷/(清)陈士铎撰. 铅印本. 上海：泳记书，1927
831、907C

5332
洞天奥旨：十六卷/(清)陈士铎撰. 石印本. 上海：广益书局，1937
139A、277、301、308、351、361、412B、514A、572、677A、738A、926A、931

5333
洞天奥旨：十六卷/(清)陈士铎撰. 石印本. 上海：校经山房，1939
385、475A、514A、541、570、651、664、907B、907C、921

5334
洞天奥旨：十六卷/(清)陈士铎撰. 石印本. 上海：大成书局
361、412B、461、475A、522、931

5335
洞天奥旨：十六卷/(清)陈士铎撰. 石印本. 上海：锦章书局
139、361、514A、799、931、940

5336
马培之外科医案/(清)马培之著. 铅印本. 上海：中医书局，1936(近代医学丛选；25)
590、940
收载外科医案百余例，包括42种外科疾病。所载疔毒走黄、骨槽风、舌菌、石疽恶疾、锁喉毒险症、牙岩、乳岩、肾岩、失荣、井疽、附骨疽、肾俞发、流注、鹤膝风等，皆属外科大证、险证。又有血痣、风注、牙菌、瘰疬、盘槽痈、肝痈、肺痈、胃脘痈、漫心痈、少腹痈、眼泡痰瘤、疵疽等多种常见外症与罕见病。其中肝痈、鹤膝风、麻风等病书中尚有专论，并列自制方与经验用方数则。

5337

马培之外科医案/（清）马培之撰. 铅印本. 上海：中医书局，1931、1940

3、139、270、450、799A、839A、907C、917A

5338

马培之外科医案/（清）马培之撰. 石印本. 四明：慈竹草堂，1939

590、733A

5339

谦益斋外科医案/（清）高秉钧著. 铅印本. 上海：中医书局，1930、1931、1948

1、3、21、139、185、186、254、277、289、301、421、450、491、514A、541、590、738、799A、800、831、839、851、907C、940、942B

治案按人体部位及病种分20部，97病种，分门别类汇辑。每病详辨八纲，随证立法处方，并指出防止病情恶变及病后调理之法。案末附疡科日用丸散膏丹论略，阐述若干外用药的药理、效能。

5340

灵药秘方：二卷/（清）师成子编. 铅印本. 杭州：三三医社，1924（三三医书；24）

3、139、139A、186、270、277、308A、361、391、546、572、590、728、731、738A、800、839A、907C、921、940

书中分列总论，10例，按经辨证，选药配方，收载外科丹药40余种，并详述制法和用途。

5341

疡医大全：四十卷/（清）顾世澄纂辑. 石印本. 上海：锦章书局，1917、1922

1、3、139、202、270、277、308、308A、351、361、391、414、450、475A、511、514A、514B、524、529A、590、707、728A、746、854、907C

本书分类汇集自《内经》以来历代的外科著作。内容除全身各种外证外，还包括脉诊、内景图说等项。有图有文，并注明出处。

5342

疡医大全：四十卷/（清）顾世澄纂辑. 石印本. 上海：铸记书局，1920、1921

270、308A、475A、491、514B、721、728A、737、738A、738B、852、915

5343

疡医大全：四十卷/（清）顾世澄纂辑. 石印本. 上海：广益书局，1917、1920

139、351、385B、421、651、852、940

5344

疡医大全：四十卷/（清）顾世澄纂辑. 石印本. 上海：文汇书局，1917

139、308、529B、541、738、926A

5345

疡医大全：四十卷/（清）顾世澄纂辑. 石印本. 上海：迎时书局

514A、572、917A

5346

外证医案汇编：四卷/（清）余景和辑. 石印本. 上海：文瑞楼，1937

270、475A、514A、541、570、590、677A、701、706、709、712、728A、734、738A、738B、851、907C

本书收集了清代医家陈学三、薛雪、叶桂等人的外科医案700余则，分为首、项、面、口等13部，共73种病证。医案除叙述病情治法外，还注有余氏的案语评论。

5347
外科证治全生集：四卷/（清）王维德著. 铅印本. 上海：文新出版社，1937
728A、851

5348
外科证治全生集：四卷/（清）王维德编. 刻本. 汉口：东璧垣，1912
514B、541、907C

5349
外科证治全生集：二卷/（清）王维德编. 石印本. 上海：会文堂书局，1914
1、139、721、852

5350
外科证治全生集：四卷/（清）王维德编. 石印本. 上海：铸记书局，1914
301、393、412B、541、664、728A、731、738、738A、741、907C、931

5351
外科证治全生集：四卷/（清）王维德编. 刻本. 成都：尊古堂，1915
851、907C

5352
外科证治全生集：四卷/（清）王维德编. 刻本. 上海：扫叶山房，1917
799A

5353
外科证治全生集：二卷/（清）王维德编. 刻本. 英文堂
931

5354
外科证治全生集：四卷/（清）王维德编. 刻本. 聚奎堂
731、852、896A

5355
外科证治全生集：二卷/（清）王维德编. 石印本. 上海：校经山房
1、139、476、734

5356
外科证治全生集：四卷/（清）王维德编. 石印本. 上海：成文厚书局，1919
522

5357
外科证治全生集：四卷/（清）王维德编. 铅印本. 张家骐，1925
139、277、491

5358
外科证治全生集：四卷/（清）王维德编. 石印本. 上海：民新书局
385

5359
外科证治全生集：四卷/（清）王维德编. 铅印本. 启渝公司
852

5360
外科证治全生集：四卷/（清）王维德编. 铅印本. 上海：中医书局，1930
21、361、731、940

5361
外科证治全生集：四卷/（清）王维德编. 抄本. 辽宁开源：谭恒泰，1932

529A

5362

外科证治全生集：四卷/（清）王维德编. 石印本. 上海：广雅书局

302

5363

外科证治全生集：四卷/（清）王维德编. 铅印本. 上海：大东书局，1940

1、270、277、279、280、514A

5364

外科证治全生集：四卷/（清）王维德编. 石印本. 上海：锦章书局

286、361、467（残）、590、664、741

5365

外科全生集：四卷/（清）王维德著；（清）马培之评；（清）陶阶臣批. 铅印本. 上海：大东书局，1936～1937（中国医学大成；77）

1、2、3、139、270、277、361、391、461、476、511、541、579、589、590、728、831、851、852、901、907B、907C、921、940

又名《外科证治全生集》。卷一按阴、阳、有阴有阳及咽喉口舌杂症等分类，介绍外科病症的病因及治法；卷二讲述临床治法，收外科验案10余例。并附有家秘内科经验速效方；卷三至四按丸散、煎剂、敷药、吹药、膏药分类，介绍中医外科内外用药。末附新增马氏试验秘方。

5366

外科图说：四卷/（清）高文晋编. 石印本. 上海：锦章书局

529A、570、728A

5367

外科图说：四卷/（清）高文晋编. 石印本. 上海：校经山房

139、279、302、351、529、529A、529B、541

5368

外科图说：四卷/（清）高文晋编. 石印本. 上海：江东书局

139A、277、391、514A、514B、522、529A、541、570、651、664、831、907B、931

5369

外科图说：四卷/（清）高文晋编. 石印本. 上海：普通书局

279、529A、664

5370

外科图说：四卷/（清）高文晋编. 石印本. 上海：广益书局

590、733B、921

5371

外科理例：七卷，附方一卷/（明）汪机著. 石印本. 上海：千顷堂书局，1949

2、139、475A、529、529A、590、664、677A、731、738、738A、799A、871、907C、933

本书辑刘河间、朱丹溪、李东垣等有关疡科之论，并同时收载当代医家薛己疡科临证经验，加以阐述。该书共分7卷，列医论154篇，附方1卷，选方265首。详述痈、疽、疮、疡等外科疾病。

5372

外科理例：七卷，附方一卷/（明）汪机著. 石印本. 上海：石竹山房，1921（汪石山医

书；6）

21、139、270、279、289、308A、361、391、396、412A、475A、514A、529A、541、570、572、590、651、664、677A、701、728A、731、738A、738B、781、839A、854、896A、926A

5373

外科临证心得集方汇：三卷/（清）高秉钧纂. 石印本. 上海：文瑞楼，1949（医书三种；3）

570

5374

高憩云外科全书十种/（清）高思敬撰. 铅印本. 天津：华新印刷局，1917

3、21、139、202、251、270、277、279、280、286、308A、385A、385B、396、475A、491、514A、664、738B、907C、921

本书缺三种，尚存《外科医镜》《逆证汇录》《外科三字经》《六气感证》《外科问答》《运气指掌》《五脏六腑图说》。

5375

外科问答/（清）高思敬著. 石印本. 天津：华新印刷局，1917（高憩云外科全书十种；5）

3、21、139、202、251、270、277、279、280、308A、385A、385B、396、475A、491、514A、664、738B、907C、921

高氏以问答形式，将外科证治通则及中西治法之异汇为一集。全书164问。

5376

外科三字经/高思敬撰. 铅印本. 天津新华印刷局，1917（高憩云外科全书十种；2）

3、21、139、202、251、270、277、279、280、308A、385A、385B、396、475A、491、514A、664、738B、907C、921

5377

外科三字经/周云章辑. 抄本，1912

139

5378

外科医镜：十二卷/（清）高思敬著. 石印本. 天津：华新印刷局，1917（高憩云外科全书十种；1）

3、21、139、202、251、270、277、279、280、306、308A、385A、385B、396、475A、491、514A、664、738B、907C、921

5379

外科医镜/（清）张正撰. 铅印本. 上海：大东书局，1936～1937（中国医学大成；79）

1、2、3、139、270、277、361、391、461、476、511、541、579、589、590、728、831、851、852、901、907B、907C、921、940

本书收：痈疽提纲、痈疽真假例，论及104种方剂与两种外治法，为著者外科治验。

5380

外科真诠：二卷/（清）邹岳著. 铅印本. 上海：新知书社，1929

270、514A、590、781、852

上册先列总论，次按人体解剖部位讲述疮疡之发有定位者；下册讲述疮疡之发无定位者，小儿诸疮与奇怪疮毒，并附经络内景图说、脉学提要、杂症揭要、药品大略及验案。书前有竹溪主人、秦伯未及著者序。

5381

外科辑要/(清)邵澍辑. 石印本. 上海：千顷堂书局，1919

139、202、270、286、361、433、475A、493、514A、521、529A、570、590、664、709、712、738、738B、839A、871、907C、933、940、942B

本书专门记录外科方剂，亦不按病分类，每方先讲主治、适应症、后列方药。

5382

外科辑要/(清)邵澍辑. 石印本. 上海：锦章书局，1919

186

5383

外科选要：二卷/(清)唐黉著. 铅印本. 上海：大东书局，1936～1937(中国医学大成；78)

1、2、3、139、270、277、361、391、461、476、511、541、579、589、590、728、831、851、852、901、907B、907C、921、940

选录《外科正宗》《外科大成》《疡医准绳》中简要内容汇编而成。

5384

外科方外奇方：四卷/(清)凌奂编. 铅印本. 杭州：三三医社，1924(三三医书；11)

3、139、139A、186、270、277、308A、361、391、546、572、590、728、731、738A、800、839A、907C、921、940

本书收集作者常用的外科经验方，包括五官科及皮肤科。分为升降部、围药部、内消部、内护部、化毒部、拔毒部等共21类，附补遗方1类。

5385

外科方外奇方：四卷/(清)凌奂著. 铅印本. 上海：世界书局，1936(珍本医书集成；39)

1、3、21、139、140、152、185、186、202、254、270、289、301、303、308、309、360、381、396、421、433、461、476、491、541、546、572、579、589、590、706、728、731、738A、781、799A、800、831、839、839A、851、852、871、891、901、907B、907C、911、917A、921、922、926A、931、940、942B

5386

外科传薪集/(清)马文植撰. 铅印本. 上海：世界书局，1936(珍本医书集成；38)

1、3、21、139、140、152、185、186、202、254、270、289、301、303、308、309、360、381、396、421、433、461、476、491、541、546、572、579、589、590、706、728、731、738A、781、799A、800、831、839、839A、851、852、871、891、901、907B、907C、911、917A、921、922、926A、931、940、942B

本书记述作者的外科临床备用方剂共200余首，以外科临证治疗方剂为主，另有内科、五官科等效方。

5387

外科大成：四卷/(清)祁坤撰. 石印本. 上海：广益书局，1916

186、361、385、385A、461、514A、733B、942B

卷一为总论部，阐述痈疽等病的诊治要点、各种治法及常用方剂；卷二～三为分治部，按照头面、颈项、背、腰、胸腹等身体部位分列各种外科疾病的证治、验案；卷四为不分部位的内痈、疔疮、流注、瘿瘤、金疮等全身性疾病及小儿疮毒的证治。

5388
外科大成：四卷/（清）祁坤撰. 石印本. 上海：锦章书局，1940
139、280、286、361、475A、491、651、664、709、728A、738A、901、922

5389
外科大成：四卷/（清）祁坤撰. 石印本. 上海：江东书局
1、202、385、491、493、519、522、529A、541、590、728A

5390
外科大成：四卷/（清）祁坤撰. 石印本. 上海：扫叶山房
1、541、738B、799A

5391
外科大成：四卷/（清）祁坤撰. 石印本. 上海：会文堂
202、476

5392
外科：二卷/巫达云撰. 铅印本. 广东：光汉中医药专门学校，1924
186、907C、940
全书5篇，各分设章节，论述疮疡、外科杂证、花柳、伤科病症证治方药及基础理论。

5393
外科/陆清洁编. 铅印本. 上海：世界书局，1935、1946
139

5394
外科/尉稼谦编. 天津：国医函授学院，1937（新国医讲义十三种；10）
139、308A

5395
外科/（日）八尾玄长编. 刻本. 日本：洛阳书林，1925
738

5396
中国外科学大纲：二卷/许半龙撰. 石印本. 上海：中华书局，1935
728A、940
上卷为总论，论述外科常见病的脉症、诊断及治疗，立内治11法。下卷分述局部和非局部疮疡的证治，局部疮疡从头至足逐一论述，非局部疮疡包括疔疮、流注、附骨疽、遍身4部分。并附录《内经》有关外科条文。

5397
中国外科学大纲：二卷/许半龙撰. 石印本. 上海：中医书局，1930、1935
139、279、301、308、541、590、603、664、706、721、851、852

5398
中国外科学大纲/许半龙编. 油印本. 中国医学院，1937（中国医学院讲义十四种；12）
139、590

5399
实用混合外科学总论/余无言编. 铅印本. 上海：中国医药书局，1934
590
本书“导言”简述中西外科学的区别及相同性。第一章至第三章总论外科学基础，以西医理论为经，中医理论为纬，引证中医学说，混合于西医学说；第四章至第六章为各论，则以中医理论为经，西医理论为纬，两者相互引证，两种治法并用。并附有图谱。

5400

外科学/秦伯未编. 铅印本. 上海：中医书局，1930、1931、1936、1941（实用中医学；10）

2、139、254、270、289、308A、361、433、491、590、651、706、741、800、851、917A、922、940、942B

全书分为外疡、内疡2部分，外疡部分，简述疽、大头瘟、玉枕疽、耳后发、耳根痈、发颐、颧骨疽、破腮毒、脑疽等38痈病证之病因、证候、治则、用方。内痈部分，分述肺痈、胃脘痈、肠痈、肝痈、心痈、脾痈、肾痈证治。末附外科证治大纲，论述外科虚实证、善恶证、兼合证的辨治，肿疡、溃疡治法，以及汗下、消托、排脓、去腐、定痛、止血、生肌收口、薄贴、围药诸法。

5401

外科学/许半龙撰. 油印本. 中国医学院，1931（中国医学院讲义十九种；12）

139

本书首先论述外科病症及兼症的病理，其后详述外科病症的诊断和治疗，诊断着重辨脉候、虚实、善恶等，治疗分一般治法、内治法、外治法。

5402

外科学/许半龙编. 油印本. 中国医学院，1937（中国医学院讲义十三种；6）

590

5403

外科学/张崇熙编；沈逸南校对. 铅印本. 上海：东亚医学书局，1934、1935、1939、1941

541

5404

外科学/管霈民编. 铅印本. 广东：中医药专门学校，1924、1936（广东中医药专门学校各科讲义；23）

139、186、570、590、931、940

5405

简明外科学/周伟呈编. 石印本. 开封：瑞记印刷所，1931

352

5406

简明外科学/（日）川村泰次郎编；万钧译述. 铅印本. 上海：医学书局，1913、1915（丁氏医学丛书）

277

5407

外科学讲义/刘丙生编. 铅印本. 杭州：三三医社，1924（三三医书；11）

3、139、139A、186、270、277、308A、361、391、546、572、590、728、731、738A、800、839A、907C、921、940

5408

外科学讲义/刘丙生编. 铅印本. 上海：中医书局，1932

309、728

5409

外科学讲义/刘丙生编. 铅印本. 上海：中华书局

851

5410

外科学讲义/赵从藩，李信华等编. 石印本，1927

940

本书为广东中医药专门学校外科学教材。概论部分，论述疮疡宜分标本、疮疡分经络、疮疡分辨阴阳、疮疡辨脉和疮疡之五善七恶、顺逆、虚实，又详述痛痒之辨、发热恶寒之辨、化脓成泻之辨、危险部位辨，以及内消、内托、刀针、艾灸、淋洗、敷贴、权变等治法。各论部分，以《医宗金鉴·外科心法》为蓝本，予以注释阐发。

5411

外科学讲义/杨则民编. 石印本. 浙江：中医专门学校，1929

139

本书讲述外科之分类，外科肿疡之通性、部位与辨证，红肿、痛、痒、楚不痛、顽木不痛的辨证，肿疡辨脓之法、脓之色泽形质、溃疡之水、溃疡之血，疡科之外感六淫，肿疡治疗法，肿疡退消、内已成脓、行气之剂，外疡治痰、清热、理湿、温养、补益、提脓托毒、清养胃家诸剂，以及外疡内服药。又详录肿疡主治方，分为内服、敷贴、洗涤、薄贴、麻药、化腐、搜毒、收湿、止痒、止血等类。

5412

外科学讲义/于有五编. 铅印本. 光华国医学社，1943

412A

5413

外科总论讲义/浙江中医专校编. 铅印本. 浙江：中医专门学校，1938（浙江中医专校讲义八种；5）

590

5414

实用医学讲义/徐民撰. 铅印本. 徐仁甫医庐，1933

931

全书分上中下三册。其中，上下册专论内科（已佚）。现仅存中册专论外科，9篇，主要论述五官科疾病、外伤、疮疡、急救等外治和内治，并略述刺、灸、手术等治疗。

5415

外科要旨讲义/傅崇黻编. 铅印本. 浙江：中医专门学校，1938（浙江中医专校讲义三十三种；11）

590

首先总论痈疽病的病机、病理，其后论述外科病症的治疗大法及痈疽刀针法，再述外科临床各病症的病因、病理、治则、治法、方药，并有方剂歌诀。

5416

外证志奇/高斐霞著. 抄本，1937

664

本书阐述疔疮、痈疽、牙痈、烂臂膊、烂皮疔、附阴疽、痰疽、人中疔与口角疔之辨、乳疡、地角疔、牙央、骨槽风、舌疳、对口疖出血、脱囊、烂冬瓜痈、缺盆疽、脱骨流注、肾囊痈、失荣、大肠痈等的症状、辨证及治疗。

5417

外科经验秘诀/唐天时编. 抄本，1937

590

全书载方290首，间有论述，以外科为主，兼及五官科、妇产科、儿科、伤科、内科多种病症，除内服方外还有外洗、搽、敷、吹等外用方，各详组成、剂量、用法、主治。

5418

外科便录/著者佚名. 抄本，1913

139

本书汇录血风疮、裙边臁疮要药，神效吹喉散，牙痛方，神效瘌疾方等286方。方以外科疮疡用方为主。

5419

外科病问答/蔡陆仙编. 铅印本. 上海：华东书局，1935、1936（民众医药指导丛书；19）

1、139、186、289、301、462、590、799A、852、907C、926A、931

全书用问答形式阐述，外科病症总辨、外科病阴阳顺逆气血虚实经络部位脉象总辨、痈毒症治总辨、阴疽症治总辨、外科症分治辨、外科症总禁忌调护辨，共分6章。

5420

国医外科针度/熊宝珊著. 铅印本. 四川：国医学院，1939

186、907C

本书首为痈疽总论，次述经脉循行、脉法，并绘有经络图，后述内消、内托等治法。载外科方百余首，有丸、散、膏、汤等各类剂型。

5421

东生集外科/高慎行撰. 铅印本. 威海：卫华丰印务局，1932

302、303

全书列托、攒、涂、膏、丹药5类，载方300余首。

5422

杏林春晓外科：四卷/赫权氏编. 稿本，1920

139

卷一为脉论，包括任脉论、督脉论、分配脏腑脉图；又载脉诀、脉部位歌，十二经气血多少歌等29首；以及针、砭、灸、烙、照、烘、蒸、药筒诸疗法歌诀36首。汇辑主治类方62首，以及洗涤膏药、麻药、去腐、生肌方39首，外科经验方68首。卷二外科发无定处部，详述各症证治；男妇目疾部，收目睛原始论、五轮部位论等眼科短论10则，眼病用方39首。卷三为外科汤药、饮药、丸药、散药、膏药、丹药、锭药汇方。卷四论述痘疹杂症及精选儿科经验方。书末附“种痘要旨”。

5423

最新实验外科大全/朱振声编. 铅印本. 上海：国光书店，1931、1949

590、922

全书10章。汇集了当时中医外科各家诊治经验和临床体会，分别将痈疽、瘰疬、疔疮、五官病、咽喉病、皮肤病、乳病、四肢病、下阴病等详尽论述，其中载有大量民间单方、验方和特殊疗法。

5424

中西外科大全/胡安邦撰. 铅印本. 上海：中央书店，1936、1937、1941、1942、1947

1、21、139、186、277、361、381、546、590、728、851、852、921、922、942B

本书分总论、痈部、疽部、疮部、疔部、发部、风部、毒部、杂部、平部、方剂部，简述各种病的病因、症状、治法及方药。以中医为主，部分症状后附有西法治疗。

5425

中西合纂外科大全：五卷/顾鸣盛编. 石印本. 上海：大东书局，1918、1936

139、139A、186、202、277、279、286、301、308、412B、421、466、514A、523、529A、590、664、677A、706、709、

738B、781、800、831、851、852、839A、901、907C、921、940

书中阐述痈疽、肿疡、疔证、溃疡和外科杂证，采用中医病名，下列中医学说、西医学说、中国医方、外国医方等。

5426

中西外科学讲义/汪洋编. 铅印本. 上海：中西医院，1926（中西医学丛书十二种；5）

277、590

总论首先简述中西外科之不同，前编详述西医外科基础知识，如清创、无菌、急救法等。后编论述中医外科治病的理法方药。

5427

外科入门/陈景岐编. 铅印本. 上海：中西医书局，1934（中国医学入门丛书；13）

1、139、186、254、308、412A、590、799A、907B、907C、940

本书先总论痈疽的脉因证治原则，其后简述79种外科病证的辩证及治疗。最后外科药方赋，阐述外科常用方药的作用和药性。末附《疔科入门》。

5428

外科入门/陈景岐编. 铅印本. 上海：中医书局

491

5429

外科入门/陈景岐编. 铅印本. 上海：大通图书社

461

5430

外科易知/中华书局编. 铅印本. 上海：文明书局，1919、1927、1929、1931、1935、1937、1939（医学易知；6）

9、21、139、186、202、254、270、277、279、308、393、421、475A、491、514A、521、541、589、590、677A、738B、741、781、851、907B、907C、917A、931、940

全书分9部，分别论述痈毒、疔疮、疮毒、大麻风、游风丹毒、疹疯、瘤、阴疽、杂症。阐述外科疾病的症状、治疗方药和其他治法。

5431

外科易知/中华书局编. 铅印本. 上海：中华书局，1919、1920（医学易知；6）

139、139A、279、302、385、396、412B、514A、521、529A、541、570、579、589、590、651、664、728A、839A、851、896A、901、907C

5432

中国针灸外科治疗学/罗兆琚著. 无锡：中国针灸研究社，1936

186、270、590

书中首述疔疮、痈疽、丹毒、疮疡、瘿瘤等外科病的发病和治疗，后分头面、胸腹、背脊、四肢、杂证等5门，分别论述其病因、症状、治疗取穴和中药辅治。

5433

外科疗法/余岩编. 铅印本. 重庆：商务印书馆，1943

434、852

5434

外科医案/何步文编. 抄本，1937

541

上册载何氏外科医案106例，下册载97例，共203例。按病种归类，案杞详述病因、病机、治则、治法方药等，并记录临床变化和随证加减。

5435

外科医案外科杂要/胡济和编. 抄本，1937

301

5436

外科验方/陆锦燧撰. 抄本. 陆氏，1918

139

5437

外科真方传/邵濮朝撰. 铅印本. 上海：万有书局，1932

590、728、851

5438

外科学实验录：二卷/沈健可. 稿本，1930

286

5439

外科辑方抄一卷/著者佚名. 抄本

308A

论述痈疽、诸疮、大风、瘰疬、瘿瘤、痱疹、疥癣、阴蚀、诸伤等外科证治之法，并载妇人、求嗣、胎孕、恶阴、胎漏、胎动、半产、子淋、子痫、子悬、血晕、血崩、喘咳、产后发热、下乳、产后风痉等病证治。

5440

外科主治十六方：四卷/著者佚名. 抄本

2

本书汇辑外科用方，按病证分为肿疡、溃疡、脑疽、疔疮、脱疽、咽喉、时毒、瘿瘤、肺痈、流注、乳痈、骨痈、肠痈、脏毒、痔疮主治方，共16类，222方。每方详述功用、主治、药物、分量、用法等。

5441

外科十三方考：三卷/张觉人编. 铅印本. 重庆：中西医药图书社，1947

139、590

上编歌诀，阐述痈疽的阴证、阳证、阴阳相半、五善、七恶和诸般坏证。中编处方，论述锅烈、金丹、石青、银翠的制法和中九丸、金蚣丸、三香丸、化肉膏、药线紫霞膏、千槌纸、太岁墨、代针散、熏洗汤、天然散、麻凉膏、解毒膏12方的处方和考证资料。下编辨证治疗，有18问答、45症的主治方法、13方总结。末附红蓼山馆经效方60余首。补编介绍山东丁氏外科13方及红蓼山馆经效方补遗、药性备考等。

5442

管氏外科十三方/管先登著；王肖舫增按. 铅印本. 绍兴：医药学报社，1920（绍兴医药学报丛书；14）

590、677A

5443

外科膏丹丸散验方/曹炳章撰编. 稿本，1936

738B

全书载有膏贴方如秘传太乙万灵膏、普救万全膏、仙传夺命膏等66首。丹丸散方，如五香追毒丸、立马回疔丹、清凉消毒散、拔云退翳丸、冰硼散等160首。附杂方如百草建神曲、纯阳正气丸、万应辟瘟丸、理中化痰丸、胎产金丹等75首。治疗瘟疫、吊脚痧、霍乱吐泻、惊风、痰湿、妇儿疾病等。共收载膏丹丸散验方301首。

5444

实用外科制剂学/秦又安编. 铅印本. 上海：中西指导社，1934

139

本书专述外科常用成药及其制剂方法。

5445
药奁启秘/许半龙编. 铅印本. 上海: 新中医社出版部, 1931
541、590
本书专论外科丹、散、膏剂等炼制方法。

5446
疡科学/许半龙编. 油印本. 中国医学院, 1937(中国医学院讲义十三种; 10)
590

5447
疡科选粹: 八卷/(明)陈文治辑; (清)徐大椿批点. 石印本. 上海: 鸿章书局
529、529A

5448
疡科选粹: 八卷/(明)陈文治辑; (清)徐大椿批点. 石印本. 上海: 新中华书社, 1915、1917
139、139A、186、279、286、514A、514B、541、651、728A、738A、738B、940

5449
疡科选粹: 八卷/(明)陈文治辑; (清)徐大椿批点. 石印本. 上海: 文瑞楼, 1922
139、270、279、280、308A、361、391、433A、514A、514B、590、728、728A、852、871、907C

5450
疡科大全/著者佚名. 抄本. 王寿康, 1930
139

5451
疡科纲要: 二卷/张寿颐撰. 石印本. 浙江: 中医专门学校, 1927
433A、664、706、731、738B、781
上卷第一章为疡科总论, 从外疡症状(肿、痛、痒、脓)的不同属性, 以及脓血、滋水色泽形质的辨别, 分列11节, 统论其病理、诊断与治疗; 第二章论脉象, 分列16节, 阐述外疡不同脉状与辨证施治; 第三章论述治疡药剂, 分列13节, 总述内服、外治在疡证中之应用, 分别对肿疡之退消、提托、行气、治痰、清热、利湿、温养、补益、养胃方药加以论述, 还论及通用丸散之利弊, 下卷膏丹丸散各方, 分列11节, 介绍敷贴吹掺及内服66方, 详述方药的配伍、使用、贮藏等方法。

5452
疡科纲要: 二卷/张寿颐撰. 油印本. 兰溪: 中医专门学校, 1935
279、351、541、590、664、737

5453
疡科纲要: 二卷/张寿颐撰. 铅印本. 杭州: 三三医社, 1924(三三医书; 69)
3、139、139A、186、270、277、308A、361、391、546、572、590、728、731、738A、800、839A、907C、921、940

5454
疡科临床讲义/许半龙编. 油印本, 1937(中国医学院讲义十三种; 10)
590
本书按照人体部位从头至足, 逐一论述疡科临床各病症的病因、病理、症状、辨证要点及治疗方药。

5455
华佗疡科拾遗/徐润之编. 铅印本, 1916
541、590、651、737、738

本书采择历代名家著作中的有关疡科论述编辑而成。书中首列绪论、论丹毒、疡科痈疽大小总论等；继则按人体首、干、肢三大部分部审证论治，婴儿部、发无定处、杂症部证治再列其后，并分列肿疡门、溃疡门的主治方和外治方；最后载录急救诸方。全书载疡科病证 346 种，收方 1189 首。

5456

洋湖萧氏疡医：五卷/萧湘生编. 抄本，1913

139

全书分为温、良、恭、俭、让 5 集。温集，录《易筋经》，介绍跌打损伤药方 60 余首以及看伤各穴形图、歌诀等，并有外壮功法、图式等。良集、恭集，为“外科杂方”。良集载方 300 余首，述证简要，每类医方后附医案数例。恭集列述痈疽、流注、疥疮、癣、斑疹、虫兽伤、小儿诸疮等病证证治，并载有《奇病医案》和古今奇病秘法治方 50 余首。俭集，辑录验方 200 余首，先列方药，制法，次述主治症候及药物加减法，除介绍内服药外，并载有急救、接骨、续筋、止血等治法。让集，“眼科验方”载眼科五轮八廓总论、眼目受病根源、五脏表里等篇，辑录眼科验方 270 余首。绘有眼病图 12 幅，并详载金针拨内障手法和金针制备方法。

5457

杜氏外疡节要：四卷/杜云门撰. 抄本

709

卷一为外科总论及各种病证的论治。卷二论述病位与药物的归经，炙刺针烙等外治用法，各种常用外科外敷药物的组成、炮制，并有插图明示各种病证病位及内服外治方药。卷三、卷四主要辑录外科常用方和秘传方的组成及煎煮使用方法。全书载方 380 余首。

5458

疡科例案/许半龙撰. 油印本. 浙江：海门医学院，1925

279

5459

疡科医案平议/张寿颐撰. 油印本. 兰溪：公立中医学校(兰溪中医学校讲义；16)

391

5460

徐氏疡科外治秘方/抄本，1930

677A

本书收集常用外科外治验方，分为敷贴类方、去腐类方、生肌类方、吹药类方、膏药类方、补遗等 6 部分，共载 144 方，每方均注明主治、药物、炮制、使用等。

5461

外科捷径方：二卷/(日)洞庵撰. 稿本，1925

572

5.2 痈疽、疔疮

5462

集验背疽方/(宋)李迅撰. 铅印本. 杭州：三三医社，1924(三三医书；53)

3、139、139A、186、270、277、308A、361、391、546、572、590、728、731、738A、800、839A、907C、921、940

介绍了背疽的主证兼证及其鉴别、诊治。并收多种经验药方。首为总论及论背疽受病之源；次为用药大纲及所用方剂；最后论痈疽之预防。

5463
集验背疽方/(宋)李迅撰. 铅印本. 上海: 国医书局, 1930～1931(国医小丛书; 12)
1、139、186、277、412A、521、590、651、721、851、917A

5464
集验背疽方/(宋)李迅撰. 影印本. 上海: 商务印书馆, 1934～1935(四库全书珍本初集; 2)
1、2、6、7、9、21、139、145、251、277、279、301、303、391、401、421、461、464、467、491、493、511、521、541、542、579、651、701、721、728A、741、781、791、851、852、901、911、912、913、921、922、923、931、933

5465
发背对口治诀论/(清)谢应材撰. 铅印本. 杭州: 三三医社, 1924(三三医书; 51)
3、139、139A、186、270、277、308A、361、391、546、572、590、728、731、738A、800、839A、907C、921、940
书中以口诀形式, 记述发背、对口等病的证治经验, 便于记忆。后附《谢氏世传外科秘法》及《吴师机扬州存济堂药局膏方》各1卷。

5466
发背对口治诀论/(清)谢应材撰. 铅印本. 上海: 国医书局, 1930～1931(国医小丛书; 14)
1、139、186、277、412A、521、590、651、721、851、917A

5467
刺疔捷法/(清)张镜著. 铅印本. 上海: 国医书局, 1931
461、728A
首论治疔要言, 次为全身穴位图, 末为治疔歌, 论述各种疔症的取穴法和针刺法。

5468
刺疔捷法/(清)张镜撰. 石印本. 蚌埠: 四美斋, 1935
186、286、308A、514A

5469
刺疔捷法/(清)张镜撰. 石印本. 梁溪侯氏, 1936
139

5470
刺疔捷法/(清)张镜撰. 石印本, 1929
361、462、514B、721、733A、738A

5471
刺疔捷法/(清)张镜撰. 铅印本. 上海: 国医书局, 1930～1931(国医小丛书; 4)
1、139、186、277、412A、521、590、651、721、851、917A

5472
刺疔捷法/(清)张镜撰. 铅印本
见陈修园医书四十、六十、七十、七十二种。

5473
重刊刺疔捷法/吴韵仙传. 石印本. 上海: 广益书局, 1926、1931、1934
1、2、139、277、279、301、381、391、434、475A、491、541、589、664、706、728、731、733、733B、734、917A、921、926A
本书以张镜《刺疔捷法》删繁就简,

汇入己意而成。书中首为“五经辨”，总论五经疔疮、挑疔秘传总法、治疔疮穴位挑诀。以下分述85种疔的部位及挑刺法，均附图详示。书末附“治疔良方”，录方47首；附“治疔歌”，为七言歌诀。

5474

刺疔捷法大全/(清)应侣笙著；避嚣庐主重编. 石印本. 上海：元丽印刷公司，1936

139、186、309、590

讲述挑刺法100余种及疔疮的医理技法。疔处及刺穴均有图释，以歌诀形式作介绍。书后附治疔良方。

5475

治疔汇要：三卷，附补遗一卷/(清)过铸著. 石印本. 上海：广益书局

728A

上卷为治疔总论、治法、辨证、禁忌及近百种疔症的治法、方药。中卷为治疔要药，载常用治疔药物70余种，各叙其性味、归经、功用主治及用法。下卷列叙蜘蛛拔毒法、蟾蜍拔毒法、治疔简便法及灸、照、蒸、烘、挑等外治诸法，并载疗疔兼治外科杂证方剂百余首。

5476

治疔汇要：三卷，附补遗一卷/(清)过铸撰. 石印本，1920

721

5477

治疔汇要：三卷，附补遗一卷/(清)过铸撰. 石印本. 上海：大成书局，1924

186、279、289、308、393、412B、450、463、475A、514A、522、529B、541、590、603、664、721、738A、852、907C

5478

治疔汇要：三卷，附补遗一卷/(清)过铸撰. 铅印本. 成都，1933

853

5479

治疔汇要：三卷，附补遗一卷/(清)过铸撰. 铅印本. 上海：大众书局，1934、1936、1948

139、254、270、309、433、541、901、907C、931、940

5480

治疔汇要：三卷，附补遗一卷/(清)过铸撰. 影印本. 上海：铸记书局，1940

2、139、186、270、361、433、461、475A、514A、541、542、589、590、677A、712、728A、907C、917A、926A、940

5481

治疔汇要：三卷，附补遗一卷/(清)过铸著. 铅印本. 上海：中医书局

851

5482

治疔录要/九一老人编. 铅印本. 上海：国医书局，1930～1931(国医小丛书；32)

1、139、186、277、412A、521、590、651、721、851、917A

首论疔疮发病之特点，次述疔疮看法，包括疮初起时大小、形态、全身症状及成脓与否，来判断顺逆吉凶。于疔疮治疗方面，采用内服、外治两个途径。后附《烂喉痧治法辑要》。

5483

治疔录要/九一老人撰. 刻本. 上海：普育堂，1911

139、664、677A、839A

5484

治疔要书/(清)红藕村主人辑. 石印本. 上海: 宏大善书局, 1927

139、351、391、514A、541、590、721、731

本书首先描述疔疮面图，标明头面部穴位及疔疮好发部位，并在疔疮五经辨中论述疔疮与五脏之间关系；再述挑疔破法、决法，不同的疔疮应挑治不同的穴位；然后将性状、颜色不同的疔疮分为13种，又按部位绘成63幅图，注明各种疔疮及其挑治穴位。

5485

治疔要书/(清)应其南撰. 石印本. 徐培德堂, 1919

541、731、738B

5486

疔疮紧要秘方/(清)卢真人辑. 铅印本. 宁波: 华升局, 1923

139、301、361、475A、541、590、603、731、734、738A、839A、940

全书以绘图并详述不同部位疔疮的挑刺法及内服、外用药物，简明扼要。书末载有疔疮紧要秘方43首。

5487

疔疮五经辨/著者佚名. 石印本. 上海: 进化书局, 1920

1、139A、361、590、721、839A、907C

是书以心、肝、脾、肺、肾五经为纲，分述疔疮与五脏之间的内在联系及临床表现，然后详述挑疔总法、穴道图说、疔疮服方、疔疮敷方等，并附详图。

5488

疔疮五经辨/著者佚名. 刻本. 绍兴: 友文斋, 1922

590

5489

治疗疮灵验简方/释印光著. 刻本, 1937

859

5490

专治各种疔疮秘传挑法/著者佚名. 石印本

541、590

5491

挑疔疮秘诀/(清)陆乐山撰. 铅印本. 上海: 大文书局, 1936

186、522、590、857、931

本书又名《养生镜》，亦收录于《陈修园医书》三十二、三十六、四十、五十、六十、七十、七十二种。

5492

疔疮医案/著者佚名. 抄本

590

5493

疔疮治疗/王皋荪编. 铅印本. 上海: 明星印刷所, 1936

139、270、514A、546、590、677A、706、728、738B

首先总论疔疮之名、证治要点、刺疔、挑疔秘法、治疗良方等；后述85种疔疮治疗要法，并附有图谱。书末附录《艾灸各科秘方》及《白喉全生集》格言。

5494

疔疮辨/著者佚名. 抄本

152

5495

七十四种疔疮图说/(清)叶氏撰. 铅印本. 上海：国医书局，1930～1931(国医小丛书；5)

1、139、186、277、412A、521、590、651、721、851

本书有论有图，专门介绍外科疔疮肿毒的诊断与治疗。

5496

新增疔疮要诀/(清)应遵诲著. 石印本. 上海：千顷堂书局，1918

139、139A、186、254、286、308、308A、450B、570、590、677A、701、709、721、728A、738B、839、871、851、907C、915、926A

5497

疔疮全书/著者佚名. 抄本

139

5498

疔毒丛钞/唐成之编. 抄本. 湖南：唐氏，1927

139

本书节录《医宗金鉴》《疮疡经验全书》《医方丛话》《周氏集验方》《医学指南》《鲜溪医述》《嵩崖尊生书》《医纲总枢》《救急仙方》《治疗汇要》《疔疮要诀》等大量医书中有关疔疮病因、证候、治疗和药物、方剂等方面的资料，汇编成书。书中并附图说明74种疔疮形态，以及116种治疗药物。全书收罗疔疮资料详备，文图并茂。

5499

刺疔部位图说/陈景岐编. 铅印本. 上海：中医书局，1934

590

本书载述治疗要言，人体部位图、治疗歌、考正穴法。后附“神效疔膏方”，详其组成、剂量、用法；“金溪龚信疔疮证治”，述治法及方药，载飞龙夺命丹等11方。

5500

痈疽病/茹十眉编. 铅印本. 上海：大众书局，1933、1936

21、139、309、590、706、731、738B、741、831、907C、931、933、940

本书论述痈疽之病因、预防、类别、脉法、善恶、将护、禁忌，又述内消、内托、灸治、针烙、敷贴、淋洗之治疗诸法，以及渴、呕、痛、出血、大便秘结等兼症的治疗。并阐述顶门痈、颈痈、牙痈、悬痈等80种病证的病状、病因、治疗及治方。

5501

痈疽病自疗新法/江席今编. 铅印本. 上海：大中华书局，1934、1935

907C

全书分痈症、疽症两部分，按发病部位异同共列痈症22痈、疽症32种。每一病症必先言病状、病原，后示治疗方药，载方剂190首。

5502

痈疽病自疗新法/江席今编. 铅印本. 上海：文业书局，1939

590

5503

治肿指南：二卷/著者佚名. 抄本. 日本，1949

3

本书以图文并茂方式阐述各类肿胀病证治方法，兼及其他杂病证治。卷一收背肿图、长肿形图、圆肿形图、阴肿图、已脓肿形图、内肿图、浮肿图、面肿图及臌胀、腰痛、哮喘、食伤等图，共33幅。图下附以文字概要说明取穴及针刺法。卷二分述背肿、内肿、阴肿、项肿、臌胀、浮肿、胸腹痛、腰痛、胁痛、食伤等94种病证之症候及针刺治法；又列治法纲要9则，介绍针刺出血过多处理法、疮肿处针刺不过三四处、孕妇针刺注意事项等；用药法17则，如鸡内金用法等。

5504

逆证汇录/(清)高思敬撰. 刻本，1917(高憩云外科全书十种；2)

277

1917年刊入《高憩云外科全书十种》。本书载述脑疽、上搭、发背、血瘤、流注、瘰疬、锁口疔等24种险恶逆证案例。高氏积40余年经验，对外科逆证之变幻，内外兼施，转逆为顺，并示之医治不当而致死亡之戒。

5.3 疯症、霉疮、皮肤病

5505

霉疮秘录：二卷/(明)陈司成撰. 石印本. 上海：江东书局，1916

21、270、308A、391、529A、541、721、728A、839A、896A

内容包括总例、或问、治验、方法、宜忌五部分。系统论述梅疮传染途径、起因、发病症状及治法，记述病案29例，选辑验方49首，并有药食禁忌。本书为我国现存最早的论述梅毒专著。

5506

霉疮秘录：二卷/(明)陈司成撰. 铅印本，1930

651

5507

霉疮秘录：二卷/(明)陈司成撰. 日本刻本

511

5508

霉疮秘录：二卷/(明)陈司成撰. 石印本. 上海：江东茂记书局

186、475A、529A

5509

霉疮秘录：二卷/(明)陈司成撰. 石印本. 上海：锦章书局

907C

5510

霉疮秘录：二卷/(明)陈司成撰. 石印本

139、139A、152、202、308、393、514A、738A、926A、940

5511

霉疮秘录：二卷/(明)陈司成撰. 影印本. 上海：会文堂

139、351、393、396、412B、414、433A、514A、590、728A、736、738B、851、852、854、907C、917A、922、926A、940

5512

解围元薮：四卷/(明)沈之问编. 铅印本. 杭州：三三医社，1924(三三医书；80)

3、139、139A、186、270、277、308A、361、391、546、572、590、728、731、738A、800、839A、907C、921、940

内容有麻风病的病因、三十六风、十四癞及其与经络的关系、治疗方剂等。书中较详细地叙述了麻风病的辨证和治疗，载方249首。

5513

疠科全书/（清）梁希曾撰. 铅印本. 杭州：三三医社，1924（三三医书；7）

3、139、139A、186、270、277、308A、361、391、546、572、590、728、731、738A、800、839A、907C、921、940

辨疠症之原理、辨疠症之证治、点疠之药方、点药之用法、疠家之忌食及疠家之宜食，5篇。

5514

疠科全书/（清）梁希曾撰. 铅印本. 上海：国医书局，1930～1931（国医小丛书；33）

1、139、186、277、412A、521、590、651、721、851、917A

5515

疠科全书/（清）梁希曾撰. 铅印本. 上海：大东书局，1936～1937（中国医学大成；80）

1、2、3、139、270、277、361、391、461、476、511、541、579、589、590、728、831、851、852、901、907B、907C、921、940

5516

疠科全书/（清）梁希曾撰. 铅印本. 皖南：周学辉，1914、1921、1931

1、21、139、202、651、871

5517

疠科全书/（清）梁希曾撰. 铅印本. 北平：京华印书局，1921

1、21、139、279、286、911

5518

疠疡机要：三卷/（明）薛己撰. 石印本. 上海：大成书局，1921

603

5519

疯门全书/（清）萧晓亭著. 铅印本. 上海：世界书局，1936（珍本医书集成；37）

1、2、3、139、270、277、361、391、461、476、511、541、579、589、590、728、831、851、852、901、907B、907C、921、940

作者汇集诸家秘本，搜求治风古法，辑成《疠疾辑要》《疠疾备要》各1卷，合刊时名为《疯门全书》。详论麻风病的病源、症状和治疗，列医论21条，述证36类，选方180余首。

5520

皮肤病/祝振纲编著. 铅印本. 上海：商务印书馆，1934、1935、1944

852

5521

皮肤病/茹十眉编. 铅印本. 上海：大众书局，1935、1947（国医万病自疗丛书）

1、139、541、907C、931

按头面、四肢、躯干等部位论述中医常见皮肤病症44种。介绍病状、病因、治法及验方等。附录美容术。

5522

中西皮肤病学讲义/汪洋，顾鸣盛编. 铅印本. 上海：中西医院，1926（中西医学丛书十二种；7）

277、590

全书分中西2部分阐述，先以西医观点讲述了31种皮肤病的病因、证候、预后、治法、处方等。又按中医之说分5章讲述，疠疡癜风、游风丹毒、疮疡、浸淫疥癣、杂症，18症的病因、症候、诊断、治法、方药。

5523
花柳/庄省躬撰；刘文杰编．抄本
139

5524
花柳病/刘崇燕编述．铅印本．上海：商务印书馆，1922
852

5525
花柳病/江苏省立教育学院编．铅印本．无锡：江苏省立教育学院，1932
852

5526
花柳病讲义/许少华撰．抄本，1949（九芸医馆医学丛书；4）
731

5527
花柳病救护法/陈邦贤编．铅印本．上海：医学书局，1940
731

全书分上下2篇。上篇总论，有花柳病与法律、花柳病与结婚、花柳病的预防及历史等7章，专述花柳病传染之害；下篇各论分3章，分述软性下疳、淋病、梅毒之各种症状、原因、传染、诊断、解剖、变化、预后、摄生、疗法等。

5528
花柳病摘要/都少伯编．铅印本．浙江：中医专门学校，1937
590

本书首列总论，指出“花柳病者淋病、软性下疳、梅毒之总称”，概述三者病因、症状及古今病名等。后有3章分述各证的病因、症状、病程变化、诊断、预后、治疗方法，梅毒章节中还详论梅毒的遗传，其治疗多取法于西医药。

5529
花柳病之陷溺个人与危害群众/俞凤宾著．铅印本．上海：进德会，1921
541

5530
花柳病治疗学/叶劲秋著．铅印本．上海：幸福报馆，1930
139

5531
花柳科/管炎威撰．铅印本．广东：光汉中医药专门学校，1924
186

本书详述淋浊、下疳、梅毒、疔疮、杨梅疮、麻风、白癜风、癣症等病症及治疗。

5532
花柳科学/秦伯未编．铅印本．上海：中医书局，1930、1931、1936、1941（实用中医学；12）
2、139、254、270、289、308A、361、433、491、590、651、706、741、800、851、917A、922、940、942B

全书分内症、外症、西医诊治要略3部分。内症包括淋症、浊症；外症包括下疳、妒精疮、便毒、杨梅疮。各症均详述病因、病机、辨证及方药。西医诊治要略，简要论述杨梅疮、疳疮、横痃、白浊的诊断及治疗法则。

5533

花柳学/管霈民编. 铅印本. 广东：中医药专门学校，1936（广东中医药专门学校各科讲义；32）

570、590、940

5534

花柳学讲义/管霈民编. 铅印本. 广东：中医专门学校，1927

139、931、940

第一章阐述杨梅疮论、杨梅结毒论、梅毒入骨论、梅毒结毒善后论及梅毒结毒变生瘰疬等，论其病因、症状、诊断、治疗及处方；又述麻疯病之36种症状、疬经症状、诊断、治疗及处方；妇人疯疾之原因、症状及诊断。第二章为白癜风、白屑风、白驳风、紫癜风、鹅掌风、烂脚风、于风、油风诸病。第三章为癣症，包括风癣、花癣、牛皮癣、湿癣、阴癣、顽癣、荷叶癣、杨梅癣、瘢癣，皆详述其病因、诊断、治疗与处方。

5535

花柳易知/李公彦撰. 铅印本. 上海：中华书局，1919、1920、1930、1937（医学易知；13）

139、139A、279、302、385、396、412B、521、529A、541、570、579、589、590、651、664、728A、731、839A、851、896A、907B、907C

全书分2编。第一编为西医对花柳病的认识，分11章，依次论述杨梅毒、疳疮、横痃、白浊初起之视察法和治法，以及男子白浊并发证、妇女白浊并发证、男女白浊并发证之治法。第二编为中医对花柳病的认识，分4章，第一、第二章梅疮总论，以及梅疮治法有汗药、煎药、熏洗、点药、行药、丸药、围药、单方24则；第三、第四章淋病总论，又分述淋浊、气淋、石淋、血淋、劳淋、热淋的治法及五淋总治法。

5536

花柳易知/李公彦撰. 铅印本. 上海：文明书局，1927、1929、1930、1932、1937、1939（医学易知；13）

9、186、202、254、270、308、391、393、421、465、475A、491、514A、541、589、590、677A、738B、741、781、851、907B、907C、917A、922、940

5537

花柳症讲义/王振华编. 铅印本. 广东：光汉中医药专门学校，1924

940

本书首叙花柳病的定义、来源，将花柳病分梅毒、白浊和软疳3种。后分述梅毒、白浊、软疳之定义、西医分类、诊断、病理生理、传染途径、各期症状及物理化学治疗方法和一些预防措施。

5538

中西花柳病学讲义/汪洋编. 铅印本. 上海：中西医院，1926（中西医学丛书十二种；11）

277、590

全书分2编。前编为西医对花柳病的认识，列淋病、龟头淋、鼠蹊腺炎、软性下疳、硬性下疳、后天梅毒、先天梅毒7种病症，每一病症都详论其原因、证候、诊断、并发证、预后及治疗方法；后编为中医对花柳病的认识，举淋浊、下疳、妒精疮、杨梅疮、结毒5种病症，每种病症先述其定义，后叙病因、证候、治法、方药。

5539
瘰疬花柳良方录要/著者佚名. 刻本. 广州：守经堂
931

5540
瘰疬花柳良方录要/著者佚名. 铅印本. 香港：五桂堂
289、931

5541
男女秘密病自疗法/徐石君著. 铅印本. 上海：春明书店，1937
541
内附美容奇方、暗疾奇方。无版权页，著录根据封面、书脊。目录页题名：男女秘密病自疗奇方。

5542
男女秘病自疗奇方/徐石君撰. 上海：万象书局，1939
21
论述男女生殖系统疾病及性病。书中对白浊、下疳、梅毒等性病，男女性器官疾病及妇科病的病因、症状、治疗论述颇详。并自拟中西医结合之方药、大量民间验方及卫生保健方法以供读者自疗。书中兼述美容养颜法及暗疾、顽疾治法。

5543
男女秘密病自医法/姚昶绪著. 铅印本. 上海：大东书局，1919、1920、1921
541

5544
男女性病中西自疗法/沈松年编. 铅印本. 上海：昌明医药学社，1934
541

5545
男女性病自疗全书/朱振声编. 石印本. 上海：国光书店，1947
741

5546
性病/刘崇燕，姚昶绪编著. 铅印本. 上海：商务印书馆，1921、1929、1932、1934（医学小丛书）
541
本书用中医观点论述男女泌尿生殖系统疾患的治疗方法。

5547
性病/茹十眉编. 上海：大众书局，1933、1947（国医万病自疗丛书）
1、139、186、461、907C、931
此书阐述月经病、带浊病、男阴病、女阴病、乳病、性交病及花柳病等共7类47种病证，每一病证均先述病状、病因，次列治疗方药。

5548
性病/林荣年编著. 铅印本. 上海：世界书局，1935、1948（医学丛书）
541

5549
性病花柳科病问答/蔡陆仙编. 铅印本. 上海：华东书局，1935、1936（民众医药指导丛书；23）
1、139、186、289、301、590、728、799A、852、907C、926A、931
本书分性病问答、花柳病问答上下2编。上编记述性病总辨、分类辨；遗精之病症、病因、脉象、预防治疗、分治辨；阴萎之证治、分类病因、病治辨；阳痿之证治、调护、药物禁忌辨；手淫证治辨等

20辨。下编为花柳病总论、分类辨；淋浊病症、方治辨；梅毒方治等10辨。本书对性病遍采众书，系统整理，证治精详，切于临床实用。

5550

性病指迷/谢筠寿著. 铅印本. 上海：社会医报馆，1932（社会医学丛书；2）

541

5551

性病治疗大全/胡安邦编辑；顾灏源校正. 铅印本. 上海：中央书局，1941

21、907C

5552

性病自疗新法：民众医药常识/席灵凤编. 铅印本. 上海：大中华书局，1936（万病自疗丛书；6）

541

5553

淋浊自疗法/朱振声编. 铅印本. 上海：医药指导社，1931（百病自疗丛书；5）

361、590

5554

淋浊自疗法/朱振声编. 铅印本. 上海：大众书局，1933、1936

21、139、461、931

书中记述白浊、赤浊、新白浊、老白浊、浊入后尿道、女子白浊、尿血转变白浊、白浊转变尿血、热淋、冷淋、砂淋、石淋、膏淋、血淋、气淋、气虚淋浊、肝郁淋浊、肾虚淋浊、精瘀淋浊、瘦人淋浊、肥人淋浊、老年淋浊、由淋浊而变癃闭23痫淋浊自疗法，详述病因、症状、治疗及处方。载浊淋要方有肾沥汤、栝蒌瞿麦丸等10方。列浊淋问答8则并指出淋浊的遗害。

5555

梅疮见垣录/恽铁樵撰. 铅印本，1933（铁樵函授医学讲义二十种；13）

139、186、738A、541

简述梅毒之病因、传变及其种种证候，力陈梅毒之危害。

5556

霉疮秘录总说/著者佚名. 石印本

139

本书论述梅毒病因、毒中肾经、肝经、肿经的证候。并设问答形式，阐述梅毒病名、别名、传染途径、脉诊、辨证、鉴别、治疗等。全书收治梅毒方36首。末附针刺手法歌、马丹阳天皇十二穴治杂病歌，内容皆与梅毒无关。

5557

杂证/抄本. 谢珉珊，1936

931

又名《花柳疮方》。

5558

三十六种疯症全书/著者佚名. 抄本，1921

590

全书叙述木疯、麻木疯、紫云疯、癣风、鹅口疯等36种疯症的主要治疗方剂，选方153首。前列“五脏主祛风各有药”、“用药究病有术”、“五经受病书”、“五经泻火各有主药”，皆说明用药规律。

5559

麻疯防治问题/姚寻源编撰. 铅印本. 云南，1937

901

本书为云南省防治麻疯病而作。书首

介绍麻疯病自《内经》开始至清《医宗金鉴》中均有记载。后述世界麻疯病的分布，各国对麻疯病的救治，世界麻疯病史，麻疯病源，麻疯病的传染，麻疯病的种类，麻疯病的治疗，麻疯院行政管理问题，铲除麻疯病之办法，以及云南省办理防治麻疯病的情况。对防治麻疯病有参考价值。

5560

中国麻风之简史/王吉民撰. 铅印本. 上海：中华麻疯救济会，1930

572

5561

中国麻疯病学/俞慎初编. 铅印本. 上海：复兴中医社，1941、1947

139、270、433、514A、572、541、589、590、723、800、851、907C、940、942B

以中西医理论讲述麻风病的源流、病理、症状、预防、治疗及特效药等。

5562

中国麻疯史/海深德著. 铅印本. 上海：中华麻疯救济会，1936

541

5563

关于中国麻疯几个重要问题/邬志坚著. 铅印本. 上海：中华麻疯救济会

541

5564

秘传大麻疯方/著者佚名. 铅印本. 上海：世界书局，1936(珍本医书集成；62)

1、3、21、139、140、152、185、186、202、254、270、277、289、301、303、308、309、361、381、396、421、433、461、476、491、541、546、572、579、589、590、706、728、731、738A、781、799A、800、831、839、839A、851、852、871、891、901、907B、907C、911、917A、921、922、926A、931、940、942B

此书收录36种麻疯神效方，阐述其辨证、诊断和治疗宜忌，末载治疗麻疯病经验方法近50种。全书列症选药，立法严谨，方剂中除有蛇蝎等以毒攻毒之品外，善用大枫子为其治疗特色。

5565

治疯丸实验录/三友实业社编. 铅印本. 上海：三友实业社，1939

541、590

介绍治疯丸等药品的用途及疗效。

5566

性理疗病征验录/阎德润编. 铅印本. 万国道德会，1933

590

全书以笔记形式记录阎氏在开办性理疗病社期间所遇到的病例及其治疗，劝解经过。本书以五行说病法立论，以提倡道德，劝人向善为目的，有一定的心理治疗参考作用。

5567

性理疗病征验录/阎德润编. 铅印本. 安东：宏道善书局，1936

467

5568

冻疮指南/孙家骥编. 铅印本. 上海：中华书局，1931

461、541、590、901

全书分冻疮发生的原因、冻疮痛苦健康、报告冻疮的经过、治疗法、结语等部分。认为寒冷使皮肤血液凝滞是导致冻疮的原因，其发病与地理环境和气候季节有关。所列冻疮未溃治法8则、已破治法1则，均简便有效。

5569
霉疠新书：二卷/（日）片仓元周著. 铅印本. 上海：世界书局，1936（皇汉医学丛书；36）
1、3、21、139、140、152、186、202、251、254、270、277、301、303、308、361、391、396、421、433、450、461、491、514A、546、589、590、651、702、706、728、731、738、738A、741、781、799A、800、831、839、839A、851、852、854、871、891、901、907B、907C、917A、921、922、926A、931、942B

作者承袭其父治疗霉、疠之经验秘传，结合个人临证心得撰集成书。原分乾坤2册，一为理疠，一为理霉，遵古法而增意，故名为《霉疠新书》。卷一阐释疠风24条，并附烧针等图谱，末为临证医案及附录；卷2论述霉疮证候、治法和方剂。

5.4 痔瘘

5570
痔病略述/戴葆成编著. 铅印本. 沪江痔疮医院，1923、1926、1929、1934、1937、1939
541

5571
痔疮证治/曹炳章撰. 稿本，1946
738B

5572
痔疾概要/黄丽明编著. 铅印本. 上海：痔疮治疗院，1932、1935、1936、1940、1941
541

5573
患痔须知/江岳峦著. 铅印本. 上海：痔疮医院，1922、1925、1927、1931、1933、1935
541

5574
医痔新法/江岳峦著. 铅印本. 南华印书局，1923
541

5575
医痔总编/贺洵编. 石印本. 涪陵：新民石印局
851、907C

5576
痔漏治疗经验记/徐继高撰. 铅印本. 长沙：务实斋，1925
901

本书认为痔之为患，全由内因所致，乃湿热下注，过食炙煎之物，因而成病。书载治疗药方12首。并附录张来甫先生述修道之要、同寿小周天法。

5577
肠胃病与痔疮病/吴克潜编. 铅印本. 上海：大众书局，1933、1948
21、270、590

全书分为肠胃病、肠病、胃病、痔疮病四章，介绍吐泻、腹痛、胃胀、痔疮等40种病证的症状、病因、治疗与用方。后附“胃病痔疾良方”。本书为中医普及读物，简明扼要，通俗易懂。

5578
肛门病治疗法/赵公尚编. 铅印本. 上海：卫生报馆，1932
541

全书分6章。第一、第二章主要论述肛门的生理、解剖、病理；第三至第六章分别论述痔疮、痔漏、脱肛、肛门部其他病症的病因病理、症状、诊断、治疗方法及预后。

5.5 外科其他

5579
痰疬法门/(清)李庆申撰. 铅印本. 上海：大东书局，1936～1937(中国医学大成；81)
511、541、1、2、3、139、270、277、361、391、461、476、579、589、590、728、831、851、852、901、907B、907C、921、940
本书首列痰疬总论，阐明轻微易治者是痰，迟重难愈者为瘰疬；次述痰病鉴别法、外治法门、内治法门、禁用须知、禁戒须知、痰疬医案。末附《杨梅验方》《喉蛾捷诀》。

5580
瘰疬秘传/吴九言编. 铅印本. 香港：香江吃庐，1918、1920
21、931
本书专述瘰疬病因、治法。广集名家秘传，引录《外科正宗》《洞天奥旨》中有关瘰疬之章节。本书认为瘰疬本为难治之疾，古今医书载之不详，故博采群书，并汇通西医学说详细论述。书末附经验单方20首。

5581
瘰疬良方/著者佚名. 铅印本
921

5582
瘰疬秘方/著者佚名. 抄本，1949
139
本书汇辑瘰疬验方40余首。书中记述瘰疬证候甚详，将瘰疬细分为马刀疬、重台疬、痰核疬、磊痰疬、樱桃疬、蟠蛇疬、瘰疬日久穿烂、桐子疬、串珠疬、柏子疬、风毒疬、顶突疬、夹板疬、木鱼疬、夹腮疬、耳后掷瘰疬、鼠漏疬、流注疬、缠颈疬、锁疬、素珠疬、阴虚发疬诸种。于瘰疬一证，收方颇多，分证较详。书前附录“六气玄机”，阐述运气学说。

5583
瘰疬治疗法/朱仁康著. 抄本，1930～1940
139

5584
治瘈犬毒方/著者佚名. 刻本. 湘潭：明德印书局，1936
831

5585
治瘈犬毒方/著者佚名. 石印本. 湘潭：大石印书局，1947
831

5586
猘犬录/胡廷枏撰. 铅印本. 苏州，1914
475A
全书有病起原因、试验狗、抢影说、中毒说、咬伤急治、发疯期间等17篇，详细介绍了狂犬咬伤的救治、常用方剂以及治验。是介绍治疗狂犬病的专著。

5587
疯狗咬伤症治实验录/吴荣璋辑录. 抄本，1919
855

5588

疯犬咬伤治法举隅/童润生编. 周茂华. 铅印本，1945

831

本书载述狂犬病治验及治法方药。

5589

癫狗咬方/卢子濬撰. 石印本，1929

728A、901

据称是书历经二百余年家传，专治毒蛇、癫狗咬伤。主方万应至宝丹，有药物组成、治时忌口。附篇“刺疔捷法”，介绍刺法、外用药；载头部前后2图、手臂3图、腿足3图、身前后各1图；并著穴位、进针分寸及取折针简易法。

5590

蛇犬伤人之救星己戊丹方/杨平撰. 铅印本. 武进：杨氏，1934

590

本书详细介绍了治疗蛇犬咬伤有较好疗效的己戊丹组成、用法及注意事项。并载有嚼食黄豆以验疯狗咬伤有无留毒之法。附经验良方17首，以治蛇犬咬伤、痢疾、哮喘等。

5591

蛇犬伤人之救星己戊丹方/杨平撰. 上海：佛学书局，1934、1935

21、186、541、651、831

5592

蛇犬伤人之救星己戊丹方/杨平编. 铅印本. 上海：国光印书局，1934、1935、1937

1、139、541、590、871

5593

美容术/朱振声编辑. 铅印本. 上海：幸福书局，1936

541

5594

美容卫生法/丁惠康编. 铅印本. 上海：医学书局，1933

541

5595

妇女必携人工美容术/钱瑛编. 铅印本. 上海：文明书局，1928

541

6 伤科

5596

正体类要：二卷/(明)薛己撰. 铅印本. 上海：大东书局，1936～1937(中国医学大成；82)

1、2、3、139、270、277、361、391、461、476、511、541、579、589、590、728、831、851、852、901、907B、907C、921、940

上卷为正体主治大法、扑伤之症治验、坠跌金伤治验、汤火所伤治验；下卷为方药。

5597

伤科大成/(清)赵濂著. 铅印本. 上海：中医书局，1929、1931、1937

1、21、139、186、251、254、361、450、461、514A、541、589、590、706、734、781、851、922、933、940、942B

作者积多年临症经验，又得伤科旧抄，精心校勘，补其缺漏，编辑而成。详述摸、接、提、端、按摩、推拿手法在理伤治疗中的运用，其中“接骨入骱用手巧法”一节论述尤详。全书载治伤经验医方40余首。

5598

伤科大成/(清)赵濂著. 铅印本. 上海：中医书局，1936(近代医学丛选；35)

590、940

5599

江氏伤科学/(清)江考卿撰. 铅印本. 上海：国医书局，1930～1931(国医小丛书；21)

1、139、186、277、412A、521、590、651、721、851、917A

见伤科方书条。

5600

伤科方书/(清)江考卿撰. 铅印本. 杭州：三三医社，1924(三三医书；56)

3、139、139A、186、270、277、308A、361、391、546、572、590、728、731、738A、800、839A、907C、921、940

又名《江氏伤科学》。内有断死证秘诀，秘受不治法，受伤治法，通用方，秘传方等内容，附录验方4则。

5601

伤科方书/(清)江考卿撰. 铅印本. 上海：世界书局，1936(珍本医书集成；40)

1、3、21、139、140、152、185、186、202、254、270、289、301、303、308、309、360、381、396、421、433、461、476、491、541、546、572、579、589、590、706、728、731、738A、781、799A、800、831、839、839A、851、852、871、891、901、907B、907C、911、917A、921、922、926A、931、940、942B

5602

伤科捷径/(清)俞应泰著. 铅印本. 绍兴：医药学报社，1916(医药丛书；4)

139A、391、541

全书4章。第一章主要阐述创伤、骨折、脱骱各种损伤治法；第二章为诊断、重症危象和预后；第三章药方，载至神散、住痛散等治伤方38首；第四章方歌，有“内伤脏腑主方”、“外伤紫肿主方”、“内伤出血主方”，歌词简明，易于记诵。

5603

伤科秘诀/(清)俞应泰著. 铅印本. 上海：仓昌书局，1935

514A、590

5604

跌打秘传/作民居士著. 稿本，1911

738B

阐述跌打损伤之穴道部位，接骨入骱手法，施治用方，伤科病证治法及注意事项。收方210余方，另附脉诀7篇。

5605

伤科/著者佚名. 抄本，1937

590

本书对伤科病症与脏腑关系，以及辨证施治有较详论述，载有药品歌、跌打损伤图、伤科方药等。

5606

伤科/胡海鳌撰. 铅印本，1934(医学举隅)

491、541、542、570、590、839A

本书主要介绍脱骱、骨折的入骱接骨手法及固定方法，内治主张“凡伤先救本源，固元气，不可专持攻瘀”的观点。

5607

伤科/蔡玉堂编. 铅印本. 上海：大中华书局，1935(万病自疗丛书；7)

1、270

5608

伤科/朱寿朋编. 油印本. 中国医学院，1937(中国医学院讲义十四种；13)

139、590

本书首论伤科范围，次论伤科与武术之关系，三论伤科在医学上之地位，四论伤科要著与经典理论，五论审证要诀。末附七厘散诸家方考。并辑录《正骨心法要旨》《伤科补要》等书的一部分内容。

5609

秘传伤科/曹焕斗校订. 抄本，1937

921

载有武术功法、功法招式、功法姿势图、穴道穴门等。介绍功法招式22种，受伤穴门，穴位108个的定位及其受伤证候，足以致命的小穴道72个、大穴道36个。后载秘传治伤丸、散、丹、膏、酒类、汤剂等内外治方55首、各穴道受伤引经用药66种与使用方法。

5610

伤科学讲义/管季耀编. 铅印本. 广东：中医药专门学校，1927

139、940

为广东中医药专门学校教材。讲述伤科基础理论及骨折、脱臼等常见病症证治。并附“救护学讲义”，专述急救护理知识。

5611

伤科学讲义/陈筠如编. 成都：国医公会，1938

907C

5612

伤科学/管炎威编. 铅印本. 广东：中医药专门学校，1936(广东中医药专门学校各科讲义；24)

570、590(残)、940

5613

跌打损伤验方集成/稍颠大师编. 铅印本. 上海：新光书局，1935

931

本书载录跌打损伤、金疮、火烫伤等验方外，还有治疗外科诸证验方。

5614

跌打损伤治法总论/著者佚名. 抄本，1937

590

本书列有跌打损伤治法总论、接骨入骱奇妙手法、金疮论、脉部现证论、验症、受伤急治论、跌打损伤穴道要诀及接骨入骱诸方等，对损伤内服外用方药介绍较详，载方63首。

5615

跌仆伤损全书/著者佚名. 抄本，1937

590

全书18节，有仰人图、伏人图、损伤穴道图、整治诸伤诸骱论、论列方等，载方48首，有退肿膏、散血膏、封口药、理伤膏、芙蓉膏等外用及内服方药。

5616

跌闪秘传：二卷/著者佚名. 抄本. 徐周书

152

上卷主要载述治疗外伤、骨折之方剂，247首，每方详列其药味、剂量、制法及加减用药。下卷记述人体最易受伤的部位及穴位，附图说明，以及接骨手法等治疗方法，并根据伤之部位，损伤轻重程度预后和验症吉凶。

5617
国医创伤精要/熊宝珊编. 铅印本. 成都: 国医学院, 1940
851

5618
国医军阵伤科学概要/董志仁著. 铅印本. 成都: 四川国医学院, 1939
186
本书分实用、考证2篇。实用篇列总论、治疗、药物、死症，分述国医伤科要旨；挫伤、骨折、脱臼、创伤、破伤风等病因、症状、治法；录内服方11首，外用方11首，有丸、散、汤、软膏、硬膏等剂型，附王一仁"方解"和阮其煜"伤科药物释义"；考证篇分别对麻醉法、七厘散、玉真散、接骨药、云南白药进行考究，以及骨骼名称之考证和肩腿脱臼疗法之一般手法考证。

5619
国医军阵伤科学概要/董志仁著. 铅印本. 上海: 校经山房, 1936
301、572、728、738B

5620
临阵伤科捷要: 四卷/(英)帕脱编; (清)舒高弟, 郑昌译
362、414

5621
国医伤科方式/傅仲仙撰. 石印本. 成都, 1936
851

5622
金疮要诀/著者佚名. 抄本
511
本书载述金疮辨证治法要诀。

5623
劳氏伤科全书/著者佚名. 抄本, 1937
738B
阐述伤及脑、面、牙床骨、颈项等24症的治疗方法，载伤科生死预测歌诀及乾坤一气膏等22种膏药方及汤、丸、散方。

5624
灵空禅师点穴秘诀/薛颠著. 铅印本. 天津: 国术馆, 1933
21、251、541
内分3章，介绍经络穴位，诸穴损伤的调治，数百种伤科秘方、丸散膏丹的配制及应用。本书记述五台山南山寺灵空禅师治伤经验，有要穴图28幅及诸穴损伤治法，载外敷内服方97首。

5625
秘本跌打科/著者佚名. 抄本. 成吾氏
139
记述人体108穴及打伤穴道后的症状、治疗方法。载方185首，每方之后简述其用法。并附图4幅详细标明诸穴之部位。

5626
跌仆损伤精要全书/著者佚名. 抄本
541
全书分4部分：第一部分阐述人体重要部位与损伤轻重，附图2幅，以及20种损伤证治，载五加皮饮等方剂50首；第二部分题署"青囊目录金枪全书"，述至要穴、五绝症、治法，载方22首；第三部分跌打损伤方论，有接骨歌、总论、全骱论，载方40首；第四部分接骨全骱丸散膏丹及诸汤方，又附录诸方，共载92方。

5627

伤科自疗新法/席灵凤编. 铅印本. 上海：文业书局，1936

21

本书介绍多种跌打、闪挫损伤诸证自疗方法，对各种病症详述其轻重安危及治疗方法，有附方供选用。内分：打伤要穴之自疗、各种跌打损伤之自疗、接骨法与骨伤自疗、伤科之各种秘方、伤科单方5章。注重介绍治疗方法。

5628

名家跌打损伤真传/著者佚名. 抄本，1927

139

本书先列"总论"，阐述损伤病机和治则，以及骨折、脱臼、内伤及伤后兼症证治；认为伤后气滞血瘀，且伤在外，病必及内，损及脏腑；故治宜行气血，内服外敷药物兼用，并施以复位、夹缚、按摩诸术，提出成人行气活血，老人先补而后行气活血，小儿只需行气的治则。继述"脉法"以辨损伤后生死吉凶。"列方"载30首治伤验方。再以歌诀形式撰写"跌打用药法"，叙述70余种骨伤科常用药物的性味、功效、主治。末附妇科、外科方8首。

5629

锦囊六部拳伤方/著者佚名. 抄本

1

5630

拳家术伤科/著者佚名. 稿本

738B

主要论述拳家术之身法、手法。首为拳家术有关问答19歌。次录跌打2卷：卷一载窝里炮三十一式，卷二载冷红手等二十式手法。后载乐家短打5节、迷拳6节、猴拳6节及醉八仙耍孩儿8节等。

5631

三十六穴伤门图/陈国泰著. 抄本. 广西：永福崇山李氏

921

书首注写"真正刀伤秘本"等语。书中载述人体36大穴受伤之证候及其内服方药、外用搽敷、灸法等，有常用方120余首，经验方10余首。并绘36大穴的定位图。

5632

伤科急救科病问答：二卷/蔡陆仙编. 铅印本. 上海：华东书局，1935(民众医药丛书；22)

1、139、186、289、590、799A、907C、926A、931

本书先辨筋骨形态与经络部位，继述轻重死生辨法，次详证治，末后殿以验方。列150余个问题，以问答形式展示伤科各类病症急救方药，尤其突出跌压伤证治辨、诸物入肉伤证治辨等的论述。简易明了，是伤科防病、治病、应急的医疗实用书籍。

5633

伤科集要/睇筠辑. 稿本，1949(睇筠氏医稿八种；8)

139

5634

伤科讲义/梁以庄等编. 铅印本. 广东：光汉中医药专门学校，1937

907C、931

本书系广东光汉中医药专门学校教材。讲述伤科常见病症及其治法方药。

5635

伤科秘传/著者佚名. 抄本. 辅仁汪记，1938

590

载有损伤治疗诀、穴道损伤诀、定打十二时穴穴图，跌打各药引诗诀、各种药性治疗之原、十八反、十九畏、杂方等篇。阐述打伤左右两耳、伤后发狂乱动、伤后呕粪翻肚等81种损伤症候及治疗方药，36大穴损伤症治，损伤时辰与穴位关系及损伤后治疗用药，虫兽咬伤、中毒急救方药等。全书共载方93首及140余味药物的性味、功用。

5636
伤科秘书/郑芝龙撰. 抄本

590

卷首载人体正背头面四肢诸穴图，论述跌打损伤穴道要紧医法。又绘34幅人体图，分述30个穴道损伤的用药及预后。载67首汤、丸、丹、散方及全身各部位之引经报使药和10种膏药方。卷末附雷火神针、艾灸等其他伤科治法。

5637
伤科秘要：二卷/著者佚名. 抄本

738B

本书载脑、目损伤，鼻梁骨折，缺唇断舌等伤科病证20余种，以及论跌打损伤要注重辨阴阳，且分气血、脏腑、经络。验其生死迟速之法，列举15个穴道损伤预后，验症吉凶和30多个部位用药法。全书收方50余首。附炭灸法、熏洗法等。

5638
伤科入门/陈景岐编. 铅印本. 上海：中西医药书局，1934(中国医药入门丛书；14)

1、139、186、254、308、412A、590、799A、907B、907C、940

全书分正骨心法要旨和伤科证治两部分。“正骨心法要旨”基本辑录于《医宗金鉴·正骨心法要旨》，列有外治手法、器具总论、经义、十不治症、头面部、胸背部、四肢部、内治杂症法、补遗方等；“伤科证治”论述杖疮、折伤、金疮、破伤风、汤火伤及虫兽伤的证治。图文互见，通俗易懂。

5639
伤科杂症/著者佚名. 抄本，1937

590

本书主要阐述损伤之病机、验伤之吉凶、损伤诸症治则与处方用药，以及伤科杂症、蛇咬伤、家禽咬伤、瘰疬等治疗方法。并附医方杂录、林文忠公戒鸦片烟神效方。

5640
伤科暂订/著者佚名. 谷村山人

590

本书先示以24个正面穴和12个背穴部位；其次为损伤总论，述各穴受伤后的临床表现、治法和预后，受伤日久病症的症候和治法，各种脱位的复位手法等；再为伤科秘诀，强调跌打损伤者，先观其气色，次听声音，通过望诊、闻诊以辨伤损部位及轻重程度，立治法，施方药；最后载录护心保命丹、飞龙夺命丹等24方，以及太阳穴、太阴穴等7个穴位损伤用药法则。

5641
伤科真传秘抄/陈凤山传；金倜生编. 铅印本. 上海：武侠社，1932

1、251、541、590、931

全书列14章，有伤科总论、辨别吉凶、内伤治法、正骨治法、伤科经验良方等。书中附损伤穴道插图16幅，载方50首。

5642

伤科中西独步/罗裕生撰. 铅印本. 成都，1943

851、852

5643

伤科全集/徐思晃撰. 梅天雄、富其中. 抄本，1938

590

本书列有内伤五行论、五脏受伤论、背脊骨穴论、周身金疮穴道治法等内容。另附王传伤科秘本，阐述接骨入骱妙法种种。

5644

沈氏伤科秘传/(清)徐了缘编. 铅印本，1936(小云巢丛书；7)

590

本书系徐氏同邑沈香笙先生祖传经验秘方，载明伤总方、暗伤总方、接骨方法、药弹伤、八宝丹、调敷法、还魂丹、围药方、汤火伤围药方9首内服外用方药，各详组成、用量或随症加减，内容简明扼要。

5645

损伤策/著者佚名. 抄本，1937

931

5646

外科跌打/著者佚名. 抄本

139

本书据《灵枢》将人体体表分骨度尺寸，按击扑损伤的部位和症状用适当的固定器具绘图说明，列45个损伤部位，25幅。录2篇正骨心法要旨：一篇摘自《医宗金鉴》；另一篇未详出处，描述全身各部跌打损伤后的治疗、用药，载方剂约50首，还提出了损伤后的10不治证。

5647

伤科论治/著者佚名. 抄本

831

首叙跌打损伤脉诀总论、治法总论、内景真传论等内容，后述伤科各种病证及治疗方药。

5648

外损科秘诀/胡学鸿编. 抄本，1915

139

本书载“跌打损伤生死诀”，述损伤诊断法，列5种可治症、10种不治症，以及损伤病机及治则；“骨伤应验诀”，叙述脑伤、面伤、咽断、伤肝、伤肠胃、伤膀胱、骨折、脱臼等症治；“十八问”，以问答形式阐述打伤下阴肿、伤后牙关紧闭、人事不知等18种证候的治法；“总药歌诀”，用歌诀说明以归尾、生地、槟榔、赤芍组成治伤基本方及其随症加减法；“药性赋”，简述370余味药物的性味、功用、炮制；“穴道图”，有11幅人身大穴图，并述72穴损伤用药；“人身损伤用药图”，绘5幅图指出各部位用药，并以歌诀释义，还列出伤后必须戒雄黄、戒生冷、戒房事、戒当风湿地等十戒。

5649

五论图/著者佚名. 抄本

931

阐述经气循行规律及穴位开合之时辰，点穴打穴之要点及禁忌，穴位受损伤时具体应用的方药。书末附有治跌打、治牙痛、反胃等杂病验方。

5650

医学伤科述余/张文焕撰. 铅印本. 吉东印刷社，1924

139、308A

本书总论叙述损伤脉象、辨证。后分述跌打损伤治法、金刃磁锋伤治法、破伤风治法、折骨治法、疯狗咬伤治法、烫火伤治法、金木入肉治法等，载方50首。

5651
中国伤科方剂学/季爱人编. 铅印本. 苏州：中国伤科研究会，1926
590
本书记载伤科内服外用方药155首，为季氏屡试屡效方或名家秘方。每一方药均按立名、主治、方歌、药物、制法、注解逐一细述。

5652
伤科方/著者佚名. 抄本
738B
论述20个人体穴道损伤的治疗用药、预后。载录接骨丹等丸散汤药方，详药物组成、剂量、随症加减与煎服法等。并提出伤科“运、熏、灸、倒”四大法。

5653
伤科方选/著者佚名. 抄本
738B
本书载录150伤科方药，如损药方、止血方、左胁新伤方、打伤小肚痛方等。先列方名，次为药物、剂量，后附丸剂、膏剂制法、汤剂煎服法及注意事项。

5654
伤科绘图附方/著者佚名. 抄本
590
全书列有损伤穴道诊治图、十八反歌、十九畏歌、四身推拿筋总法、接骨丹、跌打药性等内容。对全身各处常见损伤在用药方面论述较详。

5655
伤科神方/著者佚名. 抄本
590
本书主要载述伤科方药，兼及内、外、妇、儿科治疗方药，有内服外用方158首。

5656
伤科秘方：五卷/著者佚名. 抄本
738B
卷首有缺佚。先述54种损伤病证及治疗方名，后述穴道、验治吉凶、接骨上骱手法、要药等。内容与《秘传骨科》所载大同小异，如19个部位损伤的治法处方和15种伤科病证施治与之相同。收方46首。

5657
伤科秘方/少林寺僧传. 铅印本. 上海：万有书局，1932
590
后附《江氏伤科学》。全书载损伤纲言、脏腑损伤见证治法、秘传跌打损伤轻重分说及少林寺经验损伤方41首。

5658
伤科秘方/少林寺僧传. 上海：国光印书局，1940
514A

5659
伤科验方/著者佚名. 抄本
738B
载36穴道损伤破解用药之法，先列穴名及损伤表现和预后，次列30方用药加减，其后另载打跌损伤13味煎药方等13则治伤主方的组成，以及接骨法6条、36天罡等。卷末则为华氏跌打损伤70神方。

5660

伤科验方集：二卷/王学海编. 铅印本. 长沙：秉仁医社，1937

590

上卷列有跌打、压坠、金刃、破伤风、汤火伤、诸物入肉、虫兽咬伤治法用药；下卷载有治疗损伤各部秘方16首、治伤应用要方15首。

5661

伤科药方/著者佚名. 抄本（附主要穴道图），1911

186

载有跌打论、跌打伤眼破耳歌、破伤风歌、断腰失腰损伤歌、因伤对药歌等。阐述伤头、伤喉、伤耳、伤胸肋、伤肚、伤心、伤肝、伤脾、伤肺、伤肾、伤腰、伤乳房等40余种损伤及兼症证治，列方126首。

5662

伤科摘要秘方/著者佚名. 抄本，1937

738B

又名《伤科摘要辑录》。卷首载录伤科诸穴，与现代穴名不同；次论伤科看症、医法、用药等，指出脏腑所欲所苦与诸药性味的关系对伤科证治的重要影响及治病应讲究补泻，载录治疗人体36大穴损伤的补气四君、补血四君等10种伤科四君要方及跌打损伤煎药、草药方近60则。后附“治哮吼妙法”与“凤林秘授胎产”，载126症，110方。

5663

外伤验方汇集/著者佚名. 抄本

139

记载治疗各种动物咬伤、跌打损伤、刑杖伤等方药约170余首。

5664

外伤科方/著者佚名. 抄本

590

本书辑录250余方，有三黄宝蜡丸、健步虎潜丸、麻药方等成方、验方及单方，其中以伤科、外科方力主，兼及眼科、儿科、内科，各方组成、剂量、炮制、用法、主治等记载详细。

5665

外伤科秘方/著者佚名. 抄本，1911

590

本书主要阐述外伤科疾患证治及用药，兼及内、儿、妇、咽喉耳鼻等疾的治法。对金疮铁扇散记载尤详，并辑录沈大润应用金疮铁扇散治案。载方73首。

5666

伤外科方/著者佚名. 抄本，1949

590

本书主要介绍伤、外科常见疾患内服外用方药64首，详其组成、功效、制法等。

5667

伤科类方/著者佚名. 抄本. 德兴堂

286

5668

伤科补要：四卷/（清）钱秀昌撰. 石印本. 上海：文元书局，1924

139、186、514B、701、738B、851

本书是在《医宗金鉴·正骨心法要旨》基础上参以作者的临床经验写成。卷一为人体要穴、正骨器械、骨度及脉诀；卷二为治伤36则，治疗金疮的理论与身体各部伤科疾病；卷三为治伤汤头歌诀；卷四选录各家伤科要方及急救良方。

5669
伤科补要：四卷/(清)钱秀昌撰. 石印本. 大石山房，1924
280、738A

5670
伤科补要：四卷/(清)钱秀昌撰. 影印本. 上海：千顷堂书局
286、414、514A、664、738B

5671
秘传跌打损伤方/著者佚名. 抄本，1937
590
本书分为两部分：前半部分录述跌打损伤秘方，列有跌打损伤总论、曾氏夺命神方、惠氏损伤诸方等；后半部分除跌打损伤方外，收有其他疾病的治疗方。

5672
拳法指明跌打损伤方/石门主人著. 抄本
590、931
载彩图34幅，绘明一套少林拳术，图中皆为两人解析，并列拳经歌诀、点穴禁忌。后述跌打损伤、穴道受损的治疗方药。

5673
杨成博先生遗留穴道秘方/杨成博撰. 抄本
931
论述点穴手法，被点穴后受伤症状的吉凶鉴别，以及医治的方药。认为人有18大穴、54小穴，并附穴位图。方药按12时辰、24节气分类，不同时辰、不同节气受伤，则用药不同。书末附有3条不论时辰、时节的跌打方。方药多用酒煎。

5674
张横秋伤科方/著者佚名. 抄本. 周彬成，1928
709
书中载跌打损伤、接骨、出血、臁疮烂腿、癣、喉风、鼻渊、牙疳等经验良方94则，以骨伤科用方为主，亦有少量内科杂症如痢疾、痞块治方，尤其治蛇伤犬咬，颇有独特之处。

5675
秘传跌打生死正穴部位/著者佚名. 抄本
391

5676
治跌打损伤方/著者佚名. 抄本，1941
139
载损伤治疗诀、全身穴道图、周身明堂引经用药、医伤歌诀、12时辰血流歌诀、12时辰所伤歌诀、跌打损伤治疗方药等。叙述头伤、破伤风、目伤落珠、喉断、肾子破、唇缺及骨折、脱臼等证治方药，对听宫等38穴损伤症状、预后及治疗述之尤详，还列出9种死症、3种不治之症。全书载方130余首，兼及痢疾、眼睑烂、拔毒、金疮等方。

5677
跌打损伤秘授全书：三卷/著者佚名. 抄本. 俞志钧，1943
590

5678
跌打损伤方：六卷/著者佚名. 抄本，1911
931

5679
跌打损伤应验良方/徐宗显撰. 抄本
590
全书列有穴道总诀、跌打损伤要穴与治疗方药。载内外损伤方药百余首。

5680

跌打损伤外八卦经录/徐宗显撰. 抄本

931

主要论述跌打损伤之治疗方药，其论跌打，以八卦分上下，以时辰测病势，按12时辰气血运行所至之部位而用药，是跌打专科的良方汇集。收载方剂量多，但编次杂乱。另外还记载一部分妇科、儿科、外科痈疽、蛇伤、癫痫、狗咬伤等之治疗验方。

5681

跌打药性/著者佚名. 抄本，1937

139

本书载述推法16个部位，跌打损伤主方28首，周身所有穴道用药42方及用药加减6法，腰以下用药10方，最后为周身108穴及所伤穴图形并100余方。

5682

治跌打损伤用汤药论/著者佚名. 抄本

931

5683

定远张明府传跌打损伤丸方/著者佚名. 抄本，1937

709

本书载接骨、金创、跌打损伤、疔疮、冻疮、牙痛、狗咬、疥疮、耳聋喉痹等152方，详述各方组成药物及用法等。

5684

曾氏秘传跌打损伤神验方/曾氏传. 抄本. 徐仁霞

277

5685

回生第一仙方/著者佚名. 刻本. 叶永元，1937

590

5686

龙源洪氏家传跌打秘方/著者佚名. 抄本，1911

139

详述36穴及不同部位跌打损伤后的症状表现、治疗原则、用方及预后。载跌打秘方85首，详述其药物组成、剂量、用法及加减应用。末附其他各症验方约400余首。

5687

佐文秘集：二卷/张鸣鹗撰. 抄本，1949

590

上卷主要阐述骨骼解剖与生理；下卷为跌打损伤专论，列有按穴图用药医治、看症验伤何处、跌打损伤不治、损伤说、按图穴道定几时死诀等章节，图文并茂。书末介绍伤科拳势功法。

5688

玄机秘授穴道拳诀/张鸣鹗，陈松泉编著. 石印本. 上海：国技学社，1938

590、931

附：伤科秘诀。本书上卷列有各种拳法、脚法、身步法等，并图释。末有拳式问答歌诀。下卷为金疮跌打接骨秘本。

5689

玄机秘授穴道拳诀/南伯安辑. 石印本. 上海：一德堂，1949

590

5690

玄机拳诀/张鸣鹗编. 抄本，1949

907C

本书讲述拳诀及穴位损伤诸证，并附“伤科杂方”。见：玄机秘授穴道拳诀。

5691

祖传拳经伤科/（清）胡淳圃辑. 抄本. 胡仲荣

491

5692

点穴法真传秘诀/金倜生撰. 铅印本. 上海：武侠出版社，1940

514A

列有点穴概说、各经所属穴道及其部位并附图、点穴之练习、救治述要等。对点穴理论、部位、方法、救治等详加论述，有论有图，为点穴法之专著。

5693

张氏骨科学：二卷/张铁英撰. 石印本. 西安：平民医药周报社，1949

401、590

全书分13章。先述骨与关节构造、形态、骨的成分等，并附各部骨骼解剖图谱，继而分述各部伤损证治和用药专章。是书着重手法，详其病理；论治骨伤，主张兼顾筋肉。

5694

骨科、针科/天津国医函授学院编. 铅印本. 天津：中国国医函授学院，1937（新国医讲义教材十四种；9）

139、186、590、721

又名《天津国医函授学院讲义》。

5695

骨折及脱位学/阎仲彝撰. 铅印本. 开封：新时代印刷局，1947

351

本书阐述各种骨折与脱位的症状、治法，并采纳西医学术观点。

5696

秘传骨科/著者佚名. 稿本，1936

738B

论述骨科有关穴道要诀、验治吉凶，载接骨、封口、生肌、调理等36方，又详论目、肋骨、肩臂、膝等全身各部位及穴道损伤病证的施治用药。其上骱有术，接骨有法，处方应验，并善用引经药物，颇可取法。其部分内容同《伤科秘方》。

5697

秘传接骨金疮禁方/著者佚名. 抄本（接骨方书五种；2）

590

本书先论伤科脉相、拔捺、修整、夹缚、医治、药性、药歌，载方28首。再述金疮论，附方12首。

5698

正骨秘法：二卷/刘闻一口述；蒋云瑞笔记. 铅印本. 河南：商务印刷所，1922

251、279

5699

接骨拿环滚筋岔气全书/梁宝钲编著. 铅印本. 山东：省公署印刷所，1943

1

以现代医学知识整理介绍家传中医整骨推拿经验。

5700

接骨入骱金枪杖伤一切杂症/著者佚名. 抄本（接骨方书五种；1）

590

本书先列总论，阐述骨折、脱臼、金

疮、杖伤及伤科杂症证治。后载方 26 首，各详主治、药物组成及剂量、用法。

5701

柔术生死功秘传：活手死手伤科接骨/殷师竹编译. 铅印本. 上海：武侠社，1933

541

5702

稽氏家训与接骨方/著者佚名. 抄本（接骨方书五种；5）

590

记述稽氏治伤经验，列有医诀 12 条，阐述接骨入骱方法及创伤缝合、治法等，载方 55 首。

5703

接骨秘论/徐英撰. 抄本

677A

5704

时氏家传正骨术/时之藩撰. 铅印本. 北平：开明书局，1932

3、21、139、279、351、461、590

本书主要阐述全身骨骼、关节、肌肉、韧带等运动系统的解剖结构，附有插图。正骨手法有部分介绍。

5705

时氏家传正骨术/时之藩撰. 铅印本. 北平：中华印书局，1932

139、186、202、475A、570、590

5706

中医伤科接骨学/季爱人编. 铅印本，1926

590

全书 27 节，列有总论、周身骨度注解、损伤接骨歌、伤科方药拾遗等内容。其中对骨骼解剖论述尤为详尽，对各部位骨折损伤机理、治则治法作重点介绍。

5707

叶宝太传接骨秘方/著者佚名. 抄本（接骨方书五种；3）

308

载录叶氏接骨治伤秘方 54 首。

5708

续伤接骨遗书/甘翁著. 抄本，1937

139

首载少林寺玄机和尚走盘步式 17 种练功步法图，说明动作要点，并以歌诀释义；次为正反面人体图，标明全身 108 穴名称；然后论述华盖穴、肺底穴等 36 大穴损伤症状及其中 30 处穴道损伤的治法。载方 26 首。

5709

接骨药性秘方/郑芝龙撰. 抄本

541、590

5710

中国接骨图说/（日）二宫献著. 铅印本. 上海：世界书局，1936（皇汉医学丛书；28）

1、3、21、139、140、152、186、202、251、254、270、277、301、303、308、361、391、396、421、433、450、461、491、514A、546、589、590、651、702、706、728、731、738、738A、741、781、799A、800、831、839、839A、851、852、854、871、891、901、907B、907C、917A、921、922、926A、931、942B

总结 18 世纪中国骨科的主要经验。全书列“接骨总论”、“正骨图解和接骨经验方”。此书最主要成就是“正骨图解”。书中绘有十五母法、三十六子法的骨折整复图及其说明，特别介绍旋转复位法整复颈、腰痛等。

7 五官科

7.1 通论

5711

五官病/蔡玉堂编. 铅印本. 上海：大中华书局，1935（万病自疗丛书；3）

1、270

本书介绍五官科各种常见疾病自疗方法。详述70种病症的病因、证状、治疗方法，临床效果。

5712

五官病/茹十眉编. 铅印本. 上海：大众书局，1933、1936

21、139、301、361、590、706、741、831、901、907C、931

全书分目、耳、鼻、口、喉五门论述。每门先总论病因、病机、解剖、辨证、治法等，后分述110种病症。

5713

五官科学/秦伯未编. 上海：中医书局，1930、1931、1936、1941（实用中医学；11）

2、139、254、270、289、308A、361、433、491、590、651、706、741、800、851、917A、922、940、942B

全书分为目病、耳病、鼻病、齿病、口舌病、咽喉病6门，下分目痛、耳聋、鼻塞、齿痛，口疾、喉痹等30余症。每症分述病病因、证候、治疗、预后等，并附治方。

5714

耳鼻喉内科诸症/著者佚名. 抄本

139

本书分为耳疾诸症、鼻疾诸症，口舌诸症、牙齿诸症、咽喉诸症5门，抄录50余症验方。又录内科心腹、脾胃、诸虫、噎隔、翻胃、膨胀、诸腰、大小便、脱肛、痔漏10门诸症验方。

5715

眼科鼻齿科病问答/蔡陆仙编撰. 铅印本. 上海：华东书局，1935、1936（民众医药指导丛书；21）

1、139、186、289、590、799A、907C、926A、931

本书采用问答体例撰写，首先介绍眼、耳、鼻、齿的生理、形态结构等，再分述各病症的病因、证治。

5716

中西耳鼻咽喉口齿科学讲义/汪洋，顾鸣盛编. 铅印本. 上海：中西医院，1926（中西医学丛书十二种）

277、590

全书分2部。西医部分耳、鼻、口、咽、喉、齿6门；中医部分耳、鼻、咽喉、齿科四门。每门再以病症分列病因、证候、治法、方药等项，按中西医学理论予以阐述。

7.2 眼科

5717

银海精微：二卷/（唐）孙思邈撰. 石印本. 上海：江东书局，1911、1914

139、570

书中论五轮八廓及各种眼病的证治，并附多种眼病图。书中详论眼科疾病的治疗方法，除内服方药外，尚有洗、点、针镰等外治法。并附眼科诸病治疗方剂、金针拨翳障法、药方歌诀以及眼科常用药的药性论等。

5718

银海精微：二卷/（唐）孙思邈撰. 石印本. 上海：广益书局，1911、1914

351、514A、519、590、352、922、926A、931、933

5719

银海精微/（唐）孙思邈原辑. 石印本. 上海：普通书局，1914

280、286、302、351、361、529B

5720

银海精微：二卷/（唐）孙思邈撰. 石印本. 上海：会文堂，1914

541、664、738B

5721

银海精微：二卷/（唐）孙思邈撰. 石印本. 江津书局，1914

907C

5722

银海精微：二卷/（唐）孙思邈撰. 石印本. 上海：锦章书局，1915、1921

279、308A、391、433A、435、461、475A、570、590、738A、741、781、799、799A、851、854、901、907C、922、926A、942B

5723

银海精微：四卷/（唐）孙思邈撰. 石印本. 上海：千顷堂书局，1917、1920、1930

1、2、21、139、286、361、391、396、450、475A、476、514A、521、529、541、542、570、590、664、701、728A、738、738A、781、799A、871、901、940、942B

5724

银海精微：二卷/（唐）孙思邈撰. 石印本. 上海：广雅书局，1922、1930

721

5725

银海精微：二卷/（唐）孙思邈撰. 石印本. 上海：江东书局，1914（眼科三种；2）

279、308、461、475A、476、529A、570

5726

简明眼科学/（明）程玠撰；王桂林增注. 铅印本. 绍兴：医药学报社，1918～1921（国医百家；7）

139、139A、277、279、289、462、589、590、706、738A、738B、907B、926A

本书据明程玠《松崖眼科》补注而成。王氏在原17症之基础上补入3症，并增症图及五阵法、洗眼法、点眼法、王氏家传秘法、针治各穴等。

5727

审视瑶函：六卷/（明）傅仁宇撰. 石印本. 上海：江东书局，1914（眼科三种；2）

279、308、461、475A、476、529A、570

卷首载眼科前贤医案及五轮八廓学说；卷一～二阐述眼与脏腑经络的关系，眼病的病因病机等；卷三～六以眼科病证为目，论述各病脉因证治，兼论小儿目疾、眼科针灸等。共列108种眼科病证及治疗，列方300余首。

5728

审视瑶函：六卷/（明）傅仁宇撰. 石印本.

上海：广益书局，1914、1915

139、351、412B、529B、733B、738A、831、858、859、907C、922、926A、933

5729

审视瑶函眼科大全/(明)傅仁宇辑. 石印本. 杭州：衢樽局，1949

737

5730

傅氏眼科审视瑶函/(明)傅仁宇纂辑；林长生校补. 石印本. 上海：鸿文书局，1949

302

5731

傅氏眼科审视瑶函/(明)傅仁宇纂辑；林长生校补. 石印本. 上海：进步书局，1949

931

5732

傅氏眼科审视瑶函/(明)傅仁宇纂辑；林长生校补. 石印本. 上海：扫叶山房，1940

303、391、461、514B、529B、541、664、896A

5733

秘传眼科龙木论：八卷/(明)葆光道人著. 石印本. 上海：艺海出版部，1926

514A、541

5734

秘传眼科龙木论：八卷/(明)葆光道人撰. 铅印本. 上海：中华书局，1931、1936

301、476、519、590、851、907C、940

5735

秘传眼科龙木论：八卷/(明)葆光道人著. 石印本. 上海：中医书局，1936

491、541

5736

秘传眼科龙木论：八卷/(明)葆光道人撰. 石印本. 合群社，1926

186

5737

秘传眼科龙木论：八卷/(明)葆光道人撰. 石印本. 学海书室，1926

541、907C、940

5738

秘传眼科龙木论：十卷，卷首一卷/(明)葆光道人撰. 石印本. 上海：医学书局，1931

852

5739

秘传眼科龙木论：十卷，卷首一卷/(明)葆光道人撰. 石印本. 上海：千顷堂书局，1931

303、738A、871

5740

一草亭眼科全集：四卷/(清)文永周辑. 石印本. 上海：千顷堂书局，1949

2、139、286、361、433A、467、475A、514A、529、529A、590、664、677A、701、733A、738B、839A、896A、926A、942B

卷一辑录眼科验方数十首，并载眼科经验之谈，如避视患眼传染法、试验护目法、预知目疾来去法(预后判断)等。卷二收载常用中药150余种，分山草、湿草、芳草、蔓草、毒草、水石草、竹木、谷、菜、金石、禽兽、虫、鱼、人等14部，每药详述性味、功能、主治及临床运用等项。卷三系邓苑撰《一草亭目科全书》。卷四系《异授眼科》。

5741
歙西槐塘松崖程正通先生眼科家传秘本/(清)程正通辑. 刻本. 醉墨庄，1912
590

5742
眼科百问：二卷/(清)王子固辑. 铅印本. 上海：大东书局，1935
514A

5743
眼科百问：二卷/(清)王子固辑. 石印本. 上海：江东书局
139、186、270、277、286、301、393、461、514A、529B、541、590、728A、738B、839A、917A、926A、931

5744
眼科百问：二卷/(清)王子固辑. 石印本. 上海：大成书局
139、139A、270、308、433A、475A、514A

5745
眼科百问：二卷/(清)王子固辑. 石印本. 上海：广益书局
139、202、301、351、450、514A、851、921、922、926A、933、940

5746
眼科百问：二卷/(清)王子固辑. 石印本. 上海：江东书局，1914(眼科四种；4)
570

5747
眼科百问：二卷/(清)王子固辑. 铅印本. 上海：东方文学社，1939
590

5748
眼科百问：二卷/(清)王子固编. 石印本. 上海：广益书局，1914、1915(眼科四种；3)
139、279、791、940

将《葆光道人眼科龙木集》中72问加以增损，以问答形式讨论眼生理、病理及常见眼病的辨证、治疗方药等。书末列眼科常用外治方剂的组成、主治及修合运用等。

5749
眼科百问：二卷/(清)王子固编. 石印本. 上海：江东书局，1914(眼科三种；3)
279、308、461、475A、476、529A

5750
一草亭目科全书/(明)邓苑撰. 石印本. 上海：千顷堂书局
139、570、728A

5751
一草亭目科全书/(明)邓苑撰. 铅印本. 上海：大东书局，1936～1937(中国医学大成；89)
1、2、3、139、270、277、361、391、461、476、511、541、579、589、590、728、831、851、852、901、907B、907C、921、940

将眼科症名总括为内外二障，举外障为48症，内障为24症，合为72症。首为目论、目议，次为治法及应用方药，附小儿眼疾治法及薛氏选方。《异授眼科》载眼病证治歌赋，眼科备用的主要方药及炼制、使用方法，并以问答体裁叙述眼科72症的病情、病因、治法、方药。

5752
一草亭目科全书/(明)邓苑撰. 铅印本. 上海：商务印书馆，1935～1937(丛书集成初编；81)
1、2、6、7、9、21、139、140、186、251、301、361、391、421、461、493、511、523、541、542、572、579、651、702、721、731、781、791、851、852、901、911、921、922、931、940
本书与清代尤乘著《尤氏喉科秘本》、宋代(著者不详)《咽喉脉证通论》合订。

5753
银海指南/(清)顾锡撰；(清)周亮节校正. 石印本. 上海：扫叶山房
2、351、514A、907C
卷一列五轮八廓、五运六气、六淫七情3篇，阐述眼的生理及其与脏腑经络关系，眼病病因、病机等；卷二论述各种眼病的症状、舌脉辨析及治疗原则等；卷三论方，载方186首；卷四论案，载176例眼科病案。

5754
银海指南：四卷/(清)顾锡撰. 石印本. 上海：广益书局，1914、1915(眼科四种；4)
139、279、286、351、450、529B、728A、791、851、922、926A、933、940

5755
银海指南：四卷/(清)顾锡撰. 石印本. 上海：锦章书局，1915
1、277、308、308A、514A、519、728A、831、839A、922

5756
银海指南：四卷/(清)顾锡撰. 石印本. 上海：中一书局受古书店，1927
1、3、139、279、280、361、433、461、462、514A、523、541、664、712、737、738B、781

5757
银海指南：四卷/(清)顾锡撰. 石印本. 上海：江东书局，1914(眼科四种；4)
570

5758
银海指南：四卷/(清)顾锡撰. 石印本. 上海：江东书局，1914(眼科四种；2)
279、308、461、476、529A

5759
银海指南/(清)顾锡著. 石印本. 上海：大东书局，1936(中国医学大成；91)
1、2、3、139、270、277、361、391、461、476、511、541、579、589、590、728、831、851、852、901、907B、907C、921、940

5760
秘传眼科纂要/(清)黄岩纂. 石印本. 上海：千顷堂书局，1921、1925
1、2、286、391、393、412B、414、475A、476、514A、541、570、589、590、664、701、728A、738A、738B、839A、871、933
此书汇集先贤眼科诸论、师友秘传及作者治验编成。书中列眼科要药，依眼科各症所属脏腑经络及见症不同划分用药类别，并详述眼科要药之药性、主病及其使用方法。全书内容多为歌括，有论眼病各症药歌48首，阐析各症之病因、症状、所用方药及其服法。

5761
秘传眼科纂要/(清)黄岩撰. 铅印本

139、186、279、361

5762

眼科良方/(清)孙沐贤撰. 刻本. 上海：宏大善书局，1919、1920、1925

251、433、476、541、664、712、738A、851、917A

全书载治肾虚眼见黑花及金星方、治迎风下泪方、洗药方、眼科方、洗眼方、治瞳人缩小方、治昏花不明而无赤痛方等，每方各详主治、药物配伍、用量。按症列方，精简扼要。末附各科经验方，如治蛇咬伤方、治吞金方、治吐血方、秘传疔疮方、小产经验奇方、胎动方、治霍乱症方等。

5763

异授眼科/著者佚名. 铅印本. 上海：大东书局，1936～1937(中国医学大成；90)

1、2、3、139、270、277、361、391、461、476、511、541、579、589、590、728、831、851、852、901、907B、907C、921、940

首列明目论、看眼诀图、眼病歌诀、药性光明赋等篇；继述看眼法及演药法、点药法、制药法、煎膏法、研药法、合药法、服药法等；其次用问答体裁叙述眼科72症之治法。书末附"经验奇方"1篇。

5764

异授眼科/(明)李涿鹿授. 铅印本. 上海：千顷堂书局，1930、1936

433、570、590、651、940

5765

异授眼科秘旨/李涿鹿授. 抄本，1916

541

5766

龙树菩萨眼论：二卷/冯水编. 铅印本，1915、1939

139、279、541

本书从朝鲜《医方类聚》中辑出，据《龙树菩萨眼论》佚文残存记载，编纂而成。阐述眼病证治方药。附载冯氏眼科秘方、洗眼神方。

5767

眼科三种/上海江东书局编. 石印本. 上海：江东书局，1914

279、308、461、475A、476、529A、733B

内含3种眼科著作。《银海精微》二卷，原题(唐)孙思邈撰。《审视瑶函》六卷，(明)傅仁宇撰。《眼科百问》二卷，(清)王子固编。

5768

眼科四种/编者佚名. 石印本. 上海：江东书局，1914

570

内含4种眼科著作。《银海精微》二卷，原题(唐)孙思邈撰。《审视瑶函》六卷，(明)傅仁宇撰。《眼科百问》二卷，(清)王子固编。《银海指南》四卷，(清)顾锡撰。

5769

眼科四种/编者佚名. 石印本. 上海：广益书局，1914、1915

139、279、791、940

5770

眼科/陆清洁编. 铅印本. 上海：世界书局，1935、1936、1937

21、139、901、922

5771
眼科/尉稼谦编. 铅印本. 天津：国医函授学院，1937
139
本书讲述眼科基础理论及常见眼病的症状、治法、方药等。

5772
眼科/天津国医函授学院编. 铅印本. 天津：中国国医函授学院，1937（新国医讲义十三种；11）
308A

5773
目科/著者佚名. 抄本，1937
590
本书以歌诀形式阐述目科总论、害目总论、眼科秘诀、论热主病、论冷主病、论四季主病、论气痄虚实、论用药、论翳膜内障、五轮受病诀等，载方150余首。

5774
眼科讲义/梁翰芬编. 铅印本. 广东：光汉中医药专门学校，1929
186、907C、931、940

5775
眼科学/著者佚名. 油印本. 中国医学院，1931（中国医学院讲义十九种；11）
139

5776
眼科学/梁翰芬编. 铅印本. 广东：中医药专门学校，1936（广东中医药专门学校各科讲义；34）
570、590、940
本书详述眼科每一病症的病因病机、治法、方药。认为应从经络辨证论治眼病，故对眼的每一部分的疾病分所属经络，再从经络所属之脏论治。

5777
眼科学/童绍甫编. 油印本. 中国医学院，1937（中国医学院讲义十二种；11）
590
有眼之解剖图，再述中医眼科知识，继按外障、内障逐一列症论述症状、辨证论治及预后转归，其中也有部分西医眼科知识；卷末附有“眼科中药学”。为中西眼科汇通之著。

5778
眼科学讲义/王连中编. 铅印本. 天津：春秋印刷局，1949
541

5779
中国眼科学/徐庶遥著. 铅印本. 成都：中国医药文化服务社，1939、1942
1
内分：总论、论治、药物、灵药秘传4编。讲述中医医治眼科病证的理论及方法，书中也引用了一些西医的生理、解剖知识。

5780
中西眼科汇通/陈滋著. 铅印本. 上海：眼科医学院，1936
1、139、308、396、433、475A、514A、590、940
本书按照眼病类分为13章，各章皆中医病名居前，西医病名次后，并据症状、著者按、中医治法、西医治法编次。

5781
中西眼科学讲义/汪洋，顾鸣盛编. 铅印

本. 上海：中西医院，1926（中西医学丛书十二种；10）

277、590

全书汇通中西医理，阐述眼科常见病证之病因、症状、治法方药，颇为详尽。

5782

眼科论/著者佚名. 石印本. 上海：锦章书局，1937

277

本书先论五轮形相、五脏虚实病症、八廓总论、主治活套、72症，后列常用眼药方、点眼药歌括、五脏经脉受病用药歌、治垂帘障医方等。

5783

观眸集/著者佚名. 抄本，1926

831

5784

秘本眼科捷径/著者佚名. 铅印本. 重庆：中西书局，1915

852

5785

秘本眼科捷径/著者佚名. 石印本. 上海：大文书局，1936

931

5786

秘本眼科捷径/著者佚名. 石印本. 上海：云记书庄，1921

1、412B、541、570、590、721

5787

简明眼科秘诀/陆天医撰. 石印本. 上海：广雅书局，1922

279、590、728A、851、907B、907C

本书载目不专重脉说、目疾戒慎论、五轮图、眼科17症、孙真人海上方、喉科秘方等，内容与《眼科简便验方》相似。

5788

救目慈航/黄荔州编. 铅印本. 广州：宏粤印务公司，1928

940

内列眼病77种，附方190首，认为眼病实证多归于心肝，虚证多归于肝肾，外用药每选华南地区草药。

5789

良方眼科合编/（清）叶桂撰；孙沐贤编. 石印本. 上海：明善书局，1931

361、733、738B、907B

本书以原题叶桂著《眼科良方》一书为蓝本，叙述治肾虚眼见黑花及金星、迎风流泪、瞳仁散大等方17首。后附“研究良方”52首。

5790

秘授眼科撮要/潘乐时撰. 抄本，1937

590

主要录载前人眼科72症问答、明目论、看眼法等篇，大多沿袭旧说，无创新之意。

5791

删述眼科要览：二卷/沈巨川编. 抄本，1912

590

卷一为治眼要识、五脏五行歌括、眼科总论、诸症用药宜例、血气壅痛治例，以及久病目昏、瞳人散大、拳毛倒睫、目眶赤烂、不能远视、不能近视、睛目斜视、睛目直视、目闭不开等10余种眼疾治法。次载五轮冷热分经治诀、五脏补泻歌、泻五脏六腑之火、温五脏六腑之寒、补五脏之虚、泻五脏之实、各经所属之位引道之药歌括，分列补精血明目要药、凉血要药、退肿要药、止泪要药、去翳要药、治目盲要药、明目至要之药、退热要药、止痛要药、诸品搽点细料眼药等。卷二为眼疾证治，介绍障翳、翳膜、星障、小儿雀目等病。全书载方54首。

5792

眼科阐微摘要：六卷/著者佚名. 抄本，1912

139、139A

卷一为五轮图说、五轮病因病形治法大略、12经验证大略、轮廓经络相因受病论；卷二为孙真人眼科72证秘诀、孙真人治法大略、宜清宜补辨吹冲当先补论、外障49种有不宜吹冲者和内障22候有不宜吹冲者、退翳用药次第论；卷三为辨证总论、辨眼证虚实论、辨眼疼有虚实论、辨药宜忌论、辨五轮用药论等19论；卷四为治老年眼证总论；卷五为眼证诸方，分为孙真人秘诀诸方、治老年眼证诸方、治眼证补益诸方、治时行眼证诸方等；卷六为点眼诸方、眼证行针法和眼科药性。书中附有认眼、眼科药性等歌诀，载录临证治眼方剂67首。

5793

眼科抄本/著者佚名. 抄本，1937

590

本书首列五轮、八廓图及其图说，后有十二经络论、五轮病因治法大略、八廓病因形治法大略轮廓、十二经验目病大略、对症汤头歌、载退赤黄连散等21方。另有“孙真人眼科总理七十二症秘诀”，列冲和汤等17七方，吹冲法内障49种内有不宜，吹冲论内障23种有不宜，吹冲半途头晕目眩眼皮不睁身少精神方等内容。总论叙述辨眼症、眼痛、热症虚实、辨用药宜忌、辨五轮病源用药、辨五轮生克包括辨内外障病因30条。后载老年病方16首，时行眼症方39首，时后症方5首，治妇、儿、杂病等70余方。

5794

眼科捷要/张育三编. 铅印本. 四川：万育堂，1947

851、907C

本书首述看目定法，并绘图注解；后载张氏家传眼科奇异秘方。

5795

眼科菁华录/康维恂撰. 石印本. 上海：千顷堂书局，1935

1、2、139、279、286、308A、433、514A、541、570、590、728A、799A、852、871、907C、917A、940

全书系采用歌诀形式撰就，部分内容系摘录《审视瑶函》《原机启微》而稍加修改。卷首总论，阐述阴阳表里、五行六气等基础理论及眼科一般知识，并附眼科应用器具图，目病开导针灸图等。各论上下分卷，17门，每门前有绪言，而后分述123种眼病病因、症状及主治方剂。

5796

眼科精略/著者佚名. 抄本，1937

308A

书载眼部“五经所属”以及荆防汤、凉疟散火汤等眼病方数十首，末附治牛皮癣、疝气、破伤风等验方数则。

5797

眼科秘录：二卷/李伯勋撰. 抄本，1947

664

上卷录述眼科常见病和方剂，如目中

各症应用方中列有两眼胞肿，目赤、云翳等治疗用方；下卷录述眼科常用药，如薄荷、生地黄等药的性味、功用、主治等。书中所载多为眼科疾病的治疗用药经验。

5798

眼科奇书/孙本端等抄录. 石印本. 武昌：广雅书局，1927

851

本书分外障眼病、内障眼病、内外障兼病、治眼病根底要诀、眼病禁忌药品及炮制法，并附录治乳百验方等。

5799

眼科奇书/著者佚名. 铅印本，1923、1924

351、590、831

5800

眼科全书/陈新田编. 铅印本. 陈新田，1937

590

本书将眼病分7类。论述其治疗常识及结膜炎原因与症状、砂眼症历史、预防和疗法等；国药眼科特效方，列外障眼药、洗眼、嗅药、点药等方22首，内障服药、点药方4首；吴氏治眼实验新法，载治疗外障及内障15种方法，包括西药及手术等；最后介绍眼科简要检查法11种。

5801

眼科入门/陈景岐编. 铅印本. 上海：中西医药书局，1934（中国医药入门丛书；15）

1、139、186、254、308、412A、590、799A、907B、907C、940

先介绍目睛原始、五轮八廓、脏腑受病虚实及内因、外因、不内外因所致眼病等，其后分述内障、外障及10种补遗眼疾的辨证施治。收眼科方127首，其中外治方7首。

5802

眼科三字经/（清）胡巨瑗撰. 铅印本. 西安：艺林印书社，1924（定静轩医学四种；3）

139、186、202、279、289、412B、475A、529A、590、728A、839A

此书分总论、各论两部分。首论眼的基础理论，次以五轮概述内、外障诸疾证因脉治。又次为妇人、小儿目疾证治。作者仿《三字经》体裁，每句之下，附以释文。

5803

开明眼科/胡巨瑗撰. 铅印本. 西安：艺林印书社，1924（定静轩医学四种；4）

139、186、202、279、289、412B、475A、529A、590、728A、839A

上卷总论，主要介绍五轮学说，对眼病病因、病机从中西医互参角度加以探讨；中卷、下卷各论，共论中医眼病52症，末附英文名，并附述西医疾病分型、症状、病因、疗法、预后、手术方法、眼底图谱等。

5804

眼科探微/罗应成编. 抄本

139

全书分18章。分别为总论、眼的诊断、眼病的药物治疗、眼病的手术治疗、眼病的针灸治疗、眼病外治的一般医疗技术、眼睛的一般卫生和预防，以及眼睑、两眦、白睛、黑睛、黄仁、睛珠、内眼、约束、屈光不正、外伤和其他眼病证治。载中医眼科治疗方178首，常见眼目疾病图及解剖、手术、器械等图76幅。

5805

眼科统秘/赵明善撰. 刻本，1937

931

本书首先介绍眼科五轮八廓学说，然后列举治疗眼科疾病的方药及用法和适应证，最后分别介绍72症的病因、病机、治法、方药。

5806
眼科统秘序/著者佚名. 铅印本，1937
931

5807
眼科图证/著者佚名. 抄本
541
又名《眼科图证治要》。本书先列眼图，述八廓位置及与脏腑关系；后述34种眼病的症状，均有图示，并明辨虚实，各详治疗方药。

5808
眼科精选/垂裕堂辑. 抄本. 垂裕堂，1923
139

5809
眼科选文/睇筠辑. 稿本，1949(睇筠氏医稿八种；6)
139

5810
眼科要诀/著者佚名. 抄本，1937
391、590
本书分内障24症、外障48症，每症各附一图一方，以彩笔绘图，形象生动。卷末载眼科72症丸散，详尽介绍其制剂及服用方法。

5811
眼科医书/著者佚名. 抄本，1937
931
本书论述眼科五轮学说，以及眼与五经、四时相应的理论，并在此理论指导下辨证用药。还论述药物性能功用、炼制之法，以及内服与外用点眼药之宜忌。然后详细列出72种眼病症状、病因病机、治法、方药。

5812
眼科遗秘/著者佚名. 抄本. 温悦堂，1939
308A
书中首载眼之八廓位图及验方数则，次为四季五行发挥妙诀、明目赋、论立治之法、明目论、明目宝光验论、秘传明目论、问五轮病症、问八廓病症、问72症眼受病经图(为眼病72问答)、论眼病验过效方、金针眼科集法讲论、看眼略法，以及五脏论、轮廓论、五轮歌、八廓歌、口议秘要、论诸内症，五脏受虚、用药秘诀、40字用良药方等，末为治诸病之方。

5813
眼科易简补编/聂子因著. 石印本. 江西玉山：聂氏，1936
541
全书分论证、服方、点药3部分。主张不用针刀钩割，纯以服药气化为主，点药次之。内载内服方41首，外用方25首。

5814
眼科易简补编/聂子因著. 铅印本. 韭松别墅，1934
139、590

5815
眼科易知/中华书局编. 铅印本. 上海：中华书局，1918、1919、1920、1922、1927、1931、1939(医学易知；7)
139、186、139A、279、286、301、302、361、385、393、396、412B、475A、

491、521、529A、541、570、579、589、590、651、664、728A、738A、782、839A、851、896A、901、922、907C、931、940

此书先述眼的基本知识；次论内外障证治，终述近视、远视等其他眼病证治及眼病通治方12首。文字简洁，浅显易懂，系眼科入门读物。

5816

眼科易知/中华书局编. 铅印本. 上海：文明书局，1929、1939(医学易知；7)

9、186、202、254、270、308(残)、421、475A、491、514A、541、589、590、677A、738B、741、781、851、907B、907C、917A、940

5817

眼科真铨：四卷/杨济世编. 抄本. 吉水：一贯堂，1912

741

5818

鸿飞集眼科/著者佚名. 抄本. 郑仙氏，1937

590

本书以内外障72症为主，阐述病机，示以汤药，并附72症内外障眼歌诀，便于记诵。书末另附"眼科捷赋"，主张治眼病"因风则散之，热则清凉之，气结则调顺之"，并强调"切不可轻用刀针钩割"。

5819

塘西十六世眼科秘本/游心济编著. 稿本，1913

731

全书载淫热反克、风热不制、五贼七情劳后饥饱之病，血凝不行、怒伤气散、气疟混结之病，阴阳失调诸病，斑疹余毒之病等16篇；眼疾诸方46首。例举圆翳内障、水翳内障、滑翳内障等72种眼病证、因、治。又治风之剂35种，分治风热、湿热、理血、理气、养阳、滋阴等。附小儿眼论和方剂100种。

5820

黄乔岳眼科全集/黄赞炳撰. 铅印本. 汕头：艺文印务局，1935

1、712、731、741

辑录黄乔岳遗著眼病全科与海物诗集。

5821

九峰张氏梦花馆眼科宝鉴/张笔生撰. 抄本，1927

139

本书首列五轮歌诀、八廓歌诀、看眼秘诀。认为看眼法宜先审瞳人神气，次看风轮，再察白仁，四辨胞睑二眦。次述审翳秘诀、烙眼秘诀、夹眼皮秘诀、拨针法、开针秘法、用药次第法等。再述五脏要论、审瞳人法、审症应验口诀、审症秘论、五轮歌括、八廓歌括、八廓主病、五轮八廓总论，以及大眦赤脉传睛、小眦赤脉传睛、胬肉攀睛、两睑黏睛、眵泪黏浓、目暗生花等80余种眼病。全书载方300余首。

5822

吴氏家传眼科：二卷/著者佚名. 抄本，1949

186

上卷载述五轮八廓、70症药方、眼病五脏补泻用药及28宿用药规范。下卷阐述各种眼病的外治和内治方法。

5823

洗云书屋眼科医案/著者佚名. 抄本，1949

590

本书系宋氏乃师之眼科临证医案，约

为1924年至1929年间数百例病案，未经整理编次。

5824

玉峰指南眼科/著者佚名. 抄本. 张鉴明，1911

709

本书载录何医药性赋、五轮八廓图，并根据临床眼科常见症候逐一分门论述病因、病机、治疗方药，录眼科用方160余首；眼科常用药物75种。方药种类较多，除内服外尚有洗眼方、点眼液等外用方药。

5825

裕氏眼科正宗：二卷/著者佚名. 抄本，1931

139

本书首列看目、冷泪、热眼、病眼歌诀、药性光明赋、眼目虚实冷热论、点眼药性、仙传神效点眼方、按五轮治疗捷法，以及四季加减用药；次以问答形式阐述眼病72症的病因论治。附治眼病常用方18首及河南开封府太康县仙传洗眼奇方2则。主张“凡看眼者，宜看五轮，有余则泻，不足则补”。认为外障为热积、血滞和风凝所致，治应清热、活血、祛风。

5826

男妇小儿眼科七十二症/著者佚名. 抄本

931

首先论述眼部的五轮八廓学说，以及运用五轮八廓学说辨证论治的方法。然后论述眼科各种疾病的病因病机、治法、方药。列举男、女、小儿眼部疾病72种，每症附图示及治法方药。

5827

七十二症眼科/著者佚名. 抄本

728A、907C、922、940

本书首先指出眼有72症，论述五轮八廓及其所属脏腑主病；随后详细介绍各种眼病的辨证施治，眼病内治、开金针法等治疗方法，载录验方近百首、图解72症临床表现，论八廓受病主方、辨明虚实补泻用药法、72症治法等；最后详论内障21种症状及治法。

5828

眼科七十二症问答/著者佚名. 抄本. 邵长源

139

本书将眼科疾病分为72症，以问答形式详述诸症病因证治。收常用方55首。书末附“竹林寺女科经验方”。

5829

目疾须知：四卷/著者佚名. 抄本，1937

541

本书汇辑《眼科龙木论》《银海精微》等眼科专著之外，还辑录《内经》中与眼科有关条文和李东垣“目荣脾脏论”等涉及眼科的各家学说。

5830

外障：二卷/著者佚名. 抄本，1949

738B

卷一为外障总论，附目痛、目肿胀，并附方，后为肝虚积热外障、混睛外障等各种外障病症，说明各证病因、病理、治疗方法、方药及服法；卷二叙述风牵㖞偏外障、风牵睑出外障、暴风客热外障等。收外障病证百余种。

5831

诸眼病书：三卷/著者佚名. 抄本. 日本，1937

7

全书分为55个章节。上卷(第一至十八章)论目疾的病因病机，目之生理病理，附解剖图谱及手术拨障方法；中卷(第十九至三十八章)论内、外障证治，载验方80余首，并附痘疹、耳疹、眼疹验方50余首；下卷(第三十九至五十五章)论眼疾杂病证治，如眼疼、目疣、目疮等，并附内服、外洗及熏蒸方约120余首。

5832

眼目科证治歌诀/曹荫南撰. 石印本. 复兴石印馆，1932(新注医学辑著解说；9)

139、254、361、514A、851

全书对眼疾证治以歌诀形式阐述。载驱风清热汤证治歌、麻杏甘石汤加柴芩桔地证治歌、清热解郁汤证治歌、地黄汤加柴味菊芍证治歌、滋肝培土汤证治歌、地黄汤加柴芍善后歌、芦荟丸证治歌、主内障眼昏等30首歌诀。

5833

眼科自疗问答/姚若琴撰. 铅印本. 上海：中国医学书局，1935

139、852、931

本书以问答形式阐述眼科常见病症，治法用药简易有效，为卫生科普读本。

5834

眼科药性摘录/著者佚名. 抄本，1911

921

是书首以韵语记述眼科常用药96种的药性及临床应用，次述天行赤热症、暴风客热症、白涩症、痒如虫行症等105种眼科常见病症的临床表现。

5835

眼科方/著者佚名. 抄本，1947

139

本书载述37症眼科问答秘诀，内服方41首，贴眼睛膏药方7首。卷末附有跌打损伤方30余首。

5836

眼科对症神方/黄琳韫撰著. 抄本，1937

922

本书首绘目睛所属脏腑分野图及各种眼病，选录治眼方20首；次述临床各类杂症80余种的药物治疗，后以四言、五言、七言韵语概括百余种药物的临床运用。

5837

眼科仙方/刘镕经编. 石印本. 四川：四川省印刷局，1937

851

全书分为外障、内障、内外障3门。外障门载治外障眼病总方、治白云青膜方、治外障且能清心方、治眼丹内服外搽方等26方；内障门列治内障视物不见方、治血灌瞳人方、治内障上眼皮喜闭方、治妇女瞳人散大血虚所致方等25方；内外障门收内外障血虚方、妇女内外障经闭方、室女经闭面青目生云翳方等11方。并详细介绍用药、制法、服法、服药注意事项，以及保眼常用法。书末附有古歙槐轩程松崖《眼科经验良方全集》部分内容。

5838

眼科效方/著者佚名. 抄本，1937

721

本书首论五轮学说，并附图介绍了10种眼科病症的症状、治疗方法及药物，列举治疗眼疾的13个穴位。继以问答形式分28题介绍了眼疾的不同病症表现及主治方药。书末附方52首，外用方居多。

5839

眼科医方/著者佚名. 抄本，1937

381

本书阐述眼科证治之法，录眼科用方90余首。

5840

眼科诸方及黑神丸/陈溶撰. 抄本，1937

277

5841

眼科七十二症汤散丸/著者佚名. 抄本，1937

590

本书首论眼的生理、病理、五轮、八廓；继述72症虚实用药法则、五轮与五脏用药方法，间附歌诀。全书载眼科方70余首，以汤剂及自制丸散为主，另有外科青药方及内科、五官科、伤科方20余首。

5842

石氏眼科应验良方/著者佚名. 抄本，1937

139、931

本书论述眼疾与七情的关系，提出已有眼膜者切不可服补药。载五轮图及各类眼病验方百余首。方中体现治眼从肝肾入手的学术观点。最后附治脚气、跌打等杂病方20余首。

5843

洗眼仙方/李乡宦编. 抄本，1937

308A

书载眼科妙方、治眼疾诸方以及治各科病症之方。

5844

仙传神效点眼方/著者佚名. 抄本，1937

590

卷首详细介绍炉甘石制眼药过程，其后72症问答则辑录前人之作；卷末附程松崖手定《眼科秘书》，录眼病18症，每症一方一图。

5845

眼科症治汤头歌括/洪永修编. 抄本，1937

590

5846

保眼常识/曹朗生编. 铅印本. 上海：平安医学社，1929

590

主要介绍眼的生理、眼病病因及治疗用药常识，附方10首。

5847

眼科锦囊：四卷/（日）本庄俊笃著. 铅印本. 上海：世界书局，1936（皇汉医学丛书；35）

1、3、21、139、140、152、186、202、251、254、270、277、301、303、308、361、391、396、421、433、450、461、491、514A、546、589、590、651、702、706、728、731、738、738A、741、781、799A、800、831、839、839A、851、852、854、871、891、901、907B、907C、917A、921、922、926A、931、942B

首述作者发明之说；次论内、外障之证治，终揭眼科常用之方。并介绍治疗眼疾的一些特殊方法，如催吐、嚏鼻、灼艾法及放血灌水等。书末载眼科常用方剂115首。

7.3 咽喉

7.3.1 通论

5848

尤氏喉科秘书/（清）尤乘著. 影印本. 上海：博古斋，1920

651、741

喉症总论、咽喉门(7病)、口牙舌颈面腮门(19病)、喉症治法及制药法则、用药法、喉症验方等。

5849

尤氏喉科秘书/(清)尤乘辑. 铅印本. 上海：商务印书馆，1935～1937(丛书集成初编；82)

1、2、6、7、9、21、139、140、186、251、301、361、391、421、461、493、511、523、541、542、572、579、651、702、721、731、781、791、851、852、901、911、921、922、931、940

5850

尤氏喉科秘书/(清)尤乘撰. 铅印本. 上海：大东书局，1936～1937(中国医学大成；84)

1、2、3、139、270、277、361、391、461、476、511、541、579、589、590、728、733A、831、851、852、901、907B、907C、921、940

5851

尤氏喉科秘书/(清)尤乘著. 铅印本. 上海：千顷堂书局，1934

361、433、590

5852

喉科四种/(清)刘藩校. 铅印本. 上海：大文书局，1936、1937、1947

139、590、728、746A、907C

内含：《咽喉脉证通论》《白喉治法抉微》《喉痧正的》《急救喉痧要法》。

5853

奇验喉证明辨：四卷/(清)寄湘渔父编；吴锡璜增订. 石印本. 上海：文瑞楼，1924、1925

139、279、385A、450B、529A、541、590、603、664、677A、706、721、728A

系吴氏将《喉证指南》详加厘定，增补吴氏世代相传之经验秘法而成。卷一为辨证类，从临床所见不同病证之症状、脉象，辨其寒热表里虚实。卷二用药类，详列喉科用药，包括寒热、禁忌等内容，后附用针法及针灸图。卷三证治类，论述多种口齿咽喉科疾病。卷四为采方类，载述口齿咽喉科常用方剂。

5854

重楼玉钥：二卷/(清)郑梅涧著. 石印本. 上海：大成书局，1917

1、139、202、279、286、303、351、361、393、414、433A、475A、491、514A、529A、541、570、590、603、728A、737、799A、896A、921

又名《重楼玉钥喉科指南》《喉科指南》。上卷列咽喉说，分述36种喉风名称、症状、治法和方论；卷下为喉风针诀，包括行针手法、补泻及喉间发白症，对白喉诊治宜忌论述尤详。

5855

重楼玉钥：二卷/(清)郑梅涧撰. 铅印本. 上海：中医书局，1930

139、303、852

5856

重楼玉钥：二卷/(清)郑梅涧撰. 刻本. 天津：同仁书局，1915

351、393

5857

重楼玉钥：二卷/(清)郑梅涧撰. 石印本. 上海：大东书局，1917

202

5858

重楼玉钥：四卷/(清)郑梅涧撰. 石印本. 奉天：章福记书局，1917

139、186、279、302、308A、351、361、381、385、435、450、461、514A、529A、733A、738A、799A、907C、921、940

5859

重楼玉钥：二卷/(清)郑梅涧撰. 铅印本，1918

492、738、940、

5860

喉科心法：二卷/(清)沈善兼撰. 刻本. 武林：许氏，1919

2、433、541、572、590、731、738B

卷上为论说，包括病原、诊法和辨证多种病症的临床特征以及善候、恶候、针灸图说等。卷下辑录作者喉症经验效方。作者提出的轻、透、箍、降、镇、润、养、阴八字治疗秘诀，对喉科临床有一定参考价值。

5861

喉科心法/(清)沈善兼撰. 石印本，1926

202、702

5862

太医院喉科三十六症/翁南泉撰. 抄本，1921

709

本书系翁氏祖传秘授，内载喉风、牙疳、阴疮、喉丹、乳蛾、喉痈、舌痈、梅核气、喉癣、嗪舌、喉疔、雀舌等36症及图示，并录24处针法及18良方。

5863

知非斋咽喉集方/(清)周兴南辑. 铅印本，1934

308、461、590、728A、926A

作者在《重楼玉钥》基础上，删其繁芜，选补后世效方编成。全书计收原著摘要、喉36症名目、喉风诸方、喉风诸症针刺要穴等数十篇，或论喉风(包括咽喉、口齿等科病证)名称、症状与治法，或论行针手法、补泻、禁忌及常用经穴，或罗列当时有效方药及简效、平和方，力求切于临床实用，共选方100余首。

5864

喉舌备要秘旨/(清)包岩等编. 铅印本. 上海：大东书局，1936～1937(中国医学大成；86)

1、2、3、139、270、277、361、391、461、476、511、541、579、589、590、728、733A、831、851、852、901、907B、907C、921、940

该书首列咽部及喉科证治43症；次列证治辨阴阳证诀、喉症治法21条、论分经治喉药性、论用药变化歌、各种药方，及36种喉散奇方。并讲述各种口舌病及牙痛、牙疳方。末附戒烟良方。

5865

囊秘喉书：二卷/(清)杨龙九著；张汝伟评点. 铅印本. 上海：大东书局，1936～1937(中国医学大成；87)

1、2、3、139、186、270、277、361、385、391、461、476、511、541、579、589、590、728、831、851、852、901、907B、907C、921、922、940

上卷首列诊法3则，次列辨证2则，类证41条，治法19条，药例1条，附方剂40首。下卷列医方79种、喉科成药治法10条，并王景华附录验方6首。书末附：治喉秘方。对喉证论述颇详。

5866

喉科合璧/(清)许佐廷辑. 铅印本，1931

664

本书内容包括：《喉科秘钥》二卷，(清)郑尘撰；许佐廷增订。《时疫白喉捷要》，(清)张绍修撰。

5867

喉科秘钥：二卷/(清)郑尘撰；许佐廷增订. 刻本，1917

514B、731

5868

喉科秘钥：二卷/(清)郑尘撰；许佐廷增订. 石印本. 上海：进化书局

521、541、590

5869

包氏喉证家宝：一卷，附方一卷/(清)包三鏸撰. 铅印本. 上海：大东书局，1936～1937(中国医学大成；88)

511、541、1、2、3、139、270、277、361、391、461、476、579、589、590、728、831、851、852、901、907B、907C、921、940

此书按喉、口、牙三部分类。论述喉部，前为总论，次辨喉证经络及治法，喉科病证辨证治疗，喉证治疗方药4项。口部仅列辨证治疗1项，包括方药及不同治法。牙部除诸种牙痛治疗外，另附牙痛经验神方。末附《咽喉七十二证考》。

5870

图注喉科指掌：四卷/(清)包永泰著. 石印本. 上海：中原书局，1926

139、277、286、393、414、435、514A、664、799、896A、931、940

此书系在张宗良所撰《喉科指掌》基础上，增入牙齿门，并对原著部分稍予补充编成。书中附有多幅插图。

5871

图注喉科指掌：四卷/(清)包永泰著. 石印本. 上海：江左书林，1915、1923

21、926A

5872

图注喉科指掌：四卷/(清)包永泰著. 石印本. 上海：校经山房

139、202、351、433、541、852

5873

喉科秘诀：二卷/(清)黄真人撰. 铅印本. 上海：国医书局，1930～1931(国医小丛书；18)

1、139、186、277、412A、521、590、651、721、851、917A

上卷介绍了8个喉科验方及针灸法；下卷分述22种喉风证治。

5874

喉科秘诀：二卷/(清)黄真人撰；何光编. 铅印本. 杭州：三三医社，1924(三三医书；6)

3、139、139A、186、270、277、308A、361、391、546、572、590、728、731、738A、800、839A、907C、921、940

5875

喉科金钥：二卷/(清)袁仁贤编. 铅印本. 上海：华丰印刷铸字所，1911、1923

1、139、139A、185、186、270、277、

279、280、381、393、491、529A、541、570、590、651、664、706、709、721、728A、800、839A、907C、921、926A

上卷详列喉病的症状、辨证、用药禁忌、调度及针灸治疗诸项。下卷则按实火、虚火、热疫、寒疫，将喉病治疗方剂分为4门，每门又分内用、外用2类，阐明方药组成及其适应证。

5876

重楼玉钥续编/(清)郑承瀚撰. 铅印本. 杭州：三三医社，1924(三三医书；93)

3、139、139A、186、270、277、308A、361、391、546、572、590、728、731、738A、800、839A、907C、921、940

先论咽喉部之十二经脉循行及主病。又按运气变化，引证各家之言，详述喉痹病机及证治。再以脏腑辨证为依据，阐明喉病辨证及药物加减，另列多种喉病内服外治等法。后附临床常用方剂。

5877

咽喉科/天津国医函授学院编. 铅印本. 天津：国医函授学院，1937(新国医讲义教材十四种；8)

139、186、590、721

5878

咽喉科/尉稼谦编. 铅印本. 天津：国医函授学院，1937(新国医讲义十三种；12)

139、308A

书中讲述咽喉的解剖、生理、咽喉卫生，咽之疾病如急性咽黏膜炎、慢性咽黏膜炎、急性扁桃腺炎、扁桃腺肥大症、扁桃腺周围脓疡、咽后壁脓疡、白喉、咽结核，与喉之疾病如喉黏膜炎、慢性喉黏膜炎、喉结核的病因、证候及治法。其中于白喉记述颇详。本书采用西医病名，论病因、证候亦从西医理论，治疗则用中医药。

5879

通俗咽喉科学/张若霞撰. 铅印本. 绍兴：医药学报社，1916～1927(医药丛书；20)

139A、391、590

书中列咽喉之生理、咽喉病之预防、喉头检查法、舌篦之制造消毒等。并撷取当时西洋医学理论，对烂喉痧、咽炎、咽头左右核实(扁桃体炎)等，详述其病因证治。全书中西合璧，简明扼要。

5880

喉科/小兰公传. 抄本，1911

590

本书阐述乳蛾、喉菌、喉痈、锁喉风等33种病症的病机、主症和方药，以及硝矾等制法、喉症秘方、汤头歌诀等，载内服外治方95首。

5881

喉科：二卷/鲁氏撰；何亚韩订. 抄本，1920

590、736

本书论述治疗咽喉病的关键在于辨明脉象和症形，分清风寒痰热虚实，才能正确处方用药；较详细地提出杨梅疮与喉痹的鉴别要点；对帘珠风、呛食哑喉等41症绘图标明各病变部位及治疗方药。载方剂82首。

5882

喉科总论/著者佚名. 抄本，1917

709

本书分总论、辨喉症论、辨证用药法、咽喉论、经验良方等章节，并有部分简图示意。

5883

喉科十八证/笋香氏摘录. 石印本. 上海: 千顷堂书局

664、728A

5884

喉科十八证/笋香氏摘录. 石印本. 上海: 学海书室, 1926

139

5885

喉科十八证/(清)蔡钧辑; 秦伯未校正. 铅印本. 上海: 国医书局, 1930~1931(国医小丛书; 3)

1、139、186、277、412A、521、590、651、721、851、917A

5886

喉科学讲义/古绍尧编. 广东: 中医药专门学校, 1927

139、931、940

本书为我国最早期的中医咽喉科用于学校教学的讲义之一, 在中医教学史上占有较重要的地位。

5887

喉科学/许半龙编. 油印本. 中国医学院, 1937(中国医学院讲义十三种; 7)

590

本书分"咽喉之解剖"和"一般喉病之诊疗法"两部分, 叙述喉痧、白喉、紧喉风、喉痹等26个病症, 载方39首。

5888

喉科学/古绍尧编. 铅印本. 广东: 中医药专门学校, 1936(广东中医药专门学校各科讲义; 30)

570、590、940

5889

光汉中医学校喉科讲义/邬宝杰编. 铅印本. 光汉中医药专门学校, 1937

139、186

先概述咽喉的生理、病理及常见病之证治、诊断及治疗要点, 随后分述锁喉、缠喉风、匝舌喉风及石乳蛾喉等51种病症的病因、病机、临床表现、分型、预后及治疗方法, 后载常用方药及随症加减。

5890

喉科入门/陈景岐编. 铅印本. 上海: 中西医药书局, 1934(中国医药入门丛书; 16)

1、139、186、254、308、412A、590、799A、907B、907C、940

内收: 陈若虚咽喉虚实论、喉科指南赋方治歌括、曹心怡喉痧正的、耐修子录白喉治忌表诀微。

5891

喉科方/著者佚名. 抄本, 1937

308A

书载灵砂丸、青龙丸等验方, 以及"用药禁忌紧要"及咽痛、梅核气、反唇疔等证治。

5892

喉科大全/著者佚名. 抄本, 1935

721

又名《聊复集》。

5893

喉科真诠/彭赐生撰. 铅印本. 贵州, 1939

541

本书系彭氏在祖传秘方基础上, 结合40余年临证经验著述而成。阐述风寒喉证、虚寒喉证、湿热喉证等13症的看证法、病源、立方、注意项和医案，“注意项”中指出针法和方药的禁忌，并载祖传秘治吹药方4首。

5894

喉科真谛/著者佚名. 抄本，1937

831

书分4部分，论喉了掌、总咽喉利用药、危险四大证、治喉十要秘诀。

5895

喉科全集/著者佚名. 抄本，1949

590

本书阐述喉痹、锁喉风、喉痈等喉科36症，并绘图标明病变部位，载方70首。是书在辨证方面指出通过观察咽喉局部，以明确虚实的重要性；对适用于一切咽喉病证的两种外用药，本药和秘药尤为推崇，并详细说明各种用药方法。

5896

喉科医案/何步文编. 抄本，1937

541

本书收录医案110例，包括锁喉风、白喉、木舌、喉痹、烂喉风、骨槽风、缠喉风、乳蛾、悬旗喉风、喉癣、松子喉风等病症，按顺序记录，未予分类。

5897

喉科图诊/著者佚名. 抄本，1937

590

全书列咽喉总论、诸风秘论、辨色论、坏症须知等篇。将喉口36种病症各绘一图，先述病因，次辨病位，再论治法，并赋以歌诀，便于记诵。末附针诀和气针穴法，载方17首。书中注重喉科的外治方法，对吹药和刀针消毒备用提出规范要求。

5898

喉科选要/著者佚名. 抄本，1937

590

本书分列总论、治法、制药法、用药法等篇。认为咽喉乃方寸之地，受病易危，其症甚繁，大要总归于火，举治法要点26条，如指出“喉症必俟大便去后，方可望痊”等颇切实用。还介绍7种喉科用药的制备方法及用药法22则，附方25首。

5899

喉科易知/中华书局编. 铅印本. 上海：中华书局，1919、1920、1922、1937(医学易知；8)

139、139A、279、301、302、361、381、385、391、393、396、412B、421、475A、491、514A、521、529A、541、570、579、589、590、651、664、721、728A、831、852、839A、851、896A、907C、922、931、940、942B

全书载录张氏咽喉72症治图说、张氏汤药列方、吴氏丹药列方、治喉痹喉痈喉蛾等症各方、喉症各方、白喉神药等。载各类方剂107首。

5900

喉科易知/中华书局编. 铅印本. 上海：文明书局，1929、1930、1939(医学易知；8)

9、139A、186、202、254、270、286、308、421、475A、491、514A、541、589、590、677A、738B、741、781、851、907B、907C、917A、940

5901

喉科选粹/毛景义纂辑. 铅印本. 上海：鸿记印务工厂，1928

186、590

本书参照百家之精华，结合个人临床经验，对咽喉科18种病症的成因、治疗方药等进行叙述。书末附有叶天士治烂喉痧医案1则及丁甘仁有关烂喉痧的论述。

5902

喉科家训：四卷/刁步忠撰；刁质明编. 铅印本. 杭州：三三医社，1924(三三医书；76)

3、139、139A、186、270、277、308A、361、391、546、572、590、728、731、738A、800、839A、907C、921、922、940

卷一总论咽喉病症与脏腑、阴阳、虚实的关系，诊断辨证，外治要领及吹药用法等；卷二论述咽喉病证治；卷三白喉治法，有清解、养阴、降火、和中、外治；卷四喉痧症治。附有前贤叶天士、高锦庭、顾玉峰、丁甘仁、曹心怡等喉痧治验。载内服方56首，外治方22首。

5903

喉科秘传论/著者佚名. 抄本，1937

709

本书对咽喉病的病因病理、辨证施治及用药分篇论述。并讨论了各类病证的预后，以及治疗中的禁忌证。尤其对各种咽喉急症救治方法所用药物作详细介绍。录秘传方200余首。后附有部分方药的炮制程序。

5904

喉科集要/戴镜寿编. 抄本，1937

541

本书是戴氏根据同乡汪惠甫《秘传喉科书》增删整理而成。阐述喉症分经、诊脉法则、针灸图考、用针秘诀、用药秘诀等，对喉痹的内因、外候、表里虚实阴阳之辨证施治论述尤详。还辑录前贤论述，如程钟龄“喉科撮要”、“喉科论治”等篇，载方115首，较全面地收录各喉科书中的外用吹药方。

5905

喉科概要/章鹤年编. 铅印本. 上海：新中医研究社，1934、1935(中医各科问答丛书；6)

139、590、851、940

本书分为咽喉之生理与解剖、喉症之病理、咽喉病之症治、喉症之手术、喉症之预防、喉症之方剂六部分，以问答形式浅述喉科病症的病因、病理及证治，设问答100则，收方125首。

5906

枕秘咽喉保命集/著者佚名. 抄本，1920

139

本书首列喉科总诀，概述喉症病因、证治。又载喉肿敷药、辨虚实喉症、咽喉肿痛双蛾辨法、开喉法、翻痰法、刺血法、灸灯火法、敷脐法、代针法等。

5907

康健喉科集/贡企禹编. 抄本，1937

590

全书集康健社同仁论文20篇。论述白喉、喉痧、乳蛾、锁喉风等的诊断和鉴别，内外治法，预防用药等。

5908

罗西溪喉科秘诀/罗溪西撰. 抄本. 唐成之，1912

139

附黄敬老家传喉痛噙口药旧方笺。

5909
俞文虎秘传喉科/俞文虎撰. 稿本，1934
738B
本书首载各种治喉方药，有五至散、却风散、珍珠散、开关散、化毒散、青龙散、一字金脚散，分别说明功用、主治，配方，继为秘传内府咽喉36症图，一图一说，阐述各症证治，后附方药，有解毒汤、三黄汤、凉隔散、甘桔汤、驱风散、竹沥汤等。

5910
咽喉问答/著者佚名. 抄本，1937
541、901
又名《玉洞遗经》。全书采用一问一答形式陈述咽喉病症36种，每一病症均列病因、病机、治法、方药，并配有插图。末附喉症牙痛集方11首。

5911
咽喉经验秘传/章寿甫编. 铅印本，1921
139、202、514B、541、589、590、701
本书是在程永培《咽喉经验秘传》基础上增入“丹痧经验阐解”及秘传方药10余首而成。指出治疗丹痧以透解为先，不宜过用风药，也不宜早用、偏用寒凉及温法。

5912
咽喉指掌/王春园编著. 铅印本. 北平：中华印书局，1933
1
首为咽喉总论、咽喉源流、咽喉分风寒火温毒虚六者之别变幻不同、咽喉初起之脉象、喉症分经、咽喉看舌苔按五色分配寒热虚实、咽喉治法禁忌、咽喉四绝症与十六绝形等篇。以下分为11案证、喉痹2章，乳蛾、喉痹、喉风、喉痈、诸舌杂症5门及小舌杂症，70余症证治。另有补编，收口齿杂瘿、唇舌诸症证治。

5913
喉家宝筏/曹普著. 稿本，1935
139
本书分咽喉论、看法、死症、证候总论、喉鉴、证治制药秘法、忌法凡例、治法凡例、节录小儿科心诚赋、小儿受病之由、幼科诊视论、幼科治病论、辨小儿吉凶、小儿死症真诀、证治舌鉴等15章，前八章论述喉症证治，后七章论述小儿病证治。

5914
咽喉病/张汝伟编著. 铅印本. 上海：大众书局，1933、1935、1936
21、139、270、461、541、590、746A、839A、907C、931
本书先以现代医学理论阐述咽喉的生理构造与肺发音的关系等，后按痛、肿、干、疮等症状将咽喉瘿分成7类55种分别论述；次列述古、制药、验案、预防等。全书分门别类，条理清楚，准古酌今，融会中西医学。

5915
咽喉病/朱振声撰. 铅印本. 上海：大众书局，1947
461

5916
咽喉病新镜/张赞臣编. 铅印本. 上海：医界春秋社，1931、1935
186、590、733A
本书先总论咽喉的生理、病症、病因、预防和治疗等。后述白喉忌表、喉痧喉风与白喉之辨、喉痹与喉闭之辨、喉痧与白喉的预防法、12种喉风的症治方药。载录各种验方100首。

5917

咽喉科病问答/蔡陆仙编. 石印本. 上海：华东书局，1935(民众医药指导丛书；20)

1、139、186、289、301、590、799A、907C、926A、931

全书以问答形式撰就，先述咽喉形状与生理、咽喉口腔卫生及疾病预防、咽喉科检查方法等基础知识；继述咽喉病症总辨、治法概要、绝症辨等，将咽喉病症分为8类，为乳蛾、喉风、喉痹、喉痧、喉疮、喉痈、失音、白喉，每一门类分病辨证，详治法及方药进退，明辨四绝症、十六绝形。另附咽喉杂病1节，论述咽喉部外伤的诊治和咽喉异物的诊断、处理方法。附方23首。

5918

咽喉症治要略/曹棪编. 石印本. 金华：金震东石印局，1948

139

又名《咽喉症治指南》。本书于喉症辨证，主要采用脏腑辨证法。病治方亦按脏腑命名，为心症、肝症、肺症、脾胃症治方4首。又收外治方6首，附杂症治方8首。

5919

咽喉症治概论/赵培桂编. 石印本. 沂水：中国医药研究社，1936

2、251

本书载述赵氏家传经验，介绍咽喉诸症应验治法及方药。

5920

咽喉症辨/陈作人著. 石印本. 重庆：开明书局，1934

186

首叙咽喉症辨，其次按六经两感之证、脏证、腑证，分论喉症辨证及处方用药，列方均为《伤寒论》方。再以歌诀述阴阳寒热表里虚实之辨证要点。最后为咽喉病刺法，分组列穴，标明所属经络、主治病症，强调循经取穴。

5921

咽喉急症必读/杨氏传. 抄本，1937

590

全书分上下两篇，上篇载病症34种，有喉风、喉痈、喉疔等咽喉口腔疾病；下篇为“喉症秘”，录前人治喉症经验，有施氏喉症论、陈无择喉痹不语论、尤氏(尤存隐)治喉法、窦氏喉科、吴琴斋喉症神效妙方等。

5922

咽喉急症秘书/著者佚名. 抄本. 莲溪居士，1916

1

又名《喉科秘书》。本书内收咽喉论、喉症条辨、咽喉大旨、辨症吉凶、咽喉图症式诸篇，又述乳蛾、缠喉风、喉痹、喉菌、喉癣、喉刺、喉痈、捶舌喉痈、紫舌胀、舌菌、舌痈、木舌、牙痈、牙槽痈、上腭痈、牙槽风、牙捶、牙癣、牙菌、走马牙疳等45种咽喉口齿病症证治。末附“喉症煎剂补遗”、“喉科应用丸散秘方”、录方42首。又附“修合炮制法”，述提硝法、制黄柏法、制玉丹法、制雪梅丹法、制乌龙丹法、制元丹法、制人霜法等。

5923

春融堂疗喉漫笔/著者佚名. 抄本，1934

139

书中收录治疗咽喉十八症之吹药方、内服方 17 首，十八症证候及治法，治喉针法、火罐法、灯火法、符篆等。

5924
喉症集录/著者佚名. 抄本，1937
590
全书分唇口部、齿部、舌部、面部、喉部、治验6门。前五门对各部病症先作概述，再分述主要病症病因、病机，治则及方药，其中喉部较为详细；治验门记述临床经验，有疾病鉴别、治疗心得等。载方 160 余首。

5925
喉症全书/周耀銮编. 抄本，1933
590
周氏以《白喉忌表抉微》一书只用养阴清肺汤、神仙活命汤二方，于阴寒症毫不提及。乃参以张绍棠、陈修园等著述，以及西医生理学理论和自己 40 年临证经验，补编而成。

5926
喉症忌表/著者佚名. 铅印本. 赵仲陶，1934
351

5927
喉症救生船/著者佚名. 抄本，1918
139
书中收录咽喉论、咽喉看法、咽喉治法、咽喉治验、咽喉主治方、喉科 36 症图说，内容皆与《炼五石馆喉科》同。末载桔梗、当归、白芍、升麻等 100 多种药物，概述性味、功用、主治。

5928
喉舌口齿病丛抄/抄本. 湖南：唐成之，1936
139
本书系摘抄医药书刊中有关喉科证治内容编成。内收《白喉全生集》之白喉证论，《重楼玉钥》之秘诀、诸风秘论、辨面色论、坏症须知、论症、咽喉不治之症、喉风诸方、喉风 36 症等篇，以及《医药新闻》《上海医报》《医界春秋》《白喉捷要》等书刊中有关资料。

5929
喉症要旨/陈光淞撰. 石印本. 上海：扫叶山房，1917
286、491、511、521、590、664、702、707
此书述喉病证候、治要及预防。认为喉证治疗原则，当以清心凉血保肺为要；白喉治法，多遵循清耐修子《白喉治法忌法抉微》。

5930
喉证救危秘宝：二卷/著者佚名. 抄本，1924
139
本书上卷首述手太阴肺经、手阳明大肠经、足阳明胃经、足太阳膀胱经、督脉要穴；分述咽嗌、喉咙、会厌、悬雍名义，辨别喉痹、咽痛、嗌痛之古今异名，喉症之审证、水火虚实真假，治喉不忌表散；列述各种喉症证治，喉症用方。下卷载咽喉总论、咽喉辨法、咽喉虚实火辨法，咽喉看法、治法、验法、符咒、针法、灸法，口疮总论、舌症总论等。

5931
喉症生药考/唐瓶居编. 抄本，1937
139
本书汇录喉科秘方 65 首，每方详记药味、剂量、用法、功用、出处。用药多为生草药。诸方多录自喉科抄本，或采自古籍，或访求于草药店、民间秘验方。

5932

医喉/著者佚名．抄本，1930

139

卷首残缺。残存内容为治喉要诀、喉科刀针图、秘授36图、秘传喉科服药方，收方48首。后载喉科论、咽喉论、咽喉主治方等。

5933

咽喉脉诀/著者佚名．抄本，1937

922

书首载神通长老秘授咽喉脉诀证治通论。先叙咽喉治疗方法及用药禁忌，次载家传喉症36种的脉象及病证、治法、选方用药，后附目疾、头面证、血证等7种杂证的内外治法及用药。

5934

咽喉脉证通论/著者佚名；（清）许梿校订．铅印本．上海：商务印书馆，1935～1937（丛书集成初编；83）

1、2、6、7、9、21、139、140、186、251、301、361、391、421、461、493、511、523、541、542、572、579、651、702、721、731、781、791、851、852、901、911、921、922、931、940

本书内容包括总论、通治用药、用药禁忌、丸散方药，并记述了锁喉、重舌、气痛、乳蛾等18种咽喉病证的诊治、用药及丸散验方。

5935

咽喉脉证通论/著者佚名；（清）许梿校订．铅印本．上海：大东书局，1936～1937（中国医学大成；85）

1、2、3、139、270、277、361、391、461、476、511、541、579、589、590、728、831、851、852、901、907B、907C、921、940

5936

咽喉脉证通论/著者佚名

见陈修园医书四十、四十八、六十种。

5937

喉症痧痘预防医治法/张景范，张梅生编．铅印本．上海：商业书局，1923、1933

186、301、401、491、590、831、852、901

本书汇集喉症、痧证、痘证的辨证施治及预防方法。

5938

喉痹针灸/顾志同编．稿本，1937

541

本书专论急症喉痹的针灸疗法，绘图阐明喉科常用穴位于十二经脉、奇经八脉及经外奇穴的部位和取穴法等。还撷录《黄帝内经》《针灸甲乙经》《千金翼方》等有关针灸疗法治咽喉病症的论述。

5939

经验喉科紫珍集/（清）燕山窦氏撰；朱翔宇增补．石印本．上海：千顷堂书局，1949

1、139、186、270、280、308A、351、362、412B、450、514A、541、570、589、590、603、664、701、709、721、728A、738A、799A、839A、851、852、871、896A、907B、917A、931、933、940

又名《喉症全科紫珍集》《重录增补经验喉科紫珍集》《喉科紫珍集》。载有锁喉风等72种咽喉病的证治图说，临证20法（包括咽喉病用刀、针、烙熏等外治法）和一些经验方剂。

5940

经验喉科紫珍集/（清）燕山窦氏撰；朱翔宇增补．刻本．富记书舍，1919

521

5941

经验喉科紫珍集/(清)燕山窦氏撰；朱翔宇增补. 石印本. 沪县：鸿文石印局，1927

852

5942

经验喉科紫珍集/(清)燕山窦氏撰，朱翔宇增补. 石印本. 沪县：牖群书局，1920

854

5943

咽喉证治/抄本. 唐成之，1919

139

据收藏者唐成之云：原系欧姓“家传珍秘之本”。本书摘抄喉科诸书，汇编而成。内收咽喉18症、秘授36图、喉科内外用方，并据《景岳全书》《医宗金鉴》摘录脉诀歌。

5944

喉方抄要/唐成之编. 抄本，1930

139

唐氏据《经验各种秘方辑要》《白喉全生集》《效验诸方偶存》《本草备要》等书抄录喉科秘方近30首，以及喉痧有烂喉白喉之异论、白喉针灸经络法、白喉辨证法、九龙水咒等。

5945

喉方秘传/唐寿选辑. 抄本，1920

590

本书据诸书选抄喉科验方近百首，杂病、妇科、眼科方10余首。并收录咽喉论、咽喉总论等短篇医论。

5946

喉症三方/著者佚名. 石印本，1915

351

5947

喉症灵方/著者佚名. 抄本，1937

709

本书收录喉科用方160余首，并对喉症常用药物的炮制和丸、丹、散剂的配制与用法详细阐述，有些药物的配制方法还编成歌诀，便于记诵。

5948

喉症良方：白喉忌用/麦秀岐编. 铅印本. 广州：麦秀岐，1928

940

此书以中医陈铁笙《喉方备要》一书为蓝本，改编更名刊印。

5949

方寸指南/和缓山房录. 抄本. 桐乡：荥阳氏，1945

590

本书主要论述喉科10余症的症状、治法，载方30余首。

5950

喉症备急方/杨彭年述；唐熙年编. 铅印本. 杨彭年，1923

706、728A

是书首论喉症的病因病理、辨治要点、治疗原则、预后判断及处方禁忌等，继述喉蛾、缠喉风等11种喉症的表现及治法，末附土茯苓汤、金生方等喉症急救验方12首。

7.3.2 白喉

5951

杨氏时疫白喉捷要/(清)杨石山撰. 刻本. 壅睦堂, 1920

590

5952

时疫白喉捷要/(清)张绍修撰. 刻本. 鄞县: 林氏, 1927(三余堂丛刻; 3)

9

5953

时疫白喉捷要/(清)张绍修撰. 铅印本. 上海: 国医书局, 1930～1931(国医小丛书; 1)

1、139、186、277、412A、521、590、651、721、851、917A

5954

疫喉浅论: 二卷, 补遗一卷/(清)夏云撰. 石印本. 上海: 日新书局

202、529A、728A

上卷论疫喉痹危证宜先用刺利、吐之法，附正背穴位图。次述疫喉治疗大法及辨证。另有杂气成疫论一节，详述疫证之病因，指出"长幼相同，互为传染，名曰疫证"。疫分"常疫"、"杂疫"。前者"感受非时不正之气"，后者为"杂气成疫也"。"杂气"即"暴厉之气"。下卷为疫喉治疗方剂。后附补遗1卷，载述疫喉治验。

5955

疫喉浅论: 二卷, 补遗一卷/(清)夏云撰. 石印本. 朱氏耕心山房

139、270、286、385A、590、781、851、852、907C

5956

白喉问答/(清)杜钟骏撰. 铅印本. 北平: 京华印书局, 1912

139、279、541、728A、738B、911

全书以问答体例阐述。认为白喉病因，或因感触时邪，或由感触伏邪，以冬春多，夏秋少；并对《内经》"冬伤于寒，春必病温"，"藏于精者，春不病温"两说加以阐发，以说明白喉感受温邪之原委。在治疗上当遵"辛凉轻解"与"养阴清肺"两大法则，据时邪伏邪的深浅灵活施治。

5957

白喉问答/(清)杜钟骏撰. 铅印本. 退云斋, 1912

202

5958

白喉问答/(清)杜钟骏撰. 铅印本. 天津: 摩登印刷公司, 1932

277

5959

白喉问答/(清)杜钟骏撰. 铅印本. 北平: 京华印书局, 1920(杜钟骏医书五种; 3)

139、286、361、412A、514A、570、590

5960

仙传白喉忌表治法吹药合刊/(清)耐修子等撰. 刻本. 成都: 精术馆, 1914

851、852、891

5961

仙传白喉忌表治法吹药合刊/(清)耐修子等撰. 铅印本. 上海: 申江印务局, 1924

139

5962

白喉治法忌表抉微/(清)耐修子撰. 刻本.

济南：东昌有益堂，1912、1915

145、279、302

又名《白喉忌表抉微》《白喉治法抉微》。作者参考郑梅涧、张绍修二家治法，结合个人经验撰成此书。书中反对用发表之剂治疗白喉，推崇养阴清肺之法，颇切临床实际，本书还介绍了若干验方。

5963

白喉治法忌表抉微/（清）耐修子撰. 石印本. 上海：商务印书馆，1912、1917（附经验救急诸方）

21、139、361、541、721、911

5964

白喉治法忌表抉微/（清）耐修子撰. 石印本. 广州：羊城石经堂，1914

931

5965

白喉治法忌表抉微/（清）耐修子撰. 石印本. 上海：中国图书公司，1914、1915、1918（附经验救急诸方）

139、514A、590、733、738A、896A、931、940

5966

白喉治法忌表抉微/（清）耐修子撰. 铅印本. 北平：京师京华印书局，1915

202

5967

白喉治法忌表抉微/（清）耐修子撰. 刻本. 而霽阁，1915

308A、391

5968

白喉治法忌表抉微/（清）耐修子撰. 铅印本. 漱石斋，1916

139

5969

白喉治法忌表抉微/（清）耐修子撰. 石印本. 上海：中华书局，1917

721

5970

白喉治法忌表抉微/（清）耐修子撰. 石印本. 林会昌，1917

351

5971

白喉治法忌表抉微/（清）耐修子撰. 石印本. 杨亢宗，1917

139、738B

5972

白喉治法忌表抉微/（清）耐修子撰. 营口：营口医学会，1917

733

5973

白喉治法忌表抉微/（清）耐修子撰. 铅印本. 上海：光华印刷局，1918

139、738

5974

白喉治法忌表抉微/（清）耐修子撰. 石印本. 皖宿丁香玲芳亭氏，1918

433A

5975

白喉治法忌表抉微/（清）耐修子撰. 光明印刷社，1918

731

5976
白喉治法忌表抉微/（清）耐修子撰. 刻本. 荣县：甘受和源号，1919
852

5977
白喉治法忌表抉微/（清）耐修子撰. 石印本. 广州：凌宏道堂，1920
931

5978
白喉治法忌表抉微/（清）耐修子撰. 刻本. 胡培元堂，1921
391、731

5979
白喉治法忌表抉微/（清）耐修子撰. 武林顾氏，1922
731

5980
白喉治法忌表抉微/（清）耐修子撰. 石印本. 上海：鸿文堂，1922
570

5981
白喉治法忌表抉微/（清）耐修子撰. 石印本. 南京：友恭堂，1923
301、853、858、859

5982
白喉治法忌表抉微/（清）耐修子撰. 北平：求明书局，1924
851、852

5983
白喉治法忌表抉微/（清）耐修子撰. 长春：文业官纸局，1925
461

5984
白喉治法忌表抉微/（清）耐修子撰. 石印本. 太原：黄国梁，1926
664、706

5985
白喉治法忌表抉微/（清）耐修子撰. 石印本. 大陆图书公局，1926
664、706

5986
白喉治法忌表抉微/（清）耐修子撰. 石印本. 南京：汤明林印刷局，1926
664

5987
白喉治法忌表抉微/（清）耐修子撰. 石印本. 李钰林，1926
393

5988
白喉治法忌表抉微/（清）耐修子撰. 石印本. 泸县：鸿文石印局，1928
351

5989
白喉治法忌表抉微/（清）耐修子撰. 石印本. 哈尔滨：道慈杂志社，1928
523

5990
白喉治法忌表抉微/（清）耐修子撰. 铅印本. 北平：华美印刷公司，1929
21、401

5991
白喉治法忌表抉微/（清）耐修子撰. 上海：

文明印刷所，1929
1

5992
白喉治法忌表抉微/（清）耐修子撰. 铅印本. 上海：国医书局，1930
907C

5993
白喉治法忌表抉微/（清）耐修子撰. 铅印本. 安徽：第一监狱，1930
421、435

5994
白喉治法忌表抉微/（清）耐修子撰. 铅印本. 辽宁：翟公馆，1930
1、2

5995
白喉治法忌表抉微/（清）耐修子录. 铅印本. 上海：国医书局，1930～1931（国医小丛书；2）
1、139、186、277、412A、521、590、651、721、851、917A

5996
白喉治法忌表抉微/（清）耐修子撰. 石印本. 陈维德堂，1931
831

5997
白喉治法忌表抉微/（清）耐修子撰. 铅印本. 小吕宋岷埠华清印务公司，1932
917、931

5998
白喉治法忌表抉微/（清）耐修子撰. 石印本. 散原山僧，1933
741

5999
白喉治法忌表抉微/（清）耐修子撰. 石印本. 资州：邓氏，1933
852

6000
白喉治法忌表抉微/（清）耐修子撰. 铅印本. 香港：广章书局，1933
931

6001
白喉治法忌表抉微/（清）耐修子撰. 铅印本. 上海：大中印务局，1933
855

6002
白喉治法忌表抉微/（清）耐修子撰. 刻本. 衡西：渣氏，1934
831

6003
白喉治法忌表抉微/（清）耐修子撰. 铅印本. 成都：协成印刷社，1937
279、851

6004
白喉治法忌表抉微/（清）耐修子撰. 铅印本. 中华一元学会，1943
391

6005
白喉治法忌表抉微/（清）耐修子撰. 据东善书局刻本重印本. 广州：留香斋，1912～1949
933

6006
白喉治法忌表抉微/(清)耐修子撰. 石印本. 涪陵：长胜公石印社，1912～1949
570

6007
白喉治法忌表抉微/(清)耐修子撰. 石印本. 上海：宏大善书局，1949
514A

6008
白喉治法忌表抉微/(清)耐修子撰. 铅印本. 奉天：作新印刷局，1912～1949
461、462、476

6009
白喉治法忌表抉微/(清)耐修子撰. 石印本. 上海：北燮记书局，1912～1949
139

6010
白喉治法忌表抉微/(清)耐修子撰. 铅印本. 北平：北平印铸局，1949
831

6011
白喉治法忌表抉微/(清)耐修子撰. 铅印本. 济南：庆荣栈，1949
511

6012
白喉治法忌表抉微/(清)耐修子撰. 刻本
514A、735、940

6013
白喉治法忌表抉微/(清)耐修子撰. 石印本
1、139A、186、301、351、664、702、721、728A、731、733、921、922、931、940

6014
白喉治法忌表抉微/(清)耐修子撰. 铅印本
21、139A、252、270、277、465、491、511、514A、521、522、529A、570、651、731、738B、781、799A、831、851、907C、911、922

6015
白喉治法忌表抉微/(清)耐修子撰
见陈修园医书四十、四十八、六十、七十、七十二种。

6016
白喉证治通考/(清)张采田撰. 刻本. 绍兴：医药学报社，1916～1921(医药丛书十一种；11)
3、6、139、186、254、277、279、308A、381、385A、391、396、401、450、461、463、475A、514A、541、589、590、651、664、677A、701、712、731、728A、738、738A、839A、901、926A

本书分5部分。第一为诸家论略，阐明前贤有关白喉论述，间附己意。第二为药治禁忌，详述白喉临证用药。第三为喉证案。第四为抉微辨谬，认为白喉治疗，不可一概忌表而行养阴清肺之法。第五为主治验方。

6017
白喉/姚星叔编. 铅印本. 上海：商务印书馆，1935
839A

6018
白喉捷要/黄在福编. 抄本，1917(黄氏传染病四种；1)
139

本书辑录张绍修《时疫白喉捷要》

之白喉治法篇无治之症，以及除瘟化毒散、神功辟邪、神功活命汤、龙虎二仙汤、雄黄解毒丸、清心涤肺汤、养正汤、银花四君子汤、瓜霜散诸方，末附防传染方。

6019

喉科白腐要旨：二卷/许佐廷著. 铅印本. 上海：墨华轩荣记，1933

139、590、603

上卷首列喉科白腐例言，强调白喉治疗以"肺肾为主"，用药"以养阴清润为归"。其二为白腐论证。其三为白腐论治，阐明白喉之证治与预后。下卷为治疗方药，包括方论、吹药方、药性辨等。后又设白腐症宜用药味一节，详言治疗白喉所用药物之性味与主治。

6020

成都喉方/著者佚名. 抄本，1920

139

本书首录白喉证治法，记述中药兼及西药治疗白喉方法，后附中药验方及外点药各1首。又录"备用药物"，详述黄瓜、荠菜、荸荠、梅子、猪胆、藕节、萝卜缨、苍耳草叶、鲥鱼鳞、南瓜等26种日常用品，如法制备，以供药用。病制法、用法，诸书未见记载。又录"经验简便良方"，收喉症神效方等20余方。

6021

最新发明白喉警言/陈知本编. 铅印本. 南宁：墟湖杨余德堂，1917

1、731

陈氏将《白喉治法忌表抉微》及彭桂航、陶勉斋白喉治验，结合自己多年诊治喉疾的心得，集成本书。

6022

最新发明白喉警言/陈知本编. 铅印本. 广州：三巴公司，1917

590

6023

最新发明白喉警言/陈知本编. 石印本. 义乌：陈知本，1917

921

6024

白喉证治歌诀/吴九言撰. 铅印本，1918（雪堂医学丛书）

21

本书以歌括体裁阐述白喉的病因、症状、治法、方药，分类详细，条理清晰，将白喉按寒、热、虚、实辨证论治。书中白喉血清疗法要诀，采纳西医学说。

6025

白喉喉痧辨正/杨熙龄撰. 铅印本. 税务学校印刷处，1919

1、202

6026

白喉辨症/黄维翰著. 铅印本. 上海：国医书局，1936（国医小丛书；11）

1、139、186、277、412A、521、590、651、721、851、917A

6027

辨证白喉忌表论/李学仁等编. 铅印本. 昆明：开智公司，1922

901、907B

书中"白喉忌表抉微辨正论"，载初病不可养阴论、忌表不可概括论及处方4首。另有白喉忌表书中所列禁忌药论，附预防喉症方，列桑菊银翘散等6首。

6028

疫喉证治/黄劼夷等编. 石印本，1931

871、907C

黄氏等人查考《医学大辞典》喉症条目，纂辑成书。本书先总论病症，次述症状及治疗方药，所选之方皆市售丸散成药，学用方便，为卫生防治普及读本。

6029

白喉治法良方/彭桂航辑. 刻本. 镇江：恪轩刻，1914

706、728A

书中载白喉治法忌服表药医论1则，养阴清肺汤、神仙活命汤等白喉治法歌括5首，并附验案1则。

6030

白喉治法要言/(清)刘昌祁编. 铅印本，1913、1914

1、139、651、839A

刘氏在《重楼玉钥》《白喉忌表抉微》等喉科专著基础上，参以个人临证经验撰成。提出“养阴忌表”四字。并告诫医者务要坚持守方，不可乱投药剂。若病重可兼用吹喉加味瓜霜散。

6031

白喉治法要言/(清)刘昌祁编. 铅印本. 苕溪：吴永，1919(附白喉问答)

1、139A、186

6032

白喉治法要言/(清)刘昌祁编. 铅印本. 鼎新印刷厂，1920

301

6033

白喉治法要言/(清)刘昌祁编. 铅印本. 国春馆，1924(附白喉新方治痢良方)

351

6034

白喉治法要言/(清)刘昌祁编. 铅印本，1927(附白喉问答)

1、514A、590

6035

白喉治法要言/(清)刘昌祁编. 铅印本. 枣强：武星楼，1932

1、139A、277、514A、853

6036

白喉治法要言/(清)刘昌祁编. 铅印本

139、651

6037

白喉治法要言/(清)刘昌祁编. 铅印本. 汉口：永盛印刷厂

139

6038

白喉治法要言/(清)刘昌祁编. 铅印本. 宁波：广益社

901

6039

白喉治法摘要/著者佚名. 铅印本. 周孝友堂，1920

21、139、279、303、393、465、590、721、728A

本书简述白喉的治疗方法，将治疗用药按性能分为三等，于每等中又分为四层，即镇药、润药、消药、通药。并列白喉禁忌药22味。末附各种急救良方14首。

6040

白喉治法摘要/著者佚名. 石印本. 蚌埠：

蔚文斋，1921
308A

6041
白喉治验新编/（清）俞世球编著. 石印本. 俞懋垣，1914
541、590、738A、738B
俞氏临证参合《时疫白喉捷要》《重楼玉钥》《白喉治法忌表抉微》三书论治，不用表散之药，一律养阴清肺。重点阐述养阴清肺汤、神仙活命汤、除瘟化毒汤、清心涤肺汤、养心汤、金银花四君子汤6方的药物、服法、主治、临证加减，末附临证歌诀。另载3首吹喉方及外治异功散、外治蒜泥拔毒散2方药物组成、制法、用法等。卷末附录医案一则。

6042
白喉自治/楼国荣编. 铅印本. 上海：文明书局，1933
491

6043
白喉回生秘方：四卷/胡光弼撰. 石印本，1918、1925
185、186、301、302
卷一论证，卷二论药，卷三论方，卷四问答病证等。本书为白喉病专著，所列方剂均经胡氏临证验证之效方，有一定的参考价值。

6044
白喉鹅喉方：二卷/著者佚名. 抄本
590
上卷“白喉实验方”列论8篇，陈述白喉病因病机、临床见症及治法宜忌，引《治喉捷要》之语注于下。载内服方6首，吹药方5首，外用方6首。下卷“鹅喉实验方”列论3篇，首论鹅喉治例，凡例8条阐述鹅喉的诊治原则及预后；次论治法总则，根据病情轻重配制药丸的方法阐述尤详；列方9首，附录小儿惊风方3则，跌打刀伤方1则，妇科方1则。

6045
治癫狗咬伤时疫白喉方/著者佚名. 刻本. 王存心堂，1923
541

7.3.3 喉痧

6046
疫痧草/（清）陈耕道撰. 刻本. 鄞县：林氏，1927（三余堂丛刻；2）
9
上卷为疫痧辨论章，首述疫痧（猩红热）名义、治法。次述疫邪所侵脏腑及传染途径，强调疫痧因感染疫毒所致，具有较强之传染性。中卷阐明疫痧所见脉象、形色、舌色及神昏、失音、便溏等症之治疗与预后。下卷“汤药章”陈氏订疏达清散、清化、下夺和救液五大法及疫痧治疗常用汤药。

6047
疫痧草/（清）陈耕道撰. 铅印本，1915
279、280

6048
疫痧草/（清）陈耕道撰. 铅印本，1916
529A

6049
疫痧草/（清）陈耕道撰. 铅印本. 北平：华

新印刷局，1917
139

6050
疫痧草/（清）陈耕道撰. 石印本. 北平：丰溪吴志乾，1919
1、139

6051
疫痧草/（清）陈耕道撰. 铅印本. 掘港中医医学分会，1925
139

6052
疫痧草/（清）陈耕道撰. 铅印本. 古里瞿氏，1929
590

6053
疫痧草/（清）陈耕道撰. 石印本. 义致社，1930
529A、590

6054
疫痧草/（清）陈耕道撰. 铅印本. 财政部印刷局，1940
1、139、514A、728A

6055
疫痧草/（清）陈耕道撰. 铅印本. 北平：和济印刷局，1940
1、139、251、286、361、381、391、433A、491、590、922、940

6056
疫痧草/（清）陈耕道撰. 石印本. 义致社，1930
529A、590

6057
疫痧草/（清）陈耕道撰. 铅印本. 北平：法轮印字局
139

6058
疫痧草/（清）陈耕道撰. 铅印本. 上海：国医书局，1930～1931（国医小丛书；8）
1、139、186、277、412A、521、590、651、721、851、917A

6059
疫痧草/（清）陈耕道撰. 铅印本
186、279、289、529B、590、702、706、738A、852、907C、917A、933、940

6060
烂喉痧辑要/（清）金德鉴撰. 石印本. 上海：进化书局，1920
270、279、433、603、733A、738B、781
另见陈修园医书四十、六十种。

6061
喉痧正的/（清）曹心怡著. 铅印本. 京江：双桂轩，1928
590、728A
此书先列喉病源流总论，概述其发展源流。次述喉痧之病因、证治、脉象。此外，又有验舌、申禁、防先等节，阐明喉痧之舌象、治疗禁忌、预防等项。后列喉痧历验之方15首。

6062
喉痧正的/（清）曹心怡著；（清）刘藩校. 铅印本. 上海：大文书局，1936、1937、1947（喉科四种；3）
139、590、728、746A、907C、940

6063

喉痧正的/(清)曹心怡撰

见陈修园医书四十、四十八、六十、七十、七十二种。

6064

烂喉痧证治辨异/刘荣年编. 铅印本. 济南：商会印刷部，1933

186、277、279、301、302、308A、590、738B

辨烂喉痧与白喉之异同，重点将烂喉痧分为初起治法、救逆治法、末传治法、权变治法、喉闭治法、痰涎壅塞治法及吹药法。载录内服方5首，吹喉方2首，塞鼻方、熏喉方各1首，详其主治、组成、炮制、服法、用法、加减、出处及方解。

6065

疫喉痧疹辨正/王珏撰. 铅印本，1928、1931

139、186、421、450、541、907C

本书在“白喉忌表辨”和“疫喉痧疹考证”中提出透表(宜辛凉、忌辛温)、泄热、清咽、导痰、攻下、夏阴等白喉治法，还论述了疫喉夹湿、白喉少阴证等难治之症。附方剂31首。

6066

喉痧汇编/唐景兰撰. 石印本. 嘉兴：景兰医院，1918

590

6067

喉痧条辨：三卷/陈世珍撰. 铅印本，1918

475A

6068

喉痧证治会通/何廉臣撰. 抄本. 浙东印书局，1929

139

6069

喉痧证治要略/曹炳章撰. 石印本. 绍兴：和济药局，1917、1926、1936

139A、186、603、731、733A、738D、896A

首先论述喉痧与白喉的流行病学、发病原因；分别论述上述两种病症的不同表现。治疗以内治六法和外治手术为主，并介绍喉痧与白喉的预防方法。末附内服方31首，外治方8首。

6070

喉痧病案/丁泽周撰. 抄本，1927

570

6071

喉痧症治概要/丁泽周撰. 铅印本. 孟河：崇礼堂，1927

139、541、589、651、664

全书10篇。总论篇阐述正痧、风痧、红痧、时疫烂喉痹痧、白喉的病因病机，辨析痹与痧之异同，制定了先用汗法、次用清法或用下法治时疫喉痧之治疗原则。第二、第三篇载喉痧自订方8首、效方8首，各详其主治、配伍、药物炮制等。第四篇录验案11则。第五至七篇分别辑录邵琴夫、金保三之经验阐解”，于原文之后陈述己见。第八、第九篇剖析喉痧证象，阐述治疗、护理及不治之症。第十篇列要方8首，并附救治喉闭之刺法和急治法各一。

6072

喉痧症治概要/丁泽周撰. 铅印本. 上海：丁氏医室，1927

186、529A、541、570、590、677A、728A、733

6073

喉痧症治概要/丁泽周撰. 铅印本. 孟河：崇礼堂，1927、1928、1931、1937(孟河丁氏医案附)

2、139、186、277、279、301、303、308A、391、412B、461、529、529A、541、589、590、651、664、728A、731、738A、799A、839A、896A、926A

6074

喉痧症治概要/丁泽周撰. 铅印本. 上海：商务印书馆，1931(孟河丁氏医案附)

139A、277、709

6075

喉痧症治概要/丁泽周撰. 铅印本. 上海：文明书局，1931(孟河丁氏医案附)

896A

6076

喉痧症治概要：十五卷/丁泽周撰. 铅印本. 上海：华丰铸字所，1927(孟河丁氏医案附)

3、139、202、308A、412A、475A、514A、541、570、590、677A、728、728A、731、734、839A、896A、907B、907C

6077

喉痧症治概要：十五卷/丁泽周撰. 铅印本. 上海：华丰铸字所，1927(孟河丁氏医案附)

3、139、202、308A、412A、475A、514A、541、570、590、677A、728、728A、731、734、839A、896A、907B、907C

6078

喉痧症治概要/丁泽周撰. 铅印本. 丁氏医庐(孟河丁氏医案附)

21、546

7.4 口齿

6079

走马急疳真方/(宋)滕伯祥撰；秦又安校正. 铅印本. 上海：中医书局，1939

139、186、254、461、590、852、921、728

又名《走马急疳治疗奇方》《走马疳真方》《走马疳急方》。全书1卷，论述了走马牙疳及多种疳证的病因、病机、临床表现、治则方药、预后护理等。本书是最早的一部论述疳证的专著。

6080

走马急疳真方/(宋)滕伯祥撰. 铅印本. 上海：中原书局，1939

590、728

6081

走马急疳真方/(宋)滕伯祥撰. 铅印本. 杭州：三三医社，1924(三三医书；66)

3、139、139A、186、270、277、308A、361、391、546、572、590、728、731、738A、800、839A、907C、921、940

6082

口齿类要/(明)薛己著. 铅印本. 上海：大东书局，1936～1937(中国医学大成；83)

1、2、3、139、270、277、361、391、461、476、511、541、579、589、590、728、831、851、852、901、907B、907C、921、940

记载茧唇、口疮、齿痛、舌症、喉痹、喉间杂症等12类口腔科疾病的症状、治验医案、药方等。

6083

口齿类要/(明)薛己著. 石印本. 上海：大成书局，1921(薛氏医案二十四种；23)

139、139A、186、202、251、270、279、289、301、308、308A、381、412A、412B、433、450B、475A、491、511、514A、514B、519、521、522、529、529A、529B、546、572、590、664、677A、701、706、707、721、728A、731、733A、738、741、799A、851、907B、907C、917A、940、942B

6084

齿牙卫生/徐少明著. 铅印本. 上海：广协书局，1938(国民健康丛书)

541

6085

齿科/陆清洁编. 铅印本. 上海：中华书局，1935(医药顾问大全)

541

本书首列总论，分别介绍口牙的解剖生理卫生知识。其后列出虫蚀牙痛、风寒牙痛、胃热牙痛、齿龋、牙宣等15症，以总纲、结论以及各方浅解为序，详论每症病源、病状、变症、治法、调养。对骨槽风有寒有热之分详加鉴别，走马牙疳等凶症治法尤详。

6086

喉齿全部/著者佚名. 抄本. 延龄氏，1949

139

本书列述100余种齿、舌、喉症的病因、证候和治疗。每证一图。治法除内服、外用药外，还有针刺、割、烙等法。

6087

口科要方/(日)津田长安撰. 抄本. 日本：好生堂，1925

7

8 急救

6088

急救良方：二卷/(明)张时彻撰. 铅印本. 上海：华通书局：受古书屋，1936

139A、733B

系作者据佚名氏《急救方》书中实用有效的单验方加以增删订正而成。内容以急救为主。全书分内、外、妇、儿、五官诸科共三十九门，各科病证详备，药方简便。卷一为五绝死、虚劳、诸风、伤寒时疫、中诸毒、诸虫咬伤、头痛等二十六门；卷二为痢泻、面、眼、痈疽疔毒、妇人、小儿等十三门。以单、验方为主。为《摄生众妙方》附录。

6089

急救良方/著者佚名. 刻本，1949

738B

6090

救急便览/(清)曹沧洲编. 铅印本. 苏城：虹桥高义泰，1927

677A

6091

救急便览/(清)余德壎著. 铅印本. 莆田：南溪草堂，1931

590、677A、728A

全书分慎疾、救治两篇。慎疾类，均为养生之经；救治类，均为疗痾之方，专收急诊救急用方，诸如猝病、中毒、自戕等。

6092

集善录：二卷/(清)郑子振. 铅印本，1918

590

采录验方及急救诸法。

6093

妇女救护十讲/张昌绍主编. 铅印本. 上海：妇女救国联合会，1936

541

6094

庄氏知新集论急病治法/庄省躬撰. 铅印本. 抄本，1949

139

6095

急救易知/中华书局编. 铅印本. 上海：文明书局，1929、1939(医学易知；9)

9、186、202、254、270、308、421、475A、491、514A、541、589、590、677A、738B、741、781、851、907B、907C、917A、940

6096

重订救急要略/何翼仁著. 石印本，1924

541

本书系救治危急险症的专著。全书分痧气、霍乱、中风、中暑、中寒、急惊、难产、立绝触电、烟火、鼠疫、服毒、误伤等13门，涉及内、外、妇、儿急危险症。

6097

救急录/沈尔昌编. 石印本. 上海：鸿宝斋，1917

590

为专门记载误吞火柴即磷中毒的专书。载西药方如吐药水、泻药粉2方。载中药方如大黄汤、清热解毒汤等18方。

6098

救急法/王振华撰. 铅印本. 广东：光汉中医药专门学校，1927

931

6099

救急要略/何翼仁辑；何约明重订. 石印本，1924

590

6100

救护学/朱绍东编. 铅印本. 广东：中医药专门学校，1936(广东中医药专门学校各科讲义；1)

570、590、940

6101

救护学/管炎威编. 铅印本. 广东：中医药专门学校，1936(广东中医药专门学校各科讲义；2)

570、590、940

6102

救护学讲义/朱绍东编. 铅印本. 广东：中医药专门学校，1937

139

6103

救护学讲义/管炎威编. 铅印本. 广东：中医药专门学校，1927

139、940

6104

救护问答：高级童子军参考书/铅印本. 南京：中国国民党中央执行委员会训练部，1929

541

6105
救急须知/陈达明著；陈继尧校对. 铅印本. 上海：东方印书馆，1931
541

6106
救急须知/张春江编辑. 石印本. 金华：震东石印局，1923
733B

6107
怎样救护/穆伯龙著. 铅印本. 上海：医声出版社，1937
541

6108
战时医药/朱振声编辑. 铅印本. 上海：幸福书局，1936
541

6109
战时救护/索非著. 铅印本，1940
434

6110
战时救护法/李兆时著. 铅印本，1943
434

6111
战地救护常识/中国国民党中央宣传委员会编. 铅印本，1933
541

6112
战用毒气的防御与其救护方法/铅印本. 广州：健康知识社，1936（健康知识丛书）
541

6113
中医救护章则摘要/中央国医馆编. 铅印本. 上海：中央国医馆，1938
541
内收：中医救护医院章程，中医救护医院董事会章程（附董事会名单）。

6114
救急良方/隐壶医士编. 刻本，1915
541
所录内容以急救方为主，作者收集各家秘方及屡试屡验之法编辑而成。书中列救吊颈法、救割颈法、子死腹中、救服砒霜、救酒醉等105种。录方100余首。

6115
曹统新救急良方/曹统新撰. 铅印本. 广东：国医者统新大药房，1949
931
本书收集曹统新经验良方，包括治疗火烧、牙痛、痨、痧证、流血、头痛、喉痛、跌伤、肚痛、狗咬、缩阴、自缢、溺水、吐血、沙淋、便秘、心痛、蛇伤、血崩、霍乱、吐泻、急慢惊风等方，以及急救食矾石、吞铜钱药方等，共231首。

6116
救急良方：外科/著者佚名. 刻本，1944
1

6117
百种救急良方/著者佚名. 抄本
651

6118
急救方/胡海鳌撰. 铅印本，1934（医学举隅）
541

6119

急救仙方：十一卷/商务印书馆辑. 影印本. 上海：商务印书馆，1911（道藏举要；14）

139

6120

急救应验良方/（清）费山寿纂辑. 重刻本. 长沙，1912

302、590、651、931

辑录斗殴跌扑、金刃缢溺、毒犬咬等急危诸症的急救方法和药物，如自刎救法及七厘散、八厘散、玉红丹、接骨灵丹、癫狗咬伤急救方等。

6121

急救应验良方/（清）费山寿辑. 石印本. 汉口：伟伦印书馆，1929

590

6122

救急便方/彭雪斋编辑. 刻本. 潭埠：黄上游，1938

541

本书列症患72类，每类采录药方数则或数十则不等，药皆简便易寻之品，可资救急之需，故名。一般慢性病与补养之方，未予收列。如生子不下方、胞衣不下方、小儿发惊方、小儿发锁方、误吞火柴方等。其方皆简便贱廉易得之品，且能救危扶难，故刊送济世活人。

6123

急救经验秘方/从善医堂编. 铅印本. 上海：大通图书社

1

汇集中医名家及民间治疗内科杂病的单、偏验方180余种。

6124

急救便验良方/刻本. 成都，1949

541

6125

急救神方/从善堂主人编. 刻本. 从善医堂，1949

738B

载头痛奇方、久咳不止、钉针卡喉、小肠恼气、毒蛇咬伤等150种危急病证，且多单方验方、简便易得之药。

6126

简明第一救急良方摘要/著者佚名. 铅印本，1938

139A

6127

杂症急救良方/乐田老医士编. 石印本. 上海：上海书局，1915

738B

全书载105方，如：救饮荒、解毒散、救食鸦片膏、食断肠草、治中痰、治中风、干霍乱、蛇咬经验、毛蛇咬、蜈蚣伤、马嘴疗、入虎门、上虎山、治疗粒、双喉蛾等，叙述各方主治、配伍、炮制方法、服法，有的病症还说明病状表现或药物用法。

6128

杂症救急良方/著者佚名. 铅印本. 上海：大新书局，1949

931

6129

精审实验起死回生第一奇书/博仁撰. 石印本. 上海：五林书局，1922

541

本书载述了一些近代医疗急救术方法

与药物，分为跌伤垂死、自缢垂死等十八篇。

6130

救急选方：二卷/（日）丹波元简撰. 铅印本. 上海：中医书局皇汉医学编译社，1935（聿修堂医学丛书；10）

1、2、6、9、139、152、185、186、252、277、289、308A、361、391、393、412A、412B、421、450、461、475A、491、514A、511、529A、529B、546、589、590、664、677A、728、728A、731、738A、738B、839A、851、901、907C、917A、922、931、940

取张仲景以降历代医籍及日本方书危证门中之方法简捷、仓促易办者，汇辑成帙，以为救卒拯急之用。分30门，每方注明出处。

6131

救急选方/（日）丹波元简编. 铅印本. 上海：世界书局，1936（皇汉医学丛书；48）

1、3、21、139、140、152、186、202、251、254、270、277、301、303、308、361、391、396、421、433、450、461、491、514A、546、589、590、651、702、706、728、731、738、738A、741、781、799A、800、831、839、839A、851、852、854、871、891、901、907B、907C、917A、921、922、926A、931、942B

本书出版得到中国中医科学院基本科研业务费自主选题
项目——民国时期中医文献资源调查与研究专项资助

中国近代中医书刊联合目录

（下 册）

李鸿涛　张华敏　主编

學苑出版社

图书在版编目(CIP)数据

中国近代中医书刊联合目录/李鸿涛，张华敏主编．—北京：学苑出版社，2018.5

ISBN 978-7-5077-5466-7

Ⅰ.①中… Ⅱ.①李…②张… Ⅲ.①中国医药学-联合目录-中国-近代 Ⅳ.①Z88:R2

中国版本图书馆 CIP 数据核字(2018)第 087775 号

责任编辑：付国英
出版发行：学苑出版社
社　　址：北京市丰台区南方庄 2 号院 1 号楼
邮政编码：100079
网　　址：www.book001.com
电子信箱：xueyuanpress@163.com
销售电话：010-67601101(销售部)、67603091(总编室)
经　　销：新华书店
印 刷 厂：北京市京宇印刷厂
开本尺寸：787×1092　1/16
印　　张：77
字　　数：1800 千字
版　　次：2018 年 8 月第 1 版
印　　次：2018 年 8 月第 1 次印刷
定　　价：880.00 元(全书分上、下两册)

收藏馆代号表

单位名称	代号	所在地
国家图书馆	1	北京
中国科学院国家科学图书馆	2	北京
中国医学科学院图书馆	3	北京
清华大学图书馆	6	北京
北京大学图书馆	7	北京
中国人民大学图书馆	8	北京
北京师范大学图书馆	9	北京
首都图书馆	21	北京
中国中医科学院图书馆	139	北京
中国中医科学院中国医史文献研究所	139A	北京
故宫博物院图书馆	140	北京
中国民族图书馆	145	北京
解放军医学图书馆	152	北京
北京大学医学部图书馆	185	北京
北京中医药大学图书馆	186	北京
首都医科大学图书馆	202	北京
天津图书馆	251	天津
南开大学图书馆	252	天津
天津医科大学图书馆	254	天津
天津市医学科学技术信息研究所	270	天津
天津医学高等专科学校图书馆	277	天津
天津中医药大学图书馆	279	天津
天津中医药大学第一附属医院图书馆	280	天津
天津市中医院图书馆	281	天津
河北省图书馆	285	石家庄
石家庄中医医院	286	石家庄
河北医科大学图书馆	289	石家庄
山东省图书馆	301	济南

单位名称	代号	所在地
济南图书馆	302	济南
青岛市图书馆	303	青岛
蓬莱市图书馆	305	蓬莱
海阳市图书馆	305	海阳
烟台市图书馆	306	烟台
山东莱州市图书馆	307	莱州
山东大学医学院图书馆	308	济南
山东中医药大学图书馆	308A	济南
青岛大学医学院图书馆	309	青岛
山东栖霞市图书馆	310	栖霞
河南省图书馆	351	郑州
郑州市图书馆	352	郑州
洛阳博物馆	360	洛阳
河南中医药大学图书馆	361	郑州
河南省中医研究院	362	郑州
山西省图书馆	381	太原
山西大学图书馆	382	太原
祁县图书馆	383	祁县
山西医科大学图书馆	385	太原
山西省中医药研究院图书馆	385A	太原
山西中医学院图书馆	385B	太原
内蒙古自治区图书馆	391	呼和浩特
内蒙古大学图书馆	392	呼和浩特
内蒙古医科大学图书馆	393	呼和浩特
呼和浩特市图书馆	395	呼和浩特
内蒙古中蒙医研究所图书馆	396	呼和浩特
包头医学院图书馆	397	包头
巴彦淖尔市图书馆	398	临河
陕西省图书馆	401	西安
西安交通大学西校区图书馆	412	西安
陕西师范大学图书馆	413	西安
陕西理工学院图书馆	414	西安
榆林市星元图书楼	415	榆林
陕西中医药大学图书馆	412A	咸阳
陕西省中医药研究院图书馆	412B	西安
甘肃省图书馆	421	兰州

单位名称	代号	所在地
兰州大学图书馆	431	兰州
兰州大学图书馆医学馆	433	兰州
甘肃中医药大学图书馆	433A	兰州
天水市图书馆	434	天水
宁夏医科大学图书馆	435	银川
宁夏图书馆	436	银川
青海大学医学院图书馆	444	西宁
新疆医科大学图书馆	450	乌鲁木齐
石河子大学图书馆	450B	石河子
辽宁省图书馆	461	沈阳
大连市图书馆	462	大连
沈阳市图书馆	463	沈阳
鞍山市图书馆	464	鞍山
抚顺市图书馆	465	抚顺
锦州市图书馆	466	锦州
丹东市图书馆	467	丹东
辽宁中医药大学图书馆	475A	沈阳
中国医科大学图书馆	476	沈阳
吉林省图书馆	491	长春
长春市图书馆	492	长春
吉林市图书馆	493	吉林
吉林大学图书馆	511	长春
东北师范大学图书馆	512	长春
长春中医药大学图书馆	514A	长春
吉林省中医药研究院图书馆	514B	长春
北华大学医学院图书馆	518	吉林
延边大学医学院图书馆	519	延边
黑龙江省图书馆	521	哈尔滨
齐齐哈尔市图书馆	522	齐齐哈尔
哈尔滨市图书馆	523	哈尔滨
牡丹江市图书馆	524	牡丹江
大庆市图书馆	525	大庆
哈尔滨医科大学图书馆	529	哈尔滨
黑龙江中医药大学图书馆	529A	哈尔滨
黑龙江省中医研究院图书馆	529B	哈尔滨
上海图书馆	541	上海

单位名称	代号	所在地
复旦大学图书馆	542	上海
复旦大学医科图书馆	546	上海
中国科学院上海生命科学信息中心生命科学图书馆	570	上海
中华医学会上海分会图书馆	572	上海
上海辞书出版社图书馆	579	上海
上海交通大学医学院图书馆	589	上海
上海中医药大学图书馆	590	上海
上海市中医文献馆	603	上海
南京图书馆	651	南京
南京中医药大学图书馆	664	南京
苏州市中医医院图书馆	677A	苏州
苏州市图书馆	701	苏州
南通市图书馆	702	南通
镇江市图书馆	706	苏州
扬州市图书馆	707	扬州
苏州大学医学院图书馆	709	苏州
南通大学医学院图书馆	712	南通
安徽省图书馆	721	合肥
安徽博物馆	721A	合肥
蚌埠市图书馆	723	蚌埠
安徽医科大学图书馆	728	合肥
安徽中医药大学图书馆	728A	合肥
浙江图书馆	731	杭州
杭州图书馆	732	杭州
天一阁博物馆	733	宁波
温州医学院图书馆	733A	温州
义乌市图书馆	733B	义乌
宁波市图书馆	734	宁波
绍兴鲁迅图书馆	735	绍兴
嘉兴市图书馆	736	嘉兴
温州市图书馆	737	温州
浙江大学图书馆医学分馆	738	杭州
浙江中医药大学图书馆	738A	杭州
浙江省中医药研究院	738B	杭州
湖州嘉业堂藏书楼	739	湖州
江西省图书馆	741	南昌

单位名称	代号	所在地
南昌大学医学院图书馆	746	南昌
江西中医药大学图书馆	746A	南昌
湖北省图书馆	781	武汉
湖北武汉图书馆	782	武汉
湖北十堰郧县图书馆	783	十堰
武汉大学图书馆	791	武汉
武汉大学图书馆医学分馆	799	武汉
湖北中医药大学图书馆	799A	武汉
华中科技大学同济医学院图书馆	800	武汉
湖南省图书馆	831	长沙
湖南省社会科学院图书馆	832	长沙
中南大学医学图书馆	839	长沙
湖南中医药大学图书馆	839A	长沙
四川省图书馆	851	成都
重庆市图书馆	852	重庆
成都市图书馆	853	成都
泸州市图书馆	854	泸州
成都温江区图书馆	855	成都
成都郫县图书馆	856	郫县
成都崇庆市图书馆	857	成都
成都都江堰市图书馆	858	都江堰
成都都江堰市文管所	859	都江堰
四川大学医学图书馆	871	成都
贵州省图书馆	891	贵阳
贵阳中医学院图书馆	896A	贵阳
云南省图书馆	901	昆明
云南中医学院图书馆	907B	昆明
成都中医药大学图书馆	907C	成都
福建省图书馆	911	福州
建瓯市图书馆	912	建瓯
南平市图书馆	913	南平
邵武市图书馆	914	邵武
浦城县图书馆	915	浦城
福建医科大学图书馆	917	福州
福建中医药大学图书馆	917A	福州
广西壮族自治区桂林图书馆	921	桂林

单位名称	代号	所在地
广西壮族自治区图书馆	922	南宁
广西民族大学图书馆	923	南宁
广西中医药大学图书馆	926A	南宁
广东省立中山图书馆	931	广州
中山大学图书馆	933	广州
广州中医药大学图书馆	940	广州
广东省医学情报研究所	942B	广州
深圳市图书馆	951	深圳
海南师范大学图书馆	961	海口

目　　录

上编　中文中医药图书目录（1911～1949）

下编　中文中医药期刊目录（1900～1949）

附　录

九、外治疗法

1 针灸

1.1 通论

6132

针灸甲乙经：十二卷/（晋）皇甫谧撰. 石印本. 上海：江左书林，1917

1、3、139、185、289、301、302、308A、381、412B、463、514A、519、522、570、664、701、728A、736、738、738A、800、852、854、917A、926A、940

又名《黄帝甲乙经》《黄帝三部针经》，简称《甲乙经》。本书以《素问》《灵枢》和《明堂孔穴针灸治要》3书为主要依据，系统汇集了有关针灸学内容。今传本为12卷。卷一论述人体生理功能，以及脏腑与肢体、五官的关系；卷二论述十二经脉、奇经八脉、标本、根结等；卷三记载349穴的定位、主治、刺灸法等；卷四论诊法；卷五介绍针道，包括九针刺法、针刺禁忌等；卷六论生理与病理；卷七～十二为治疗内、外、妇、儿等各科病症的针灸临床治疗方法。

6133

针灸甲乙经：十二卷/（晋）皇甫谧撰；（宋）林亿等校. 石印本. 上海：天宝书局，1913、1925

351、854、911

6134

针灸甲乙经：十二卷/（晋）皇甫谧撰. 刻本. 北平：中医学社，1923（古今医统正脉全书；3）

1、39、202、289、396、461、491、541、651

6135

针灸甲乙经：十二卷/（晋）皇甫谧撰. 铅印本. 上海：中华书局，1941（中华医药汇海）

1、9、21、139、185、186、254、270、301、308、361、385、421、433、450、461、462、476、491、514A、541、546、589、590、706、728、738A、741、781、799A、800、839、851、852、891、896A、907B、907C、917A、921、926A、931、940

6136

针灸甲乙经：十二卷/（晋）皇甫谧撰. 石印本. 上海：中原书局，1931

21、139、279、303、521、541、799A、907C

6137

针灸甲乙经：十二卷/（晋）皇甫谧著. 铅印本. 上海：大东书局，1936～1937（中国医学大成；5）

1、2、3、139、270、277、361、391、461、476、511、541、579、589、590、

728、831、851、852、901、907B、907C、921、940

6138

黄帝内经明堂：一卷，附录一卷/(隋)杨上善撰. 刻本. 成都：存古书局，1913～1923(六译馆丛书；1)

139、152、270、289、303、308A、381、461、462、541、546、572、589、590、651、701、702、721、734、781、831、851、907C、942B

又名《黄帝内经明堂类成》。此书系《黄帝明堂经》的一种注本。以十二经脉各为1卷，奇经八脉复为1卷，合为13卷。然大部分佚失，现仅残留卷1“手太阴”。

6139

黄帝内经明堂：一卷，附录一卷/(隋)杨上善注. 上海：商务印书馆，1935～1937(丛书集成初编；14)

1、2、6、7、9、21、139、140、186、251、301、361、391、421、461、493、511、523、541、542、572、579、651、702、721、731、781、791、851、852、901、911、921、922、931、940

6140

新刊补注铜人腧穴针灸图经：五卷/(宋)王惟一撰；(金)闲邪聩叟补注. 影印本. 上海：古今图书馆，1924(据贵池刘氏玉海堂影刻元刊本)

139、186、302、361、514A、572、664、782、896A、907C、931

6141

窦太师流注指要赋/(金)窦默撰. 影印本. 上海：商务印书馆，1935～1937(丛书集成初编；18)

1、2、6、7、9、21、139、140、186、251、301、361、391、421、461、493、511、523、541、542、572、579、651、702、721、731、781、791、851、852、901、911、921、922、931、940

内容系据临床常用43个针灸要穴主治所编成之歌赋，后附有针灸补泻等几篇短论。

6142

扁鹊神应针灸玉龙经/(元)王国瑞撰. 影印本. 上海：商务印书馆，1934～1935(四库全书珍本初集；3)

1、2、6、7、9、21、139、251、301、303、391、401、421、461、491、493、511、521、541、542、579、651、701、721、741、781、791、851、852、901、911、912、913、921、922、923、931

本书托名扁鹊所传。书中载126穴玉龙歌等针灸歌诀多首和其他针灸治法，书中所述王氏家传的针灸经验，有独到之处。

6143

针灸大成：十二卷/(明)杨继洲原撰；靳贤补辑重编. 石印本. 上海：广益书局

1、139、139A、277、306、570、702

卷一摘录了《黄帝内经》《难经》等书的针灸理论；卷二～三为针灸歌赋；卷四为针法；卷五为子午流注及灵龟飞腾针法；卷六～七为经络及腧穴；卷八诸症针灸法；卷九选录各家针灸方法、灸法及杨氏医案；卷十录陈氏(佚名)《小儿按摩经》一书。本书较全面地总结了明以前历代医家有关针灸的学术经验和成就。

6144

针灸大成：十卷/(明)杨继洲原撰；靳贤

补辑重编. 刻本. 善成堂, 1912
853

6145
针灸大成: 十卷/(明)杨继洲原撰; 靳贤补辑重编. 刻本. 致礼堂书坊
421

6146
针灸大成: 十二卷/(明)杨继洲原撰; 靳贤补辑重编. 石印本. 上海: 普新书局
139、303、352、541、733B、736、831

6147
针灸大成: 十卷/(明)杨继洲原撰; 靳贤补辑重编. 石印本. 上海: 大成书局
277、514A、852、931

6148
针灸大成: 十二卷/(明)杨继洲原撰; 靳贤补辑重编. 石印本. 上海: 启新书局
3、139、277、279、301、351、491、519、542、590、701、731、799A

6149
针灸大成: 十二卷/(明)杨继洲原撰; 靳贤补辑重编. 石印本. 上海: 春明书店
277、464、664、741、931

6150
针灸大成: 十二卷/(明)杨继洲原撰; 靳贤补辑重编. 石印本. 上海: 简青斋
514A、664

6151
针灸大成: 十卷/(明)杨继洲原撰; 靳贤补辑重编. 石印本. 上海: 铸记书局
277、721、853

6152
针灸大成: 十二卷/(明)杨继洲原撰; 靳贤补辑重编. 石印本. 上海: 江东茂记书局
139、467、514A

6153
针灸大成: 十二卷/(明)杨继洲原撰; 靳贤补辑重编. 石印本. 上海: 进步书局
391、421、541、931

6154
针灸大成: 十卷/(明)杨继洲原撰; 靳贤补辑重编. 石印本. 上海: 近代书局
541、702

6155
针灸大成: 十卷/(明)杨继洲原撰; 靳贤补辑重编. 石印本. 上海: 共和书局
572

6156
针灸大成: 十卷/(明)杨继洲原撰; 靳贤补辑重编. 石印本. 上海: 天宝书局, 1925
854、911

6157
针灸大成: 十卷/(明)杨继洲原撰; 靳贤补辑重编. 石印本. 上海: 鸿宝斋书局, 1925
421、433A、493、733B、791、799A、852、907C、922

6158
针灸大成: 十卷/(明)杨继洲原撰; 靳贤补辑重编. 石印本. 上海: 中原书局, 1926
139、270、303、361、529A、907C、931

6159
针灸大成: 十卷/(明)杨继洲原撰; 靳贤补

辑重编. 石印本. 上海：昌文书局，1930
412A、651

6160
针灸大成：十二卷/(明)杨继洲原撰；靳贤补辑重编. 刻本. 北平：老二酉堂
1、21、361、491、529A、529B、799A、831

6161
针灸大成：十卷/(明)杨继洲原撰；靳贤补辑重编. 石印本. 上海：大文书局，1936
731、839A

6162
针灸大成：十卷/(明)杨继洲原撰；靳贤补辑重编. 铅印本. 上海：鸿文书局，1937
21、301、361、491、590

6163
针灸大成：十卷/(明)杨继洲原撰；靳贤补辑重编. 石印本. 上海：普及书局，1947
21、800

6164
针灸大成：十二卷/(明)杨继洲原撰；靳贤补辑重编. 石印本. 上海：江左书林，1949
1

6165
针灸大成：十二卷/(明)杨继洲原撰；靳贤补辑重编. 石印本. 上海：锦章书局，1949
2、21、139、139A、279、302、351、461、465、524、529A、733B、891、917A、922、940、942B

6166
针灸素难要旨：三卷/(明)高武著；(日)冈本一抱子重订. 铅印本. 上海：大东书局，1936～1937(中国医学大成；106)
1、2、3、139、270、277、361、391、461、476、511、541、579、589、590、728、831、851、852、901、907B、907C、921、940

又名《针灸要旨》《针灸节要》。将《黄帝内经》与《难经》中有关针灸的部分节要立题分论。分为3卷，卷1列难经针法18篇；卷2列灵素用针法36篇、灵素各病针法59篇、灸法8篇；卷3列十二经奇经八脉、十五络脉、十二经筋空穴、同身尺寸、经脉长短等10篇。

6167
针灸素难要旨：三卷/(明)高武著；(日)冈本一抱子重订. 影印本. 上海：中医书局，1931
1、139、186、270、279、361、541、572、590、706、738B、781、852、853、871、907B、940

6168
针灸素难要旨：三卷/(明)高武著；(日)冈本一抱子重订. 上海：大东书局，1938
514A

6169
针灸要旨：三卷/(明)高武撰. 影印本. 上海：中医书局，1930～1931(影印古本医学丛书；10)
1、2、21、139、152、186、289、301、302、303、308、308A、385A、412A、433A、475A、541、590、728A、731、781、839A、851、852、896A、917A、922(残)、931、942B

6170
针灸易学：二卷/(清)李守先(善述)撰.

石印本. 上海：萃英书庄，1916

139、308A、461、463、570、572、651、677A、702、738B、907C、917A、931、940

6171

针灸易学：二卷/（清）李守先（善述）撰. 石印本. 上海：广益书局，1916

3、21、139、186、385A、421、570、728、728A、737、915、940

6172

针灸易学：二卷/（清）李守先（善述）撰. 石印本. 上海：铸记书局，1918

279、351、396、475A、664、712、728A、896A

6173

针灸易学：二卷/（清）李守先（善述）撰. 铅印本. 上海：大文书局，1938

6174

勉学堂针灸集成：四卷/（清）廖润鸿编. 铅印本. 北平：天华馆，1930

1、2、3、139、139A、202、251、279、280、289、301、308A、361、391、412A、461、491、529A、541、664、677A、706、709、728A、737、738A、741、799A、800、917A、922

6175

勉学堂针灸集成：四卷/原题（清）廖润鸿编. 刻本. 合川：会善堂，1933

412B、435、491、541、651、852

6176

中国针灸专门学校治疗学讲义/邱茂良撰. 油印本，1935

1

6177

针灸学/曾天治撰. 铅印本. 广州：广东光汉中医药专门学校，1934

590、940

6178

针灸学/梁慕周编. 铅印本. 广东：中医药专门学校，1936（广东中医药专门学校各科讲义；33）

570、590（残）、940

6179

针灸学/著者佚名. 铅印本. 富锦文新书局，1938

1

6180

针灸学编：二卷/王春园编. 铅印本. 北平：中华印书局，1934

1、2、21、139、186

6181

实用针灸学：五章/陈光昌撰. 铅印本. 宁波：东方针灸学社，1932

1、664、706

6182

实用针灸学/徐益年撰. 铅印本. 广州：徐仁甫医庐，1933

931

6183

实用针灸学/焦永坤撰. 铅印本. 北平：国医学院，1940

2

6184

实用针灸学/冀南军区卫生部编. 铅印本.

冀南军区卫生部，1947
491、907C

6185
中国针灸治疗学讲义/汕头针灸学研究社编. 汕头：针灸学研究社，1936
940
全书分两部分，首部辑选历代医家对中医望、闻、问、切四诊的详细论述；后为针灸治疗歌诀浅注，对关于治疗各种疾病之针灸取穴及刺法的歌诀加以浅略注释。

6186
中国针灸治疗学指南/黄杨明撰. 铅印本. 广州：惠广花园国粹研究社，1934
931
又名《国粹针灸治疗学指南》。

6187
中国针灸学讲义/承澹盦编. 铅印本. 无锡：中国针灸学研究社，1938、1941、1946
1、139、185、186、254、308、361、461、546、589、590、858、859、651、728、731、851

6188
中国针灸治疗学/承澹盦编. 铅印本. 无锡：中国针灸学研究社，1931～1937
1、21、139、186、270、301、361、590、907C、921、931、942B
本书分4编。第一编针灸学讲义。第二编针灸科学讲义。第三编经穴学讲义。第四编针灸治疗学讲义。1933第四版时，增订后改名为《增订中国针灸治疗学》。于书后增补古今治验，为“增订本”。分四编。第一编总论，第二编经穴之考证，第三编手术，第四编治疗，全面介绍了针灸治疗各种疾病的取穴及针刺方法。于针灸治法外，还选载简易的汤剂丸散，以辅助治疗，并附内景、外景篇，作为分类选穴的参考。

6189
中国针灸治疗学/承澹盦编著. 铅印本. 上海：幸福书局，1937
491
卷首为十四经穴歌诀各科疾病针灸治法，收内、外、妇、儿、五宫等科近200种，主要阐述病因、症状、治疗、助治法等，少数仅简单介绍针灸治法。末附经穴分寸歌、仲景医说、察舌简法等。

6190
针灸学讲义三种/承澹盦编. 铅印本. 上海：新中国医学院，1940（新中国医学院讲义四种）
590
本书由《针灸歌括汇编》《经穴学讲义》《针灸治疗讲义》三部分组成。《针灸歌括汇编》选录了有临床实用价值的历代针灸歌括；《经穴学讲义》分总论、经穴、附录三章，分述经穴的定义、分类、骨度、术语、十二经循行经义、十四经穴，附录带脉、冲脉、阴跷脉、阳跷脉、阴维脉、阳维脉穴和经外奇穴摘要，以及经穴异名表；《针灸治疗讲义》分病论述，从疾病症状、病因、取穴、治疗机理、穴义等方面予以介绍。

6191
针灸学讲义/周仲房编. 铅印本. 广东：中医药专门学校，1927
139、907C、931

6192
针灸学讲义/程烈光撰. 石印本. 重庆，1949
852

6193

针灸学讲义/上海新中国医学院编. 上海：新中国医学院，1940（新中国医学院讲义四种）

590

为当时医学院本院现用的教材讲义。主要介绍中医针灸学的基本理论与针灸技能手法等。

6194

针灸医学大纲/曾天治编. 广州：汉兴国医学校，1935

1、3、185

内分绪论、原理、经穴、手术、证治5编。

6195

针灸医学大纲/张世镳编. 铅印本. 上海：东方医学书局，1937、1939、1940

1、2、21、139、186、254、303、461、491、590、851、852、907C、931

又名《针灸术研究法》。本书资料大多选辑自1930年之《东方针灸》。主要介绍针灸学源流、习针灸应修医书以及有关针灸生理、病理、诊断、操作之相关问答。并附针灸、温灸治验医案等，并有论述日本针灸医学史、海外学者与针灸医学等论文。

6196

针灸治验百零八种/曾天治编. 广州：曾天治，1934

931

6197

中国针灸医学/尧天民著. 铅印本. 成都：四川国医学院，1935

590

6198

中国针灸医学/尧天民撰. 铅印本. 成都：中国针灸医学社，1935、1936、1938

186、412A、491、907C、931（残）

本书分四篇：经穴学、主治学、针法、灸法。

6199

简明针科学/周伟呈撰. 石印本. 开封：中文石印馆，1923（周氏医学丛书）

541

全书分论针篇、经穴篇、治疗篇三篇。论针篇介绍针刺手法及注意事项，经穴篇介绍经穴65、经外奇穴11，治疗篇介绍55种病症的针刺治疗方法。

6200

中国简明针灸治疗学：二集/温主卿撰. 石印本. 上海：国医书馆，1931、1934、1935

2、270、529A、541、664、706、733B、851、907C

上卷着重载列八十一证的针灸治法，其后附有痧症验方；下卷补充上卷八十一证之内服方药，内容涉及内、外、妇、儿各科。

6201

中国简明针灸治疗学：二集/温主卿撰. 石印本. 上海：万有书局，1931、1938

186、279、491、590、706、728A、731、738B、907C、917A、931

6202

针灸治疗：二卷/温主卿著. 石印本. 上海：中医书局，1935

286、706、721、917A

又名《中国简明针灸治疗学》，上卷为“针灸简易”，首述针灸总论、十二经络歌诀、针和灸具的制作、行针法、行灸法、刮痧法等，次列正、后面骨度尺寸图2幅、成人针灸要穴图10幅、小儿穴道图1幅、禁针禁灸图4幅，并附穴位主治歌诀。下卷阐述内、儿、妇等科81种病证的临床表现、诊断方法、针灸治疗主要穴位和内服药方，并说明针灸、服药、饮食、护理的宜忌。

6203

针科学讲义/杨医亚编. 铅印本. 北平：北平国医砥柱总社，1946

1、139、851、922、940

又名《中国针科学》。本书是开办中国针灸学术研究社编写的讲义，主要内容为：针术的定义；针的构造、种类、制法、选择；针刺的练习、方式、方向；以及针刺方法、作用、适应证、禁忌证，临床时遇异常情况的处理办法等。

6204

近世针灸学全书：又名实用针灸治疗学/杨医亚编著. 铅印本. 北平：国医砥柱月刊社，1947、1948

1、139、541、851、896A、931

本书为中级卫生学校针灸学讲义。全书分7章20节，载述循环器疾患、呼吸器疾患、消化、泌尿、生殖、运动、神精系统疾患等80种病证。所列病证名均采用西医病名，间以括号附述中医病名。每章之下分若干小节，节之下备述若干病证，介绍其病因、症候、疗法及附录诸项。阐述病因简要，证候描述较详，并记录脉搏标准次数和望、闻、问、切四诊之要；疗法项尤详于针灸穴位、进针深度、行针手法、禁忌等。

6205

近世针灸学全书：又名实用针灸治疗学/杨医亚编著. 铅印本. 上海：千顷堂书局，1937

461

6206

袖珍针灸经穴便览/杨医亚编. 铅印本. 北平：国医砥柱总社，1947

139

译自日本《延命山针灸学院讲义录》。

6207

中国针灸科学/周伯勤撰. 铅印本. 上海：中医书局，1934、1935、1946

3、139、254、433、541、589、590、706、731、741、839、851、907C、917A、940

6208

救人利己的妙法/曾天治著. 铅印本. 曾天治，1943

1

内收：中西名医眼光中的针灸、中西医界著作家对于曾天治针灸论著之批评、科学针灸医学院招面授函授生简章、本院毕业生的生活一斑、科学针灸治疗学的形成与透视等篇。

6209

科学化针灸医学/曾天治编. 铅印本. 广州：曾天治，1936

940

第一集收达人、王静、杨医亚及编者4人有关针灸原理、疗法、治病方面的短文13篇；第二集收宋国宾及编者撰写的《针灸医学研究所招生简章》《针灸治疗与中西医术的比较研究》《中国针灸术与内分泌》等14篇。

6210

科学针灸治疗学：三卷/曾天治编著. 铅印本. 重庆：科学针灸医学院，1944

21、139、254、476、931、940

本书是曾氏为科学针灸医学院编撰的

教材。上卷为理论部分，论述针灸的原理、操作方法、常用穴位等；中卷、下卷为各论，分别介绍内、外、妇、儿、五官等科疾病的针灸治法，收病证154，每病证均列病因、证候、诊断、预后、治疗经过、治法。末为附录，载有医案、医话及试题等。

6211

针灸治疗讲义/承澹盦编. 铅印本. 承澹盦，1940(针灸学讲义三种；3)

279、541、590

6212

实用针灸医学/曾天治编. 铅印本，1936

921

6213

古法新解会元针灸学/焦会元撰. 铅印本. 北平：泰山堂书庄，1937

139、270、799A、664、839A、907C

焦氏以三世善针术著称，幼承家教，亦精针灸，采《黄帝内经》《针灸甲乙经》《针灸大成》《医宗金鉴》等书之精萃，结合其数十年之经验汇编成册。全书分为10节，论述经络、脏腑、穴位、取穴、治法之要，包括论述经络穴道部位名称、十二经及奇经八脉之始终、阴阳交会、各经直接间接之关系等，介绍络脉治病奇效、取穴方法及凉热补泻手法、针灸歌诀，阐述34种疑难杂症的取穴、治法等，其中对穴名的解释较为全面。

6214

汉和古今针灸汇编/顾坤一编. 抄本，1945

590

第一册为经络经穴，介绍十四经脉的起止循行、中国针灸与内分泌、针治目的、针刺方式、针治的健体作用，以及针灸治疗的适应证与不适应证等；第二册为主治外症灸法(灸法集腋)，先介绍了砭法、药筒技法，其后是外科灸法，分经络取穴而辨病施以灸疗，并附有部分验案；第三册论灸之作用、针灸效果、神秘经穴、针治身体之变化等，末附“三焦考”；第四册录有《医心方》明堂针灸孔穴主治序、十二原与其应用、《黄帝内经》刺法、《难经·七十八难》补泻之道及经络解等，重点阐述内科常见病症的取穴治疗，对儿科、妇科、眼病也间或论及，并有血管运动神经简介。

6215

绘图针灸传真：八卷/孙秉彝，赵熙，王秉礼撰. 铅印本. 山西：中医改进研究会，1923、1933

139、186、590、706

4种：一为《针灸传真》2卷，书中对于针灸手法及理论治疗等根据作者的临床实践提出了个人的见解；二为《内经刺法》2卷，节录《内经》有关刺法原文并加以简注；三为《名医刺法》2卷，为抄录各书中有关针灸的论述；四为《考正穴法》2卷，分论十四经穴。

6216

绘图针灸传真：八卷/孙秉彝，赵熙，王秉礼撰. 石印本. 山西代县：亨利石印局，1923

1、139、186、202、279、381、391、395、396、412A、491、514A、511、590、738A、781、907C、917A、940

6217

绘图针灸传真/赵熙等编. 铅印本，1936、1946

21、139、270、279、746A

6218

针灸薪传集：四编/承澹盦撰；夏少泉，秦

振声等编. 铅印本. 无锡：中国针灸医学专门学校，1937

1、21、139、270、279、391、412A、421、491、541、542、590、664、701、728A、831、852、853、907C、921、940

本书分4编。第一编为经穴考正，载述了人身度量标准及十四经穴的定位；第二编叙述简便取穴法、十四经要穴功用、误针补救法；第三编收录"井荥俞原经合歌"、"十二鬼穴歌"、"马丹阳天星十二诀"、"十二经治症主客原络歌"、"八脉西江月"、"行针指要歌"、"四总穴歌"、"十五络穴歌"、"十二经原穴歌"等，并对"禁灸歌"、"禁针歌"、"百症赋"、"杂病穴法歌"作了浅庄，并附"五藏热论"、"五藏咳论"；第四编为针灸治疗各论，介绍了内、外、妇、儿及局部病症的取穴和治疗方法。

6219

针灸歌括汇编/承澹盦编. 铅印本，1940（针灸学讲义三种；1）

279、541、851

6220

针灸/著者佚名. 铅印本. 北平：天华馆，1930

139

6221

针灸便用/著者佚名. 铅印本，1914

139

本书选载了120个针灸穴位，每穴列有部位、主治、进针深度、操作手法、适应何种灸法、禁忌证等，并引证了其他针灸著作对该穴作用的有关论述等。

6222

针灸传真精义/赵彩蓝著. 铅印本. 北平：全民报社，1948

186、270

著者就其父赵熙所著《针灸传真》一书精选而成。原著8卷，选为2卷，收针灸总论、论针、论灸、杂论、针之禁忌、诊断及经穴概论等7篇。书末附经穴异名表、经穴图6幅、医案8则。

6223

针灸集成：五卷/俞可及撰；马长征编. 抄本，1949

738B

卷一、卷二乃清俞可及秘传，卷三乃马端范秘传，卷四、卷五题署"马长征永清氏抄录"。卷一论述十二经脉、经穴、五脏俞穴、八脉交会穴等基础理论及徐氏子午流注逐日按时定穴歌；卷二论述针灸施治，载伤寒门等22门病证；卷三论太乙神针、雷火神针等；卷四载录29门病证的针灸证治；卷五介绍九龙丹配制及其治疗内外妇儿科的100种病证。

6224

针灸讲义/华北国医学院编. 铅印本. 北平：华北国医学院，1934

139、186、398、412B

全书包括人体总论、四肢之部、针说、辨针认穴、辨证、切法、进针姿势、人身度量标准、人身骨度图、十四经经穴图与歌诀、十四经与奇经八脉所属穴位及主治等。图文并现，通俗易懂。

6225

针灸菁华/张治平撰述. 抄本，1915

139

全书4册，乃张氏在其师罗哲初所传秘本基础上增补编成。首述灵龟八法图、歌、阴阳日、时表等；并据个人屡验之治验，补充总病总穴歌。次述十二经脉、奇经八脉歌及经文集注；末附小儿推拿法及有关察色、察指纹三关、推拿手法等诸歌诀。

6226
针灸菁华：二卷/韦格六编. 铅印本. 安庆：同德医院，1927
590、706
全书分上、下两卷，附小儿推拿法一卷。上卷收录特定穴、子午流注和针刺法等歌诀及图表，包括井荥俞原经合歌、子午流注时穴表、灵龟飞腾图等38篇；下卷收录“金针赋”、“席弘赋”、“标幽赋”、“百症赋”等歌赋22首；附录小儿疾病诊察、辨证及治疗手法的歌诀20首。

6227
针灸菁华：二卷/韦格六辑. 抄本，1927
139

6228
针灸精粹/李文宪著. 上海：中华书局，1936、1937、1947
1、21、139、251、289、301、309、461、476、511、546、590、706、831、852、854、901、921、931
此书集历代针灸名著精粹编成。内分：针灸治病论、实施方法、禁针禁灸篇、制普通针法、煮针法、治折针方法、穴性括要、配穴精义、证治、十二经脉起止穴名及各经之主病、奇经八脉穴名、十五经穴等14章。列常用穴100余，配穴40余，引述古今医案结合编者治验。末附正奇经脉、十五络脉以资备考。其中穴性和配穴的立论，对近代针灸著作有较大影响。

6229
针灸精华/著者佚名. 石印本，1949
279

6230
针灸精华/著者佚名. 石印本. 济南：稷门针灸研究所，1949
302

6231
针灸精华：二卷/赵佩瑶编辑. 油印本，1931
922
卷一首载舌部所属脏腑分野图，次叙仲景鼻目法、望色法及望色知绝相舌法、脉象脉法等54项内容，其中以七言韵语概述十四经、奇经、五脏六腑等俞穴，所载舌部所属脏腑分野图与常书所载颇有出入；卷二根据临床治验提出18种常见病症的治疗选穴及针刺方法，后叙针灸取穴法。

6232
针灸精蕴：针灸治疗手术学、针灸谈/郭家楑撰. 铅印本. 众文图书股份有限公司，1918
541

6233
针灸科讲义/李法陀编. 铅印本. 广东：光汉中医药专门学校，1934
186

6234
针灸疗法/蔡德明编. 铅印本. 上海：医学出版社，1949
651

6235
针灸灵法：二卷/程兴阳撰. 石印本，1933
853

6236
针灸秘法/曾玉莲撰. 油印本. 曾玉莲，1928
139

6237
针灸秘笈纲要/赵尔康编著. 铅印本. 无锡：中华针灸学社，1948
541

6238
针灸秘授全书：二卷/周复初撰. 铅印本. 宁波：东方针灸学社，1930、1933、1934
1、21、279、541、590、706、728A、738A、911

上卷述针术手法；下卷述临床各科治验心得。著者提出古代禁针之穴亦无须禁忌，虽不能深刺，亦可浅刺；下针要行导气法（循扪、爪切、推按、弹努、摇伸等），以加速经气循行，见解独到。在临床治验心得中，每病均简述病因、症状，其于针治之配穴法，每一腧穴之部位及针法，介绍较为详明，或附验案。

6239
针灸诠述/黄灿撰. 铅印本，1915
139、739

首载张謇手书序，介绍了黄氏自幼在少林学习运气，针刺时“全力于指，然后审证辨穴，金针乃得而度”。卷首为针灸说，概述针灸学大意；之后即对中风、咳证等四病的理论、病因病机、治法、处方等进行了详细阐述；最后列针灸“行针补泻论”，分上下两部分，上部介绍手法，下部介绍穴道。总结了作者针灸临床经验，并阐发徐疾补泻手法之义及穴位补泻法等。

6240
针灸腧穴辞典/陈液华编. 稿本，1949
279

6241
针灸说明书/罗兆琚等撰. 石印本. 柳州：罗兆琚，1936
921

罗氏有感于当时中医学术濒于消亡，针灸等法被讥为不科学，忧心针灸术将失传，因而撰为此书。书中介绍了针灸的临床意义及方法，强调金针方便、经济、实用，能统治诸病，提倡中医各科医家都应研习、掌握针灸疗法，并以问答形式纠正人们对针灸的偏见，对发扬中医针灸学术起了积极的作用。

6242
中国针灸学薪传/罗兆琚著. 石印本. 柳州：神州针灸学社，1936
921

全书分针治学、灸治学两章，分载针术、灸术的定义，针与灸的种类，生理作用和针灸的原理，针与灸的方法，针与艾的制法、保存法及针刺意外情况的处理等22篇医论，是较早运用中西医结合方法阐述针灸原理的著作之一。

6243
实用针灸学指要/罗兆琚著. 抄本. 刘玉阶，1937
921

全书分为五章，首章按经络循行次序叙述262穴位的穴性；第二、第三章为舌诊法、产妇舌吉凶辨法、针灸实施法；第四章穴义要旨，根据气、血、虚、实、寒、热、风、湿等病因辨证分类选穴；第五章以五言韵语阐述了临床各科33种病症的选穴治疗。末附观察幼儿颜面形色表。

6244

针灸问答/谭志光撰. 铅印本. 湖南：针灸讲习所，1923

831

6245

针灸问答/谭志光撰. 稿本，1923

139

6246

针灸指南：二卷/余纯编. 铅印本. 上海：明善书局，1935

139、186、361、412B、475A、514A、590、664、677A、709、721、728A、738B、799A、896A、917A、940

全书分歌诀总要、穴法总要，病状总要三部分。上卷为针灸指南歌诀，主要载述十二经循行、气血多少、纳支天干和特定穴、刺法、临床常用穴及诊病方面的歌诀，其中小儿的察病歌诀较为详尽。中卷为针灸指南穴法分寸，主要论述十二经脉和任、督二脉腧穴及经外奇穴的定位、主治功效和针灸方法，周身的骨度分寸、脏腑的募穴及功用，以及"经络原别交会之道"、治疗虚损五劳七伤之要穴。下卷为针灸指南症状主治，论述各种疾病的治法取穴，主要涉及风病、疟疾、伤寒及心脾胃病等按部位分类的内科病和妇科病、外科病、杂病等。

6247

针灸指髓/裴荆山编. 稿本，1916（裴氏医书指髓；5）

461

2册，据针灸大成原著选录。丛书《裴氏医书指髓七种》之一。

6248

针灸纂要/吴羲如撰；吴秀琴编. 铅印本. 吴尚德堂，1933

1、940

本书分上下两册。上册撰集医论41篇，始为内景说，阐述脏腑内景；次为部位说，阐述头、面、胸、背、胁、腹、手、足所属经脉之部与所主之穴；又论脏腑气血、五行相生相克、四诊脉法、针之制造、形式名称、施针手法、补针法、泻针法、温针法、烧针法、考正脉穴、艾灸法及取穴诸种尺寸法；再辑录《内经》"缪刺论"、"刺禁论"、"刺热论"3篇内容，并论述疟病、咳病、腰痛证治；最后论述全身内外诸部疾病证治，每一病证皆论病因病机与症状、刺灸穴位与方法。下册绘图14幅，包括十二经脉和任督二脉，图中标明俞穴部位、名称，并附载经穴分寸歌、经脉循行歌等。

6249

针石之宝/著者佚名. 抄本，1919

1

本书辑撰百症赋、头部主病针灸要穴歌、胸腹部主病针灸要穴歌、背部主病针灸要穴歌、手部主病针灸要穴歌、足部主病针灸要穴歌及治折针法、马丹阳天星十二穴等内容，并载述150种临床各科常见病证刺灸治法，附录太乙针方。

6250

针灸医案/姚寅生撰；孙凤翔，陈云锋重编. 石印本，1930

139、421、461、521、852

又名《增图编纂针灸医案》。全书分2部分。第一部分载经穴图、药王圣训、原针、五行生克于支所属、五运六气、五脏所主、考正穴法、经外奇穴、取穴尺寸及经色。第二部分为针灸医案，载时病杂病、霍乱吐泻、尸厥、急症、五痫、眼耳口鼻牙喉等五官疾病、妇儿科诸症、解吞铜器硬物法、解诸毒法、禁针之症与穴位等。

6251

针灸医案/悔过居士编. 石印本. 黑龙江：同生祥针灸医馆，1930

139

作者称衷十五得针灸真谛，编成本书。此书分14门介绍临床各科证候针灸治疗配穴方法、宜忌注意事项，或兼及药物治疗，部分附有治验案。

6252

针灸医案/邓宪章等编撰. 北平：天华馆，1934

139、851

6253

针灸医案/李长泰撰. 铅印本. 上海：中医书局，1936(中国近代医学丛选；18)

139、590、940

卷一、卷二为李氏针灸治疗验案50则。卷三为针法治疗，包括持针、刺针、起针、提针各法。认为病重者针刺浅而宜多，病轻者针刺深而宜少；针刺腹上各穴，上下两针初针时，上针要深，下针要浅；针行动后，将下针许许上提，上针下按，则"易于中病"；灸法则强调隔物灸。卷四载述各症用药遣方，均为作者自拟方。

6254

针灸治疗实验集/承澹盦编. 无锡：中国针灸学研究社，1933、1936、1937

1、139、186、277、302、308、361、491、664、677A、728A、738、738A、738B、917A

又名《金针疗病奇书》。本书辑录中国针灸研究社社员的治验成绩报告。书前有读针灸治疗学经本社指导而得成绩诸君之近影40幅。前部论述针灸治疗作用，其后皆为承氏针灸验案，涉及内、外、妇、儿、产、五官、神经、精神等各科病症。

6255

中医刺灸术讲义/陈立平编. 铅印本. 广州：中汉印务局，1917

940、942B

6256

简明针科学论针篇/周伟呈撰. 石印本，1928

541

6257

金针百日通/王可贤著；张世镳删订. 宁波：东方针灸学社，1934

139、186、270、491、514A、590

东方针灸社节选改名出版。讲述经络学、针法、治病要诀及百病论治等。

6258

金针秘传/方慎盦编著. 铅印本. 上海：医学回澜社，1937、1939

3、139、186、270、301、361、491、589、590、651、728、839A、922、931、940

内容有经训、骨位经络、孔穴、针法、主治等，分为：金针秘传编次大意、论针灸学之渊源及真传之难得、医经录要、骨度尺寸图说、经脉孔穴起止图说、经脉孔穴总图、十二经孔穴图及歌括、奇经八脉孔穴图说及歌括、针法秘传、十二经四肢各穴分经主治病症等18篇。

6259

金针治验录/赵尔康主编；王礼君助编. 铅印本. 无锡：中华针灸学社，1948

541

6260

疔病选穴/著者佚名. 晒印本. 江苏：苏氏珠光剑影楼，1927

139

全书分中风、头面、咽喉、耳目、鼻口、痰喘咳嗽、心脾胃、心邪癫狂、胸腹肿胀、肠痔大便、妇人、汗、伤寒、疟疾、疮毒、诸般杂症、手脚腰腋17病证门，每门之下列举出有关病症数十种，并于各证之下，列出若干针灸处方供临床参考。

6261

实用科学针灸/谈镇垚编著. 铅印本，1949

361

上册详述针灸理论、技术、经穴部位及主治疾病等原则，列常用经穴166个，并汇编中日学者诸说；中册、下册分为呼吸系统、传染病、循环系病、神经系统疾患、妇科病、儿科病、维他命缺乏病、外科疾患、消化、泌尿、生殖、花柳病、运动器病、眼、耳、皮肤、内分泌、产科等18编，阐述各种疾病的病因、症状、诊断、预后、治疗经过、取穴、治疗技术、治疗原理、治验例、验方等。有的病证前尚有定义、解剖及生理、动物实验、临证试验等。

6262

万应神针/王静甫编. 石印本，1949

541、590

又名《育麟益寿万应神针》。本书首载太乙神针的应用方法、宜忌和逐日宜取部位，并以四言、七言歌诀说明其适应证；其后绘有人体正部、背部穴位图（以文字说明其取法）和十二经脉时膝以下穴位图；最后介绍了肠痈和疔疮的治法，以及各方药的制作法。

6263

医技便巧针灸指南：四卷/著者佚名. 石印本. 上海：大成书局，1925

139、186、277、385、391、461、529B、721

又名《针灸指南》。前三卷分别介绍修身养性内容，兼及佛道儒等养生理论与方法，尤其重视精神道德修养和情操的培养；卷四为针灸内容，按疾病或部位分为中风部、卒暴部、伤寒部、颈项头面部、阴部，目部等65部，每部按各种病症分列针灸处方，末附头阳、头阴、胸腹、背脊、手阴、手阳、足阴、足阳八幅穴位图，图后各以短文论述诸经之原、所主疾病等。

6264

针灸易知/中华书局编. 铅印本. 上海：中华书局，1919～1936（医学易知；14）

139、139A、279、286、302、385、396、412B、521、529A、541、570、589、590、651、664、839A、851、896A、907C

全书分5部分。按总论，手法（针法），认症、定穴、灸法，寻穴、十四经穴、奇穴（附图），治疾分部介绍。

6265

针灸易知/中华书局编. 铅印本. 上海：文明书局，1929（医学易知；14）

9、186、202、254、270、308、421、475A、491、514A、541、589、590、677A、738B、741、781、851、907B、

907C、917A、940

6266

上海中华针灸研究治疗所速成班讲义：针灸医经小学/杨景清编. 油印本. 艺苑誊写速印社

341

6267

针灸处方集/(日)松元四郎撰. 北平：国医砥柱月刊社，1949

139

主要内容为针灸术，灵龟八法的临床应用及针具、针刺手法介绍，针灸的注意事项等。

6268

高等针灸学讲义/(日)神户延命山针灸专门学院编；缪召予，张俊义等编译. 宁波：东方针灸术研究社，1931、1932、1933、1936

1、186、270、289、309、491、590、728、907C、911、921、931

6 册。包括解剖学、生理学、诊断学、消毒学、经穴学、孔穴学、针治学、灸治法、病理学等。本书采用现代医学知识和方法对针灸学进行了系统全面的论述。书中对于人神禁忌学说进行了批判，在一定程度上促进了中西医学的汇通。

6269

高等针灸学讲义/(日)神户延命山针灸专门学院编；缪召予，张世镳等编译. 上海：东方医学书局，1937、1941

21、139、270

6270

百法针术/(日)杉山和一编；缪召予编译. 铅印本. 宁波：东方针灸学社，1932

590

又名《杉山真传百法针术》。此书述日本管针之十八管术、八八重术等 12 术施术方法，并加以说明。

6271

选针三要集/(日)杉山和一著. 上海：世界书局，1936(皇汉医学丛书；第 10 册)

1、2、3、139、270、277、361、391、461、476、511、541、579、589、590、728、831、851、852、901、907B、907C、921、940

6272

选针三要集：二卷/(日)杉山和一著. 铅印本. 宁波：东方针灸书局，1937

139

上卷论补泻迎随、井荥俞经合、虚实及腹部经穴、九针、十五络脉；下卷述十四经穴并分寸、临床常见病之取穴等，书上并有辰井文隆眉批。

6273

针灸术秘传书/(日)泽田治津夫撰. 铅印本. 日本：东京神宫馆藏板，1941

139

6274

针灸秘开/(日)玉森贞助撰；杨医亚译. 铅印本. 上海：千顷堂书局

590

本书首述各种难治病证之针灸疗法；次述玉森天心派十四经常用经穴 355 个；再论玉森天心派之针术，如捻针、管针、折针、皮肤针、散针诸法之适应证和操作要点。

6275

针灸秘开/(日)玉森贞助著；杨医亚编译.

铅印本. 北平：国医砥柱月刊社，1948(中国针灸学集成；1)

139、541、931、940

6276

针灸治疗基础学/(日)代田文志著. 铅印本. 木水社，1940

139

6277

针灸学纲要/(日)管周桂著. 铅印本. 上海：世界书局，1936(皇汉医学丛书；39)

1、2、3、139、270、277、361、391、461、476、511、541、579、589、590、728、831、851、852、901、907B、907C、921、940

首述作者临床常用70穴，次述临床各科证候之针灸法或出血法取穴。认为针刺深浅宜从其病；施灸之壮数随病情轻重及医者经验而定，至于用针以铁制毫针为常，不须禁忌人神、血忌之类。

6278

针灸则/(日)管周桂著. 铅印本. 宁波：东方针灸书局，1936

1、139、139A、270、279、541、590、664、706、738A、907C

此书系作者针治经验记录。首述其平素所用70穴之取穴法及主治；次叙临床各科常见证候之病理及穴位配伍法。作者认为针刺深浅、灸壮多少、出血与否，均须按病情虚实而定，并主张用毫针、铁针做施术工具。

6279

针灸治疗学纲要/(日)管周桂著. 北平：国医砥柱总社，1938

541

6280

合类针灸拔萃：五卷/著者佚名. 刻本. 日本：野屋半兵卫，1925

139

6281

最新实习西法针灸/(日)冈本爱雄著；顾鸣盛编译. 上海：进步书局，1915、1917、1924

1、491、901、907C

第一章针术之沿革；第二章经穴解剖学；第三章针灸治病，分消化、全身、呼吸、循环、泌尿、神经等系统疾病及传染病，介绍针灸治病方法。附插图30多幅，书末附冈本治病实验谈7则。反映当时中西医结合的针灸概貌。

6282

最新实习西法针灸/(日)冈本爱雄撰；顾鸣盛编译. 铅印本. 上海：中华书局，1923

590

6283

最新实习西法针灸/(日)冈本爱雄撰；顾鸣盛编译. 铅印本. 上海：文明书局，1923、1932

491、590

1.2 经络孔穴

6284

十四经发挥：三卷/(元)滑寿著. 铅印本. 苏州：中国针灸学研究社，1936

280、491

卷上为“手足阴阳流注篇”，总论阴阳经脉气血流注次序；卷中为“十四经脉气所发篇”，论十四经循行路线、腧穴位置及手足十二经“是动”病的临床表现；卷下为“奇经八脉篇”，论奇经八脉的循行部位、生理功能和病理变化。全书附有俯、仰人尺寸图及十四经经穴图。

6285

十四经发挥：三卷/(元)滑寿著. 刻本. 绍兴：医药学报，1918(薛氏医按二十四种；1)

728A

6286

十四经发挥：三卷/(元)滑寿著. 石印本. 上海：大成书局，1921(薛氏医按二十四种)

139、139A、186、202、289、301、308、308A、361、381、412A、412B、433、450B、475A、491、511、514A、529A、529B、546、590、603、664、677A、701、706、707、721、728A、731、738、741、799A、851、852、907B、907C、917A、940、942B

6287

十四经发挥：三卷/(元)滑寿著. 铅印本. 无锡：中国针灸学研究会，1936

139、279、289、491、514A、572、589、706、709、728A、746A、852、921

6288

奇经八脉考/(明)李时珍撰. 石印本. 上海：千顷堂书局，1949(王李脉诀；4)

475A、590、733B

本书论述奇经八脉，考证历代有关文献，对每条奇经的循行和病等，进行了系统归纳和整理，并提出了作者个人的见解，是一部研究奇经八脉的重要著作。

6289

奇经八脉考/席裕康编；王知慧绘图. 石印本. 顾联承，1919(内外功图说辑要；8)

1、3、139A、152、186、202、251、279、361、461、475A、514A、541、572、579、590、677A、799A、907C

6290

考正周身穴法歌/(清)廖润鸿撰. 铅印本. 北平：国医砥柱总社，1939

1、139、940

本书将全身十四经经穴及经外奇穴编成五言歌诀，并加注释，便于初学者习诵。末附铜人图2张。

6291

人体十四经穴图像：四幅/赵尔康绘. 彩印本. 中华针灸学社，1948

461

本图像为彩绘人体十四经脉穴位图，分为人体正、背、左侧、右侧4幅。各图绘制精细，标穴清晰。

6292

人体经穴图：四幅/承澹盦绘. 彩印本. 苏州：中国针灸学研究社，1949

21、461、590

作者自行绘制的《人体经穴图》，经络腧穴清晰可辨，便于学员自学。

6293

十二经动脉表/廖平撰. 刻本. 成都：存古书局，1913～1923(六译馆丛书；5)

1、2、7、9、139、152、270、289、303、308A、381、461、462、541、546、572、589、590、651、701、702、721、734、781、831、851、907C、942B

6294

经穴学·孔穴学/张世镳译述. 铅印本. 上

海：东方医学书局，1941
590

6295
经穴学孔穴学/著者佚名 抄本，1923
706
全书由经穴学、孔穴学和经穴异名表构成。“经穴学”首论骨度，后录神庭、囟会、风府、上星等350余穴的穴名及部位；“孔穴学”收入辑抄《改正孔穴部位图》的内容；“经穴异名表”则录入同名异穴12穴，一穴多名161穴。

6296
经穴学讲义/承澹盦编. 铅印本. 承澹盦，1940(针灸学讲义三种；2)
396、541、590、851
针灸学讲义之一。详述经穴之定义与经穴学上之名位骨度、全身经穴之部位、主治、取法和应用，附录经外奇穴之取法和应用。

6297
经穴辑要/勘桥散人辑. 石印本，1938
921
书中介绍十四经366穴位、奇经八脉132穴位，以及29经外奇穴的定位。末附一穴多名的穴位469个。

6298
经脉分图：四卷/吴之英撰. 刻本. 寿栎庐，1920
139、251、270、651、781、851、852、854、859、901

6299
经脉图考：四卷/(清)陈惠畴撰. 影印本. 上海：民和书局，1928
21、139、270、286、289、361、381、391、412A、412B、475A、529、529A、529B、541、570、651、677A、706、738、738B、782、799A、851、917A、926A、931、940

6300
经脉考证/廖平撰. 刻本. 成都：存古书局，1913～1923(六译馆丛书；12)
1、2、7、9、139、152、270、289、303、308A、381、461、462、541、546、572、589、590、651、701、702、721、734、781、831、851、907C、942B

6301
十二经脉考/叶瀚撰. 稿本，1949(晚学庐丛稿；5)
541

6302
十二经脉图/著者佚名. 石印本，1949
664
内附“经脉歌”、“内景赋”。

6303
十二经经穴病候撮要/恽铁樵撰. 铅印本. 上海：章氏医寓，1941～1948(药盦医学丛书；18)
139、254、361、385A、391、421、433、450、450B、461、589、728A、731、781、907C
本书辑录十二经穴病候，以经带病，后加按语，再列方药，是以《沈氏尊生书》为主要参考，加以增删而成。

6304
十二经经穴病候撮要讲义/恽铁樵撰. 铅印本. 上海：铁樵函授中医专门学校(铁樵函

授中医学校讲义十七种；14）
590

6305
十二经证治论/卫道抄辑. 抄本，1949(医部秘抄三种；1)
590
书中分别论述了十二经脉和任、督脉的生理、病理、循行路线，以及各经标病、本病特点，并提出虚、实之证的不同治法及相应方药，每经附引经报使药。

6306
十二经治症主客原络/著者佚名. 抄本，1949
590
书中论述十二经的主客、原络关系、定位、所主病症和配伍穴位，简要说明头面、躯干及四肢肘膝关节以下穴的定位及刺灸法，并载述有关内、外、妇、儿各科病症的取穴配伍。

6307
十四经穴分布图/姚若琴编. 铅印本. 姚若琴诊所，1935
590

6308
最新考正经脉经穴挂图说明书/包天白编. 铅印本. 上海：中国医药社，1933
590
主要记载十四经穴的定位，不列主治病症。对古代骨部名称作注解。还录有十四经循行歌、骨度分寸歌、穴名歌和经穴别名录等。

6309
中国针灸学配穴精义/罗兆琚著. 抄本. 刘玉阶，1930
921
书中载述大椎、曲池、合谷、足三里、三阴交等20个穴位相互配伍治疗各种疾病的适应证及其功用等内容。

6310
中国针灸经穴学讲义/罗兆琚著. 稿本，1935
921
书分两章。第一章为经穴学略说，载述腧穴骨度分寸及手指同身寸两种定位方法，以七言韵语概述十四经脉经穴部位、经穴分寸，简单介绍井、荥、俞、原、经、合穴及络、募穴；第二章结合西医解剖，分述身体各部经穴326个穴位的定位、主治、针灸法，以及所属经脉的循行路线。其中某些穴位注有别名、考证及临床应用附记。

6311
针灸经穴分寸穴腧治疗歌合编/罗兆琚著. 抄本. 刘玉阶抄录，1935
921
书中将针灸经穴分寸及腧穴治疗编纂成歌括，包括十四经穴歌，经穴分寸歌，背脊胸腹部取穴歌，十四经穴及孕妇禁针禁灸歌、尺度法取穴歌、十二经穴补泻歌、人体各部腧穴治疗歌等11项，末附腧穴简图及按语，说明主治病证、定位、针灸法。

6312
仲景针灸图经注：二卷/赵树棠注. 抄本. 孙世德抄录，1938
921

6313
百二十孔穴灸治图说/余天岸撰. 铅印本.

上海：理疗器械行，1935

491

6314

灸用捻罨药条说明书/铅印本. 苏州：中国针灸图书用品社

541

主要介绍药条使用法，取穴法，主治的疾病和应取穴位，穴道的位置说明以及穴位简图。

6315

针灸用图/绘者佚名. 刻本，1949

139

即《明堂图》。针灸经络腧穴图谱，1册。包括十四经经脉及腧穴660穴，图14幅及心、肝、脾、肺、肾、胆、胃、膀胱、大、小肠脏腑图10幅，脏腑图之文字说明采自《尔雅》、李中梓等文。

6316

针灸穴道经验汇编/黄云章口授；罗祖铨补注. 抄本，1928

590

上册载头旋等96症及针灸治法，下册载十四经穴表解、多种急症的针灸治法等，书末附取穴简图。

6317

针灸图/绘者佚名. 铅印本. 抄绘本，1949

721

6318

针灸经穴图考：八卷/黄维翰编著. 铅印本. 西安：克兴印书馆，1935

139、186、361、412A、434、590、651、677A、706

卷一为针法辑要和灸法辑要，卷二至卷六为十二经脉及其所属腧穴，卷七、卷八为奇经八脉及其所属腧穴；末附奇穴拾遗，载奇穴127。全书以《灵枢》《素问》和《针灸甲乙经》为主，参考历代针灸著作60余种，对十四经穴及奇穴的定位、刺灸法、主治证作了系统的考订和较为全面的载述，为经穴的应用和研究提供了丰富的资料。将十四经穴数由一般通行的361增定为365，以合《素问·气穴论》记载的“气穴三百六十五”之数。

6319

针灸经穴歌赋读本：二卷/黄维翰编. 铅印本. 西安：克兴印书馆，1936(黄氏医学丛书)

139、186、412A、412B、590

本书依《针灸图穴考》经穴次序，编成歌括若干条。上卷以《黄帝内经》《难经》《针灸甲乙经》为主，旁引《千金方》《外台秘要》《铜人腧穴针灸图经》以及宋元明清针灸书籍数十种，参以近世生理、解剖之说，载述了十二经及奇经八脉循行、主病、经穴腧穴、针法、灸法等歌赋28首；下卷掇辑昔贤精要之歌赋，如标幽赋、席弘赋等19则并注释。

6320

针灸经穴便览/杨医亚撰. 铅印本. 北平：北平国医砥柱月刊社，1947

590

6321

针灸经穴挂图：四幅/杨医亚绘. 彩印本. 上海：千顷堂书局，1945

139

亦名《精绘针灸经穴挂图》。图一，正面人形图；图二，右侧人形图；图三，左侧人形图；图四，伏面人形图。各图以彩色套印，黑色标注各穴位名称，红色标明所属经名；并用黑圆点表示禁针穴，三角符号表示禁灸穴，"×"表示孕妇禁针灸之部位。采用标志符号，形象鲜明，便于学习掌握。

6322

针灸要穴图/雪庚编. 抄本，1949

590

书中先叙十二经脉和任督二脉考证和要穴，并绘有要穴图，附穴位定位法；次载眼科针法和子午流注针法，后列治痧要穴、用针补泻大要，以及救针要法与具体用穴。

6323

针灸翼/路嘉霖撰. 石印本. 江苏：东南印刷局，1930

270

6324

取穴图解/著者佚名. 彩绘本，1949

279

6325

奇经八脉病歌/著者佚名. 抄本，1949

907C

全书先列常用中药药名367味，次列桂枝汤、十神汤等常用方剂(包括方名、歌诀、主治等)78方，再列养生修性歌2首，然后详列奇经八脉病歌、奇经八脉及其各自病所苦、诊四时生克脉、虚实脉歌、形色脉体相应歌、诊杂病生死脉证歌以及小儿脉歌、观小儿形色断病歌、诊杂病脉法等。

6326

奇经直指/刘野樵著. 铅印本. 宜昌：国医针灸学社，1937

2、139、270、433、590、728、907C、922

内分：冲脉、任脉、督脉(附十二经交穴考)、带脉、阴跷阳跷(附阴阳发挥论)、阴维阳维(附奇经病理补编)，阴阳五行异说(附奇经癌肿病理再补)等。

6327

实用铜人经穴图：五幅/董德懋编绘；施今墨审定. 彩印本. 北平：中国针灸学研究社，1941

139

6328

明堂孔穴针灸治要/孙鼎宜编. 铅印本. 上海：中华书局，1936(孙氏医学丛书；4)

1、3、6、21、139、152、186、202、251、254、270、277、279、280、289、301、303、308、308A、309、351、352、361、381、385、385A、391、393、396、397、412A、412B、421、433、444、450、450B、461、465、475A、491、514A、511、521、523、529A、529B、541、546、570、589、590、651、664、677A、707、709、728、728A、731、738、738A、738B、741、781、799A、800、831、839A、851、852、871、891、896A、901、907B、907C、911、917A、921、922、926A、931、933、940、942B

6329

明堂孔穴针灸治要：二卷/孙鼎宜撰. 铅印本. 上海：中华书局，1936

202、738A

一名《明堂孔穴》附《针灸治要》。作者从《甲乙经》辑出佚文，仍分2卷，各从其名，并据《千金方》《外台秘要》校对而成。卷一明堂孔穴，本于《内经》以部为次，载头面、颈、肩、腋、胁、胸、腹、背、手、足等10部364个经穴，并补附经穴图八幅。每穴简注别名、取穴部位、针灸宜忌等，文简意浅。卷二针灸治要，首论刺禁，禁灸，次叙伤寒热病、阳明发热狂走、风、痉、霍乱、下利、水饮、消渴等疾病凡46种，多为内科及妇、儿杂病等常见病证。每证列载数十则，均简述症候与针灸主穴。

6330

中国针灸经穴学：三卷/承澹盦撰. 抄本，1949

853

6331

经穴摘要歌诀百症赋笺注合编/承澹盦编. 铅印本. 无锡：中国针灸学研究社，1934、1937、1951

139、270、309、396、664、706、738、851

本书首载人体十四经脉及穴位歌诀，每经分为经脉之分野、经脉歌、总穴歌、经穴分寸歌、经穴摘要歌，载穴位145个；次列《百症赋》全文及承氏注解，主要介绍常见疾病的针灸治法及穴位。

6332

经络腧穴新考证：二卷/张寿颐撰. 油印本，1949

139A

6333

经络腧穴新考证：二卷/张寿颐撰，1927

289

6334

经脉穴俞新考正/张寿颐撰. 石印本，1949

590

本书采录《灵枢》经文，兼采《针灸甲乙经》《脉经》《黄帝内经太素》《千金方》之长，对十二经脉及奇经腧穴进行了考正，并在记诵篇内将经脉之循行、腧穴之分寸编成歌诀。

6335

经脉俞穴记诵编：二卷/张寿颐撰. 油印本. 兰溪：中医专门学校，1923、1933

664、738A

6336

经脉穷源/王仁叟编. 铅印本. 上海：中医书局，1936(近代医学丛选. 新中医五种；2)

139、433、590、831、907C、926A、940

6337

俞穴指髓/裴荆山撰. 稿本，1916(裴氏医书指髓；6)

461

6338

绘图针灸传真考正穴法：二卷/赵熙撰. 石印本. 山西：中医改进研究会，1923(绘图针灸传真；4)

139、186、590、706

分论十四经穴，辨经络，绘图形，订正他书错讹。

6339

绘图针灸传真考正穴法：二卷/赵熙撰. 石印本. 代县：亨利石印局，1923(绘图针灸传真；4)

1、139、186、202、279、381、391、395、396、412A、491、514A、511、590、738A、781、907C、917A、940

6340

绘图针灸传真考正穴法：二卷/赵熙撰. 铅

印本，1936(绘图针灸传真；4)
21、139、270、746A

6341
绘图针灸传真考正穴法：二卷/赵熙撰，1946(绘图针灸传真；4)
279

6342
针灸穴法病状合编/著者佚名．铅印本．汉口：合记针灸馆，1930
940

6343
脏腑经络各穴部位图/绘者佚名．抄绘本
572

6344
部位经脉要略/著者佚名．石印本，1949
907C

全书首先介绍手足十二经歌，头、面、咽喉、胸、腹、背、手足等部位总说，以及经脉循行要略；其次介绍十二经脉循行主病及十二经交通总歌、奇经八脉总说及其循行主病、十六络脉循行主病说；末附经穴总歌，详细载述十二经脉、奇经八脉、十六络脉诸穴及其位置、取穴方法等。本书较为通俗地阐述了经脉腧穴及针灸取穴方法，并以歌诀形式表述，便于初学者理解记忆。

6345
彩色针灸铜人图/倪耀榻绘．彩印本．上海：华医书局，1924
1

6346
正统铜人插针照片：十二幅/王易门摄．摄影本，1931
139

6347
铜人图：四十五幅/著者佚名．刻本，1949
361

铜人图45幅，附十四经孔穴部位说明。

6348
铜人经穴分寸图表/卫道．墨线钩摹本．卫氏宗祠，1949
590

6349
铜人经络图骨度部位说明书/赤城医庐编．铅印本．上海：中医书局，1932
852

6350
铜人新图：四幅/范更生绘．范更生，1930
139

本图乃范氏据家藏铜人图重订后彩绘印行。图分正面、右侧、左侧及伏面人形4幅，各图旁另加文字小注。图一述成图经过及对国外的影响、孙真人治中藏灸法、行针歌、针灸急救各症之穴等，并阐述“先天大道之根，惟阴跷为先”之理。图二旁标注“救急良方”、十四经脉孔穴表、骨骼提要。图三旁书写“症结洞见”四个大字，并载“更生座右铭及格言十六条”，图度人度比例表、十四经脉及别穴孔道彩色图(即用14种彩色标识图来表示各经脉及孔穴)。图四旁载有家庭常识11条，跋语及附记等。

6351
经络要穴歌诀/承澹盦撰．铅印本．中国针

灸学研究社，1933
853

6352
铜人经穴图考/承澹盦撰. 铅印本. 中国针灸学研究社，1936
139

6353
铜人经穴骨度图/张寿颐撰. 石印本，1925
279、590、706、921、940

6354
铜人经穴骨度图/张寿颐撰. 影印本，1927
721

书前有彩色绘图，将十二经分别绘成不同颜色；其后为总图部分，有前面头、胸腹、后头顶、背部、十四经侧头项肩、经脉篇侧头顶肩等总图、侧胁总图十四经、侧胁总图经脉篇、阴手总图十四经、阴手总图经脉篇、阳手总图十四经、阳手总图经脉篇、阴足总图十四经、阴足总图经脉篇、足心之图、阳足总图十四经、阳足总图经脉篇等图，以图解形式介绍人体各部经脉循行及穴位所在。末附骨度图、仰人尺寸之图、伏人尺寸之图、背部折法、侧人尺寸之图、足分寸之图、五指之图等，以图解形式介绍人体各部骨胳解剖比例。

6355
经络学/（朝）洪钟哲撰. 石印本. 朝鲜：京城启文社，1922
462

6356
经穴纂要：五卷/（日）小阪营昇纂辑. 铅印本. 上海：中医书局皇汉医学编译社，1935（聿修堂医学丛书；13）

1、2、6、9、139、152、185、186、252、277、289、308A、361、391、393、412A、412B、421、450、461、475A、491、514A、511、529A、529B、546、589、590、664、677A、728、728A、731、738A、738B、839A、851、901、907C、917A、922、931、940

6357
经穴纂要：五卷/（日）小坂元祐辑. 铅印本. 上海：世界书局，1936（皇汉医学丛书；37）

1、2、3、139、270、277、361、391、461、476、511、541、579、589、590、728、831、851、852、901、907B、907C、921、940

卷一～三为十二经脉及奇经八脉的经穴，根据古今各家学说作了比较详细的考证并绘图；卷四论内景脏腑；卷五为周身名位，诸穴异名及动脉等。其图形则多参考西医的解剖图绘成。

6358
经穴并孔穴图谱/（日）板本贡编. 石印本. 日本东京：高等针灸学校，1942
590

6359
改正孔穴部位图/（日）文部省编. 日本东京：文光堂书店，1923
706

本书系十二经络及奇经八脉的穴位图谱，包括6幅穴位图和1页制图说明，详细标明头面、胸腹、四肢等部位130余穴的位置，用作临床选穴规范。

6360
图解经穴学并取穴法详说/（日）辰井文隆

著. 铅印本. 桥本正隆, 1935

139

6361

腧穴折衷: 二卷/(日)安井元越撰. 影印本. 上海: 医界春秋社, 1937

139、186、254、270、279、280、286、301、308A、309、351、361、391、393、397、412A、412B、433、475A、476、491、514A、529A、590、664、706、709、728A、738A、738B、782、839A、871、907C、926A、940

专论十四经腧穴之部位, 每穴首出穴名, 下出书目, 申明其穴的出处, 并载别名备参考。对经穴的位置与别名, 引证《黄帝内经》《针灸甲乙经》《铜人腧穴针灸图经》等书作了系统的论述, 并结合其师传和本人体会加以说明。

6362

人体写真十四经经穴图谱/(日)玉森贞助编绘. 影印本. 宁波: 东方针灸学社, 1939

1、301

1.3 针法

6363

砭经/砭道人撰. 铅印本. 韬光居士, 1949

461、491、911

砭道人述, 韬光居士记。书中首述砭道人获得孙真人(思邈)砭术之始末, 提出砭术及针灸之外的另一种疗法。次详述砭法, 其法须法天时、因地利、存人和为本, 以石、玉、药为体, 制成似球、似权或似针之形, 用水温、火煨或藏于身以热之, 然后点、熨或摩穴位处。内容涉及砭术之从宜、禁忌。书后有采药老人跋。

6364

针科全书妙诀/(清)李昌仁评订. 抄本, 1919

572

全书集"针法歌"、"行针指要歌"、"离坐子针法妙诀歌"等35则(脱第34则), 涉及经穴、针刺手法、治疗等方面。

6365

运针不痛心法/紫云上人口述; 金仲才次注. 铅印本. 无锡: 中国针灸学研究社, 1936

590

金氏于1923年得钱塘玄都观紫云上人传授运针不痛法, 因记之。1936年春, 承澹盦购得抄本, 复由无锡中国针灸学研究社刊印。全书4章。第一章"养气", 第二章"练针", 第三章"现针", 第四章"手法"。每章之下, 金氏加以注释。

6366

针法穴道记/王崇一编. 石印本. 上海: 中医书局, 1936

1、21、139、186、289、301、309、412A、461、462、541、589、590、706、738A、831、940

6367

子午流注/徐卓著. 铅印本. 南通: 三友书店, 1936

590、651、702、921

本书系近代子午流注研究的专著。全书9章。分别为绪论, 流注穴道, 十二经纳甲法, 子午流注(详细说明逐日按时开取五输穴, 并附图表), 流注用法(介绍各经五输穴的主治病证), 十二经纳子法, 十二经补泻法(十二经补母泻子取穴时辰、脉象及病证), 奇经纳卦法, 气血阴阳法(主要说明人之气血与五运六气的关系)。

6368

雷火神针/张坚斋编. 橘泉堂，1949

289

6369

雷火神针/张坚斋编. 石印本. 养生堂，1949

301

6370

太乙神针/道德书局编. 影印本. 上海：道德书局，1939

309、491、589、851

6371

太乙神针/(清)范毓裔编. 刻本. 北平：达仁堂，1913

139

又名《太乙神针附方》。首列仰面图36穴、合面图30穴，次述太乙神针之组成及制作，用针法、贮藏及用针宜忌，末介绍证治穴道，如中风、头风、角弓反张等针百会，脑冷、鼻塞针上星等，体现了异病同治之法则。因太乙神针无针灸之痛感，故书成后流传很广。

6372

太乙神针/(清)范毓裔编. 刻本. 湖北：何锡蕃，1919

412B、781

6373

太乙神针/(清)范毓裔编. 石印本. 昆明：大同石印馆，1931

901

6374

太乙神针/(清)范毓裔编. 影印本. 上海：万有书局，1932

475A、491、541

据清光绪四年洞庭小补轩刻本影印本。

6375

太乙神针/(清)范毓裔编. 刻本. 北平：宏达堂，1933

139

6376

太乙神针备急灸法合编/弘化社编. 铅印本. 上海：国光印书局，1932、1933、1934

21、421、461、590、746A、907B、917A

6377

增订太乙神针实验特效灸法家庭应用良方合编/弘化社编. 铅印本. 弘化社，1936

590

由三书汇编而成。其中《增订太乙神针》介绍同身寸法、人身度量标准、穴道图、同身取寸图、取穴要诀、太乙神针方、用针须知、64穴位主治等；《实验特效灸法》有施灸须知10条、常见病症施灸法、不同药饼之灸法以及妇人、小儿灸等；《家庭应用良方》主要载列内科方44首、外科方13首、儿科方13首及杂病方32首。

6378

针学通论/(日)佐藤利信著. 铅印本. 上海：世界书局，1936(皇汉医学丛书)

1、2、3、139、270、277、361、391、461、476、511、541、579、589、590、728、831、851、852、901、907B、907C、921、940

本书为培训盲人学习针术而作。总分19章。分别介绍针的定形、种类，银针和金针，针的分部名称、洗洁法，针头磨砺，手法，管针，补泻法，拔针法，禁忌，折针，禁针部，筋肉揉按，针头导电等。内容结合理化和解剖知识，不讲经穴而说“针局”，进针用“杉田氏管”，均有新意。

1.4 灸法

6379

备急灸法/(宋)闻人耆年编. 杭州：三三医社，1924(三三医书；28)

3、139、139A、186、270、277、308A、361、391、546、572、590、728、731、738A、800、839A、907C、921、940

又名《备急灸方》。书中介绍了22种急性疾病的灸法，并附简明图说。有一定临床价值。

6380

备急灸法/(宋)闻人耆年撰. 铅印本. 上海：国光印书局，1932、1933、1934(太乙神针备急灸法合编；2)

21、421、461、590、746A、907B、917A

6381

中国灸科学/杨医亚编. 铅印本. 北平：中国针灸学社，1946

139、931

全书分19章，主要论述艾灸防病治病的作用与方法。包括阐述灸术的定义、种类、原料，以及灸术有瘢痕灸、无瘢痕灸及特殊灸3种，介绍灸法能加速血液循环、扩张血管、调节神经精神系统功能作用等，列述施灸方法、适应证、禁忌证、取穴法等。

6382

艾灸各科秘方/王皋荪编. 铅印本. 上海：明星印刷所，1936(疔疮治疗附录)

139、270、514A、546、590、677A、706、728、738B

6383

灸法自疗学/叶劲秋编. 上海：少年医药学社，1936、1947

139、186、491、589、590、831、851、940

本书为灸法专著。内分：灸法论理、灸法实施、灸法验案、部位参考4编。以专论的形式论述了灸法的源流、功用、宜忌、适应证等问题，并介绍了历代各种灸疗方法和几种疾病的具体灸疗措施。载古今验案87则；列灸法常用穴位42穴，禁灸穴位67穴。

6384

温灸学讲义/张世镳编. 铅印本. 上海：东方医学书局，1938、1940、1945

21、139、186、270、541、590

全书分7编。第一编解剖生理学，系统介绍人体正常生理结构，并附解剖图56幅。第二编诊察学大意，介绍证候、诊察法、诊察顺序，一般诊察要项、特异体质、年龄脉搏增减，健康人体温标准、呼吸次数等内容。第三编病理学大意，阐述疾病的分类与病因及对一些疾病的认识。第四编统论，介绍灸治术的由来、作用，温灸术的发展演变过程，温灸的优点及对神经的影响，温灸的目的、适应证、禁忌证及注意事项等。第五编孔穴学，介绍80个常用腧穴的部位及其局部解剖结构，并附图14幅。第六编治疗学，介绍临床各科疾病的一般治法和温灸取穴。第七编附录。此书参考日本东京长坂本贡氏、福冈市安多继观、本多区显二氏温灸学讲义录等编写而成。

6385

温灸学讲义/张世镳编. 铅印本. 宁波：东

方针灸学社，1928、1930、1935

1、139、308A、728、911、931、940

6386

温灸学讲义补编/张世镳编. 铅印本. 上海：东方医学书局，1934、1939、1940

2、21、139、921

本书为《温灸学讲义》之补编，主要有骨度法、穴名及部位、治疗点孔穴对照表、孔穴同穴异名录(附异穴同名)、温灸器说明、同身寸取穴法、孔穴学歌诀、治疗学歌诀等。书中治疗点孔穴对照表，颇为形象实用，如耳恨即翳风、前头即神庭等。可按图施术，尤适用于家庭治疗。

6387

温灸学讲义补编/张世镳编. 铅印本. 宁波：东方针灸学社，1935、1936

139、940

6388

温灸术研究法/张鸥波编. 铅印本. 宁波：东方针灸学社，1931、1933、1935、1936

21、139、186、590、907C、911、931

本书系宁波东方针灸学社招生培训温灸术宣传之作，其中绪言部分，介绍该社宗旨、温灸的优点等；温灸术记事拔萃，选刊译自国外的有关论文；温灸术客座讲话，刊载一年内该学社对外复信答询；治验医案，报道该社社员的临证医案；温灸说明，刊登一些有关温灸的学术文章；温灸学目录，介绍该社教科书的名称、内容与校稿；学术讨论，是该社对社员有关学术问题的答疑。

6389

温灸医报. 第一卷，分类丛编/张鸥波编. 铅印本. 宁波：东方针灸学社，1935

1

内分：论文、同人谈话会、高桥式中枢施术点之公开、温灸治验医案、温灸学讲义笺释、温灸学讲义答问6类。

6390

灸法医学研究/(日)原志免太郎编；周子叙译. 铅印本. 上海：中华书局，1930、1933、1935、1940

1、2、9、21、139、186、251、270、277、301、303、308、309、361、381、433、461、491、541、590、728、746A、851、852、891、901、921、922、931、940

内分：总叙、灸法之医学的价值、论灸法之本态、灸法医学应用而之实验的研究、结核治疗之新福音、国民保健之新提倡、结论等7篇。

2　推拿按摩

6391

厘正按摩要术：四卷/(清)张振鋆纂集. 影印本. 上海：中医书局，1934

139、202、289、361、514A、541

为作者在明周于蕃《小儿推拿秘诀》基础上，结合自己20年临证经验，删证纂辑而成。全书4卷，介绍了各种按摩手法、儿科推拿取穴及手法图说，以及内服、外敷药物疗法。书中所载“胸腹按摩法”，更为其他医书所鲜见。内容宏富，持论简要，是一部较有价值的小儿按摩专书。

6392

厘正按摩要术/(清)张振鋆纂集. 重刻本. 兰州：臬署，1936

590

6393

增图考释推拿法/(清)夏云集撰；许敬舆增释. 上海：中医书局，1933

21、139、186、202、289、308A、450、461、589、590、933、940、942B

上卷为“推拿法”，阐述《保赤推拿法》86种推拿操作法，每法均增绘一图，标明穴位所在，或附以《推拿易知》等书异同之按语；下卷为“经穴部位考释”，分列43个小儿推拿常用穴位的别名、定位、主治、针灸法。书中的许氏增释颇有创新，指出《保赤推拿法》的推拿次第以“分阴阳”为先，是认为小儿病证乃气血不和之故，但小儿诸证并非均是气血不和，故施术之初宜以开窍始，而将“开天门”法列为推拿常例之首；又认为小儿百脉齐会于掌间而与成人有异，故有“(小儿)推拿不施于十龄之外”之说，尤以注明穴位所在的动静脉和神经分布为当时所罕见。

6394

增图考释推拿法/(清)夏云集撰；许敬舆增释. 上海：中医书局，1936(近代医学丛选；17)

590、940

6395

推拿精要/(清)夏云集撰；曹炜补编. 抄本. 沈皓，1923

541

本书在夏云集《保赤推拿法》86法之后，增补“推拿汇总”一篇，更名《推拿精要》。计补入发汗法、止汗法、治热症法、治寒症法、加热法、加寒法、使吐法、使泻法、止吐法、止泻法、治寒热往来、治惊法、治手足抽掣法、治肚疼法、治小便法、补法、行气通窍、化痰法、治头痛法、治疟法、去食积法、治黄肿法、治痞块法、治饮食法、治肚起青筋法、治瘦弱法、治昏沉法、治霍乱法、治呕法、治气攻法、治气吼法、平肝和血法、治气痛法、治燥湿法、治粪白不变五谷不消、和气血法、治闭结法、治风法、治面黄法、治鹰爪惊法、治四肢无力法、开五脏六腑之秘结法、治眼赤色多泪法等40余法。

6396

推拿精要、推拿秘书合编：二卷/沈皓辑录. 抄本. 沈皓，1919

541

本书即夏云集《推拿精要》与骆如龙《幼科推拿秘书》二书合抄本。

6397

推拿精要保赤必备/(清)夏云集，曹炜编. 铅印本. 上海：夏云集；曹炜，1914

541

又名《保赤推拿法》。作者采摭历代推拿著作中有关推拿手法的论述，结合家传经验汇编成书。内分两部，前部为保赤推拿手法86法；后部讲述发汗法、治寒症法、止泻法等40余法。本书后经许敬舆增补考释，改名为《增图考释推拿法》。

6398

推拿广意/熊应雄辑. 石印本. 上海：江东书局，1912

393、590、922

6399

推拿广意：三卷/(清)熊应雄(运英)编；陈世凯(紫山)重编. 铅印本. 上海：江东书局，1912(幼科三种；2)

279、393、433A、514A、590、922

6400

推拿广意：三卷/(清)熊应雄(运英)编；陈世凯(紫山)重编. 石印本. 上海：校经山房，1914(幼科三种；2)

2、139、186、433A、465、466、476、514A、738A、852、931

6401

推拿广意：三卷/(清)熊应雄(运英)编；陈世凯(紫山)重编. 石印本. 上海：大成书局，1926

277、514A、570、738A

6402

推拿广意：三卷/(清)熊应雄(运英)编；陈世凯(紫山)重编. 石印本. 上海：进步书局，1949

433、491、521、541、852、922

6403

推拿广意：三卷/(清)熊应雄(运英)编；陈世凯(紫山)重编. 石印本. 上海：富华图书馆，1914(幼科三种；2)

412A、907C、931

6404

推拿广意：三卷/(清)熊应雄(运英)编；陈世凯(紫山)重编. 石印本. 上海：会文堂书局，1914(幼科三种；2)

279、896A

6405

推拿广意：三卷/(清)熊应雄(运英)编；陈世凯(紫山)重编. 石印本. 上海：锦章书局，1914、1929、1946(幼科三种；2)

139、202、251、277、279、280、308A、361、385、393、511、514A、529A、590、738A、738B、907B、933、940

6406

推拿广意：三卷/(清)熊应雄(运英)编；陈世凯(紫山)重编. 石印本. 上海：文成书局，1926(幼科三种)

361、529A

6407

推拿手法要诀/著者佚名. 抄本，1911

738B

本书论述小儿推拿要法及小儿虎口、三关察脉方法，载录小儿手掌、足部诸穴主治及十二手法主病，列举24种小儿惊风证及其他病证之病机与救治法，有针灸、推拿、方药诸法。图文并载，相得益彰。

6408

推拿玄秘/著者佚名. 抄本

701

本书以歌诀形式阐述，并绘人体腧穴图等来说明推拿的各种手法，载面部形症诀、面部推法、推拿捷要歌诀、观形察色法、四诊八候说、面色歌、汤氏八段歌等。

6409

推拿全书/李光僖编. 铅印本. 烟台：烟台医院，1939

139

6410

推拿抉微：四集/涂学修编. 石印本. 上海：千顷堂书局，1928

1、139、186、277、302、308、361、414、491、664、677A、728A、738、738A、738B、917A

涂氏称在其亲见的小儿推拿著作中以《保赤推拿法》较佳，简明精纯，但认症用药俱属阙如，未尽美善，故取该书为蓝本，参用《推拿广意》等书详加注释，并引录《黄帝内经》条文及陈紫山、陈飞霞、夏英白、唐容川诸说，补以诊断用药诸法。全书分4集。第一集“认症法”，第二集“推拿法”，第三集“药剂法”，第四集“治疗法”。全书推拿药物并施，务求实用。

6411

推拿抉微/涂学修编. 油印本. 佛教儿科传习所戚子耀，1949

541

6412

推拿指南/彭慎编著. 铅印本. 上海：中医书局，1935

139、491、852、907C

又名《窍穴图说推拿指南》。全书4章，分别介绍四诊方法、推拿手法、针灸法、并用图示推拿、针灸穴位。末附简效良方、外治法及内服丸散方，以补手法之不足。

6413

推拿科说明书/黄汉如，黄汉芸著，1929

541

简介推拿术的产生、历史沿革、基本原理乃功用技法。

6414

推拿秘诀/迟程九著，王星五编订. 铅印本，1912、1930、1948

1、301、709

本书原为山东黄县迟程九小儿推拿秘诀，生前未尝出以示人，殁后乡人王星五偶阅之，并加校勘、纠误，付梓成书。书中论述推拿手法、取穴及疾病的诊断。推拿手法包括基本手法、复式手法、身中十二拿法、汗吐下手法等。取穴则以身上下、阴掌、阳掌分类，每穴均分部位、手法、功效3项阐述。诊断仅载“看眼定症”、“问食究病源”、“入门审候”等歌诀。全书内容多来自前人著作，缺乏新的补充。

6415

推拿秘要：二卷/著者佚名. 抄本，1911

709、738B

书中首列手指看法，卷一先述孕产、接生、初生儿调护等内容，后叙脉纹验色歌、五位所属诊法、察色验病生死诀、小儿死候诀；卷二将小儿常见病分类论治，阐述各种推拿治疗方法以及辨治歌诀。

6416

推拿捷径/马君淑编. 上海：马氏小儿科诊察所，1930

139、186、931

本书介绍各种推拿手法，并有详细图解。

6417

推拿易知/中华书局编. 上海：中华书局，1919、1920(医学易知；12)

139、139A、279、302、385、396、412B、521、529A、541、570、589、590、651、664、839A、851、896A、907C

主要内容摘自熊应雄《推拿广意》与夏鼎《幼科铁镜》。阐述推拿基础知识，为推拿入门读物。

6418

推拿易知/中华书局编. 铅印本. 上海：中华书局，1922

270、277、301、461、491、541、579、651、728A

6419

推拿易知/金倡琴著. 上海：中华书局，1926

590

6420

推拿易知/中华书局编. 上海：文明书局，1929、1939(医学易知；12)

9、186、202、254、270、308、421、475A、491、514A、541、589、590、677A、738B、741、781、851、907B、907C、917A、940

6421

推拿易知/中华书局编. 铅印本. 上海：文明书局，1929、1936

202、393、521、541、651、851、852、922、933

6422

十二按摩图法/著者佚名. 彩绘本

731

1册。本书彩绘十二按摩图法，并加文字说明。另附节气图。

6423

一指禅推拿说明书/黄汉如撰. 铅印本. 上海：一指禅推拿黄氏医寓，1913

590、746A、896A

本书简要介绍一指禅推拿的源流及其与传统推拿法的区别，指出一指禅推拿除传统的按、摩、推、拿手法外，更以搓、抄、滚、捻、缠、揉为特色，一指禅推拿医师还须练习内外功。关于一指禅推拿的效能，黄氏归结为诊治切实、奏效神速、攻补得宜。黄氏还对推拿能否医治异性患者的疑问，陈述己见。并提出推拿可用于戒烟戒毒。本书为黄氏普及推拿知识并介绍其推拿诊所的宣传资料。

6424

一指禅推拿说明书/黄汉如著. 铅印本. 南京：东南印刷所，1913、1935

541

6425

小儿推拿/著者佚名. 抄本，1949

139

本书收载"医方捷径"、小儿常用方。介绍推拿手法的内容较多，包括主治病证、功效、示意插图及文字诠解。本书所述病证治法多以推拿兼服汤药，或配合穴位药物敷治，于惊证推拿治法尤为详细。

6426

小儿推拿广意/陈世凯重订；熊应雄辑澄. 铅印本. 上海：校经山房书局，1936

1

内分3卷，介绍推拿穴位、手法、治疗病症及方剂等。

6427

小儿推拿全书/著者佚名. 抄本，1911

139

本书首载月内诸病篇，违和说、指南赋、抚子十法、小儿无患歌、小儿病由等，简述小儿常见病的发病、病变机理，病证治法与小儿护养方法；次以歌诀概述幼科诊法，包括察观形色诀、看眼色辨症诀、看面色辨症诀、虎口三关纹诀、看五脏六腑诀歌等。书中对小儿惊证之起因、主症、治则与推拿治法述之较详，所述常见病证推拿疗法，其间附有穴位示意图、推拿手法示意图，并介绍灯火灸、天门入虎口、凤凰单展翅、水里捞明月、打马过天河、黄蜂入洞、猿猴摘果、双龙摆尾诸法。

6428

小儿推拿辑要/周松龄撰，宋乐天编. 铅印本. 安东：诚文信书局，1933、1940

139、279

6429

小儿推拿辑要/罗兆据编. 抄本. 邵阳：刘星阶抄录

921

6430

保赤推拿秘术/彭慎编. 铅印本. 上海：百新书店，1934

139

全书 4 章。第一章“总论”，述儿科诊法与头面四肢穴位；第二章“基本手术”，为小儿推拿基本手法；第三章“实用手术”，介绍 154 种单式操作手法；第四章“大手术”，阐述 33 种小儿推拿复式手法，并以掐肩井作为结束推拿的“收诊法”。

6431

保赤推拿法/庸老. 抄本

286

6432

保婴要术/著者佚名. 抄本，1949

738B

本书为小儿推拿论著，首先提出“小儿之疾多在肝脾二经”，次论察形观色、论色认筋、审三关、辨六筋、详手法，辨明小儿周身穴道及推拿手法，载述从妊娠到婴儿护养期小儿可能引起的病证，以及小儿诸惊推揉等 32 法，图文并茂。所载异常筋纹如流珠、环珠、长珠、来蛇等，对小儿指纹诊断有参考价值。

6433

急救小儿推拿秘传手法/著者佚名. 抄本. 贾明和

139

篇首为看小儿三关，以歌诀简述幼科脉纹诊法，次录小儿常见病证治方药，又有入门听声审候歌。书中图文并载介绍赤凤摇头、猿猴摘果、二龙戏珠、天门入虎口、水里捞月、凤凰展翅、双龙摆尾、黄蜂入洞、打马过天河、飞经走气等小儿推拿手法，并附面部、手足部穴位示意图。

6434

秘本小儿推拿/著者佚名. 抄本，1949

2

卷首载多幅手法示意图，图侧配文字诠注。书中收载推拿小儿总诀歌等歌诀，述说小儿脏腑病证及诊法之要。于推拿手法介绍尤详。后分述幼科常见病证之推拿治法。

6435

秘传小儿推拿要诀/著者佚名. 抄本，1949

139

本书前收小儿惊证诸般见症及其推拿、灯火灸治法，计 24 种，并配以图解。未载录验方，包括内、外、妇、儿、五官各科 120 余病之中药单方、验方。

6436

秘传推拿小儿病原赋：二卷/李畴人撰；祝仲舫编. 抄本，1949

677A

卷上首叙望闻问切在儿科之应用、面部图诀、面部气色、察三关虎口脉纹，其次为儿科常见疾病推拿法，列举 52 条小儿惊风的不同症状及其他杂病的推拿取穴及手法；卷下为常用推拿法、小儿常见 70 种症状的推拿法、24惊症治法、35种杂病症推拿法及多幅插图。内容多辑自前代著作。

6437

推拿小儿秘诀/著者佚名. 抄本

139

首录小儿被惊歌、五脏六腑歌、看面定诀、看指定诀歌、看色断生死诀、三关纹色、五脏所主病症歌等；次述推拿手法；后述幼科常见病证推拿治疗。

6438

推拿新书/觉世老人撰. 铅印本. 古医学社，1931

139

6439

卫生按摩法/有正书局编译. 铅印本. 上海：有正书局，1918

541

6440

华氏按摩术/杨华亭撰；黄维翰校. 稿本，1934

139

本书主要介绍揉旋法、摩抚法、拇指按压法、骨节按压法和侧手扣打法等手法，以及全身各部推拿操作法，既可分部治疗，又可用于全身性推拿保健。推拿适应证有：头痛目眩、落枕、咽喉肿痛、胸胁烦闷、肋间疼痛、喘息咳嗽、肺炎、胸膜炎、痧疹、斑毒、消化不良、胃气痛、子宫病、背腰骶部疼痛等。并专篇介绍脐风、惊风、白喉、猩红热、麻疹、霍乱、鼠疫的证治，霍乱、鼠疫二证仅治以针、药。本书所论推拿、不仅限于小儿，亦适用于成人。是一部将近代东西洋医学知识与中国传统推拿古法相会通的推拿专著。

6441

华氏按摩术/杨华亭撰. 照相本. 北平：北京图书馆，1934

590

6442

按摩术实用指南：二卷/曹泽普撰. 北平，1933

2、139、186、202、277、289、491

全书分为上下2卷，15章。详细阐述人体之解剖、关节之机能、病理之症结、器官系统之构造及按摩手法、主治病症等。强调按摩为至高无穷之术，把解剖知识融会于按摩术中。

6443

按摩学举隅/养浩散人编辑. 铅印本. 北平：吉祥施医所，1949

590

6444

按脊专刊/谢剑新著. 铅印本. 苏州，1935

590

近代西方手法医学开始传入我国，1935年谢剑新著《按脊术专刊》，全面介绍了西方的按摩疗法，其中的脊柱手法，对我国传统导引类手法的发展起到了推动作用。

6445

西洋按摩术/丁福保译. 铅印本. 上海：医学书局，1928

541

6446

西洋按摩术/紫霞居士编译. 铅印本. 上海：新学书局，1936

541

6447

最新按摩术讲义：正续合编本/(日)小川春兴著. 铅印本. 宁波：东方针灸学社，1936

139

3 其他疗法

6448

外治寿世方/(清)邹存淦辑. 铅印本. 台湾：汉医药研究室，1936

590

6449

外治寿世方/(清)邹存淦辑. 上海：世界书局，1936(珍本医书集成；56)

1、3、21、139、140、152、185、186、202、254、270、289、301、303、308、309、360、381、396、421、433、461、476、491、541、546、572、579、589、590、706、728、731、738A、781、799A、800、831、839、839A、851、852、871、891、901、907B、907C、911、917A、921、922、926A、931、940、942B

又名《外治寿世方初编》。仿《理瀹骈文》体例，辑录了临床各科疾病的多种外治法的治疗方药，按病种、人体部位以及妇、儿、急救、杂治等共分68门，载方约2200余首。

6450

外治寿世方续编/(清)邹存淦编. 铅印本，1936

541

以膏丹立目，收外治膏丹约80余种。所治诸症统括内、外、妇、儿等各类疾病并兼及养生。

6451

鲟溪外治方选：三卷/陆锦燧等辑. 石印本. 上海：久敬斋，1918(鲟溪医述)

139、139A、186、279、208、286、303、308A、361、463、475A、529A、570、590、664、677A、701、702、706、709、735、907B、907C

全书上下分卷。卷上分关窍、筋骨、身形、皮肤等65门，卷下分饮食、中毒、二便等55门，载录古今外治方一千余首。其类编外治之方，删其难觅及疗效不彰者，并以药味简少、加工便利、病证分类条理清晰而见长。

6452

鲟溪外治方选：二卷/陆锦燧辑. 铅印本. 绍兴：医药学报社，1920、1921(鲟溪医述；7)

139、152、186、277、279、280、289、433A、514A、529A、541、572、677A、701、702、706、707、800、940

6453

万病自然疗法/顾实编. 铅印本. 上海：商务印书馆，1916

907B

全书载67项内容，如论盆景之国民、人体非器械说、人体超绝乎人智、自病应归自医、精神疗法为自然疗法、自然疗法与风土、自然疗法与舟行等。其主旨为人体非器械，而应顺其自然，并形象比喻人体为一国家，强调血液、呼吸、消化、筋肉、神经及胃的作用。对疾病亦主张顺其自然，提倡自然疗法、音乐疗法、芳香疗法、精神疗法等，立论独特。

6454

不服药之自然疗法/黄阶泰编译. 铅印本. 上海：医学书局(青年丛书；1)

541

6455
普通病自然疗法/章浒笙著. 油印本，1946
590

6456
疾病的自然疗法/郑轩渠著. 铅印本. 福建：却疾医学研究社，1937
590

6457
不药疗法验案/叶劲秋编. 铅印本. 上海：少年医药学社，1936
139
本书选录部分非药物疗法之验案，包括精神、物理、针灸、按摩、熨熼、放血及食疗诸法，为以药物内服法为主的中医临床开拓了思路，并强调不药疗法之不可偏废，有一定现实借鉴意义。

6458
不药疗法验案/叶劲秋编. 铅印本. 上海：中国医药书局，1936
590

6459
实验勿药医病法：家庭必备/顾鸣盛编辑. 铅印本. 上海：文明书局，1919、1932
541

6460
结合辅生疗法/聂云台著. 铅印本. 上海：乐中印书社，1949
541

6461
吾国古代维他命疗法/耿鉴庭撰. 铅印本. 上海：国药新声社，1944
139

6462
脊椎疗法读本脊椎疗法歌诀合编/曾文英编. 铅印本. 宁波：东方红疗学会，1930
541

6463
冷水浴/刘仁航著. 铅印本. 上海：商务印书馆，1918
541

6464
桑柴烟熏法/乔仲麟撰. 铅印本. 上海：三友印刷所，1948
139

6465
温泉与医疗/陈炎冰著. 铅印本. 昆明：中华书局，1940
541

6466
断食治病法/（日）西川光次郎著；王义和译述. 铅印本. 上海：商务印书馆，1919、1925
541
全书19章，论述饮食过多之害处，断食疗法之益处、方法和举例，具体食物的选择、饮用方法等。

6467
红疗医典. 上下编/张世镳编. 铅印本. 宁波：东方红疗学会，1929
1
分两编，介绍内、外、妇、皮肤、五官等科疾病的红疗法。

6468

红疗法学术大纲：生理疗法秘本/张世镳著. 铅印本. 宁波：宁波印刷公司，1930、1931

541

6469

红疗法实验报告集. 第一、二辑/东方红疗学会编. 铅印本. 宁波：东方红疗学会，1949

1

6470

红疗法讲义、图谱合编：生理疗法秘本/(日)帝国红疗大学院著；中国东方红疗学会译；张世镳编. 铅印本. 宁波：东方红疗学会，1927、1930、1932

1、541

红疗法为一种物理疗法，将配制的红素药膏涂于患部皮肤，按摩以活血、消炎、镇痛等。红素由蓟科植物红花经化学提炼而成。书分两编。第一编为脊椎疗法，讲述涂搽红素于脊椎各部治疗神经、消化、呼吸、泌尿生殖等系统疾患的方法；第二编为红疗法图谱，讲述全体疗法，治疗各科疾患的原理与方法。

6471

祝由科/轩辕氏撰. 石印本. 上海：云记书局，1924

277

6472

大藏治病药/(唐)释灵澈撰. 石印本. 上海：扫叶山房，1926(五朝小说大观；4)

21、301、361、391、461、491、511、521、523、541、579、651、721、731、852、911、917、921

6473

大藏治病药/(唐)释灵澈撰. 石印本. 上海：扫叶山房，1913、1930(唐人说荟；4)

1、2、9、391、493、511、523、542(残)、579、721、791、852、911

6474

大藏治病法/百炼居士编辑. 铅印本. 上海：大法轮书局，1948

1、541

6475

佛顶心大陀罗尼秘字印疗病法/王德纯编. 铅印本. 上海：国光印书局，1934

541

6476

起死回生神医奇术/新新书店编辑部著. 铅印本. 上海：新新书店，1926

541

十、医案医话医论

1 医案

1.1 通论

6477

医案学习法/马冠群著；陈爱棠鉴定. 铅印本. 如皋：慈济医庐，1944(五之轩医学丛书)

541

6478

医案论理/吴东莱. 稿本

286

1.2 汇编

6479

名医类案：十二卷/(明)江瓘集；(清)魏之琇续辑. 石印本. 上海：鸿文书局，1914

285、590

该书搜集明以前历代医学名著、名医治案，以及经、史、子、集中所载医案。按病证分类编辑，以内科案例为主，兼及外、妇、儿、五官、口腔及急慢性传染病，计205门。所选案例，大都有名姓、年龄、体质、诊断、治疗的记载，详实可从。并附编者按语，阐述己见及其治案。

6480

名医类案：十二卷/(明)江瓘著. 铅印本. 上海：世界书局，1937(基本医书集成；15)

915、940

6481

续名医类案：六十卷/(清)魏之琇撰. 抄本. 经纽堂(据四库全书)

286

6482

名医类案削繁/钱质和编. 抄本，1938

590

本书将《名医类案》削繁就简，主要选录明、清时代著名医家之临证验案，内容涉及内、外、妇、幼、五官、传染等科。

6483

陆氏三世医验/(明)陆岳等著；(清)李沐重订. 抄本(习医钤法；2)

476、514A

明代陆岳及其子陆肖愚、孙陆祖愚撰。刊于1838年。内载一世医案66例；二世39例；三世63例；附陆氏自制各方。医案详载病状、病因及望、闻、问、切辨证过程。

6484

陆氏三世医验/(明)陆岳等著. 石印本. 上海：会文堂，1914、1915

21、139、140、186、202、279、280、286、289、301、308A、361、401、412A、475A、514A、519、521、522、529A、590、664、677A、706、712、728A、731、738、738A、799A、800、851、907B、907C、940

6485

陆氏三世医验/(明)陆岳等著. 抄本

139、476、901、921

6486

古今医案按：十卷/(清)俞震辑. 石印本. 上海：会文堂书局，1912

21、202、308、308A、351、385A、412B、414、450B、514A、721、731、733A、737、738、901、911、915、926A

本书系俞氏所辑选历代名医医案，并加按语汇集而成。所选医家至清代叶天士为止。卷一至卷八为内科杂病案例，卷九为妇科案例，卷十为外科、幼科案例。

6487

古今医案选：四卷/(清)王士雄选. 石印本. 上海：集古阁，1918、1928(潜斋医学丛书十四种；10)

139、139A、186、202、254、279、289、301、302、303、308、308A、352、361、381、385、391、393、396、412A、412B、433A、461、475A、491、492、514A、521、529A、541、546、570、572、590、664、677A、701、728A、737、738、738A、738B、799A、839A、852、896A、907B、907C、917A、921、926A、931、940

6488

古今医案按选/(清)俞震撰；(清)王士雄选. 铅印本. 上海：世界书局，1936(珍本医书集成；66)

1、3、21、139、140、152、185、186、202、254、270、289、301、303、308、309、360、381、396、421、433、461、476、491、541、546、572、579、589、590、706、728、731、738A、781、799A、800、831、839、839A、851、852、871、891、901、907B、907C、911、917A、921、922、926A、931、940、942B

王氏在俞震编纂的《古今医案按》中选取较好的医案，分类辑录，并加按语，进一步阐明治案中辨证、处方之医理，或评论其不足或错误之处。

6489

柳选四家医案/(清)柳宝诒辑；姚若琴编. 铅印本. 上海：春江书局，1941

21、541、733A

内收尤在泾医案33例、曹仁伯医案18例、王旭高医案30例、张仲华医案16例。

6490

柳选四家医案/(清)柳宝诒辑；姚若琴编. 铅印本. 上海：千倾堂书局，1941

139、270、279、308、450、467、476、491、542、589、590、728A、738A、800、839A、907B、907C、917A、942B

6491

柳选四家医案/(清)柳宝诒编. 上海：文瑞楼

139、202、279、280、361、433A、590、603、651、677A、701、702、706、738A、738B、871、917A、926A、931

6492

龙砂八家医案/(清)姜成之辑. 铅印本. 上

海：世界书局，1936（珍本医书集成；73）

1、3、21、139、140、152、185、186、202、254、270、289、301、303、308、309、360、381、396、421、433、461、476、491、541、546、572、579、589、590、706、728、731、738A、781、799A、800、831、839、839A、851、852、871、891、901、907B、907C、911、917A、921、922、926A、931、940、942B

作者辑录乾隆、嘉庆年间龙砂镇（今属江苏）八家临证医案，因有附案2则，故实为九家。载案以时症和内科杂病为主。

6493

重古三何医案：三卷/（清）何世仁，（清）何其伟，（清）何长治撰；陆锦燧编. 抄本. 钱宗棨抄录，1918

590

上卷系何元长医案，列中风、咳嗽、心悸、喘证、肿胀等8类病证的医案；卷中系何书四医案，列咳嗽、胸痹、不育证、虚劳、狂证等16类病证的医案；卷下系何鸿舫医案，列痢疾、崩漏、产后、吐血等6类病证的医案。

6494

重古三何医案：三卷/（清）何世仁，（清）何其伟，（清）何长治撰；陆锦燧编. 石印本，1918

139、139A、186、279、289、301、302、308A、475A、570、590、664、677A、701、702、709、738A

6495

重古三何医案：三卷/陆锦燧辑. 铅印本. 绍兴：绍兴医药学报社，1920、1921（鲟溪医述；8）

139、152、186、277、279、280、286、289、433A、514A、529A、541、572、677A、701、702、706、707、800、940

6496

古今医案平议第一种：五卷/张寿颐撰. 油印本. 兰溪：中医专门学校，1932（兰溪中医专门学校讲义四种；2）

391、590、728A

本书主要论述外感热病类。第一卷为伤寒温热门，包括感冒类、感冒误表类、感冒失音类，每类皆先选载历代有关医案，如张子和、叶天士、魏玉璜、尤在泾、王孟英等医案，每则病案后附有张氏平议，说加疏解，多有阐发，对尤在泾、王孟英等医家评价较高；第二卷包括虚人感冒类、太阳表证、太阳府证、自汗证、亡阳证；第三卷包括阳明热病、阳明府证；第四卷包括阳明府证、昏狂；第五卷主要论述斑疹的论治。

6497

古今医案平议第二种：三卷/张寿颐撰. 油印本. 兰溪：中医专门学校，1932（兰溪中医专门学校讲义四种；3）

391、590、728A

本书主要论述内风病的证治，第一卷为内风类中血冲脑经病门；第二卷为内风类中血冲脑经之脱症。第三卷为眩晕门。

6498

古今医案平议第三种：二卷/张寿颐撰. 油印本. 兰溪：中医专门学校，1932（兰溪中医专门学校讲义四种；4）

391、590、728A

主要论述火证证治。第一卷诸火门包括肺火、燥火、胃火、肝胆火等；第二卷包括虚火、伏火、痰火等。

6499

古今医案平议三种/张寿颐撰. 油印本. 兰溪: 公立中医学校(兰溪中医学校讲义; 9)

391

本书共有三种，第一种5卷，主要论述外感热病类；第二种3卷，主要论述内风病的证治；第三种2卷，主要论述火证证治。

6500

古今医案选解/管理平编. 抄本, 1938

709

6501

三家医案合刻: 三卷/(清)吴金寿编. 铅印本. 上海: 大东书局, 1937(中国医学大成; 110)

1、2、3、139、270、277、361、391、461、476、511、541、579、589、590、728、831、851、852、901、907B、907C、921、940

著者为清代苏州名医。书末有附刊书札及跋。

6502

名医学案/邱绂编. 石印本. 医学专门学校, 1927

381、391、590

本书主要论述明代医学流派的变迁。首论明代医学流派，有滋阴派、扶阳派、寒凉派、攻下派、尚古派和折衷派；次述各流派之创始人及特点、代表著作和主要学术思想。所列医家有戴元礼、薛己、赵献可、张介宾等，并载录其典型医案47则。

6503

中医医案集/铅印本. 衡山县卫生科医药研究所编. 衡山: 县卫生科医药研究所, 1938

590

6504

宋元明清名医类案: 正续篇/姚若琴, 徐衡之编. 铅印本. 上海: 国医印书馆, 1934、1936

1、3、21、139、186、254、270、289、301、361、385B、421、433、491、514A、541、590、706、709、728、731、781、799A、800、891、901、911、917A、922、251、308A、381、852、940、942B

本书选辑宋元明清46位医家医案，以人为纲、以证为目，每家医案均有小传一篇，案后多附前人评注。

6505

清代名医医案精华/秦伯未撰. 铅印本. 上海: 中医书局, 1929、1933、1939、1947

1、2、21、139、186、254、270、289、308A、361、396、421、433、450、461、514A、522、541、589、590、701、721、734、781、799A、800、831、839A、871、891、907B、942B

全书辑录清代名医叶天士、薛生白、吴鞠通、尤在泾、曹仁伯、王旭高、张仲华、何书田、赵海仙、马培之、王九峰、陈莲舫、张千里、秦笛桥、凌晓五、陈良夫、张聿青、巢崇山、金子久、丁甘仁等20多位医家的2069则医案。

6506

清代名医学案讲义/葛荫春等编. 石印本. 医学专门学校, 1927

590

本书系医学专门学校讲义。总论阐述清代医学门派，各论分述喻嘉言、叶桂、徐大椿等25位清代名医，包括各自生平、学术渊源、主要学术见解，并附临证验案及予以简评。书末另载录明代王肯堂、吴有性、方有执等5位医家的主要学术思想。

6507

全国名医验案类编：十四卷/何廉臣编. 铅印本. 上海：大东书局，1929、1933、1934、1936

139、139A、186、202、254、270、277、285、308A、381、461、463、475A、476、521、523、529、529A、541、542、570、579、590、603、664、677A、737、738A、741（存卷一至三）、799A、852、896A、901、907C、922、933、940

本书分上下集。上集有6卷名"四时六淫病案"：卷一风淫病案72则，卷二寒淫病案34则，卷三暑怪病案46则，卷四湿淫病案30则，卷五燥淫病案24则，卷六火淫病案(即温热病案)55则；下集8卷名"八种传染病案"：卷七时行温疫病案18则，卷八时疫喉痧病案16则，卷九时疫白喉病案20则，卷十时疫霍乱病案23则，卷十一时行痢疫病案13则，卷十二时行痘疫病案27则，卷十三时行瘖疫病案20则，卷十四时行鼠疫病案10则。本书医案记录详尽，并新定医案程式：一病者、二病名、三原因、四症候、五诊断、六疗法、七处方、八效果，最后编者按语等。

6508

全国名医验案类编正续编：二十六卷/何廉臣，郭奇远编. 铅印本. 上海：大东书局，1929、1936

1、139、152、202、251、279、289、301、308、308A、361、381、385B、391、396、412A、412B、433A、450、450B、491、541、542、590、664、721、728、728A、731、733A（存正编）、738B、799A、831、854、901、917A、926A、940、701（存正篇）、800（存正篇）、186（存续篇）、712（存续篇）、738A（存续篇）、799（存续篇）

6509

现代名医验案. 第一集/叶劲秋编. 铅印本. 上海：少年中医社，1930

139、590、738B

6510

当代名医验案菁华：三卷/卫生报馆编辑部编辑. 上海：卫生报馆，1930

1、475A、541、590、709、738A

本书上卷收入咯血、吐血、风寒、温邪病案191则；中卷收入湿邪、暑湿、疟痢、泄泻、霍乱、胃病、噎膈等病案192则；下卷收入调经、胎前、产后、儿科、喉科、齿科、眼科、鼻舌科、外科、伤科病案96则。全书病案479则。

6511

上海名医医案汇集/中国医学院编. 油印本. 中国医学院，1937(中国医学院讲义十三种；12)

590

6512

上海名医医案选/潘纫娴编. 铅印本. 抄本，1939

590

全书选辑上海严苍山、李遇春、姚永江、徐丽洲、唐吉父、王慎轩、方公溥等7位名医的临证验案约1200余则，膏方5则，订为7辑，涉及内、外、妇、儿、五官等科。

6513

上海名医医案选粹/张伯贤编. 铅印本. 上

海：中央书店，1948

896A

本书辑集近代上海名医丁仲英、朱鹤皋、沈琢如、祝味菊、郭柏良、徐小甫、徐丽洲、陈存仁、薛文元、顾渭川等10位名医验案160余例。皆词旨明快，方药精到，首尾俱全。有多至30诊者。

6514

海上名医真案：第一集/黎年袝编辑 铅印本. 上海：中医书局，1935

590

黎氏将当时海上名医丁仲英、方公溥、朱小南、朱鹤皋、汪成孚、祝味菊、徐小圃、章成之、盛心如、薛文元的医案实录，分门别类，整理成集，医案之大部分系编者在沪求学时侍诊师门所获，或从同学处转录而来。全书有调经、崩漏、经闭、带下、癥瘕、胎前、产后、乳证、前阴等9章，仅为妇科1门。每一章前，先叙述该病证治大概及当时医家诊治变迁，案端设有小标题，或从证候，或从病原，惟求清晰的反映各位医家的治疗经验和用药特点。

6515

吴医医案拾遗/著者佚名. 抄本，1949

590

本书载录各类医案559则。病证以胸痹、咳嗽、便秘、蛊胀、胃痛等内科常见疾病为主。

6516

薛氏汇辑太湖流域各家验案/薛逸山编. 抄本，1926

590

6517

薛氏汇辑验案/孟秋成编. 稿本. 上海：艺学社，1926

590

6518

秦氏同门集：二集/秦氏同门会编. 铅印本 秦氏同门会，1933、1935

1、139、202、286、381、541、590、651、664、706、731

本书集秦氏同门会数位医家临证验案和研医心得，每篇独立成文。上集首载《医经原旨》序、《遇安斋证治丛录》序等医文20篇；次述血证、三消、崩漏等治验及四君子汤方解等15篇；后载道隐、仁庵等医案6则，以及“医案琐言”、“医学琐谭”等杂俎6篇。下集载有痨病、情志病等病论26篇，以及“化验中药”、“附子考”等杂俎6篇。对内、外、妇、儿、五官等科及中药、方剂、药理、生理、病理均有所阐述。

6519

社友医案存要/裘庆元辑. 铅印本. 绍兴：医药学报社，1923(绍兴医药学报丛书；4)

139A

6520

社友治验录/张汝伟等撰. 铅印本. 绍兴：医药学报社，1916～192(医药丛书五十六种；45)

139A、391、590

本书汇集张汝伟等12位医家临证验案33则。内容包括吐血、胀病、霍乱、肿胀、鼠疫、咳血、产后、中风、痫症等证，涉及内、外、妇、儿临床各科。

6521

医案选粹/冯伯贤编，汪淑碧校订. 铅印本. 上海：中央书局，1937、1940、1948

21、139、186、361、590、733A、

839A、901、907C、940

本书为海上著名医家特效验案之辑集。其中辑有丁仲英治内外科病案22则，朱鹤皋治内妇科病案15则，沈琢如治伤寒、温病及内伤杂证病案7则，祝味菊治内科病案22则，徐小圃治痧痘各症病案19则，徐丽洲治幼科病案22则，陈存仁治肺肾痨伤等内科病案17则，薛文元治伤寒、湿温及内妇科病案16则，顾渭川治内妇杂证病案9则。

6522

医案选粹/冯伯贤编，汪淑碧校订. 抄本

421、901

6523

医案选粹/沈仲圭编. 铅印本. 上海：国医学院，1934(上海国医学院讲义七种；7)

590

6524

医案新辑/中医指导社编. 铅印本，1934

139

全书载验案55例，多为内科杂证，五官科病次之。

6525

三家医按/朱景鸿等撰. 抄本，1912

922

6526

五家医案/徐衡之，姚若琴编. 铅印本，1934

590

本书汇编张石顽、喻嘉言、魏之琇、徐灵胎、陈修园五家医案。每一医家医案前俱附有简单的生平和著作介绍。

6527

七家会诊张越阶方案/(清)陈莲舫撰；黄寿南抄辑. 抄本，1870～1914(黄寿南抄辑医书二十种；14)

139

又名《七家诊治伏邪方案》。记载了清末7位名医先后同诊苏州绅士张越阶伏暑病案的纪实记录。案后附有陈莲舫、曹沧州、高紫垣、陆方石、鲍竺生、吕仁甫、王赓云7位名医小传。

6528

方案抄存/唐竟成辑. 抄本. 唐竟成，1949

139

6529

名医方案集/王丕熙编. 抄本，1927

541

本书载有陈莲舫等名医方案800余则。涉及内、外、妇、儿等临证各科，尤以泄泻、吐血、咳嗽、喘、经行不调、疮疡肿痛等证记载详尽。

6530

分类方案/著者佚名. 抄本，1938

590

本书载医案172则，涉及尿血、阳痿、杨梅疮、下疳、胃脘痛、胁痛、积聚、耳聋、牙疳、失音、中风、痿、怔忡等临床各科病证的治疗方案。

6531

汇集分类临症方案/傅思恭辑. 稿本，1921

541

所载方案属头痛、肝风、温病伤寒等48门，计1100余则医案，内容涉及内、外、妇、儿等临证各科。

6532

方案存查：淋浊、子痛/著者佚名. 抄本.

隐庐居，1949
139

6533
汇集方案/著者佚名. 抄本，1949
590
全书辑内、外、妇、儿等科病案400则，后附医论56条、医方14首。

6534
医林方案/著者佚名. 抄本，1927
590
本书所录病案以肺痿、肺胀、短气、胸痹、呕吐、嗝气、诸血证等内伤杂证为主，并涉及妇、儿科病证。

6535
潜厂验案类编/刘剑南编. 抄本，1946
664

6536
临证心悟录等三种/夏福康辑. 抄本. 夏福康，1928
590

6537
怪疴单/(元)朱震亨著. 铅印本. 上海：商务印书馆，1935(丛书集成初编；84)
1、2、6、7、9、21、139、140、186、251、301、361、391、421、461、493、511、523、541、542、572、579、651、702、721、731、781、791、851、852、901、911、921、922、931、940
本书为将临床罕见之内、外、妇、儿、五官等科疑难怪证之治验记录，汇集成帙，故名。载有胁破肠出、小便中出屎、大便中出尿、口内生肉球等71例验案。各案详其症状及治验之方药，不析病因、病机、立法、治则。所用之方多为土单验方。其证治机理有待进一步研讨。

6538
怪病奇治/杨志一，朱振声编. 铅印本. 上海：幸福报馆，1929
491、590
遴选全国各地征集的中医临床怪病、奇症115个案例，分别介绍其症状、诊断、立法方药、治疗经过、预后等，每案均注明主治医生。

6539
怪病奇治/杨志一，朱振声编. 铅印本. 上海：大众书局，1933、1936
1、590、733A、901、907C、931

6540
中国医学最新著作新医学案/邱崇撰. 铅印本. 中国医学改进学社，1928
139

6541
杂病医案/章次公编. 铅印本. 上海：国医学院，1934(上海国医学院讲义七种；5)
590
本书为上海国医学院的七种讲义之一种。上卷载内、妇科医案10则；下卷专列历代名家对胃疾论治的医案，包括胃脘痛、呕吐、吞酸、反胃等，所选医案随章氏读书记览之便而辑，计25篇。

1.3 别编

6542
孙文垣医案：五卷/(明)孙一奎著. 铅印本. 成都：昌福公司，1923

139、279、280、351、361、412A、412B、514A、521、524、529B、590、664、677A、728A、731、738B、851、907C

又名《生生子医案》《赤水玄珠医案》。本书收载医案250余则。以经治地区分为三吴医案、新都医案、宜兴医案、所治病证列有子目。孙氏精于辨证，治疗能融合前人学术经验，提出新的见解。但案语烦琐，旁文常多于正论。

6543

孙文垣医案：五卷/（明）孙一奎著. 铅印本. 上海：大东书局，1936～1937（中国医学大成；108）

1、2、3、139、270、277、361、391、461、476、511、541、579、589、590、728、831、851、852、901、907B、907C、921、940

6544

石山医案：三卷，附录一卷/（明）汪机著；陈桷汇辑. 石印本，1921（汪石山医书；2）

21、139、186、270、279、289、308A、361、391、396、412A、475A、514A、529A、541、570、572、590、651、664、677A、701、728A、731、738A、738B、781、839A、854、896A、926A

汪机弟子陈桷所辑医案，是他对汪的治疗经验和医案的依类编次，亦有自己的临证经验。每卷医案略分门类，汪氏认为“徒泥陈言，而不知变，乌足以言医”。治病取各家之长，不拘泥于成方，立论比较倾向于朱震亨。在诊法上重视四诊合参，尤长于脉诊与望诊，案中每多记述患者形体、色泽，或以形治，或从脉症入手。附录一卷，载有汪氏门人陈钥论参芪用法2则和李迅所撰汪机小传1篇。

6545

薛案辨疏：二卷/（明）薛己撰；（清）钱临辨疏. 铅印本. 绍兴：医药学报社，1918

139、186、381、391、514A、529A、541、590、851、907C

按病证分为元气亏损、内伤外感、饮食劳倦等21类，约82000余字。以证为题，每证载若干案例，均为内科杂病证治。每案简述证候、辨证与治法。其中叙述脾胃肝肾亏损的证治颇多。确有独创之处。

6546

薛案辨疏：二卷/徐莲塘撰. 铅印本. 绍兴：医药学报社，1918～1921（国医百家；2）

139、139A、277、279、289、462、589、590、706、738A、738B、907B、926A

6547

薛生白医案/陆士谔辑. 石印本. 上海：世界书局，1919、1921、1923、1925

139、186、202、251、254、289、303、381、433A、475A、521、541、590、651、664、677A、721、728A、736、738A、799A、851、852、896A、907C、915、931、942B

本书汇集薛雪生平杂病诊治验案，由陆氏分类校订。载录风、痹、血、郁、咳、哮、虚损、感冒等19类内科病证，以疑难杂证为主，反映了薛氏临证经验和学术思想。

6548

薛生白医案/（清）薛雪撰. 抄本，1925

677A

6549

薛生白医案/（清）薛雪撰. 铅印本. 上海：

大东书局，1936～1937（中国医学大成；110）

1、2、3、139、270、277、361、391、461、476、511、541、579、589、590、728、831、851、852、901、907B、907C、921、940

6550

扫叶庄一瓢老人医案：四卷/（清）薛雪撰. 铅印本. 上海：世界书局，1936（珍本医书集成；78）

1、3、21、139、140、152、185、186、202、254、270、289、301、303、308、309、360、381、396、421、433、461、476、491、541、546、572、579、589、590、706、728、731、738A、781、799A、800、831、839、839A、851、852、871、891、901、907B、907C、911、917A、921、922、926A、931、940、942B

本书以内科时病、杂病为主，兼有外、妇、儿科治案，案语简明。薛氏擅长于湿热病，其辨证之法，突出三焦特点，对其病因、病理、治法分析尤详，有独到的见解。

6551

包氏医案/（清）包桃初，包识生撰. 包氏医宗出版部，1936

309、412A、570、839A

包氏于学校任教授，广泛传播医药知识，为近代著名中医界代表之一。

6552

御医曹沧洲医案：二卷/（清）曹沧洲著；屠锡淇汇编. 石印本. 上海：江左书林，1924

139、186、270、286、289、433A、541、589、590、651、664、677A、701、721、728A、734、738A、738B、741、839A、851、907B、907C、917A、926A、940

上卷为内科，自中风、伤风、温热等20种病证，分门别类依次列述；下卷为五官、外科，列述咽喉、口舌、对口、背疽、疮疖等23种证候。全书共有案例300余。

6553

陈莲舫先生医案/陈秉钧撰. 抄本，1909

590、651、738A

全书载医案88则。上册以咳嗽、痰饮、血证、脘腹痛、肝风等内科病证为主；下册所载20则病案复诊为多，并附有按语。

6554

陈莲舫医案秘抄：二卷/董韵笙编. 铅印本. 上海：中华图书集成公司，1921

139A、202、361、412A、475A、491、514A、590、651、738A、746A、831、852、907B、907C、921

系陈莲舫学生择其经验诸方辑成。卷首载诊治光绪皇帝医案数则，后载各类例案百余则，涉及80多类病证。

6555

陈莲舫医案秘抄/董韵笙编. 铅印本. 无锡：文元书局，1925

139、433A、475A、741

6556

陈莲舫医案秘抄/董韵笙编. 铅印本. 上海：大中华书局，1933、1934、1936

21、139、270、289、590、731、831、839A、851、907C、917A

6557

杏轩医案/（清）程文囿著. 铅印本. 上海：中华书局，1936

412A、514A

书分初集、续集、辑录3卷，收作者历年所治疑难病症验案。以治疗时病为多，对伤寒、温病、复杂外感之治有独到之处。

6558

杏轩医案/(清)程文囿著. 铅印本. 上海：大东书局，1936

21、514A、733A、901

6559

崇实堂医案/(清)姚龙光撰. 铅印本. 杭州：三三医社，1924(三三医书；2)

3、139、139A、186、270、277、308A、361、391、546、572、590、728、731、738A、800、839A、907C、921、940

卷首为崇实堂医学刍言，论述病分客感(即伤寒温病)和杂证两种；次叙医案40则。包括伏邪温症、阴虚火结、血崩、脾虚湿重等证治。每案简述病症、病史，分析病因病机，并述诊断、辨证、方药及预后。所载多为延治误治者，其中以外感温病证治为多。

6560

丹阳林佩琴先生医案/(清)林佩琴著. 抄本. 朱橘泉，1921

590

6561

得心集医案/(清)谢星焕撰. 上海：世界书局，1936(珍本医书集成. 医案类；64)

1、3、21、139、140、152、185、186、202、254、270、289、301、303、308、309、360、381、396、421、433、461、476、491、541、546、572、579、589、590、706、728、731、738A、781、799A、800、831、839、839A、851、852、871、891、901、907B、907C、911、917A、921、922、926A、931、940、942B

本书系谢氏遗著，经其次子谢杏园搜集整理，全书6卷。分伤寒、中风、头痛、虚寒、内伤、痿证、痫厥、便秘、癃闭、吐泻、风火、痰饮、疟症、肿胀、冲逆、诸痛、淋浊、杂症、产后、痉厥、霍乱等21门，总收250余案，每门附列杏园治验效方数则。各案皆先立标题，次述证治，后列方药。

6562

仿寓意草：二卷/(清)李文荣撰. 杭州：三三医社，1924(三三医书；6)

3、139、139A、186、270、277、308A、361、391、546、572、590、728、731、738A、800、839A、907C、921、940

此书仿喻昌《寓意草》之叙述体例撰写而成，共载病案34例，上卷16案，下卷18案。所载验案以内科杂病为主，兼有妇科、五官科等。书中亦采用先议病，后议药的形式，详述疾病始末、病因、病史及诊疗全过程。

6563

费绳甫先生医案：二卷/(清)费承祖撰. 抄本，1913

590、664

本书上卷列经络病、湿热病、吐血、脱肛、遗精等19类病案；下卷列心悸、不寐等8类病案；另附费氏验方。本书病案均先列症状，次列处方，加以辨证分析。

6564

顾西畴方案/(清)顾西畴撰. 抄本. 黄寿南，1870～1914(黄寿南抄辑医书二十种；13)

139

本书系据其门人所录临证方案辑成。

由吴县医生黄寿南辑较精抄并予分类。收载伏暑、春温、湿温、暑湿、烂喉丹痧、痢疾、血症、咳嗽、肿胀、瘕疝、药伤、肝阳痰火、黑疸等外感与内科杂病22种，270余则。每案简叙患者姓氏、证候、立法、方药，简捷清晰。其中诊治温病方案较多，多以成方化裁，善用凉药。末附薛公望治疗痰火纽结、膝痛渗精2案。

6565

曹仁伯医案论/(清)曹存心撰. 杭州：三三医社，1924(三三医书；32)

3、139、139A、186、270、277、308A、361、391、546、572、590、728、731、738A、800、839A、907C、921、940

又名《曹仁伯医案》。载案25则，包括湿痰、头鸣右盛、交肠、血证、湿热痰浊、伏邪、振颤等，多为内科杂病证治。

6566

过庭录存/(清)曹存心撰. 杭州：三三医社，1924(三三医书；14)

3、139、139A、186、270、277、308A、361、391、546、572、590、728、731、738A、800、839A、907C、921、940

又名《曹存心遗方》。共载病案12例，论药1则，主要为内科杂证治验，每案详析病因病机、辨治、立法、方药。医案偏于医理论述，方药从简。

6567

延陵弟子纪略/(清)曹存心撰. 抄本. 黄寿南，1870～1914(黄寿南抄辑医书二十种；17)

139

6568

延陵弟子纪要/(清)曹存心撰；吴元善录. 杭州：三三医社，1924(三三医书；13)

3、139、139A、186、270、277、308A、361、391、546、572、590、728、731、738A、800、839A、907C、921、940

又名《乐山先生遗案》。此书为曹氏指导其弟子吴元善临诊所作医案记录。全书载案48例，包括泄泻、久痢、癫疾、湿热、痎疟、咳嗽、脱营、风湿等，主要为内科诸证。每案详析病因病机，简述证因脉治及方药，案例完整详尽，有多达14诊者。

6569

何澹安医案/(清)何游撰. 上海：大东书局，1937(中国医学大成；第12集. 医案类)

139、514A

以内科杂病为主。分：类中、肝风、眩晕、头痛、咳嗽、吐血、肺痿、虚劳、遗精等。

6570

何鸿舫先生方案/(清)何长治撰. 抄本，1918(重古三何医案；3)

139、139A、186、289、301、302、308A、475A、570、590、664、677A、709、738A

内列痢疾、崩漏、产后、吐血等六类病证的医案。

6571

何鸿舫先生方案/(清)何长治撰. 石印本. 绍兴：医药学报社，1920(鲟溪医述. 重古三何医案；3)

139、152、186、277、279、280、289、433A、514A、529A、541、572、677A、701、702、706、707、800、940

6572

何书田先生方案/(清)何其伟撰. 石印本，1918(重古三何医案；2)

139、139A、186、289、301、302、308A、475A、570、590、664、677A、709、738A

内列咳嗽、胸痹、不育证、虚劳、狂证等十六类病证的医案。

6573

何书田先生方案/(清)何其伟撰. 石印本. 绍兴：医药学报社，1920(鲟溪医述. 重古三何医案；2)

139、152、186、277、279、280、289、433A、514A、529A、541、572、677A、701、702、706、707、800、940

6574

何元长先生方案/(清)何世仁撰. 石印本，1918(重古三何医案；1)

139、139A、186、289、301、302、308A、475A、570、590、664、677A、709、738A

6575

何元长先生方案/(清)何世仁撰. 石印本. 绍兴：医药学报社，1920(鲟溪医述. 重古三何医案；1)

139、152、186、277、279、280、289、433A、514A、529A、541、572、677A、701、702、706、707、800、940

6576

何嗣宗医案/(清)何炫著. 抄本. 夏福康，1925

590

首载会诊方案15个，继之分类载外感、鼓疾、肿胀、三消、不眠、杂症验案73则，于肿胀证治论述较详。

6577

花韵楼医案/(清)顾德华撰. 铅印本. 上海：世界书局，1936(珍本医书集成；67)

1、3、21、139、140、152、185、186、202、254、270、277、289、301、303、308、309、361、381、396、421、433、461、476、491、541、546、572、579、589、590、706、728、731、738A、781、799A、800、831、839、839A、851、852、871、891、901、907B、907C、911、917A、921、922、926A、931、940、942B

书中载血崩、脾肾阳衰、新产瘀滞、调经、痢症、痹痛、肿胀、乳疬、产后咳呛等病案29例。验案记述较完整，多一案数诊或十数诊。

6578

黄澹翁医案：四卷/(清)黄述宁著. 铅印本. 上海：世界书局，1936(珍本医书集成；70)

1、3、21、139、140、152、185、186、202、254、270、277、289、301、303、308、309、361、381、396、421、433、461、476、491、541、546、572、579、589、590、706、728、731、738A、781、799A、800、831、839、839A、851、852、871、891、901、907B、907C、911、917A、921、922、926A、931、940、942B

卷一～二载黄氏医案50余则；卷三～四列其家传类方百余首。书中介绍的方治，不仅有内服调理方，尚有噙化、漱口、擦手、烘脚及热熨等外治方，显示其制方及用方特色。

6579

和缓遗风/(清)金有恒撰. 杭州：三三医社，1924(三三医书；24)

541

此书所载金氏在浙沪等地出诊治疗案例，由门人刘氏记录其师医案。全书收50

余则病例，所诊者皆重症，以时症为多，如温病、痢疾、发疽、孕妇暑温挟湿等。各案诊治前后资料完整。另有与名医会诊时的方案记录，较能体现金子久临床经验。

6580

金子久医案/(清)金有恒著；姚益华辑．铅印本．上海：江东书局，1917、1925、1927、1933、1934

139、186、289、351、475A、529B、541、589、590、651、677A、701、702、709、728A、733A、738、738A、799A、921、940、942B

又名《大麻金子久医案》。此书以温病案例居多。卷一列温病医案50余则，卷二～四列叙风湿、暑温、胸痹、肝风、中风、痿、痉、喉痹、肺痈、痢、崩漏、癥瘕、童疳、鼻衄、呕吐、疝、淋浊、癃闭等病证。

6581

金子久医案/(清)金有恒著．抄本．陈一华，1929

590

6582

问松堂医案/(清)金有恒撰．抄本，1923

590

金氏医案刊于上海编刊的《中医杂志》，与《金子久医案》时有增删。

6583

九峰医案/(清)王之政著．铅印本．镇江：江苏省国医分馆，1936

541

全书分为阴亏、血症等16门，主要以内科杂病为主，书中载有时邪、霍乱、咳嗽等病证45种。各卷以证分类，收载案例百余。

6584

旧德堂医案/(清)李用粹撰；唐玉书记．杭州：三三医社，1924(三三医书；19)

3、139、139A、186、270、277、308A、361、391、546、572、590、728、731、738A、800、839A、907C、921、940

本书选辑医案60余条，多属内科杂病。包括中风、虚劳、血证、腹痛、眩晕、刀伤、血崩、伤寒、胎产、温热、泻泄等证，多为内科杂病中延治、误治之重症治验。每案详叙证候、脉象，分析病因病机，详明辨证机理，立法遣方等项，间有析方论药者。作者强调“医贵精详”。其治案，辨证审脉较细致，能掌握病之标本缓急，析证立方。

6585

孔氏医案：四卷/(清)孔继菼著；田承锡，高延柳等校辑．铅印本，1932

139A、186、308A

书中收录孔氏医案100余则，每案皆先议论病情原委，分清标本虚实寒热，然后处方用药。

6586

李翁医记：二卷/(清)焦循撰．影印本．上海：回澜社，1929(回澜社医书；3)

1、21、139、139A、152、202、254、277、279、289、308A、361、393、412B、433A、475A、514A、529A、541、570、589、590、651、664、706、712、721、738A、799A、896A、907C、917A、921、926A、940

卷上系焦循所录李翁为焦氏家人治效之医案，共8则，以时间为序，包括臂痛、呕血、呕逆、产后痛厥、衄血等证治。卷下为焦氏所校李翁为他人诊治验案，22则，包括伤寒、腹痛、牙龈溃疡、痛疝、咳、咯血、泄泻、产后风、足弱等证治，多为常见病证。

6587

临证医案笔记/(清)吴篪著. 石印本. 上海：集古阁，1919

139A、202、279、289、301、351、385、396、435、450B、475A、514A、511、521、529A、541、570、590、651、664、677A、728A、731、733A、741、799A、921、926A、940

全书记载临床医案，包括内科病证20种、妇人经带及胎孕病6种、杂症及小儿诸症4种，述其病因病机、证候、治法及选方用药，方后附分析、按语。

6588

临证医案笔记/(清)吴篪著. 石印本. 上海：鸿宝斋书局

738A

6589

灵兰书室医案/(清)秦乃歌撰；秦伯未编. 抄本，1928

590

本书以内因、外因分类，载录秦氏临证验案40则，切于临床实用。现存1928年《临证心悟录》等三种合抄本。

6590

凌临灵方/(清)凌奂撰. 铅印本. 杭州：三三医社，1924(三三医书；17)

3、139、139A、186、270、277、308A、361、391、546、572、590、728、731、738A、800、839A、907C、921、940

此为凌氏之遗著，由其徒沈仲圭等整理刊行。全书包括风温夹食、时瘄、喉痹、腹痛、血淋、哮喘等时病、杂病之医案约120则。

6591

南雅堂医案：八卷/(清)陈念祖著. 石印本. 上海：群学书社，1920、1929

139、139A、152、186、202、254、277、279、301、302、308A、309、351、391、412A、412B、450B、463、475A、476、493、514A、514B、529A、541、570、590、651、664、677A、709、721、733、738A、799A、839A、854、896A、926A、940

本书选录陈氏生平治案，原系抄本。传抄至百余年后，于1920年经后人重为编辑，删订予以刊行。全书8卷，按病证分为50余门，包括内、儿、妇科多种病证治案。治法师古而能灵活化裁。

6592

评选环溪草堂医案：三卷/(清)王泰林著；(清)柳宝诒选评. 铅印本. 成都：中医师公会，1943

21、590、853

书分上、中、下卷，依类编次为33门，主要有内伤杂病、中风、痿痹、痰饮、咳喘、失血、呕哕、肿胀以及内痈、外伤、妇儿等病证。王氏医案记述较详，审证精确，证方契合，且再诊案例多，内容比较完整。书中王氏所用诸法，颇有见地，而柳氏所加评按简明中肯。

6593

千里医案/(清)张千里撰. 铅印本. 杭州：三三医社，1924(三三医书；3)

3、139、139A、186、270、277、308A、361、391、546、572、590、728、

731、738A、800、839A、907C、921、940

本书以内科杂病为主，间有外科、五官科治案。分成中风、暑温、温、燥、火等类。强调“凭脉症去病，去病即所以顾正也”，反对一味投以腻补。

6594

钱氏医案/(清)钱铁翁撰著. 抄本，1929

412A

第一、第二册撰于清光绪六年(1880)，第三册撰于光绪二十年，第四、五册分别撰于1927年、1929年。未刊行，其子钱济民、钱选青手抄。本书收载钱氏历年治病验案，以内科病证为主。

6595

邵兰荪医案：四卷/(清)邵兰荪著；史介生评注. 铅印本. 上海：大东书局，1937(中国医学大成；115)

1、2、3、139、270、277、361、391、461、476、511、541、579、589、590、728、831、851、852、901、907B、907C、921、940

收辑绍兴城乡经邵氏治愈的病家留存的治案200余则。分为风暑温热病、虚劳病、内科杂病、妇产科病。

6596

沈氏医案/(清)沈璠著. 铅印本. 上海：世界书局，1936(珍本医书集成；75)

1、3、21、139、140、152、185、186、202、254、270、289、301、303、308、309、360、381、396、421、433、461、476、491、541、546、572、579、589、590、706、728、731、738A、781、799A、800、831、839、839A、851、852、871、891、901、907B、907C、911、917A、921、922、926A、931、940、942B

此书载其治案200余则，援引《内经》及丹溪、东垣诸说，用药擅长理气和胃、豁痰清火而不偏执，案语明晰，详略昭然。书末附医论5则，包括护养法及其佚作《景岳全书评》之跋文等。

6597

沈鲐翁医验随笔/(清)沈祖复撰. 铅印本. 杭州：三三医社，1924(三三医书；4)

3、139、139A、186、270、277、308A、361、391、546、572、590、728、731、738A、800、839A、907C、921、940

此书所记医案包括内、外、妇、儿科。沈氏追忆个人临床经验与见闻，讲述后由周逢儒记录整理而成。

6598

圣余医案诠解：六卷/(清)刘子维撰；李俊诠解. 铅印本. 成都：德胜印刷社，1945

1、2、139、186、202、251、254、270、277、279、280、286、289、308A、361、396、414、461、475A、491、514A、521、529A、590、651、664、721、728A、738A、839A、853

6599

圣余医案诠解：六卷/(清)刘子维撰；李俊诠解. 刻本. 李重俊堂，1946

308A、396、435、590、851、871、940

全书分为14类，凡214案。首列病状原文，次为刘氏医方及治验记录，最后诠解，说明病理、方义。并征引诸书，逐条证实，不尚空言，使后者学能致用，触类旁通。

6600

松心医案/(清)缪松心著. 铅印本，1913

139A、590、664、907C

6601

松心医案/(清)缪松心著. 石印本. 张存存斋, 1915

572、590、603、731、734、907C

本书载述了半术丸、菟丝煎、千金散、伏龙肝饮等治验案40则, 涉及内、外、妇、儿等临证各科, 其中多为缪氏诊治疑难杂证之经验。

6602

素圃医案: 四卷/(清)郑重光著. 铅印本. 上海: 世界书局, 1936(珍本医书集成. 医案类; 77)

1、3、21、139、140、152、185、186、202、254、270、277、289、301、303、308、309、361、381、396、421、433、461、491、541、546、572、579、589、590、706、728、731、738A、781、799A、800、831、839、839A、851、852、871、891、901、907B、907C、911、917A、921、922、926A、931、940、942B

卷一伤寒治效; 卷二暑证, 疟疾, 痢疾治效; 卷三诸中证, 男病治效; 卷四女病, 胎产治效。收病案近200则。郑氏论治崇尚温补, 记录较生动、完整。

6603

王氏医案绎注: 十卷, 附录一卷/(清)王士雄撰; 石念祖编注. 铅印本. 上海: 商务印书馆, 1917、1919、1920、1934、1935

1、8、21、139、152、202、251、270、279、301、303、308、309、351、385A、412B、421、436、450、463、466、521、541、546、590、706、707、709、721、731、738A、738B、741、831、839A、851、854、871、891、896A、901、907B、907C、915、921、931、942B

本书集王氏医案446则。石氏对王案详加注释, 分析病情, 辨明病机, 并对其中叙证遗脉、叙脉遗证、方药剂量等不足之处, 酌情补入, 以更能符合王孟英原案之精神。本书通过石氏注释能更全面领会王氏学术思想及论治经验。

6604

分类王孟英医案: 二卷/陆士谔编校, 周先远评注. 铅印本. 上海: 三民图书公司, 1921

21、907C

6605

分类王孟英医案: 二卷/陆士谔编. 石印本. 上海: 世界书局, 1925～1937

139、139A、202、270、277、412B、433A、491、521、529A、541、590、651、664、706、721、728A、737、738A、799A、831、839A、854、891、896A、907C、915、917A、931

即《王孟英医案》。此书为陆士谔将王氏3种不同医案(即《王氏医案》《王氏医案续编》《王氏医案三编》)重新按门分类编辑而成。全书上、下2卷、58门。上卷以外感证为主, 载外感、伤风、风温、湿温、冬温等外感、时邪病案。下卷述杂证, 载呕吐、噫、呃、胀、肿、痞积等内科杂病及妇产病案。

6606

王孟英案方: 二卷/(清)王士雄撰; (清)石顽辑录. 抄本, 1913(石室丛抄医书十七种; 9)

590

载录病案231则, 涉及病证30余类, 内、外、妇、儿等科兼有, 以斑疹、咽喉、癫狂痫、类中、厥、外痛、妇科、妊娠、产后、小儿等病证为主。

6607

王旭高临证医案：四卷/(清)王泰林著. 上海：世界书局，1936(珍本医书集成；68)

1、3、21、139、140、152、185、186、202、254、270、277、289、301、303、308、309、361、381、396、421、433、461、476、491、541、546、572、579、589、590、706、728、731、738A、781、799A、800、831、839、839A、851、852、871、891、901、907B、907C、911、917A、921、922、926A、931、940、942B

本书收选王旭高多年来以内科杂病为主的外感、内伤、杂病及妇、幼、外科等各科证治验案，分26门列述。所载医案，以内科杂病为主，其中连续复诊医案颇多。案后附方氏所加按语，每门后又有小结，有助于领会治案精神。

6608

问斋医案：六卷/(清)蒋宝素著. 石印本. 上海：铸记书局，1923

286、412A、412B、435、475A、514A、590、712、728A、738A、896A、907C、921、940、942B

蒋氏以论述内、妇科医案为主。全书分心、脾、肺、肝、肾5部，载述暑证、火证、痢疾等43门。

6609

吴鞠通医案：五卷/(清)吴瑭著. 铅印本. 上海：大东书局，1936～1937(中国医学大成；112)

1、2、3、139、270、277、361、391、461、476、511、541、579、589、590、728、733A、831、851、852、901、907B、907C、921、940

6610

吴鞠通先生医案：四卷/(清)吴瑭撰. 刻本. 绍兴：绍兴医药学报社，1916～1921(医药丛书十一种；5)

3、6、139、186、254、277、279、308A、381、385A、391、396、401、450、461、463、475A、514A、541、589、590、651、664、677A、701、712、731、738、738A、839A、901、926A

此书收载病案457例。卷一为温病、伤寒专篇，列病10种，载案143例；卷二～三为杂病，列病35种，载案235例；卷四4为妇、儿治验，列病12种，载案79例。所论温病包括有风温、温疫、湿毒、冬温、暑温、伏暑、湿温、中燥等。

6611

吴鞠通先生医案：五卷/(清)吴瑭著. 铅印本. 杭州：有益山房，1916

2、8、21、139、139A、186、254、289、391、396、412B、435、475A、511、519、664、677A、728A、731、732、737、738、738B、896A

6612

吴鞠通先生医案：二卷/(清)吴瑭著. 石印本. 上海：世界书局，1921、1924、1925、1928

1、139、202、279、308A、351、361、362、412B、433A、475A、514A、521、529A、570、590、651、664、677A、701、707、709、728A、738B、896A、907B、915、917A、931(残)

6613

吴鞠通先生医案：四卷/(清)吴瑭著. 石印本. 上海：校经山房，1922、1925

139、270、279、280、286、475A、514A、907C

6614

吴笠山医案/(清)吴笠山撰. 抄本. 曹氏医

室，1921

590

本书系吴氏生平验案之辑录。全书载录医案 154 则，以胃腹痛、痰喘、肿胀、咳嗽、泄泻、虚劳等内科病证为主，病案记录详细。

6615

吴门治验录：四卷/（清）顾金寿著. 石印本. 上海：千顷堂书局

514A、529A、570、677A、728A、738、738A、799A、907C、590

此书未分科目，内、外、妇、儿各卷均载，以内科杂病为主，收个案 102 例，为顾氏择其生平得心应手案例辑录而成。

6616

萧评郭敬三医案/（清）郭敬三著；萧尚之评按. 石印本. 泸县：嘉明镇正光石印局，1944

279、412B、590、738B、839A、851

6617

许氏医案/（清）许恩普撰. 铅印本. 杭州：三三医社，1924（三三医书；21）

3、139、139A、186、270、277、308A、361、391、546、572、590、728、731、738A、800、839A、907C、921（残）、940

本书收载许氏医案 30 余则，以内科杂病、妇科病证治为主。审证较细致，尤重切脉。案中有用外治、蒸熏疗法获得良效的经验。

6618

雪雅堂医案：二卷，附类中秘旨/（清）张士骧撰. 铅印本. 绍兴：医药学报社，1918～1921（国医百家；6）

139、139A、277、279、289、462、589、590、706、738A、738B、907B、926A

收载经治验案 800 余则。包括外感、内科杂病及妇、儿科证治。以时间为序，不分门类。每案简述病因、证候、脉象及理法方药。末附类中秘旨，专论类中风证治，并引历代名医有关学说详细论述，间附医案。

6619

药园医案/（清）杜钟骏撰. 铅印本. 京华印书局，1920

139、361、590、514A

又名《德宗请脉详志》。此书记载了扬州名医杜钟骏于光绪三十四年（1908 年）应召晋京，为光绪帝诊病的纪实记录。

6620

也是山人医案/（清）也是山人著. 铅印本. 上海：世界书局，1936（珍本医书集成；72）

1、3、21、139、140、152、185、186、202、254、270、277、289、301、303、308、309、361、381、396、421、433、461、476、491、541、546、572、579、589、590、706、728、731、738A、781、799A、800、831、839、839A、851、852、871、891、901、907B、907C、911、917A、921、926A、931、940、942B

本书列述多种病案，包括内、外、妇、儿、五官等各科病证，用药精炼，配伍灵活。但记录较简略。

6621

一得集：三卷/（清）释心禅撰. 铅印本. 上海：世界书局，1936（珍本医书集成；82）

1、3、21、139、140、152、185、186、202、254、270、277、289、301、303、308、309、361、381、396、421、433、461、476、491、541、546、572、

579、589、590、706、728、731、738A、781、799A、800、831、839、839A、851、852、871、891、901、907B、907C、911、917A、921、926A、931、940、942B

卷一有医论17条，历数庸医误人之过，立论明确而言之有据，文笔犀利而少夸诞。主张治病当先熟悉正常生理状态，知常达变才能正确诊断。强调病各不同，治法方药亦应随之而变；后二卷大多为内科杂病医案，治法灵活，常常是内外合治，针药并施。

6622

医案类录/(清)罗定昌撰. 石印本. 上海：千顷堂书局，1917

2、202、254、279、289、302、308A、381、541、570、572、590、664、706、738A、738B、852、921、942B

此书内分9类，计有头痛类、咽喉肿痛类、呕吐泻痢类、咳嗽痰喘类等。每类首设绪论，详述病因病机、次列各型代表方剂，后具医案数则。

6623

医案梦记：二卷，附一卷/(清)徐守愚著. 刻本. 绍兴：裘氏，1920

139、139A、308A、391、476、590、677A、733A、738A、738B、907C

此书所载病案以内科杂证为主，收病证54种，经验方120首。上卷43证，下卷11证，包括虚损、痰饮、暑湿、呕吐、气喘等诸多病证。后附徐守愚之子徐子麟自案1卷，19例。

6624

医案摘奇：四卷/(清)傅松元(耐寒)撰. 铅印本. 浏河：傅氏学古堂，1930(太仓傅氏医学三书；2)

1、21、152、186、361、391、529A、541、570、572、590、651、664、677A、701、728A、781、839A、852、907C、926A、942B

此书选案约140例，所载多为奇疾重证及作者平生诊治有奇验者。卷一～二为杂病，如大头瘟、消渴、类中、真心痛、酒臌等；卷三为外感热病，如伤寒、温病、痉证、痧疹、烂喉痧、霍乱吐泻等；卷四为妇科等证，如胎气、崩漏、产后伤寒、广疮等。每案先叙述延医经过，后议病证与理法方药。

6625

医学摘奇/(清)傅松元著. 铅印本. 浏河：学古堂，1924

590

6626

逸仙医案：二卷/(清)雷涣然等著；龚香圃编校. 铅印本. 上海：六一草堂，1929(六一草堂医学丛书；第2集；1)

362、491、514A、590

上卷分六淫、寒疫、泻痢等6门；下卷分内风、咳喘等15门。书前有“逸仙公小传”。后附方药玄机。

6627

寓意草/(清)喻昌撰. 刻本. 南昌：退庐，1923(喻氏医书三种；3)

140、202、462、741、781

全书收辑以内科杂病为主的疑难治案60余则。前有医论2篇，作者强调“先议病，后用药”，其“议病式”就是一份比较完整的病历格式。

6628

寓意草/(清)喻昌撰. 石印本. 上海：进步

书局(喻氏医书三种；3)

541、931

6629

寓意草/(清)喻昌撰. 石印本. 上海：章福记书局(喻氏医书三种；3)

514A

6630

寓意草/(清)喻昌撰. 石印本. 上海：广益书局，1916(喻氏医书三种；3)

139、851、852、733、896A

6631

寓意草/(清)喻昌撰. 石印本. 上海：锦章书局，1926、1930、1940(喻氏医书三种；3)

1、139、279、280、308A、361、362、514A、514B、529A、590、728A、738B、839A、901、907C、917A、926A、940

6632

寓意草：四卷，附校勘记一卷，校勘续记一卷/(清)喻昌撰. 刻本. 南昌：豫章丛书编刻局，1915(豫章丛书. 喻氏遗书三种)

1、2、7、9、21、251、301、401、421、461、493、511、541、542、579、651、701、721、731、741、781、791、851、852、931

6633

寓意草注释：四卷/(清)喻昌著；(清)谢甘澍注释. 铅印本. 上海：三民图书公司，1936

514A、706

谢氏一生致力于《寓意草》的研究。摘附明代陆养愚《三世医验》及清叶天士之验案与《寓意草》发明互证。内分4卷，收辑以中医内科杂病为主的疑难病案60条例。行间有小字批注，医案后附评述。

6634

临证指南医案：十卷/(清)叶桂著. 刻本. 上海：千顷堂书局，1931

289、383、590、926A

清叶桂临证之医案，由其弟子华岫云辑成。其中内科杂病8卷，妇科、幼科各1卷。内容以病为纲，分为89门，每门附医案若干，再附叶氏门人论治1篇。末附书中所举方剂，便于查阅。

6635

临证指南医案：十卷/(清)叶桂著. 石印本. 上海：广益书局，1919

286、301、351、361、385、852、921

6636

临证指南医案：十卷/(清)叶桂著. 石印本. 上海：大生书局，1934

21、279、351、590、799A、896A

6637

临证指南医案：八卷/(清)叶桂著. 石印本. 上海：文益书局，1919

139、145、186、279、289、302、308A、361、385A、435、461、467(残)、475A、514A、529B、570、590、651、664、677A、701、728A(残)、800、851、896A、907B、907C、917A、931(残)

6638

临证指南医案：八卷/(清)叶桂著. 石印本. 上海：章福记书局，1914

277、475A、514A、664、907C、917A

6639

临证指南医案：八卷/(清)叶桂著. 石印本. 上海：锦文堂书局，1928

139、202、301、467、491、541、

738A、907C、933

6640

临证指南医案：八卷/(清)叶桂著. 石印本. 上海：锦章书局，1928、1931

1、139、279、475A、521、590、723、907B

6641

临证指南医案：十卷/(清)叶桂著. 刻本. 江阴：宝文堂，1931、1933

202、541、590、603、800

6642

叶案疏证/(清)叶桂著；李启贤编撰. 铅印本. 上海：求恒医社，1937

1、2、139、202、301、308、308A、309、361、385、391、397、412A、412B、433、475A、514A、529B、590、664、728A、738B、782、799A、871、896A、907C、922、940、942B

本书系松江李启贤在研读《叶氏医案存真》的过程中所作之随笔疏证及心得。上册有寒热互用法、一再误治见症治症法、补火健脾法、气虚经阻治法、涩通互用法等50法；下册有阳明中暍、伏邪犯胃间疟、下原虚冷疝症、肝肾阴气不足咳呛等50种治法。上、下册共有百法，一案一法，每法先摘录叶桂医案原文及药物，继以疏证。

6643

叶氏医案存真：三卷/(清)叶桂撰. 石印本. 上海：千顷堂书局，1915

2、139、202、279、280、308、308A、385A、522、529A、541、570、651、677A、721、738A、799A、896A、907C、917A、921、926A

本书系叶桂玄孙叶万青将家藏先祖叶桂医方验案及《天元医案》所收录的叶桂医案合并刊出。全书以治疗内伤虚劳疾患医案为多，不再细分门类，每案辨证有据、立方遣药精确。卷一以杂病为主，卷二以温热病案居多，卷三为运用仲景方之验案，如小建中汤、理中汤等案。其杂病诊治重视脾胃，对外感温热病的认识颇有创见。卷末附马元仪《印机草》一卷及祁正明、王晋三医案数则。后经周学海整理点评及分门别类，更名为《评点叶案存真类编》，收入《周氏医学丛书》。

6644

叶氏医案存真/(清)叶桂著，(清)叶万青编. 抄本，1935

361、391

6645

叶氏医案存真/(清)叶桂著；(清)叶万青编. 铅印本. 常州：文化书局，1925

289(残)、514A、728A、852

6646

叶天士医案/(清)叶桂撰. 铅印本. 上海：大东书局，1936～1937(中国医学大成；110)

511、541、1、2、3、139、270、277、361、391、461、476、579、589、590、728、831、851、852、901、907B、907C、921、940

本书将叶天士医案汇集精选，分类编次。载52类病证数百则医案。

6647

叶天士医案存真/(清)叶桂著；(清)叶万青编. 铅印本. 上海：三民图书公司，1936

361、421、541、921

6648

叶香岩先生医案/(清)叶桂撰；黄寿南编. 抄本，1870～1914(黄寿南抄辑医书二十种；8)

139

6649

增补重编叶天士医案：四卷/陆士谔编. 刻本. 常州：文化书局，1925

799A

又名《叶天士医案》《增补叶天士医案》《叶天士医案萃编》。清代叶桂撰，陆士谔重编，刊于1921年。本书将叶天士医案汇集精选，分类编次为4卷，共49门，病证数百则。间附名医论治，阐释机理。

6650

增补重编叶天士医案：四卷/陆士谔编. 石印本. 上海：世界书局，1921～1933

1、139、152、202、254、270、279、286、351、361、381、391、385、385A、412B、475A、514A、514B、529A、590、603、651、664、701、735、738A、738B、799A、839、852、854、907B、907C、915、917A、921、931、940

6651

叶案括要：八卷/(清)叶桂撰，(清)潘名熊编. 铅印本. 广州：大成新记书局，1925、1935

514A、541、590、940

6652

评琴书屋叶案括要：八卷/(清)叶桂撰；(清)潘名熊编. 石印本. 广州：林记书庄，1935

152、270、286、529A、664、677A、712、728A、851、942B

即《叶案括要》。潘氏精选《临证指南医案》《叶案存真》中内容，编成四言歌括，并将平生遵叶氏法所得之验案附后。载中风、肝风、眩晕、吐血等78种证治，按证分类，每类载若干案例，后附方药、辑者按语及验案。

6653

眉寿堂方案选存：二卷/(清)叶桂著；(清)郭维浚纂. 石印本. 上海：大东书局，1937

514A

上卷列春温、时疠、暑、燥病、寒病、冬温、疟疾等；下卷列女科、幼科、痘科、痧疹、外科。所列病证，均介绍辨证立法、处方及疑似之症的辨析。

6654

叶天士医案按/何廉臣编. 铅印本. 绍兴：明强书药局，1922

590

6655

徐批叶天士晚年方案真本：二卷/(清)叶桂著；(清)徐大椿评批. 刻本. 绍兴：医药学报社，1916～1921(医药丛书十一种；10)

3、6、139、186、254、277、279、308A、381、385A、391、396、401、450、461、463、475A、514A、541、589、590、651、664、677A、701、712、731、738、738A、839A、901、926A

又名《徐批叶天士方案真本》。全名《徐洄溪手批叶天士先生方案真本》。系叶香岩晚年方案未刊入《叶案存真》而经"徐灵胎"评定者，后为张振家所得，与门人加校订，张氏心得亦附于上。

6656

徐批叶天士晚年方案真本/(清)叶桂著；

(清)徐大椿评批. 铅印本. 上海：大东书局，1936～1937(中国医学大成；134)

1、2、3、139、270、277、361、391、461、467、511、541、579、589、590、728、831、851、852、901、907B、907C、921、940

6657

摘录经验医案/(清)俞世球著. 铅印本. 上海：商务印书馆，1914、1916

279、475A、541、590、677A、701、896A

6658

瞻山医案：四卷/(清)任贤斗撰. 木活字本. 浏阳：唐文昭室，1924

1、2、139、186、286、385A、391、396、412B、475A、491、514A、541、590、831、839

正文前有"按时察病总诀"，叙认证法则，十二时辰，六气，八卦与阴阳消长进退之关系。医案以时症、杂病为主，其分62门类，每类各数例或十数例。每类前先简述辨证施治要点，后列案例。卷后附方药176首。

6659

张畹香医案：二卷/(清)张畹香著. 铅印本. 上海：大东书局，1936(中国医学大成；114)

1、2、3、139、270、277、361、391、461、476、511、541、579、589、590、728、733A、831、851、852、901、907B、907C、921、940

全书不分门类，载冬温、伏邪、暑湿、诸痛、伤风、咳嗽、疟疾、产后等数十种证治，190余案。多为时病证治，间有内科杂病、妇产科治验。每案简述证候、病因、脉诊、辨治、方药。

6660

张聿青医案：二十卷/(清)张乃修著. 铅印本. 江阴：吴氏，1918

2、139、139A、152、186、251、277、308A、361、412A、412B、475A、514A、521、529A、541、570、590、651、677A、706、709、712、736、738A、896A、917A

又名《无锡张聿青先生医案》。其次序是：先外感，次内伤，再次杂病。每病以主病为纲，而相类者附之。张氏医案脉证精详，机理析微，所选各案理、法、方、药悉备，环环紧扣，反映了作者临床施治的精深造诣。本书是一部较为系统而完备的临床病案分析记录。

6661

张聿青医案/(清)张乃修著. 石印本. 上海：萃英书局，1929、1935

139、286、289、303、361、391、412A、414、475A、491、514A、541、589、590、651、664、728A、733A、737、738、896A、933

6662

赵海仙先生医案/(清)赵履鳌撰. 抄本. 陈亦华，1929

590

本书载录赵海仙医案64则，如劳损、癫狂痫、肿胀、痢疾、便结、噎膈反胃、痹痛、疟疾、肺痈、梅核气、齿衄、鼻渊等病证验案。后附有张聿青先生医案17则、丁甘仁先生医案25例，主要是伤寒、温病、中风、霍乱等验案。

6663

费伯雄医案/(清)费伯雄撰. 石印本. 上

海：萃英书局，1916、1917

308A、362、412A、570、677A、738A、907C

6664

诊余集/（清）余景和撰；丁仲英，恽铁樵等编. 铅印本. 上海：海虞寄舫，1918

8、270、277、279、475A、491、514A、511、529A、541、572、579、590、651、664、677A、706、709、728A、731、736、738A、738B、851、926A

全书载病种92门、医案119则。病证范围以关格、肿胀、湿温、咳嗽、戴阳、泄泻、时毒、发背、产后病等为多，内容主要涉及内、外、妇等科。

6665

诊余集/（清）余景和著. 铅印本. 上海：余鸿仁医寓，1919

361、514A

6666

诊余集/（清）余景和著. 石印本. 上海：千顷堂书局，1935

186、361、589、590、701、738A、839A、907C

6667

诊余举隅录/（清）陈廷儒著；王慎轩校正. 苏州：国医书社，1933（王氏医学丛书）

896A

为著者诊治笔记，内分2卷。所举医案重辨证、审脉及病人体质因素，每案均收同证各病，按证论治。

6668

诊余举隅录/（清）陈廷儒著. 上海：世界书局，1936（珍本医书集成；71）

1、3、21、139、140、152、185、186、202、254、270、277、289、301、303、308、309、361、381、396、421、433、461、476、491、541、546、572、579、589、590、706、728、731、738A、781、799A、800、831、839、839A、851、852、871、891、901、907B、907C、911、917A、921、922、926A、931、940、942B

6669

肘后偶抄：二卷/（清）黄凯钧撰. 上海：大东书局，1936～1937（中国医学大成；125）

511、541、1、2、3、139、270、277、361、391、461、476、579、589、590、728、831、851、852、901、907B、907C、921、940

全书所载治验医案，系黄氏随诊随录。不分门类，伤寒、时病及内、外、妇、幼各科均有所及。

6670

珠村草堂医案/（清）张千里著；徐国璨编. 抄本. 荥阳：恂斋，1922

590

本书共录张氏医案350余则，以水肿、下痢、痁疾、血症、痰饮、咳喘、虚损、类中、痱中、产后诸病为多，辨治颇有特色，切合临床实用。

6671

醴泉医案汇编五种/黄醴泉撰；张寿祥编. 抄本. 颐盦，1912

1

6672

鲟溪医案/陆平一撰. 铅印本. 绍兴：绍兴印刷局，1921

412A

6673
鲟溪医案选摘要：四卷/陆咏婴编. 铅印本，1920
139、590、664、851
本书系历代精华医案之节录要语汇编。载有暴脱、猝中、斑疹丹痦等56类证，涉及内、外、妇、儿、五官临床各科，每证下均有名家精华医案节录若干。

6674
鲟溪医案选摘要：四卷/陆咏婴辑. 铅印本. 绍兴：医药学报社，1920、1921（鲟溪医述；9）
139、152、186（残）、277（残）、279（残）、280、289、433A、514A、529A、541（残）、572（残）、677A（残）、701、702、706、707、800、940（残）

6675
袁春庐医案/谢抡元撰. 刻本. 止止居，1929
590

6676
袁春庐医案/谢抡元撰. 铅印本. 止止居，1929（姚江谢氏医书三种）
139、541、542、590、677A、907C
本书录其所治杂症验案。收载医案69则，以咳嗽、肿胀、胃痛、下痢、月经不调、带下、崩漏等内妇科病证为主。病案记录完备，辨证详明，审脉精细，对药物配伍有独到见解，可资借鉴。

6677
病案实录/王仁叟编. 铅印本. 上海：中医书局，1936（近代医学丛选；4）
590、940

6678
病案实录/王仁叟编. 铅印本. 上海：中医书局，1936（新中医五种；4）
139、433、590、831、907C、926A、940
本书载伤寒、温疫、淋证、惊病、胎前产后等36种病证，内容涉及内、外、妇等临床各科，每证首列概述，次述病名辨析、分类、辨证、治法、预后等，并附病案。

6679
泊庐医案/汪逢春撰. 石印本. 国医会，1944
270
书中收录内、外、儿科35类疾病的医案。案中病人姓氏、年龄、病证、药物剂量等，皆有详细记录。

6680
泊庐医案/汪逢春撰. 铅印本，1941
2、21、139、139A、185、186、202、279、280、289、308A、396、461

6681
藏斋医案/程丹林撰. 抄本，1938
590
本稿系程氏临证验案，载医案195则，以腹痛、咳喘、下痢、肿胀、消渴、遗精等内伤杂病为主。

6682
曹仁伯过庭录存/抄本，1870～1914（黄寿南抄辑医书二十种；16）
139

6683
曹氏医案：五卷/惠卿编录. 抄本，1931
709
本书主要分门辑录曹氏临证医案500余则，每案前述临床症状、病因病机及治疗大法，后列方药，大多属内科临床常见病证，部分为小儿、妇科、五官科病证。

6684

曹氏医方案/曹融甫撰. 抄本，1932

677A

本书收集了曹氏调治内科病、妇科病膏方医案100余例，在治疗上比较强调培补脾、肝、肾三脏。

6685

曹颖甫医案/曹颖甫撰. 铅印本. 苏州：国医书社，1932

139A、746A

6686

曹仲容门诊处方/曹仲容撰. 稿本

139

6687

巢凤初医案/巢元瑞编. 抄本. 祝莨梅，1938

590

本书记载医案近千则，涉及内、外、妇、儿临证各科，尤以感冒、便秘、咯血、月经不调、崩漏、带下等内妇科病证为多，记录详细。

6688

陈莘田医案续集/抄本，1914（黄寿南抄辑医书二十种；10）

139

6689

陈道降医案/陈道降著. 油印本，1917

590

6690

陈焕云先生方案/陈焕云撰. 稿本，1924

139

6691

陈良夫医案/陈良夫撰. 抄本，1920

277

其医案曾收录于秦伯未所辑《清代名医医案精华》中。

6692

陈憩亭医案/陈憩亭撰. 抄本，1927

590

全书载陈氏临症验案520余则。所治疾病以疮疡、肿毒等外科病证为多。

6693

陈如山方案/抄本，1870～1914（黄寿南抄辑医书二十种；11）

139

6694

陈氏医案/陈渭卿撰. 抄本. 吴兴：潘文清，1925（附潘沧孺医案）

590

又名《陈渭卿医案》。本书录陈氏各类脉案65则，附潘沧孺医案83则，以经、带、胎、产、不寐、瘾、泄泻、胀、痞、中满、肿等证多见。于产后病论述甚详，分列郁冒、大虚、风温、痢泻、露瘀、咳嗽、淋崩、腹大9类产后病的论治。

6695

陈氏医垒/陈无咎编. 铅印本. 上海：丹溪学社，1926

733A、852

6696

黄溪大案/陈无咎撰. 铅印本. 上海：丹溪

学社，1929

590、746A、831、922

本书系陈氏生平诊治疑难危重病症验案专辑，由门人彭天演整理。书中所录陈氏诊治危重疑难病证4例，病情复杂，治疗经过记录详细，用药机变灵活。

6697

陈约山医案：二卷/陈约山著. 抄本

590

全书载病案120余则。上卷以大头瘟毒、瘰疬、疔疮、肿、疡等外科疾病为主；下卷以哮喘、肺痿、消渴等内伤杂病为主。

6698

澄心斋医案/薛逸山编. 抄本，1949

738A

6699

畴人方案：六卷/李畴人撰；毛燮元编. 抄本，1949

709

本书为姑苏李畴人临证医案，由其门人毛燮元辑录编著成书。病案以内科医案为主，计录有300余案。

6700

慈溪魏氏验案类编初集：四卷/魏文耀撰. 铅印本. 慈溪：魏文耀医室，1935

186、270、541、590、738、839A、896A

本书录魏氏临证验案182则。卷一燥证、温证、中寒等六淫病案；卷二述痘、厥、痧、胀、霍乱等急证脉案；卷三载虚损、失血、咳饮、肿、痿痹等内伤杂证验案；卷四录痫、疸及妇科病证。

6701

丛桂草堂医草：四卷/袁焯著. 抄本，1914

738B

本书又名《丛桂草堂医案》。卷一至卷三载内、儿病案71则，卷四载妇科病案23则、袁氏医术精湛，辨证体切，用方工稳，每述一病，剖析颇详，反复推敲，以阐明其审症用药之理。

6702

丛桂草堂医案：四卷/袁焯撰. 刻本. 江都：袁焯，1914、1915

1、3、139、139A、152、286、351、361、491、590、651、677A、706、707、712、728A、731、734、738A、839A、931

6703

丛桂草堂医案：四卷/袁焯著. 铅印本. 上海：世界书局，1936(珍本医书集成；69)

1、3、21、139、140、152、185、186、202、254、270、277、289、301、303、308、309、361、381、396、421、433、461、476、491、541、546、572、579、589、590、706、728、731、738A、781、799A、800、831、839、839A、851、852、871、891、901、907B、907C、911、917A、921、922、926A、931、940、942B

6704

翠竹山房诊暇录稿：二卷/曹惕寅撰. 石印本. 上海：翠竹山房，1927

1、186、270、277、361、433A、475A、491、529A、541、570、579、590、664、677A、709、728A、738B、839A、907C、940

全书辑录曹氏临证验案77则，病证涉及坠伤、失血、时痢、温疫、疟疾等临床各科。

6705

存粹社医报：三卷/陆锦燧等编. 杭州：景景医室，1949

541、853

本书辑录陆晋笙、葛廉夫等十三位医家临证心得及其验案。卷一以内科杂病为主；卷二妇儿病为多。所载病案大多奇、怪、难，所录心法则颇有短而精的特点；卷三为“存中粹医话”。

6706

丹阳贺季衡先生医案/抄本. 丁树仁，1935

651

6707

丁济万医案/丁济万撰. 抄本. 赵伯渊等

590

本书系丁氏临证验案汇辑。全书辑有各类医案420则，涉及临床各科病证，尤以泄泻、咳嗽、血证、中风、虚劳等病证为多见。医案记述颇详，剖析入微。丁氏强调扶正祛邪，注重运脾和胃，俾清升浊降，则正气来复而病邪可去。

6708

丁氏临证指南/丁福保撰. 石印本. 上海：医学书局，1917

139A、351、450B、463、467、522、523、529A、541、664、738B、781、871、891、940

6709

丁仲英先生医案/丁仲英撰. 抄本. 志贤，1936

590

为丁氏临诊记录并汇编而成的医案集。收入自1936年9月14日至24日之间的医案158则，案后有方，计158方。136至198案由其于丁济华代诊。病案内容涉及血证、肝气、脘痛、咳嗽、外感、疮痈、眩晕、阴虚、下痢、心悸、湿热等外感、内伤疾病，每案俱先注明患者姓氏及诊病日期，然后记录病状、病机和治则和处方。

6710

冬青医案/金清桂撰. 抄本，1920～1929

664

6711

遯园医案：二卷，附录一卷/萧伯章撰. 铅印本. 长沙：乐中堂，1923

139、186、277、279、541、590、664、728A、799A、831、832、839A

本书系萧氏生平临证验案之辑录，载有医案97则，并附其先考医案7则。以燥证、春温、霍乱、历节、怔忡、痰饮等内科病证为主。

6712

方案存真/顾允若撰. 稿本，1934

139

6713

逢五课艺汇录/凌霨辑. 抄本. 吴兴：潘乐时，1927

590

本书为凌氏同门习医心得汇编，录论文13篇。内容涉及阴阳学说、证候辨别、治则大法、药物功效等。

6714

富安王珍卿先生医案/王珍卿著；钱森集录. 抄本，1914

590

6715

高楚珍先生医案/高楚珍撰. 抄本，1938

590

本稿系高氏临证验案，收载医案203则，涉及病证37种，尤以类中、疟疾、臌胀、咳嗽、月经不调、经漏、血崩等内妇科病为主。

6716

葛载初门诊逐方/葛载初撰. 抄本，1927

590

本书载录霍乱、便血、时疫、虚劳、疟疾、痰饮、痫症等200多则病案，内容涉及内、外、妇、儿等临证各科。

6717

龚遐伯医案/龚遐伯撰. 抄本，1927

590

本书系龚氏生平验案之辑录。分上、下两部，载医案440余则，以泄泻、咳喘、寒热、痢、胃痛、失眠、经行不调等内、妇科病证为多。

6718

顾膺陀诊余集/顾膺陀撰. 铅印本. 上海：中华印书局，1932

1、21、139、590

本书录有顾氏临证脉案101则，以中风、血证、痹、疸、痞、咳嗽、崩漏、血症、胎动不安，小儿吐泻、急惊风等证阐述较详。

6719

怪病神医录/忍公编. 铅印本. 上海：进化书局，1921

590

本书载录作者平生所搜集之奇、难病证162则，内容涉及内、外、妇、儿等临床各科，如道人治消渴、蜈蚣入腹等，治疗采用内治、外治、心理疗法等。

6720

过庭录及其他一种/宋花氏撰. 铅印本. 上海：商务印书馆，1939

852

6721

海外医谈/黄楣孙撰. 绍兴：医药学报社，1920（绍兴医药学报丛书；6）

590

本书系黄氏在海外对中医见闻之笔记，篇幅较小，仅记录新加坡同济医院情形、椰气伤人、食面饭及产后饮食之土俗四篇。

6722

函瘼轩医学就正录/周禹锡述；王慎轩批. 铅印本. 苏州：国医书社，1926

590

6723

何金扬先生医案/何金扬著. 抄本，1927

590

本书系何氏临证验案之辑录，载医案104则。以寒热、下痢、疟疾、吐血、痨瘵、咳嗽、呕吐、泄泻、头痛、怔忡、出血等内伤杂病为多见。

6724

胡古年医案/胡瘦生撰. 抄本，1923

186

主要记载内科杂证，如失血、脾胃病、疟、肝郁、咳嗽、肺虚等近百则验案，记录较简略。

6725

还巢医庐医案/庐江氏撰. 稿本. 浦南，1923

541

书载医案230余则，内容涉及临证各

科，以内伤杂病为主，对“淋证”论述颇详，分有数型，辨证细致。

6726

还生集/李韵笙集；俞炽卿集. 抄本，1946

590

本书载有临证各科医案50余则，以咳嗽、水肿、胸痹等内伤杂病为多。病案记叙过简，或仅录方药。

6727

黄乐亭医案：三卷/黄乐亭撰；缪文德编. 抄本，1949

139、706

本书上卷收录黄氏诊治咳嗽、失音、嗽血、衄血、肺痿医案164方；中卷有吐血、便血、淋浊、遗精、癃闭、二便、气、疝、上下血医案168方；下卷为脾胃、霍乱、作疫、噎嗝、脚气、肿胀、呕吐、嗳气、哮喘、湿、痹医案243方。

6728

黄芸台治病纪效：三卷/黄芸台编. 抄本. 王霖，1938

677A

本书实为清代苏州名医缀松心临证医案，由其门人黄芸台辑录并整理而成。全书据病证类编为36门，以内科杂病为主，兼及妇科、外科。

6729

洄溪医案/（清）徐大椿著；（清）王士雄编. 铅印本. 上海：三民图书公司，1934

139、186、541、706、741

共分内科35种、妇科8种、儿科1种、外科12种。每种包括同类病案一例至数例。

6730

洄溪医案唐人法/（清）徐大椿；黄恩荣编述. 刻本. 上海：千顷堂书局，1933

139、152、433A、590、664、800、907C、931、933、940

黄氏平生宗仰洄溪医论，认为徐灵胎内、外治法多本《千金方》。编撰本书，旨在阐明徐灵胎学术思想与唐人《千金》法之间的渊源师承关系。全书录洄溪医案54则，如中风、周痹、伤寒、温疫、痰喘、水肿、怔忡等，案中论治，中风首取千金小续命汤，产后血臌则明言用唐人法，肺痈亦用千金苇茎等。另陈自明、叶天士、王孟英之治法用药，有与徐案相发明者，间亦采入。案后黄氏加按，自述经验，间引名家之治论，并参入了现代医学的观点，书末附有徐灵胎先生传、论学医、《唐千金类方》自序、《徐洄溪外科》自序等。

6731

俭贻草堂医案/张兰著. 抄本. 许定初，1947

590

本书记录了内、外、妇科的暑病、痢疾、臌胀、类中、产后、崩漏、梅毒等12种病证的300余例病案。

6732

见心医案：二十七卷/著者佚名. 抄本，1938

590

本稿专辑外科临证验案。载录医案1500余则，以痈、疽、疔疽、瘿瘤、瘰疬、癣疥等证为主，按发病部位分部记录，病案言简意赅。

6733

江亦田方存：二卷/江亦田撰. 抄本，1927

590

卷一录亦田临证医案87则，以咳嗽、呕吐、腹膨、痞、经闭、产后病为主；卷二载医案163则，病证以发热、斑疹等多见。

6734
金氏门诊案/金有恒著. 铅印本. 杭州：三三医社，1924(三三医书；26)
3(残)、139、139A、186(残)、270、277、308A、361(残)、391、546、572、728、731、738A、800、839A、907C、921(残)、940(残)
又作《金氏门诊方案》。金有恒(子久)著。此书共收病案百余例，均系门诊记录。

6735
金氏医案/抄本，1927
475A、541
本书首载病案16则，涉及临证各科，以内、妇科病证为主，辨证较详，用药精专；次录某些医家对疫、痧、痧喉三证的论述，颇有见地，末附松江朝必白膏方案，50余则。

6736
金爕堂医案/金爕堂撰. 抄本，1927
709
本书载伤寒、停经、胎产、风痹、带淋、劳怯等医案64则，证因脉治详尽，选方用药平和。书末附王氏医案及吴倬云治痰火方。

6737
经验丛谈/胡海鳌撰. 铅印本，1934(医学举隅)
590
本书集胡氏三十年之创闻160余条，涉及内、外、妇、儿等临床各科病证及针灸、药物、炮制法、服药方法等方面。

6738
景氏医案/景仰山撰. 铅印本. 奉天：关东印书馆，1923(景氏医书二种；2)
475A、514A

6739
靖安治验录初集/费靖安撰. 铅印本，1937
1

6740
静岩医案/释忍觉撰. 抄本，1911
651
本书以外科病证为主，收治疗四肢干木冷麻、游面湿毒皮烂等证医案共227例，医案略述病因、病机及证候，后列治方，以一病一方者居多。

6741
纠方医案/著者佚名. 抄本. 显山庄，1940
896A

6742
九芸医案/许少华撰. 抄本，1949(九芸医馆医学丛书；2)
731

6743
九折斋医案/顾峰撰. 抄本. 江苏：陈霖生，1933
701

6744
橘香庐医案/陆智澄编. 铅印本. 上海：世界书局，1931
491、590、731、746A

内收经治大头瘟、痧毒、疝气、横痃、牙疳、噎膈、便血、梅毒等临床验案 39 例。

6745

觉庐医案新解/卢觉愚著. 铅印本. 香港：卢觉愚，1938

590

本书载录卢氏临证医案 40 则，病名取中西两说，如肺炎、肠炎、脚气、痿、痹、痫、吐血、痰喘、失眠、胃病、甲状腺肿、产后热等，末附医话录存。

6746

李洪飞医案/李洪飞撰. 抄本. 朱思九，1927

590

6747

临床日记/庞石顽著. 稿本，1933

921

本书记述了著者临床经治医案 360 多例，内容包括辨证论治、疗效分析，以及随访验证后的心得体会等。

6748

临床治验录/周介人编. 铅印本. 北平：华北国医学院，1948

186

华北国学院讲义。

6749

临证汇集/倪明编. 铅印本. 嘉兴：世界书局，1936

3、186、254、279、286、433A、514A、541、570、590、839A、921、940

本书有论有方，论病凡 108 种，涉及临床各科；集方载《伤寒论》方 41 首、《金匮要略》方 25 首、《医方集解》方 90 首、《景岳全书》方及其他医书之方 146 首，另附自拟方 25 首及妇科验方 100 余首。

6750

临证指掌/郇思亮撰. 石印本. 长沙：求知书店，1948

590

本书载录郇氏业医 40 年之临证心得体会及部分医案。对疾病诊断、鉴别及治疗俱条分缕析，颇具独到之见。

6751

临证治案/王丕显撰. 抄本，1949

541

本书载 60 余则临证医案，诸案颇多复诊，内容涉及临证各科，而以内、妇科病证为主。

6752

临症实验录/中国国医函授学院编. 铅印本. 天津：中国国医函授学院，1927（新国医讲义十三种；13）

308A

录有六淫病症、温病、疟、痢、厥、血证、消渴、对口疮、疝、痔疮、痫以及部分妇科病证。各类证治之下均附脉案，详载病因病机、症状、辨证治疗、处方、用药。

6753

临症实验录/国医函授学院编. 铅印本. 天津：国医函授学院，1937（新国医讲义教材十四种；14）

139、186、590、721（残）

6754

刘鼎阳医案/刘鼎阳撰. 抄本. 南邑：季辛

斋，1945

590

本书载录刘氏临证验案491则，并附有何氏医案4则、膏方5首，以及陆梅岭案2则、验方21首。所录医案以眩晕、肿胀、下痢、咳嗽、月经不调、崩中带下等内妇科病证为主。

6755

刘氏医案：四卷/刘少方撰. 抄本，1924

139

全书载病证60种，验案近200例。以内科杂证为主，妇、儿、五官科病次之。医案中不仅详载病人姓氏、年龄、病证及辨证治疗经过，用药法则，并录有学生的提问与答疑，对理解作者辨证用药特点颇有益处。

6756

柳冠群先生医案/抄本. 大昌元，1949

590

6757

鲁楼医案/刘复，李鼎撰. 铅印本. 上海：江东书局，1927

728A

刘民叔撰，由门人李鼎编辑。是书所载34则案例，皆系刘氏所治奇难险症，包括胃癌溃血、卵巢癌、子宫癌、肝癌腹水、亚急性细菌性心内膜炎、腹膜炎、肋膜炎、脑溢血、高血压、糖尿病、血吸虫症并发肝硬变、肺结核等病。每案均详述疾病诊断、化验等方面内容，以及刘氏所用方药。刘氏喜用巴豆猛峻之剂，此为是书突出之处。

6758

罗谦甫治验案：二卷/裘庆元辑. 活字本. 绍兴：医药学报社，1916（医药丛书十一种；4）

3、6、139、186、254、277、279、308、381、385A、391、396、401、450、461、463、475A、514A、541、589、590、651、664、677A、701、712、731、738、738A、839A、901、926A

全书录罗天益（包括其师李杲）验案88例，均从《卫生宝鉴》中辑出。上卷54则；下卷34则，内科杂病为多，间有外科、妇科、儿科诸案。

6759

孟河巢小芳先生医案/巢小芳撰. 抄本. 丁树仁，1929

651

6760

孟河丁甘仁晚年出诊医案/丁泽周著. 抄本. 上海：三槐堂王根源，1937

590

6761

孟河丁氏医案：十五卷/丁泽周撰；丁济万编. 上海：华丰印刷铸字所，1927

3、139、202、286、308A、412A、475A、514A、541、570、590、677A、728、728A、731、734、839A、896A、907B、907C

本书乃丁氏临床验案之总结。系著者逝世后，由其孙丁济万汇编刊刻。卷一载录伤寒、风温、暑温、湿温、痉症等病案；卷二载录霍乱、泄泻、痢疾、白喉、痧后等病案；卷三载录中风、类中、神志等病案；卷四载录咳嗽、痰饮、哮喘、肺痈、吐血等病案；卷五载录痿痹、诸痛、消渴、肿胀、脚气、黄疸、呃嗳等病案；卷六载录疝气、癃闭、遗精、症瘕、淋浊、血证等病案；卷七载录调经、崩漏、带下、胎前、产后等妇科病案；卷八载录脑疽、骨槽风、大头瘟、时毒、瘰疬等外科病案。收载验案641则，其中颇多险症重病。

6762
孟河丁氏医案：八卷/丁泽周撰；丁济万编. 孟河：崇礼堂，1927、1928、1931、1937
2、139、186、277、279、301、303（残）、308A、391、412B、461、529、529A、541、589、590、651、664、728A、731、733A、738A、799A、839A、871、896A、926A

6763
孟河丁氏医案：八卷/丁泽周撰；丁济万编. 上海：商务印书馆，1931
139A、277、362、709

6764
孟河丁氏医案：八卷/丁泽周撰；丁济万编. 文明书局，1931
896A

6765
孟河丁氏医案/丁泽周撰；丁济万编. 铅印本. 上海：丁济民诊所，1947
21、546

6766
思补山房医案/丁泽周撰. 铅印本. 海陵：罗塘萃农医室，1931
514A

6767
医案讲义/丁泽周撰；施今墨编. 铅印本. 华北国医学院，1936
139
本书选录《孟河丁氏医案》及《喉痧症治概要》两书的主要内容编成讲义，作为教学之用。前者载有内、外、妇、儿诸科约200余案例；《喉痧症治概要》卷首论述时疫烂喉痧，次列烂喉痧验案数十则。

6768
孟河马伯藩先生医案/马伯藩撰. 抄本. 泰兴：刘光祖，1929
651

6769
孟河马济清先生医案/马济清撰. 抄本
651

6770
缪芳彦医案：三卷/缪芳彦撰. 抄本，1911
590
本书系缪氏临证验案辑录，又名《缪氏医案》。载有医案130余则，以胃脘痛、肿胀、咳嗽、寒热、痢疾、泄泻、头痛等内科杂病为多见，并涉及外、妇、儿等科，医案记述详尽。

6771
潘沧孺医案/潘沧孺撰. 抄本. 吴兴：潘文清抄录，1925（陈氏医案附录）
590

6772
潘氏医案/抄本，1927
590
本书载录头、面、颈、腰、背、耳、口齿部等常见外科病证130种，每证后详列症状、病机分析、治法和处方、用药。

6773

平远楼医案：四卷/平远庐辑编. 抄本，1927

709

本书为临床医案汇编，分为 98 门，辑录临证内科医案 400 余则，案中有病机、病因分析，治法方药详备，内容涉及内、外、妇、儿等科，而以内科为主。

6774

齐氏医案：六卷/（清）齐秉慧纂著. 石印本. 上海：十顷堂书局，1922

139、139A、186、202、270、301、308、308A、396、433A、450、476、541、570、589、590、664、677A、701、728A、733A、738、738A、738B、799A、839A、852、854、896A、907B、907C、917A、921、940、942B

又名《齐氏医案崇正辨讹》。每卷医案前多附论医理，或插有脏腑图。收病案数百例。书中附有医门十劝诗，病家十戒及医德俚言等。

6775

齐氏医案：六卷/（清）齐秉慧著. 石印本. 上海：大成书局

871、896A

6776

奇病实验/江少萱编. 上海，1926

1

作者以三十年行医经验，选辑治验 40 则。治案多咳喘、头痛、吐血、泻痢、肿胀、妇人血崩及产晕等，并有若干药误病案载录。书末附辨论，列短文 19 篇，大多系江氏所作医论医话，如“南洋热带无伤寒禁用羌活、防风、葛根论”等，另有数段养生格言。本书扉页有刘彧序及其弟江一南序，可略知作者身世经历及医德人品等。书末有江一南、江祯夫跋。

6777

谦斋膏方案/秦伯未编. 稿本，1938

590

本书系秦氏临证验案之辑录。载有临床各科医案 69 则，以胃脘痛、痰喘、咳嗽、咯血、心悸、眩晕、头痛、失眠、遗精等内科杂病为主。

6778

秦笛桥医案精华/秦伯未编. 石印本. 上海：新中医医社，1928

590

6779

乔助兰先生医案/乔助兰撰. 抄本，1938

590

本书记录乔氏临证验案 180 则，以咳嗽、肿胀、痰饮、癃闭、月经不调、带下等内妇科病证为主。

6780

勤慎补拙方案集/张芝田撰. 抄本. 冯在田抄录，1912

590

全书分为三部。首论春感温邪治验，次论秋感伏邪治验，最后附录幼科常见疾病治法，反映了张氏丰富的临床经验。

6781

张芝田门诊医案/张芝田撰. 抄本，1912

590

6782

青囊术：二卷/马小岩撰；王羹梅，周韵笙编次. 抄本，1927

590

本书系马氏及何书田临证验案辑录之合抄本。上卷载录马氏医案62则，以咳嗽、哮喘、泄泻、胃腹痛、痢疾、经行不调及外科疮疡肿毒等病症为多见；下卷名《何书田先生医案》；载录何氏医案200余则，涉及外感内伤及经、孕、胎、产等妇科疾患。

6783

青霞医案：一卷/沈青霞著. 铅印本. 上海：世界书局，1936(珍本医书集成；76)

1、3、21、139、140、152、185、186、202、254、270、277、289、301、303、308、309、361、381、396、421、433、461、476、491、541、546、572、579、589、590、706、728、731、738A、781、799A、800、831、839、839A、851、852、871、891、901、907B、907C、911、917A、921、922、926A、931、940、942B

清代沈登阶(青霞)撰于光绪十八年(1892年)。此书收载内、外、妇、儿杂证治案20余例。如秋燥、热病内陷危证、噎膈、中风、小儿抽搐、乳癖等证。

6784

蓉城医案/王钟岳撰. 抄本，1920

590

6785

乳石山房医案/高映清撰. 抄本，1949

475A

6786

阮氏医案：四卷/阮怀清著. 抄本，1927

738B

本书系阮氏临证医案集。卷一载暑、湿、风、寒、燥、火、风湿、中风、类中风、咳嗽、怔忡、眩晕类；卷二载虚劳、痰饮、喘哮、耳目、头痛、胸胁痛、腹痛、血证、隔症、泄泻、痢疾、肿胀、黄疸类；卷三载呃逆呕吐、遗精、便闭、疝气、痉厥、痿症、积聚、风温、湿温、暑温、湿热杂症类；卷四载妇科(调经、胎前、产后、崩漏、带浊、症瘕、杂症)、儿科(痘疹、麻方)类。

6787

三衢治验录/王一仁撰. 铅印本. 上海：中医书局，1932

746A

6788

三余记效/黄升阶撰. 抄本. 虞山：黄伯谦，1940

590

本书载医案1138则。内容丰富，涉及内、外、妇、儿等临床各科，对中风、眩晕、虚劳、哮喘等内伤杂病医案记载尤多。

6789

沙氏医案/沙桐君撰. 抄本，1911

475A、590

本书汇集沙氏临证验案数十则，所载病案以风湿、时疫、疟疾等内科疾病为多。医案内容颇丰，症状、辨证、分析、选方、用药等项俱全。

6790

邵氏医案：一卷/邵兰荪著. 铅印本. 上海：世界书局，1936(珍本医书集成. 医案类；74)

3、21、139、140、152、185、186、202、254、270、277、289、301、303、308、309、361、381、396、421、433、461、476、491、541、546、572、579、

589、590、706、728、731、738A、781、799A、800、831、839、839A、851、852、871、891、901、907B、907C、911、917A、921、922、926A、931、940、942B

此书系邵氏临证散方，收载外感、温热、暑湿、内科杂病、妇产科等数十种证治。

6791

沈平舟先生方案：二集/沈平舟撰. 抄本 土霖，1927

139、590

6792

沈苹洲医案/沈苹洲撰. 抄本，1927

590

本稿为沈氏临证验案。全书载录医案241则，以春温、风温、湿温、暑温、伏邪、秋燥、冬温等病证为主。

6793

沈氏临证指南/抄本，1938

541

原书分上、下卷，今残存“中风”、“霍乱”、“咳嗽”、“腹痛”等内伤病证论治内容。

6794

沈嗣源医案/沈嗣源撰. 抄本，1927

590

本书载录沈氏临证验案200余则，涉及临床各科，病证以虚劳、痢疾、哮喘、厥、淋、血证及经行不调、崩漏为多见。

6795

圣方治验录/邹趾痕辑. 铅印本. 北平：邹趾痕，1936

277、279、541、590、664、731

本书采用病案形式记录方证，载病案23则，方70余首。内容涉及内、妇、儿科各科证治，其中对战汗记载较详。

6796

实验临证医案/徐俊[illegible]撰. 抄本，1949

289

6797

淞滨实验录：二卷/朱应征撰. 铅印本. 吕园医室，1936

186、412A、542、590、831

本书录朱氏临证验案200余，病种涉及内、外、妇诸科，以发热、咳嗽、呕吐、泄泻、中风、眩晕及痛经、经闭、经行不调、产后诸证为多见。

6798

孙氏别业医案选存/孙晓初撰. 铅印本. 孙氏映雪山房，1932

741

6799

太平医案/乐夔撰. 抄本，1929

741

6800

陶氏医案/沈东霞编. 抄本，1949

541

本书载医案30则，以胃脘痛、癃闭、咳嗽、泄泻、淋证等内科杂病为主。

6801

陶禹卿治验/陶禹卿撰. 抄本，1911

277

6802

退庐医案/陈浚撰. 铅印本. 绍兴：医药学报

社，1916～1927(医药丛书五十六种；8)

139A、391、590

本书载录吐血、劳淋、泄泻、湿热等内科杂证，以及皮肤、妇科等治案17则，每案均详述病因病机、证治法则与方药。

6803

退思斋医案/抄本. 缪仲康抄录，1927

279

6804

万病处方例案/陈景岐编. 铅印本. 上海：中西书局，1939

2、139、461、590、738、931

上册列外感六淫病病案14种，下册载内伤杂病案50种。每病分列治例、诊案、阅析医理，通俗易懂。

6805

王惠坪先生医案/王惠坪撰. 抄本，1938

590

本书系王氏临证验案，载医案173则，以温病、疟疾、痢疾、月经不调、产后诸虚等证为主。病案记录简单明了，辨证细致。

6806

味腴医案/王子善撰. 抄本，1927

590

本书录王氏临证验案307则，以泻利、呕哕、呕血、咯血、痰饮、咳嗽、痞满、痛证等内伤杂病为主，所载医案论述较详。

6807

问答医案/抄本，1938

590

本书收录医案14则，内容涉及虚劳、吐血、痢疾、胁痛、发热等病证。病案记录采取问答形式，溯本探源，推究病因病机。以及治疗之正误，辨证细致，脉理详明。

6808

吴门顾氏医案/顾得昌撰. 石印本，1928

277

6809

吴医方案/曹维坤撰. 抄本. 王守恒抄录，1938

677A

6810

吴主山医案/抄本，1921

590

6811

奚咏裳先生医案/奚咏裳撰. 抄本. 缪仲康抄录，1927

279

6812

惜分阴轩医案/周镇撰. 刻本. 绍兴：医药学报社，1916(医药丛书十一种；6)

3、6、139、186、254、277、279、308A、381、385A、391、396、401、450、461、463、475A、514A、541、589、590、651、664、677A、701、712、731、738、738A、839A、901、926A

本书系周氏生平临证随手所录，不分门类，稍加整理而成。全书录周氏临证验案286则，以内伤杂病为主，间有妇、眼、喉、伤等科。每案详述病因病机、辨证、治则与方药。

6813

溪慈魏氏验案类编初集：四卷/魏文耀撰. 铅印本. 杭州：弘文书局，1935

186、270、590、738、839A、896A

本书分一至四卷分别介绍中风、伤寒、署淫、燥淫、温热、霍乱、痧胀、泄泻等病案。

6814

萧德铭先生方案/萧德铭撰. 抄本，1938

590

6815

徐渡渔先生医案/徐渡渔撰. 铅印本. 杭州：三三医社，1924(三三医书；32)

3、139、139A、186、270、277、308A、361、391、546、572、590、728、731、738A、800、839A、907C、921、940(残)

又名《徐氏医案》。清徐渡渔撰，张元瑞录。一卷。抄录徐氏门诊方案，分类编辑成书。载案凡208则，万余字。按温、疟、痢、杂证分为四类，其中温病又分春温、夏暑、伏暑、冬温四类叙述。每案记述脉证方药，简明清晰。

6816

严苍山先生医案/严云著. 抄本，1945

590

本书列温病、泄泻、发热、经行腹痛、带下、小儿痞积、疟疾等13种病证，近110则医案。

6817

杨寿山医案/杨寿山撰. 抄本，1938

664

6818

姚景翁方案/姚景翁撰. 抄本，1949

709

6819

姚云江方案/姚云江撰. 抄本. 陆元熙抄录，1945

590

本书为姚氏临证验案辑录。涉及泻痢、伤寒、便血、秋温、牙宣、舌疳、乳蛾、急慢惊风等内、外、妇、儿、五官等病证。书末并附徐小圃伤寒医案3则。

6820

临证笔记/恽铁樵撰. 铅印本，1928

412A、476、799A

6821

临证笔记/恽铁樵撰. 铅印本. 上海：章氏医寓，1941～1948(药盦医学丛书. 第4辑)

254、361、385A、391、421、433、450、450B、461、728A、731、781、907C

系《药盦医学丛书》之一。本书为恽氏部分临床经验之记录，载有周君志禹热病案，心房病治验案等外感、内伤病案17则，每则医案皆详细记载治病经过、用药加减、临床心得等。

6822

临证笔记/恽铁樵撰. 铅印本. 上海：民友印刷公司，1948

139、851、942B

6823

药盦医案全集：八卷/恽铁樵撰. 铅印本，1928(药盦医学丛书；22)

412A、476、799A

6824

药盦医案全集：八卷/恽铁樵撰. 铅印本. 上海：民友印刷公司，1936

1、2、139、186、270、279、280、301、308A、351、361、391、393、412A、412B、433A、461、491、514A、529、

541、579、589、590、664、677A、709、721、738A、799A、839A、853、896A、907B、907C、917A、922、926A、940、942B

本书系恽氏生平临证验案之辑录，由门人顾雨时、李鸿庆、仲添澜编集，章巨膺增选，全书8卷：卷一伤寒门；卷二温病门；卷三风病门，分神经病、肝胃病二类；卷四杂病门，分水肿、噎膈、喘咳、黄疸、泄泻、疝气、失眠、消渴、湿热九类；卷五虚损门，分肺病、咳嗽、吐血、遗精、瘰疬、肾病六类；卷六时病门，分疟疾、痢疾、喉疾、麻疹、霍乱、脑炎、肝阳七类；卷七妇女门，分经带、胎前、产后、症瘕、杂病五类；卷八小儿门，分惊风、天痘、痧疹、咳嗽、食积、泄泻、杂病7类。

6825

药盦医案全集：八卷/恽铁樵撰. 铅印本. 上海：章氏医寓，1941～1948（药盦医学丛书；22）

254、361、385A、391、421、433、450、450B、461、728A、731、781、907C

6826

药盦医案全集：八卷/恽铁樵撰. 铅印本. 上海：新中医学出版社，1948（药盦医学丛书；22）

139、186、396、450、541、579、651、728、731、907C、921

6827

医案汇参/著者佚名. 抄本，1938

572

本书分杂证、瘟疫、胎产3类，载案150余则。杂证类主要载录内伤杂病，对中风、消渴、传尸痨、关格等论述颇多；瘟疫类对黄疸、发斑、伤寒时疫等诊治较详；胎产类则分经脉、胎孕、产后等8门，后作专题阐述。

6828

医案集方/汪藕香撰. 抄本，1914

590

本书载医案290余则，内容涉及临证各科，以内伤杂证及妇科为多，对痨病、黄疸、痛经等证述颇详。

6829

医案集腋/吴炳撰. 抄本. 叶劲秋，1927

590

本书录吴氏临证验案186则，以发热、恶寒、暑温、湿热、泄、痢、虚损及血证等内伤杂证为多。病案记载较详，对发热、恶寒、泄泻、痢疾等证论述颇有见地，常用经方，味少而量轻。

6830

医案临证方/章维周编. 刻本，1928

514A

6831

医案偶存/刘受祖撰. 铅印本. 上海：千顷堂书局，1938（庸隐室医书三种；3）

590

6832

医案杂录：二卷/著者佚名. 抄本，1938

541、831

6833

杨氏集方：五集/杨涤生撰. 稿本，1938

590

本书为医案记录。皆为初诊，无复诊记录。其第一集记病例121则，第二集记病例161则，第三集记病例132则，第四集记病例115则，第五集记病例104则。全书记病例688则。

6834
医案杂俎/陈在山撰. 稿本，1927
139
系《云深处医案》之附录。本书是1915年王岳东学校为学生设置的试题与答卷。分为三种考试方法，首先考其书写病历的程式；继考临床课，设病例10个，由考生诊断处方；三为基础理论题。各卷均有教师批语及判卷结果。

6835
无倾室医案/郑业本编. 石印本
832

6836
云深处医案/陈在山撰. 稿本，1927
139
本书体例独特，不以病证分门，而以药物性味分类。分为健补之剂、疏通之剂、清解之剂、幼科诸证四部分。医案记载患者姓名、年龄、病因、病机、症状及方药，记录颇详。陈氏精于内、妇两科，书中不乏有效病例，可供借鉴。末附《医案杂俎》。

6837
医楔大要/张雨三著. 铅印本. 太原：成文斋，1935
412A

6838
医学方底/著者佚名. 抄本，1949
590
所载医案内容丰富，涉及内、外、妇、儿、五官等科，病证以咳嗽、胃痛、泄泻、痹、风湿、经期不定、痛经、坠堕损伤、痞积、耳目疾等为主，有一定参考价值。

6839
医学实验/周声溢撰. 铅印本，1922(周菱生医书二种；1)
590

6840
医学实验/周声溢撰. 铅印本. 上海，1925(周蓤生医书二种；1)
139、412A、541、579、590、731
本书为周氏临床治验集录，与其论述诊法、医理及用药宜忌的《靖盦说医》两相参证，互相补充。书内记载伤风、肝脾两滞病、越阳证、盗汗等治法病案45则，以内伤杂病为主。

6841
异常医案/赖广基撰. 石印本. 上杭裕兴，1933
202

6842
医案/著者佚名. 抄本，1949
590
本稿辑录医案392则，以胃脘痛、眩晕、泄泻、中风、月经不调、产后诸虚等内妇科病证为主，病案记录详细，复诊颇多。

6843
殷受田医案/殷受田撰. 抄本，1930～1939
590

6844
拥书庐临症医案/拥书庐主撰. 抄本，1927
709

6845

俞新甫医案/俞新甫撰. 抄本，1938

590

本书收载俞氏临证验案 61 则及卫蓉塘医案 181 则，以肿胀、胁痛、痢疾、胎前寒热、胎动不安等内妇科病证为主。

6846

越舲上人医案/张尧昌撰. 抄本，1938

738B

本书记载越舲上人内、外、妇、儿各科医案计 211 则，每案详叙病人发病、病症、脉象、诊断、医疗方药等。

6847

云间韩半池先生医案/韩和叟撰. 抄本. 马氏，1943

541

6848

张蓝祥医案/张蓝祥撰. 抄本. 思补斋刘一豪，1915

896A

6849

张氏方案/张国华撰. 成都，1932

851

6850

张氏医案：二卷/张仲寅撰. 稿本. 唐伯铨

590

本书载录张氏临证脉案 140 则，以温病、咳嗽、血证、疟、癖撑、痞、蛊胀及血崩、经闭等内、妇科病证为主。

6851

张氏医案/张国华撰. 日新印刷社，1932

853、907C

6852

张咸斋医案/张咸斋撰. 抄本，1927

590

本书系张氏生平临证验案之辑录。上册载录咳嗽、泄泻、胃脘痛、肿胀、痿、痹等内伤杂病及经、孕、胎、产等妇科疾病的方剂 61 首；下册收录病案百余则，以眩晕、头痛、胃脘痛、咳嗽、劳伤吐血等证多见。

6853

章纳川疑难杂症医按/章纳川撰. 石印本. 上海：会文堂书局，1923

21、139、270、279、308、396、412B、521、529B、590、664、839A、896A、907C

本书即章氏所著《汤头钱数诀微》之卷四。为章氏将前后疑难杂证按汇成一卷，载录内、妇科临证验案 20 余则，随诊随记，不分门类。

6854

赵继庭医案/赵继庭撰. 抄本，1927

590

本书为赵氏医案集，载病案 306 则，以内科病案为多，病种有吐血咳嗽、久淋、心悸吐血、干血劳损、反胃等，也有部分妇科病案，如停经、带下、产后咳嗽等。

6855

赵瑞洲医案/赵瑞洲撰. 抄本，1938

590

本书辑录赵氏临证验案 78 则，以咳喘、心悸、胁痛、虚劳、月经不调、带下等内妇科病证为主。所载医案，脉证、理法、方药俱全。

6856

诊余随笔/章浒笙撰. 石印本. 庐江周电

记，1946
590
章氏以笔记形式载录临证心得和研讨体会。列读书、药品利用、补剂之解、病证鉴别、汤丸膏方制法之商榷、医学应改进等专题。

6857
镇江王氏医案/抄本. 王氏，1949
706
不分卷。不著撰者。书中记录内、妇科验案500余例，每案先述病机，继列症状，再立治法，后处方用药，理法方药俱全，并多有连续治疗记录。

6858
证验随笔/胡巨瑗撰. 铅印本. 西安：艺林印书社，1924(定静轩医学四种；1)
186、202、529A
由其子景康汇编。本书分为前后两部分，前半部载胡氏有关内、外、儿科证治验案及医话20则，后半部为“眼科症验录”，载述眼科证治验案20余则。

6859
郑氏医案/郑坤为著. 抄本，1927
590
本书系郑氏临证验案之辑录，以心、脾、肺、肾、肝、妇人杂病部为纲，载260余则医案。诸案以怔忡、癫狂、惊悸、黄疸、泄泻、咳喘、淋浊、痨瘵、脘腹痛、胁痛、眩晕、经行不调、带下及产后病为多见。

6860
症治实录/项文灿撰. 抄本，1912
651

6861
治验医案/范烈光撰. 铅印本. 成都，1934
851、907C

6862
治验医案/范烈光撰. 铅印本，1936
732

6863
种橘仙馆医案/土佐勤编. 抄本，1921
701

6864
周少岩医案/周少岩撰. 抄本. 苑林，1927
590
本书系周氏临证验案汇辑。录有临床各科医案206则，病证以中风、泄泻、咳嗽、妊娠、产后诸疾为多见。

6865
朱懋医案/抄本. 包瑜，1919
709
本医案原为许卫生所有，包瑜重新抄订、作序。书载外感及内伤病医案99则，包括寒热、咳嗽、暑湿、肝肾阴虚等。

6866
朱氏临证医案/抄本，1938
590
本书载朱氏临证验案100余则，以肝风、损怯、喘、痢疾、疟疾、伏暑等内科病证为主，对伏暑、痢疾等证治有专题论述。

6867
朱耘非先生医案/朱耘非撰. 抄本，1949
709
本书之前半收录朱耘非治疗咳嗽、呕

吐、痫证等内科病医案41则，后半附无名氏医案数则。

6868

珠家阁赖松籁先生医案/疏影楼主编. 抄本. 冯氏，1943

541

本书载录赖氏临证验案110余则，内容涉及临床各科，以内、妇杂证为多，其中对月经失调、喘、咳等证的论述较详，有一定见地。

6869

诸证集验/抄本，1927

541

本书内容颇广，涉及内、外、妇、儿、伤等临证各科，录方600余首，每方详述功效主治、药物组成、煎服、禁忌等，可资借鉴。

6870

竹林医案自在观：四卷/天宗瘦鹤编. 抄本，1912

279

6871

经方实验录：三卷，卷首一卷，附录一卷/曹颖甫撰；姜佐景按. 铅印本. 姜氏医庐，1937

202、277、362

6872

经方实验录：三卷，卷首一卷，附录一卷/曹颖甫撰；姜佐景编. 铅印本. 上海：大东书局，1937

1、21、139、152、186、254、270、279、280、303、306、351、514A、541、590、603、664、677A、701、709、728、736、737、738A、839A、852、907C、917A、921

上卷载录桂枝汤证等医案35则；中卷载录桂校二麻黄一汤证等医案40则；下卷载录神志恍惚、肠痈等内、外、妇等科病案25则。

6873

经方实验录/曹颖甫著；姜佐景编按. 铅印本. 上海：千顷堂书局，1947

139、851、940

6874

祝选施今墨医案：八卷/祝谌予编. 铅印本. 金华：金华印书局，1940

3、139、186、202、270、279、286、302、308A、475A、590、839A

本书选集了当代名医施今墨的医案精华。卷一列伤寒、副伤寒、流行性感冒、猩红热、风疹等21种病证；卷二列急性支气管炎、肋膜炎、肺脓疡等12种病证；卷三列脑贫血、脑出血、三叉神经痛等11种病证；卷四列口腔发炎、急性胃炎、脱肛等24种病证；卷五列急性肾脏炎、肾盂炎、遗精、阳痿等10种病证；卷六列贫血、紫癍等7种病证；卷七列运动神经迟缓、扁桃腺发炎等8种病证；卷八列痛经、经闭等9种病证。本书分10章节，载102种病证。按西医学分门别类，对所述病证，均按概论、医案、方义、二诊、方义、附记等项目编排。

6875

自觉庐日志/自觉庐主人撰. 稿本，1916

139

6876

建殊录/（日）吉益为则著；（日）岩恭敬编. 铅印本. 上海：世界书局，1936（皇汉医学

丛书；61)

1、2、3、139、270、277、361、391、461、476、511、541、579、589、590、728、831、851、852、901、907B、907C、921、940

6877

建殊录/(日)吉益为则撰. 铅印本. 日本东京：吐凤堂，1918(东洞全集；5)

3、590

6878

生生堂治验：二卷/(日)中神琴溪著；(日)北山道修编. 铅印本. 上海：世界书局，1936(皇汉医学丛书；60)

1、2、3、139、270、277、361、391、461、476、511、541、579、589、590、728、831、851、852、901、907B、907C、921、940

上卷载有两目生翳、妊娠、水肿、癫狂、腹痛、身发奇痒等76则病案；下卷录背痛肢挛、脚气、反胃、杵伤、耳聋等77则案例，涉及内、外、妇、儿、皮肤、五官等各科100余种病证。

6879

北山医案：三卷/(日)北山友松著. 铅印本. 上海：世界书局，1936(皇汉医学丛书；59)

1、2、3、139、270、277、361、391、461、476、511、541、579、589、590、728、831、851、852、901、907B、907C、921、940

全书共收医案数十则，系临诊撮药间手录，不饰文辞。案中有首尾同方者，亦有换方三五次者，论证力探本源，处方深合经旨，又多有发明，对有毒药物应用颇具心得。书附闽籍独立老人之用药方。

2 医话医论

6880

褚氏遗书/(齐)褚澄撰. 石印本. 上海：扫叶山房，1926(五朝小说大观；2)

21、301、361、391、461、491、511、521、523、541、579、651、721、731、852、911、917、921

本书旧题南齐褚澄编。系唐朝人从诸氏椁中发现石刻整理而成。宋嘉泰年间刊行流传。全书分为受形、本气、平脉、精血、津润、分体、余疾、审微、辨书、问子10篇。本书内容简短，多据《内经》理论加以阐述发挥。体现了作者重视精血、津液学说。其中对血证及妇科病证治的见解，为后世医家所重视。本书收入《六醴斋医书》中。

6881

褚氏遗书/(齐)褚澄撰. 石印本. 上海：千顷堂书局，1925(六醴斋医书；1)

139、186、270、308、308A、361、396、450、514A、529、529A、541、546、570、590、664、728A、738A、799A、800、839A、907C、917A、926A、940

6882

褚氏遗书/(齐)褚澄撰. 铅印本. 上海：商务印书馆，1927(说郛；5)

1、2、6、7、9、21、139、251、303、421、461、511、521、523、541、542、579、590(残)、651、721、731、741、781、791、851、852、891、911、921、931

6883

灵机笔谈/(梁)陶弘景撰. 铅印本. 醒庐精舍，1929

1、3、139、139A、186、202、279、361、381、412A、461、491、514A、521、529（残）、529A、570、590、664、701、734、839A、907C

本书按病证分为劳症、肿胀、风症、隔症等 14 类，分类汇辑清肺和肝汤、疏肝实脾汤等 92 方。先论后方，辨析证治推求病因，如肿胀重在肺气，风证系炼液灼津为因，颇具新意。选方多配伍精当，切于实用。

6884

医经正本书/（宋）程迥著. 铅印本. 上海：商务印书馆，1935～1937（丛书集成初编；1383）

1、2、6、7、9、21、139、140、186、251、301、361、391、421、461、493、511、523、541、542、572、579、651、702、721、731、781、791、851、852、901、911、921、922、931、940

本书与宋代魏了翁著《学医随笔》、金代李杲《内外伤辨惑论》合订。医经正本书 1 卷，附札记，据小万卷楼丛书本排印。《学医随笔》1 卷，据学海类编本排印。《内外伤辨》3 卷，据古今医统正脉全书本排印。

6885

格致余论/（元）朱震亨撰. 刻本. 永康：永康胡氏梦选楼，1924(续金华丛书；1)

1、2、6、7、9、21、251、303、461、541、542、579、651、731、791、851、852

全书 41 篇医论，着重阐述“阳常有余，阴常不足”的医理。朱丹溪治病长于应用滋阴降火以及和血疏郁、导痰行滞等法，诊法中尤重脉诊，其医论多附治案。

6886

格致余论/（元）朱震亨著. 铅印本. 上海：商务印书馆，1935～1937（丛书集成初编；1393）

1、2、6、7、9、21、139、140、186、251、301、361、391、421、461、493、511、523、541、542、572、579、651、702、721、731、781、791、851、852、901、911、921、922、931、940

6887

局方发挥/（元）朱震亨撰. 刻本. 永康：永康胡氏梦选楼，1924(续金华丛书；2)

1、2、6、7、9、21、251、303、461、541、542、579、651、731、791、851、852

作者因宋代官修《太平惠民和剂局方》只列各方主治症候，不载病原；立法虽简便，而未能变通，遂以问答体例予以评论。全书针对局方配伍原则与辨证论治等提出 30 多问题，着重阐发了滋阴降火的治疗法则，指出《太平惠民和剂局方》常以温补、辛香燥热之剂治病的偏向，主张戒用温补燥热之法。

6888

局方发挥/（元）朱震亨著. 铅印本. 上海：商务印书馆，1935～1937（丛书集成初编；1450）

1、2、6、7、9、21、139、140、186、251、301、361、391、421、461、493、511、523、541、542、572、579、651、702、721、731、781、791、851、852、901、911、921、922、931、940

6889

医经溯洄集/（元）王履著. 石印本. 上海：商务印书馆，1935

139A、461

6890

医经溯洄集/(元)王履著. 铅印本. 上海: 商务印书馆, 1935～1937(丛书集成初编; 1398)

1、2、6、7、9、21、139、140、186、251、301、361、391、421、461、493、511、523、541、542、572、579、651、702、721、731、781、791、851、852、901、911、921、922、931、940

6891

医经秘旨: 二卷/(明)盛寅编. 杭州: 三三医社, 1924(三三医书; 3)

3、139、139A、186、270、277、308A、361、391、546、572、590、728、731、738A、800、839A、907C、921、940

此书是盛氏学习医经的心得记录, 上卷为医论, 载: "治病必求其本"、"有者求之, 无者求之, 盛者责之, 虚者责之"、"疏其气血, 令其调达, 而致和平" 3 篇, 以阐发经旨; 下卷载 "适事为故" 等 19 篇, 为读医经之感想及临证心得。有《三三医书》本。

6892

医贯: 六卷/(明)赵献可著. 石印本. 上海: 大德书局, 1926

186、202、270、279、280、286、289、361、393、396、412A、412B、433、475A、514A、514B、529B、570、590、651、664、677A、707、721、728A、731、799A、839A、907B、917A、926A、933、940

全书分 5 门, 每门又各分子目, 重点阐述 "命门学说", 以保养 "命门之火" 贯穿处理养生、治病及有关疾病的一切问题。

6893

医贯: 六卷/(明)赵献可著. 铅印本. 上海: 中医书局, 1932

139、309、541、590、800、851

6894

上池杂说/(明)冯时可撰. 铅印本. 杭州: 三三医社, 1924(三三医书; 第 3 集; 30)

3、139、139A、186、270、277、308A、361、391、546、572、590、728、731、738A、800、839A、907C、921、940

6895

上池杂说/(明)冯时可撰. 铅印本. 上海: 国医书局, 1930～1931(国医小丛书; 23)

1、139、186、277、412A、521、590、651、721、851、917A

冯氏认为疾病发生与情志有关, 异常的情志变化影响内脏功能。并引《内经》等论断, 论述各种情志所伤而出现的病理变化。

6896

上池杂说/(明)冯时可撰. 影印本. 上海: 涵芬楼, 1920

1、6、7、9、21、139、251、401、461、462、511、579、651、701、702、706、731、741、781、791、851、852、901、921

6897

重订灵兰要览: 二卷/(明)王肯堂编; (清)顾金寿重订. 铅印本. 杭州: 三三医社, 1924(三三医书; 16)

3、139、139A、186、270、277、308A、361、391、546、572、590、728、731、738A、800、839A、907C、921、940

6898

重订灵兰要览: 二卷/(明)王肯堂著;

(清)顾金寿重订. 铅印本. 上海：大东书局，1936(中国医学大成；第13集；116)

1、2、3、139、270、277、361、391、461、476、579、589、590、728、831、851、852、901、907B、907C、921、940

该书分上、下2卷，讲述中风、卒中、疟、痰、水肿、腰痛、发热、盗汗、白浊等42证的诊治，为作者读书心得。并录有顾氏点评。

6899

肯堂医论：三卷/(明)王肯堂撰. 铅印本. 杭州：三三医社，1924(三三医书；第2集；55)

3、139、139A、186、270、277、308A、361、391、546、572、590、728、731、738A、800、839A、907C、921、940

又名《新镌医论》。上卷论述痘疹、惊风的病因、诊断和治法；中卷为论望色、诊芤脉、论人参、论犀角、杂记；下卷为三疟治验、神水治验、制神水秘法、妇科验方。

6900

肯堂医论：三卷/(明)王肯堂撰. 铅印本. 上海：大东书局，1936～1937(中国医学大成；第13集；117)

1、2、3、139、270、277、361、391、461、476、579、589、590、728、831、851、852、901、907B、907C、921、940

6901

韩氏医通：二卷/(明)韩懋撰. 铅印本. 上海：大东书局，1936～1937(中国医学大成；第7集. 内科类；64)

1、2、3、139、270、277、361、391、461、476、579、589、590、728、831、851、852、901、907B、907C、921、940

内容包括：为绪论、六法兼施、脉诀、处方、家庭医案、悬壶医案、药性裁成、方诀无隐、同类勿药等9章，并辑集家传有效案方。

6902

韩氏医通：二卷/(明)韩懋撰. 影印本(据清宣统三年周氏福慧双修馆刻本). 建德：周学熙，1936(周氏医学丛书；29)

1、6、9、21、139、186、251、254、270、277、279、308、308A、309、351、361、385、385B、412A、421、433、475A、476、491、514A、529B、546、664、721、738、741、781、901、907C、911、921、922、931、933、940、942B

6903

韩氏医通：二卷/(明)韩懋撰. 石印本. 上海：千顷堂书局，1925(六醴斋医书；7)

139、186、270、308、308A、361、396、450、514A、529、529A、541、546、570、590、664、728A、738A、799A、800、839A、907C、917A、926A、940

6904

折肱漫录：七卷/(明)黄承昊撰. 石印本. 上海：千顷堂书局，1925

590

卷一至三为医药篇，卷四～六为养形篇，卷七为续医药篇。本书为医话专集，所论以脾胃为本，力倡温补，充分体现了脾肾并重的学术思想。

6905

折肱漫录：七卷/(明)黄承昊撰. 石印本. 上海：千顷堂书局，1925(六醴斋医书；9)

139、186、270、308、308A、361、396、450、514A、529、529A、541、546、

570、590、664、728A、738、799A、800、839A、907C、917A、926A、940

6906

慎疾刍言/(清)徐大椿撰. 铅印本. 上海：商务印书馆，1937(丛书集成初编；86)

1、2、6、7、9、21、139、140、186、251、301、361、391、421、461、493、511、523、541、542、572、579、651、702、721、731、781、791、851、852、901、911、921、922、931、940

本书着重剖析医界流弊，以期医家谨慎治疾。本书内容有误用补剂、内科杂病误治的论述。还有对不同患者，治疗上应有所区分以及外科病证治法等方面的论述。简明切要。

6907

慎疾刍言/(清)徐大椿撰. 铅印本. 上海：大东书局，1936～1937(中国医学大成；119)

1、2、3、139、270、277、361、391、461、476、579、511、541、589、590、728、831、851、852、901、907B、907C、921、940

6908

慎疾刍言/(清)徐大椿撰. 影印本(据蔡氏涵虚阁刻本). 上海：回澜社，1929(回澜社医书；2)

139、541

6909

慎疾刍言/(清)徐大椿撰. 铅印本. 上海：中华图书馆，1913(徐氏医书八种；7)

186、289、301、308、361、393、412B、511、529A、541、664、677A、721、907B

6910

慎疾刍言/(清)徐大椿撰. 石印本. 上海锦章书局，1921(徐氏医书八种；7)

308、475A

6911

慎疾刍言/(清)徐大椿撰. 石印本. 上海：锦文堂书局，1921(徐氏医书八种；7)

308、308A、352、511、529A、664、677A、738、917A

6912

慎疾刍言/徐大椿撰. 刻本. 江阴：宝文堂，1928(徐氏医书八种；7)

139、186、385、385A、421、514B、529A、728、799A、800、839A、926A、940

6913

慎疾刍言/(清)徐大椿撰. 刻本. 上海：千顷堂书局(徐氏医书八种；7)

911

6914

慎疾刍言/(清)徐大椿撰. 刻本. 宝庆：富记书局，1941(徐灵胎十二种全集；7)

202、361、421、922

6915

慎疾刍言/(清)徐大椿撰. 石印本. 上海：锦文堂，1922～1935(徐灵胎医学全书；7)

21(残)、186、202、251、279、303、351、361、475A、514A、529A、529B、590、728A、737、738、799A、851、854、896A、907C、917A、931

6916

慎疾刍言/(清)徐大椿撰. 铅印本. 上海：广益书局，1936、1948(徐灵胎医学全书；7)

1、21、139、185、186、202、254、270、277、303、309、361、385、396、433、450、514A、590、728、741、799A、839、896A、907C、921、931、940

6917

慎疾刍言/(清)徐大椿撰. 石印本. 上海: 锦文堂书局(徐灵胎医书三十二种; 7)

139A、152、202、279、301、351、391、412B、433、475A、514A、541、570、590、664、728A、736、738A、799A、839A、896A、907B、926A、931、940

6918

慎疾刍言/(清)徐大椿撰. 石印本. 上海: 锦章书局(徐灵胎医书三十二种; 7)

852

6919

慎疾刍言/(清)徐大椿撰. 石印本. 上海: 鸿宝斋书局(徐灵胎医书三十二种; 7)

896A

6920

慎疾刍言/(清)徐大椿撰. 铅印本. 上海: 图书集成印书局(徐灵胎医书三十二种; 7)

590

6921

慎疾刍言/(清)徐大椿撰. 铅印本. 上海: 李钟珏, 1912(潜斋医学丛书八种; 3)

1、3、139、152、186、277、289、301、412A、475A、476、511、529A、570、589、590、701、706、728、728A、734、738A、799A、839A、851、926A

6922

医学源流论: 二卷/(清)徐大椿著. 石印本. 上海: 千顷堂书局

907B

列经络脏腑、脉、病、方药、治法、书论、古今等医论。

6923

医学源流论: 二卷/(清)徐大椿著. 铅印本. 北平: 中药讲习所, 1936(医学大意; 5)

139、475A

6924

医学源流论: 二卷/(清)徐大椿著. 铅印本. 上海: 大东书局, 1936～1937(中国医学大成; 118)

1、2、3、139、270、277、361、391、461、476、579、511、541、589、590、728、831、851、852、859、901、907B、907C、921、940

6925

医学源流论: 二卷/(清)徐大椿著. 铅印本. 北平: 北平国医学院, 1939(医学大意; 5)

412B、491

6926

医学源流论: 二卷/(清)徐大椿撰. 铅印本. 上海: 中华图书馆, 1913(徐氏医书八种; 7)

186、289、301、308、361、393、412B、511、529A、541、664、677A、721、907B

6927

医学源流论: 二卷/(清)徐大椿撰. 石印本. 上海锦章书局, 1921(徐氏医书八种; 7)

308、475A

6928

医学源流论: 二卷/(清)徐大椿撰. 石印本.

上海：锦文堂书局，1921（徐氏医书八种；7）

308、308A、352、511、529A、664、677A、738、917A

6929

医学源流论：二卷/（清）徐大椿撰. 刻本 江阴：宝文堂，1928（徐氏医书八种；7）

139、186、385、385A、421、514B、529A、728、799A、800、839A、926A、940

6930

医学源流论：二卷/（清）徐大椿撰. 刻本. 上海：千顷堂书局（徐氏医书八种；7）

911

6931

医学源流论：二卷/（清）徐大椿撰. 刻本. 宝庆：富记书局，1941（徐灵胎十二种全集；7）

202、361、421、922

6932

医学源流论：二卷/（清）徐大椿撰. 石印本. 上海锦文，1922～1935（徐灵胎医学全书；7）

21（残）、186、202、251、279、303、351、361、475A、514A、529A、529B、590、728A、737、738、799A、851、854、896A、907C、917A、931

6933

医学源流论：二卷/（清）徐大椿撰. 铅印本. 上海：广益书局，1936、1948（徐灵胎医学全书；7）

1、21、139、185、186、202、254、270、277、303、309、361、385、396、433、450、514A、590、728、741、799A、839、896A、907C、921、931、940

6934

医学源流论：二卷/（清）徐大椿撰. 石印本. 上海：锦文堂书局（徐灵胎医书三十二种；7）

139A、152、202、279、301、351、391、412B、433、475A、514A、541、570、590、664、728A、736、738A、799A、839A、896A、907B、926A、931、940

6935

医学源流论：二卷/（清）徐大椿撰. 石印本. 上海：锦章书局（徐灵胎医书三十二种；7）

852

6936

医学源流论：二卷/（清）徐大椿撰. 石印本. 上海：鸿宝斋书局（徐灵胎医书三十二种；7）

896A

6937

医学源流论：二卷/（清）徐大椿撰. 铅印本. 上海：图书集成印书局（徐灵胎医书三十二种；7）

590

6938

医医小草/（清）宝辉编. 铅印本. 上海：世界书局，1936（珍本医书集成；87）

1、3、21、139、140、152、185、186、202、254、270、289、301、303、308、309、360、381、396、421、433、461、476、491、541、546、572、579、589、590、706、728、731、738A、781、799A、800、831、839、839A、851、852、871、891、901、907B、907C、911、917A、921、922、926A、931、940、942B

作者指出有关寒、温、疫三病的治法，

金、元诸家均有所偏，乃细心体味。总括有关重点问题18条予以辨析。文字简要，说理清晰。所附《游艺志略》为作者与其师友的医理问答。

6939

医门棒喝：四卷/（清）章楠著；（清）田晋元评点．刻本．绍兴：裘吉庆，1919

152、186、277、279（残）、280、286、385A、412A、590、664、677A

包括《医论》4卷，《伤寒论本旨》9卷。《医论》旨在"阐明医理，评论诸家之流弊，以警动世"，主要论述了中医基础理论、诊法、内、外科、痘疹以及书评等。《伤寒论本旨》讨论了伤寒、温病证治。

6940

医门棒喝：四卷/（清）章楠撰．石印本．绍兴：墨润堂书苑，1929

280、286、302、306、308、361、393、396、412B、414、421、450B、514A、529、529A、701、852、907C、917A、926A、931、940（第二种残）

6941

医门棒喝：四卷/（清）章楠撰．刻本．广东：大生药局

734

6942

四圣心源提要/卢朋编．铅印本，1932

901

本书撷取清代黄元御所撰《四圣心源》之精华，汇编中医经典要论释义。删繁约简，提要钩玄。

6943

增订医医病书/（清）吴瑭著；曹炳章注．石印本．绍兴：育新书局，1915、1924

3、139、139A、152、186、270、279、280、286、289、306、308A、361、385A、396、475A、514A、521、541、570、572、589、590、651、664、677A、701、706、709、712、728A、738、738A、738B、800、851、871、907C、917A、921、931、940

本书针对当时医界时弊而作。着眼于医治医生诊治中的弊病，故题名为《医医病书》。书中辨析多属内科杂证，议论诊治，语多中肯。如诊病以现症为主，治病不必拘执古方，宜针对病情而用药。原书76条，不分类。经曹炳章增补为81条，名为《增订医医病书》，并加了按语。

6944

增订医医病书/（清）吴瑭著；曹炳章注．铅印本．绍兴：医药学报社，1916～1927（医药丛书；56）

139A、391、590

6945

增订医医病书/（清）吴瑭著；曹炳章注．抄本，1915

139

6946

履霜集：三卷/（清）臧达德撰．铅印本．上海：世界书局，1936（珍本医书集成．杂著类；89）

1、3、21、139、140、152、185、186、202、254、270、277（存八十五种）、289、301、303、308、309、361、381、396、421、433、461、476、491、541、546、572、579、589、590、706、728、731、738A、781、799A、800、831、839、839A、851、852、871、891、901、907B、

907C、911、917A、921、922、926A、931、940、942B

内容以叙述诊疗经验为主。卷一论虚劳病证治，包括虚损痨症总论，虚劳阳证、阴证辨证，其中对各种病证的叙述与辨析比较详备。卷二～三论妇、儿科疾病之证治。

6947

潜斋医话/(清)王士雄著. 铅印本. 上海：大众医学社，1933

1、139、433、450、541、590、800、839A

6948

潜斋医话：附救急良方/(清)王士雄著. 铅印本. 上海：中华书局，1922、1923

1、139、279、303、391、465、475A、514A、523、541、579、590、677A、707、709、712、728A、907C

6949

潜斋医话/(清)王士雄著. 铅印本. 上海：千顷堂书局，1933

907C

6950

潜斋医话/(清)王士雄著. 铅印本. 上海：大东书局，1937

491

6951

潜斋医话/(清)王士雄著. 铅印本. 上海：李钟珏，1912(潜斋医学丛书八种；5)

1、3、139、152、186、277、289、301、412A、475A、476、511、529A、570、589、590、701、706、728、728A、734、738A、799A、839A、851、926A

6952

潜斋医话/(清)王士雄著. 石印本. 上海：集古阁，1918、1928(潜斋医学丛书十四种；6)

139、139A、186、202、254、279、289、301、302、303、308、308A、352(残)、361、381、385、391、393、396、412A、412B、433A、461、475A、491、492、514A、521、529A、541、546、570、572、590、664、677A、701、728A、737(残)、738、738A、738B、799A、839A、852、896A、907B、907C、917A、921、926A、931、940

6953

潜斋医话/(清)王士雄著. 铅印本. 上海：大东书局，1937(中国医学大成；132)

1、2、3、139、270、277、361、391、461、476、511、541、579、589、590、728、831、851、852、901、907B、907C、921、940

先录简效方，后载医话。分头风、面皱、痰哮、口鼻病等40类，约100余方。

6954

鬬塘医话：一卷，附补编二卷/(清)张景焘撰. 铅印本. 上海：大东书局，1936～1937(中国医学大成；131)

1、2、3、139、270、277、361、391、461、476、511、541、579、589、590、728、831、851、852、901、907B、907C、921、940

该书以论述有关内科杂病证治心得体会为重点。补编则以医论为主，包括有关温热病、舌诊、崩漏及妇女湿温病等内容。

6955

客尘医话：三卷/(清)计楠撰. 铅印本. 上海：大东书局，1936～1937(中国医学大成；126)

1、2、3、139、270、277、361、391、461、476、511、541、579、589、590、728、733A、831、851、852、901、907B、907C、921、940

此书以阐发妇产科证治为主，内科杂证为辅。列述20余种妊娠病证，每证均有附方。其引录前贤议论，阐发妊娠伤寒温病之诊治经验，尤为精详。内分：杂证述略、妇科述略、产后述略3个部分。

6956

客尘医话：三卷/(清)计楠撰. 铅印本. 上海：大东书局，1918(古今医学会通；10)

139A、186、351、514A、529A、590、651、728A、731、799A、896A

6957

柳洲医话/(清)魏之琇著；(清)王士雄编. 铅印本. 上海：大东书局，1937(中国医学大成；130)

1、2、3、139、270、277、361、391、461、476、511、541、579、589、590、728、831、851、852、901、907B、907C、921、940

该书采魏氏按语85条，附方29证，单方103个，有王氏评语。

6958

柳洲医话/(清)魏之琇著；(清)王士雄编. 铅印本. 上海：李钟珏，1912(潜斋医学丛书八种；6)

1、3、139、152、186、277、289、301、412A、475A、476、511、529A、570、589、590、701、706、728、728A、734、738A、799A、839A、851、926A

6959

柳洲医话/(清)魏之琇著；(清)王士雄编. 石印本. 上海：集古阁，1918、1928(潜斋医学丛书十四种；5)

139、139A、186、202、254、279、289、301、302、303、308、308A、352、361、381、385、391、393、396、412A、412B、433A、461、475A、491、492、514A、521、529A、541、546、570、572、590、664、677A、701、728A、737(残)、738、738A、738B、799A、839A、852、896A、907B、907C、917A、921、926A、931、940

6960

研经言：四卷/(清)莫枚士述；袁焯节录. 刻本. 绍兴：医药学报社，1916

590

6961

研经言：四卷/(清)莫枚士撰. 刻本. 绍兴：医药学报社，1916～1921(医药丛书十一种；1)

3、6、139、186、254、277、279、308A、381、385A、391、396、401、450、461、463、475A、514A、541、589、590、651、664、677A、701、712、731、738、738A、839A

6962

研经言：四卷/(清)莫枚士著. 刻本. 杭州：三三医社，1916～1921

2、139、435、529A、590、664、677A、728A、737、738A、739、839A、896A

6963

研经言：四卷/(清)莫枚士著. 铅印本. 上海：大东书局，1936(中国医学大成；4)

1、2、3、139、270、277、361、391、

461、476、511、541、579、589、590、728、733A、831、851、852、901、907B、907C、921、940

该书载文章156篇，为作者研究《黄帝内经》《伤寒论》《金匮要略》《神农本草经》的心得。内容分基础理论、诊断方法、辨证辨病、治疗方法、方剂、药物、书籍评价7类。

6964

研经言：四卷/(清)莫枚士著. 铅印本. 上海：世界书局，1937(基本医书集成；9)

940

6965

研经言讲义：四卷/(清)莫枚士撰；杜士璋编. 铅印本. 杭州：浙江中医专门学校，1938(浙江中医专校讲义三十三种；1)

590

6966

香远居医学举要/(清)周钺著. 铅印本. 余姚：周辑熙，1923

139、289、590

该书为清周钺撰于1851年。内容乃周氏家学相传之作，方药简练。略附己见，如以"卫外、制内、理身、敛心"为调养四要，且详明药品功用并脉证治法。

6967

马氏医论/(清)马文植撰. 铅印本. 绍兴：医药学报社，1916～1927(医药丛书五十六种；2)

139A、391、590

本书收载孟河名医马培之的医学论文。书中对于每一专题，并有较为深透的论述和分析，个别还有专论附于后，反映出马氏精深的医学造诣和丰富的临证经验。

6968

琉球百问：一卷/(清)曹存心撰. 铅印本. 绍兴：医药学报社，1918～1921(国医百家；1)

139、139A、277、279、289、462、589、590、706、733A、738A、738B、907B、926A

本书系曹氏回答其琉球弟子吕凤仪所提的问题记录整理而成。载103问，内容以临床病例的立法处方为主，旁涉针灸、本草等内容。书中拟制方药、论述医理均有所发挥。

6969

琉球问答奇病论/(清)曹存心撰. 铅印本. 杭州：三三医社，1924(三三医书；64)

3、139、139A、186、270、277、308A、361、391、546、572、590、728、731、738A、800、839A、907C、921、940

6970

医理真传：四卷/(清)郑寿全撰. 刻本，1926

280、308A、461、852、907B

全书从阴阳化生平衡、制约等辨证关系来阐述医理，探求病因，并据证立法用方。卷一医理总论；卷二～卷四以问答形式记述阳虚证、阴虚证和一些杂病的证治。

6971

医理真传：四卷/(清)郑寿全撰. 刻本. 善成堂，1936

280、308A、461、852、907B

6972

医理真传：四卷/(清)郑寿全撰. 铅印本. 重庆：中西书局

186、852

6973

医理真传：四卷/(清)郑寿全撰. 铅印本. 重庆：中西书局，1915

279、854

6974

医暇卮言：二卷/(清)程林编撰. 铅印本. 上海：大东书局，1936(中国医学大成；133)

1、2、3、139、270、277、361、391、461、476、511、541、579、589、590、728、733A、831、851、852、901、907B、907C、921、940

此书杂录医药典故，并论气化、物理现象。书末附：纳音释义与静观居士云游疏。

6975

医源/(清)芬余氏撰. 抄本，1919

734

本书多发明《黄帝内经》之旨，以疟、痢两病为详，除阐述其大纲大法外，对疟脉、痢不可利小便、痢不可发汗等具体治法各列专论，有一定临床意义。1924年杭州三三医社辑入《三三医书》。

6976

医源/(清)芬余氏撰；卢育和录. 铅印本. 杭州：三三医社，1924(三三医书；29)

3、139、139A、186、270、277、308A、361、391、546、572、590、728、731、738A、800、839A、907C、921、940

6977

侣山堂类辨：二卷/(清)张志聪撰. 铅印本. 上海：千顷堂书局，1935(国医丛刊；3)

1、186、590、651

此书为清代名医张志聪在其开办的中医研习讲堂——侣山堂，所整理辑录的杂论医理之作。书中辨析脏腑功能、病症、证治，以及论述药性与方剂配伍。

6978

鲙残篇/(清)沈萍如撰. 铅印本. 杭州：三三医社，1924(三三医书；9)

3、139、139A、186、270、277、308A、361、391、546、572、590、728、731、738A、800、839A、907C、921、940

内载医论17篇。养生、药物、病理、方剂、医德及辨伪讹等内容。

6979

知医必辨/(清)李文荣撰. 刻本. 绍兴：医药学报社，1916～1921(医药丛书十一种；8)

3、6、139、186、254、277、279、308A、381、385A、391、396、401、450、461、463、475A、514A、541、589、590、651、664、677A、701、712、731、738、738A、839A

该书内有合论诸书之得失以示初学之从违、论读医书三难、论诊病须知四诊、论景岳全书、论金匮肾气汤、论倪涵初先生疟疾三方、论吴又可温疫论、论时邪、论初诊用药、论肝气、论类中症不可妄用再造丸、论胎孕、杂论13篇。

6980

知医必辨/(清)李文荣著. 铅印本. 上海：大东书局，1937(中国医学大成；123)

1、2、3、139、270、277、361、391、461、476、511、541、579、589、590、728、733A、831、851、852、901、907B、907C、921、940

6981

知医必辨/(清)李文荣著. 刻本. 绍兴：绍兴医药学报社，1918

139、351、514A、590、651、677A、706

6982

医学课儿策/（清）高鼎汾撰；（清）王泰林注. 铅印本. 杭州：三三医社，1924（三三医书；4）

3、139、139A、186、270、277、308A、361、391、546、572、590、728、731、738A、800、839A、907C、921、940

又名《医学问对》。书中采用问答体裁，每一问答论一病症，共15题，包括了一些常见临床病症。

6983

医原：三卷/（清）石寿棠撰. 铅印本. 上海：大东书局，1936～1937（中国医学大成；68）

1、2、3、139、270、277、361、391、461、476、511、541、579、589、590、728、733A、831、851、852、901、907B、907C、921、940

本书收医论20篇，论述中医基础理论。辨证施治及临床主要科目等。

6984

友渔斋医话/（清）黄凯钧撰. 铅印本. 上海：大东书局，1937（中国医学大成；125）

1、2、3、139、270、277、361、391、461、476、511、541、579、589、590、728、831、851、852、901、907B、907C、921、940

辑录作者在辨证治疗，辨药等方面的心得笔记、验方、医案等。包括：一览延龄一卷，橘旁杂论二卷，上池涓滴一卷，肘后偶抄二卷，证治指要一卷，药笼小品一卷。

6985

叶选医衡：二卷/（清）叶桂著辑. 铅印本. 上海：大东书局，1936～1937（中国医学大成；120）

1、2、3、139、270、277、361、391、461、476、511、541、579、589、590、728、831、851、852、901、907B、907C、921、940

为叶天士诊余从古今医书中选录，供弟子门人日常研习之用。书中汇采前人论病、论脉、论治之说70余篇。

6986

叶选医衡：二卷/（清）叶桂著辑. 石印本. 上海：锦章书局，1920

186、202、303、391、475A、529A、590、907C、915

6987

毛对山医话：一卷/（清）毛祥麟撰. 铅印本. 杭州：三三医社，1924（三三医书；第3集；7）

3、139、139A、186、270、277、308A、361、391、546、572、590、728、731、733A、738A、800、839A、907C、921、940

6988

对山医话：四卷，附补编一卷/（清）毛祥麟著. 铅印本. 上海：大东书局，1937（中国医学大成；73）

1、2、3、139、270、277、361、391、461、476、511、541、579、589、590、728、831、851、852、901、907B、907C、921、940

记述医药典故、医林逸事、民间疗法、医理等。末附《对山医话补编》。

6989

对山医话：四卷，附补编一卷/（清）毛祥麟著. 铅印本. 上海：大东书局，1937

491、514A

6990

市隐庐医学杂著：一卷/（清）王德森撰．刻本．吴门，1913

139、391、491、514A、521、541、590、651、664、701、706、907C

全书载有湿温症用药之误、忽慢惊风辨、产前以攻病为安胎说、阴证忌用寒凉说、喉症亦有阴寒论等证治杂论14篇，包括伤寒、温病、儿科、妇产科、血证等病证的辨治。书中于儿科、妇产科，尤其是温病证治阐发己见，提出一些与前人不同的见解。全书大多从病症误治辨明分析。

6991

市隐庐医学杂著：一卷/（清）王德森撰．刻本．绍兴：医药学报社，1918（医药丛书十一种；9）

3、6、139、186、254、277、279、286、308A、381、385A、391、396、401、450、461、463、475A、514A、589、590、651、664、677A、701、712、731、738、738A、839A、901、926A

6992

市隐庐医学杂著：一卷/（清）王德森撰．铅印本．嘉定：光明印刷社，1922（病镜；1）

139、412A、590、677A、709

6993

市隐庐医学杂著：一卷/（清）王德森著．铅印本．上海：大东书局，1936～1937（中国医学大成；124）

1、2、3、139、270、277、361、391、461、476、511、541、579、589、590、728、733A、831、851、852、901、907B、907C、921、940

6994

冷庐医话：五卷/（清）陆以湉著．石印本．上海：千顷堂书局，1916～1934

1、21、139、139A、186、202、254、270、279、286、289、308、308A、361、385A、391、393、396、397、412A、412B、433、450、461、466、475A、491、514A、514B、522、529A、541、570、590、664、677A、701、728A、731、733A、738A、799A、831、839A、871、896A、901、907B、907C、917A、926A、933、940

卷一论医范、医鉴、慎疾、保生、慎药、求医、诊法及用药；卷二论古人、今人、古书、今书；卷三～卷五以辨证为主论病，并评论医家利弊。书后附冷庐医话补编。

6995

冷庐医话：五卷/（清）陆以湉著．铅印本．上海：文明书局，1920

21

6996

冷庐医话：五卷/（清）陆以湉著．铅印本．上海：大东书局，1936～1937（中国医学大成；129）

1、2、3、139、270、277、361、391、461、476、511、541、579、589、590、728、831、851、852、901、907B、907C、921、940

6997

存存斋医话稿：二卷/（清）赵彦春著．刻本．绍兴：裘氏，1915

139、270、308A、433A、514A、541、572、590、651、677A、738A、852

原5卷，现存2卷。全书74则医话，

不分类别，不拘体例，不立标题。记其所见所闻及心得，阐述医理，辨证用药，改正本草，评论医家，强调辨证论治，反对拘方制病。

6998
存存斋医话稿：二卷/(清)赵彦春著. 铅印本. 上海：世界书局，1936(珍本医书集成. 杂著类；80)

1、3、21、139、140、152、185、186、202、254、270、277、289、301、303、308、309、361、381、396、421、433、461、476、491、541、546、572、579、589、590、706、728、731、738A、781、799A、800、831、839、839A、851、852、871、891、901、907B、907C、911、917A、921、922、926A、931、940、942B

6999
医医医：三卷/(清)孟今氏撰. 铅印本. 杭州：三三医社，1924(三三医书；42)

3、139、139A、186、270、277、308A、361、391、546、572、590、728、731、738A、800、839A、907C、921、940

本书旨在阐述医治医界弊病的医法，分别指出历代统治者不重视医药，有些患者骄奢淫逸，重财轻命，有的医生不学无术，误人性命的时弊。

7000
医阶辨证/(清)汪必昌撰. 铅印本. 杭州：三三医社，1924(三三医书；第1集；5)

3、139、139A、186、270、277、308A、361、391、546、572、590、728、731、738A、800、839A、907C、921、940

内载猝中暴厥辨、暴厥五证辨、中风类中辨等病证辨治，139则。论述中风、四季外感、温疫、疟痢、虚损劳伤、痞、痹等内科杂病，及五官、妇科等数百种常见疾病的辨证论治。每证列若干症状相似、病因不同之证候，按阴阳、表里、寒热、虚实分别详明证因脉象，并以按语明辨之。如头痛分为寒热内外15证，罗列证候后总以按语，末附虚证用药法，按气虚、血虚、阴虚、阳虚四类分治。

7001
医学求是：初集一卷，二集二卷，附医案/(清)吴达撰. 铅印本. 江阴：宝文堂书庄，1919

590

本书辑录内、儿科等病证论治30条篇，对伏暑、血症、咳嗽等杂病和时症等论述较详。书中反复论述滋阴补药误治杀人的危害，并指出了拘泥于运气学说以推算属何病、用何药之弊病。

7002
医学求是：初集一卷，二集二卷，附医案/(清)吴达撰. 铅印本. 上海：大成书局，1921

139、186、279、286、303、393、352、412A、475A、514A、529A、589、590、651、712、731、738B、799A、839A、901、921

7003
医学求是：初集一卷，二集二卷，附医案/(清)吴达撰. 上海：虹桥宝记书庄，1933

799A

7004
橘旁杂论：二卷/(清)黄凯钧撰. 铅印本. 上海：大东书局，1936～1937(中国医学大成；友渔斋医话六种；125)

1、2、3、139、270、277、361、391、

461、476、511、541、579、589、590、728、831、851、852、901、907B、907C、921、940

此书首先选介前代医林名著，次述患者四时受病之因。书中详述痢疾误治之预后，阐发“疾多生于夏”之理。对“邪未尽而用补”之法多所发挥，并提出“医家之五失十弊”及医德规范24条。

7005

清代名医医话精华/秦伯未编. 铅印本. 上海：中医书局，1929、1933、1939、1947

2、139、152、277、361、421、433A、514A、572、589、590、701、731、781、839A、852、891、907C、922、940

选录清代喻嘉言、魏玉璜、张石顽、徐灵胎、何鸿舫、林羲桐、王孟英等20位医家治案笔记。以内科为主，以人为纲，以证为目，每人有小传。

7006

中医基本学说/秦伯未辑. 铅印本. 上海：中医指导社，1935

590

本书辑录《黄帝内经》、张仲景、孙思邈、许叔微、刘完素、张从正、张介宾、叶桂等各家之精要，33篇中医论文汇集为中医基本学说，卷首有中医基本学说序。每辑一论则附有评说。

7007

医林初集/秦伯未编辑. 铅印本. 上海：中医书局，1934、1942

139、361、433、590、851

本书汇集《新浦东报》《浦东星报》中刊出的中医论文。内载内、妇、儿、药、验方、卫生、临床笔记8类。其中包括论文54篇、医案6则。论文中包括秦伯未的“释暑”、“妇人不孕之种种”、“妇人经闭症”，张友琴的“谈谈病暑”、“泄泻证泻”、“月经病证和治疗”、“昏厥急救法”，秦又安的“水痘”、“生葱可治伤风”、“肺痨之食物治疗法”，丁济苍的“治大脚风方”、“鳖甲龟版可治白带”等。

7008

鲟溪医论选：六卷/陆平一辑. 铅印本. 绍兴：医药学报社，1920、1921(鲟溪医述；5)

139、152、186、277、279、280、289、433A、514A、529A、541、572、677A、701、702、706、707、800、940

本书汇集张子和、张景岳、程芝田、吴鞠通、陆九芝、顾雨田、何桂岩、喻嘉言、薛生白、陆晋笙等82位医家之医论。对脏腑、气血、阴阳、四诊、养生、药性等理论，以及消渴、虚劳、麻痘、胎产等临床常见病证均加阐述，论理阐明扼要，集清代著名医家临证经验之精华。

7009

鲟溪医论选：六卷/陆平一辑. 石印本. 上海：久敬斋，1922

139、186、254、270、279、280、286、289、301、302、303、309、412A、412B、414、433、475A、491、541、546、589、590、664、677A、702、709、728A、738A、851、926A、940

7010

上海中医专门学校各学生医论国文汇录/上海中医专门学校汇录. 铅印本. 上海：中医专门学校

286、433、541、896A、922

该书汇录当时在上海中医专门学校就读时优等生论文而成，如黄文东、黄果哉等，并由当时学校任教老师丁甘仁、谢利恒等先生亲自批阅圈点，并撰写评语，是一部论文集性质的著作。

7011

中西医话：十卷/毛景义编. 石印本. 上海：江东茂记书局，1922

139、139A、152、254、279、361、514A、590、738B、839A、907C

本书以中医为主，间附西医内容。卷一述医范、医鉴、医病格言，列医约箴言15则，强调医宜专心、穷理、务实，以力学为先，并录徐灵胎、周省吾、石天基等医论；卷二列保生、慎药、奇疾、历代太医医学考、医学书目考等文；卷三述中西医理优劣论、中西医学异同论、强调用药如用兵、治病犹治国，再就《黄帝内经》《难经》《脉经》等34部医著进行阐发；卷四载论形体、述五脏与五经异同等篇；卷五、卷六录历代医学源流考及张机等140余位医家的生平事略；卷七、卷八对中风、伤寒、血崩、乳痈等80余种病证进行阐述，涉及内、外、妇、儿、五官等科；卷九、卷十载有诊法、用药法则、形体研究及医余杂志。

7012

中医科学化问题讨论集/郭沫若，程荣梁，颜公辰等撰. 铅印本. 昆明：云南省经济委员会鼎新印刷厂，1945

139

7013

中医革新论/王半迷撰. 铅印本. 醴陵：醴陵民报社，1942

1

本书是王氏所著《中医法程》一书的缩写本。著者认为当时的中医界一直固守传统之学，而未及时与西医沟通以进入科学之场，故著此书。书从比较中西医各自的特点入手，继而阐述了对中医经典著作、部分中医理论和一些常见疾病的看法和新的研究，并列举了一些治验的实例，提出了对中医应如何进行革新的一些看法。

7014

中医剥复案/蒙叟编. 铅印本，1928

21

本书系针对余云岫有关否定中医议案进行驳斥的论文集。全书编选了署名蒙叟的“余岩旧医学校系统杂驳议”，“驳余岩氏中医不能列入医科系统议”及杜亚泉撰《论中国医学》等。是一部有关中医废存斗争的文献。

7015

中国医学概论/陈永梁著. 铅印本. 广州：光华图书印务公司，1947

931、942B

本书概括介绍了中医学的起源、特点、要旨与方法。运用浅近的语言介绍了中医的阴阳五行学说、生理病理观、诊断理论、中药方剂学说以及中医与西医比较的优劣，是一本中医学通俗读物。

7016

中国医药科学讨论/张子鹤撰. 铅印本. 上海：商务印书馆，1939

839A

本书系专题讲座，汇编为《伤寒论》讨论与《金匮要略》讨论。书前载陈果夫、余云岫、胡定安及著者自序8篇。《伤寒论》分17讲，主要涉及太阳病、阳明病、少阳病、太阴病、少阴病、厥阴病及结论等；《金匮要略》分12讲，内容是脏腑经络先后病、痉湿暍病、百合狐惑阴阳毒病、肺痿肺痈咳嗽上气病、五脏风寒积聚病、消渴、痈、妇人病及中医药结论等。

7017

中国医药科学讨论/张子鹤撰. 铅印本. 上海：中国科学公司，1936、1938、1939、1947

9、139、381、433、450、541、907C、917A、921

7018

分治异宜编/廖平撰. 刻本. 成都：存古书局，1915

462、907C

作者廖平，字季平，号六译老人。其人精医学与儒学，初名登廷，字旭陵，号四益。继改字季平，改号四译。在经学和古医经研究中造诣颇深，长于考据之学。此书即是基于对古医经考据而撰治学之体会。

7019

止园医话：四卷/罗止园撰. 铅印本. 北平：止园学社，1938

1、2、21、139、186、251、270、279、286、301、361、381、385A、412B、491、514A、529B、590、940

本书卷一为生理学合参，载中西医对人体生理的阐述；卷二为病理学合参，据发热咳嗽等症状、证候，探讨中西医之病理；卷三、卷四，录有伤寒、温病等外感热病6篇，血崩、胃溃疡、胁痛、肿胀等内伤杂证10篇，并载验案40则。

7020

止园医话续集：四卷/罗止园著. 铅印本. 北平：止园学社，1943

1、2、21、139、139A、186、251、279、301、491、514A、940

书中每一医案均详析其病证及治疗特点，后罗列方药若干条。其辨治原则既强调发掘中医精华，又兼采西医之所长。

7021

戏世迂谈/宋拙子撰. 铅印本. 宁波：华升局，1923

139

书末附有宋氏编集之经验良方。

7022

东洞先生问答书/（日）吴秀山辑. 铅印本. 东京：吐凤堂，1918（东洞全集；3）

3、590

本书采用回答形式，就"读《伤寒论》有法乎?"、"医称仁义，其义如何?"、"务人事而不论造化"等27个问题进行问答讨论，反映了吉益东洞先生的临床经验和学术认识。

7023

古今医评/裘庆元辑. 铅印本. 绍兴：医药学报社，1923（绍兴医药学报丛书；16）

286、139A

7024

华氏医学心传/华秉麾著. 铅印本. 上海：白克路永年里华宅，1933

590

7025

汉医常识问答/宋慎撰. 铅印本. 长春：益智书店，1940、1942

1、2、21、139

该书以问答方式介绍中医内、外、妇、儿、五官、皮科的临床理论及施治方法。

7026

名医学说/魏汝桢编. 刻本，1949

709

7027

名医学说讲义/魏汝桢编. 铅印本. 杭州：浙江中医专门学校，1938(浙江中医专校讲义三十三种；13)

590

7028

医论丛刊/曹炳章主编. 铅印本. 上海：大东书局，1936

541

7029

医论存稿/张韵生撰. 油印本. 兰溪：公立中医学校(兰溪中医学校讲义；2)

391

7030

医问类释/中医指导社编. 铅印本，1934

139

本书是由众学生提问，老师答疑的形式进行编纂。问答涉及面广，93问，分为生理类8问、杂病类8问、药物类37问、方剂类42问。

7031

医余肆言/罗惠和著. 石印本，1928

590

书系罗氏临证经验之总结，主要载录伤寒。温疫、经孕胎产、小儿疾病等诊法、用药总则及有关卫生保健的论述。简明扼要，颇具见地，并附有外感热病、经行不调等医案4则。

7032

余氏医述：六卷/余岩编. 铅印本. 上海：社会医报馆，1923

3、139、186、202、286、308A、361、362、381、391、396、412A、412B、433A、491、512、514A、511、529A、541、570、590、677A、709、712、728A、731、733、738A、746、799A、839A、852、917A、931、940

7033

医评：十六卷/胡海鳌撰. 铅印本，1934

491、541、570、590、839A

又名《医学举隅》。对历代著名医籍及张介宾、徐灵胎等几位名家作有简评，并对中、西医学加以比较，指出各自都有长处与不足，强调“研究中西医理”应“互相比例，各取所长，而合其短”，才能“顾世而救人”。

7034

医事随笔/杨鹤庆撰. 铅印本. 西安：含章书局，1919

401、799A

作者杨鹤庆(1884～1966)，又名叔吉，陕西华县人。公共卫生专家。早年曾留学日本，考入千叶医专，毕业回国后，被认命豫军援陕军医院医宫，后又担任陕西红十字会附院院长。在以期间曾编写教材和《医事随笔》共3编出版。

7035

医学一得：四卷，补遗一卷/荣汝棻著；荣善昌，棣辉辑录. 铅印本. 无锡：锡山荣氏绳武楼，1933

590

该书成书于清同治十三年(1874)。卷一论养身之法，有病须知、医书不可尽信等34则；卷二载读《伤寒论》说六气伤人说等85条；卷三专论治风温、湿温、黄疸、霍乱、咳嗽、初生小儿宜忌等41法；卷四论述治病方法129则。后附补遗杂说10则、中西医学论等8题。书中之论多为随笔阐发，每多个人见解，可资借鉴。

7036
医学一得/张寿颐撰. 刻本，1916
139、706
又名《谈医考证集》。此书载录作者1916～1927年间25篇读书心得。内容包括古今药剂权量不同考略，《素问》篇目次序、病名、伪字考证，阐介《难经》七冲门、辨析肝沉肺浮之义等，并对莫文泉《研经言》所论提出多处质疑。

7037
医学从正论/景仰山撰. 奉天：关东印书馆，1923（景氏医书二种；1）
475A、514A
该书作者以“矫正医界流弊，以免庸医贻误人命”为目的。在治法上，反对拘泥古法，主张活机圆法，通权达变。提出“治病者不论何药，愈病即是良药”的见解，并直呼“勿执死法以害人”。

7038
医学丛谈/彭子益撰. 石印本. 太原：山西省立医学传习所，1940
279
此书由彭子益在太原讲学时的讲稿编印而成。共分十编，附续编。如初编进系统学，二编讲《金匮》，四编讲脉法，十编讲中医学系统根于河图。全书既有理论述评又有医案及杂说，推崇黄元御及徐灵胎之学，研究较为透辟。

7039
医学平论/徐舒萼撰. 铅印本. 上海：知行医学社，1936（中医研究丛刊）
541
书中着重评述五行、六气、方药、脉理、药品采别、外感审治、麻醉药、食物疗法等多方面内容。提出中医理论应废除五行学说，主张于解剖、生理学全用西说；对病理及诊断方面，主张融会中西；而治法药品，则多用中医中药。从徐氏评述反映了西医传入后中西汇通之论争。每篇评论后均附有陆渊雷所撰按语。

7040
医学问答/张文熙编. 铅印本. 大连：大连实业印书馆，1943
1、21、303、396、590
本书载张氏所编次《泰东日报》医学问答栏170则条目及临证心得，以问答形式，深入浅出地论述内、儿、妇等临床各科常见病的病因病机及临证施治，通俗易懂，对普及当时医学卫生保健常识起一定作用。

7041
医学明辨/梁慕周撰. 铅印本，1949
907C
书目见于1933年《吴县志》内。主要讲述临证时如何辨别证情、审证求因、立方用药。

7042
皇汉医学批评/余岩著. 铅印本. 上海：社会医报馆，1931
186、270、361、491、514A、590、746、907C、917A、931
批评日本汤本求真所著《皇汉医学》一书。余氏认为，汤本氏服从汉医人体经验，排斥西医动物试验，为错误之见。此外，还针对汤本氏提出的汉医研论表里阴阳虚实、脉学以及其所崇尚的祛瘀方剂等观点，分别予以驳斥和批评。

7043

释名病释/余岩撰. 上海：华丰出版社，1938

139、251、254、277、289、361、514A、541、590、664、728A、731、781、907C、917A、922

余氏仿刘熙《释名》释疾病、释形体、释姿容之意，全书诠释病名56种。

7044

医学演义/叶仁编. 抄本，1920

3

本书系时氏早年所撰《医宗用药律例》一书之部分剩稿。再加上后撰医论数篇而成。收录中医之退化与进化、神志病理论、脾胃经用药例、气血用药例、表里用药例、寒热用药例、四时用药例、七方定例、十剂定例、虚实谈、大字解、生理说意、论全体生理、医学观之疗法种类及药质疗法问题、疗法中原因与对症、汇通疗法中精神药质食饵三项之争执说、西药略释与中药、硝石朴硝元明粉功用之鉴别、石膏秋石之效用、忠告医学家宜注重诊断学、中华病理学编纂记等20余篇医论。

7045

医话/徐彦成撰；袁勉堂，杨仲堂鉴定. 石印本，1913

186

本书内容选载自20多部医话名著，对其版本沿革、内容简介、各家评论、各书作者小传等均有介绍，并有作者见解，论述较精当。

7046

医药问答初集/夏希灵等撰. 铅印本. 绍兴：医药学报社，1916～1927(医药丛书；28)

139A、391、590

7047

医药学说二集/王普耀等撰. 铅印本. 绍兴：医药学报社，1916～1927(医药丛书；31)

139A、391、590

7048

医案医话/张公让撰. 铅印本. 梅县：张氏，1944

139

7049

医理通诠/何耐庵撰. 铅印本，1935

186、277

全书载论10篇，以有关脉诊方面的论述为主。如“症脉轻重论”、“脉诊决生死论”、“表里上下论”、“治病缓急论”、“病同人异论”、“古方加减论”、“伤风难治论”、“经络脏腑论”、“治病必分经络脏腑论”。诸论论理精辟，颇有见地。

7050

医医医病集/丁仲英等编. 铅印本. 上海：中医专门学校，1937

139A

7051

康健论/丁仲英，陈存仁编. 铅印本. 上海：康健报馆，1921、1927、1942

590

书为著者于康健报发表医药保健论文之汇集。汇集陈存仁、丁仲英、丁福保、丁甘仁、张汝伟、马千里、沈仲圭、朱振声等40余位医学界人士撰写的医疗卫生文章100余篇。以介绍中国医学为主。

7052

通俗医话：肺腑之言/陈存仁撰. 铅印本.

上海：远志精舍，1939

139、186、412A、514A、529B、541、590、896A

全书分“膏方浅识”、“伤寒症保全性命之道”、“肺腑之言”、“阴虚体质食养单”4部分。认为膏方系非局部方剂，慢性虚性证候惟有膏滋药可治，但如邪气未清，进服补品就如顽盗留于内室。所以服膏方前须服开导剂，补益需对症。认为妇女病宜用膏方者有4：肝气症、肝阳症、白带症、月经病，以疏肝畅气治其标，补血养阴治其本；肝阳症宜大剂养阴之品。青年病宜用膏方调治者有神经衰弱、造精、白浊症、肾气亏损症。陈氏所谓伤寒者为广义伤寒，即泛指外感热病。对外感热病辨证分为六期。提出“胸中积滞一日不消，寒热一日不退”、“发热进食可使病势日益增加”的观点。陈氏所谓“肺腑之言”则主要论肺痨症。认为肺痨可由情志多愁忧虑消极而致，情志心理疗法可使“心理消除痼疾”。

7053

改进中医刍言/林昨非编. 铅印本. 新会：捷元斋书局，1933

590

本书首载改进中医刍言等篇，简述统一病名、改进中医之重要性，提出中医改革及其科学化之关键，在于摆脱陈腐旧时的观念。主集专录药物、蒸劳及19种传染病证治；下集载有呼吸、循环、消化、神经、泌尿系统，以及内、外、儿、妇、五官、皮肤等科89病证。每证详述病因、诊断、治法与方药。

7054

证治约编/姜世勋撰. 抄本，1930

590

本书系作者读书笔记，仿《丹溪心法》之例，分门别类手录成书。全书分两部分，前编以《内经》中之切要者列于卷首，论述中医基础理论；后编阐述内、外、妇、儿诸科60种病证之病因病机和辨证论治基本大法。

7055

诊余脞谈/许松如撰. 铅印本. 上海：大东书局，1939

1、541、590

临证医话专书，记载许松如理论见解和临证经验，如认为“弱脉多火，不可全以为虚”。实用参考性较强。

7056

诊余脞谈/许松如著. 铅印本. 上海：中医科学书局，1939

590

7057

陆氏论医集：四卷/陆渊雷撰；沈本琰编. 铅印本. 上海：民光印刷公司，1933

1、3、139、202、251、254、270、277、279、280、286、289、301、303、308A、309、361、381、385A、391、393、412A、412B、421、433、435、450B、475A、491、514A、514B、521、542、529A、541、570、590、664、677A、709、721、728A、731、736、737、738、738A、738B、799A、800、839A、871、896A、907B、907C、917A、921、922、926A、940

本书系陆氏与友人论辩医学疑难，讨论学术精义及观点主张之辑集，由陆氏夫人沈本琰按岁月编次整理。卷首为杂文，载《清代名医医案精华》序、“与王宇高论肝病传脾”、日本医家研究中医药之趋势等杂文21篇；卷二、卷三载“改造中医之商榷主张”、“脏腑论”及“用药标准”等2篇专论；卷四为杂论。

7058

士谔医话/陆士谔撰. 铅印本. 上海：校经山房书局，1936

396、514A、590、907C、907B

本书收载陆氏医话91篇，内容涉及医理、医法、医方、病家心理等方面，并论述了中西医学的比较，重点阐述中医之长，对中医发展提出自己的观点。

7059

国医新话/陆士谔著. 上海：大新书局，1935、1936

21、152、186、301、385B、433、512、541、572、590

本书为陆氏从医10年间对医界状况和医学理论的分析，随时记录成文95篇。其内容均曾载于《金钢钻报》及《国医周刊》，经整理汇分5类。

7060

国医新话/陆士谔撰. 上海：校经山房，1935

385B(附士谔医话)、514A、589、590、907C

7061

国医辨疑集/严澄撰. 稿本，1940

590

全书载录奔豚释、伊尹制汤液辨、疾病释义、“病也”辨、《内经》经解举例、温病举疑、《素问·金匮真言论》补注等文7篇。

7062

怪病奇症问答/蔡陆仙编. 铅印本. 上海：华东书局，1936(民众医药指导丛书；24)

1、139、186、301、289、590、733A、799A、852、907C、926A、931

全书分6章。第一至三章通论怪病总辨、预防、脉象辨；第四章论怪病类辨，载祟病12种、蛊病4种；第五章论奇病类辨，分载上部证19种，中部证4种，下部证13种，肢体症13种，杂症18种；第六章论奇治类辨，载禁治症13种，巧治4种，杂治10种。

7063

经历杂论/刘恒瑞撰. 铅印本. 杭州：三三医社，1924(三三医书；38)

3、139、139A、186、270、277、308A、361、391、546、572、590、728、731、738A、800、839A、907C、921、940

该书为作者临证随笔，认识均出自临证经验，如提出外感六淫、内伤七情、跌仆损伤等皆可致痛，对《内经》的理论又有进一步发挥。

7064

肾脏医话：附述性病要语/涂全福编. 铅印本. 香港：九龙全福药房，1949

921

7065

范氏医论集/范守渊著. 铅印本. 上海：九九医学社，1947

361、433、514A、738、799A、931

本书为范氏医论汇编，5辑。第一辑为言论，28篇，论述医师责任及病脉医学常识、青年卫生等内容；第二辑为评议，22篇，论述医学疗法、中医与西医区别、秘方等内容；第三辑为闲话、漫笔及其他，17篇，漫谈治疗疾病与治疗病人、名医与良医、求药与求医等内容；第四辑为常识，

12篇，叙述各种医学常识；第五辑为杂组，21篇，包括各种序、书评、发刊词等。

7066
勉斋医话/许勉斋撰. 铅印本. 杭州：中国印书馆，1937(勉斋医学丛书)

1、139、186、277、308A、412A、475A、491、514A、541、590、728A、731、738A、738B

本书系许氏历年治疗之经验与平日学医之心得辑合而成。载内、妇、温病案例46例，强调辨证论治。书中还记载了内衄之症，认为系心肺间津液还流入胃中，停于胃中，治疗宜养血之轻剂。书中还对肾炎颇有独到之研究。

7067
畏盦医话/张鸿生著. 铅印本. 长沙：畏盦医寓，1934

1

7068
胡定安医事言论集/胡定安著. 铅印本. 镇江：中国医事改进社，1935

541

收82篇文章，论述卫生教育、公共卫生、卫生行政管理以及医药事业发展等。

7069
留饷杏林集/顾培玺撰. 铅印本. 上海：千顷堂书局，1937

590

本书载有内消瘰疬说、论疔与疽及痈、杨梅疮祸害论、奇治篇、杂疗法、秘方录、灵效志、集验小志、简便药性等9篇医论。重点讨论各种外科病证的治疗，有一定见解。

7070
留香馆医话：附医案/华国振撰. 石印本，1930

590

本书系华氏生平临证经验总结，主要载录对温病病因、传变、误治、治疗原则、饮食调养、方药煎法、禁忌及温病兼挟证的阐述。附华氏治验15则。

7071
疾病问答集/徐恺著. 铅印本. 上海：中医科学书局，1936

590、922

本书载录有关疾病问答86则，针对性强，从病因、病机、病名、证名、理法方药、服药禁忌、卫生保健及药名答疑等予以阐述。

7072
病因证治问答：二卷/何舒编. 石印本. 邵阳：灵兰中医学会，1948(寿康之路；1)

139

全书两卷，综述病因证治，依据《黄帝内经》《伤寒论》《金匮要略》《千金方》《外台秘要》诸书。分列为人要、诸气、诸血、六气。本书精选要义，剥落浮词，设为问答，兼用韵语诗歌，以便记诵。

7073
素轩医话/邵餐芝著. 铅印本. 兰溪：协证书庄，1935

590、733B

本书系邵氏学习与研究中医名著心得之辑录。全书载医论56篇，对《黄帝内经》《伤寒论》中有关条文进行考究，辨别《伤寒论》中有关温病的脉证、治法及禁忌，并试以西学解释中医理论，对临床及理论研究均有所启迪。

7074

猝病新论/章炳麟著. 铅印本. 上海：章氏国学讲习会，1938

1

著者研治经史之余，好讲医术，此书积所著38种。

7075

维摩医室问答：二卷，附阴阳大法表一卷，暑门症治要略一卷/何舒编. 石印本. 邵阳：何氏，1947(灵兰医书六种；3)

139

全书采用问答形式。卷上对中医基础理论的阴阳水火、阴阳表里，以及水气、肿胀、诸气、诸风、风、寒、暑、湿为病的机理、治则进行提问和答疑；卷下对临床各科病证提出问题，涉及面很广，何氏引经据典，给予解答。问答精要，易于理解。

7076

著园医话：五卷/杨熙龄撰. 铅印本. 天津：京津印书局，1923(著园医药学合刊；1)

2、21、139、590

全书载录“表热里寒用白虎辨”、“《笔花医镜》驳议”、“治心漏方”及“脉纲”等文138篇。内容丰富，包括医著评介、医林人物介绍、名医临证心得、选方用药、配伍、禁忌，以及内、妇、儿、外、五官等临证各科医案20余则。

7077

黄氏医话/黄汉如著. 铅印本. 上海：黄氏医寓，1935

590、746A、896A

本书首答客问数题，包括推拿与中西医、针灸之异同、一指禅与其他推拿法的区别；次录妊娠期腹痛、胃下垂、五更泄泻、重痢等治案35则；又收入报载摘要，如一指禅推拿之奇效、医家一席谈、推拿治愈瘤疾等11篇。

7078

黄氏医话/黄汉如著. 铅印本. 南京：东南印刷所，1935

541

7079

景景医话/陆锦燧著. 铅印本. 吴郡：陆氏，1913、1916

1、139、279、301、303、361、461、475A、511、541、572、579、590、664、677A、701、709、728A、800、907C

本书以作者亲历及医事见闻为素材，讨论肠痈、急劳、走马牙疳、久咳、风温咳、胎黄、鼻衄、湿温、疝气、风疹、喘等杂证的辨证论治，涉及众多用药方法。书末附“医谈旧录”，皆从旧小说中辑其有关医学内容而成，如“过食辛辣成毒”、“中痰”、“脾疾”、“环唇疔”等。

7080

景景医话/陆锦燧辑. 铅印本. 绍兴：医药学报社，1920、1921(鲟溪医述；10)

139、152、186、277、279、280、289、433A、514A、529A、541、572、677A、701、702、706、707、800、940

7081

存粹医话/陆锦燧等撰. 铅印本. 北平：陆氏景景医室，1919

139、186、279、590、677A

本书卷一、卷二名为《存粹社医报》，卷三、卷四更名为《存粹医话》。此书乃选辑1918年前后在京诸医友及其子成一等人所作之医学论文。凡71篇，有医论杂文，亦有医学答问。

7082

景景室医稿杂存/陆锦燧撰. 苏州：毛上珍，1932

279、286、308A、381、664、701

本书收载陆氏医论60余篇，对不少学术问题发表了自己的见解，如药对证，虽和平之品大病亦可奏效；邪未清不可补；治病宜先治其实等。后半部分收集作者所写医著序文60篇。

7083

答问汇编/上海铁樵函授中医学校编. 铅印本. 上海：铁樵函授中医学校（铁樵函授中医学校讲义十七种；16）

590

7084

慈济医话：二卷/孙子云撰. 铅印本. 北平：实善社，1924、1927

139、186

本书为孙氏“平日讲医余谈，门人所窃闻而手志者”。卷一阐述学医首要在读《本经》《内经》，认为全属脾胃，病者皆由土而生，土不生金，金不克木，故治病当先以治胃养肺和肝为主；继载30余种内科杂证的病因机制及简易疗法。卷二为孙氏讲义，载《本经》《内经》二经注解摘要、阴阳五行、脏腑八卦与防病治病之关系，并以问答形式对30多种病证设论辨难，既究病源，兼评治法。

7085

嫩园医话/傅崇黻撰. 铅印本. 浙江：中医专门学校，1921

381、412A、590、731

本书为浙江中医专门学校教科书，分上、下两部。上部专述经络学基础，对经脉、经穴及和四象、八卦、九宫的关系作有详述；下部主要针对学生提问进行答疑，内容涉及临证各科。

7086

嫩园医语讲义/傅崇黻编. 铅印本. 浙江：中医专门学校，1938（浙江中医专校讲义三十三种；16）

590

7087

籀簃医话/张寿颐撰. 石印本. 兰溪：中医专门学校，1932

139、589、590、677A、738A、831、901

本书以随笔医话的形式记载其医学心得体会。张氏认为“学医需从《伤寒论》入手”，可先识六经之证而能辨别脏腑经络病情之深浅，并认为疾病机理仍要深探。

7088

籀簃医话谈医考证集选录/张寿颐著. 抄本. 张寿颐，1937

391、590、728A

7089

籀簃谈医一得集/张寿颐撰. 油印本. 兰溪：中医专门学校，1932（兰溪中医专门学校讲义四种；1）

391、590、728A

书中收入“伤寒论少阳病柴胡证之新研究”、“寸关尺三部脉形所以不同之实在理论”、“肝生于左，肺生于右解”、“时证新治验”、“麻黄桂枝葛根解”、“命门相人与肾阴之天一真水不可分为二事说”、“伤风咳嗽浅说”、“辨舌谭”等文22篇，内容涉及外感、内伤、诊断、方剂、药物诸方面。

7090

医药精华集/吴克潜编. 铅印本. 上海：医药新闻报馆，1929

139、186、254、541、590、851、907C、931

本书内分：卫生、病理、腹痛、痔疾、眼疾、寒温、时症、杂病等23门，收辑中医论文百余篇。除医论外，还记述医案、医方、卫生常识，及40余种病证的治法。

7091

医学新论/杨百城撰. 铅印本. 天津：杨达夫医社，1931

139、186、590、831

全书载有通论、生理、病理、诊断、卫生、治疗、方药、杂论等八门，应用西医理论对中医基础、病因、病机、防治、方药等进行阐释。

7092

靖盦说医/周声溢撰. 铅印本，1922（周菱生医书二种；2）

590

书中重点论述学医之始、医以切脉为要等专题，继而讨论临床诸证之诊治方法。另外，除对医德、习医及医学中诸多疑似之处、五脏生理病理、脉诊要点、辨治要点、误治教训等进行了精辟的论述外，还对周氏之临证用药经验进行了详细的阐述。

7093

靖盦说医/周声溢撰. 铅印本，1925

21、139、139A、286、590、664、731

7094

论医集：二卷/恽铁樵撰. 铅印本，1928（药盦医学丛书；1）

412A、476、799A

全书辑录呈中央国医馆意见书、医学平议、惊风经验谈、痧子调护法、脑炎救治法等医论几十篇，末附安脑丸、回天再造丸、两种宝月月配血、炮制方法及主治病症。

7095

论医集：二卷/恽铁樵撰. 铅印本. 上海：民友印刷公司，1948

139、851、926A、942B

7096

论医集：二卷/恽铁樵著. 铅印本. 上海：章氏医寓，1941～1948（药盦医学丛书；1）

254、361（残）、385A、391、421、433、450、450B、461（残）、728A（残）、731、781、907C

7097

论医集：二卷/恽铁樵撰. 铅印本. 上海：新中国医学出版社，1948（药盦医学丛书；1）

139、186、396、450、541、579、651、728、731、907C、921

7098

医话集腋/裘庆元编. 铅印本. 绍兴：绍兴医药学报社，1923

590

本书汇集了绍兴医药学报社32位医家的学术见解和临证心得，内容丰富，涉及生理病理、四诊八纲、治则治法、选方用药、配伍禁忌、养生康复，以及中西医学之比较等方面。并录典型病案4则。

7099

无倾室医学杂说/郑业本编. 石印本

832

7100

证治精辨/裘庆元编. 铅印本. 绍兴：绍兴医药学报社，1923

590、738A

7101

杏林文苑/裘庆元辑. 铅印本. 绍兴：绍兴医药学报社，1923

309、590

本书录《惜分阴轩医案》序、《医门诗要》序、读《诊余集》书后、《凌氏医案》跋等文46篇，汇集董天吉、时逸人、何廉臣、曹炳章、陈邦贤等28位医家、学者为34部医著所做的序、跋、题辞、弁言、例言及读书心得、医书介绍等。

7102

医学讲演集/田桐辑. 铅印本. 上海：日新印刷工业社

859

7103

古今医学评论/裘庆元编. 铅印本. 绍兴：绍兴医药学报社，1923

590、857

本书系裘氏将当时医药学报社同人时逸人等所撰医学评论文章汇编而成。包括"医学观之疗法种类及药质疗法问题"、"疗法中原因与对症"、"医学前途之责任"、"西医输入反促中医进化之感言"、"中医术改良必赖中药物改良为辅说"、"论二十世纪之医学"、"中西医一斑批评"、"医药进步说"及"医者胆欲大而心欲小"等32篇。

7104

医学杂纂/裘庆元辑. 铅印本. 绍兴：绍兴医药学报社，1920(绍兴医药学报丛书；8)

139、590

全书辑录医弊一夕话、同济医院考取卷、墨子论疾之由来、奇形怪状之琐言、老子之卫生精语、节食说、行医难、山西中医改进研究会拟定研究暂行规则、警乡村庸医文、学校卫生应行注意事项、学生身体检查暂行办法、冯前大总统病床医案等医论、医话、医案、各类规章制度等35篇。

7105

医药论文三集/何廉臣等撰. 铅印本. 绍兴：绍兴医药学报社，1916～1927(医药丛书五十六种；39)

139A、391、590

本书为医界同仁向绍兴医药报社所投的医稿，经汇编而成，156篇。其内容分为：中医书序言、跋语、书评、中医基础研究、各科杂证证治、求医问药、书信往来及杂说等。论文中或主张中西医合璧，或强调传统国粹，或推崇西洋医学而贬低中医等。反映了当时中西医药学界百家争鸣的状况。

7106

中国医药论文选/汪浩权主编. 铅印本. 北平：国医砥柱月刊社，1949

139、541、651、851、940

本书系汪氏多年来搜集全国各医刊之精华，汇编而成。内容包括评论、医学综述、各科研究、方药讨论等五十余篇。对于中医药学之整理及改进之步骤，论述颇多。如叶古红"中国医药革命论"、谢诵穆"中医往何处去"、谭次仲"中医科学改进之途径"、汪浩权"中国医学过去的认识及其今后之改革"、陆渊雷"《伤寒论》之源流与读法"等，反映了当时学者的治学观点及谋求改进、发展中医的讨论。

7107

临证演讲录/恽铁樵著. 铅印本，1928（药盦医学丛书；12）

412A、476、799A

全书载哮喘、咳嗽、结核、痢疾以及内陷证、攻下法、辨舌、中西医、西医等医论30余篇，系恽氏为医学院学生上课之讲稿。包括内、妇科病证的辨证论治、疾病诊断之方法、用药注意事项、医案评析、对西医学的论述、评价等内容。

7108

临证演讲录/恽铁樵著. 铅印本. 上海：章氏医寓，1941～1948（药盦医学丛书；12）

254、361、385A、391、421、433、450、450B、461、728A、731、781、907C

7109

临证演讲录/恽铁樵著. 铅印本. 上海：新中医学出版社，1948（药盦医学丛书；12）

139、186、396、450、541、579、651、728、731、907C、921

7110

金铃子/金铃子编辑科编. 铅印本. 杭州：金铃子出版科，1934（浙江中医专门学校学生自治会之丛刊）

1

收医药论文26篇，并有小说诗歌等。

7111

中国医学丛谈/赵起超撰. 铅印本，1933

590

本书首先就中国医学之沿革、四诊及其临床意义等专题进行讨论；次列补、泻、宣、通、轻、重、滑、涩、燥、湿、寒、热之方的配伍、功能及主治；再录内、外、妇、儿等科40余种病证的病因病机和治则。包括对下疳、淋病、梅毒等性病的治疗和17首方药。书末附赵氏治疗验案10则。

7112

中医新说/慕昌濂著. 铅印本. 北平：商务印书馆，1926

186、251、277、286、514A、590

本书卷首倡言“辨证须以体学为根据”，以为人体由脑髓神经，血道运行，饮食消化，支柱保卫及生殖传种五大机关组成。全书以五大机关为纲领，再列各条分论及其所属有关病症。每分类条下再细论其各种病症及辨证选方用药等。作者试图中西汇通，将当时一些西医观念，通过作者的体会引入中医学。

7113

槟城涵煦庐医话/陈拔群著. 铅印本. 陈拔群，1936

590

本书分前、后两部。前部辑录陈氏有关病因和中医药效验之考证以及研究心得笔记，并对霍乱的历史、病因、证候及治疗方法作专题论述；后半部以呼吸系统、消化系统等为纲，录医事问答80余则，针对患者求医信函提供诊断和治疗方法。

7114

辨刘达人医说/颜伯卿撰. 铅印本. 宁波：茹古印书局

361、514A

7115

仲圭医论汇选/沈仲圭著；王慎轩选编. 铅印本. 广州：国医书社，1936

590

本书以药物、证治、方技、卫生等为纲。首载药物，述有关药物的名称、产地、栽培、成分、功用、用法及禁忌；次论常见疑难杂症的病因病机、症状、诊断及治法；再次在方技篇中列验方，详述其应用、注意事项等，并与西药作比较，附有医案。最后以问答形式，对卫生保健等提出己见，强调临床实际，据证辨治，对五运六气及五行生克之说颇有不同见解。

7116

竹楼医学论文/虞哲夫撰. 铅印本. 上海：千顷堂书局，1938

270、514A、590

本书系虞氏所著医学论文之辑录。全书载录头痛、痿证、子痫、阴吹等内、妇病证论文47篇，书末附载医案3则，方剂68首。所著论文"立论专主《内经》"、"用方悉遵古法"，较少新意。

7117

伤昙录医论/傅恒之撰. 铅印本，1935

590

本书载"正治法概论"、"阴平阳秘论"、"釉之种种"3篇医学论文。总计载药品制釉18例。末附配伍、制法及主治适应证。可供临床及理论研究者参考。

7118

许氏医事言论集/许修五著. 铅印本. 广州：许修伍医务院，1949

931

本书系许氏将发表于广州《越华报》上介绍医药卫生常识的稿件，以问答形式编辑而成。作者从西医角度深入浅出地介绍卫生常识，并对中医的某些错误、迷信的做法进行了批评。

7119

雪鸿集/上海萍社出版社编. 铅印本. 上海：萍社出版社，1939

541

本书为医学与文艺合集，其中医学类，收辑中医论文17篇；文艺类，有诗歌、散文、笔记等12篇。

7120

东医寿世保元：四卷/(朝)李东武著. 铅印本. 北平：四象辨证医学研究社，1936

1

该书是朝鲜族传统医学的经典著作，1894年由朝鲜医学家李济马完成。书中提出了较为完整的"四象医学"学说，并用于临床，为朝鲜族传统医学奠定了基础。全书4卷625条。第一卷是基础理论部分，阐述了"天、人、性、命"整体观、阴阳学说、四象人论、四象脏腑论、四象病因病理学、四象诊断学和药物方剂学，为朝医学的理论和临床奠定了基础。第二卷着重阐述了张仲景伤寒六经病证与四象人的关系，提出了"病证关于人"的独特理论，并详述四象人的伤寒病局限病论，较完整地提出了"辨象论治"、"同病异象异治"、"异病同象同治"的治疗原则。第三卷由"少阳人表寒病论"、"少阳人里热病论"和经验药方19条、新定药方17条组成；第四卷阐述了预防保健学说，强调人的精神心理修养、生活习惯和劳动对健康的影响，以及卫生宣传教育的重要性。

7121

中国医药论文集/(日)富士川游著；陈存仁辑. 铅印本. 上海：世界书局，1936(皇汉医学丛书；72)

1、3、21、139、140、152、186、202、251、254、270、277、301、303、308、361、391、396、421、433、450、

461、491、514A、546、589、590、651、702、706、728、731、738、738A、741、781、799A、800、831、839、839A、851、852、854、871、891、901、907B、907C、917A、921、926A、931、942B

全书收载近代日本医药界名流论文34篇。内容丰富，涉及日本汉方医学发展史、汉方医学与西医之比较、临床治疗、药物研究等诸多方面，反映当时日本汉方医学研究的情况，有一定参考价值。

7122

皇汉医话/(日)久米嵓撰. 铅印本. 日本：文荣堂，1930

590

7123

金鸡医谈/(日)畑秀龙撰. 东京：和汉医学社，1936

590

7124

丛桂偶记：二卷/(日)原昌克著；陈存仁辑. 铅印本. 上海：世界书局，1936(皇汉医学丛书；62)

1、3、139、140、152、186、202、251、254、270、277、301、303、308、361、396、421、450、461、491、514A、546、589、590、651、702、706、728、731、738、738A、741、781、799A、800、831、839、839A、851、852、854、871、891、901、907B、907C、917A、921、922、926A、931、942B

此书论述伤寒、中风、梅毒、水肿、乳痈、怪产、痘疮、食菌中毒诸病证治。对古书中蛊病之症状、病因亦予考证。书中并论述曼陀罗花、黄龙汤、牛黄清心丸等药物与治方。

7125

先哲医话集/(日)长尾藻城编；陈存仁辑. 铅印本. 上海：世界书局，1936(皇汉医学丛书；55)

1、3、139、140、152、186、202、251、254、270、277、301、303、308、361、396、421、450、461、491、514A、546、589、590、651、702、706、728、731、738、738A、741、781、799A、800、831、839、839A、851、852、854、871、891、901、907B、907C、917A、921、922、926A、931、942B

本书收集日本汉医诸先哲之笔记及有关医术之格言，凡10余家，142条，阐发《内经》要旨，示人诊病方法。

7126

先哲医话：二卷/(日)浅田惟常撰. 铅印本. 杭州：三三医社，1924(三三医书；第1集；25)

3、139、391、546、572、590、728、731、738A、800、839A、907C、921、940

7127

先哲医话：二卷/(日)浅田惟常著. 铅印本. 上海：大东书局，1937(中国医学大成；127)

1、2、3、139、270、277、361、391、461、476、579、589、590、511、541、728、831、851、852、901、907B、907C、921、940

汇集后藤艮山、北山友松、和田东郭、荻野台洲、华冈青洲、永富独啸庵、惠美凝因、福岛慎独轩、田中适所、礼井枫亭、高阶枳园诸医临床实验记录、随笔12篇。

7128

增补先哲医言/(日)长尾藻城撰. 铅印本.

日本：克诚堂书店，1931

541

7129

和汉医学真髓：现代医学改造之烽火/（日）渡边熙著；张仲任译. 铅印本. 上海：徐小圃医士诊所，1931

738

7130

和汉医学真髓/（日）渡边熙著；沈松年译. 铅印本. 上海：昌明医药学社，1931、1934

139、186、308A、491、590、728、738、799A、800、907C、931

又名《东洋和汉医学实验集》。全书分为总论、腺病质、小儿科病、神经系统及、呼吸器等病等卷。每篇均先列东西医学之议论，次述治疗与处方，后附经验治愈之病例。

7131

医断/（日）鹤冲元逸撰. 铅印本. 东京：吐凤堂，1918（东洞全集；9）

3、590

编者汇集其师吉益东洞之说辑成此书。内容包括死生、元气、脉候等37篇论述。

7132

医断·斥医断/（日）鹤冲元逸撰；（日）和柳安著. 铅印本. 上海：世界书局，1936（皇汉医学丛书；58）

1、3、139、140、152、186、202、251、254、270、277、301、303、308、361、396、421、450、461、491、514A、546、589、590、651、702、706、728、731、738、738A、741、781、799A、800、831、839、839A、851、852、854、871、891、901、907B、907C、917A、921、922、926A、931、942B

十一、养生

1 通论

7133
黄帝授三子玄女经/商务印书馆辑. 影印本. 上海：商务印书馆，1940(道藏举要；17)

1、139、541、791、851、921、931

即《玄女经》。古代术数书。详论嫁娶日辰，测日辰吉凶之术，有十余条。

7134
青囊秘录/(汉)华佗著；(唐)孙思邈述. 铅印本. 济南：济南道院，1923

21、139、279、286、436、541、590、664、728A

全书分大医正流、医案钩玄、医理要素、医案归德4章。认为万物理同，力医当以大仁大德之心详辨万物，方能穷极医理，入归正流。而入之疾病始于利欲、背行无理、用药治之非能除根，告诫返璞归真方是养生祛疾正途。

7135
青囊秘录：四卷/(汉)华佗撰；(唐)孙思邈述. 铅印本. 济南：济南道院，1932

1、251

7136
养生延命录：二卷/(梁)陶弘景撰. 铅印本. 无锡：丁氏，1935(道藏精华录；4)

391、541、542、579、852

全书6篇。推崇道家养生思想，内容极其广泛，包括调神、养性、服气、保精、导引、按摩等，并论述了养生的各种禁忌事项。是我国较早的一部养生文献。其中“教戒篇”“食戒篇”、“杂诫忌禳害析善篇”、“服气疗病篇”分别阐述的“养生十二少”、“饮食宜忌”、“咽唾养生法”、“六字诀”、“呼吸法”等，都是千百年来行之有效的保健益寿良方。

7137
养性延命录：二卷/(梁)陶弘景编. 影印本. 上海：商务印书馆，1940(道藏举要；4)

1、139、541、791、851、921、931

7138
抱朴子：内篇二十卷，外篇五十卷/(晋)葛洪撰. 影印本. 上海：商务印书馆，1923～1926(道藏；105)

1、2、6、7、21、139、251、351、461、462、511、541、542、579、590、651、731、781、851、852(残)、901

7139
抱朴子：内篇二十卷，外篇五十卷/(晋)葛洪撰. 上海：商务印书馆，1935～1937(丛书集成初编；91)

1、2、6、7、9、21、139、140、186、251、301、361、391、421、461、493、

511、523、541、542、572、579、651、702、721、731、781、791、851、852、901、911、921、922、931、940

《抱朴子内篇》每卷1篇，言神仙方药、鬼怪变化、养生延年及禳邪却祸之事，属道家言。另有《抱朴子外篇》，言人间得失及世事臧否，属儒家言。

7140

天隐子/(唐)司马承祯撰. 铅印本. 上海：商务印书馆，1935～1937(丛书集成初编；93)

1、2、6、7、9、21、139、140、186、251、301、361、391、421、461、493、511、523、541、542、572、579、651、702、721、731、781、791、851、852、901、911、921、922、931、940

全书有神仙、易简、渐门、斋戒、安处、存想、坐忘、神解等8篇。书中主张破除世俗加于气功养生中的神秘色彩，主要讨论了如何循序渐进地通过存守内视一类功法以养生延年。书中的导引法与一般导引法不同，不须咽气、吸气、停气，而只要求安心定意，以意领气。

7141

天隐子/(唐)司马承祯撰. 铅印本. 无锡：丁氏，1935(道藏精华录；3)

391、541、542、579、852

7142

摄生月令/(宋)姚称撰. 铅印本. 无锡：丁氏，1935(道藏精华录；7)

391、541、542、579、852

全书博引诸家之说，论述饮食、服气、养神、养生之理。认为摄生大体有3条："首为吐纳炼藏，胎津驻容；其次饵芝木，飞伏丹英；其三次五谷，资众味。""用食延生，顺时省味"书本之旨。分12节，顺适万物生息、阴阳变化的规律，讲述1年12个月中每月的饮食宜忌、养生须知。

7143

士大夫食时五观/(宋)黄庭坚著. 铅印本. 上海：商务印书馆，1935～1937(丛书集成初编；2986)

1、2、6、7、9、21、139、140、186、251、301、361、391、421、461、493、511、523、541、542、572、579、651、702、721、731、781、791、851、852、901、911、921、922、931、940

7144

寿亲养老新书：四卷/(宋)陈直撰；(元)邹铉续. 铅印本. 上海：朝记书庄，1919

1、3、186、279、286、289、301、302、303、351、381、396、412B、463、475A、514A、522、529B、541、572、590、664、677A、701、706、721、728、728A、738、738B、799A、852、896A、901、907B、940

本书是陈直《养老奉亲书》一书的增补本。卷一即《养老奉亲书》原文；卷二～四属新增部分，邹氏从有关著作中收集并阐述有关养生、老年保健与食治诸方。

7145

寿亲养老新书：四卷/(宋)陈直撰；(元)邹铉续. 刻本，1916(翠琅玕馆丛书；2)

1、2、3、7、401、523、541、542、579、731、781、901、931

7146

寿亲养老新书：四卷/(宋)陈直撰；(元)邹铉续. 刻本. 南海：黄氏，1916

401、702、901、921

7147

寿亲养老新书：四卷/(宋)陈直撰；(元)邹铉续. 汇印本. 南海：黄氏，1935(芋园丛书；4)

6、7、9、351、931

7148

延寿第一绅言/(宋)愚谷老人编. 上海：商务印书馆，1937(丛书集成初编；1458)

1、2、6、7、9、21、139、140、186、251、301、361、391、421、461、493、511、523、541、542、572、579、651、702、721、731、781、791、851、852、901、911、921、922、931、940

本书与“摄生消息论、食色绅言”合订。《延寿第一绅言》1卷，据学海类编本排印；《摄生消息论》1卷，据学海类编本排印；《食色绅言》2卷，据宝颜堂秘笈本排印。

7149

摄生消息论/(元)丘处机撰. 铅印本. 无锡：丁氏，1935(道藏精华录；8)

391、541、542、579、852

该书以道家和儒家的观点，就春、夏、秋、冬四时的防病调摄原则与方法等分别作了简要论述。其内容多本《黄帝内经》，分为四季，每季之前标以该季摄生消息。首先录出《内经》文句，然后加以解释，介绍该季中养生的注意事宜，其次介绍该季所应之脏旺，而殿以该脏相病法。

7150

摄生消息论/(元)丘处机撰. 铅印本. 上海：商务印书馆，1935～1937(丛书集成初编；88)

1、2、6、7、9、21、139、140、186、251、301、361、391、421、461、493、511、523、541、542、572、579、651、702、721、731、781、791、851、852、901、911、921、922、931、940

7151

医先/(明)王文禄撰. 铅印本. 上海：商务印书馆，1935～1937(丛书集成初编；93)

1、2、6、7、9、21、139、140、186、251、301、361、391、421、461、493、511、523、541、542、572、579、651、702、721、731、781、791、851、852、901、911、921、922、931、940

全书围绕对待疾病应以预防为主的基本思想，阐述了养生对人的健康及延年益寿的重要意义。主张“养生贵养气”，论述“百病皆生于气”的道理。其另一观点，提倡养生益寿与道德修养二者同样重要。提出了“养生贵养气，养气贵养心，养心贵寡欲”的精神养生观点。

7152

脉望：八卷/(明)赵台鼎撰. 铅印本. 上海：商务印书馆，1935～1937(丛书集成初编；49)

1、2、6、7、9、21、139、140、186、251、301、361、391、421、461、493、511、523、541、542、572、579、651、702、721、731、781、791、851、852、901、911、921、922、931、940

此书杂论三教，对于道藏尤为详悉。

7153

摄生三要/(明)袁黄撰. 铅印本. 无锡：丁氏，1935(道藏精华录；9)

391、541、542、579、852

本书主要论述气功养生的三个方面的内容，聚精、养气、存神以及三者之间的相互关系。本书系自袁黄原著《祈嗣真诠》

中摘出的聚精、养气、存神三个内容。

7154

天仙正理：二卷，附录一卷/（明）伍守阳撰. 刻本. 南昌：豫章丛书编刻局，1915（豫章丛书）

1、2、7、9、21、251、301、401、421、461、493、511、541、542、579、651、701、721、731、741、781、791、851、852、931

全称《天仙正理直论》。此书于天仙至正之玄理，明显直切地加以论述，系统地介绍伍柳派内丹修炼之法，谓使人无所疑惑，豁然明丹道之真谛，故称"正理直论"。

7155

天仙正理直论增注：二卷，附录一卷/（明）伍守阳撰注. 铅印本. 无锡：丁氏，1935（道藏精华录；16）

391、541、542、579、852

7156

推篷寤语：九卷/（明）李豫亨撰；王兰远节录. 杭州：三三医社，1924（三三医书；18）

3、139、139A、186、270、277、308A、361、391、546、572、590、728、731、738A、800、839A、907C、921、940

全书分测微、原教、本术、远真、订疑、毗政等篇。该洽古今，贯穿百家，末附以往来论学函牍1卷。

7157

修龄要旨/（明）冷谦撰. 铅印本. 无锡：丁氏，1935（道藏精华录；12）

391、541、542、579、852

全书分四时调摄、起居调摄、延年六字总诀、四季却病歌、长生十六字诀，十六段锦法、八段锦法、导引却病歌诀、却病八则等编。导引吐纳等多种功法均收在内。

7158

养生肤语：一卷/（明）陈继儒撰. 铅印本. 无锡：丁氏，1935（道藏精华录；6）

391、541、542、579、852

本书杂录历代养生家轶闻趣事，并加以自己的议论。重点阐明了"咸多伤生，淡食延龄"；"药可以延年，亦可以折寿"；"绝欲延寿，劳神损命"等养生学观点。

7159

食色绅言：二卷/（明）皆春居士撰. 铅印本. 上海：商务印书馆，1935～1937（丛书集成初编；89）

1、2、6、7、9、21、139、140、186、251、301、361、391、421、461、493、511、523、541、542、572、579、651、702、721、731、781、791、851、852、901、911、921、922、931、940

全书以"饮食绅言"与"男女绅言"为题加以论述。认为养生之要应为俭食，害人三欲之中以食欲为根。俭食可得"五福"；多食可有"五苦"。减食可医疾，过食能致病。"男女绅言"提出养生的另一重要法则是节欲。并指出诸欲之中首戒色欲，并遵《黄帝内经》之旨，指出四季应时之戒，介绍了节制情欲的具体方法。

7160

四时宜忌/（明）瞿佑撰. 铅印本. 上海：商务印书馆，1935～1937（丛书集成初编；69）

1、2、6、7、9、21、139、140、186、251、301、361、391、421、461、493、511、523、541、542、572、579、651、702、721、731、781、791、851、852、901、911、921、922、931、940

该书广搜古籍和民间养生防病经验。根据每月的节气、气候变化，指出在养生防病方面的宜禁；并对每月的节气变化，从天文历算角度作了通俗的解释。其代表性观点体现在三个方面：重视日常生活的四时宜忌；采用偏方、单方以预防季节性疾病；将除害灭病的方法纳入养生学范畴。

7161

长生秘诀/（清）石成金编著；陈陶父校正. 铅印本. 上海：道德书局；厦门：宏善书局，1935

541、139

该书分心思部、色欲部、饮食部、起居部阐述长生要诀。主张延缓衰老必须从少壮之时开始。指出心存良善、和悦、安乐、康健；节制情欲；饮食宜早、缓、少、淡、暖、软；注意昼夜、四季、行旅、酒醉之时调摄为养生防病之常法。提倡“常存安乐想”才能益寿延年。

7162

养生镜/（清）石成金撰. 铅印本. 上海：明德书局，1922、1933

139、286、301、491、514A、541、542、651

全书分：心思、房事、饮食、起居、医药、杂录等7章，谈论养生之道。书后附经验良药说明书。

7163

养生学要论/（日）井上兼雄著；朱建霞译. 铅印本. 上海：商务印书馆，1946（医学小丛书）

541

7164

老老恒言：四卷/（清）曹廷栋著. 石印本. 上海：文瑞楼，1926

728A（残）

又名《养生随笔》，前二卷叙起居动定之宜，次二卷列居处备用之物，末附粥谱1卷，借为调养治疾之需。主张养生要适应日常生活习惯，不可勉强求异；养生实践要寓于日常生活起居琐事之中；重视调摄脾胃，推崇食粥，列粥谱达100方（自创14方），强调老年养生要重省心养性。全书引证书目遍及经史子集，307种。

7165

老老恒言：四卷/（清）曹廷栋著. 石印本. 上海：鸿章书局，1928

21、412B、590、664、677A、702、728A（残）、782

7166

寿世青编：二卷/（明）李中梓撰；（清）尤乘辑. 铅印本. 上海：世界书局，1936（珍本医书集成；79）

1、3、21、139、140、152、185、186、202、254、270、277（存八十五种）、289、301、303、308、309、361、381、396、421、433、461、476、491、541、546、572、579、589、590、706、728、731、738A、781、799A、800、831、839、839A、851、852、871、891、901、907B、907C、911、917A、921、922、926A、931、940、942B

又名《寿世编》。本书重点辑录前人养生保健方法。上卷主论养生，载文30篇。下卷主要论述服药之法。书中博采《内经》、老子、庄子、孙思邈等各家有关养生论述，自饮食起居至四时调摄，从劳逸、情绪至气功、按摩等均为详尽阐发。同时对170种食用性药物进行论述，并附风门、寒门、暑门等13门疾病食疗方。并指出可宜食物和禁忌食物以及食物中毒解毒法等内容。末附《病后调理服食法》1卷。

7167

寿世青编：二卷/（明）李中梓撰；（清）尤乘辑. 石印本. 上海：锦章书局

280、942B

7168

一览延龄/（清）黄凯钧撰. 铅印本. 上海：大东书局，1936～1937（中国医学大成；友渔斋医话六种；125）

511、541、1、2、3、139、270、277、361、391、461、476、579、589、590、728、831、851、852、901、907B、907C、921、940

该书首论生养、胎教为立命之原，次叙养身立命之本，列举养生有道者数十人，论证养生有多种方法；又辑《抱朴子》《孙真人养生歌》《本草衍义总序》《保生要录》等书中有关养生的论述，并更进一步阐发之；卷末为四季摄生法，其中尤以冬季摄生法为细腻。

7169

混俗颐生录：二卷/刘词编. 影印本. 上海：商务印书馆，1940（道藏举要；5）

1、139、541、791、851、921、931

7170

四气摄生图/著者佚名. 影印本. 上海：商务印书馆，1940（道藏举要；1）

1、139、541、791、851、921、931

本书论述了四时季节的变化与脏腑、五官、五味、饮食、睡眠、情志等的密切关系，提出了摄生的方法和禁忌，其中也论述了饮食与摄生的关系，四季饮食变化以及饮食禁忌等。

7171

四气摄生图/著者佚名. 影印本. 上海：涵芬楼，1926

139、186、351、476、541、590、839A

7172

四气摄生图/著者佚名. 影印本. 上海：商务印书馆，1923～1926（道藏；22）

1、2、6、7、21、139、251、351、461、462、511、541、542、579、590、651、731、781、851、852、901

7173

将摄保命篇/著者佚名. 铅印本. 无锡：丁氏，1935（道藏精华录；1）

391、541、542、579、852

作者及撰年未详。本书主要论述道德修养，避免精神刺激是气功养生延年的重要措施。指出逸情养性，内守情神，态度雍容和蔼，是持身上品。

7174

服气长生辟谷法/著者佚名. 铅印本. 无锡：丁氏，1935（道藏精华录；2）

391、541、542、579、852

食疗著作。

7175

至言总养生篇/著者佚名. 铅印本. 无锡：丁氏，1935（道藏精华录；5）

391、541、542、579、852

明代养生学著作。本书系摘引前人养生名论而成。

7176

百龄福寿全书/魏兆良编. 铅印本. 上海：九福公司，1926

731

全书首载百龄机说明。正文甲编为生理类；乙编医药类5篇，均附治法，后为中西药性略说；丙编卫生类10种；丁编育儿类5篇；戊编丹方类10篇；己编防疫类6篇；庚编急救类3篇；辛编交际类7篇；壬编修容类4篇；癸编常识类3篇。末附录百龄机成分概别、药理作用、主治及功能。

7177

必用全集/著者佚名. 刻本，1949

734(残)

7178

不费钱最真确之长寿法/丁福保撰. 铅印本. 上海：医学书局，1931、1940

541、590

全书12章，介绍当时的呼吸健身法，详述呼吸的生理作用、呼吸法的沿革、类型和选择等，并认为合适的呼吸方法有预防肺病、降低高血压、调整血液循环等健身作用。

7179

老人延年术：老人性尿闭症/丁福保编. 铅印本. 上海：医学书局，1911～1949

541

7180

长寿之条件/丁福保著. 铅印本. 上海：医学书局，1949

541

7181

青年之摄生/丁福保撰. 铅印本. 上海：医学书局，1940

541

本书简述青年之皮肤、头发、牙齿、肺脏、胃肠的保养，以及饮食、生活习惯、文娱活动的原则等。

7182

身之肥瘦法/丁福保，徐云编译. 铅印本. 上海：医学书局，1914、1924(丁氏医学丛书)

541

7183

实验却病法：附畴隐卢诗存/丁福保译述. 铅印本. 上海：医学书局，1930(丁氏医学丛书)

541

7184

现代最真确之生命观、最真确之卫生长寿术合刊/丁福保编著. 铅印本. 上海：医学书局，1942(虹桥疗养院丛书)

1、541

本书前部介绍生物学、医学知识，论述生命的本质；后部以中医观点讲述保健养生常识。

7185

用科学来改造中年后之命运法/丁福保编. 铅印本. 上海：医学书局，1939(虹桥疗养院丛书)

541

作者主张以西方卫生科学进行个人身心保健，改变不良生活习俗方式以求健康。主张以冷水浴、运动、饮食、精神调适等方式改善身心。

7186

怎样创造我的健康生活：五十年著述生活纪念/丁福保著. 铅印本. 上海：医学书局，1942

541

7187

怎样调理使你身体强壮/丁福保编著. 铅印本. 上海：医学书局，1939(虹桥疗养院丛书)

541

全书3编。第一编健康生活，介绍衣、食、住、行等方面的卫生知识；第一编锻炼及不服药之自然疗法，介绍温泉疗法等简单医疗方法；第三编常见疾病之预防与疗养，以及战争防护。本书系医学知识普及读物，内兼西医知识。

7188

长生不老法/顾实译述. 铅印本. 上海：商务印书馆，1916、1928

9、303、741、733A、852

本书详述当时国外关于养生强身的方法及见闻，将"外国事例改用了国内相应事例，国内固有之旧义与之相当者亦羼入，以阐扬国粹，并加以圈点"。全书分为10篇：精神的不老法、肉体的不老法、食养的不老法、少食不老法、食养不老法之二大派、呼吸的不老法、运动的不老法、不老法的日常生活、不老不死法之新发现、保全婴儿之法等。

7189

长生不老秘诀/养鹤轩主人编. 铅印本. 上海：大通图书社，1935

139、731、741

7190

长生不老之秘诀/顾鸣盛编. 铅印本. 上海：文明书局，1922、1931

9、741

全书5编，每编1章。首为《长生大道章》，包括《长生总诀》《养生篇》《治心篇》《净明篇》《呼吸篇》《答练霞子问》；次为《长命初基章》，包括《长命初基说》《静坐之法》《调息之法》《安神之法》《行功之法》《行动坐卧亦当有法》《全身关窍脉络总名》；第三《达道章》，第四《心性章》，广征博引往古圣真语录，述说真性、人心、和性、去欲之理法；第五为青云老人语录，概论止念、养气、全神、还虚奥旨。末附真心息妄法10种，即觉察息忘、休歇息妄、泯心存境、泯境存心、泯心泯境、存境存心、内外全体、内外全用、即体即用、透出体用诸法。凡静坐时妄心难定者，任选一、二法行之，稍久即效。

7191

长生不老之秘诀/顾鸣盛编. 铅印本. 上海：进步书局

301、852

7192

长生防老之科学的研究/佛学药厂国产药物研究所编. 铅印本. 上海：佛学药厂国产药物研究所

541

7193

长生术/萧萍撰. 铅印本. 上海：大东书局，1913

741

本书结合近代西方医学知识介绍适合于大众之养生方法。书分静坐、运动、饮食、起居、沐浴五章。主张运动与静坐相结合，肉食与素食相结合，反对服石与烟酒过度，重视居处环境卫生，并倡导海水浴和冷水浴。

7194

长生术/萧萍撰. 铅印本. 上海：大众书局，1936

590、852

7195
强身不老法/金倜盦编. 铅印本. 上海：中西书局，1935(男子强壮法四种)
1
介绍旧法24段锦。附国民保健体操。

7196
长寿法/李钧寰编. 铅印本. 南京：佛教净业社，1949
541

7197
长寿秘诀/慈山居士著. 铅印本. 上海：大东书局，1949
541

7198
调燮类编：四卷/赵希鹄著. 铅印本. 上海：商务印书馆，1935～1937(丛书集成初编；91)
1、2、6、7、9、21、139、140、186、251、301、361、391、421、461、493、511、523、541、542、572、579、651、702、721、731、781、791、851、852、901、911、921、922、931、940

7199
返老还童术/石运鹏编译. 铅印本. 上海：新民图书馆兄弟公司，1924
541

7200
防病新书初集/林屋山人编. 铅印本. 香港：林屋山人医院，1929
931
本书着重于疾病预防，对医理颇为简略。分别叙述肺痨、本草、妇女卫生、育婴、健身防病、皮肤防护及痛病调摄。

7201
防老术/马济翰编. 铅印本. 上海：康健书局，1948
541

7202
高等精神锻炼治疗问答/魏鸿声撰. 铅印本，1937
1
本书以问答形式载述有关练功与精神治疗方面的内容。通过35问，详细论述了有关精神锻炼治疗疾病的重要问题及某些精神、神经疾病的精神锻炼治疗方法。

7203
个人卫生宝鉴：康健顾问/马兼善等编. 铅印本. 上海：世界书局，1935
852

7204
家庭至宝/宋紫云编. 石印本，1932
139

7205
简选自求多福/著者佚名. 铅印本. 衡山：敬文堂，1934
831
全书分2部分，首载阴骘文增订注解、一清道人积福歌、知足歌、不知足歌、万空歌、格言、规箴等文及注解。后为救急良方42首，包括各种头痛、头面浮肿、口内生病、牙齿疼痛、时疫白喉等病，每方详列主治、宜忌等。

7206
健康、法律指导：第一集/甘纯权编. 铅印本. 上海：甘纯权，1933

541

7207

长寿哲学/蒋维乔译述. 铅印本. 上海：商务印书馆，1922

541

7208

健康不老废止朝食论/蒋维乔编. 铅印本. 上海：商务印书馆，1915

9、21、186、301、303、401、707、731、741

蒋氏认为当时国人疾病多为过食所致，故提出“以节食救之”，倡导“废止朝食二食主义”。本书从人体病理生理、国民经济以及风俗等方面以阐其说，并附宜忌及吐纳气功，以为配合。

7209

健康秘诀/卢世英著. 石印本. 四川：同文石印局，1930

907C

全书27篇，叙述强身健体的方法。本书原旨务使人人得此健康法术，且重在实行，故力求浅显易懂，并附图说明。

7210

健康秘诀/卢世英著. 铅印本. 上海：道德书局，1934

731

7211

健康说约/胡宣明著. 铅印本. 上海：东方书社，1946

541

7212

健康要诀/李宝贵，徐华编译. 铅印本. 上海：时兆报馆，1930

541

7213

健康与保养/铅印本. 上海：家庭医药社，1948(家庭医院手册)

541

7214

健康之敌/斐以文编. 铅印本. 上海：时兆报馆，1931

541

宣传烟、酒、麻醉毒品对人体的危害，以及戒除方法。

7215

健康之路/陈海量编. 铅印本. 上海：大雄书局，1948

541

7216

健身寿世/林润涵撰. 铅印本. 北平：北平国民健康快乐指南社，1938

21

林氏鉴于当时国民普遍缺乏体育锻炼，故将数十年研究的“活动坐功”及强身秘诀法编集成册，供读者练习，以强身健体。书中备有功法详解及图片，并将功法编成歌诀，指出练功的注意事项。此功法于室内即可练习，简单易学。

7217

颈部锻练法/铅印本. 长沙：商务印书馆，1939(健与力小丛书)

541

7218

背部锻练法/铅印本. 长沙：商务印书馆，

1939(健与力小丛书)

541

7219

科学的生老病死观/朱洗著. 铅印本. 上海：商务印书馆，1936

541

全书收载生物是长生不死的么、衰老是怎样来的、死亡的观察、返老还童的实验等9章。

7220

胸部锻练法/著者佚名. 铅印本. 长沙：商务印书馆，1939(健与力小丛书)

541

7221

科学养生术/张永馨编. 铅印本. 奉天：新亚书店，1943

461

7222

乐天妙味/灵华居士撰. 铅印本. 上海：文明书局，1949

579

7223

乐天却病法：二卷/刘仁航撰. 铅印本. 上海：商务印书馆，1916～1936(乐天修养馆丛书)

9、21、139、185、254、351、401、412B、541、572、579、741、854、911

全书论述病因、精神疗法、呼吸静坐法和转心法等。又名《乐天妙趣》。

7224

灵明法/李声甫编译. 铅印本. 上海：中国心灵研究会，1924

541

7225

灵肉回春秘话/新文编译社编译. 铅印本. 新文编译社，1934

541

7226

每日健康的生活/王学政著；沈韵藻校对. 铅印本. 长沙：商务印书馆，1940

541

7227

女性养生鉴/郭人骥，郦人麟编著. 铅印本. 上海：商务印书馆，1922、1928

21、590

7228

七四老人健康访问记/沈钧儒述. 铅印本. 香港：生活书店，1948

921

沈氏曾编练动功锻炼法42式，适合老年及体弱者作为保健之用。包括床上运动、地上运动。是书为访问其健身经验之作。

7229

强身十律/康伯尔，梅晋良编. 上海：时兆报馆，1938

541

讲述饮食、起居、着装、精神卫生知识，适当的娱乐、运动、空气、阳光对身体的益处，强调科学地安排生活对增进健康的重要性。

7230

青春保持法/著者佚名. 铅印本. 上海：广协书局，1938(国民健康丛书)

541

7231

却病宝诀六字长寿法/陈健民著. 油印本. 上海：精神治疗院，1946

541

7232

避疾原理浅说/谭溯溪著. 铅印本. 谭溯溪，1933

541

7233

人体概论/铅印本. 上海：广协书局，1938（国民健康丛书）

541

7234

荣养论/顾寿白撰. 铅印本. 上海：商务印书馆，1930

741、541

7235

摄生论/胡宣明，杭海编译. 铅印本. 上海：中华教育卫生联合会，1918

741

7236

摄生论/胡宣明撰. 铅印本. 上海：商务印书馆，1919

9、152、590

书分空气、饮食、灭毒、动与静、卫生要领5章，详述日常养生方法及注意事项。

7237

摄生论：中国卫生会第一次征求大会之纪念/胡宣明撰. 合刊本. 上海：中国卫生会，1919

541

摄生论讲述卫生保健知识；婚姻哲嗣学讲述人类遗传生殖和人种改良的理论；卫生丛书讲述城市的公共、个人卫生知识及传染病的防治方法。摄生论与哲嗣学；卫生丛书合订。

7238

身心强健要诀/铅印本. 上海：佛学书局，1936

731

本书分上、下2篇。上篇内容有健康问题、中国人的健康问题、中国青年的健康问题等；下篇述大无畏精神之真谛，教导青年树立大无畏的精神。

7239

神精锻炼法/周一老撰；滕飞青录. 铅印本. 绍兴：一诚堂书局，1921

590

又名《长生真理广嗣宝笺》。

7240

神室八法/刘一明著. 铅印本. 乐善社

590

是清代全真道龙门派的第十一代宗师悟元子刘一明，尽其生平所得之作，其见解独到，论述精辟，实为修行悟道者之方便法门，又可作为人生修养之信条。所谓神室，为修道之比喻，内涵“性命双修”之义。

7241

生活镜/王立才撰. 铅印本，1920

541

7242

生命之花/丁惠康编辑. 铅印本. 上海：医学书局，1926

541

7243
实验长寿秘诀/郁道庵编. 铅印本. 上海：格言丛辑社，1929
541

7244
实用长寿法/杜本岳著. 铅印本. 湖南：群治大学图书出版社，1931、1947（群大丛书；1）
541

本书分生命篇、病源篇、预防篇、疗养篇，参考数十种欧美医疗保健名著，以近现代生理卫生理论阐述养生保健长寿之途径。

7245
寿康宝鉴/释印光撰. 铅印本. 弘化社，1934
21、741、852

该书列"文帝戒淫文、戒淫圣训、戒淫格言、邪淫12害"，以及"同善养生、保身广嗣要义"等篇幅。指出过度淫欲对人体之危害，强调固精保元之重要。并以佛家"因果报应"之说，劝诫人们应持严肃的生活态度。

7246
寿康要鉴/（明）释莲池撰. 刻本. 成都：近慈寺，1945（附应验药方）
855

7247
寿命/费鸿年撰. 铅印本. 上海：商务印书馆，1930
741

7248
寿人经/刘铁琴撰. 铅印本，1920
728A

7249
寿世宝鉴/石印本. 天津：华新医药公司，1911～1949
251

本书目录，药目内治部：开胃健脾、润肺止咳、开胃消食。专治反胃药、红白痢疾、安神催眠、化痰止咳劳伤咳血、喉痛立效、立马回疗、妇女白带、治伤风鼻烟等。

7250
寿世丛谈/潘韵笙著. 铅印本. 北平：博济医馆，1935
1

全书收《说医》《饱疮饿眼》《说六味地黄》《说滋养品》等有关医疗养生、社会交往、个人生活、家庭关系的短文100篇。书中辑录作者行医之心得，内容包括医学与其他学科的关系、中医与西医之比较、临床医患关系、各种临证经验、诊病用药方法，以及与身心健康有关的100题。

7251
寿世全书/万国长寿学会编辑. 铅印本. 上海：大陆图书公司，1922
541

7252
寿养诗歌：六卷/步翼鹏编. 铅印本. 北平：京师财政部印刷局，1926
651

7253
睡眠与休息/铅印本. 上海：广协书局，

1938(国民健康丛书)

541

7254

公众卫生宝鉴/马兼善等编. 铅印本. 普善书局，1931

852

7255

卫生萃言/俞曦撰. 铅印本，1946

521、590

俞氏以浅显易懂之辞，阐发养生保健之理。举凡精神、饮食、衣着、运动、消遣、惩忿、节欲、睡眠、心理、医疗、自疗数端，皆为养生延年之常识。书中于恬淡寡欲、心理卫生等方面尤为注意。

7256

卫生粹言/同志学社编. 石印本. 上海：竞化书局，1913

731

全书上下2篇。上篇为卫生之养生，下篇为体育之养生。

7257

卫生概要/章鹤年编. 铅印本. 上海：新中医研究社，1934(中医各科问答丛书；1)

139、590、940

全书以问答形式简要介绍养生之起源、发展、基本方法及注意事项等，包括饮食、衣着、房室、睡眠、四时气候、公共卫生、空气新鲜、疾病预防及妇幼卫生等100题。

7258

卫生合璧：六卷/唐怀之编撰. 抄本，1914

139

本书辑录历代养生文献约20余种，或引章句，或全文引用，于晦涩难明处则加注释。卷一载述《黄帝内经》《庄子》《千金方》等书中的养生理论；卷二汇集《千金翼方》《医学源流》《孔子集语》《吕氏春秋》《外台秘要》《东医宝鉴》《王氏医存》《卫生随录》等书中的部分养生内容；卷三收载了《寿世青编》的大部分内容及《勿药元诠》《丹台玉案》《医学心悟》《寿世保元》《疡医大全》的部分养生内容；卷四载录《灵兰秘药》中的丹药炼制及服用法；卷五以《遵生八笺》为主，主论内养之法；卷六转引《清修妙论笺》。本书收录文献较多，内容全面，对于研究古代养生文献及理论具有参考价值。

7259

卫生集/华梧栖编. 铅印本. 苏州：弘化社，1931

1

7260

卫生录隽/沈仲圭编. 油印本，1937(中国医学院讲义十四种；6)

139、590

全书分胃之摄生法、卫生碎语、卫生名言、五脏强健法4部分。论述五脏生理病理及其关系、中西医五脏之异同、五脏养生方法等，并强调胃在养生中的重要性。

7261

卫生三字法诀经/赵璧尘辑著. 刻本. 北平：慈善会，1933

839A

1933年附刊于《卫生生理学明指》。本书辑录彭茂昌(字辑五，道号令中，又号渡阳子)、谭至明(号来生真人)、谢树嘉，以及南无派刘名瑞(号秀峰，道号盼蟾子，又号敲桥道人)等炼身修性、长生久视的经验。重视药物养生，却病延年之功效。

7262
卫生新论/吴究著．铅印本．中国图书公司和记，1924
931
本书讲述卫生学基本知识，分19篇，分别为释微胞、释神经、保神、审食、审饮、绝酒、禁欲、节意、调气、纳光、法身、衷服、习带、早起、足睡、行乐、慎疾、求医、引论。书从内外环境因素提出一系列卫生注意事项。

7263
卫生新食单/琴仲编．铅印本．上海：有正书局，1946
707

7264
我们的健康/吴廉铭编译．铅印本．上海：中华书局，1949
541

7265
我怎样恢复健康的/舒新城著．铅印本．上海：中华书局，1947(健康生活丛书)
541

7266
无药疗病法/华文祺译述．上海：医学书局，1927、1930(丁氏医学丛书)
541

7267
五大健康修练法/洪万馨编．铅印本．厦门：新义成，1933
541

7268
勿药医病法/顾鸣盛编．铅印本．上海：文明书局，1922、1932
21、541、931
全书分上、下2编。上编10章，内有传染病、内科、妇产科的非药物治疗法，包括食养、水治、按摩、沐浴，日光、空气、气候、转地、饮用、运动、电气、郁血等疗法；下编18章，主要论述医术与宗教、哲学、自然科学的关系，以及国外民间疗法等。

7269
西湖养生医庐养生丛书/铅印本．杭州：西湖养生医庐，1939
541

7270
仙术秘传/浩然主人编．铅印本．上海：神州学会，1920
139、907C
封面题：潜修居士编。介绍道家养生之道，含总论、仙术修养法，摄生五大法等。

7271
心脏保健法/铅印本．上海：广协书局，1938(国民健康丛书)
541

7272
行乐卫生秘诀/湖上渔父述．铅印本，1949
541

7273
幸福之花/丁惠康编辑．铅印本．上海：医学书局，1926
541

7274
休息与节欲/陈邦贤编著．铅印本．正中书

局，1947（卫生教育小丛书）
541

7275
烟酒茶与人生/孙云焘编. 铅印本. 上海：商务印书馆，1935（百科小丛书）
541

7276
延年益寿/施列民撰. 铅印本. 上海：时兆报馆，1918
301、541

7277
延寿新法/伍廷芳撰. 抄本，1914
139A
养生学著作。全书从生理、饮食、睡眠、阳光、衣着、气象、风俗、烟酒、运动等方面详论养生延年之理法。

7278
延寿新法：十五卷/伍廷芳撰. 铅印本. 上海：商务印书馆，1918
9、21、139、251、286、391、393、401、541、590、651、854、912

7279
延寿药言/四川涪陵延寿堂编. 铅印本. 上海：中华书局，1924
1、361、514A、590、907B
书分处世、立身、颐养、职业四编。旨在教人培养性灵、检束身心，以登仁寿。书名乃取其言如药、可以治身之意。

7280
延寿药言/四川涪陵延寿堂编. 铅印本. 北平：养拙斋书庄，1924
1、21

7281
延寿药言/延寿堂主人编. 铅印本. 北平：佩文斋，1924
541

7282
阳春集/陈春阳撰. 铅印本，1938
590
书中主述医德、应诊侍病、求医问药、卫生护理及保健养生等医学杂论及常识。

7283
养生宝鉴/梅忠达著. 铅印本. 上海：时兆报馆，1935
931
本书阐述养生必须注意饮食卫生、饥饱适当、注意清洁、劳逸适度，并保持精神愉快，以享长寿。

7284
养生保命录/（清）史立康著. 石印本. 上海：三友实业社，1917、1934
139、301、391、521、541、706、733、922
书中首录"远色篇"，详述色欲、房事过度之危害。如好色必不长寿，精神衰弱、必多疾病、色念伤身等。劝导世人远色欲，养生保命。书后附"好色辨惑"、"戒淫歌"等。

7285
养生保命录/（清）史立康著. 铅印本. 北平：天华馆，1917
21

7286
养生保命录/（清）史立康著. 石印本. 上海：文瑞楼，1919

391、436、461、541、664、859

7287

养生保命录/(清)史立康著. 石印本. 上海：宏大善书局

733、733B

7288

养生便览/瑞葆撰. 抄本，1912

139

本书为著者长期临证售药经验之总结。书中载录求医问药、养生保健的知识，并对望、闻、问、切四诊等亦有比较深入的论述。另载时疫预防法、施种牛痘法、急救解毒法，书末为中西药名表。

7289

养生丛录/上海慈善汇报总发行部编. 铅印本. 上海：明善书局(慈善汇报丛刊；6)

1

7290

养生格言/倪祥川编. 铅印本. 绍兴：养性医舍，1946

590

倪氏宗《黄帝内经》治未病之旨，撷取前贤养生古训而成是书。分精气神图说、精气神保养法、四季摄生法、饮食调摄法、主淡泊、戒恼怒、五志所伤所胜等七篇，并附以“告病家须知”及医案数则。

7291

养生秘诀：十八卷/沈宗元撰. 石印本. 上海：万有书局，1932

541

全书收集历代养生论述，并参以己见。书分 18 编，包括《庄子》《吕氏春秋》《素问》《灵枢》，以及董仲舒、张仲景、葛稚川、陶弘景、孙思邈、李东垣、汪讱庵等诸家之养生说及养生诗歌。强调养生以养心为本，并配合导引、按摩、气功、静坐等健身方法。

7292

养生三要/袁开昌著. 刻本. 镇江：润德堂，1911、1918、1919、1922(润德堂丛书)

2、3、9、139、186、303、421、475A、541、542、572、590、651、664、677A、706、728A、731、735、907C、933

内分：卫生精义、病家须知、医师箴言 3 部分。

7293

养生琐言/沈仲圭辑. 铅印本. 上海：新中医社，1927

572

辑录有关养生的格言、语录数百则。

7294

养生须知/张汝伟，吴克潜撰. 铅印本. 上海：大众书局，1934

590

7295

养生医药浅说：八卷/王功镇撰. 铅印本. 天津：义利印书局，1938

270、289、302、308A、476、590

乃王氏将其先人所传秘方、各家医论及 30 余年临床经验整理成帙。各卷依次为人镜、却病、病因、治法、疹科心法、诊脉心法、杂治、成药，涉及医德、养生、内科杂病、儿科、诊法、药物诸方面。

7296

养生医药浅说：八卷/王功镇撰. 铅印本. 上海：中华书局，1938

385B

7297
养生医药浅说：八卷/王功镇撰. 铅印本. 天津：逸民医庐，1938
1、2、6、21、139（残）、186、202、254、277、286、301、308、361、385B、396、412B、433A、514A

7298
医学真经卫生琐言：二卷/著者佚名. 抄本，1921
677A
全书2卷，一卷医学真经，杨士瀛原著。二眷卫生琐言，作者名佚。医学真经部分介绍脉学及药物，其中察脉总括详述诸脉形态及所主病证；药象门详载诸药（附药149种）的功用主治及引经药、脏腑三焦分类用药、随证用药、五脏补泻法等。卫生琐言部分载述卫生保健、饮食卫生、育婴知识等。

7299
运动与健康/铅印本. 上海：广协书局，1938（国民健康丛书）
541

7300
曾国藩养生术/陈清初著. 铅印本. 兰州：新生书店，1945
1
全书收载精神之修养、体格之锻炼、环境之卫生等7章。

7301
摘录觅尘子内集正辨篇/陈朝相著. 抄本，1936
1
本书主要内容包括：一为引经据典并汇集当代名人见解，以论证《脉诀》非王叔和所撰，并对某些内容论辨其是非；二为《素问》辨，对《素问》中历代有争议的某些内容，如"亢害承制"等，引证历代注家观点，并结合临床提出己见。

7302
正坐研坐讲演记略/王道源校订；周根净讲述；张冠善纪录. 铅印本，1949
541

7303
中国养生古说新义/吴兴业撰. 抄本，1945
590

7304
中国养生说辑览/沈宗元编. 铅印本. 重庆：沈氏，1930
1、2、781、853
全书18篇，系统论述中国养生学说。前15篇辑录《庄子》《吕氏春秋》《素问》《灵枢》，以及董仲舒、张仲景、葛洪、孙思邈、苏轼、李东垣、汪昂、石成金、曾国藩诸家养生之说；第16篇采录其他各家养生格言；第17篇汇集道经中部分养生名言；末篇辑养生诗歌。本书所录静坐、行气、导引、按摩、食养、起居诸法，均可习练运用。

7305
卫生生理学明指/赵璧尘辑著. 刻本. 北平：龙华斋，1933
839A
本书首论炼精，包括炼后天五谷之精，炼真阳舍利之精；次述炼气，包括论先天呼吸气，炼后天呼吸气，炼内外呼吸之气；后为炼神，论述后天身体之神，炼后天精神之神。叙述养生之要诀，阐论精气神凝聚以成人躯，以为炼精化炁，炁化为神，神化为真，乃合卫生延年之真生理，则精神倍增，身体强壮，却病延年。最后附：卫生三字法诀经。

7306

中国养生说辑览/沈宗元编. 石印本. 上海：万有书局，1933

541

7307

保健手册/新中国科学建设协进会卫生助学运动委员会编辑. 新中国科学建设协进会

541

7308

近世长寿法/（日）田中祐吉撰；丁福保译. 铅印本，1913

391、521、854

7309

七大健康法/（日）松尾荣编；刘仁航译. 铅印本. 上海：文明书局，1917

9、152、529A、590、651、781、940

全书分为7章。汇集当时盛行于日本的7种强身健体方法：二木医学博士腹式呼吸法、冈田氏静坐法、裸仙人强健法、藤天氏心气调和法、白隐禅师内观法、高野氏抵抗养生法、川合式强健术。并附呼吸法、筋肉练习法、椅子运动法等，并评述各法之长短异同。

7310

七大健康法：三卷/（日）松尾荣编；刘仁航译. 铅印本. 上海：江左书林，1917

541

7311

七大健康法/（日）松尾荣编；刘仁航编译. 铅印本. 上海：阳明书店，1928

541

7312

七大健康法/（日）松尾荣编；刘仁航编译. 7版. 上海：汇文书局，1934

541

7313

身心调和法/（日）藤田灵奈撰；刘仁航译. 铅印本. 上海：商务印书馆，1922、1926

541、931

原书名《息心调和法》，译书改为现名。全书共六章，分叙述、理论、呼吸法之种类与目的、精神作用、实修方法等篇章。藤田氏修养法源出中国道术，结合当时科学说明其原理与方法。其教人分初传、中传、奥传三级。本书所述属初传级。

7314

心身强健之秘诀/（日）藤田灵斋著；徐云译. 铅印本，1913

590、541

7315

心身强健之秘诀/（日）藤田灵斋撰；徐云译. 铅印本. 上海：商务印书馆，1920

139、529A、677A、931

全书分上、下2篇。上篇主要论述心身关系，强健、疾病及修养等；下篇论述藤田氏修养心身法之由来、原理、目的，以及调身、调心、调息三法，注意事项及修炼要点等。书末附各种疾病患者的修炼体会30篇。

7316

冈田式静坐法/(日)冈田虎次郎著；蒋维乔编译. 铅印本. 上海：商务印书馆，1919、1922、1926

21、514A、741

2 导引、气功

7317

巢氏宣导法/(隋)巢元方著；廖平辑撰；曹炳章续辑. 铅印本. 上海：大东书局，1936(中国医学大成；25)

1、2、3、139、270、277、361、391、461、476、511、541、579、589、590、728、831、851、852、901、907B、907C、921、940

又名《巢氏病源补养宣导法》。此书出自隋巢元方《诸病源候论》。民国初年，廖平从该书中将部分导引法辑为1卷。后经曹炳章辑佚，续编1卷成书。全书收录治疗内、外、妇产、五官各科病证导引方法200余种，分别用治110种病候，涉及调神、调息、调身、行气等诸方面内容。集隋以前气功导引治病之大成。

7318

巢氏病源补养宣导法/(隋)巢元方撰；廖平辑. 刻本. 成都：存古书局，1913～1923(六译馆丛书；19)

1、2、7、9、139、152、270、289、303、308A、381、461、462、541、546、572、589、590、651、701、702、721、734、781、831、851、859、907C、942B

7319

摄养枕中方/(唐)孙思邈撰. 铅印本. 无锡：丁氏，1935(道藏精华录；10)

391、541、542、579、852

书中称医药疗人于已病，摄养治人于未病，注重养生，可保全精神，祛病延年。分为自慎、导引、行气、守一、太清存神炼气、五时七候等6个部分加以论述。专论气功，且以内功为主，为易知易为之养生法，杂有道家色彩。论述详尽透彻，内容通俗易懂。

7320

摄养枕中方/(唐)孙思邈撰. 铅印本. 杭州：三三医社，1924(三三医书；23)

3、139、139A、186、270、277、308A、361、391、546、572、590、728、731、738A、800、839A、907C、921、940

7321

易筋经：二卷/(西竺)达摩祖师撰；般刺密谛译义. 石印本

301、522

7322

易筋经：二卷/(西竺)达摩祖师撰；般刺密谛译义. 铅印本. 中华图书集成公司，1919

139、351

从理论上总结提出了“内壮”、“外壮”统一的观点，制定了“内壮既熟”，再练“外壮”的锻炼顺序，并创编了“内外兼修”的“内壮揉腹功”、“易筋经十二势”、“外壮神勇八段锦”等功法。

7323

易筋经二十四式图说/王怀琪编. 铅印本. 上海：商务印书馆，1927

351、931

《易筋经》功法二十四式，系从十二式基础上演绎而成。清代潘霨《卫生要术》收载《易筋经》十二图，后王祖源摹刻《内功图说》。王怀琪复编是书。

7324

易筋经外功/席裕康编；王知慧绘图. 石印本. 顾联承，1919（内外功图说辑要；7）

1、3、139A、152、186、202、251、279、361、461、473A、514A、541、572、579、590、677A、799A、907C

7325

易筋经图说/（清）潘霨编. 石印本. 上海：云记书庄，1921

522、523

7326

易筋经图说/（清）潘霨编. 石印本. 北平：宝仁堂，1934

139、391

7327

静坐秘籍/（唐）吕洞宾著. 铅印本. 不读书生，1938

590

7328

胎息经/幻真注. 铅印本. 上海：商务印书馆，1935～1937（丛书集成初编；40）

1、2、6、7、9、21、139、140、186、251、301、361、391、421、461、493、511、523、541、542、572、579、651、702、721、731、781、791、851、852、901、911、921、922、931、940

道家功理功法类古典名著，作者已无可考，传本署为"幻真先生注"，为古来论述胎息法的最早专著。

7329

胎息经注/幻真注. 铅印本. 无锡：丁氏，1935（道藏精华录；13）

391、541、542、579、852

气功胎息术重要著作。阐扬经文大旨，简确精微，后世流传极广。注云，人若能知至道，虚心绝虑，保气养精，不为外境爱欲所牵，恬淡以养神气，即长生之道毕矣。

7330

胎息经疏/（明）王文禄撰. 铅印本. 无锡：丁氏，1935（道藏精华录；14）

391、541、542、579、852

又名《胎息经疏略》。本书发《胎息经》之奥秘，明《胎息经》之晦隐细微之处，所述神形说、神气论、胎息法，简单明了，又具哲理，使读者既知理论根由，又明应用方法，为气功养生防病的重要著作。

7331

胎息经疏略/（明）王文禄撰. 铅印本. 上海：商务印书馆，1935～1937（丛书集成初编）

1、2、6、7、9、21、139、140、186、251、301、361、391、421、461、493、511、523、541、542、572、579、651、702、721、731、781、791、851、852、901、911、921、922、931、940

7332

静坐要诀/（明）袁黄撰. 刻本. 黄陂：范氏，1921

391

又名《袁了凡先生静坐要诀》。本书系根据佛宗天台宗《小止观》与《六妙法门》写成。其间结合了作者本人先后从云谷大师、妙峰法师所得真传及自己的实践经验。全书分辨志、预行、修证、调息、遣欲、广爱6篇。首述练功者之道德修养。

继论静坐之姿势、呼吸之调整。将练功反应归纳为动、痒、凉、暖等16种。

7333

静坐要诀/(明)袁黄撰. 铅印本. 上海：佛学书局，1929、1934

139、286、590、839A

7334

静坐要法/百练居士著. 铅印本. 上海：大法轮书局，1948

541

7335

静坐疗病法/刘亚农编. 铅印本，1934

1、2、9、21、139、491、590、896A、907C

该书为《二十世纪伤寒论》之附录。内述静坐原理、方法、步骤等。列举失眠、遗精等病静坐疗法。

7336

逍遥子导引诀/(明)逍遥子撰. 铅印本. 上海：商务印书馆，1935～1937(丛书集成初编；38)

1、2、6、7、9、21、139、140、186、251、301、361、391、421、461、493、511、523、541、542、572、579、651、702、721、731、781、791、851、852、901、911、921、922、931、940

道家、医家功理功法类修为歌诀，该书论述了"水潮除后患、火起得长安、梦失封金匮、形衰守玉关、鼓呵消积聚、兜礼治伤寒、叩齿牙无疾、升观鬓不斑、运睛除翳障、掩耳去头眩、抟踏应轻骨、搓涂自美颜、闭摩通滞气、凝抱固丹田、淡食能多补"等气功功法。有动功，也有静功，还兼有动静交相养功。

7337

赤凤髓：三卷/(明)周履靖编辑. 铅印本. 上海：商务印书馆，1939(丛书集成初编；40)

1、2、6、7、9、21、139、140、186、251、301、361、391、421、461、493、511、523、541、542、572、579、651、702、721、731、781、791、851、852、901、911、921、922、931、940

此书为气功功法汇编著作。第一卷包括太上玉轴6字气诀，幻真先生服内元气诀，李真人长生16字妙诀，胎息秘要歌诀，却病延年6字法，五禽戏图，八段锦导引诀等；第二卷为诸仙导引法；第三卷为华山12睡功诀。书中附有许多配画插图。

7338

性命圭旨：四卷/(明)尹真人撰. 铅印本. 无锡：丁氏，1935(道藏精华录；15)

391、541、542、579、852

全书分元、亨、利、贞4卷，以性命双修为圭旨。性命指精气神，又指身心。性命结合、性命双修是内丹术的核心。本书叙述、采儒释道杂陈。附图54帧，图文对照，详细说明内丹修炼次第。

7339

性命圭旨：四卷/(明)尹真人撰. 石印本

7、590

7340

听心斋客问/(明)万尚父著. 铅印本. 上海：商务印书馆，1936(丛书集成初编；575)

1、2、6、7、9、21、139、140、186、251、301、361、391、421、461、493、511、523、541、542、572、579、651、702、721、731、781、791、851、852、901、911、921、922、931、940

气功学著作。明代庐山山人万尚父著。

本书采取问答方式对内丹术中诸多问题，如心如野马如何降伏，修行人见魔如何降伏，炉鼎，元炁，鼓橐籥，意为媒，心息相依，任督两脉等予以解说。

7341

卫生要术：又名易筋经八段锦合刻/（清）潘霨著. 石印本. 南京：益新书局，1931

1、270、286、590

7342

内功图说/（清）潘霨撰. 铅印本. 上海：商务印书馆，1935～1937（丛书集成初编；37）

1、2、6、7、9、21、139、140、186、251、301、361、391、421、461、493、511、523、541、542、572、579、651、702、721、731、781、791、851、852、901、911、921、922、931、940

气功著作。以歌诀加图示的形式，介绍十二段锦、按摩导引方法。分行内外功、神仙起居法、易筋经十二图、却病延年法等。载有导引图35帧，图文对照，易于领会。

7343

周仲房静坐法秘术/（清）周铭泽著. 铅印本，1916

731

内容有静坐法源流、静坐法原理、静坐法作用等7篇。周氏根据《灵枢·经脉》绘图注说静坐之法，附图4幅，并附静坐诗3首。

7344

因是子静坐法/蒋维乔著. 铅印本. 上海：商务印书馆，1914～1941

1、9、21、139、186、251、277、302、395、412B、462、475A、541、542、570、579、651、664、677A、702、709、721、728A、741、781、782、901、931、940

全书3篇，第一原理篇，讲述静坐与生理、心理的关系等；第二方法篇，讲述姿势与呼吸；第三经验篇，讲述著者的经验。书末附录因是子先生传及咏怀诗上首。

7345

因是子静坐法续编/蒋维乔撰. 铅印本. 上海：商务印书馆，1922～1948

139、139A、202、270、279、286、391、401、436、522、541、579、590、702、721、728A、741、799A、839A、896A、933、940

本书内容与前编不同。前编为道家方法，而续编属佛家。全书分静坐前后之调和诀、正修止观诀、善根发现、觉知魔事、治病和证果等6章。乃是依据《小止观》《释禅罗密次第法门》等经论，参以己见而成。

7346

无为静坐法/混一子撰. 铅印本. 上海：崇道联谊社，1947

270、541、590

全书详述“无为静坐法”的原理、功前准备、静坐姿势、动作、静坐心法、时间及坐后反应、效验等。

7347

静坐法精义/丁福保编. 铅印本. 上海：医学书局，1923

21、139、139A、186、279、522、541、590、706、728A、738B、781、799A、831

全书分总论、静坐法之基础、静坐法之方法、静坐法最上乘之境界、杂论等5章。系编者参考静坐养生书籍而撰成的简明静坐理论与方法。

7348

静坐谈/尤惜阴撰. 铅印本. 上海: 商务印书馆, 1919

491

书中论述养生家静坐之要。

7349

导引坐功图/著者佚名. 抄绘本, 1930

186

7350

元人导引治病图/著者佚名. 抄本

279

7351

修坐须知/王奉丰著. 铅印本. 奉天: 谈道桓; 世界红十字会奉天分会, 1941

1

道家坐禅书, 含至圣先天老祖十诫说文、道院宗旨。

7352

冲庸静坐学/刘佑众著. 铅印本. 上海: 老庄道舍, 1949

590

出版年据写序时间。道家静坐理论, 除医学外, 也含阴阳、因果等方面的内容。"冲庸"即静坐之意。详述静坐的原理方法及注意事项。

7353

坐功图说/(宋)陈抟撰. 铅印本. 上海: 大东书局, 1929

731

本书合陈希夷"坐功图说"及达摩禅师"易筋图说"。根据二十四节气, 作24种坐功图势, 并附图示, 说明坐功方法及所治疾病。后载高濂所撰"八段锦", 并有八段锦坐功图, 9种图势。强调坚持练习, 可却病延年, 强身健体。

7354

坐功治病图/席裕康编; 王知慧绘图. 石印本. 顾联承, 1919(内外功图说辑要; 2)

1、3、139A、152、186、202、251、279、361、461、475A、514A、541、572、579、590、677A、799A、907C

7355

古仙导引按摩法/著者佚名. 铅印本. 无锡: 丁氏, 1935(道藏精华录; 11)

391、541、542、579、852

全书载: 太清导引养生经、宁先生导引养生法(附虾蟆行气法、龟鳖行气法)、彭祖导引法、王子乔导引法、导引杂说、导引按摩、元鉴导引法、按摩法等8种导引按摩法, 是一部较完整的古代气功导引集。

7356

导引养生秘诀/陈健民著. 影印本. 上海: 精神治疗院, 1946

541

7357

诸仙导引图/席裕康编; 王知慧绘图. 石印本. 顾联承, 1919(内外功图说辑要; 5)

1、3、139A、152、186、202、251、279、361、461、475A、514A、541、572、579、590、677A、799A、907C

7358

养生导引术/陈师诚编著. 铅印本. 上海: 康健书局, 1936(康健丛书)

139、781

全书分总论、外功、内运、补亏、防弊5章, 介绍道家养生秘术。

7359
吐纳法/唐醒予著. 铅印本. 上海：国民生计杂志社，1919
541

7360
实验深呼吸练习法/王怀琪编. 铅印本. 上海：商务印书馆，1922
1、541
封面印有："教育部审定"字样。

7361
宋慈惠禅师意气功养法/著者佚名. 抄本. 张觉人
732

7362
气功养生要诀/谢观等编撰. 抄本，1935
590
系谢观撰"服气养生辑要"、谢仲英辑"内外功节要"、程闻藏撰"澄翁晚年修持之导引摄生五大健康法"3篇著述之汇编。主述调息法、小周天法、静功祛病法、十二段动功、服气导引等养生功法。

7363
方公溥医师气功治验录/方小溥编辑. 铅印本. 上海：国光印书局，1938
590
书载气功治验实录53例，包括中风、瘫痪、痛风、抽搐、头风、惊风、腰背痛、偏头风、胃病、腹痛、精神病及跌伤等30余种病证。书后附有方公溥十大金丹。

7364
意气功详解/王贤宾著. 铅印本. 天津：文岚簃书局，1931(据汉石楼丛书本)
7、8、21、139、186、251、279、286、301、302、351、361、391、412B、461、475A、590、707、709、728A、735、839A、922
阐述"意气功"功法沿革、具体练法及防治病机理。所述"意气功"乃意想内气如火运行于全身肢体64个部位，类属存想法。

7365
练气行功秘诀内外篇/张庆霖著. 石印本. 中华图书馆，1928
590
全书分内、外2篇。内篇12章，主要内容为西洋呼吸浅说、日本柔术练气考略、涛虚上人之箴言录、气之真义、拳与气之法理、不动心、打坐行功法、36层阐微及气功歌诀秘抄等；外篇外篇根据释清虚禅师之口授，详述佛道气功之精神修养：刚、柔、诚、信、和、静等。包括神宝八法、修真九要以及指玄真诀等。

7366
练气行功秘诀外篇/张庆霖撰. 石印本. 上海：中西书局，1931
21、139

7367
三摩地法秘传/会稽山人著. 抄本，1940
139
本书主论意念与疾病。书末附催眠术。本书对于研究医学心理学及气功治病具有一定的参考价值。

7368
性命法诀：十六卷/赵璧尘著. 刻本. 北平：龙华斋，1933
412B
本书以中医学阴阳五行、脏象经络理

论为基础，结合西医学解剖生理知识，阐释道家理论，说明悟道养性之真谛。书附人体解剖彩图4幅。

7369

性命新书：二卷/张友栋编. 刻本. 北平：京师盘县张氏，1915

1、541

7370

玄宗内指经/崆峒老人撰. 铅印本，1947

277

本书属道家修养之作。

7371

五息阐微/白云斋撰. 刻本. 乐善社，1942

590

全书分9篇，主述数息、调息、踵息、胎息、混元息五息养生理法。认为鼻息虽可养育形骸，但非真息。真息乃踵息，惟此方可归脐下、通气海而上达灵都。并强调摄生者若不识此则枉费心机。

7372

服气养生辑要/谢观撰. 抄本，1935(气功养生要诀；2)

590

7373

内外功节要/谢仲英辑. 抄本，1935(气功养生要诀；1)

590

7374

内外功图说/席裕康编；王知慧绘图. 石印本. 顾联承，1919(内外功图说辑要；1)

1、3、139A、152、186、202、251、279、361、461、475A、514A、541、572、579、590、677A、799A、907C

7375

内外功图说辑要/席裕康编；王知慧绘图. 石印本. 顾联承，1919

1、3、139A、186、251、279、361、461、475A、514A、541、572、590、799A、907C

全书包括八种书，收载八段锦、天竺按摩法、婆罗门导引法、擦涌泉说、擦肾俞说、李真人长生十六字妙诀、易筋经外功图说、外功龙虎诀、分行外功法、调息内功诀、五脏辨病指要篇、神仙起居法、奇经八脉考、内景图、任督二脉天河周流图、丹成九转图等23篇。

7376

增演易筋洗髓内功图说/周述官撰. 铅印本. 重庆：余庆印书馆，1930

139

该书系将前人《易筋经》《洗髓经》《内功图说》等多种文献所述之功法增删编辑而成。卷一至二述揉腹法、采日精月华等功法；论动静互根、元精元气、运功通关、定功通关等功理。卷三至十七系正身、侧身、屈身、行身、坐身、定身诸法。

7377

指道真诠/杨践形撰著. 铅印本. 上海：春江书局，1935

590

全书15章，以丹经内容为主，联系中医学术。第一至五章诠道、真、中一；第六章论三大法门；第七至九章为坐、息、心三法，采《道藏》之精华，发禅密之心印；第十章要诀；第十一章术语；第十二至十四章由医而及五脏，破玄虚空谈之糟粕；第十五章导引，多用平实简易之功法。

7378

洞天秘笈/翠峰子编著. 铅印本. 上海：时中书局，1914

1

介绍道家炼精、炼气、炼神等内修知识。

7379

续命集/隐名士人编. 铅印本. 北平：京津印书局，1925

277

7380

唯心奇术/汪达摩著. 铅印本. 上海：东震图书公司，1919

1

破天荒之秘密异书。介绍印度瑜伽派修养内功的方法。全书5编：悬谈，原理，根本修养法，实用科之施术方法，游戏科之施术方法等。

7381

中西催眠术讲义/汪洋；顾鸣盛编. 铅印本. 上海：中西医院，1926(中西医学丛书十二种；8)

277、590

7382

催眠术/会稽山人编辑. 铅印本. 上海：商务印书馆，1943

434、590

7383

入手秘诀/席裕康编；王知慧绘图. 石印本. 顾联承，1919(内外功图说辑要；4)

1、3、139A、152、186、202、251、279、361、461、475A、514A、541、572、579、590、677A、799A、907C

7384

八段锦内功/席裕康编；王知慧绘图. 石印本. 顾联承，1919(内外功图说辑要；6)

1、3、139A、152、186、202、251、279、361、461、475A、514A、541、572、579、590、677A、799A、907C

7385

三十六板凳/金佛徒编. 石印本. 上海：中西书局，1933

279

讲述健身练功36法。

7386

药功真传秘抄/陈凤山秘传；金倜生编辑. 铅印本. 上海：中西医书局，1936

21、186、590、931、940

全书分药功之分析、修炼药功之要务、服食门之药功，洗浸门之药功、救治门之药功5篇。

7387

五禽之戏/高式国辑述. 油印本

362

7388

五禽舞功法图说/席裕康编；王知慧绘图. 石印本. 顾联承，1919(内外功图说辑要；3)

1、3、139A、152、186、202、251、279、361、461、475A、514A、541、572、579、590、677A、799A、907C

7389

太极拳初步健身运气法/陈炎林著. 铅印本. 上海：地产研究所，1933(太极拳刀剑杆散手合编)

541

书载运气法21式，每式附图1幅，以示

呼吸与动作之吻合，方法简易，可供参考。

7390

少林拳术精义：附服气图说/大声图书局编. 石印本. 上海：大声图书局，1918

139

7391

业余运动法/王怀琪编. 铅印本. 上海：商务印书馆，1923

351

7392

先天罗汉拳十八手图势/姚馥生撰. 石印本. 上海：中西书局，1926

799A

7393

陈氏太极拳图说/陈鑫撰. 铅印本. 开明印刷局，1934

279

明末清初陈王廷创太极拳。其后流传陈式流派。是书绘图解说，以明锻炼之法。

7394

练软硬功秘诀/金倜生著. 石印本. 上海：中西书局，1933

139、590

主论各种功法的习练及理论问题，包括练功与练拳之关系、练功与内脏之关系等。每种功法配图1幅，并详细介绍功法别名、练法、作用、注意事项及练习不当之危害。书末载治伤验方8首。

7395

练软硬功秘诀续篇/金倜生编. 石印本. 上海：武侠社，1933

139

7396

练软硬功秘诀续篇/金倜生著. 石印本. 上海：中西书局，1933

139、590

本书介绍各种轻身功及26种硬功，详细记载了各种功法的作用、练法、注意事项及学习步骤，并附功法姿势图。另载有各种练功、治伤等方药的剂量、炮制法及用法。书末记载名家练功经历及成绩。

7397

拳经：二卷/大声图书局编. 石印本. 上海：大声图书局，1918

139、301、590

此书为技击学之专著。卷一载拳功之基本动作、要领、习练方法、应用范围及注意事项；卷二为潭腿功法之套路练法及古代各名家行拳法；卷三述与拳功有关之脏腑、气血、经络、腧穴等理论；卷四记载各种练拳必用方药及各种解毒、救伤方药。全书系统论述拳功之理论，总结古人拳法，并详载练法，对于研究学习行拳功法具有较高的价值。

7398

精武医说/罗伯夔著. 铅印本，1918

922

全书分甲、乙、丙、丁编。首述脏腑学说与西医解剖学的关系，次述28种病脉的脉理与主病，其后介绍临80余种常见病证及治验方107七首，其中有(伤寒论)方及温病名方的临床运用。

7399

冈田武静坐心理/雷通群编译. 铅印本. 上海：商务印书馆，1920

590

7400

静坐三年/(日)岸本能武太撰；华文祺译. 铅印本. 上海：商务印书馆，1916～1928

9、21、303、361、707、741、852

全书分为2章，第一章静坐篇，详细介绍日本静坐功法大家冈田虎二郎之逆呼吸静坐法；第二章修养篇，主论心身关系、心身调和法等理论问题。

7401

藤田式调和法前传略解/(日)藤田灵斋著；陈敬贤译. 铅印本. 厦门：集美学校消费公社：厦门大学合作商店，1924

1

7402

藤田灵斋先生演讲录/(日)藤田灵斋著；集美调和会编译. 铅印本. 厦门：集美调和会，1924

1

介绍一次健身法、气功、调和法等。

7403

江间式心身锻炼法/(日)江间俊一，(日)纲野灵峰著；江夏译. 铅印本. 上海：商务印书馆，1919～1931

1

介绍江间氏的腹式呼吸和静坐法，及其对防病治病、健康长寿的作用。

3 丹术

7404

张三丰太极炼丹秘诀/(明)张三丰撰. 铅印本. 上海：中西书局，1929

590

7405

三丰丹诀玄微心印合编：三卷/著者佚名. 石印本. 上海：江左书林

940

7406

灵秘丹药全书/钟惺辑. 石印本. 上海：千顷堂书局，1929

186、514A、541、590、731、851、921

7407

孙不二女丹诗注/(金)孙不二原著；陈撄宁编注. 刻本. 上海：翼化堂善书局，1934

139、590

载孙不二女丹诗，包括收心、养气、行功、斩龙、养丹、胎息、符火、接药、炼神、服食、辟谷、面壁、出神、冲举14首，并逐首逐句注释其功理功法。

7408

坐丹功秘籍/华启道编. 铅印本. 无锡：无锡道院，1933

590

书中载济佛静坐篇、萨真人六通入门法、王重阳真君养生妙诀、华仙说坐功、尚真人说坐、许真人炼丹篇等14篇。指出静坐一道，五花八门，百家百说。炼丹功夫，千头万绪，利弊并见。其关键在于扫除妄念，凝神固气。书末附华启道无锡道院坐会演讲稿10期。

7409

丹经指南：二卷/张松谷撰，1925

139、289、590

7410

默悟寻源解论参同契养病法：四卷/张廷栋

编. 铅印本，1920

9、139、461、529A、541

第一、二卷载导引八段锦，第三卷述养病之法，第四卷辑参同契鼎器歌原文及其解论。

4 房中

7411

素女方/著者佚名. 铅印本. 上海：商务印书馆，1935～1937(丛书集成初编；52)

1、2、6、7、9、21、139、140、186、251、301、361、391、421、461、493、511、523、541、542、572、579、651、702、721、731、781、791、851、852、901、911、921、922、931、940

养生著作。清嘉庆十五年(1810)孙星衍从《外台秘要》中辑出，仍按原记载勒为1卷整理刊行。首为黄帝与素女问答，论述人体多衰而不能强健之原因及养生七忌；次为黄帝与高阳负问答，论及七伤及治疗方法。用药选方以茯苓为主，如四时通用方为茯苓散。另外指出春宜更生丸，夏与秋季宜补肾茯苓丸，冬宜垂用茯苓丸，并且用药视四季及兼证不同而加减。

7412

李笠翁闺房秘术/(清)李渔著；惕庵主人编辑. 铅印本. 上海：大通图书社，1935

541

7413

房中八段功/金倜盦编. 铅印本. 上海：中西书局，1938

541

本书所述“房中八段功”，在金氏《药功真传秘诀》中名“丹房八段锦”，系导引吐纳综合功法。

7414

紫闺秘书外集/无忌编. 海源书社，1933

541

7415

行房秘诀/徐哲身著. 铅印本. 上海：读者书店，1936(性的丛书；1)

541

7416

两性医学/蒋璘荫编. 铅印本. 上海：种玉堂书药社，1940

541

7417

男女房中秘密医术/怡养老人著. 石印本. 广东书局，1917

286、590

7418

男女之秘密/铅印本. 上海：美新书店(青年性知识丛书；1)

541

7419

男女绅言/(明)龙遵叙撰. 石印本. 上海：文明书店，1922

921

7420

男女新法卫生秘要/著者佚名. 石印本，1914

541

7421

男女节欲宝鉴/刘仁达编. 铅印本. 上海：上海书局，1926

1、541

内分：淫欲伤生、食欲伤生、贪欲伤生、劳苦伤生、习俗伤生5编。简介养生保健知识。

7422

男女节欲宝鉴/自由书局编辑. 铅印本. 上海：自由书局，1934

541

7423

男女节欲金鉴/新华编辑社辑. 石印本. 上海：新华书局，1922

541

书首有陶浩敬"序"一篇。

7424

男女节欲指导/张芳成编辑. 铅印本. 上海：春明书店：大文书局，1941

541

全书分色欲伤生篇、嗜欲伤生篇、食欲伤生篇、习俗伤生篇和劳苦伤生篇。书首有张芳成甲戌(1934年)夏日书"序"一篇。

7425

男女养生宝鉴/著者佚名. 铅印本. 上海：新华书局，1923

541

7426

闺房医库/王定九著. 铅印本. 上海：中央书店，1946

541

全书分上、下2编。上编5章，分别为闺房医事、闺房医理、闺房医术、闺房医方、闺房医病，论述男女生殖器官生理、病理常识，以及疾病之症状、治疗、用方；下编7章，分别为闺房经病、闺房女病、闺房种子、闺房生产、闺房产病、闺房百病等，论述中医之妇女经带胎产疾病之治疗及经验方。其中"闺房百病章"，又分中医与西医两部分，分别叙述美容医法、隐病医法、房事医法等，102种经验方及西医治法。

7427

闺房金鉴/李定夷等著. 铅印本. 上海：国华书局，1918

541

7428

房中医/(日)福田氏著；陈世澄译述. 青青出版社，1946

541

5 营养

7429

吃的问题/谷韫玉，杨芒莆编. 铅印本. 行政院营养改进运动，1941(行政院营养改进运动刊物；十)

541

7430

吃饭问题/陈德征著. 铅印本. 上海：世界书局，1929

541

7431

民众营养/罗登义著. 铅印本. 贵阳：文通书局，1944

541

7432

大众营养知识/张诚著. 铅印本. 桂林：文

献出版社，1941
541

7433
人类的生活：食/朱尧铭编辑. 铅印本. 上海：新中国书局，1933
541

7434
一日三餐/吴廉铭编. 铅印本. 上海：中华书局，1948(中华文库. 民众教育；第一集)
541

7435
饮食与健康/张恩延编. 铅印本. 长沙：商务印书馆，1936(医学小丛书)
541

7436
中国食料之选择/丘玉池编著. 铅印本. 南京：金陵大学理学院学业会，1930
541

7437
荣养浅说/(日)铃木梅太郎著；孙锡洪译. 铅印本. 开明书店，1947
541

十二、综合性医著

1 通论

7438

慎斋遗书：十卷/(明)周之干著. 石印本. 绍兴：育新书局，1919

2、279、308A、414、514A、521、529A、541、570、590、677A、701、731、933、940

本书卷一～五为理论，包括理、法、方、药等。卷一论阴阳升降，卷二论望色切脉，卷三以歌诀阐述26字元机。卷六～九论述以内科为主的79种病症的辩证与治疗；卷十专论五官、妇、儿、外科的主要病证。

7439

周慎斋遗书：十卷/(明)周之干著；(清)王琢崖评注. 铅印本. 上海：大东书局，1936～1937(中国医学大成；65)

1、2、3、139、270、277、361、391、461、476、511、541、579、589、590、728、831、851、852、901、907B、907C、921、940

7440

六科证治准绳：四十四卷/(明)王肯堂辑. 石印本. 上海：鸿宝斋书局，1912、1914、1915、1928

1、9、139、202、254、270、277、279、289(残)、301、308A、391、397、412A、412B、450B、461、466、475A、476、492、493、511、514A、514B、519、529A、590、677A、702、709、721、728A、737、738、738B、799A、839A、852、901、907C、917A、926A、931、940

全书共6种44卷。包括《杂病证治准绳》8卷；《杂病证治类方》8卷；《伤寒证治准绳》8卷；《疡医证治准绳》6卷；《幼科证治准绳》9卷；《女科证治准绳》5卷。

7441

六科证治准绳：四十四卷/(明)王肯堂著. 石印本. 上海：扫叶山房，1935

139、286、289、303、308、361、391、421、450、464、465(残)、491、521、529A、541(存一种)、546、590、707、728A(残)、741、907C、922、926A、940

7442

六科证治准绳：四十四卷/(明)王肯堂著. 石印本

289、301、702、737、831、851、926A

7443

景岳全书：六十四卷/(明)张介宾著. 石印本. 上海：广益书局，1914、1917、1928、1935

139、139A、254、270、286、289、306、308、308A、309、361、391、393、396、397、412B、450、462、475A、476、

514B、518、541、570、590、664、728A、781、799A、839A、896A、907C、917A、931、933、942B

7444
景岳全书：六十四卷/(明)张介宾著. 石印本. 毗陵：章氏
　　21、251、301、351、396、412B、475A、522、702、721、728A、907C、922、931、940

7445
景岳全书：六十四卷/(明)张介宾著. 石印本. 上海：扫叶山房
　　467、523(残)

7446
景岳全书：六十四卷/(明)张介宾著. 石印本. 上海：锦章书局
　　433、728A、741(残)、907C

7447
景岳全书：六十四卷/(明)张介宾著. 石印本. 上海：会文堂新记书局
　　286、289、393(缺卷四十)

7448
景岳全书：六十四卷/(明)张介宾著. 石印本
　　1、251

7449
景岳全书：六十四卷/(明)张介宾著. 刻本. 广州：石经堂书局
　　735

7450
景岳全书：六十四卷/(明)张介宾著. 石印本. 上海：育文书局，1914
　　202、361、461、466、572、590、737、799、896A、917A
　　24集64卷。全书分传忠录、脉神章、伤寒典、杂证谟、妇人规、小儿则、麻疹论、痘疹诠、外科钤、本草正、新方、古方、外科方等。择取诸家精要，对辨证论治作了较系统的分析，充分阐发他“阳非有余，真阴不足”的学说和经验。治法以温补为主，创制新方2卷。

7451
景岳全书发挥/(清)叶桂著. 石印本. 上海：竞进书局，1917
　　21、139、279、280、286、361、396、414、435、461、463、475A、514A、529A、541、570、590、701、721、728A、839A、907C、931、940
　　本书重点对张景岳的温补学说提出论评，是不同学派辩论之作。

7452
景岳全书发挥/(清)叶桂著. 石印本. 上海：千顷堂书局，1936
　　2、139、186、202、289、308、361、412B、450、475A、514A、521、529、570、590、712、728、738A、799A、800、852、896A、907C、917A、926A、933、940

7453
景岳全书发挥/(清)叶桂著. 石印本. 上海：广益书局
　　412A、412B

7454
医学纲目：四十卷/(明)楼英编. 铅印本. 上海：世界书局，1937
　　1、139、186、202、270、289、421、433、492、514A、541、651、701、738、

800、851、891、901、926A、940

全书运用五行学说论述内外妇儿各科诸疾证治，并附名方，有海藏方、仲景方、千金方、易简方，既有扶护元气之药，又有攻邪之剂。卷一～十阴阳脏腑部，卷十一～十五肝胆部，卷十六～二十心小肠部，卷二十一～二十五脾胃部，卷二十六脾肺部，卷二十七肺大肠部，卷二十八～二十九肾膀胱部，三十～三十三伤寒部，卷三十四妇人部，卷三十五～三十九小儿部，卷四十运气部。

7455

医宗必读：十卷/(明)李中梓著. 石印本. 上海：文盛书局，1912

21、476

卷一为医论和图说，以介绍医学源流，指导学医门径为主。卷二论述中医脉学与诊法。卷三、卷四为《本草徵要》，论述常用药361种，讲述常用药物的功能主治要义。卷五～十以内科杂病、伤寒为主，论述36种病证诊治，并附医案。

7456

医宗必读：十卷/(明)李中梓著. 石印本. 上海：锦章书局，1914、1916、1925

21、186、279、412B、461、467、475A、491、493、529A、541、570、572、590、664、701、907C、931

7457

医宗必读：十卷/(明)李中梓著. 石印本. 上海：广益书局，1916

2、139、186、279、286、351、466、733B、852、907C、926A、940

7458

医宗必读：十卷/(明)李中梓著. 石印本. 上海：会文堂书局，1920

139、302、396、529A、541、733B、917A、931

7459

医宗必读：十卷/(明)李中梓著. 石印本. 上海：大成书局，1921、1935

139、461

7460

医宗必读：十卷/(明)李中梓著. 石印本. 上海：马启新书局，1924

139、522

7461

医宗必读：十卷/(明)李中梓著. 铅印本. 上海：世界书局，1937

731、891、907C、922、940

7462

医宗必读：十卷/(明)李中梓著. 石印本. 上海：蒋春记书局，1912～1949

277(残)、279、401、491、907C

7463

医宗必读：十卷/(明)李中梓著. 石印本. 上海：大中国印书馆，1912～1949

931

7464

医宗必读：十卷/(明)李中梓著. 石印本. 上海：进步书局

279、391、491、541、922

7465

医宗必读：十卷/(明)李中梓著. 石印本. 上海：铸记书局

524、664

7466

医宗必读：十卷/(明)李中梓著. 上海：商务印书馆

541

7467

医宗必读：十卷/(明)李中梓著. 刻本. 上洋大魁堂

436、514A

7468

医宗必读：十卷/(明)李中梓著. 石印本

21、251、664、702、707(残)

7469

古今图书集成草木典：三百二十卷/(清)蒋廷锡等编. 影印本. 中华书局，1934

3、9、139、186、277、279、280、286、393、421、461、462、590、738B、781、851、901、907B、926A

7470

古今图书集成禽虫典/(清)蒋廷锡等编. 影印本. 中华书局，1934

139、907B

7471

古今图书集成医部全录/(清)蒋廷锡等编. 铅印本. 上海：会文堂新记书局，1937

1、21、139、186、289、308、361、491、590、733A、741、799A、839、839A、854、907C、917A、922、926A、931、940、942B

7472

古今图书集成医部全录/(清)蒋廷锡等编. 影印本. 上海：中华书局，1934

1、9、139、139A、186、202、254、270、277（残）、279、280、286、289、361、385、393、397、401、421、433、462、475A、476、546、570、589、590、702、706、712、728、738A、781、799、799A、800、851、891、896A、901、907B、907C、911、926A、940

本书是《古今图书集成》的一部分，是现存规模最大，体例也比较完善的官修医学类书。全书520卷。分八大类：医经注释(《素问》《灵枢》和《难经》)、脉诊、外诊法、脏腑身形、诸疾(主要为内科疾病的诊治)、外科、妇科、儿科以及总论、列传、艺文、纪事、杂论和外编。辑录自《内经》到清初的医学文献120余种。内容包括对古典医籍的注释，各种疾病的辨证论治，以及有关医学的艺文、记事和医家传记等。

7473

御纂医宗金鉴/(清)吴谦等辑. 铅印本. 上海：商务印书馆，1912、1949

1、8、139、140、251、286、301、351、361、412A、461、462、466、522、529A、541、570、701、702、733B、738、741、851、852、854、896A、907B、922、931、940

全书分《订正仲景全书》《删补名医方论》《四诊心法要诀》《运气要诀》及伤寒、杂病、妇、儿、刺灸、正骨等各科心法要诀13部分。以歌诀的体裁概括诸证的辨治，切于实用。

7474

御纂医宗金鉴/(清)吴谦等辑. 石印本. 上海：锦章书局，1916、1934

139、251、254、301、302、305、309、381、385B、466、491、511、519、529A、541、590、664、702、736、791、

852、891、907B、907C、922、931、940

7475
御纂医宗金鉴/(清)吴谦等辑. 石印本. 上海：鸿宝斋书局，1919、1925、1929
1、139、202、277、301、351、466、514A、519、529A、570、590、664、677A、701、736、738B、741、851、852、940

7476
御纂医宗金鉴/(清)吴谦等辑. 石印本. 上海：中华图书馆，1922、1949
9、529A

7477
御纂医宗金鉴/(清)吴谦等辑. 石印本. 上海：文华书局，1922、1949
139、362

7478
御纂医宗金鉴/(清)吴谦等辑. 石印本. 上海：成文厚书局，1923
1、302、590

7479
御纂医宗金鉴/(清)吴谦等辑. 石印本. 上海：昌文书局，1929
277、461、463、922

7480
御纂医宗金鉴/侯悔斋校订. 石印本. 上海：校经山房书局，1936
433、541、852

7481
御纂医宗金鉴/(清)吴谦等辑. 铅印本. 上海：中国医药书局，1936
21(残)、401、854

7482
御纂医宗金鉴/(清)吴谦等辑. 石印本. 上海：鸿文书局，1939、1942
21(残)、891

7483
御纂医宗金鉴/(清)吴谦等辑. 铅印本. 奉天：艺光书店，1943
21(残)、461(残)、512

7484
御纂医宗金鉴/(清)吴谦等辑. 石印本. 上海：广益书局，1943
139、277、301、302、303、352、391、421(残)、461、467(残)、511、541、579、781、783、851、852、907C、931、940

7485
御纂医宗金鉴/(清)吴谦等辑. 石印本. 上海：大成书局
202、492、521、799A

7486
御纂医宗金鉴/(清)吴谦等辑. 石印本. 上海：启新书局
139、277、303、522、664、733A、733B、781、940

7487
御纂医宗金鉴/(清)吴谦等辑. 石印本. 闽沪明怡斋
525

7488
御纂医宗金鉴/(清)吴谦等编. 铅印本
304、462(残)、466、493、522、529A

7489

医学集成：四卷/（清）刘仕廉纂辑. 刻本. 成都：博文堂，1914

139、202、280、361、381、412A、412B、491、529A、590、728A、854、871、907C

又名《医学指南》。全书采集诸家学说整理而成。卷一医学总论，论述阴阳、脏腑、诊法等；卷二～三介绍伤寒、温疫、内科杂病、妇产、小儿及疮症；卷四医案、十四经脉图及经穴歌、程钟龄医门八法等。

7490

医学集成：四卷/（清）刘仕廉纂辑. 刻本. 汉文书局，1923

270、590、933

7491

医学集成：四卷/（清）刘仕廉撰. 刻本. 渝城：清明会，1921

391、491、514A

7492

医学集成：四卷/（清）刘仕廉撰. 铅印本. 成都：昌福公司，1922

385A、529A、664、677A、721、728A、851、907C

7493

医学集成：四卷/（清）刘仕廉撰. 刻本. 富记书局，1923

202、301、308A、361、514A、514B、728A、839A、926A、942B

7494

医学集成：四卷/（清）刘仕廉撰. 刻本. 光明山房，1923

514A、738B

7495

医学集成：四卷/（清）刘仕廉撰. 石印本. 益新书局

139、277、279、286、308、360、385、412B、421、475A、529A、590、664、712、735、901、917A、921、922、931、942B

7496

古今名医汇粹：八卷/（清）罗美辑. 上海：大成书局，1924

280、286、308、414、475A、590、721、733A、738B、917A

此书收辑元至清代医家医论、治法、治验，分门别类整理而成。卷一医论集，以阐述医理为主；卷二脉要集；卷三～八病能集，以内科杂症为主，兼及妇科及五官科、外科。

7497

寿身小补：九卷/（清）黄兑楣辑. 石印本. 上海：黄宝善堂，1916、1919、1928

152、186、277、308、309、412A、475A、491、514A、541、542、570、709、728A、799A、839A、907C

7498

寿身小补：九卷/（清）黄兑楣著. 铅印本. 杭州：济善堂，1937

590

本书分别介绍改正内景图、骨度伏面部位图等、脏腑形象图、伤寒瘟疫宜辨，内伤劳损卡血及血证、内外痔证指方等临床各科常见病症的诊疗。

7499

素仙简要/（清）奎瑛著辑. 石印本. 上海：石竹山房，1914

139、270、277（残）、279（残）、286、

361、412A、433A、435、461、514A、529A、541、589、590、664、677A、701、728A、733、738B、839A（残）、896A、907C

本书有药性与脉诀二编，药性按平、温、寒、热四性分类记述，并以药物的药性结合升降浮沉和七情配伍的原则予以阐述；脉诀简述诊脉各法，并介绍望、闻、问、切四诊。

7500

嵩崖尊生书：十五卷/(清)景冬阳著. 石印本. 上海：扫叶山房

279、433A、461、475A、931、940

内分气机、诊视、药性、治法、病机、上身、中身、周身、下身、妇科、幼科11门。

7501

嵩崖尊生书：十五卷/(清)景冬阳著. 石印本. 上海：锦章书局，1919、1923、1931

2、139、202、279、286、289、306、308A、352、361、412B、461、475A、514A、522、590、664、677A、709、738A、738B、799A、839A、854（残）、896A、901、907B、921、933、940、942B

7502

嵩崖尊生书：十五卷/(清)景冬阳著. 石印本. 上海：竞进书局，1917

475A

7503

嵩崖尊生书：十五卷/(清)景冬阳著. 铅印本. 上海：广益书局，1921

286、309、782、831

7504

嵩崖尊生书：十五卷/(清)景冬阳著. 刻本. 江阴：宝文堂，1928

361、381、475A、664、728A、799、799A、871

7505

医会纪要：六卷/(清)胡金相撰. 刻本. 成都：街子坊幽篁馆，1919

186、907C

卷一分为形质篇、气化篇、平人篇，简略阐述生命与功能；卷二病人篇，论述中风、历节、吐唠、下利、消渴、淋病、黄疸、痉病、头风等病辨治方法；卷三论述虚劳、血痹、衄血、惊悸、痰饮、水气、肺痿、肺痈、奔豚气等辨证论治；卷四论四时伏气病、痢疾、虫胀、妇人杂病、产后病及妊娠病的辨证施治；卷五对阴阳消长说、五运六气说、三才一气说、两精相搏等学说，精辟释义，并附百病扼要说；卷六阐述气血的生成与运行，三焦功能，以及膀胱、命门、精血等。

7506

实用中医学/何任著. 铅印本. 杭州：中国医学函授社，1947

514A

中医初步综合教材——生理、解剖、药物、诊断及处方法。

7507

实用中医学/秦伯未编. 铅印本. 上海：中医书局，1930、1931、1936、1941

2、139、254、270、289、308A、361、433、491、590、651、706、741、800、851、917A、922、940(残)、942B

本书以中医学说和经验融汇而成，分生理学、病理学、诊断学、药物学、治疗学、处方学、内科学、妇科学、幼科学、外科学、五官科学、花柳病学等12编。

7508

各科研究法/秦伯未著. 铅印本. 上海：中医指导社，1932(中医指导社丛书)

1、139

全书8章，分述药物学、生理学、诊断学、方剂学、内科学、妇科学、幼科学、外科学各科的基本内容、研读方法及主要参考书。

7509

各科研究法/平心编. 铅印本. 上海：杂志公司，1943、1945

852

7510

群经大旨/秦伯未著. 铅印本. 上海：中医指导社，1934(中医指导社丛书)

139、907C

介绍《金匮要略》《伤寒论》《黄帝内经》《难经》四书概要。

7511

中医概要/少年医药学社编. 铅印本. 上海：少年医药学社，1937

590

本书分6节，主要阐述中医之特征、病证关系、处方与用药、治疗方法及诊脉等内容。书中认为中医与西医最显著的差异在于前者注重整体，而后者重视局部；在讨论病证关系时，指出中医有同病异治和异病同治的特点，并提出有统一其病证名的必要；在治疗处方上，强调诊脉虽然有助于明确病证性质，但切不可惟脉是从，应据脉证综合分析判断，处方则应随法而出，主张有病则病当之，可酌情攻补兼施、寒温并用。

7512

中医学纲要/杨影庐著. 铅印本. 上海：中医书局，1930

139、572、590、706

7513

中医学纲要/杨影庐著. 铅印本. 上海：中医书局，1936(近代医学丛选，2)

590、940

全书载有阴阳开阖枢、四时之气与五行、原运气、六气连环表、病机十九条、四诊、方之研究、药之研究、生死论等医论。力求系统阐述医理精义，反映了杨氏的学术观点。

7514

中国医学通论：三卷/四川中医学校编. 铅印本. 日新工业社，1937

907C

7515

中国医学通论/陈无咎著. 铅印本. 上海：民智书局，1923

1、21、572、590、907C、931

7516

中国医学通论/陈升之撰. 石印本. 成都：四川帐表工业社，1940

907C

7517

中国医学通论/吕洁光编. 铅印本. 天津：新中医学社，1940

590

7518

中国医学之精髓/张鸿生撰. 石印本，1941

541、651、781、851、854

主要内容为生理学、病理学、诊断学和药剂学4部分，阐述中医阴阳、脏腑、经络、四诊、立方、药味等精华所在，重点介绍五行学说的相生相克之理。

7519

中国医学初探：四卷/徐世襄撰. 铅印本，1949

412A

7520

中华医学：十六卷/余斌撰. 铅印本. 南昌：文明书庄，1920（余氏医书三种；2）

1、3、152

7521

中华医学：十六卷/余斌撰. 铅印本. 江西：德莹印刷所，1920

139、289、529A、590

卷首为医学源流知识、服药论，又以伤寒六经为主线，绘有六经图及血液循环图；卷二列六经证治，以分经论述为主；卷三至卷五以六经循环部位为基础，分述头、目、耳、面、咽喉、胸背、前后阴、手足等病症辨治；卷六阐述五脏六腑，并参入见解；卷七论述痰饮等证；卷八至卷十二为杂病类；卷十三为温疫证治等；卷十四乃妇人疾病论；卷十五列小儿疾病证治论；卷十六设痘证问答，辨析痘证发热、牛痘流考等。

7522

中医各科精华/李复光主编. 铅印本. 重庆：新中华医药学会，1947（新中华医药学会丛书）

541

全书3集，系新中华医药学会根据临床参考之需要而编写。计有《内科学》《儿科学》《内科治疗学》《妇科学》4种。

7523

中医各科精华/任应秋，李子犹撰. 铅印本. 上海：中医书局，1947

2、21、186、202、254、289、301、308、309、401、462、589、590、721、831、851、933、942B

7524

中国医药学：六卷/赵恕风撰. 石印本. 沂水：山东沂水中国医药研究社，1935

139、590

卷一为生理概论、病理举隅、诊断概要，简述脏腑经络、筋骨肌肉及四诊要点；卷二药物简释，介绍发散、补益、攻下、利水、收敛、温热、寒凉、理气、理血、杀虫药等功效与应用；卷三是内科大纲；卷四为外科新法；卷五为妇儿；卷六为《金匮要略》。本书为简明中医学讲义。

7525

中华医药原理：三卷/陆均衡著. 铅印本. 梧州，1937

922

全书分上、中、下3篇。以《黄帝内经》阴阳五行为纲，参以近世科学验明中医药之原理。上篇阐述阴阳五行与天文、地理及人身的关系；中篇叙述五运六气与近世科学的关系，并以地球为例作图解；下篇记述六气与五行的关系，强调中医学术的实用价值和阴阳五行的重要性。

7526

万有医库/朱振声编著. 铅印本. 上海：幸福书局，1934

1

该书为《长寿报》1～50选编，分为生理、卫生、药物、诊断、头脑、五官、齿牙、神经病、四肢、皮肤、吐血、时令病、花柳病、胃肠病、外科、杂科、医案等30编。

7527

万有医库续集/朱振声编. 铅印本. 上海：幸福书局，1935

1

该书为《长寿报》50～100期选编。

7528

中国针药治疗大全：二卷/沈士真编. 石印本. 宝山：云南宝山昌明石印局

851、852

7529

医学理论/张梦痕编. 油印本. 中国医学院，1937(中国医学院讲义十三种；1)

590

7530

国医诊断病理药物三段结晶/周志林撰. 铅印本. 上海：国医研究社，1931

139、590

本书分诊断、病理、药物3编。诊断编包括辨脉、辨舌、辨色、辨证、辨生死、十二经脉主病状态、人体生理大要、内景真传、周身部位名目诸篇；病理编析为外感、内伤、妇女杂症、小儿杂症、疮疡杂症五门93证，简述每证病因证治；药物编包括药性总论、药性各论、名方精义。其中“药性各论”分寒、热、温、平四类，仿《药性赋》体，简介320种药物功用；“名方精义”收常用方243首。后附经验方30首、映雪书屋医案42则。

7531

国医辑要/钟益民编. 铅印本. 和平国医研究社，1942

361、896A、940(残)

本书分为5章。第一章生理，论述脏腑、骨骼、气血、妇人、小儿、血脉、经络生理特点与功能；第二章病理，阐述脏腑病机及痿、痹、风、痛、咳、胀、伤寒、妇科等病证；第三章医理，介绍养生、运气、诊法、辨证等方法；第四章药物，分述五行、气味、性味宜忌，以及药性问答，多采唐容川之说；第五章方剂，列载其源流、煎服方法及伤寒方、杂病方等。

7532

瞿绍衡医师医药丛谈/铅印本. 上海：生生医院：瞿钺律师事务所，1935

541

7533

中外医通/(日)赤木勘三郎编；丁福保编译. 铅印本. 上海：医学书局，1926(丁氏医学丛书)

1

7534

中西医学速成法/谢璇著. 石印本. 上海：会文堂，1927

286

7535

中西医学汇综/朱仁康著. 铅印本. 上海：广益书局，1933

21、139、381、907C、921、942B

本书上、下分编。上编按西医系统分类法把疾病隶属于五个系统，论述各类疾病的病因、症状、治法、预后。下编列述妇、儿、外、皮肤、五官诸科疾病的治疗方药。本书以中医为经，以西医为纬，将中西医疾病相对照，所叙疾病症状多为西学，并补之长期临床经验诸验方治疗，有附方义说明，书中博采中西治疗之法，可临证参考。

7536
中西医粹/罗定昌著. 石印本. 上海：千顷堂书局，1921
286

7537
中西医判：二卷/唐宗海著. 石印本. 上海：千顷堂书局，1914
286

7538
东医宝鉴：三十二卷，目录二卷/（朝）许浚等辑. 石印本. 上海：千顷堂书局
139、396、412A、412B、475A、519、590、664、799A、800、839A、907C

7539
东医宝鉴：三十二卷，目录二卷/（朝）许浚等辑. 石印本. 上海：广益书局，1917
1、9、21、286、361、461、491、590、852、907C

7540
东医宝鉴：三十二卷，目录二卷/（朝）许浚等辑. 石印本. 上海：锦章书局
361、529A、570、721、728A

7541
华氏中藏经：八卷/（汉）华佗著. 铅印本. 上海：商务印书馆，1935～1937（丛书集成初编；16）
1、2、6、7、9、21、139、140、186、251、301、361、391、421、461、493、511、523、541、542、572、579、651、702、721、731、781、791、851、852、901、911、921、922、931、940

全书载论述49篇，以论证论脉、论脏腑虚实寒热，生死逆顺之法。所述病证以内科杂病为主，并介绍治疗方剂。书中附有“内照法”6篇。

7542
中藏经：三卷/（汉）华佗撰. 石印本. 上海：千顷堂书局，1914、1928
1、139、279、433、491、570、590、721、917A、931、940

7543
中藏经：八卷/（汉）华佗著. 石印本. 上海：锦章书局，1930
519

7544
中藏经：八卷/（汉）华佗著. 石印本，1942
590

7545
中藏经：八卷/（汉）华佗著. 刻本. 江阴宝文堂
385A、664、677A、921

7546
中藏经：八卷/（汉）华佗著. 石印本. 上海：鸿章书局
139

7547
中藏经：八卷/（汉）华佗著. 石印本. 上海：鸿文书局
139

7548
中藏经：八卷/（汉）华佗著. 铅印本. 上

海：中华书局，1941(中国医药汇海；1)

1、9、21、139、185、186、254、270、301、308、361、385、421、433、450、461、462、476、491、514A、541、546、589、590、706、728、738A、741、781、799A、800、839、851、852、891、896A、907B、907C、917A、921、926A、931、940

7549

华佗神医秘传：二十二卷/上海古书保存会编. 铅印本. 上海：古书保存会，1920、1928、1935

202、270、901

亦称《华佗神方》。原题《古代真本·华佗神医秘传》。书中“华佗论病理秘传”，收有关诊断之简短医论48篇；“华佗临证秘传”，记28种治病要诀；“华佗神方秘传”，载麻沸散、神膏、整骨麻药、外敷麻药、解麻药方等；又录内、外、妇、产、儿、眼、耳、鼻、齿、喉、皮肤、伤、结毒科，及急救法、治奇症法、兽医科药方1100余首；并有“制炼诸药法”、“养性服饵法”及《史记·仓公列传》中疽、气膈、涌疝等26证之注释。

7550

华佗神医秘传：二十二卷/上海古书保存会编. 铅印本. 上海：大陆图书公司，1922、1928、1935

139、139A、186、202、251、254、280、301、302、308、308A、351、361、381、396、461、541、651、664、701、709、839A、851、901、907B、921、940

7551

华佗神医秘传：二十二卷/上海古书保存会编. 刻本. 上海：上海书局，1929

852、907C

7552

华佗神医秘传：二十二卷/上海古书保存会编. 铅印本. 上海：四明书店，1936、1937

301、302、931

7553

扁鹊心书：三卷，卷首一卷/(宋)窦材撰. 石印本. 上海：蜚英书局，1917、1928

139、306、664

宋窦材撰于1146年，托名扁鹊所传。作者以《内经》为医学正传，上卷论经络、灸法等，中、下卷分述伤寒诸证和内科杂病，兼论外、妇、儿科病证。另有“神方”1卷，列94方，分别介绍其主治及服用法，其中有口服中药麻醉方，为临床医家所重视。

7554

扁鹊心书：三卷，卷首一卷/(宋)窦材撰. 刻本. 江阴：宝文堂，1928

1、289、541、664、852

7555

扁鹊心书：三卷，卷首一卷/(宋)窦材撰. 石印本. 上海：千顷堂书局

2、279、302、308、433、433A、450、475A、491、519、570、590、664、731、907C、915、917A、926A

7556

活法机要/(元)朱震亨撰. 铅印本. 上海：商务印书馆，1937(丛书集成初编；72)

1、2、6、7、9、21、139、140、186、251、301、361、391、421、461、493、511、523、541、542、572、579、651、

702、721、731、781、791、851、852、901、911、921、922、931、940

本书介绍临床较常见病证的病因、证候及治疗方药，其中以泄痢、头风、消渴等内科杂病为主，兼及胎产、疮疡、眼证等病证。

7557

金匮钩玄：三卷/(元)朱震亨撰. 刻本. 永康：胡氏梦选楼，1924(续金华丛书；3)

1、2、6、7、9、21、251、303、461、541、542、579、651、731、791、851、852

本书介绍了内科杂病87种，喉科、外科病证12种，妇科病证22种，儿科病证21种。每一病证均讨论了其病因、治则、兼证、预后、主治方、单方等。

7558

金匮钩玄：三卷/(元)朱震亨撰. 影印本. 上海：中医书局，1930～1931(影印古本医学丛书；8)

1、2、21、139、152、186、289、301、302、303、308、308A、385A、412A、433A、475A、541、590、728A、731、733A、781、839A、851、852、896A、917A、922、931、942B

7559

医学实在易：八卷/(清)陈念祖著. 石印本. 上海：锦章书局，1911

465、854

7560

医学实在易：八卷/(清)陈念祖撰. 铅印本. 北平：北平国医学院，1939(医学大意；2)

412B、491

全书深入浅出地论述中医的理法方药等内容，包括对脏腑、经络、四诊、运气的说明；将各种疾病按表里、寒热、虚实证予以分类，详述其证治及诸证的对症方药。

7561

医学实在易：八卷/(清)陈念祖撰. 铅印本. 北平：中药讲习所，1936(医学大意；2)

139、475A

7562

医学实在易：八卷/(清)陈念祖著. 铅印本. 上海：大文书局，1938

940

7563

医学实在易：八卷/(清)陈念祖著. 石印本. 上海：章福记书局

301、302、854

7564

兰室秘藏：三卷/(金)李杲著. 铅印本. 上海：商务印书馆，1935～1937(丛书集成初编；61)

1、2、6、7、9、21、139、140、186、251、301、361、391、421、461、493、511、523、541、542、572、579、651、702、721、731、781、791、851、852、901、911、921、922、931、940

分述饮食劳倦、中满腹胀、心腹痞、胃脘痛、眼耳鼻、内障眼、口齿咽喉、妇人疮疡等21门病症，其中对脾胃病的论述，尤为后世所重。书中的治疗方剂，多属李氏创制，药味虽较多，但配伍精当，切于实用。

7565

兰室秘藏：三卷/(金)李杲著. 刻本. 北

平：中医学社，1923～1937（古今医统正脉全书；22）

1、139、202、289、396、461、491、541、651

7566

兰室秘藏：三卷/（金）李杲著. 影印本. 上海：涵芬楼（据元延祐二年影印），1938（济生拔萃；16）

1、2、7、139、186、202、277、289、461、462、476、491、512、521、523、529A、529B、570

7567

兰室秘藏：三卷/（金）李杲著. 石印本. 上海：鸿文书局，1919（东垣十书；5）

1、309、450B、475A、541、728A、799A、839A、911

7568

兰室秘藏：三卷/（金）李杲著. 石印本. 上海：中一书局受古书店，1929（东垣十书；5）

139、202、412B、523、728A、731、738、799A、852、907B、926A

7569

儒门事亲：十五卷/（金）张从正辑. 铅印本. 上海：大东书局，1936～1937（中国医学大成；26）

1、2、3、139、270、277、361、391、461、476、511、541、579、589、590、728、831、851、852、901、907B、907C、921、940

此书论述风、暑、火、热、湿、燥、寒、内伤、内积、外积等病症十形，施汗、吐、下三法，介绍诊治各科多种病症的临床经验以及心理疗法，并附有较多治案。

7570

儒门事亲：十五卷/（金）张从正著. 刻本. 北平：中医学社，1923（古今医统正脉全书；19）

1、139、202、289、396、461、491、541、651

7571

儒门事亲：十五卷/（金）张从正著. 石印本. 上海：千顷堂书局，1932

383、476

7572

松厓医径：二卷/（明）程玠撰. 铅印本. 上海：世界书局，1936（珍本医书集成；18）

1、3、21、139、140、152、185、186、202、254、270、277、289、301、303、308、309、361、381、396、421、433、461、476、491、541、546、572、579、589、590、706、728、731、738A、781、799A、800、831、839、839A、851、852、871、891、901、907B、907C、911、921、922、926A、931、940、942B

7573

秘传证治要诀：十二卷/（明）戴思恭述. 铅印本. 上海：商务印书馆，1935～1937（丛书集成初编；62）

1、2、6、7、9、21、139、140、186、251、301、361、391、421、461、493、511、523、541、542、572、579、651、702、721、731、781、791、851、852、901、911、921、922、931、940

作者以朱丹溪学说为本，集《黄帝内经》《难经》直至宋元诸家学术经验，参以个人心得见解，论述多种内科杂病及疮疡、妇科、五官科等常见病的证治，12门，分门列证，论述病因，据症辨析，并介绍治法和方药。

7574

证治要诀：十二卷/(明)戴思恭撰. 石印本. 上海：中华新教育社，1925

1、514A、541、728A、737

7575

丹溪先生心法：五卷，附录一卷/(元)朱震亨著. 铅印本. 上海：商务印书馆，1935～1937(丛书集成初编；68)

1、2、6、7、9、21、139、140、186、251、301、361、391、421、435、461、493、511、523、541、542、572、579、651、702、721、731、781、791、851、852、901、911、921、922、931、940

该书全面地反映朱震亨的"阳常有余，阴常不足"、"相火论"等学术思想。内容以内科杂病为主，兼及外、妇、儿各科病症约100余种。每一病症先记朱氏原论，次述弟子戴元礼论述及方药。书末附"故丹溪先生朱公石辞表"、"丹溪翁传"。

7576

丹溪心法：五卷/(明)吴中珩辑. 石印本. 上海：江东书局，1925

475A

7577

丹溪心法附余：二十四卷，卷首一卷/(明)方广辑. 石印本. 上海：江左书局，1924

1、186、202、279、286、308A、361、383、461、475A、476、491、514A、514B、522、529A、541、590、651、664、709、721、728A、896A、907C、917A、921、933、940

本书针对明代程用光重订的《丹溪心法附录》27卷中有些与丹溪学术思想相左的论述而重新整理、削删附录，并选取后世医家对丹溪思想的发明论述类集整理编成。

7578

丹溪心法附余：二十四卷，卷首一卷/(明)方广辑. 石印本. 绍兴：墨润堂，1920

1、139、185、186、270、277、308、361、391、414、435、461、462、475A、514A、522、529A、570、737、741、799A、896A、907C、921、931、940(缺卷六至十一)

7579

订补明医指掌：十卷/(明)皇甫中撰；王肯堂订补. 石印本. 上海：炼石斋书局，1915

139、186、202、270、277、280、286、289、435、466、475A、514A、529、570、572、590、664、738A、915

7580

订补明医指掌：十卷/(明)皇甫中撰；王肯堂订补. 石印本. 上海：广益书局，1922

139、393、529A、738A、738B、896A、922、942B

7581

订补明医指掌：十卷/(明)皇甫中撰；王肯堂订补. 刻本. 上海：千顷堂

289

7582

寿世保元：十卷/(明)龚廷贤编. 石印本. 上海：普通书局，1918

277、664

7583

寿世保元：十卷/(明)龚廷贤编. 石印本.

上海：章福记书局，1922
731

7584
寿世保元：十卷/（明）龚廷贤编. 石印本. 上海：中原书局，1926
139

7585
寿世保元：十卷/（明）龚廷贤编. 石印本. 上海：大成书局，1918
467、701、731、907C

7586
寿世保元：十卷/（明）龚廷贤编. 铅印本. 上海：校经山房书局，1938
2、21

7587
寿世保元：十卷/（明）龚廷贤编. 石印本. 上海：茂记书庄
301、462、465（残）、476

7588
寿世保元：十卷/（明）龚廷贤编. 石印本. 上海：广益书局
286

7589
万病回春：八卷/（明）龚廷贤辑. 铅印本. 上海：大文书局，1938
590

卷一前列"万金统一述"，总论天地人、阴阳五行、脏腑功能、主病脉证等。次载药性歌、诸病主药、脏腑、经脉等项目。卷二～八分别论述内外妇儿五官等科病证184种，每病均阐述病因、病机、治法，方药等内容，后附医案。末附"云林暇笔"，为医学随笔，包括"医家十要"、"病家十要"等等。

7590
万病回春：八卷/（明）龚廷贤辑. 石印本. 上海：锦章书局
139、202、277、285、412A、514A、570、907B、921

7591
万病回春：八卷/（明）龚廷贤辑. 石印本. 上海：校经山房
21（残）、139、279、280、466、491、514A、514B、523、590、799A

7592
万病回春：八卷/（明）龚廷贤编. 石印本. 上海：广益书局，1915、1948
385B、514A、529A、701、741、799A、931

7593
万病回春：八卷/（明）龚廷贤编. 石印本. 上海：普通书局，1917
351、412B、907C

7594
万病回春：八卷/（明）龚廷贤辑. 石印本. 上海：扫叶山房
306、412B、664、738B（残）、854（残）

7595
万病回春：八卷/（明）龚廷贤辑. 石印本. 上海：千顷堂书局
519

7596
万病回春：八卷/（明）龚廷贤编. 石印本.

上海：大成书局，1925
186、277、279、280、307、361、475A、651、709、922

7597
万病回春：八卷/(明)龚廷贤编. 石印本. 上海：江东书局，1929
1、202、279、280、308A、522、541、651、738B、896A

7598
万病回春：八卷/(明)龚廷贤编. 刻本. 绿慎堂
436、476、733B

7599
万病回春：八卷/(明)龚廷贤编. 石印本. 营口：成文厚记，1927
139

7600
万病回春/唐成之辑. 抄本，1928(灌园四书摘；3)
139

本书主要摘录与小儿病有关的验方，亦包括妇产科产前、产后诸证。全书分催生、产后、脐症、咳嗽、哮喘、疳症、呕吐等30门，录方200余首。后附“神奇外治法”，介绍了疏表法、清里法、解烦法、开闭法、引痰法、暖痰法、痰盛吐痰法、纳气法、通脉法、定痛法等外治方法。

7601
古今医鉴：十六卷/(明)龚信，(明)龚廷贤编撰；(明)王肯堂订补. 石印本. 上海：受古书店，1930
270、391、433、514A、529A、541、590、664、701、702、728A、799A、800、854(残)、917A、940

7602
医学入门：七卷，卷首一卷/(明)李梃著. 石印本. 上海：广益书局
139A、289、435、475A、590、664、896A、907C、917A、926A、940

内容包括医学略论、医家传略、经穴图说、经络、脏腑、诊法、针灸、本草、外感病、内伤病、内科杂病、妇人病、小儿病、外科病、各科用药及急救方等。正文为歌赋，加注文以补充说明。

7603
医学入门：七卷，卷首一卷/(明)李梃著. 石印本. 上海：锦章书局，1930、1941
139、254、286、308、361、385、385A、412A、412B、433、467、491、493、529A、529B、541、570、590、664、709、733B、738B、799A、851、852、901、907C、917A、926A、942B

7604
医学入门：七卷，卷首一卷/(明)李梃著. 石印本. 上海：校经山房，1913
1、202、270、277、279、286、289、301、391、415、433A、461、463、475A、476、519、529A、572、664、677A、728、728A、907B、926A、931、940

7605
医学入门：七卷，卷首一卷/(明)李梃著. 石印本. 上海：千顷堂书局
590、728A(残)

7606
医学入门：七卷，卷首一卷/(明)李梃著. 石印本. 上海：扫叶山房，1912、1931

139、202、279、352、412B、421、433A、435、512、514A、664、701、721、728A、737、738A、741、799A、852、871、896A、912、917A、931、940

7607

医学入门/恽铁樵著. 铅印本，1931(铁樵函授医学讲义二十种；7)

139、186、738A

7608

医学入门：二卷/周本一编. 铅印本. 重庆：商务印书馆，1931

541、851、852、907C、940

7609

医经小学：六卷/(明)刘纯撰. 铅印本. 上海：世界书局，1936(珍本医书集成；21)

1、3、21、139、140、152、185、186、202、254、270、277、289、301、303、308、309、361、381、396、421、433、461、476、491、541、546、572、579、589、590、706、728、731、738A、781、799A、800、831、839、839A、851、852、871、891、901、907B、907C、911、917A、921、922、926A、931、940、942B

7610

先醒斋医学广笔记：三卷，附一卷/(明)缪希雍著；(明)丁元荐辑. 石印本. 上海：集古阁，1919

139、254、279、280、286、301、308、308A、361、362、412B、475A、491、514A、521、529A、541、570、572、590、603、664、677A、701、731、799A、839A、907C

初名《先醒斋笔记》。一～三卷介绍作者临床心得及其验案、效方，并能从中总结一些病症的治疗规律和大法。四卷列述常用药及其炮炙大法等。

7611

先醒斋医学广笔记：三卷，附一卷/(明)缪希雍著；(明)丁元荐辑，缪曾湛校. 铅印本. 常熟：承古堂，1919

21、139、279、286、361、514A、541、590、677A、706、800、839A

7612

赤水玄珠：三十卷/(明)孙一奎著. 铅印本. 上海：著易堂，1914

21、139、186、279、280、289(残)、302、361、362、385A、412B、461、463、467、475A、514A、514B、521、529A、541、546、570、590、664、677A、706、712、728A、733A、738A、738B、799、799A、852、896A、901、907C、917A、931、940、942B

全书分列包括内、外、妇、儿各科病证 70 余门。引录《内经》及各家学说，结合其临床经验，对内、外、妇、儿各科疾病予以论述，并对经行痘疹、梅毒及女性生殖系统疾病进行辨证论治。

7613

赤水玄珠：三十卷/(明)孙一奎撰. 铅印本. 浙东草堂，1931

21、202、254、289(残)、412A、590、664、799A、800、907B、940

7614

医学津梁：三十卷/(明)王肯堂著；(清)岳昌源删补；(清)陈洙重订. 石印本. 上海：千顷堂书局，1919

1、2、139、202、277、279、289、308、361、450、450B、461、476、529、

590、651、664、712、728A、738、799A、852、907C、917A、931

此书系据明代医家王肯堂所撰《医镜》为蓝本，选经整理、编订而成。在陈氏之前，清代医家岳昌源曾对《医镜》加以删补、圈识，定名为《删补医镜》。陈洙则取《删补医镜》，再予校定分卷，易名为《医学津梁》。全书40论，除4论为五官病证外，余均为内科杂病。

7615

医学津梁：六卷/(明)王肯堂著；(清)岳昌源删补；(清)陈洙重订. 石印本. 上海：华孚书局

308A、475A、529A、570、572、590、651、706

7616

医学津梁：六卷/(明)王肯堂著；(清)岳昌源删补；(清)陈洙重订. 石印本. 上海：学海图书馆

279、286、412B、433A、514A、590、664、677A、709、731、733A、738B、799A、839A、896A、907B

7617

医学正传：八卷/(明)虞抟编. 石印本. 上海：会文堂书局

21、139、139A、186、202、279、280、286、308、361、362、391、412B、435、461、475A、514A、529A、529B、541、572、589、590、664、677A、701、733A、738、738A、738B、839A、854、871、907B、907C、926A、931、940、942B

此书前列"医学或问"51条，系虞氏对医学上的一些问题进行辨析，以申明前人"言不尽意之义"（见凡例）。次分述临床各科常见病证，以证分门，每门先论证，次脉法，次方治。

7618

证治心传/(明)袁班编. 铅印本. 上海：国医书局，1930～1931(国医小丛书；22)

1、139、186、277、412A、521、590、651、721、851、917A

此书在辑录历代医家临证经验的基础上结合作者个人临证心得，首为证治总纲；阐明诊病须明阴阳虚实，治病则宜因人、因时、因地制宜。次列述疟疾、咳嗽、中风、水肿、胀满、虚劳、胸胁腹痛等多种病证证治，并对温热、温疫之异同予以辨析。作者赞赏审四时而用药，主张大病须用大剂治疗，并对时医治幼科病诸种谬说，痛予针砭。

7619

证治心传/(明)袁班撰. 铅印本. 杭州：三三医社，1924(三三医书；58)

3、139、139A、186、270、277、308A、361、391、546、572、590、728、731、738A、800、839A、907C、921、940

7620

医门揽要：二卷/(明)兰茂撰. 刻本. 昆明：云南图书馆，1914(云南丛书)

1、2、6、7、8、139、391、461、511、541(残)、542、579、651、731、781、851、901、911、921

书中多载验方，间述医理，附刊于《滇南本草》之后。其书多在云南一带流传，奉为至宝。多有《本草纲目》所无之药。

7621

医学易通：八卷/(清)陈念祖原辑；(清)

潘霨增辑. 石印本. 上海：中华新教育社，1923、1925、1930

1、21、139、186、279、286、385A、570、590、651、664、709、741(残)、907C

本书选辑陈念祖《医学实在易》、黄元御《四圣心源》及《医宗金鉴》中的医论、医方而成。卷一为四诊易知；卷二～八以表证，里证、寒证、热证、虚证、实证及幼科分类，记述各种病证证治。

7622

医学从众录：八卷/(清)陈念祖著. 石印本. 重庆：中西书局，1915

852

全书分撰40篇，类别为内科、杂病各证候的辨治方法。每一门类，先概括叙述病原、病理及施治大要，次为脉诊，再次为方药。

7623

医学从众录：八卷/(清)陈念祖著. 石印本. 上海：锦章书局，1917

781、799A、854

7624

医学从众录：八卷/(清)陈念祖著

见南雅堂医书全集，陈修园医书四十八、六十、七十二种。

7625

医学金针：八卷/(清)陈念祖著；潘霨增辑. 石印本. 上海：江东书局，1914

8、279、286、514A、570、590

系由《医学实在易》《医宗金鉴·删补名医方论》《四圣心源》等书裒辑而成。卷一叙望、闻、问、切四诊法及妇人、小儿诊法之特点；卷二至卷五为表里寒热诸症，包括伤寒及杂证；卷六至卷八为实虚诸症，亦包括伤寒及杂证。

7626

医医偶录/(清)陈念祖著. 铅印本. 上海：世界书局，1936(珍本医书集成；83)

1、3、21、139、140、152、185、186、202、254、270、289、301、303、308、309、361、381、396、421、433、461、476、491、541、546、572、579、589、590、706、728、731、738A、781、799A、800、831、839、839A、851、852、871、891、901、907B、907C、911、917A、921、922、926A、931、940、942B

卷一首论运气、四诊、舌诊等，次叙30余种各科常见病证，并分列方药，以备采用。卷二将五脏六腑分为11部，分别论功能、经脉、表里归属、病理变化等。后列方药数十种。

7627

蜀中医纂：五卷/(清)陈清淳著. 铅印本，1923、1931

2、139、186、270、279、280、286、308、412A、491、529A、590、664、851、853、871

本书为纂集前人有关临床论治经验而成。分论脉诊、外感、内伤、女科、外科等。

7628

蜀中医纂：五卷/(清)陈清淳著. 抄本，1931

491

7629

辨证录：十四卷/(清)陈士铎撰. 石印本. 上海：千顷堂书局，1912、1919、1933、1936

1、139、254、279、308A、361、412A、450、514A、521、529A、541、570、589、590、664、701、712、728A、

799A、839A、871、907C、917A、940

7630
辨证录：十四卷/(清)陈士铎撰. 石印本. 上海：大成书局，1927
414、435、463、475A、522、523、529A、651、677A、738D、852

7631
辨证录：十四卷/(清)陈士铎撰. 石印本. 上海：友华书局，1924
270、279、280、308、514A、529A、664、728A、917A

7632
石室秘录：六卷/(清)陈士铎撰. 石印本. 上海：广益书局，1912～1949
202、308A、351、352、467、529、651、781
卷一～五统述正医、反医、内治、外治等128法，分列方剂。书中议论不同于一般医学论著，其中有不少独特的见解；治法、处方，尤多新意。卷六为伤寒、杂病类证治。

7633
石室秘录：六卷/(清)陈士铎撰. 石印本. 上海：江东茂记书局，1912
21、280、306、361、461、475A、476、522、529A、664、931

7634
石室秘录：六卷/(清)陈士铎撰. 石印本. 泳记书庄，1917
677A

7635
石室秘录：六卷/(清)陈士铎撰. 石印本. 上海：普通书局，1917
529A、664、728A、907C、917A

7636
石室秘录：六卷/(清)陈士铎撰. 石印本. 上海：校经山房，1917
139、302、519、522、570、590、651

7637
石室秘录：六卷/(清)陈士铎撰. 石印本. 上海：十顷堂，1937
286、728A、917A

7638
石室秘录：四卷/(清)陈士铎撰. 石印本. 上海：扫叶山房
139、277、301、361、412A、412B、462、570、590、741

7639
石室秘录：六卷/(清)陈士铎撰. 石印本. 上海：锦章书局
139、393、917A、921

7640
医学心悟：五卷/(清)程国彭著. 石印本. 上海：锦章书局，1912～1949
139A、301、308、450、461、475A、476、519、541、590、664、701、728A、737、852、859、907B、907C、931
卷一总述四诊八纲及汗、吐、下、和、温、清、补、消8法；卷二阐述《伤寒论》理论与证治；卷三～五分论内、外、妇等科病症证治。

7641
医学心悟：五卷/(清)程国彭著. 石印本. 上海：大东书局，1936

279、280

7642
医学心悟：五卷/（清）程国彭著. 石印本. 上海：世界书局，1937
514A、852

7643
医学心悟：五卷/（清）程国彭著. 石印本. 上海：广益书局
139、279、301、302、381、401、521、529A、831、901、907C

7644
医学心悟：五卷/（清）程国彭著. 石印本. 上海：章福记书局
522、702、709、741、931

7645
医学心悟：四卷/（清）程国彭著. 石印本. 上海：进步书局
279、421、521、541、590、922

7646
医学心悟：五卷/（清）程国彭著. 石印本. 上海：鸿文书局，1933
931

7647
医学心悟：六卷/（清）程国彭著. 石印本. 上海：会文堂，1912
733B

7648
医学心悟：五卷/（清）程国彭撰. 铅印本. 上海：大东书局，1936～1937（中国医学大成；67）
1、2、3、139、270、277、361、391、461、476、511、541、579、589、590、728、831、851、852、901、907B、907C、921、940

7649
医学心悟：五卷/（清）程国彭撰. 上海：世界书局，1937（基本医书集成；1）
940

7650
医学心悟：五卷/（清）程国彭撰. 石印本. 上海：铸记书局
21、251、270、351、450、570、702、728A、738B、831

7651
医约：四卷/（清）程鉴著；龚香圃补略. 铅印本. 衢县：六一草堂，1930
139、286、412A、590、728A、738B、851、871

主要叙述内科杂病，包括中风、类中、虚劳、吐血、咳嗽、喘证、呕吐哕、噎膈、痰饮、鼓胀积聚、癫狂痫等，与妇科经、带、胎、产诸病之病因、病机、治法方药。

7652
医约/章海艘编. 抄本，1949
712

7653
医家四要：四卷/（清）程曦等纂. 石印本. 上海：千顷堂书局
2、139、279、286、301、308、391、450、476、514A、529B、590、651、664、731、839、907C、921、926A

本书以“脉、病、方、药”四要为纲，辑录历代医书，分门整理而成。卷一脉诀入门，论四诊及人体生理功能；卷二病机约论，分72论，论述时病、内科杂病、妇科各病的病因、病理和治则。卷三方歌别类，按病分类，选择效方300余首。卷四药赋新编。

7654
医家四要：四卷/(清)程曦等纂．铅印本．成都：昌福公司
851、871

7655
医宗宝镜：五卷/(清)邓复旦辑．石印本．上海：锦章书局
139A、254、279、286、590、851、921、940
分药性、医方、医方论症及脉诀四部分。列述药性之阴阳寒热温平、四时用药、相反相畏、反畏并用、君臣佐使；医方之补益、发表、攻里、和解、表里、消补、理气、理血、祛气、祛寒、祛暑、利湿、润燥、泻火14类方剂歌。

7656
医宗宝镜：五卷/(清)邓复旦辑．石印本．上海：文瑞楼
186、412A、412B、514A、590、664、677A、728A、739、896A、931、933

7657
证治歌诀：四卷/(清)郭诚勋辑．铅印本．上海：中医书局，1937
139、590
介绍伤寒、杂证以及其他疾病的治疗与药方。

7658
证治歌诀：四卷/(清)郭诚勋辑．铅印本．上海：国光书局，1937
309、896A

7659
医碥：七卷/(清)何梦瑶辑．石印本．上海：千顷堂书局，1922
2、139、186、270、286、308A、412A、412B、433、450、475A、476、514A、518、529、541、570、589、590、664、677A、701、706、728A、733A、738、738A、799A、800、871、907B、907C、917A、926A
本书以杂症证治为主要内容。卷一略述脏腑、经络、阴阳水火寒热补泻等概说；卷二～四分述内科杂病证治，其主论能综合张仲景、刘河间、李东垣、朱丹溪诸家学说，对病证的分析，说理明白晓畅，颇多个人见解；卷五四诊；卷六～七成方辑录。

7660
医学妙谛：三卷/(清)何其伟著；孙广恕辑．铅印本．上海：东亚书局，1936
139、491、514A、590

7661
医学妙谛：三卷/(清)何其伟撰．铅印本．杭州：三三医社，1924(三三医书；17)
3、139、139A、186、270、277、308A、361、391、546、572、590、728、731、738A、800、839A、907C、921、940

7662
医学妙谛/(清)何其伟撰．铅印本．绍兴：医药学报社，1916～1927(医药丛书五十六种；11)
139A、391、590
全书76章，每病1章，论述中风、伤风、中寒、暑病及多种内科杂病、各科常

见病之病因、病理、脉象、药物和治法。

7663

医方一盘珠全集：十卷/(清)洪金鼎撰. 石印本. 上海：广益书局，1915

21、279、393、521、664、721、831、852

卷一总论运气、经络、脏腑、脏象及外淫诸病；卷二～四内科杂病；卷五外科；卷六～七女科；卷八～九小儿科；卷十眼科。每种疾病首载医论，概述该病的病因、病机，主要证状和治疗原则等。次记治例，末记诸方及验案。

7664

医方一盘珠全集：十卷/(清)洪金鼎撰. 石印本. 上海：陶明记书局，1919

186、280、541

7665

医方一盘珠全集：十卷/(清)洪金鼎撰. 石印本. 上海：鸿文书局

277、351、412B、931

7666

医学白话：四卷/(清)洪寿曼编. 石印本. 上海：彪蒙书室，1912、1914、1929

139、139A、186、289、301、461、466、475A、529A、590、921

本书内容采自前人医著，用白话的形式予以阐述。卷一脏腑功能、四诊、治法；卷二～四内伤、外感、妇、儿多科病症，附录杂病简验方。全书文字浅近并吸取了西洋医学、解剖学的知识，对脏腑部位功能采用图表中外对照介绍。

7667

医学白话：四卷/(清)洪寿曼编. 石印本. 广益书局：广益书局，1919、1929、1932、1935

186、277、308A、361、514A、529A、851、871、907C、922、931、940

7668

医学白话：四卷/(清)洪寿曼编. 石印本. 医学研究社，1935

21、279、396、462、514A、931

7669

古今医彻：四卷/(清)怀远撰. 铅印本. 上海：世界书局，1936(珍本医书集成；19)

1、3、21、139、140、152、186、185、202、254、270、277、289、301、303、308、309、361、381、396、421、433、461、476、491、541、546、572、579、589、590、706、728、731、738A、781、799A、800、831、839、839A、851、852、871、891、901、907B、907C、911、917A、921、922、926A、931、940、942B

卷一为伤寒，自两感证至夹证、坏证、遗毒；卷二～三分述中风、虚劳等多种内科杂病、外科痈症以及五官、口齿的一些病证；卷四为女科经、带、胎、产诸病。

7670

笔花医镜：四卷/(清)江涵暾著. 石印本. 上海：江东书局，1912

570、709、931

7671

笔花医镜：四卷/(清)江涵暾著. 石印本. 上海：新记书局，1912

303、542、391、731

7672

笔花医镜：四卷/(清)江涵暾著. 石印本.

文益书庄，1914
677A、733B、737、896A、917A

7673
笔花医镜：四卷/(清)江涵暾著. 石印本. 上海：铸记书局，1918
741、831、854(存卷二、四)、931、942B

7674
笔花医镜：四卷/(清)江涵暾著. 刻本，1919
709、721

7675
笔花医镜：四卷/(清)江涵暾著. 石印本. 上海：广雅启新书局
907C

7676
笔花医镜：四卷/(清)江涵暾著. 石印本. 上海：大成书局
139、252、279、735、907C、931

7677
笔花医镜：四卷/(清)江涵暾著. 石印本. 上海：章福记书局
664

7678
笔花医镜：四卷/(清)江涵暾著. 铅印本. 上海：锦章书局
139、301、309、396、461、590、728A、831、931

7679
笔花医镜：四卷/(清)江涵暾著. 石印本. 上海：广益书局，1912、1938、1940、1946、1948
1、21、139、202、301、361、396、401、541、546、590、851、852、907C、911、921、922、931
内分4编。第一编总论：包括诊脉歌、望舌色等篇；第二编内科；第三编妇科；第四编儿科。

7680
笔花医镜：四卷/(清)江涵暾著. 石印本. 上海：文瑞楼
301、433、475A、590、664、731、831、940、942B

7681
笔花医镜：四卷/(清)江涵暾著. 铅印本. 上海：中医书局，1930
361、590

7682
医宗说约：六卷/(清)蒋示吉撰. 石印本. 上海：萃英书局，1915
280、351、361、521、572、651、731、733B、799A、831、907C、931
本书是选摘《黄帝内经》《伤寒》及历代各家医籍有关内容分类整理而成。卷首证治总论，记述四诊、脉法、药性、治则；卷一～二内科杂症；卷三伤寒；卷四小儿科、妇科；卷五疡科。各科皆按疾病分类予以阐述，有论有方。

7683
医宗说约：六卷/(清)蒋示吉撰. 刻本. 上海：千顷堂，1928
738B

7684
医宗说约：六卷/(清)蒋示吉撰. 刻本. 江阴：宝文堂，1928

286、590、664、709、799A、896A、926A

7685

医宗说约：六卷/(清)蒋示吉撰. 石印本. 上海：铸记书局

279、280、286、475A、529A、541、542、590、651、677A、733A、896A

7686

医宗说约：六卷/(清)蒋示吉撰. 石印本. 上海：广益书局

270、303、306、393、514A、524、728、831、852

7687

青瑶屿/(清)金有恒著. 抄本，1921

590

全书分中风、痰饮、湿、燥、火、气、血等病证7门，分述其脉因证治方药。

7688

医师秘笈：二卷/(清)李言恭述. 石印本. 上海：进化书局，1920

277、279、491、590、651、664、731

即《医学秘笈》。

7689

医师秘笈：二卷/(清)李言恭述. 刻本. 复真书局，1925

2、186

7690

医师秘笈：二卷/(清)李言恭述. 铅印本. 上海：千顷堂书局，1930

590

7691

类证治裁：八卷，附一卷/(清)林佩琴著. 石印本. 上海：千顷堂书局，1915

1、139、186、202、279、280、301、308、361、391、475A、511、514A、529A、529B、570、572、590、651、677A、701、702、721、728A、731、733A、738、738A、799A、839A、907B、907C、917A、940、942B

作者将内科杂病、妇科、外科等病证据不同的病因和临床表现，详予辨析，对各种病证提出具体治法及应用方剂。

7692

类证治裁：八卷，附一卷/(清)林佩琴著. 刻本. 丹阳：文星堂，1920

590

7693

类证治裁：八卷，附一卷/(清)林佩琴著. 刻本. 江阴：宝文堂，1920

279

7694

证治宝鉴：十二卷/(清)潘楫编著. 铅印本. 上海：中华新教育社，1934

590、603、712、728

内含中风、恶寒、烦燥、消渴、吐血等131证，讲述各科疾病的脉法、辨证、治法等。

7695

辨证奇闻：十卷/(清)陈士铎撰；(清)钱松编. 铅印本. 上海：广益书局，1937

728A、734、852、921、922、931

7696

辨证奇闻：十卷/(清)陈士铎撰；(清)钱松编. 石印本. 上海：校经山房，1913

3、139、308A、476、514A、522、

529、529A、542、570、731、738、907C、859、931

7697
辨证奇闻：十卷/(清)陈士铎撰；(清)钱松编. 石印本. 上海：千顷堂书局，1913、1928
2、279、286、308、450、664、728A、738B、799A、917A

7698
辨证奇闻：十卷/(清)陈士铎撰；(清)钱松编. 石印本. 上海：锦章书局，1914、1940
1、8、277(残)、280、286、306、308A、361、412B、433A、590、651、839A、852(残)、907B、907C、931、942B

7699
辨证奇闻：十卷/(清)陈士铎撰；(清)钱松编. 石印本. 上海：江东茂记书局，1916、1920
461、664、733

7700
辨证奇闻：十卷/(清)陈士铎撰；(清)钱松编. 石印本. 元昌印书馆，1921
286、412B、514B、529A、734、738B、907B、917A

7701
辨证奇闻：十卷/(清)陈士铎撰；(清)钱松编. 刻本. 宝文堂，1923
186、570、721

7702
医学见能：四卷/(清)唐宗海著；秦伯未批校. 石印本. 上海：中医书局，1929
277
秦氏以唐氏所撰《医学一见能》辞简理周而方必录验，不知医者对症检方每多奇中，“较之务求艰奥而无裨实用者未可同日语也”，故于其原书各病症条下复加批注，并将其方证衍为绝句歌括相配，或将已验效方另批于眉上。

7703
医学见能：四卷/(清)唐宗海撰；秦伯未批校. 铅印本. 国光印书局，1934
412A

7704
医学见能：四卷/(清)唐宗海撰；秦伯未批校. 石印本. 上海：千顷堂书局，1924、1929、1930、1934(谦斋医学丛书)
1、21、139、254、286、289、308、361、381、433A、450、476、541、589、590、664、907C、917A、933

7705
医学见能：四卷/(清)唐宗海撰；秦伯未批校. 铅印本. 上海：微云词馆，1934
361、590

7706
杂症会心录：二卷/(清)汪文绮撰. 铅印本. 上海：世界书局，1936(珍本医书集成；23)
1、3、21、139、140、152、185、186、202、254、270、277、289、301、303、308、309、361、381、396、421、433、461、476、491、541、546、572、579、589、590、706、728、731、738A、781、799A、800、831、839、839A、851、852、871、891、901、907B、907C、911、917A、921、922、926A、931、940、942B
书中3篇医学总论，50余篇有关内科、妇科、杂症证治的论述。辨证析因细致，并列医方、医案。治法宗张介宾，以扶阳养心为主。

7707

医权初编：二卷/(清)王三尊著. 铅印本. 上海：世界书局，1936(珍本医书集成；81)

1、3、21、139、140、152、185、186、202、254、270、277、289、301、303、308、309、361、381、396、421、433、461、476、491、541、546、572、579、589、590、706、728、731、738A、781、799A、800、831、839、839A、851、852、871、891、901、907B、907C、911、917A、921、922、926A、931、940、942B

上卷为医论55条，于医理医事涉及颇广。如论感冒时疫之诊治要点，论医道执一之弊及文字医与经历医之不同等，多发前人所未发。下卷为医案78条，录平日所治奇症，大半系外感时疫，并有部分杂病及妇儿证验。

7708

雪堂医学真传：四卷/(清)魏瑶著. 铅印本. 芜湖：新民印刷所，1920

139、475A、590、651、728A、907C、940

卷一专述经络脏腑四诊，以赋词、歌诗形式阐明经络走行及内达脏腑的关系，强调四诊并重，融会贯通；卷二杂证，涉及霍乱、汗症、虚劳、咽喉以及小儿病等十余证，强调先辨虚实寒热，然用温凉补泻之法；卷三载方剂歌括；卷四列有后人补撰医案四十则，并予评注。

7709

医脉摘要：二卷/(清)萧涣唐编. 杭州：三三医社，1924(三三医书；34)

3、139、139A、186、270、277、308A、361、391、546、572、590、728、731、738A、800、839A、907C、921、940

书中鉴别疑似或相类证候，介绍验舌诊脉法，并附有时方歌、药性赋，可为医学入门之阶梯。

7710

兰台轨范：八卷/(清)徐大椿著. 石印本. 上海：锦文堂书局，1921

308、308A、352、511、529A、664、677A、738、917A

卷一通治方；卷二～八内科杂病、时病、五官、妇、儿科病证证治。按病证分门阐述。书中对病名、病证、方药主治和配伍等内容，论析简要，颇有条理。附杂著四种、外科正宗。

7711

兰台轨范：八卷/(清)徐大椿著. 刻本. 江阴：宝文堂，1928(徐氏医书八种；6)

139、186、385、385A、421、514B、529A、728、799A、800、839A、926A、940

7712

兰台轨范：八卷/(清)徐大椿著. 石印本. 上海：锦章书局，1921(徐氏医书八种；6)

308、475A

7713

兰台轨范：八卷/(清)徐大椿著. 铅印本. 上海：中华图书馆，1913

186、289、301、308、361、393、412B、511、529A、541、664、677A、721、907B

7714

兰台轨范：八卷/(清)徐大椿著. 刻本. 上

海：千顷堂书局
911

7715
证治指南：八卷/（清）徐大椿著. 石印本. 上海：锦文堂书局（徐灵胎医书三十二种；21）
139A、152、202、279、301、351、391、412B、433、475A、541、570、590、664、728A、736、738A、799A、839A、896A、907B、926A、931、940
本书所论以内科杂病为主。卷一载气证、血证、痰证、饮证等11种，卷二载发热、恶寒、疟疾、斑疹等11种，卷三载眩晕、头痛、面病等10种，卷四载咳嗽、喘病、反胃、吞酸、癫狂等18种，卷五载心痛、腹痛等7种，卷六载痿躄等4种，卷七载泄泻等9种，卷八载伤寒、暑证等6种。每证均分内因、外证、辨证、脉法、治法、辨治、用药及代表方诸项。

7716
证治指南：八卷/（清）徐大椿著. 铅印本. 上海：图书集成印书局（徐灵胎医书三十二种；21）
590

7717
证治指南：八卷/（清）徐大椿著. 石印本. 上海：锦章书局（徐灵胎医书三十二种；21）
852

7718
杨氏提纲：四卷/（清）杨旦升辑. 石印本，1931
254、391、541、590、896A
即《杨氏提纲医方纂要》。卷一记述阴阳五行、四诊等。卷二～四按伤寒、妇科、儿科、外科分证辑方，并附加减法、简便方法、救急方等。

7719
续医宗摘要：十二卷/（清）俞世球编著. 铅印本. 上海：商务印书馆，1911、1921
385A、590、677A、728A、741

7720
医门法律：六卷/（清）喻昌著. 石印本. 上海：广益书局
21、289、308、385、412A、412B、738、799A、852、871、907C、922
卷一阐发四诊之法律和《黄帝内经》《伤寒论》证治法则；卷二～六以风、寒、暑、湿、燥、火及杂证分门论述各类疾病的证治。每门先为“论”，分析每证的病因、病理、变化，次为“法”，再次为“律”。论述析理透彻。

7721
医门法律：六卷/（清）喻昌著. 石印本. 上海：锦章书局，1926、1927
254、279、280、412A、433A、461、475A、519、521、590、664、728A、733B、738A、738B、799A、896A、901、907C、911、917A、921、922、931、933、942B

7722
医门法律：六卷/（清）喻昌著. 石印本. 上海：章福记书局
702

7723
医宗备要：三卷/（清）曾鼎著. 重刻本. 湖北：湖北官书处，1912
2、351、541、590、781
上、中两卷论切脉之重要、切脉法，

并阐发《濒湖脉学》《四言举要》之脉学义理。下卷以问答形式论述伤寒五法大旨。

7724

临诊碎玉/(清)张仁锡撰. 抄本. 叶劲秋, 1933

541

本书载张氏临证医案86则，内容涉及临床各科，以内、妇科杂病为多，其中对血证、泄泻、产后等记述较详，有关病因病机剖析颇为精细。

7725

医病简要/(清)张畹香撰. 铅印本. 杭州：三三医社，1924(三三医书；4)

3、139、139A、186、270、277、308A、361、391、546、572、590、728、731、738A、800、839A、907C、921、940

作者精于辨舌，临证经验丰富，诊治伤寒、温病、疟、痢等病症颇有心得，强调各地风土习俗之异，用药亦当有别。其临证见解与心得俱见载于本书之中。书末另附刊张氏医案2卷。

7726

医门补要：三卷/(清)赵濂著. 铅印本. 上海：世界书局，1936(珍本医书集成；88)

1、3、21、139、140、152、185、186、202、254、270、277、289、301、303、308、309、361、381、396、421、433、461、476、491、541、546、572、579、589、590、706、728、731、738A、781、799A、800、831、839、891、901、907B、907C、911、917A、921、922、926A、931、940、942B

7727

医门补要：三卷/(清)赵濂撰. 影印本. 上海：中医书局，1930～1931(影印古本医学丛书；9)

1、2、21、139、152、186、289、301、302、303、308、308A、385A、412A、433A、475A、541、590、728A、731、781、839A、851、852、896A、917A、922、931、942B

上、中两卷医法补要，论述内、外科等多种病证的证候、治法和方药。下卷见证实录，记载治案196条，反映了作者各科的临床经验。

7728

医门小学：六卷/(清)赵亮采编. 石印本. 上海：六艺书局

590

7729

张氏医通：十六卷/(清)张璐撰. 石印本. 上海：广益书局，1916

285、286、541、728A

本书以内科诊治为主，兼及其他各科。各类疾病分门分证，引证历代医学文献、医论结合作者临证实践加以阐述，多取法于《证治准绳》，而选辑更精。附治例处方。全书内容较为丰富，叙述系统，流传颇广。

7730

张氏医通：十六卷/(清)张璐撰. 石印本. 上海：锦章书局，1925

286、308、529A、529B、651、728A、907B

7731

张氏医书七种/(清)张璐等撰. 石印本. 上海：锦章书局，1925

1、139、280、308A、351、412A、

412B、541、590、664、712、738A、781、782、799A、852、907C、940

包括《本草逢原》《诊宗三昧》《伤寒绪论》《伤寒缵论》《伤寒舌鉴》《伤寒兼证析义》《张氏医通》七种。

7732

张氏医书七种/(清)张璐等撰. 石印本. 上海: 广益书局

279、308A、475A、493、514A、541、570、590、701、917A、931

7733

医学辨正/(清)张学醇著. 刻本. 绍兴: 医药学报社, 1920

1、139、286、385A、396、475A、514A、529A、589、590、651、677A、738B、852、871、917A

主要阐发作者研习《内经》心得、纠正前代医籍之误。论及察色诊脉、脏腑、真假寒热、七情病证治等。并以南北风土气候体质之异，论刘河间、朱丹溪、李东垣、张景岳学术思想之得失。书末列十二经寒热诸证备用药物。

7734

医学图说: 四卷/(清)陈念祖撰. 铅印本. 上海: 江东书局, 1914(中西医书六种; 5)

475A

7735

医学图说: 四卷/(清)陈念祖撰. 石印本. 上海: 医学研究社, 1911～1949

570

7736

医学指归: 二卷/(清)赵术堂辑. 石印本. 上海: 中一书局, 1928

139、279、286、412B、514A、529、590、728A、738

此书以《灵枢·经脉》为重点，阐释经文，介绍人体经络循行，分析病证的虚实标本，作“经络解”和“病证解”。又详注张元素《脏腑虚实标本用药式》，作“治法解”。卷首载十二经络图像。卷上、卷下，各分“经络解”、“治法解”，分经论述药物归经。后附奇经八脉歌等。

7737

医经指要/丁泽周编. 铅印本, 1916

590

7738

医门法律续编/石印本. 邵阳: 灵兰中医学会, 1948(寿康之路; 8)

139

本书仿喻嘉言《医门法律》体例，采集历代医家名言，条分缕析。全书分248条，论述升降、泄热、表里、阴阳大法、调肝大法、汗吐下法、托邪大法、制方大法等中医基础理论，以及疟疾、咳嗽喘哮、痰饮、肿胀、中风、虚劳等内、外、妇、儿各科病证的辨证治疗42个专题。

7739

临证秘典/张隳卿编译. 铅印本. 上海: 商务印书馆, 1949

854

收内、外、儿、妇、产、五官、皮肤等科疾病500余种。附有处方例。书后有各种病名分类索引及附录13种。

7740

临证一肋/周岐隐编著. 稿本, 1932

572

本书分为4章: 第一章诊法，第二章

列治法与要方，第三章论时感证，第四章重点论述风痨臌膈四大症。

7741

临证医典/姚若琴编. 铅印本. 上海：三民图书公司，1935、1938

1、546、590、851

书分内科、妇科、儿科、外科四部分。内科列方1139首，妇科为113首，儿科有60首，外科计160首，共1472首。全书荟萃古今医方，又结合临证，每病冠以证解，并论病源，列治法大纲。书后附有处方用量表。

7742

临症汇集/倪奎照编. 铅印本. 嘉兴：世界书局，1936

139、541、736

7743

鳞爪集：四卷/恽铁樵撰. 铅印本. 上海：章氏医寓，1941～1948(药盦医学丛书；20)

254、361（残）、385A、391、421、433、450、450B、461（残）、728A（残）、731、781、907C

卷一为"霍乱新论"，重点阐述霍乱病因、病机、临床治疗等，内容较为详尽；卷二系"验方新按"，载有毓麟丸、青娥丸、金刚丸、黑锡丹等57方的功效主治；卷三乃"金匮方论"，对《金匮》中所载痉湿暍、百合狐惑阴阳毒、疟、中风历节病等条目提出质疑；卷四是"梅疮见垣录"，论及梅毒病因、病程、临床表现等。

7744

鳞爪集：四卷/恽铁樵撰. 上海：新中医学出版社，1948(药盦医学丛书；20)

139、186、396、450、541、579、651、728、731、907C、921

7745

临床笔记/恽铁樵编，1933(铁樵函授医学讲义二十种；16)

139、186、738A

7746

病脉证并治法/著者佚名. 抄本，1936

511

7747

病症辨异：四卷/陆成一辑. 铅印本. 绍兴：医药学报社，1920、1921(鲟溪医述；4)

139、152、186、277、279、280、289、433A、514A、529A、541、572、677A、701、702、706、707、800、940

本书据病症分门剖辨其不同病因和表里、脏腑之归属，以及寒热、虚实等不同病变性质，以作为诸证之鉴别诊断。所述内容涉及内、妇、儿、外等各科病证。

7748

病症脉方药节抄/著者佚名. 抄本，1937

590

本书先列阴阳、表里、虚实、寒热、五脏气血病辨证及五脏病因、十问、脉学等内容；后载药物200味，详述其性味、功用；再集方剂歌括140余首；末述内、外、妇、儿各科病证的辨证用药。

7749

辨症录/胡修甫辑. 抄本，1937

514A

本书系临床辨证专书。前设总论，后述诸证计50余则；每则择录《内经》《伤寒论》《丹溪心法》诸书之论，论述精辟、内容丰富，全书只辨证，不设方，凡录

《兰台轨范》文字均用另外圈出。

7750

辨症入药镜：六卷/（明）唐相原编；（明）唐昌胤校辑. 抄本，1937

590

全书4册，载有内科病症50余种，妇科病症11种，小儿科病症15种。疮疡症9种，并分述其病因病机、临床证候、治疗处方等。

7751

元汇医镜：五卷/（清）刘名瑞著. 刻本. 北平：永盛斋，1929

21、139、186、279、286、385、396、436、475A、491、514A、511、799A、917A

内容涉及五运六气、四诊、医学源流、妇幼伤寒、方剂及养生。

7752

鉴病汇通/郭乐山撰；窦绍钧校. 石印本，1939

901

7753

鉴病汇通/郭乐山撰；窦绍钧校. 铅印本，1945

901

本书论述中医临床各科证治，内容广泛，切于实用，有一定的临床参考价值。

7754

证治金针/郭诚勋撰. 抄本. 黄寿南

286

7755

证治辨真/著者佚名. 抄本. 黄松如抄录，1912

907C

7756

证治辑要：四卷/姚济苍编. 铅印本. 广安县：广安县同人，1930

202

7757

证治辑要：四卷/姚济苍撰. 铅印本. 北平：天华馆，1930、1936、1948

1、21、277（残）、308、385A、529A、541、839A（存卷一、二）、851、907C

卷一论气色、生死，卷二叙胃与脾病之辨别，卷三述假热证、假寒证，卷四详黄疸证治。本书总结并反映了一些姚氏临床医疗经验。

7758

证治辑要：四卷/姚济苍编. 铅印本. 郑州：宜文斋，1936

351、529A

7759

证治辑要：四卷/姚济苍编. 铅印本. 衡区同吉祥，1940

277、529A

7760

证治辑要：四卷/姚济苍编. 铅印本，1948

1、270、381、529A、590、651、907C

7761

证治心得：十二卷/（清）吴炳撰. 铅印本. 惜阴轩书屋，1926

152、277（残）、286、302、306、361、391、421、475A、491、514A、521、529A、541、572、590、664、701、728A、732、738B、839A、851、907C、921

7762

证治针经：四卷/（清）郭诚勋著. 石印本. 简州：翰香石印社，1935

491

全书歌赋体裁分述内科、妇科、儿科及五官科等76种病证证治，附有简注及治疗方剂。

7763

证治针经：四卷/（清）郭诚勋著. 石印本. 四川南阳：崇善石印社，1935

907C

7764

证治指要/（清）黄凯钧撰. 铅印本. 上海：大东书局，1937（友渔斋医话六种；5）

492、514A

7765

症治会通/王仁叟编. 铅印本. 上海：中医书局，1936（新中医五种；3）

139、433、590、831、907C、926A、940

本书分症治会通、病情探隐、疗法择精、分经辨证4篇，末附“舌苔辨”，概述疾病之诊断、治法，强调治病必先明察病情、熟悉疗法，并加以会通，才能达到辨证施治的目的。

7766

症治会通/王仁叟编. 铅印本. 上海：中医书局，1936（近代中医丛选；26）

590、940

7767

症治精辨/裘庆元编. 铅印本. 绍兴：医药学报社，1923（绍兴医药学报丛书；3）

139A

全书载时疫霍乱寒热辨、伤寒名解、气臌论、痰论等论文55篇。辑有曹炳章、沈仲圭、张锡纯、裘庆元等32位医家的临证经验和研究心得。包括霍乱、遗精、肺结核、温病、咳嗽等26种病证，以及外、妇、眼、喉等病的病因病机、辨证、选方用药，并对《素问》《伤寒论》《金匮要略》等中医经典著作有所阐释和发挥。

7768

症治精华/朱鹤皋撰；蒋文芳编辑. 铅印本. 上海：鹤社，1942

590

全书分叙各科常见病症23种，先总述其临床表现、病因病机、基本方，再辨证分型，详各证之病因病机、有效方剂及加减法。其中对头痛、月经病、胎前病、产后病叙述尤详。

7769

症治论读/王念岐纂著. 抄本，1930

514A

全书分杂科、伤寒科、妇科、幼科、药性赋、汤头6部分。其中杂科主论杂病证治；伤寒科论述伤寒诸证证治；妇科论述妇科证治；幼科论述儿科诸证；药性赋为王氏自编药性歌赋；汤头分8门，收方320余首。

7770

症治要略/著者佚名. 稿本，1936

541

7771

百病通论/秦伯未编. 上海：中医书局，1930（家庭医药常识；2）

590

全书首载时病通论，包括温病、伤寒、暑病等7门；次为杂病通论，分述虚劳、吐血、遗精等杂病证治27门。各病证门均分立病因、诊断、治疗、经验四项，以备据病查考。

7772

百病通论/秦伯未编. 铅印本. 上海：中医书局，1941(家庭医药常识；2)

139、589、851、907C

7773

医事导游/秦伯未著. 铅印本. 上海：中医指导社，1932

1、139、931

内收：如何研究中医学、入门之途径、张仲景之伟大贡献、伤寒论提纲、研究医籍之三要素、中医治病之提纲等18篇。

7774

百尺楼医书/稿本. 百尺楼，1937

572

本书包括医方、药性赋、脉象舌诊及各科病症主治方法等内容。

7775

便民图纂/著者佚名. 刻本，1912

590

7776

病理方药汇参：二卷/何舒编. 石印本. 邵阳：灵兰中医学会，1948(寿康之路；4)

139、839A

何氏取张仲景《伤寒论》《金匮要略》所示病理药理方义，会通李时珍、张隐庵、叶天士、徐大椿、张石顽、陈修园、邹润安、周伯度诸家之说，演为问答，绘制图表，以论药疏方。书分药物概观、药理一得、制方大法、方药杂问、病因证治表解、药性比较表解6部分。

7777

研方必读：三卷/何舒编. 石印本. 邵阳：灵兰中医学会，1948(寿康之路；5)

139、839A

本书分为四时感冒、诸风类中、疟疾、痢疾、黄疸、痿痹、臌胀、关格等29门，按病证分类介绍证治方剂。

7778

苍石山房医稿/著者佚名. 稿本，1926

139

本书按病证分为头痛、头风、胃脘痛、腹痛、腰痛、胁痛、诸气、三消等39门，汇录内、外、妇科验方。每证先辨寒热表里虚实久暂，论述病源、脉理，多选录有奇异验方。末附小儿科，分述世传小儿拿法、小儿辨虎口手纹诀、虎口脉总歌、小儿杂症、手法治病歌诀、诸筋治病要方、治小儿诸惊推揉法等。

7779

撮要杂症歌必读/著者佚名. 抄本，1948

590

本书以歌括便读形式撰就，主要介绍内伤外感等杂病，兼沦五官、妇人病症主治。其后另附有运气、十二地支歌括及《内经》方治、逐月养胎诸药加减等。

7780

济世金丹：十二卷/李芳林辑. 铅印本. 夏县：瑞云山慈航坛，1928

307

7781

夺命金鉴/张峻豫辑. 抄本

709

此书为《濒湖脉学》与《明医指掌》二书摘抄而面。卷首有脏腑图，与现行解剖图谱多有出入。次载历代医家姓氏及五脏六腑腧穴；诊脉赋，主要收录濒湖27脉歌，内含体状诗、相类诗、主病诗，并有四时生克脉歌、形色脉体相应歌、脉经观病察色生死候歌、论伤寒脉歌等脉诊歌诀13首；病机赋，收录皇甫中《明医指掌》，述及内科杂证与外科疮疡，以及五官、妇产、小儿等科病证。

7782

方法新著明医捷径：四卷/武就，武阵编. 石印本. 德彰明善堂，1918

907B

卷一、卷二为"新著针法明医捷径"，叙述天地人穴、上中下穴、十二原穴、十二客穴等穴位与进针分寸，以及五门集解歌、八脉交会穴歌、徐氏治症、杨氏治症、推定六十日时穴开例等。卷三、卷四为"新著方法明医捷径"，分载勤读《黄帝内经》《伤寒论》《金匮要略》《神农本草经》《脉经》诸书，以及评述经方、阴阳运气方、正治法、借方法、移治法等。末附十二经用药、十八反歌。

7783

方脉辨症/吟舫氏撰. 抄本，1947

741

7784

国界宝鉴/著者佚名. 铅印本，1949

302

7785

国医临诊秘典/张达生，萧熙撰. 铅印本. 校经山房，1933

308A、907C、931

全书分上、下编。上编"选药"，分五脏、六腑、六淫、营卫、水饮、虫毒、妇人、小儿8门，每门更详析类目，如五脏之肝，下分和肝、平肝、清肝、凉肝、泻肝、舒肝、疏肝、温肝、补肝等细目，并列应用药品。下编"选方"，分门类一同上编，后列应用方剂。

7786

汉医纲要/茹十眉撰. 铅印本. 上海：大众书局，1936

831

7787

宏济堂医书丛刊：七卷/陈少江校修. 铅印本，1911～1949

590

卷一先述经义，次及脉候及各家医论，上自岐黄下及诸家，兼收并蓄，选辑精要；卷二～三介绍医方，按膏药、药散、眼科散药、内服方、喉科药散、杂治药散、丸丹锭等分门别类，方后标示制法、用法；卷四阐述砭法、灸法、针法、拔法、敷贴、神灯照法、去腐法、内服汤饮等外科常用治法；卷五载录玉道人传、过庭论辨言及过庭论；卷六～七载述医方和各种急救治法。全书共载医方500余首。

7788

壶中天：五卷/王孚编. 抄本，1936

279

7789

黄氏回春秘录/黄宇龄编. 抄本，1949

590

本书前半约取《黄帝内经》《难经》《景岳全书》《李士材三书》《王叔和脉经》等书要论，分述脉学、脏腑、经络、虚实论治、五行生克等内容；后列内、妇、儿、伤、五官、急救等50余种病证所宜之药味，并附配伍之法。

7790

黄学高医述初集：二卷/宝杏堂编. 铅印本. 广州：鸿生纸料印务馆，1949

940

7791

回春集/张峻豫辑录. 抄本. 百忍堂，1937

709

书前半部收录《素问》《灵枢》以来历代经典医籍有关论述，简要阐述五脏六腑、表里气血、五运六气等；后半部列有病机19条述要、温热论述、对历代温病名家的评述，以及六淫内伤常见疾病等。每篇前有名医论述摘录，将其名案附后解析之。

7792

家庭医师/邹竹崖编. 铅印本. 上海：康健书局，1937

590

本书以中医药防治疾病理论与方法为主体，参合西说撰就。全书分生理、调摄、病理、诊察、证治、药物、方剂7章，具体介绍了人体生理、病理、诊断、治疗、方剂等方面的医药普及知识，侧重阐述了80余种常见病症的诊断要点、急救措施、防治方法及其病后调摄等，并辑选300余味中草药和各科病症凋治方400余首，旨在全面指导家庭的医疗保健。

7793

简明医学/孔鲁麟编述. 石印本. 集中书局，1946

301、308A

书载杂病编4编，包括妇人、小儿诸病，对每病之证治论述较详，后附试验杂方。

7794

江湖医术秘传/上海国医学社编辑. 铅印本，1949

541

7795

鹪鹩集医学揭要/翁振基撰. 铅印本. 绍兴：医药学报社，1923(绍兴医药学报丛书；9)

139A

7796

鹪鹩集医学揭要/翁振基撰. 铅印本. 绍兴：裘庆元，1930

590

本书扼要地介绍外感六淫风、寒、暑、湿、燥、火变化等中医理论。

7797

金丹对病全愈/高和，高宇传撰. 抄本，1948

590

7798

经验医库/罗应章著. 铅印本. 上海：中医书局，1932、1936

186、433、491、590、940

本书系罗氏临证经验之总结，分述风淫等27种病证治案与治疗经验。

7799

经验医库/罗应章著. 铅印本. 上海：中医书局，1936(近代医学丛选；8)

590、940

7800

窥垣秘术/陈志明撰. 抄本. 右卿抄录，1936

590

本书为《伤寒论》辨证论治之书。前

有脉证总论、伤寒五法总论等10余论，概述伤寒论治之法；后举脉浮、身痛、发热等60余脉证详加辨析。

7801

留云妙诀：一卷/土凤侣编著. 抄本，1936

709

本书前半部首载“留云诀”，以七言18首歌诀记载小儿诸症推拿部位及手法；次以“辨看五行诀”，记载五脏与面部五色关系；随后分列“十二拿法”、“小儿死症”等歌诀，以及幼科第一方“北斗甘露散”等。书后半部详述妇产、猝死、眼、耳、鼻、咽、齿、外科疮疡之治法，并另有附治溺缢急救之经验秘诀良方。

7802

六蔽通辨/王吉元著. 刻本，1927

590

全书首叙顾命、论语、孟子精义，次述稀痘、脐风、痉证等方法，后议伤寒六经定法、胎前产后等病因证治。

7803

婆心佛手编/周伏生编. 铅印本. 敬德堂，1917

590

本书内容源于潘恭豫《良方辑要》及张公正《外科医镜》两书，经周氏重辑而成。全书共列伤寒、杂症、外科、五官、伤科、急救等各科病症34部，附方200余首。

7804

璞真天机灵/刻本，1937

251

7805

岐黄妙术/沈际云纂. 抄本，1914

921

是书分述了足部、眼部，口部常见的臁疮、结毒、痈疽百余种病症的临床表现、病因病机、选方用药及内外治法。各病症表现均绘图解说，选方多为名方、验方。

7806

起死回生秘诀/梅东阁撰. 石印本. 上海：广雅书局，1922

907C

7807

授受集/著者佚名. 抄本，1936

590

全书载内外科病证76证。每证均列举其病因病机、临床表现、治法、处方及预后等，多能引经据典，集辑前人精辟见解，注重于从脉症辨证并判断其预后。对中风、头痛、虚劳、血病、咳嗽等证叙述尤详。

7808

外候答问：十二卷/陆锦燧编. 铅印本. 绍兴：绍兴印刷局，1920

139、186、590、701、706、709、728A

7809

学医医书：二卷/刘晓沧撰. 刻本. 儒家园，1926

931

卷一已佚，仅存卷二，主要阐述妇人经、孕、胎、产及内科38种病证之病因病机、治则治法等。

7810

医粹/新加坡中医师公会医粹编辑委员会

编. 铅印本. 新加坡：中医师公会，1948
277、921

7811
医道略扬/合盛仁编. 抄本，1949
514A
本书系作者临证之心得，前设脉诀秘论、中风论、郁记论等医论20余则，概言脉法、用药及病因；后列吐血、哮症、痿证等30余种；各病先简述病因，后详辨治及方药。

7812
医铎/张谔撰. 抄本，1918
907C

7813
医法提要/潘明德撰. 石印本. 上海：共和书局，1914
541、590
本书编为14章，集辑潘氏对感冒、心、肝、脾、肺、肾、胃、呕吐哕、痰、积、噎嗝、经血不调、外科、杨梅疮等诸病之证治心得，各病证后并附有若干经验方。

7814
医法指要/蒋趾真辑. 抄本. 沈企复，1941
590

7815
医歌/杨鹤汀撰. 油印本. 绍兴：陈氏医寓，1923
590

7816
医歌/陈陶著. 铅印本. 绍兴：四有书局，1923
286、664
书前有徐起霖、张承椿、朱文煜序及自序。本书把临床常见病证的证治内容以歌诀形式加以介绍，以便初学者记诵。主要载有中风证歌、失血证歌、伤寒证六经歌等。内容虽较简单，其中亦不乏陈氏多年临证经验。

7817
医海：十六卷/华有光著. 稿本
286
又名《西蜀阳安华有光协君氏经验秘录》。

7818
医家要略/沈寿留辑. 稿本. 古赵沈氏鞠书屋
139

7819
医界明灯/亦庐山人编. 铅印本. 上海：中国医药书局，1931、1933
541、590
上卷论述天干地支、天干所属、地支所属、五行相生、天地之气化、五运六气之流通等；下卷分述司命在泉歌、主气客气合化图、先天八卦定位所属、相病人生死决等内容。全书主要介绍阴阳五行、五运六气等医学理论。

7820
医津/钱心荣辑. 铅印本. 武进：钱氏贻直堂，1922、1923
1、2、139、202、465、541、590、664、907C
卷上首论脉学，次论内伤杂病。卷下论内伤杂病及眼耳鼻舌疝诸疾。各病证均首脉诀，次病情，终治法，而以内伤杂病论治为主。用药简捷条当。

7821

医径/郑业居撰. 石印本，1922

139、277

书中浅释阴阳、五窍、五劳、七伤等常用中医名词术语，简述五脏所主、二十八脉等中医入门知识，附录伤食歌、痰饮歌等病证歌诀。

7822

医径/郑业居编. 石印本. 长沙：明道中医学校，1927(明道中医学校讲义；1)

139

7823

医镜/汪昆曦编. 石印本，1920

491、664、677A、728A、731

7824

医镜/周靖邦著. 南阳：新豫印刷所，1930

21、541、590、781

本书主要针砭当时医界某些偏颇之论而作。

7825

医诀/著者佚名. 抄本，1949

541

以《金匮要略》原文为蓝本，掇取仲景要言，分列痉湿暍病脉证治、中风历节病脉并治、血痹虚劳病脉并治等24条。撰为医诀，便于诵读。

7826

医科/周孟京著. 抄本，1949

590

全书分4部分。第一部分为脏腑治法，先载补气药、行血药等12类药物，后列二陈汤等80首常用方汤头歌诀；第二部分为证要精髓，论述内科各病症机理及证治方药；第三部分为小儿脉法，分述小儿病诊断与治疗；第四部分为诊家枢要，介绍各种脉的脉象、诊脉方法及临床意义。最后载有58味寒性药物的性味、归经及主治。

7827

医理探源：十卷/刘世祯撰. 铅印本. 郴县：楚南铅印馆，1935、1941

139、396、590、651、831、839A、940

卷一为脉要贯一、论脉根源等11篇；卷二为阴阳要论、虚实表里论等8篇；卷三为五脏六腑虚实脉证论、六淫所感脉证论等4篇；卷四为论伤寒名义、论六经表里次第等7篇；卷五为太阳感六气脉证并治等六经病证6篇；卷六为论邪入腑、邪入膀胱脉证并治等13篇；卷七为平脉辨证见病知源论、权轻重缓急论等9篇；卷八为目疾脉证并治论、喉病脉证并治论等9篇；卷九为危证治愈医案；卷十为《金匮》摘要。

7828

医理探源：十卷/刘世祯撰. 抄本，1941

139

7829

医理正宗：八卷/刘应贤辑著. 抄本，1948

590

本书缺前两卷。卷三为妇科、儿科病证，卷四至卷六为杂症汇辑，卷七载痘疹规矩，卷八载眼科及外科疮疡。其论各科病证，既撷取前贤之精要，亦每附以己见。

7830

医门八法：四卷/(清)刘鸿恩撰. 抄本. 开

封：开明印刷局，1930

541、590

作者以阴阳、表里、寒热、虚实为纲，称作八法，列述瘟疫、杂证及五官、妇、儿科诸病的辨治方法66篇。提出八法以虚实为要，并对古籍中若干说法提出质疑。

7831

医门要诀/（清）王泰林撰；周小农校正. 铅印本. 上海：千顷堂书局，1938

2、139、514A、541、590、907C

本书概述中医内科杂病、妇科病的辨证论治。辨折各证寒热、虚实，注重气机升降在机体的重要作用。

7832

医门要诀/吴锡圭纂述. 油印本，1923

139

卷上编录先贤医家词赋歌章，或径录原文，或予以删改，概据藏象、经络、四诊、脉要、药性、运气等类编；卷下为医方歌括共22门，约260首。

7833

医品心余验录/孟翰撰；姜世勋辑. 抄本，1930

139

本书分伤风、喘急、温热、瘟疫、脾胃、酒症、呕吐哕等20余门，论述外感、内伤杂病诸证病因、辨证、治则，并附用方。卷后杂抄验方。

7834

医书抄本/任风波著. 抄本，1949

590

上册包括中风、虚损、血证等内科杂症31种，下册包括头痛、胸痹等内科杂症53种，均阐述病因病机、治法及方药。

7835

医术/翁崇和编. 铅印本. 正中书局，1936、1943、1948

741、852、931

7836

医术秘传自日通：十卷/上海国医学社编. 铅印本. 上海：中央书局，1935

139

列花柳科、针灸科、推拿科、痧气科、痘症科、祝由科、痧子科、跌打科、马医科、牛医科各1卷，分别介绍诊治常见病、性病、儿科传染病以及牲畜诸种疾病的奇方秘术，并自喻该书具有“江湖奇术、无师自通”的作用。

7837

医术撷华：二卷/刘洪潮撰. 刻本. 富文堂，1923

831

上卷记载历代医家对阴阳、诊脉、表里寒热虚实及妇儿科证治的论述。下卷主要介绍内科杂病及药物气味性能，详列补、和、攻、散、寒、热等方的临床应用。

7838

医卫体药：二卷/王令光撰. 铅印本. 吉林：复苏医院，1929

514A

7839

医学崇正：七卷/许宗正撰. 刻本，1913（许氏医书五种）

871

许氏学验俱精，著名于时。本书即系其考究仲景伤寒杂病证治方法，并结合临证所见撰就。

7840

医学初规：十卷/汪道荣撰. 石印本，1927

851

7841

医学指掌/万树仝撰. 抄本

857

7842

医学撮要/黄扫云编著. 石印本. 中医研究社，1931

921

全书分脏腑、经络、病症、药品、诊候、审治、针灸等 7 篇。各篇首列《内经》之文，并结合古今名医医论加以阐述。脏腑、经络两篇有脏腑解剖图、经络循行及穴位示意图，其中将胃合脾脏绘图描述。病症、药品、诊候 3 篇分述五脏六腑病变，按药物不同属性择方用药，载方 196 首，用药 363 种。审治篇阐述六经病证的诊断及鉴别诊断。

7843

医学撮要/黄扫云撰. 抄本. 慎独斋，1916

521

7844

医学大纲/著者佚名. 抄本. 王添浩，1949

590

全书分脉学和运气两部分。脉学载有四言脉诀、七言脉诀等，分述各种脉象及其主病意义；运气部分论述五运六气基本理论及其与临床疾病症候之间的关系。

7845

医学导窾赛锦囊：二卷/施兴士撰. 抄本，1949

572

本书列伤寒六经见症、诊断、治法和类伤寒、中风、痰证、咳嗽等内科病症约 40 种。每症论其病形、病因、证治，后附方药。

7846

医学贯通/杨湇编. 石印本，1932

139

本书分 5 集，初集为法窍大略，二集上焦方歌，三集中焦方歌，四集下焦方歌，五集杂说方法。

7847

医学汇通说约/著者佚名. 抄本，1924

139

本书首刊望闻问切四诊，包括辨舌苔、七怪脉、妇人脉、小儿指纹、《内经》诊法及奇经八脉、五脏所伤、五脏所恶、脏腑为病、四时所病、脏腑通治、十二经、审治处方、太素脉辨伪等，多节录于唐宗海《中西汇通医经精义》；继从表里分证，列述伤寒、痁疾、瘟疫、自汗、盗汗、中风、历节风等 30 余种病证证治。以中医为主，然亦多有中西汇通内容。

7848

医学晦鸣/林尧钦撰. 铅印本. 新会：民众日报，1937

590

7849

医学简要录/周华国编. 抄本，1949

1

7850

医学捷径/著者佚名. 抄本，1936

139

分幼科摘要，白喉要论、痘科摘要、疹科心法四部分，论述儿科常见病及白喉、痘疮、麻疹证治。其论述诸病证治及方药简明扼要，或以歌诀形式表述。

7851

医学金针集/阿恒臣编. 稿本，1916

139

7852

医学锦囊/马松琴撰. 上海：新华书局，1923、1929

270、361

7853

医学锦囊/邢隆基撰. 石印本，1949

277

7854

医学骊珠/蔡式金编. 铅印本，1921

741

7855

医学明辨录/梁慕周编. 铅印本. 广东：光汉中医药专门学校，1936

541、940

本书前列阴阳、五行、脏腑、表里虚实寒热等医论39则；后论汗病，并选录《伤寒论》原文及柯琴等注文，分述太阳、阳明、少阴、厥阴等汗证证治。

7856

家庭医术/陆士谔撰. 铅印本. 商务印书馆，1926

401

本书主要介绍中医药防治常见疾病知识与方法，以备家庭保健之用。

7857

家庭医术/陆士谔辑选. 铅印本. 上海：文明书店，1926、1930

901、922

7858

医学南针：二集/陆士谔撰. 铅印本. 上海：世界书局，1920、1924、1928、1932、1935、1936

1、21、139、139A、152、186、202、270、277、279、286、302、351、385A、396、412B、433A、435、466、523、541、542、546、570、572、590、664、677A、701、706、709、721、728A、731、733A、737、799A、831、839A、852、853、896A、907B、907C、911、917A、922、931、933、940、942B

全书2集，上集收脏腑南针、切脉南针、望色南针、闻声南针、问诊南针、病机南针、论药南针、释方南针、运气南针和读法南针等10编，以为入门之指南，其中亦多间见临床阅历之所得。下集收治病总论、营卫论、辨证南针，用药南针、用药禁忌法、读法南针6编。

7859

医学三言/孙鼎宜著. 铅印本. 上海：中华书局，1932、1936

202、541、852、871

全书仿陈念祖《医学三字经》体例，从“医之道，本自然”至“尔不才，已焉哉”，总400句、1200言，并逐句加以注释，以便读者了解医学源流及历代名家学术之精要。

7860

医学三言/孙鼎宜撰. 铅印本. 上海：中华书局，1936(孙氏医学丛书；6)

1、3、6、21、139、152、186、202、251、254、270、277、279、280、289、301、303、308、308A、309、351、352、361、381、385、385A、391、393、396、397、412A、412B、421、433、444、450、450B、461、465、475A、491、514A、511、521、523、529A、529B、541、546、570、589、590、651、664、677A、707、709、728、728A、731、738、738A、738B、741、781、799A、800、831、839A、851、852、871、891、896A、901、907B、907C、911、917A、921、922、926A、931、933、940、942B

7861

医学始基/著者佚名. 抄本，1936

590

全书上、下分册。上册载有医学始基及医学报论说两部分。主要论述五脏生理病理、六气外感致病、辨表里虚实寒热等基础理论问题，并介绍相关的常见病症及其治疗方药等；下册附录外伤金镜录、霍乱论摘要、微理精妙论及十二经脉歌等内容，其中既有脏腑论、阴阳论、四时论、气血论、经穴等医学理论探讨，亦有临证舌象图论36幅、霍乱证治等阐述。

7862

医学说约/秋田散人撰. 铅印本. 杭州：三三医社，1924(三三医书；49)

3、139、139A、186、270、277、308A、361、391、546、572、590、728、731、738A、800、839A、907C、921、940

全书分中医提要和杂证提纲两部分。据病症分门阐述外感内伤诸病症之诊治纲要，并附以方药。

7863

医学探源：六卷/陈宗锜撰. 石印本，1942

卷一、卷二载生理、病理、诊断学，论天地造化、人身组织、望闻问切等；卷三、卷四论述脏腑病机证治、伤寒六经病机证治；卷五、卷六述本草辑要、食疗。

7864

医学体用：三卷/王普耀编；沈仲圭录. 铅印本. 杭州：三三医社，1924(三三医书；16)

3、139、139A、186、270、277、308A、361、391、546、572、590、728、731、738A、800、839A、907C、921、940

全书以内科病证为重点，收载王氏20余篇医论，医论多能融会作者临床经验及学术理论，对三消证、水肿腹胀、湿温、瘖疹、猝中、温病、喉痹咽烂、寒湿泄泻等20余种病证辨治较详。

7865

医学通灵：四卷/余道善编. 石印本. 大理：乐真堂，1930

907C

此书卷首阐述中医基础理论及人体生理病理；次述伤寒六经及杂病脉证治法；又次分述十二经诸病及脉证治法。书中并评述二十八脉脉法，阐述有关药性内容。

7866

医学心传：四卷/华秉麾著. 抄本，1933

308A

卷一总论本草、新编本草药性、治病总则等，卷二述内、妇、儿、外感、伤寒、温病证治，卷三列华氏证治验案79门，卷四载录改正仲景伤寒方论40例，对前人某些臆断误解处提出了华氏的见解。

7867

医学心传：四卷/华秉麾撰. 铅印本. 无

锡：锡成印刷公司，1932、1933

139、254、289、391、412B、475A、541、570、590、651、664、677A、701、728A、731、738A、917A

7868

医学引端：二卷/王永鉴撰．石印本，1936

851

7869

医学正轨/何醒善撰．刻本．天津：观礼堂，1915、1934(医家金箴；1)

279、381、590

又名《医学正规》。本书分列学医法、用药法、认症法、诊脉法、论病法、论治法、论补法、论泄法、论汗法及医学正轨全法10则医论。其中医学正轨全法下列论暑、论隔期病，介绍暑痧、暑痢、暑疟、暑迷心窍等暑病证治及疾病逾期而发之症，并附有若干验方。

7870

医学正轨/冯性之辑撰．稿本，1925

590

全书包括杂论、证治简易要诀、续编汤头歌括、药性辑要、验方集选、推拿法等六部分。系冯氏辑选医学精要，以为初学者导入正轨。

7871

医理随坛录/何醒善撰．刻本．天津：观礼堂，1934(医家金箴；2)

590

本书载列医学要理、感风邪理、六气、参药当归药、寒症、带症、痧疹、分先天后天、胎化、婴孩寿夭、伤寒、男保气女保血、妇女病症、治病求法、产科等15篇短论。所述内容平平，间附若干验方。

7872

医学正旨：三卷/蒲悉生撰．刻本．四川，1919

851

7873

医学知行集/孙易周撰．上海：中医指导社，1936

931、589

本书从古今各家医书和报章所载，辑出各类病证验案，并参以己验发明。书后还附有西医学人体生理功能简述。

7874

医学指要：六卷/蔡贻绩辑．刻本．滇南彭瑞庭，1922

590

先论脏腑经络以明脉之原，按证施治以推脉之用；次论脉之体象、主病、兼病以明脉之体用；再举病症、治法并伤寒、妇女、小儿脉要以明各病症脉象。

7875

医学志疑：二卷/罗拔茹撰．连城：罗氏，1925

308A、911

上卷就脏腑、经络、火气、燥气、方药、东方实西方虚等内容进行了阐述；下卷主要论述伤寒、杂病和温病的证治规律。

7876

医要/著者佚名．抄本，1937

461

7877

橘井秘传/著者佚名．抄本

286

7878

家庭医鉴/刘受祖撰. 铅印本. 上海：千顷堂书局，1930(庸隐室医书三种；2)

590

全书分9章。第一章为编辑大意；第二至七章为六气证治浅说，以及春、夏、秋、冬、长夏感证；第八章为妇女病证治概要；第九章为小儿病证概要，叙述病证约85种，拟方约70首，最后附有脉搏温度诊察常识。

7879

传家宝/万树堂辑. 抄本

857

7880

医庸新语/刘受祖撰著. 铅印本. 上海：千顷堂书局，1938(庸隐室医书三种；1)

590

全书包括邪字新释、肺病新论、用药举例、中医病证等杂论6则，伤寒通论等13篇。

7881

医药便读：五卷/黄在福撰. 稿本，1913

139

本书内容包括中医基础、诊法、药性、医方及时方等。计五书：《望闻问切歌》《药性歌》《医学三字经》《时方十剂歌括》《三字经医方歌括》等。

7882

医宗心法：十卷/著者佚名. 抄本，1936

590

全书多以歌诀形式写成。卷一载运气图16幅，每图均配以解说；卷二述四诊方法及临床意义；卷三列药物486味，分述其性味、归经、功效主治；卷四论伤寒六经病症及适用处方；卷五至卷八分述内科杂症42种、妇科杂症90种、小儿科杂症197种，详其证治及方药；卷九、卷十为痘症及其伴随证之主治方法。

7883

医宗粹言：二卷/罗周彦. 抄本. 黄寿南

286

7884

杂病科/中国国医函授学院编. 铅印本. 天津：中国国医函授学院，1940

251

函授讲义。内分诊疗概要、目疾、耳疾、鼻疾、疮疡等9章。

7885

杂病心法名医方论/著者佚名. 抄本，1941

412A

7886

杂症论治汇编/著者佚名. 抄本，1921

590

全书汇集内外妇儿诸科杂症论治，兼及五官、针灸，所述诸病，理、法、方、药皆简明扼要。

7887

朱氏利人集/朱觉省编撰. 石印本. 上海：朱氏乐安社医室，1918、1927

186、301、361、393、412B、475A、590、677A、738A、839A、921

朱氏为便利病家据病检方，特选编其临证验方之速效者，类分为福印编(专治小儿慢惊)及头、目、耳、鼻、舌、喉风、急救、疮毒、二便、妇科、疟痢(附疫症)、疔、痈、杂治等17部，随附以简易处方。其所选诸方，大多简明实用，偏重于应急。

7888

顾氏医径读本：六卷/顾允若撰. 铅印本. 苏州：七子山顾氏医庐，1934

590

7889

顾氏医径读本：六卷/顾允若撰. 铅印本. 苏州：文新印书馆，1934

186、541

卷一为内经辑要，载有摄生、阴阳、藏象、色脉、经脉论治、气味、病机总论等篇；卷二为伤寒辑要，辑集喻嘉言、吴又可、张石顽、陈修园、俞根初等伤寒名家、温病名家医论凡17篇；卷三为金匮辑要，节选“脏腑经络先后病脉证”等17篇；卷四为妇科辑要，列有调经论治等8篇；卷五为儿科辑要，分述初生、杂证等16篇；卷六为疡科辑要，计有疡科概论等9篇。

7890

万病求源：二卷/文痴佛撰. 抄本，1917

139

卷上探求内科诸病病源，论中风、心悸怔忡、咳嗽肺症、小肠疝气病源等15篇；卷下主要探求妇、儿、眼科诸病之病因，列述眼泪病源、急惊病源、妇人滑胎等13篇。

7891

竹隐庐医约/茹十眉初稿，刘瑶章抄印. 蓝油印本. 刘瑶章，1949

590

7892

尊生纪要：四卷/陈刚编. 石印本. 温州：务本堂，1920

590

卷一为救生编，载述人咬伤及诸虫兽咬伤等117种证治；卷二保生编，分述愈头风、疗癞头等189种证治，并附录风科、外科杂症要方及达生篇等内容；卷三卫生编，阐述春、夏、秋、冬等四时卫生调摄及补食禁、孕妇食忌、行旅保摄等百余种卫生调摄方法；卷四为治生辑要，凡饮食、起居、服饰、器皿以及金石珠玉虫鱼鸟兽、草木花果之与养生相宜者均择要辑录，以备家居卫生保健之用。

7893

内外科医药/著者佚名. 抄本，1912

590

全书载述内、外科杂病证治。前列读《内经》等论11篇，次述内科杂病88种，再论药分四性五部，然后论脉及十二经。外科诸证以歌赋形式记载，其中诸症12首、治法10首，特别论述了痈疽之原委及治法。

7894

一九三四年中国最新医术之发明/姚心源著. 铅印本. 上海：和平医社，1934

590、731

本书分为两部分。第一部分阐述发明之经过。第二部分为发明后考证。此项发明，即是抽出病人一定量的血液，然后再回注入患者体内，如此治疗1至2次，便能治愈多种疾病，包括外疡内症各科，称其原理为内抵抗治疗法。

7895

发热之原理/丁福保译述. 铅印本. 上海：医学书局，1926

541

本书讲述体温发生之原因，体温之调节，热病之名义、原因、经过，热型之种类，热病之证候、诊断、转归、治法，体温正常以下，体温测法等。主要以西医学说应论。

7896

东医四象新编/(朝)元持常撰. 铅印本. 京城：文友社，1929

139、476

本书分内、外两篇。以太阳、太阴、少阳、少阴四象立论，与《东医寿世保元》《朝鲜李济马著》所论同出一源。内篇列四象辨论、四象经验、四象口诀、四象人要药等内容，外篇介绍四象用药汇分、四象新编方剂等，并附有海松子论、葛茸论、血余论等，其所述证治包括内、外、妇、儿、五官等科常见病症。

7897

类证鉴别汉医要诀/(日)大冢敬节著；唐慎坊译述. 铅印本. 苏州：国医编辑馆，1935、1936

1、590、701

内分病证学、诊候学、治疗学、药物编、处方编5编。

7898

类证鉴别皇汉医学要诀/(日)大冢敬节撰；陈景岐编译. 铅印本. 上海：中西书局，1935

1

内分总论，包括病症学、诊候学、治疗学；药物编，讲述中药70种；处方编，讲述方剂70余种。

7899

中医诊疗/(日)木村长久等撰；叶橘泉编译. 铅印本. 重庆：中西医药图书社，1947

139、590、852

又名《汉方治疗各论》。原书系日本汉方医学讲义，经译者重加修订改编。全书分上、下编。上编总论，列病理、诊断、治疗3章，叙述中医基本概念、中医整体性诊疗体系和基本治法；下编各论，分为呼吸、消化、循环等系统病证，并介绍产科、小儿科、皮肤科、耳鼻咽喉科、眼科常见疾病及适用中药处方。

7900

中国医学初桄/(日)矢数有道撰著；陈祖同译. 铅印本. 京华印书局，1941

1、2、21、139、186、202、251、270、277、286、301、308A、412B、433A、475A、514A、590、664、709、728A、839A、907C、942B

4编。首编为证候，先论病位与病情，详表里阴阳诸证大义；次述主证、客证，析标本轻重缓急之别；再叙瘀血、水毒(即痰饮)之成因、种类及其证候。二编列诊断，阐述四诊方法与其临床意义。三编论治疗，略述证治原则、禁忌、方药配伍、剂型、煎服方法等。四编言沿革，分述中国医学源流及日本汉医之概况。

7901

证治摘要/(日)中川成章著. 铅印本. 上海：世界书局，1936(皇汉医学丛书；6)

1、2、3、139、270、277、361、391、461、476、511、541、579、589、590、728、831、851、852、901、907B、907C、921、940

本书所辑中川成章先生的名著，内容丰富，切合临床，从本书之内容可以了解到历史上我国医学对日本医学发展的影响。

7902

却病要诀/朱有澄编. 石印本. 郑雪秋, 1946

590

7903

医学达变内外编/张国华著. 铅印本. 浙江, 1924

139、139A、152、381、433、590、738B

全书分内、外编。内编载文65篇，外编103篇。内容较广，论及血证、痰证、伤寒、痢疾等临床常见病证的辨证治疗，并对中医经典著作及有关方剂作有专题阐述。

2 丛书、合刻

7904

东垣十书/辑者佚名. 上海: 鸿文书局, 1916

1、309、450B、475A、541、728A、733A、799A、839A、911

又名《医学十书》。

7905

东垣十书/辑者佚名. 石印本. 上海: 中一书局受古书店, 1929

139、202、412B、523、728A、731、738、799A、852、907B、926A

7906

刘河间伤寒三书/(金)刘完素著. 石印本. 上海: 江左书林, 1913

21、270、362、491、931、940

本书收刘完素所撰《黄帝素问宣明论方》《素问玄机原病式》《素问病机气宜保命集》三种书。

7907

刘河间医学六书/(金)刘完素等著. 石印本. 上海: 江左书林, 1913

21、270、362、491、931、940

又名《刘河间伤寒六书》。在三书的基础上再增入元代马宗素《刘河间伤寒医鉴》、元代葛雍《刘河间伤寒直格》以及金代刘完素《伤寒标本心法类萃》。并附有金代镏洪《河间伤寒心要》、张从正、常德合编《张子和伤寒心镜别集》。名为六书，实际收书8种。

7908

济生拔粹/(元)杜思敬编. 影印本. 上海: 上海涵芬楼, 1938

1、2、7、139、186、202、277、289、461、462、476、491、512、521、523、529A、529B、570

择要辑录金元时期医著19种，包括:《针经节要》《云岐子论经络迎随补泻法》《窦太师流注指要赋》《针经摘英集》《云岐子七表八里九道脉诀论并治法》《珍珠囊》《医学发明》《脾胃论》《洁古家珍》《此事难知》《医垒元戎》《阴证略例》《云岐子保命集论类要》《癍论萃英》《田氏保婴集》《兰室秘藏》《活法机要》《卫生宝鉴》和《杂类名方》。其中《杂类名方》为杜氏所撰。

7909

汪石山医书/(明)汪机等撰. 石印本. 上海: 石竹山房二寅书庄, 1921

21、139、270、279、286、289、308A、361、391、396、412A、475A、514A、529A、541、570、572、590、651、664、677A、701、728A、731、738A、738B、781、839A、854、896A、926A

又名《汪氏医学丛书》。包括元代戴起宗撰《脉诀刊误集解》2卷；明代汪机撰《石山医案》3卷；元代滑寿编《读素问抄》3卷；明代汪机编《运气易览》4

卷；明代戴元礼撰《推求师意》2卷；明代汪机撰《外科理例》7卷；明代汪机编《痘治理辨》1卷；明代汪机编《针灸问对》3卷等8种。

7910

士材三书/（明）李中梓著；（清）尤乘增辑. 石印本. 上海：广益书局，1916

279、351、385A、393、514A、529A、541、651、728A、781、940

7911

士材三书/（明）李中梓著；（清）尤乘增辑. 石印本. 上海：锦章书局，1925

277、279、308A、475A、590、651、721、852、854、907C、942B

7912

士材三书/（明）李中梓著；（清）尤乘增辑. 刻本. 日本：榑桑帝城载文堂

706

7913

士材三书/（明）李中梓著；（清）尤乘增辑. 刻本. 江苏：江阴宝文堂

289

7914

士材三书/（明）李中梓著；（清）尤乘增辑. 石印本. 上海：校经山房，1918

139、202、308、308A、475A、519、541、570、590、737

本丛书计有《诊家正眼》《本草通玄》《病机沙篆》3种。分述审脉、辨药及治法。后附尤乘的《寿世青编》。

7915

薛氏医按二十四种/（明）吴琯辑. 石印本. 上海：大成书局，1921

139、139A、186、202、286、289、301、308、308A、362、381、412A、412B、433、450B、475A、491、511、514A、514B、519、521、522、529、529A、529B、546、590、664、677A、701、706、707、721、728A、731、738、741、799A、851、907B、907C、917A、940、942B

7916

医家秘奥/（清）陈嘉璴辑. 影印本. 北平：翰文斋，1931

1、2、3、21、139、139A、152、186、202、270、277、279、280、289、301、308A、361、391、396、412B、421、433、462、475A、476、491、519、521、523、524、529A、541、570、590、664、728、728A、738A、738B、799A、839A、907C、926A、940

本书辑录了明代著名医家周慎斋及其弟子查了吾、胡慎柔等医著5种，其中多系上述医家长期临床实践的经验总结。包括《周慎斋先生三书》3卷，《周慎斋先生脉法解》2卷，《查了吾先生正阳篇选录》1卷，《胡慎柔先生五书要语》1卷，《笔谈》1卷。

7917

傅青主男科：二卷/（清）傅山著. 石印本. 上海：江东书局，1912

139、251、308A、514A

此书为傅青主男科二卷与傅青主女科二卷合刻出版。内分男科23门、小儿科与妇科9门。讲述病症300余种。论及各种疾病的病因、证候、治法、方药。

7918

傅青主男科：二卷/（清）傅山著. 石印本. 上海：广益书局，1912、1947

21、202、302、306、514A、541、

546、851、852、917A、921、931

7919
傅青主男科：二卷/（清）傅山著. 石印本. 上海：炼石斋书局，1916
738B

7920
傅青主男科：二卷/（清）傅山著. 石印本. 上海：大成书局，1925
202、277、285、302、308A、351、466、514A

7921
傅青主男科：二卷/（清）傅山著. 石印本. 上海：鸿文书局，1925
896A

7922
傅青主男科：二卷/（清）傅山著. 石印本. 上海：启新书局，1928
139、186、202、277、302、303、391、433A、522、529A、541、570、590、728A、733、741、907C、922

7923
傅青主男科：二卷/（清）傅山著. 石印本. 上海：中医书局，1930
851

7924
傅青主男科：二卷/（清）傅山著. 石印本. 上海：锦章书局
139、277、302、308、391、461、466、541、741、891、901、922、942B

7925
傅青主男科：二卷/（清）傅山著. 石印本. 上海：进步书局
391、491、541、922

7926
傅青主男科：二卷/（清）傅山著. 石印本. 上海：扫叶山房
541、734

7927
傅青主男科：二卷/（清）傅山著. 石印本
139、145、351、421、651、741、781、831、896A、911、931

7928
太仓傅氏医学三书/（清）傅松元著；傅雍言辑. 铅印本. 浏河：傅氏学古堂，1930
1、21、152、186、286、361、391、435、529A、541、570、572、590、651、664、677A、701、728A、781、839A、852、907C、926A、942B

收有《医经玉屑》2卷、《医案摘奇》4卷、《舌胎统志》1卷。内容包括医经注释、医案与舌诊等，浅显扼要。

7929
王旭高医书六种/（清）王泰林编. 石印本. 上海：千顷堂书局，1934
1、21、139、139A、152、186、254、270、286、289、308、308A、391、396、397、412B、450、475A（存二、四、六）、476、493、514A、529A、590、651、664、677A、701、712、733A、738、738A、799A、839A、851、852、871、896A、907C、921、940、942B

包括《退思集类方歌诀》《医方证治汇编歌诀》《增订医方歌诀》《医方歌括》《薛氏湿热论歌诀》《西溪书屋夜话录》。前4种载方500余首，以歌诀形式介绍

《伤寒论》《金匮要略》方和其他常用方的运用。

7930

沈氏尊生书/(清)沈金鳌著. 铅印本. 渊海书局，1914

139、412A、421、464(残)、521、901

7931

沈氏尊生书/(清)沈金鳌著. 石印本. 上海：章福记书局，1916

139、279、286、303、466、475A、529A、677A、735、871、926A

7932

杜钟骏医书五种/(清)杜钟骏著. 铅印本. 北平：京华印书局，1920

139、361、412A(存四种)、514A、570、590

包括《药园医案》《抉瘾刍言》《白喉问答》《德宗请脉记》及《管窥一得》五种合订。

7933

世补斋医书/(清)陆懋修等撰. 石印本. 上海：江东书局，1912～1914

21(存前集)、139、186(存前集)、202、254、270、277、279、280、286、301、302、308、308A、309(存后集)、361、362、385、393、401、421(存前集)、461、463、475A、476、491、493、514A、514B(存前集)、529A、541、542、570、677A、721、728A、733A、738A、781、799、839、852、854、896A、901、907C、921、926A、931(存后集)

全书16卷，《不谢方》1卷，《伤寒论阳明病释》4卷，《内经运气病释》9卷(附《内经遗篇病释》1卷)，《内经运气表》1卷，《内经难字音义》1卷。续集为陆氏校刊的医书4种，25卷。包括《重订傅青主女科》3卷，《重订戴北山广温热论》5卷，《重订绮石理虚元鉴》5卷。《校正王朴庄伤寒论注》12卷，并收录若干文集。

7934

世补斋医书/(清)陆懋修等撰. 石印本. 上海：中医书局，1931

277、289(残)、412A(残)、491(残)、521(残)、664、712、728A(残)、799A(残)、800、871(残)、921(残)

7935

世补斋医书文集：十六卷/(清)陆懋修等撰. 铅印本. 上海：中医书局，1930、1940

254、308、309、385A、412B、514A、521、800

7936

冯氏锦囊秘录/(清)冯兆张辑. 石印本. 上海：千顷堂书局，1912

186、251、286、289、308A、401、475A、491、514A、519、522、570、590、712、721、735、738A、738B、799(残)、907B、917A(残)、922(残)、926A

包括《内经纂要》《杂症大小合参》《脉诀纂要》《女科精要》《外科精要》《药按》《痘疹全集》《杂症痘疹药性主治合参》8种。分别介绍内、儿、妇、外科病证证治。

7937

病镜：六卷/(清)王德森编. 铅印本. 嘉定：光明印刷社，1922

139、412A、590、677A、709

全书2种，6卷。包括《市隐庐医学

杂著》1卷、《保赤要言》5卷。前者记述了王氏医疗实践的心得体会，后者则从清代3种儿科著作《幼科铁镜》《福幼编》和《广生编》中摘录重点内容编成。

7938

费氏全集/(清)费伯雄著. 铅印本. 孟河：费氏耕心堂，1912

139、186、202、286、289、308A、475A、514A、511（存第二种）、529B、589、590、664、677A、728、728A、839A、907C、917A、926A

收有记述费氏平生治疗经验心得的《医醇賸义》4卷、对汪昂《医方集解》所选之方逐一评述的《医方论》4卷、余为诗文集《留云山馆文钞》(非医书)1卷及《留云山馆诗钞》(非医书)2卷。

7939

顾氏医镜/(清)顾靖远著. 石印本. 上海：扫叶山房，1934

139、139A、140、152、186、270、279、280、289、308A、361、412B、433A、461、475A、514A、523、529A、541、572、589、590、651、664、677A、706、728A、731、733A、737、738A、839A、851、871、901、907C、940

包括《素灵摘要》《内景图解》《脉法删繁》《格言汇要》《本草必备》《症方发明》等6种。均系选录历代医著中精要部分，结合个人的学术见解和经验，予以阐述，内容论及生理、病理、诊治、药物等方面，较为广泛而完整。

7940

顾氏医镜/(清)顾清远著. 铅印本. 杭州：杭城武林印书馆，1921

286、514A、541、728A、738A、931

7941

喻氏医书三种/(清)喻昌撰. 刻本. 南昌：豫章丛书编刻局(豫章丛书；1)

1、2、7、9、21、251、301（残）、401、421、461、493、511、541、542、579、651、701、721、731、741、781、791、851、852、931、961

包括《医门法律》6卷、《尚论篇》4卷、《尚论后篇》4卷、《寓意草》1卷。详各条。

7942

喻氏医书三种/(清)喻昌著. 石印本. 上海：广益书局，1916

139、851

7943

喻氏医书三种/(清)喻昌著. 石印本. 上海：锦章书局，1926、1930、1940

1、139、279、280、308A、361、514A、514B、529A、590、839A、907C、917A、926A

7944

喻氏医书三种/(清)喻昌著. 石印本. 上海：章福记书局

514A

7945

喻氏医书三种/(清)喻昌著. 石印本. 上海：进步书局

541、931

7946

喻氏医书三种/(清)喻昌著. 刻本. 南昌：退庐，1923

140、202、462、741、781

7947

黄氏医书八种/(清)黄元御撰. 石印本. 上海: 广益书局, 1915

139、301、421

丛书包括:《四圣心源》《素灵微蕴》《四圣悬枢》《伤寒悬解》《伤寒说意》《金匮悬解》《长沙药解》《玉楸药解》。

7948

黄氏医书八种/(清)黄元御撰. 石印本. 上海: 泳记书局, 1915

737、799、799A

7949

黄氏医书八种/(清)黄元御撰. 石印本. 上海: 铸记书局, 1915

1、21、139、202、301、308A、461、466、467、475A、514A、514B、521、541、664、721、731、738B、799A、851、896A、907B、907C、931、940

7950

黄氏医书八种/(清)黄元御撰. 石印本. 上海: 中原书局, 1920

202、728A

7951

黄氏医书八种/(清)黄元御撰. 石印本. 上海: 锦章书局, 1921

1、21、139、139A、286、302、306、351、352、361、391、393、412A、412B、433、435、514A、519、590、664、702、712、728A、735、738、738B、741、781、799A、851、854、907C、922、940

7952

曾女士医学全书/(清)曾伯渊著; 王慎轩重订. 铅印本. 苏州: 中国医学研究社, 1933(王氏医学丛书)

1、514A、590

丛书。包括《诊病要诀》1卷,《杂症秘笈》1卷,《幼科指迷》1卷,《寒温指迷》1卷,《妇科良方》4卷,《外科纂要》1卷。内容较为丰富,从中医诊断到内、外、妇、儿各科诸证均有论述。

7953

徐氏医书八种/(清)徐大椿著. 铅印本. 上海: 中华图书馆, 1913(附杂著四种、外科正宗)

186、289、301、308、361、383、393、412B、435、511、529A、541、664、677A、721、907B、940

7954

徐氏医书八种/(清)徐大椿著. 石印本. 上海: 锦章书局, 1921

308、475A

7955

徐氏医书八种/(清)徐大椿著. 石印本. 上海: 锦文堂书局, 1921(附杂著四种、外科正宗)

308、308A、352、511、529A、590、664、677A、738、917A

7956

徐氏医书八种/(清)徐大椿著. 刻本. 江阴: 宝文堂, 1928

139、186、385、385A、421、514B、529A、728、799A、800、839A、911、926A、940

7957

徐灵胎医学全书/(清)徐大椿著. 石印本. 上海: 广益书局, 1936、1948

1、21、139、185、186、202、254、270、277、303、309、361、385、396、433、450、514A、590、728、741、799A、839、896A、907C、921、931、940

7958

徐灵胎医学全书/（清）徐大椿著．石印本．上海：锦文堂，1922～1935

21（残）、186、202、251、279、286、303、306、351（残）、361、475A、514A、529A、529B、590、728A、737、738、799A、851、854、896A、907C、917A、931

本书收《难经经释》《医学源流论》《神农本草经百种录》《医贯砭》《伤寒论类方》《兰台轨范》《洄溪医案》《慎疾刍言》《内经诠释》《洄溪脉学》《脉诀启悟注释》《六经病解》《伤寒约编》《舌鉴总论》《杂病源》《女科医案》等16种。

7959

徐灵胎医书三十二种/（清）徐大椿著．石印本．上海：锦文堂书局，1911

139A（存二十五种）、152、202、279、301、351、362、391、412B、433、475A、514A、541、570、590、664、728A、736、738A、799A、839A、896A、907B、926A、931、940

7960

徐灵胎医书三十二种/（清）徐大椿著．石印本．上海：锦章书局

852

7961

徐灵胎医书三十二种/（清）徐大椿著．石印本．上海：鸿宝斋书局

896A（残）

7962

徐灵胎医书三十二种/（清）徐大椿著．铅印本．上海：图书集成印书局

590

7963

徐灵胎十二种全集/（清）徐大椿著．刻本．宝庆：富记书局，1941

202、361、421、922

7964

徐灵胎医书十三种/（清）徐大椿著．石印本．上海：中华图书馆，1913

590

收有《难经经释》《神农本草经百种录》《医贯砭》《医学源流论》《伤寒类方》《兰台轨范》《慎疾刍言》《洄溪医案》《道德经》《洄溪道情》《阴符经》《乐府传声》《评定外科正宗》等13种。

7965

周氏医学丛书/（清）周学海撰辑．影印本，1936（建德周学熙据清宣统三年周氏福慧双修馆刻本）

16、9、21、139、186、251、254、270、277、279、286、308、308A、309、351（残）、361、383、385、385B、412A、421、433、475A、476、491、514A、529B、546、664、721、738、741、781、901、907C、911、921、922、931、933、940、942B

7966

公余医录五种/原题（清）陈念祖撰．石印本．上海：广益书局，1922

799A、852

又名《陈修园医书五种》，包括：《神农本草经读四卷》《医学三字经四卷》《时方妙用四卷》《时方歌括二卷》《女科要旨四卷》。

7967

公余医录五种/原题(清)陈念祖撰. 石印本. 上海：鸿文书局，1934

308A、926A

7968

公余医录五种/原题(清)陈念祖撰. 石印本. 上海：共和书局，1935

518、896A(残)

7969

公余医录五种/原题(清)陈念祖撰. 石印本. 上海：锦章书局，1941

1、139、186、286、301、308、412A、433、450、514A、529A、590、738A、799A、852、907B、933、942B

7970

公余医录六种/原题(清)陈念祖撰. 石印本. 上海：扫叶山房，1919

362、907B

又名《陈修园医书六种》，包括：《神农本草经读四卷》《医学三字经四卷》《时方妙用四卷》《时方歌括二卷》《女科要旨四卷》《景岳新方砭四卷》。

7971

南雅堂医书全集/(清)陈念祖著. 石印本. 上海：铸记书局

931

即《陈修园医书十六种》。包括《灵素节要浅注》《金匮要略浅注》《金匮方歌括》《伤寒论浅注》《长沙方歌括》《医学实在易》《医学丛众录》《女科要旨》《神农本草经读》《医学三字经》《时方妙用》《时方歌括》《景岳新方砭》《伤寒真方歌括》《伤寒医诀串解》《十药神书注解》等16种。

7972

南雅堂医书全集/(清)陈念祖著. 石印本. 上海：锦章书局

512、961

7973

南雅堂医书全集/(清)陈念祖著. 石印本. 上海：广益书局，1916

306

7974

南雅堂医书全集/(清)陈念祖著. 石印本. 上海：文盛堂书局

738B

7975

南雅堂医书全集/(清)陈念祖著. 石印本. 上海：群学书社，1920、1929

391、733A

7976

陈修园医书四十八种/(清)陈念祖著. 石印本. 上海：三星书店，1917、1929、1935

1、251、279、280、286、301、362、393、412B、511、523、541、590、664、677A、728A、733B、734、737、738A、741、852、911、915、917A、931、940

7977

陈修园医书四十八种/(清)陈念祖著. 石印本. 上海：昌文书局，1926

852

7978

陈修园医书四十八种/(清)陈念祖著. 铅印本. 上海：大文书局，1931、1947

21(残)、301(残)、450、701、839、852、917A、926A

7979
陈修园医书四十八种/(清)陈念祖著. 铅印本. 上海：育才书局，1936
308A

7980
陈修园医书四十八种/(清)陈念祖著. 石印本. 上海：久敬斋书局
202、433A、854(残)、891

7981
陈修园医书四十八种/(清)陈念祖著. 石印本. 上海：铸记书局
839A

7982
陈修园医书四十八种/(清)陈念祖著. 石印本. 上海：锦章书局
139、186、254、277、303、385、391、450、461、475A(残)、514A、514B、522、589、709、871、901、907B、907C、911、917A、922

7983
陈修园医书六十种/(清)陈念祖等撰. 石印本. 上海：鸿宝斋书局，1919
277、286、306、728A、733B(残)、734、738B、907C、931
在《陈修园医书五十种》的基础上又增10种：清代王士雄《内科简效方》《外科简效方》《女科简效方》《幼科简效方》4种及不著撰者医著4种，即《喉症要方》《古今医论》《颅囟经》《医学论》等。

7984
陈修园医书六十种/(清)陈念祖等撰. 石印本. 上海：扫叶山房，1919、1935
251、286、306、308A、361、412A、421、435(残)、475A、491、590、731、852、738A、907B、922

7985
陈修园医书七十种/(清)陈念祖撰. 石印本. 上海：广益书局，1916
1、21、139、139A、186、202、277(残)、289、301、302、303(残)、361、412A、413、467(残)、570、677A、799A、839A、854(残)、907B、907C、911(残)、922、931

7986
陈修园医书七十种/(清)陈念祖撰. 石印本. 三星书店，1929
139A

7987
陈修园医书七十种/(清)陈念祖撰. 石印本. 上海：文成书局，1926
21(残)、286

7988
陈修园医书七十种/(清)陈念祖撰. 石印本
302、352、467(残)、475A(残)、664、735

7989
陈修园医书七十种/(清)陈念祖撰. 石印本. 上海：鸿文书局
433A

7990
陈修园医书七十二种/(清)陈念祖等撰. 铅印本. 重庆：中西书局，1915
852
即在《陈修园医书七十种》的基础上

增录了《眼科验方》(不著撰者)，并将王士雄撰《绞肠痧症》易为《霍乱转筋》计72种。第1册收《神农本草经读》《医学三字经》(陈修园)，《颅囟经》《春温三字诀》(张子培)，《痢症三字诀》；第2册收《时方妙用》《时方妙用歌括》《新方八阵砭》(陈修园)；第3册收《女科要旨》(陈修园)，《女科杂症》(文晟)，《养生镜》；第4册收《医学实在易》(陈修园)；第5册收《医学从众录》(陈修园)，《医垒元戎》《刺疔捷法》(张镜)；第6册收《医法新心传》(程芝田著、雷少逸校)，《金匮要略浅注》(张仲景原文、陈修园集注)，《金匮方歌括》(陈修园)；第7册收《伤寒论浅注》《伤寒医诀串解》《伤寒真方歌括》(陈修园)；第8册收《灵枢素问集注》(陈修园)；第9册收《长沙方歌括》(陈修园)、《十药神书注解》(葛可久编，陈修园注，林寿萱辑)，《福幼编》《达生篇》(庄一夔)、《太乙神针》；第10册收《霍乱转筋》(王士雄)，《急救奇痧方》(陈修园原评)，《救迷良方》《吊脚痧症》(徐子墨手定)，《疟疾论》(韩止轩)，《局方发挥》(朱彦修)；第11册收《眼科捷径》《眼科验方》《伤寒舌诊》(杜清碧增订)，《湿热条辨》(薛生白)，《本经便读》(黄钰)，《温热赘言》(寄瓢子)，《本草经百种录注解》(徐灵胎著，陈修园鉴定)；第12册收《白喉法决微》《咽喉脉证通论》《急救喉痧要诀》《喉痧正的》(曹心怡、郑伯蕃、康候校)，《引痘略》(邱喜川)，《名医别录》《平辨脉法歌诀》(黄珏)，《医学论二十种》《救急经验良方》。

7991

陈修园医书七十二种/(清)陈念祖等撰. 石印本. 上海：昌文书局，1928

186(残)、412B、922

7992

陈修园医书七十二种/(清)陈念祖等撰. 铅印本. 上海：中国医学书局，1936

301、361、401、907B、931

7993

陈修园医书七十二种/(清)陈念祖等撰. 铅印本. 上海：大文书局，1941

1、3、21、139、186、270、433A、541、590、728、781、931

7994

陈修园医书七十二种/(清)陈念祖编著. 石印本. 上海：铸记书局，1936

590、723

7995

陈修园医书七十二种/(清)陈念祖编著. 石印本. 上海：锦章书局，1938

1、21、139、186(残)、285(残)、286、302、306、385、391(残)、397、398(残)、421、546、728A、734、799A(残)、851(残)、896A、917A、922(残)、931(残)

7996

吴东旸先生医书三十二种/(清)吴达著. 石印本. 上海：大成书局，1921

590

7997

潜斋医书五种/(清)王士雄撰. 石印本. 上海：文瑞楼，1912

279、280、308A、361、412A、433A、475A、476、514A、529、529A、541、664、728A、799A、839A、896A、907B、907C、922、940

又名《王氏医书五种》，包括《王氏医案》《医案续编》《霍乱论》《温热经纬》《随息居饮食谱》5种。所辑多为王氏重要著作。

7998

潜斋医书五种/(清)王士雄撰. 石印本. 上海：著新书局，1915

412A、466、521

7999

潜斋医书五种/(清)王士雄撰. 石印本. 上海：千顷堂书局，1916、1935

202、270、308、308A、412B、529A、541、570、664、677A、709、728A、738、926A

8000

潜斋医书五种/(清)王士雄撰. 石印本. 上海：萃英书局，1926

301、361、461、511、514A、799A

8001

潜斋医书五种/(清)王士雄撰. 石印本. 上海：广益书局

139、186、279、303、351、385、391、435(残)、467、514A、651、852、907B、921、926A

8002

潜斋医书五种/(清)王士雄撰. 石印本. 上海：锦章书局

202、254、279、286、289、303、308A、361、393、450B、466、514A、728A、799A、907C、926A、940

8003

潜斋医学丛书十四种/(清)王士雄辑. 石印本. 上海：集古阁，1918、1928

139、139A、186、202、254、279、286、289、301、302、303、308、308A、352(残)、361、381、385、391、393、396、412A、412B、433A、435、461、475A、491、492、514A、521、529A、541、546、570、572、590、664、677A(残)、701、728A、737(残)、738、738A、738B、799A、839A、852、896A、907B、907C、917A、921、926A、931、940

丛书包括《潜斋医学丛书八种》中的8种著作。另有《四科简效方》(王士雄辑)；《古今医案按选》4卷(俞震撰、王士雄、杨照藜评)；《王氏医案》2卷(原名回春录周辑)；《王氏医案续编》8卷(原名仁术志，张鸿辑)；《王氏医案三编》3卷(徐然石辑)；《归砚录》4卷(王士雄撰)。

8004

潜斋医学丛书八种/(清)王士雄辑. 铅印本. 上海：李钟珏，1912

1、3、139、152、186、277、289、301(存一至七种)、412A、475A、476、511、529A、570、589、590、701、706、728、728A、734、738A、799A、839A、851、926A

此丛书收有《言医》(裴一中撰，王士雄评选)、《愿体医话良方》(史典撰，俞世贵补)、《医贯砭》(徐灵胎撰，张鸿补辑)、《霍乱论》2卷(王士雄撰)、《潜斋简效方》(附医话，王士雄撰)、《柳洲医话良方》(魏之琇辑)、《女科辑要》2卷(沈尧封辑，徐政杰补注)、《重庆堂随笔》2卷(王学权撰，王国祥注)。

8005

六醴斋医书十种/(清)程永培辑. 石印本. 上海：千顷堂书局，1925

139、186、270、286、308、308A、361、396、414、450、514A、529、529A、541、546、590、570、664、728A、738A、799A、

800、839A、907C、917A、926A、940

此丛书收有《褚氏遗书》《肘后备急方》《元和纪用经》《苏沈良方》《十药神书》《加减灵秘十八方》《韩氏医通》《痘疹传心录》《折肱漫录》和《慎柔五书》等。

8006

陆莞泉医书：六卷/(清)陆儋辰撰. 铅印本. 泰州，1923(海陵丛刊)

286、590、651、701、839A

此丛书有《伤寒证治赋》(上、下篇)、《中风证治赋》《暑湿证治赋》《瘟疫证治赋》《肿胀证治赋》《虚劳证治赋》《痰饮证治赋》《咳嗽证治赋》《湿热证治赋》《伤寒医方歌括》《虚劳医方歌括》《医方歌括》等。

8007

本草医方合编/(清)汪昂撰. 石印本. 上海：同文书局，1912

728A

即《本草备要》与《医方集解》合编。

8008

本草医方合编/(清)汪昂撰. 石印本. 上海：共和书局，1914

302、401、529A、546、721、741(残)、746A(残)、800、852、931

8009

本草医方合编/(清)汪昂撰. 石印本. 上海：进步书局，1914

421、524、541、852

8010

本草医方合编/(清)汪昂撰. 石印本. 广州：石经堂书局，1914

931

8011

本草医方合编/(清)汪昂撰. 石印本. 上海：锦章书局，1914、1926、1933、1941

202、277、351、361、529A、677A、712、907B、907C、931、940

8012

本草医方合编/(清)汪昂撰. 刻本. 重庆：澹雅书局，1925

302、521、781、831、839A、896A、917A

8013

本草医方合编/(清)汪昂撰. 铅印本. 上海：五洲书局，1936

301、491、907C

8014

本草医方合编/(清)汪昂撰. 石印本. 上海：广益书局

21、301、512、931

8015

本草医方合编/(清)汪昂撰. 石印本. 天津：直隶书局

286、302、450B、733B

8016

本草医方合编/(清)汪昂撰. 石印本

461、475A、721

8017

遂生福幼广生合编/(清)庄一夔撰. 石印本，1934

306

8018

脉药联珠：四卷/(清)龙柏撰. 刻本，1916

(翠琅玕馆丛书；5)(据刘氏藏修堂丛书本)

1、2、3、7、401、523、541、542、579、731、781、901、931

8019

脉药联珠. 四卷/(清)龙柏撰. 汇印本. 南海：黄氏，1935(芋园丛书；7)

6、7、9、351、931

8020

脉药联珠合刻/(清)龙柏著. 石印本. 上海：江左书林，1931

139、289、303、514A、529A、541、572、651、664、677A、721、728A、731、738A、871、907C

8021

脉药联珠合刻/(清)龙柏撰. 汇印本. 南海：黄氏，1935(芋园丛书；7)

6、7、9、351、931

8022

脉药联珠古方考合刻/(清)龙柏撰. 石印本. 上海：鸿宝斋书局(脉学四种；4)

570

中医丛书。收有《脉药联珠药性考》《脉药联珠食物考》《脉药联珠古方考》等3种。

8023

中华古圣医经大全/(清)田伯良辑. 铅印本. 上海：中华书局，1911

572、590、931

本书将重要的几种经典医籍汇编印行，有《黄帝内经素问原文》9卷、《黄帝内经灵枢原文》9卷、《汉张仲景伤寒杂病论原文》16卷、《汉张仲景伤寒杂病之方解》15卷、《神农本草经原文药性增解》1卷、《时方药解》4卷等6种。

8024

武昌医学馆丛书/(清)柯逢时编. 刻本. 武昌：柯氏医学馆，1912

1、139、289、461、781

柯氏致力于影刻校补医书，设武昌医馆，以此命名丛书。本书自清光绪三十年开始，费时8年，陆续刻成，即：宋代唐慎微撰《经史证类大观本草》31卷、清代柯逢时撰《大观本草札记》2卷、元代寇宗奭《本草衍义》20卷、汉代张机撰《伤寒论》、宋代庞安时撰《伤寒总病论》6卷等8种。本丛书汇辑宋代名家有关伤寒、本草著作为主，又集编者研习《大观本草》之札记。

8025

中国医学大成/曹炳章编. 铅印本. 上海：大东书局，1936～1937

511、541(以下各馆均残)、1、2、3、139、270、277、361、391、461、476、579、589、590、728、831、851、852、901、907B、907C、921、940

本书收录各种医籍134种，约660卷、辑录魏、晋至明、清历代重要医著及少数日本医家著作。分医经、药物、诊断、方剂、通治、外感、内科、妇科、儿科、针灸、医案、杂著13类。每种均经校阅圈点，列有内容提要。

8026

中国医药汇海/蔡陆仙编. 铅印本. 上海：中华书局，1941

1(残)、9、21(残)、139、185、186、254、270、301(存五编)、308、361、385、421、433、450、461、462、476、

491、514A、541、546、589、590、706、728、738A、741、781、799A、800、839、851、852（存六编）、891、896A、907B、907C、917A、921、926A、931、940

全书分7编，第一编经部，《神农本草经》《黄帝内经》（附《医经精义》）、《难经》《伤寒杂病论》《中藏经》《王叔和脉经》《针灸甲乙经》《颅囟经》等；第二编史部；第三编论说部；第四编药物部；第五编方剂部；第六编医案部；第七编针灸部。

8027

中国医学约编十种/周禹锡编著；萧尚之参订；中央国医馆审定. 铅印本. 天津：中西汇通医社，1941

2、21、139、186、270、301、361、381、421、433、491、514A、590、728、731、851、896A、907C、917A、926A、940

上册收《生理约编》《病理约编》《诊断约编》《药物约编》4种；中册收《处方约编》《内科约编》《妇科约编》3种；下册收《儿科约编》《瘟疫约编》《医剩约编》3种。讲述中医理论、辨证施治原则及理法方药知识，并涉及西医有关知识。

8028

中国医药入门丛书/陈景岐辑. 铅印本. 上海：中西医药书局，1934

1、139、186、254、308、412A、590、799A、907B、907C、940

全书16种，皆为中医各科入门之作。包括《诊脉入门》《辨舌入门》《药性入门》《汤头入门》《内经入门》《金匮入门》《伤寒入门》《温病入门》《女科入门》《产科入门》《幼科入门》《痘科入门》《外科入门》（附《疔科入门》）《伤科入门》《眼科入门》《喉科入门》。内容浅近易懂。

8029

三三医书/裘庆元编. 铅印本. 杭州：三三医社，1924

3（残）、139、139A、186（残）、270（存九十二种）、277（存六十五种）、308A（存九十七种）、361（残）、391、546、572、590、728、731、738A、839A、907C、940（残）

全书3集，每集33种，共99种。裘氏取《礼记》“医不三世，不服其药”及《左传》“三折肱知为良医”之典，遂题名为“三三医书。”所辑内容包括内、外、妇、儿等临床各科、针灸、本草、方书、医案、医话、医论等各类医著。以明、清两代稀见且学术价值较高的医学著作为主，并收入少数日本人所撰的“汉方医学”著作。

8030

珍本医书集成/裘庆元主编. 铅印本. 上海：世界书局，1936

1、3、21、139、140、152、185、186、202、254、270、277（存八十五种）、289、301、303、308、309、361、381、396、421、433、461、476、491、541、546、572、579、589、590、706、728、731、738A、781、799A、800、831、839、839A、851、852、871、891、901、907B、907C、911、917A、921、922、926A、931、940、942B

第一册为医经类；第二册为本草类；第三册为脉学类；第四册为伤寒类；第五、六册为通治类；第七册为内科类；第八册为外科类、妇科类、儿科类；第九～十一册为方书类；第十二～十三为医案类；第十四册为杂著类。

8031

基本医书集成/陆士谔编. 铅印本. 上海: 世界书局, 1937

940

本书主要汇集清代医家撰著、集注及陆氏编注的有关《素问》《伤寒论》《金匮要略》《难经》等医著典籍，另有明清医家本草学、汤头歌诀以及医案类著作。有程国彭《医学心悟》、陈念祖《伤寒论浅注》、高阳生《王叔和脉诀》、张志聪《黄帝内经素问集注》、周岩《本草思辨录》、王士雄《温热经纬》、尤怡《金匮要略心典》等7种。

8032

病象脉诀药要/彭灏编. 抄本, 1948

854

为《病象》《脉诀》《药要》三书合编而成。

8033

册籍类/国民政府卫生部编辑. 铅印本. 南京: 国民政府卫生部, 1928(国民政府卫生部刊物)

541

8034

古本医学丛刊/张赞臣编. 影印本. 上海: 医界春秋社, 1937

139

汇集古本医籍两种，日本安井元越《腧穴折衷》2卷，明代万全撰《幼科发挥》2卷。

8035

古今医学会通/华岫云编. 铅印本. 上海: 大东书局, 1918

139A、186、351、514A、529A、590、651、728A、731、799(残)、896A

8036

国民健康丛书/铅印本. 上海: 广协书局, 1938

541

8037

国民政府卫生部刊物/国民政府卫生部编辑. 铅印本. 南京: 国民政府卫生部, 1928

541

8038

国医通鉴: 十二卷/朱广荣著. 稿本. 黄池: 济众堂, 1933

362

8039

国医百家/裘庆元辑. 铅印本. 绍兴: 绍兴医药学报社, 1918～1921

139、139A、277、279、286、289、462、589、590、706、738A、738B、907B、926A

本丛书汇集明请医家著作7种。即: 清代曹存心撰《琉球百问》、明代薛己撰、徐莲塘《薛案辨疏》2卷、清代叶霖撰《叶氏伏气解》、清代单南山撰《胎产指南》7卷、清代费养庄撰《重订幼科金鉴评》、清代张士骧撰《雪雅堂医案》2卷(附《类中秘旨》)等。

8040

国医丛刊/上海: 千顷堂书局, 1935

590

8041

国医小丛书/上海国医书局辑. 铅印本. 上

海：国医书局，1930～1931

1(残)、139、186、277(残)、412A、521、590、651、721、851、917A

本丛书汇编宋、明、清、民国等期间医家及日本医家专著34种。以临床各科专著居多。包括：《时疫白喉捷要》(张绍修撰)、《白喉治法忌表抉微》(耐修子录)、《喉科十八证》(蔡钧撰)、《刺疔捷法》(张镜撰)、《七十四种疔疮图说》(慈溪叶氏传)、《福幼编》(庄一夔撰)、《遂生篇》(庄一夔撰)、《疫痧草》(陈耕道撰)、《颅囟经》(不著撰人)、《吊脚痧方论》(徐子默撰)、《白喉辨症》(黄维翰撰)、《集验背疽方》(李迅撰)、《脉诀秘传》(沈李龙撰)、《发背对口治诀》(谢应材撰)、《外科秘法》(谢应材撰)、《吐方考》(日本富永凤撰)、《伤寒捷径》(罗东生述)、《万病皆郁论》(日本源通魏撰)、《喉科秘诀》(黄真人撰)、《伏邪新书》(刘吉人撰)、《痖积聚编》(日本大桥尚因撰)、《江氏伤科学》(江考卿撰)、《证治心传》(袁班辑)、《上池杂说》(冯时可撰)、《痧疫指迷》(费养庄辑)、《霍乱平议》(凌禹声撰)、《时疸论》(朱凤樺撰)、《小儿病丛谈》(聂子因撰)、《痨病指南》(秦伯未撰)、《伤寒论校勘记》(秦又安撰)、《羚羊角辨》(张锡纯撰)、《类伤寒辨》(吴均辑)、《治疔要录》(九一老人辑)、《疬科全书》(梁希曾撰)、《洄溪秘方》(徐大椿撰)、《经目屡验良方》(翠竹山房主人辑)等34种。

8042

回澜社医书/汪绍达编. 影印本. 上海：回澜社，1929

1、21、139、251、254、277(残)、286、289、308A、412B、433A、475A、514A、529A、541、590、651、664、721、738A、799A、896A、907C、917A、926A、940

包括清代叶桂所撰《叶天士家传秘诀》、清代徐大椿撰《慎疾刍言》、清代焦循所撰《李翁医记》2卷及日本今邨亮撰《医事启源》4种。

8043

汲古医学丛书/张骥编. 刻本. 成都：义生堂，1935

186、907C

包括子目《内经药瀹》《内经方集解》《难经正本》《难经丛考》《伤寒脉证式》《金匮正本》《医古微》《周礼医师补注》《左氏秦和传补注》《史记扁鹊仓公列传补注》《汉书艺文志方技补注》《后汉书华佗外传补注》《子华子医道篇注》《唐本千金方序个列注》《宋本千金妇人方注》《宋本小儿直诀注》《雷公炮制论》《医学三字经合编》《医古文选评》等19种，后附《春温三字诀》及《痢症三字诀》。

8044

健康生活丛书/丁福保编. 铅印本. 上海：医学书局，1933

541

8045

兰陵堂校刊医书三种/萧延平编. 刻本. 黄陂：萧氏，1924

139、781

本书收录隋代杨上善撰注《黄帝内经太素》，宋代钱乙撰、阎孝忠编《钱氏小儿药证直诀》(附《董氏小儿备急癍疹方论》)《小儿卫生总微论方》(不著撰者)3种。

8046

灵兰医书六种/何舒编辑. 石印本. 邵阳：何氏，1947

139、839A

收有《天人要义表》《特效药选便读》2卷、《维摩医室问答》2卷(附《阴阳大法表》《暑门症治要略》)《方药实在易》《舌诊问答》《问诊实在易》。

8047
明日医药丛刊/明日医药杂志社辑. 铅印本. 北平：明日医药杂志社，1937
541

8048
三余堂丛刻医书四种/林仕荷编. 汇印本. 鄞县：林氏，1927
9
又名《三余堂丛刻》。收录清代医家有关痧疫、白喉等传染疾病之专著。收有郭志邃撰《痧胀玉衡书》3卷、陈耕道撰《疫痧草》、张绍修撰《时疫白喉捷要》、徐子默撰《吊脚痧论》4种。

8049
绍兴医药学报丛书/裘庆元辑. 铅印本. 绍兴：绍兴医药学报社，1923
139A、733A
丛书汇集30种，包括古今医学评论、杏林文苑、症治精辨、社友医案存要、验方记实、海外医谈、上池雁足、医学杂纂、鸺鹠集医学揭要、增订脚气刍言、秋燥论、药性歌诀、药物研究录、管氏外科十三方、医事见闻录、古今医评、中国地理病学、证治要论、生理卫生学要义、社友读书记、社友文存、中国胎生学、药物研究录续编、医事调查记、医话集腋、医林尺素、医事杂评、医学衷中参西录医方歌括、赵氏霍乱论、医事杂评二集。

8050
社会医学丛书/铅印本. 上海：社会医报馆，1931
541

8051
实用医疗全书/龚松仙撰. 铅印本. 上海：商务印书馆，1949
186、361、728A
全书9种，即《新伤寒论》《肺病全书》《肾病全书》《营养不足病篇》《寄生虫病篇》《内分泌病篇》《筋骨痛》《中医诊断学》及《卫生教育》，系医学科普性读本，中西兼论。

8052
松龄医铎/(清)徐润之辑. 石印本. 温州：务本石印局，1912
590、737
中医丛书。收有《医界通邮》《全体说略》《新金匮遗珠》《新灵素热论篇》《新三字温病篇》《新三字达生篇续篇》《小儿范》等7种。

8053
卫生丛书/中华卫生教育会编. 铅印本. 上海：商务印书馆，1920～1933
541

8054
卫生教育小丛书/陈果夫，胡定安主编. 铅印本. 上海：正中书局，1935
541

8055
卫生小丛书/中国国民党浙江省执行委员会编. 铅印本. 浙江：中国国民党浙江省执行委员会，1933
541

8056

新汉医学丛书：妇科学/辛元凯，高仲山著. 铅印本. 全国汉医会，1940

139

8057

新时代国医丛书/铅印本. 上海：国医书局，1930

541

8058

新中华医药学会丛书/铅印本. 重庆：新中华医药学会，1947

541

8059

新中医五种/王仁叟著. 铅印本. 上海：中医书局，1931

139、590、831

全书收《气化真理》《经脉穷源》《症治会通》《病案实录》《药物格要》5种，均为王氏个人所著。其中《气化真理》阐述中医基础理论，包括阴阳、气血、五行、运气及标本等；《经脉穷源》阐述十二经脉及脉诀真伪论；《症治会通》介绍病情探隐、分经辨证、证治方法，并附舌苔辨；《病案实录》先作病名解释，后附病案验证；《药物格要》论述200种药物功效主治。

8060

新中医五种/王仁叟编. 铅印本. 上海：中医书局，1936(中国近代医学丛选；26)

590、940

8061

新注医学辑著解说/曹荫南撰. 石印本. 复兴石印馆，1932

139、254、361、514A、851

全书收《伤寒法解正伪》《六经法门》《分经辨定法》《四大诊法》《药性精髓》《六经证治歌诀》《女科证治歌诀》《小儿科证治歌诀》及《眼目科证治歌诀》9种。

8062

医门秘籍：附良方验案/顾大田撰. 抄本. 平远楼，1949

677A

8063

医事汇编/许修五著. 铅印本. 广州：妇女医院，1931

590

8064

医学辑要/吴绮城著. 稿本

286

8065

医学大意：二卷/杨叔澄编. 铅印本. 北平：中药讲习所，1936

139、286、475A

本书为杨氏在北京中药讲习所授课用教材。上卷收陈修园《医学三字经》《医学实在易》，李时珍《濒湖脉学》，徐大椿《医学源流论》；下卷节录吴鞠通《温病条辨》，原文均酌加少量按语。

8066

医学大意：二卷/杨叔澄编. 铅印本. 北平：北平国医学院，1939

412B、491

8067

医学大意续医学三字经/杨叔澄编；张廷弼

续编. 铅印本. 奉天：关东印书馆，1917
463、475A

8068
医学举隅：十六卷/胡海鳌撰. 铅印本. 上海：人文印书馆，1934、1936
279、390
收有《诊断方针》《药物禁忌》《药囊须知》《囊中药》《陈修园狂妄略》《医评》《外科辨证录》《评方录》《伤科》《急救方》《见闻录》《经验丛谈》《经验方案》13种。并载《伤寒论》用药84味，《金匮要略》方中常用药之药性、功效等。集作者30余年行医之经验心得。

8069
医学举隅：十六卷/胡海鳌撰. 铅印本. 上海：光华医学书局；科学书局，1936
514A

8070
医学述闻/徐了缘著. 铅印本，1937
731
本书6种，附录1种。有《感证简易编》《医门指导》《感证分经举例》《时症指掌一览表》《时方治法歌括》《成方利用歌诀》载方106六首，论主治、配伍、服法等。附录《沈氏伤科秘传》，论述跌仆闪挫，汤火灼伤等治疗方法。

8071
医学文库/铅印本. 上海：仓昌书局，1935
541

8072
医学小丛书/蔡翘主编. 铅印本. 重庆：黄河书局，1944
541

8073
医学摘粹/(清)庆恕编. 铅印本. 奉天：关东印书馆，1914～1915
1、270、277、279、286、302、308A、461、462、475A、476、514A、529A、590、852
包括《伤寒十六证类方》《伤寒证辨》《四诊要诀》《杂证要法》《本草类要》五种。

8074
医药丛书：十一种/裘庆元编辑. 刻本. 绍兴：绍兴医药学报社，1916～1921
3(残)、6、139、186、254(残)、277、279、308A、381(残)、385A、391(残)、396、401、450、461(残)、463、475A、514A、541(存八种)、589、590、651、664、677A(残)、701(残)、712(残)、731、738、738A、839A(残)、901(残)、926A(残)
全书11种，内容涉及医方、医论、医案，以及药物、验方白喉专著。包括清代莫枚士《研经言》、清代周璟《周氏易简方集验方》及《周氏集验方续编》、清代唐秉均《人参考》、清代李冠仙《知医必辨》、清代王德森《市隐庐医学杂著》、清代周镇《惜分阴轩医案》还有《罗谦甫治验案》《吴鞠通先生医案》《徐批叶天士晚年方案真本》、清代张采田撰《白喉证治通考》。

8075
医药丛书：五十六种/裘庆元辑. 铅印本. 绍兴：绍兴医药学报社，1916～1927
139A、391、590
本丛书缺佚33种，残存23种。本书多为清代、民国初年医家之作，内容包括医论、医史文献、诊法、药物、伤寒、内科、伤科、儿科、医案等。

8076

影印古本医学丛书/钱季寅辑. 影印本. 上海：中医书局，1930～1931

1、2、21、139、152、186、286、289、301、302、303、308、308A、385A、412A、433A、475A（残）、541、590、728A、731、781、839A、851(残)、852、896A、917A(残)、922(残)、931、942B

2集。第一集收有《古本难经阐注》《伤寒摄要》《辨脉平脉章句》《本草衍义》《女科秘旨》等5种。第二集收有《难经悬解》《伤寒寻源》《金匮钩玄》《医门补要》《针灸要旨》等5种。

8077

针病指要等医抄六种/著者佚名. 抄本，1949

590

“医抄六种”为：《针病指要》《治妇人胎前十八证》《产后二十一证》《治小儿诸证》《外科独步》《外科正宗》。

8078

志雨斋医书/王震撰. 稿本，1940

308A

8079

中国近代医学丛选/上海中医书局辑. 铅印本. 上海：中医书局，1936

590(存二十八种)、940(存三十四种)

本丛书所辑录近代医家著作36部，中西汇通，内容丰富。涉及医史文献、药物本草、医论医案，或丸散膏方、诊法、病机、妇科、伤科、内科、外科，或戒鸦片烟专论，或介绍近代医学成就等。具体为《中国药物学史纲》《中医学纲要》《内经病机十九条》《读内经记》《中医与自然化学》《中国药物形态学》《中西汇通简明医学》《中国痘科学》《伤科大成》等。

8080

中国医学精华/胡光慈著. 铅印本. 胡光慈医师诊所，1947

139、852

包括《本草新义》及《历代名家治疗精义》2种。

8081

中西医书六种/医学研究社辑. 铅印本. 上海：江东书局，1914

475A

丛书集录医著6种。清代黄宫绣撰《本草求真》11卷；清代黄宫绣撰《脉理求真》；金代成无己撰《注解伤寒论》7卷附明理论；清代张登编《伤寒舌鉴》；清代陈念祖撰《医学图说》4卷附杂病简验方；《生理医学图说》。

8082

中西医学丛书十二种/汪洋，顾鸣盛编. 铅印本. 上海：中西医院，1926

277(残)、590

本丛书系中西汇通基础理论及临床各科之教材讲义。收有《中西病理学讲义》《中西生理学讲义》《中西妇科学讲义》《中西产科学讲义》《中西外科学讲义》《中西药物学讲义》《中西皮肤病学讲义》《中西催眠术讲义》《中西耳鼻咽喉口齿科讲义》《中西眼科学讲义》《中西花柳病学讲义》《中西儿科学讲义》。

8083

中医各科问答丛书/包天白编. 铅印本. 上海：新中医研究社，1934

590(残)、940

本丛书由章鹤年、钱公玄、朱志成、蔡陆仙四位医家撰编而成，即：章鹤年《卫生概要》《喉科概要》《本草概要》，朱志成《伤寒概要》，钱公主《妇科概要》《温热概要》《古方概要》，蔡陆仙《内难概要》等8种。内容包括中医基础理论及临证诸科等，通俗简洁易懂，对初学中医者是较好的学习资料。

0004

虹桥疗养院丛书/铅印本. 上海：医学书局，1939

541

8085

六译馆医学丛书/廖平撰辑. 刻本. 成都：存古书局，1913

1、2、7、270、289、308A、381、461、541、572、590（残）、651、701（残）、721、734、781、831、851、907C

本丛书集录医著22种，作者辑录和收集了多种古典或古佚医籍，并对其中著作内容进行了考释、整理和评注。包括《黄帝内经明堂》《黄帝内经太素诊皮篇补证》《杨氏太素诊络篇补证》《黄帝太素人迎脉口诊补证》《杨氏太素三部九候篇诊法补证》《诊骨篇补证》《诊筋篇补证》《营卫运行杨注补证》《分方治宜篇》《灵素五解篇》《平脉考》《经脉考证》《仲景三部九候诊法》《伤寒总论》《伤寒杂病论古本》《伤寒平议》《伤寒古本订补》《巢氏病源补养宜导法》《难经经释补正》《脉学辑要评》《药治通义辑要》等。

8086

陈微尘五种/陈微尘著. 铅印本. 陈微尘，1935

590

全书包括《舌苔心诀》《脉诀提纲》《伤寒简要》《温病抉微》《洴澼良规》。主要阐释中医诊断之法，伤寒温病证治，浅显通俗。

8087

黄溪医垒/陈无咎撰. 铅印本. 上海：丹溪学社，1924

590、799A、907C

本书收《医轨》《脏腑通诠》《妇科难题》3种。

8088

顾氏医苑/顾培玺编辑. 铅印本. 上海：千顷堂书局，1937

1、139、152、270、286、308、361、391、393、396、397、590、709、728、733A、738、738A、738B、799A、800、839A、907C、917A、933

顾氏学验俱丰，积数十年临证心得，随笔录之。全书记20种。其中有《时医模范》《时医诊书录》《寄游庐时医录》《临证确定论》等，皆为顾氏临证常用汤剂，丹剂及散剂，并介绍其功效主治及适用病症。

8089

鲟溪医述/陆锦燧编辑. 铅印本. 绍兴：绍兴医药学报社，1920、1921

139、152、186（残）、277（残）、279（残）、280、289、433A、514A、529A、541（残）、572（残）、677A（残）、701、702、706、707、800、940(残)

原书称15种，现存9种。即《要药选》(陆咏媞辑)、《用药禁忌书》(陆循一辑)、《外候答问》(陆晋笙辑)、《病症辨异》(陆成一辑)、《鲟溪单方选》《鲟溪外治方选》《重古三何医案》(以上三书均为陆晋笙辑)、《鲟溪医案选摘要》(陆咏媞辑)、《景景医话》附《医话录旧》(陆晋笙辑)。

8090

庸隐室医书三种/刘受祖撰. 铅印本. 上海：千顷堂书局，1935

301、590

全书分上、中、下篇。上篇为《医庸新语》，对肺病、脑病、暑病霍乱、十剂、营卫等阐发新论；列中西医病症异同，如黄疸与胆管炎等；中篇为《家庭医鉴》，对四时六气病症、妇人及小儿的病症等都有详细的论述。下篇为《医案偶存》载验方医案。

8091

余氏医书三种/余斌撰. 铅印本. 南昌：文明书庄，1920

1、3

包括《读陈修园》15卷、《中华医学》16卷、《晓撆脉学》3卷。

8092

吴氏医学丛刊：三种/吴槐绶著. 铅印本，1912～1949

590

内收《金匮方证详解》4卷、《素灵精义》1卷、《伤寒理解》12卷、《南阳药证汇解》6卷等4种。

8093

定静轩医学四种/胡巨瑗撰. 铅印本. 西安：艺林印书社，1924

186、202、529A、139、590

收书4种。其中《证验随笔》系其子胡景康随父研读医书之心得笔记。此书为著者临床随遇治病经验予以记录整理。有症、有方、有药，后附行之有效病例。《验方汇集》系将其生平所得秘方汇为是集。包括内、外、妇、儿、五官科等，所收方剂与药物均为临床验方。《眼科三字经》以三字经形式阐述眼科主治。有眼科总编、各论、外感门、内伤门、外障门、心经血轮、肺经气轮、肝经风轮、脾经肉轮等。《开明眼科》早期中西医结合眼科著作。内容除总论眼科诊法外，附有眼之部位及五脏相兼论、眼睛解剖图等。

8094

好廔遗书：三卷/顾苍竹撰，黄寿南抄. 抄本，1913

139

内容为汤药、痘疹及幼科证治之法。包括《汤药歌诀》1卷、《痘疹》1卷、《幼科》1卷。

8095

何氏医学丛书/何廉臣辑. 铅印本. 上海：六也堂书药局；绍兴：育新书局，1931

590(存1、2、4种)、733B、896A(存1至3种)

全书4种。其中，汇编日本医家论述伤寒的专著有3种：丹波元坚撰《新增伤寒广要》12卷、《伤寒论述义》5卷、浅田栗园撰《伤寒论识》6卷，另一种南宋代许叔微撰《增订伤寒百证歌注》4卷。

8096

华秉麾医学心传全书/华秉麾著. 铅印本. 无锡：锡成印刷公司，1932

139、254、289、412B、475A、541、590、651、664、731、738A

8097

陆氏医丛合刊三种/陆奎生撰. 铅印本. 上海：商务印书馆，1942

590

本书为《调理新论》《时症看护法》《肺病全生集》之汇刊。《调理新论》介绍内科各证之看护常识、治疗方法及饮食宜忌；《时症看护法》论述伤寒、感冒、疟疾、百日咳等擦很难关键时症之病源、症状、看护方法、治疗大法及饮食宜忌等；《肺病全生集》阐述肺病的有效治疗方法强调“肺病全生”，端赖养阴治本。另附陆奎生医例及医家诊例。对指导临床调理、看护有参考价值。

8098

罗树仁手稿三种/罗哲初撰. 抄本，1949

279

“手稿三种”为《脉纬》《针灸发微》《针灸节要发微》。

8099

梅城刘氏编医书六种/刘鳞编辑. 稿本，1917

139

医书包括《寒温三字诀》《六经定法》《杂病论》《痢疾三字诀》《小儿吐泻证治》《痘疹真诠》。

8100

裴氏医书指髓：七卷/裴荆山辑录. 抄本，1916

461

本书每卷都有抄录者的序言和凡例，并注明抄录原书之作者，以及校正、注释等事项。故用“指髓”之名，作者认为骨髓乃人体的精华，而脉法、六经之论则为“医髓”，至于温病、伤寒等，更为医道之精髓。遂将此书分为《伤寒指髓》《金匮指髓》《温病指髓》《脉法指髓》《腧穴指髓》《针灸指髓》《六经指髓》7种。

8101

仁龕医学丛书/王一仁撰编. 铅印本. 杭州：仁龕学舍，1936

590、926A

又名《国医读本》《国医基础读本》。全书8种，收有《中医系统学》《内经读本》《难经读本》《伤寒读本》《金匮读本》《饮片新参》《神农本草经新注》《分类方剂》。为学习中医经典医籍及本草、方剂学之辅助读本。

8102

仁龕医学丛书/王一仁撰编. 铅印本. 上海：千顷堂书局，1936

254、590、907C

8103

孙氏医学丛书：二十八卷/孙鼎宜编撰. 铅印本. 上海：中华书局，1936

1、3、21、139、251、254、279、286、289、301、308A、361、362、435、541、590、651、664、831、839A、907B、907C、917A、940

全书6种，《伤寒杂病论章句》16卷及《伤寒杂病论读本》3卷，将仲景原著标点句读，撷取精要之语，逐句注释；《难经章句》3卷、《明堂孔穴》1卷（附《针灸治要》1卷）、《脉经钞》2卷、《医学三言》为自编医学口诀。

8104

退思庐医书四种合刻/严鸿志编. 石印本. 宁波：汲绠书庄，1921

1、3、139、251、279、286、289、308A、435、475A、529A、541、590、651、728A、738A、907B、926A

全书包括为《感症辑要》4卷、《女科证治约旨》4卷、《女科精华》3卷、《女科医案选粹》4卷。

8105

退思庐医书四种合刻/严鸿志编. 石印本.

上海：千顷堂书局，1921

1、139、186、279、286、289、361、381、412A、433A、475A、491、514A、521、590、651、721、731、839A、851、940

8106

王氏医学丛书/王慎轩主编. 铅印本. 苏州：国医书社，1931

541

8107

谢利恒先生全书/谢观撰. 铅印本. 上海：澄斋医社，1935

590

包括《谢利恒家用良方》《气功养生要诀》《中国医学源流论》。

8108

姚江谢氏医书/谢抡元撰. 抄本. 止止居，1929

590

包括《湿证金壶录》，评论湿热之证辨治要义；《杂病名方》，多为收集平日效验之良方；《褒春庐医案》，录其临证验案。

8109

包氏医宗/（清）包桃初，包识生撰. 铅印本. 包氏医宗出版社，1930~1936

1、139、186、202、277（存一、二集）、279、280（残）、285、286、289、306、308A（存一、三集）、361、396、412A、412B、433A、475A、491、514A、511、529A、529B、541（存一、二集）、590、651、664、677A、712、721（残）、728A（残）、733A、738A、738B、799A、800、839A、851、852、896A（存一、二集）、907B、907C、917A（残）、921、922（残）、926A、931、940

此书分为三集，内含医书14种。第一集：《伤寒论章节》《伤寒方法附歌括》《伤寒表》《伤寒论讲义》《伤寒方讲义》；第二集：《杂病论章节》《杂病方法》《杂病表》《杂病论讲义》《杂病方讲义》第三集：《国医学粹经解》《国医学粹脉学》《国医学粹证论》《国医学粹药性》。

8110

恽铁樵医书四种：二十卷/恽铁樵撰. 铅印本. 上海：华丰印刷铸字所，1928

139、251、308A、361、412A、514A

由《保赤新书》《温病明理》《生理新语》和《脉学发微》4种组成。《保赤新书》8卷。卷一载有小儿难育之故与胎教，卷二述天花症状、发病周期以及种痘、鼻苗、牛痘等，卷三至卷四列痧疹、痧子病症，痧疹用药以及痧子最要药、次要药、不可用药，卷五至卷八发明惊风原理。提出麻疹顺逆辨别及治疗。《温病明理》提出寒温不同，阐述温病的概念、对三焦的认识等，其中有中西医汇通的观点，对清代温病学派多有批评。《生理新语》以《黄帝内经》为基准，以西医生理学为蓝本，结合临床治病经验，阐述中西医学概况、细胞学说、神经学说、腺体学说等，力图阐述中西医结合的新生理学。《脉学发微》4卷，主要阐述作者对脉学的认识。卷一为导言、色泽、呼吸，卷二介绍脉学概论及原理，卷三重点阐释促、结、代脉，卷四释浮、沈、迟、数诸脉。

8111

药盦医学丛书/恽铁樵撰. 铅印本. 上海：恽章氏医室，1928

412A、799A

中医丛书，汇集恽氏所撰医书22种，有基础理论、诊法、中草药学、内科学、妇科、儿科、医案医话等内容，并间杂西医知识。包括《论医集》2卷，《医学平议》1卷，《群经见智录》3卷，《伤寒论研究》4卷，《温病明理》4卷，《热病学》1卷，《生理新语》5卷，《脉学发微》5卷，《病理概论》1卷，《病理各论》1卷，《临证笔记》1卷，《临证演讲录》1卷，《金匮翼方选按》5卷，《风劳臌病论》3卷，《保赤新书》4卷，《妇科大略》1卷，《论药集》1卷，《十二经穴病候撮要》1卷，《神经系病理治疗》1卷，《鳞爪集》4卷，《伤寒论辑义按》6卷及《药盦医案》7卷等22种。

8112

药盦医学丛书/恽铁樵撰. 铅印本. 上海：章氏医寓，1941～1948

254、361（残）、385A、391、421、433、450、450B、461（残）、728A（残）、731、781、907C

8113

药盦医学丛书/恽铁樵著. 铅印本. 上海：新中国医学出版社，1948

139、186、541、651、731、907C

8114

景氏医书二种/景仰山撰. 奉天：奉天关东印书馆，1923

286、475A、514A

本书载有景氏《医学从正论》及《景氏医案》两种，以为“所著论说，但发明其理；医案则就症指点何症何脉，有无传变，有无误药。”书中医论脉案相互印证，反映其受晚清唐容川医学思想之影响，主张以“形迹证气化”的学术观点，并可通过其脉案体会其“圆机活法”的特点。

8115

周莈生医书二种/周声溢撰. 铅印本. 上海，1922

590

《靖庵说医》记载中医诊法及药物宜忌之大要；《医学实验》论述44种病症久治不愈之原因，教了海人，避免为庸医所误。

8116

祝氏医学丛书/祝味菊撰. 铅印本. 上海：美星印刷厂，1931、1940

590、139、852、907C

全书收《病理发挥》《诊断提纲》《伤寒新义》《伤寒方解》。提倡学贯中西，强调以八纲论杂病，以五段论伤寒，颇有独到之见。

8117

皇汉医学丛书/陈存仁编校. 铅印本. 上海：世界书局，1936

1、3、21、139、140（残）、152、186、202、251、254、270、277(残)、301（残）、303、308、361、391、396、421、433、450、461、491、514A、546、589、590、651、702、706、728、731、738、738A、741、781、799A、800、831、839、839A、851、852、854、871、891、901、907B、907C、917A、921、922、926A、931、942B

本丛书所辑均为日本学者研究中医学之作，70余种。第1～4册为总类；第5～7册为内科学；第8册为内科学、外科学；第9册为女科学、儿科学；第10册为眼科学、花柳科学、针灸学、治疗学、诊断学；第11、12册为方剂学；第14册为药物学、论文集。

8118

皇汉医药全书/（日）栗原广三撰；吴嘉博译．铅印本．日本东京：日本药业新闻社，1929

590

又名《汉方医药全书》。全书包括《总说》《汉方医术发达史》《病理解说》《药理解说》《处方解说》。

8119

皇汉医药全书/（日）栗原广三撰；吴嘉博译．铅印本．上海：中西医药书局，1935

139、186、277、546、728、931、942B

8120

聿修堂医学丛书/（日）丹波元简著．铅印本．上海：中医书局，皇汉医学编译社，1935

1、2、6、9、139、152、185、186、252、277、286、289、308A、361、391、393、412A、412B、421、450、461、475A、491、514A、511、529A、529B、546、589、590、664、677A、728、728A、731、738A、738B、839A、851、901、907C、917A、922、931、940

日本丹波元简及其子丹波元胤、元坚所辑注的中国医药学著作12种，附小阪氏著作1种，计为13种。内容包括《素问识》《难经疏证》《伤寒论辑义》《伤寒论述义》《伤寒论广要》《金匮要略辑义》《金匮述义》《药治通义》《脉学辑要》《救急选方》《医賸》《医略抄》《医穴纂要》。

8121

东洞全集/（日）吉益为则著；（日）吴秀山编集．铅印本．日本东京：吐凤堂，1918

3、590

丛书载《医方分量考》《东洞先生遗稿》《东洞先生问答书》《吉益东洞先生遗草》《建殊录》《方机》《方极》《类聚方》《医断》《药征》《东洞先生家塾方》《医事或问》《古书医言》13部。

8122

和汉医籍学/（日）浅田贺寿卫编．铅印本．日本东京：文荣堂，1929

590

包括《难经本义和解释》《和汉医学脉理解说》《校正宋版伤寒论正解》等5种。

8123

医书三种/辑者佚名．石印本．上海：文瑞楼，1949

570

8124

增订太乙神针备急灸方合编/（宋）闻人耆年编．铅印本．苏州：弘化社，1934

1

《太乙神针》介绍太乙神针方、用针法、人神禁忌、正面与背面穴道图及说明等。《备急灸方》介绍22种急性疾病的灸法，并附简明图说。

8125

国术点穴秘诀·伤穴治法合刊/（清）梅占春编．铅印本．上海：务本书药社，1934

139、514A、590

内分点穴、治法、两编。论述练习点穴的原理、方法、诊脉、用药原则，并有歌诀，点穴图。

8126

伤寒舌鉴眼科捷径合刻/（清）张登等著．石印本

590

8127

病理发挥诊断提纲合刊/祝味菊撰. 铅印本. 上海：祝味菊诊所，1931

139、590

8128

春温伏暑合刊/宋爱人撰，张赞臣校注. 铅印本. 上海：中国医药书局，1934

139、186、491、590、733A、907B、907C、940

全书包括春温新释和伏暑新释两部分。治疗春温，初起解表发汗。论伏暑，其伏暑陷心包理论，可补叶派之论。其对春温、伏暑理论上的发展，值得参考。

8129

何性觉居士验方格言方合刊/白辅庭著. 铅印本，1934

1

8130

喉症眼科治温汇编四种/著者佚名. 刻本. 四川：岳农山人刘氏，1911

851

本书汇集喉症眼科等证治内容。

8131

秋冬流感指南幼科良方合刊/蔡涵清撰. 铅印本，1949

277

8132

神农本草伤寒金匮合刊/铅印本. 上海：中华书局，1934

433

本书由三部中医经典合刊而成。即《神农本草经》、张仲景撰《伤寒论》《金匮要略》。

8133

丸散备要四诊歌诀合刊/陈秉钧撰. 石印本. 济南：全盛号，1934

301

即《丸散备要》与《四诊歌诀》二书合刻。

8134

卫生汇刊广益良方二种合刊/徐友成编. 铅印本，1918

289

8135

英神普救神效济坤丸药配方合刊/著者佚名. 石印本，1949

139A

8136

著园医药学合刊/杨熙龄撰. 铅印本. 北平：京津印书局，1923

1、3、21、139、139A、186、202、277、286、289、301、391、475A、529A、590、907C

收有《著园医话》5卷、《著园药物学》3卷两种。

8137

标病歌括五炎证治合编/刘亚农著. 铅印本. 北平：国医月刊社，1939

1、590

本书为歌诀体裁，中医药常识性科普读物。《标病歌括》内收伤风证治歌、伤暑证治歌、太阴经症治歌、阳明经症治歌、少阳经症治歌。《五炎证治》内收肺炎症治歌、气管枝炎症治歌、肋膜炎症治歌、脑膜炎症治歌、腹膜炎症治歌。

8138

医家金箴/何醒善编. 刻本. 天津：观礼

堂，1937

590

本书系《医学正轨》《医理随坛录》两书合刊本。

3 文史丛书中的中医著作

8139

景印元明善本丛书十种/商务印书馆辑. 影印本. 上海：商务印书馆，1938

1、9、139、391（残）、421、491、521(残)、541、851、852、901

本丛书辑录金元时期中医名家著作19部，皆根据元刻善本书影印，即元代杜思敬节抄《针经节要》、杜思敬编《杂类名方》、金代窦默撰《窦太师流注指要赋》、金代张元素撰《洁古珍珠囊》、金代李杲《脾胃论》《兰室秘藏》、元代罗天益撰《卫生宝鉴》及《田氏保婴集》等。

8140

四部备要/中华书局编辑. 铅印本. 上海：中华书局，1924

1、7、9、21、139、251、361、391、421、521、541、590、651、721、731、741、781、851、852、901、911、922（残)、931、940

本书辑录中医古籍四部经典之作，即：清代孙星衍、孙冯翼辑《神农本草经》，《黄帝内经素问》《灵枢经》，清代王九思等撰，《难经集注》，金代成无己《注解伤寒论》以及《金匮要略方论》。

8141

四部丛刊/张元济等辑. 影印本. 上海：商务印书馆，1919、1929

1、2、7、9、251、301、361、391、401、461、521、541、651、721、731、741、781、852、901、911、931、940

本书汇编历代医家所撰医籍9种，有《重广补注黄帝内经素问》24卷，《灵枢经》12卷，《黄帝八十一难经》5卷，《注解伤寒论》10卷，《新编金匮要略方论》3卷等。

8142

四部丛刊/张元济等辑. 缩印本. 上海：商务印书馆，1936

1、9、21、139、421、579、651、741、901、921、922(残)

8143

四库全书珍本初集/中央图书馆筹备处编辑. 影印本. 上海：商务印书馆，1935

1、2、21、7、9、139、251、301、391、401、421、461、491、521、541、651、721、741、781、851、852、901、911、922、931

以文渊阁《四库全书》为影印蓝本，采用仿古线装书样式，繁体竖排，分22函，110集，16开，9000余万字。其中子部“医家类”收录中医古籍三部，即宋代董汲撰《脚气治法总要》二卷、宋代李迅撰《集验背疽方》一卷，元代王国瑞《扁鹊神应针灸玉龙经》一卷。

8144

唐人说荟/(清)陈世熙辑. 石印本. 上海：扫叶山房，1913、1930

1、2、9、391、493、511、523、542(残)、579、721、791、852、911

本书包含：《食谱》《药谱》《异痰志》《大藏治病药》四种书。

8145

五朝小说大观：十三种/辑者佚名. 石印

本. 上海: 扫叶山房, 1926

21、301、361、391、461、521、541、651、721、731、852、911

本书主要辑录魏、晋、唐、宋、明五代之医药书籍及与医药相关的民俗轶事，其中宋代沈括所著《惠民药局记》，专门介绍惠民药局。是了解和研究宋代惠民药局的珍贵文献。其余为:《褚氏遗书》《相儿经》《南方草木状》《大藏治病药》《食谱》《药谱》《蔬食谱》《禅本草》《药义》《病逸漫记》《脚气集》《医闾漫记》。

8146

道藏精华录/守一子辑. 铅印本. 上海: 医学书局, 1935

391、541、542、579、852

编者有鉴于道教典籍浩如烟海，卷帙庞大，内容博杂，不易披阅，故精选正续《道藏》及藏外道教著作中义理纯正，于摄生炼养、人生修养最为切要之典籍100种184卷汇编成书。所选不但囊括了道教经论、道藏目录、道书提要、道家传记、道教养生延龄要诀等方方面面的内容，且文字精练，繁简得宜，均为卷帙不大之道书，最多无超过10卷者，可谓得其精要。每种典籍之后还精选修身养性、益寿延龄箴言作为补白。

8147

道藏举要/商务印书馆编辑. 影印本. 上海: 商务印书馆, 1940

1、139、541、851、931

本书第八卷汇集中载有医经、本草、医方、摄生养性医籍。包括《四气摄生图》1卷、《养性延命录》2卷、《黄帝内经灵枢略》1卷、《黄帝内经灵枢集注》23卷、《备急千金要方》93卷《图经集注衍义本草》5卷、《图经衍义本草》42卷、《混俗颐生录》2卷、《黄帝内经素问》50卷、《黄帝内经素问遗篇》5卷、《素问入式运气论奥》3卷、《素问六气玄珠密语》17卷、《黄帝八十一难经纂图句解》7卷、《急救仙方》11卷、《仙传外科秘方》11卷、《时后惫急方》8卷、《黄帝授三子玄女经》1卷等18种。

8148

双梅景阁丛书/叶德辉著. 铅印本. 上海: 双梅阁, 1927

186、475A、541

该丛书总6册24卷。第1册为中国古代房中术典籍，收有《素女经》1卷，《素女方》1卷，《玉房秘诀》附《玉房指要》1卷，《洞玄子》1卷，《天地阴阳交欢大乐赋》1卷。前1～4卷有叶德辉新刊的序，第6卷有后记。第2～6册为诗词杂记等。

8149

双梅景阁丛书四种/叶德辉著. 铅印本. 上海: 上海图书局, 1919

1

内收《素女经》《素女方》《玉房秘诀》《洞玄子》4种。

8150

小云巢丛刊: 七种/徐了缘编辑. 铅印本, 1876

590

内收:《感证简易篇》《医门指导》《感证分经举例》《时病指掌一览》《时方治法歌括》《成方利用歌诀》《沈氏伤科秘传》。

8151

续金华丛书/胡宗楙辑. 刻本. 永康胡氏梦选楼, 1924

1、2、7、9、21、251、461、541、542、651、731、851、852

作者在努力完整地保存金华地方文献的同时，学术上又自觉地继承其父严谨的校刻之风，搜集校订整理了许多《金华丛书》中未予收录之书。本丛书汇集元代朱震亨三部著作，即：《格致余论》《局方发挥》和《金匮钩玄》3卷。

8152

芋园丛书/黄肇沂编. 刻本. 南海：黄氏，1935

7、9、351、931

本丛书收录9种宋元清代医家著作。即宋代刘温舒的《素问入式运气论奥》3卷，《黄帝内经素问遗篇》、宋代许叔微撰《张仲景注释伤寒百证歌》、宋代陈直撰、元代邹铉续编《寿亲养生老新书》4卷、元代朱震亨撰《丹溪朱氏脉因证治》2卷、清代舒诏撰《伤寒六经定法》、清代龙柏撰《脉药联珠》4卷、《药证忌宜》。

8153

豫章丛书/胡思敬编. 刻本. 南昌：豫章丛书编刻局，1915

1、2、7、9、21、251、301（残）、401、421、461、541、542、651、721、731、741、781、851、852、931

系文史类丛书。其中收录多种医学著作。如《喻嘉言医书三种》，为喻氏所撰，包括《医门法律》《尚论篇》《寓意草》等，另有明代伍守阳所撰养生著作《天仙正理》2卷。

8154

云南丛书/赵藩，陈荣昌编. 刻本. 云南：云南丛书处，1914

1、2、7、139、391(残)、461、541(残)、542(残)、651、731、781、851、852、911

其中有医书二种，皆为明兰茂著。即兰氏总结临床经验之作《医门揽要》2卷、在医史上占有较为重要地位的《滇南本草》3卷。对研究地方性药物和临证均有一定裨益。

8155

海陵丛刊/韩国钧编辑. 铅印本，1919

2（残）、9、21、301、421、541、542、651、731、781

本书是一部内容极为丰富庞杂、涉及多方面知识的地方百科丛书，是韩国均(紫石)先生从1919年开始，历经10余年精心编纂而成的。集地方文史之大全，汇宋、元、明、清16家著述，23种67册。为后人研究苏北海陵地方的历史文化和水工医学等，提供了大量珍贵的文献资料。其中关于医学书籍有两部，即清代陆儋辰撰《运气辨》1卷，《陆筦泉医书》6卷。

8156

万有文库/商务印书馆编. 铅印本. 上海：商务印书馆，1929～1934

1、9、21、139、301、361（残）、421、461、940

其中医书子目录2集，主要为医经典籍。第一集收录5种，有《补注黄帝内经素问》《灵枢经》《本草纲目》《中医浅说》《中药浅说》等。第二集收录2种，有《脉经》《饮膳正要》。

8157

丛书集成初编/商务印书馆辑. 铅印本. 上海：商务印书馆，1935～1937

1、2、6、7、9、21、139、140、186、251（残）、301、361、391、421、461、493、511、

523、541、542、572、579、651、702、721、731、781、791(残)、851、852、901、911(残)、921、922、931、940

其中医书子目93种。

1 笔记杂录

8158

公余医录抄：一～六集/刘绍熙编. 铅印本. 上海：民福公司，1933

1、381、491、852

8159

公余医学录初编：二卷/(清)李荣震撰. 铅印本. 上海：华新石印局，1912

139、186

8160

公余医学录续编/(清)李荣震撰. 石印本，1915

202

8161

类抄摘腴/著者佚名. 抄本. 范迪襄，1949

1

本书摘抄药方、诊治经验、服药方法及部分疾病的诊治、验案等。

8162

诸证要诀/睇筠辑. 稿本，1949(睇筠氏医稿八种；3)

139

8163

要言随笔/睇筠辑. 稿本，1949(睇筠氏医稿八种；4)

139

8164

见闻随笔/睇筠辑. 稿本，1949(睇筠氏医稿八种；7)

139

8165

临床心得草稿/著者佚名. 抄本. 郑香亭，1937

412B

8166

医学灵机笔谈/张真空著. 刻本. 北平：醒庐精舍，1929

286

8167

医抄/著者佚名. 抄本. 王叔重，1923

590

有图注王叔和脉赋、伤寒要诀寸金歌、辨证秘旨、女科、病机赋、用药秘旨、中风、中气、中寒、中暑、中湿、中恶、厥病、华佗仙十件危病、杂法门及损伤科等内容。皆用红笔标记断句，有些简单讲明辨证处方用药，但无具体方剂组成。

8168

医事随录处事杂抄/著者佚名. 抄本，1937

139

全书内容分两部分。医事随录部分，主要选录脉法及内科证治杂方、验方、外治方、急救方等，方药无剂量记载；处事杂抄部分，有强调人伦道德规范的内容，如父慈子孝，尊师敬友，公平正直等。

8169

医书杂抄/季念如编. 抄本，1948

139、907B

本书抄辑清代医家陈念祖《医学三字经》、徐镛《医学举要》，另辑集无名氏医籍杂著《时病论撮要》《本草撮要》《本草问答》《产后用药十误》及《方剂》《杂抄》等。

8170

医书杂录/郑彦丞辑录. 抄本，1949

139

本书记述眼科各证的临床特点、选方用药、内外治法，以及脉诊脉诀歌、舌诊法等。舌诊法介绍各种舌质、舌苔，均有绘图。书中尚载述怪舌、死舌、妊娠舌、小儿舌的表现及病症治疗方药，其内容大致同清代刘绍汉《韩氏舌苔图说》。

8171

医学丛抄/著者佚名. 抄本，1936

186、907C

8172

医学读书记要/著者佚名. 抄本，1937

590

本书摘录《本草纲目》《伤寒绪论》《医宗金鉴·妇科心法要诀》等医籍中有关时行、血滞经闭、咳嗽、脉诀、温热论、十二经脉歌等原文，作为医学读书之要，并加阐述。

8173

医学汇抄/抄本. 朱一鹤，1912

590

本书系朱氏抄录《金匮要略》原文，并集辑有关经络、脉要，以及秦越人、仓公、郭玉诸家医案，以资考证。

8174

医学玉屑/野农主人编. 抄本. 花香鸟语轩，1920

701

8175

医药/张若霞辑. 抄本，1949

139

8176

医药杂录/伯谌编. 抄本，1934

529A

8177

意园读医书笔记：二卷/谭天骥撰；陈邦贤按语. 铅印本. 上海：商务印书馆，1913

139、590

本书采用笔记摘录形式，搜录古今名家精萃语论百余则，包括临床各科病证，治法、用药、病家须知等内容。

8178

诊余续览/吴承楷撰. 稿本，1943

2

本书乃著者诊余所录之笔记。内容几乎全部摘自历代医家著作，并包括一些西医学的内容。

8179

种蔬余暇所闻必录：二卷/吴敬恒编. 抄本，1924

139

本书从《黄帝内经》《脉经》和《陈修园医书》等书中选其精要，汇编而成。卷一论"四诊"之重要性，辨五官形色、闻声察病，以审外因之病，并附断生死歌及陈修园问病诗；卷二为临床各科辨证，论述内伤外感辨证施治及各病证的药用宜忌等。

8180

诸子精华录/秦伯未撰. 抄本，1933

433A

本书辑录各家学说之精华。

8181
医谈抄/(日)惟宗时俊撰. 铅印本, 1922(杏林丛书)

590

8182
医学随笔/(清)顾淳庆著. 石印本. 上海: 金佳石好楼, 1929

3、9、139、251、286、412A、514A、541、570、590、651、664、677A、701、702、728A、731、737、739、781、921

内分伤寒、温病、痢疾、霍乱、咽喉及胎产6篇。每篇先引古代医学文献中有关论述, 继则阐明作者对该文的学习心得, 可供研究中医古籍参考。其中并附民间简易方和救急方。

8183
学医随笔/(宋)魏了翁撰. 铅印本. 上海: 商务印书馆, 1939

3、139、741、781、922

本书主要载录有关养生、阴阳、五运六气及脏腑等内容的笔记。

8184
学医随笔/(宋)魏了翁撰. 影印本. 上海: 涵芬楼, 1920(学海类编; 1)

1、6、7、9、21、139、251、401、461、462、511、579、651、701、702、706、731、741(残)、781、791(残)、851、852、901、921

8185
学医随笔/(宋)魏了翁撰. 铅印本. 上海: 商务印书馆, 1935～1937(丛书集成初编; 66)

1、2、6、7、9、21、139、140、186、251(残)、301、361、391(残)、421、461、493、511(残)、523、541、542、572、579、651(残)、702、721、731、781、791(残)、851、852、901、911(残)、921、922、931、940

8186
学医随笔/(清)顾淳庆著. 铅印本. 金佳石好楼, 1929(顾氏家集)

9、139、251、412A、514A、541、590、651、664、728A、731、781

全书列伤寒、温病、痢疾、霍乱、咽喉及胎产6篇, 每篇先引古代医学文献中有关论述, 随后阐发顾氏心得, 其中提出了一些独到见解。并附民间简易方和救急方, 颇具临床参考价值。

8187
推求师意: 二卷/(明)戴思恭著; (明)汪机辑. 石印本. 上海: 石竹山房, 1921(汪石山医书; 8)

21、139、270、279、289、308A、361、391、396、412A、475A、514A、529A、541、570、572、590、651、664、677A、701、728A、731、738A、738B、781、839A、854、896A、926A

书中论述各类病证的病因、病理、证脉、治法等, 均本其师朱震亨之学, 予以推求发挥, 对于朱氏的养阴学说及其临床运用有较深入的分析。卷上有论述消渴、喉痛、疝、肠痈等27种病证, 卷下有论述大风、痛风、内伤、小儿脉、安胎等病证。

8188
郁冈斋笔尘/(明)王肯堂撰. 铅印本. 北平: 国立北平图书馆, 1930

1、9、139、186、251、270、361、467、475A、521、572、651、664、706、728A、738B

属笔记性质的著作, 内有关方药的论

述，包括医学理论、证治及临床验案、效方等内容。

8189

郁冈斋笔尘/(明)王肯堂著；钱季寅辑. 铅印本. 上海：中医书局，1929

139、251、270、514A、572、590、731、781、907C、931、942B

钱氏选辑王肯堂《郁冈斋笔尘》中有关医药的论述，包括医学理论、证治及临床验案、效方等内容而成此书。全书论述虽无系统，但确不乏个人创见。

8190

医间漫记/(明)贺钦撰. 石印本. 上海：扫叶山房，1926(五朝小说大观；13)

21、301、361、391、461、491、511、521、523、541、579、651、721、731、852、911、917、921

8191

包氏研究录/(清)包岩撰. 铅印本. 上海：商务印书馆，1912、1916

21、277、541、590、677A、738A

本书载"三焦新发明"、"诊脉新理"等论文15篇，系包氏读伤寒等书后心得体会。

8192

读医随笔：六卷/(清)周学海著. 铅印本. 上海：大东书局，1936(中国医学大成；121)

1、2、3、139、270、277、361、391、461、476、514A、579、511、541、589、590、728、733A、831、851、852、901、907B、907C、921、940

本书系作者汇集读书、临证之笔记而成。卷一证治总论；卷二形气脉法类；卷三～四证治类，列各种病症证治；卷五方药类，审辨药物性味效用；卷六评释类，为作者研读古医书的心得体会。

8193

读医随笔：六卷/(清)周学海著. 铅印本. 上海：广益书局，1928、1933、1934

139、270、279、286、361、393、541、590、721、728A、738、851、852、907C、931

8194

读医随笔：六卷/(清)周学海著. 铅印本. 建德：周学熙，1936(周氏医学丛书；18)

1、6、9、21、139、186、251、254、270、277、279、308、308A、309、351(残)、361、385、385B、412A、421、433、475A、476、491、514A、529B、546、664、721、738、741、781、901、907C、911、921、931、933、940、942B

8195

读医随笔/杜士璋编. 铅印本. 浙江：中医专门学校，1938(浙江中医专校讲义三十三种；18)

590

8196

医学易诵随笔/张寿颐撰. 油印本. 兰溪：公立中医学校(兰溪中医学校讲义；1)

391

8197

管窥一得/(清)杜钟骏著. 铅印本. 北平：京华印书局，1920

728A

本书收录"中西医学论"、"中西药性论"、"形质精神论"、"论检疫"、"论细菌”、“论发炎”等17篇论文。

8198

管窥一得/(清)杜钟骏著. 铅印本. 北平：商务印书馆

1、21、735、738B、839A、911

8199

医道还元：九卷/(唐)吕洞宾著. 铅印本. 北平：天华馆，1930

21、202、286、302、396、412A、450B、475A、529A、721、728A、839A

卷一论脉理奥旨，卷二解证候源流，卷三为药法阐微，卷四阐释天地心，卷五详五气心法，卷六解无碍心印，卷七析性命同源，卷八述修复性命，卷九为真体圆成。书后另附吕祖奇症新方，载各科临证验方135首。

8200

医道还元：九卷/(唐)吕洞宾著. 刻本. 广州：华联仙馆，1919

940

8201

医道还元：九卷/(唐)吕洞宾撰. 铅印本. 香港：永发印务有限公司，1949

251

8202

马氏庭训/(清)马怀远著. 抄本. 桐桂山房，1947

590

又名《马怀远医案》。列述内、外、妇、儿诸科常见病症证治经验。

8203

马培之医录/(清)马培之撰. 铅印本. 杭州：三三医社，1924(三三医书；30)

3、139、139A、186、270、277、308A、361、391、546、572、590、728、731、738A、800、839A、907C、921、940

8204

医验随笔/(清)沈祖复述. 铅印本. 杭州：三三医社，1924(三三医书；70)

3、139、139A、186、270、277、308A、361、391、546、572、590、728、731、738A、800、839A、907C、921、940

此书稿由沈氏追忆个人临床经验与见闻，讲述后由周逢儒记录整理而成，重治法而略于方药。所记医案包括内、外、妇、儿科。

8205

医学读书记：三卷/(清)尤怡著. 铅印本. 上海：大东书局，1936～1937(中国医学大成；122)

1、2、3、139、270、277、361、391、461、476、511、541、579、589、590、728、831、851、852、901、907B、907C、921、940

作者引经据典、考评辨析，记其研读证治之心得。后附《静香楼医案》31条，多为内科杂病。

8206

医学读书记：三卷/(清)尤怡著. 石印本. 上海：文瑞楼，1936

139、186、279、280、308A、529B、570、590、651、712、738A、799A、871、896A、907C、940

8207

陈修园狂妄略/胡海鳌撰. 铅印本，1934(医学举隅)

590

胡氏列举陈修园论著中某些观点，加以抨击，称其大言欺人，盲目崇古，言辞偏激。

8208

蠢子医：四卷/龙绘堂著. 铅印本. 上海：世界书局，1936（珍本医书集成；85）

1、3、21、139、140、152、185、186、202、254、270、277、289、301、303、308、309、361、381、396、421、433、461、476、491、541、546、572、579、589、590、706、728、731、738A、781、799A、800、831、839、839A、851、852、871、891、901、907B、907C、911、917A、921、922、926A、931、940、942B

本书主要以歌诀体裁论述多种病证的治疗经验。内容包括诊脉辨证、用药法则、临床各科证候。

8209

蠢子医：四卷/龙绘堂著. 石印本. 项城县志局张三宝，1914

277、351

8210

东洞先生遗稿/（日）吴秀山辑. 铅印本. 东京：吐凤堂，1918（东洞全集；2）

3、590

8211

读陈修园：十五卷/余斌撰. 铅印本. 德莹印刷所，1920

286、289

余氏认为自古医之良者莫如张仲景，医之不良者莫如陈修园。称陈氏为"良将"，以良将善于杀人。为避免"此医中蟊贼横行于医界之上"，而为是书，对陈氏著作进行批驳。卷一、卷二《灵枢》《素问》节要，认为《黄帝内经》为伪书；卷三认为《神农本草经》也是伪书；卷四《新方八阵砭》，为张景岳辨白；卷五至卷七《伤寒浅注》；卷八、卷九《金匮浅注》；卷十《女科要旨》；卷十一时方妙用；卷十二《医学实在易》；卷十三《溯洄集》；卷十四《十药神书》；卷十五《医家心法》。

8212

读陈修园：十五卷/余斌撰. 铅印本. 南昌：文明书庄，1920（余氏医书三种；1）

1、3、152

8213

奉天医学成绩录：二卷/孙右卿编. 铅印本. 奉天：黄东印书馆，1912

186、462（残）、475A

本书为医学研究所、军督部礼堂札派开办的中医学堂的学生论文集，载论文25篇，末附小儿卫生科内容。

8214

奉天医学成绩录/刘庆春等编. 铅印本. 奉天：福陧原，1921

139

8215

国父与医学及其肝病经过/宋泽撰. 铅印本. 上海：中西医药研究社，1943

139、590

主要介绍孙中山先生从医经历、患肝病治疗详情，以及逝世后的纪念活动等。书前有序。全书分为学医时期、行医时期、病中经过、中医处方及讨论、逝世后之纪念及遗物、关于遗体之肝脏6部分。中医处方及讨论部分记有张锡纯等人的意见等。书末附录有肝癌概说及附图26幅。

8216
国医释疑/黄啸梅撰. 铅印本. 南宁：集成印刷所，1937
922

8217
国医正言/陈曾源编. 铅印本. 天津. 市国医研究会，1934
491

8218
见闻录/胡海鳌撰. 铅印本，1934(医学举隅)
590
本书为胡氏据生平亲历及所闻奇异病案，“随手笔诸载记”，积久成帙，以有裨益于治疗。有一定参考价值。

8219
静观自得：二卷/罗清溪编. 抄本，1937
590
全书载录唐丽江、陈宰田、何书田、何古心、顾少竹、陈占之、周间渠、杨三桥、顾书堂、冯鲁轩、冯香岩、全开诚等12位医家各类验案170余则，内容涉及内、外、妇、儿等临证各科，每案对病因病机、辨证施治及处方用药论述甚详，不乏精辟之处，对临床有一定参考价值。

8220
灵学诊疗各症之经过/著者佚名. 铅印本，1949
301

8221
龙光医诀：四卷/朱公常著. 稿本. 吴兴，1948
590

8222
陆渊雷杂著/陆渊雷撰. 铅印本，1934
709

8223
雒声峻医集/雒声峻撰. 铅印本. 西安，1947
401

8224
民族健康之医学基础/胡定安编著. 铅印本. 上海：正中书局，1943、1945
351
附录：各国出生率、死亡率、寿命预测比较表，民族健康运动方案。

8225
评方录/胡海鳌撰. 铅印本，1934(医学举隅)
590
本书对140余首历代中医外科常用方，据作者临床经验加以品评，语多精要，切于实用。

8226
洴澼良规/陈微尘编. 铅印本. 鼎新印刷局，1935(陈微尘医书五种；5)
21、270、277、361、514A、799A
本书为陈氏“杂采后世经验良方并古方之常用者，著于一篇”，载方220余首，分血证、难产、目、肺、痰湿、中风等方21类，内容涉及内、儿、妇、五官各科。言辞简洁，便于背诵。

8227
如皋医学报五周汇选/如皋医学报社编. 铅印本. 如皋：医学报社，1930
1
选辑《如皋医学报》刊行5年来的中

医文章。内分：生理、学说、方案（附验方）、药物、杂说、医话、卫生、评论、文苑（附通讯）等9部分。

8228

神医奇谈/冯文辉撰. 铅印本. 上海：新新书局，1926

590

全书载录医林奇闻轶事41则，每则介绍一位医家用奇药或用奇法治愈病人验案，如扁鹊针虢太子尸蹶、徐嗣伯死枕愈病。

8229

生机集/叶心农撰. 铅印本. 古歙可卷斋，1945

541、590

全书分2篇：一为精神篇，载有精神总旨、精神之源、精神之舍等8论；一为知识篇，从六气、精神、气味三者论治疾病。

8230

时医模范/顾培玺撰. 铅印本，1936（顾氏医苑）

590

全书载文23篇。前有“临证指要”、“治病总要”等4篇专述治病总则，后集“发汗透表”、“豁痰止咳”等19篇分论具体用药，涉及药物剂量、剂型等方面，可资临床借鉴。

8231

时医诊书录/顾培玺撰. 铅印本，1936（顾氏医苑）

590

全书载文36篇。前载“诊病情要语”、“诊察舌胎要诀”2篇专论诊断要则，后有“升阳散火汤加减法”等34篇详述32首方剂的随证加减及代茶药味、散丸胶丹用法。

8232

世界奇病谈/顾鸣盛编. 铅印本. 上海：文明书局，1922、1928、1932

590、922

8233

天年医社会谈日记/邹子衡撰. 刻本. 佛氏新青年会，1921

1、139、590、791

卷一以时间为序，记载医社会谈记录，内容涉及临床治疗、基础理论研究，及对“热药补阳”等观点进行批驳；卷二录有邹氏对《伤寒论》等经典提出的质疑。

8234

铁樵杂著：四卷/恽铁樵撰. 铅印本. 上海：民友印刷公司，1941

186、590、651、851

本书主要包括医学平议、人生意味、惊风经验谈、痧子调护法等内容。

8235

唯识诠医篇/张书勋撰. 石印本. 北平：京师融会中西医学讲习班，1927

731

全书13篇，分别为阴阳、五行、六气会通，天人六气，正邪、外感内伤、脏腑、先天后天、血气水火、心肾、命门及治理等篇。其医学原理一编，融合西土唯识与中上医说之精义。末附张氏习医心得。

8236

吴山散记/沈仲圭撰. 铅印本. 上海：世界书局，1936（珍本医书集成；80）

1、3、21、139、140、152、185、186、202、254、270、277、289、301、

303、308、309、361、381、396、421、433、461、476、491、541、546、572、579、589、590、706、728、731、738A、781、799A、800、831、839、839A、851、852、871、891、901、907B、907C、911、917A、921、922、926A、931、940、942B

8237

惜墨轩医塍/顾培玺编. 铅印本，1936(顾氏医苑)

590

本书对李中梓等有关摄生、用药节度等的论述作有发挥，并讨论痰、肿、喘、逆等内伤杂证的辨证施治和选方用药经验，可资借鉴。

8238

习医晬语/巢祖德撰. 稿本，1945

590

全书载文40余篇。详细介绍清代夏敬渠、赵藜村等医家的临证经验和用药特点，并录有巢氏临床所得，内容颇博，涉及基本理论、治则治法、辨证论治、选方用药等方面。

8239

洗心语录：医药类/著者佚名. 刻本. 齐公社，1937

590

8240

协和讲堂演说录/中权居士著. 铅印本. 绍兴：医药学报社，1916～1927(医药丛书五十六种；15)

139A、391、590

8241

新医学案：中国医学最新著作/邱崇著. 铅印本. 北平：中国医学改进学社，1928(中国医学改进学社丛书)

1、2、21、139、139A、186、254、361、590、931

书载当时医学杂志的医学文章。内容包括陆渊雷等多位名家之临证心得及验案，涉及中风、痹证等内伤杂病。从病因病机、治则、疗法、选方、用药等诸多方面予以阐述。并以西医理论对医经精义奥理进行发挥。

8242

行素书室医草/吴文涵编. 抄本，1937

590

本书总结整理历代医家对中风、咳嗽、吐血、心痛、厥逆、遗精、疝证及脉学的阐述，内容较详，包括病因病机、治法、方药等。

8243

杏林秘要：二卷/宋胜辑. 抄本. 宋胜，1949

541

上卷载“丹丸散末”；下卷记有“胎毒”、“救急良方”等，录方170余。

8244

杏林医学/江堃，张阶平编. 铅印本. 广州：杏林医学社，1935

1、940

由《杏林医学月报》第35期至70期文章改编而成。内分：言论、专著、释义、研究、讨论、方剂、药物、医案、验方9项。

8245

修篁轩医学随笔/鲍寔撰. 铅印本. 安徽：兴记同文印书馆，1926

590、721、738B

本书以“不去腐无以生新，不祛邪焉能留正”之宗旨，讨论医学事理，从阴阳五行、脏腑经络及诸多病症辨治。书末还录有“预防”、“延寿”等专论，并倡“节饮食、贵蔬食”为养生两大要点。

8246

严惕安先生心传：二卷/严惕安著．抄本．淀滨氏，1917

590

上卷录严氏诊治伤寒、头痛、疮疡等15种病证脉案；下卷列肝胃、吐蛔、中满等14种临证内伤杂证医案。医案记述较详，辨证确切，选方用药颇有特色。

8247

研医笔记/蔡涵清撰．石印本．天津：进化国医馆，1932、1934

277、301

作者将数十年研究医学之心得，著成此书。内容为“中风约言”及“二十六字元机详解”。

8248

医古文选评/张骥编．刻本．成都：义生堂，1935(汲古医学丛书；19)

186、907C、301

8249

医家名论选读/张寿颐录存．油印本．兰溪：中医学校

590

8250

医界新智囊初集/曹炳章编撰．铅印本．绍兴：医药学报社，1916～1927(医药丛书五十六种；14)

139A、391、463、590

全书载青赤两色之于精神、舌之判断法、育婴之异法、黄疸等文106篇。内容包括医界轶事、怪病论治、植物研究、临证心得、方药运用、民间偏方、人体解剖、生理病理等。

8251

医界之警铎/吴汉仙著．铅印本．长沙：湖南商务印书馆，1931

139、728A、731、839A、921

本书仿日本医和田氏所著《医界之铁椎》而作。分上、中、下3编。上编名《西医正误录》，载文章27篇；中编名“中医破疑录”，设23篇；下编名《国医存亡公理》，31篇。

8252

医界之警铎/吴汉仙编．铅印本．湖南：中西一家医院，1934、1936

381、590、831

8253

医科杂说/著者佚名．抄本，1949

308A

本书分为药性总义、用药主治、诊脉法歌、望舌色法等24篇，简明扼要地对中医内、外、妇、儿各科疾病的诊断及辨证用药规律进行了阐发，各篇均附有歌诀。

8254

医量/陈无咎撰．铅印本．上海：丹溪学社，1923、1928

251、590、734、851、901、931

本书对中风、伤寒等常见内科疾病的病因病机、辨证用药作了阐述，就三焦等中医概念提出己见，并将中医与西医进行比较，强调中医博大精深的哲学内涵。末附医案1卷，分伤寒、杂病、妇人等3类，

录有16则病案。

8255

医林诙谐文/张汝伟编，1916～1927(医药丛书五十六种；41)

139A、391、541

本书载有新闻谈屑、医废疾、庸医赋、讨病魔檄等文13篇。汇集张汝伟、遯庵、济航、范郁哉等13位医家论医之说，内容包括方药、脉诊、养生、误治及医案2则。书中深入浅出叙述医事，颇有趣味和启迪。

8256

医林漫录/陆士谔撰. 稿本，1934

139

8257

医群精华录：二卷/鲍常伯撰. 抄本，1935

738B

8258

医滕约编/周禹锡编. 铅印本. 天津：中西汇通医社，1941(中国医学约编；10)

2、21、139、186、270、301、361、381、421、433、491、514A、590、728、731、851、896A、907C、917A、926A、940

为《中国医学约编》之一。书中收有黄竹斋《内经类编》序、王慎轩《中医新论汇编》序、曹炳章《中国医学大成》序、质问老中医、民国十六年革命高潮下振兴地方医务工作之宣传、贡献中央国医馆之两次建议等6篇文章。书中还附有学习内经学、伤寒学、金匮学、杂病学、诊候学、本草学、方剂学、温热学、医案学、参考学的重点学习书目，还根据当时振兴中医的需要，提出许多具有积极意义的议题，倡导中西医结合。

8259

医士道/裘庆元纂辑. 抄本，1916

664、931

本书汇辑古今中外医家、学者有关医德论述140条，对于倡导优良医德风尚有所研益。

8260

医士道/裘庆元辑. 铅印本. 绍兴：医药学报社，1927(医药丛书五十六种；19)

139A、391、541

8261

医事丛刊：二卷/黄维翰撰. 刻本. 南阳：张钫，1939

139、186、270、279、362、391、396、412A、412B、491、541、590、738B、907C、917A

上卷载中央国医馆第二届全国医药界代表大会两次提案及卫生署中医委员会之三次会议提案，并附审查意见书。提出对当时医药界的看法和改进意见；下卷列书序11篇、论说2篇、纪游和演讲各2篇。

8262

医事见闻录/裘庆元辑. 铅印本. 绍兴：医药学报社，1923(绍兴医药学报丛书；15)

139A

8263

医楔：二卷/张雨三撰. 铅印本. 太原：成文斋，1935

1、139、186、202、251、270、277、279、286、301、308A、361、381、391、475A、491、514A、521、529A、541、590、738B、799A

本书系作者讲授医学之讲稿，全书2

卷5篇。卷一第一篇分“原理”10章，卷二有4篇，第二篇总论“认证”，由认证述经、认证新义、认证援案3章组成，次第论述“《内经》六经诸证”、“伤寒六经证说”及月份与主气病证等；第三篇论“审候”，又细分为4章，分述脉之生理、脉之阴阳、脉之五行和脉之诊断等；第四篇论“用药”，包括“药之六经五行”、“药之诸公理”及“药物功用”3章；第五篇论“处方”，由“方之公例”、“方之妙义”及“引证古方”3章组成。

8264

医学笔记十种/戴祺等撰. 铅印本. 医学书局，1936

572

8265

医学刍议续集初编/余镜涵著. 铅印本，1912

931

本书分为10章，前两章分别追溯了疾病与药物的由来；后论述治病当明气化、暑湿论、汗多是亡阴证、疟疾、药以治病、食以养人论、温热发斑疹之机理、伤寒结胸与痞证之异；最后还讨论阳常有余阴常不足论、药性升降浮沉论，并探讨了热入血室与热入精室之异。

8266

医学歌注/陶林森撰. 石印本. 星星印书馆，1937

277

8267

医学平议/恽铁樵撰. 铅印本，1928(药盦医学丛书；2)

412A、476、706、799A

8268

医学平议/恽铁樵撰. 铅印本. 章氏医寓，1941～1948(药盦医学丛书；2)

254、361（残）、385A、391、421、433、450、450B、461(残)、728A(残)、731、781、907C

8269

医学平议/恽铁樵撰. 铅印本. 上海：新中医学出版社，1948(药盦医学丛书；2)

139、186、396、450（残）、541、579、651、728、731、907C、921

8270

医学特见记/邹慎撰. 铅印本. 上海：祥记彬明印刷社，1937

186、839A

8271

医病刍言/赵仁溥撰. 铅印本. 法轮印刷局，1949

529A

8272

医药进步/沈伯超著. 铅印本. 西安：医药进步编辑社，1942

1、831

按伤寒温病、外科、妇、儿科、眼科病、神经病、花抑柳病、传染病等分这为12篇。内容涉及中医理论、内脏疗法、临床有效方药及案例，药物的改进、内分泌与生理病理的关系等。并引用了一些现代医药科学知识和成果。

8273

医药论丛/中医指导社编. 铅印本，1934

139

8274
医药卫生录/岑炳璜编. 铅印本. 上海：济生堂参药号，1929
541、570

8275
医药卫生录/岑炳璜编. 铅印本. 上海：文明书局，1929
907C

8276
医药杂著/裘庆元撰. 铅印本. 绍兴：医药学报社，1920
139、475A、590

8277
医隐庐赠言随录/鄢汤辑. 铅印本，1919
202

8278
遇安斋证治丛录：二卷/刘永楙撰. 铅印本. 上海：千顷堂书局，1924、1925、1927
1、21、541、590、728、731
全书分6门。其中，撰述门载文27篇，录刘氏习研古籍笔记及心得体会；方药门有29篇，专述方药的用法、效能；医案门载录临证医案23则，以内科病证为主；尺牍门收有来往书信10封；诗歌门及同人录则记有刘氏和其友诗词39首。

8279
恽铁樵演讲录/恽铁樵撰. 铅印本. 上海：新群印刷所，1935
2、139、186、202、254、279、308A、361、514A、529、541、570、590、677A、728A、737、839A、851、896A、907C、921、940、942B
本书集哮喘、咳嗽、痫疾、内风、奔豚、经水病、产后血崩、疟等病案，其中四诊合参，辨证详审，理法方药，纲维不乱，足资借鉴。

8280
张山雷医学论稿/张寿颐著. 影印本，1916
529A

8281
拯瘼轩医学就正录：二卷/周禹锡著. 铅印本. 苏州：国医书社，1933
1、2、541、590、731、734、831、839A
上卷收录学医导径、论火与热之病理、十二经之经字解、天癸述义、戒除鸦片烟之古方新法、医学会谈社启、会谈问答笔记等有关中医药学的文章19篇；下卷收医案23例及拯瘼轩医学就正录附刊。

8282
证治从录/刘永楙撰. 石印本. 上海：千顷堂书局，1949
590

8283
中国医学四编/杨叔澄编. 铅印本，1938
21

8284
中国医药新道路/沈炎南撰. 铅印本. 重庆：新中华医药月刊社，1947
852

8285
中医指导录/张春水撰. 铅印本，1935
590
本书首列总论，就习医必须博览群书，掌握解剖生理学等问题进行讨论；次录历代医书之指导，对学习和理解《黄帝内经》《神农本草经》《伤寒论》《金匮要略》《中藏经》《脉经》等 14 部中医著作进行专题阐述，包括后世医家的评价、发挥和注解。再述张洁古、吴又可、喻嘉言、柯韵伯、徐灵胎、胡慎柔、陆九芝等医家学术思想及其著作的研究。

8286

竹斋医学丛刊/黄维翰撰. 铅印本. 西安：西山书局，1936

139、475A

本书上卷收载尧典演讲录、读易经札记、读国风札记、太极图记臆解、皇极经世图说考证、原性命学考辨等 8 篇；下卷收录修订国历刍言、恒星平面仪说、设立养老院说、养老所规划、论语讲演、佛学考辨等十余篇论文。

8287

竹斋医学丛刊/黄维翰著. 铅印本. 上海：中国医药书局，1936

412A

8288

庄氏中医知新集/庄省躬撰. 稿本，1949

139

全书分为 7 篇 46 章。第一篇总论，论述医之意义、中医进化概要、中医与哲学等；第二篇体功，论脏腑诸器官之作用，阐述人类起源、人体生理解剖、经络学说；第三篇论诊候之道；第四篇病理，论述六淫病与五脏六腑之关系；第五、六篇，杂病概论、医案新知；第七篇汤诀类涵。庄氏主张中西医结合，互为取长补短，“会中西医说于一炉”，遂将 30 年之临床经验，学术见解，汇编成书。

8289

病家医家之常识/张礼耕，张术仁撰. 铅印本. 重庆：中西图书总社，1938

1、852

收集张礼耕医案 52 篇。书后附张术仁的医篇论 3 篇，论述中医改革提出建议。

8290

救人方法：三卷/刘晓沧编著. 刻本. 湖南：宝庆儒家园，1934

839A

全书上卷论五脏六腑生理；中卷述六淫及各种病因、病机；下卷介绍内科杂病治疗原则、方药及服法。

8291

病床录/（日）近重真澄撰. 铅印本. 日本京都：人文书院，1930

3

8292

鹿门随笔/（日）望月君彦撰. 铅印本，1922（杏林丛书）

541

8293

青囊琐探：二卷/（日）片仓元周著. 铅印本. 上海：世界书局，1936（皇汉医学丛书；56）

1、3、21、139、140、152、186、202、251、254、270、277、301、303、308、361、391、396、421、433、450、461、491、514A、546、589、590、651、702、706、728、731、738、738A、741、781、799A、800、831、839、839A、851、852、854、871、891、901、907B、907C、917A、921、922、926A、931、942B

此书着重阐述临床见闻，备载奇疾异

治及验方，内容颇为赅博。上卷医论为主，下卷医方较多。

8294

藤氏医谈：二卷/（日）近藤明著. 铅印本. 上海：世界书局，1936（皇汉医学丛书；57）

1、3、21、139、140、152、186、202、251、254、270、277、301、303、308、361、391、396、421、433、450、461、491、514A、546、589、590、651、702、706、728、731、738、738A、741、781、799A、800、831、839、839A、851、852、854、871、891、901、907B、907C、917A、921、922、926A、931、942B

上卷述温病、疫病等10论，下卷述杂说、伤寒等6论。在辨温病、时疫方面颇有见地。书中论证疫乃厉气为病，对疫、温、伤寒3种病证之异予以鉴别，并辨正吴又可对于"冬伤寒、春病温，亦即疫病"说之误。各论间有若干附方。

8295

医賸：三卷/（日）丹波元简著. 铅印本. 上海：中医书局，1935（聿修堂医学丛书；11）

1、2、6、9、139、152、185、186、252、277、289、308A、361、391、393、412A、412B、421、425A、450、461、491、514A、511、529A、529B、546、589、590、664、677A、728、728A、731、738B、839A、851、901、907C、917A、922、931、940

8296

医賸：三卷/（日）丹波元简著. 铅印本. 上海：世界书局，1936（皇汉医学丛书；54）

1、3、21、139、140、152、186、202、251、254、270、277、301、303、308、361、391、396、421、433、450、461、491、514A、546、589、590、651、702、706、728、731、738、738A、741、781、799A、800、831、839、839A、851、852、854、871、891、901、907B、907C、917A、921、922、926A、931、942B

8297

医学节要集/（日）明石野亮撰. 铅印本，1911

590

十三、医学史

1 通史

8298

医史丛刊/黄维翰编著. 重印本. 南阳：张仲景医史文献馆，1939

590

8299

医史学上的方法论：医学史与他种学术史之异同及其关系/范行准撰. 中华医学杂志社，1949

139

8300

医学史讲义/罗伯尧编. 铅印本. 广东：省立国医学院，1931

139

系广东省立国医学院之教材讲义。主要论述医学发展历史，分为上古史、中古史、近古史、近世史4部分。将历代掌故，一一考其发明至由，变迁之际；并述时宜灾异，风俗情形，医理之异同及学术之争鸣。

8301

医学源流/抄本，1937

139、590、901

本书以歌诀体裁编写，列有伤寒五脏受病歌、伤寒表里二证用药歌及中风、中暑、中寒、中湿、诸痉、诸痫、小儿诸病、妇人胎产诸病用药歌等，载方78首，包括汤、饮、丹、丸、散、锭、膏等多种剂型。末附类集古方歌诀，如发表方、涌吐方、和剂方、表里方等18类。

8302

中国历代医学/蔡陆仙编. 铅印本，1941

590

第一章太古之医学，重点叙述医学之起源；第二章周秦之医学，概述医学的进步；第三章两汉之医学，论医学发展之盛况；第四章两晋至隋之医学；第五章唐代之医学；第六章宋代之医学；第七章至第九章，分述金元明清医学派别观、医学派别变迁史等。

8303

中国历代医学史略/张赞臣编著. 铅印本. 上海：中国医药书局，1933、1936

1、3、139、186、270、277、279、361、362、391、514A、541、590、664、728A、851、907C、917A、940

本书分“纵”、“横”二纲，以历史发展顺序为纵，分为上古、汉唐、宋、金、元、明、清、民国、中西汇通等8节，叙述历代医学发展概况；以各分科为横，分为本草、脉法、辨舌法、女科、幼科、推拿、眼科、脚气、霍乱、鼠疫地方病、针灸等23节，叙述各科目医学成就。书末附有中国药物学史略及历代本草著作简表。

8304
中国历代医学史略/张赞臣编. 铅印本. 北平：国医砥柱月刊社，1947
139、514A、721

8305
医学史：三卷/孙永祚编. 铅印本，1933
139、851

8306
医学史/孙永祚编（铁樵函授医学讲义二十种；20）
139、186、738A

8307
医学史/恽铁樵编. 铅印本，1933（恽铁樵函授医学讲义二十种）
139、186、738A

书分上、中、下3篇。编者以郑文焯所撰《医故》作上篇。中篇载历代医术名流列传计46人。下篇历代医政状况，本书系近代恽铁樵氏所办函授学校讲义之一。此书初刊于1922年。

8308
医学史/徐庶遥增编. 铅印本. 四川：国医学院，1949
853

8309
医学史/李子俊编. 石印本. 成都：四川高等国医学校，1940
186、270、851

全书首列“缘起”，论医学之起源；下分9章，介绍上古时代至清代医学发展概况，重点论述历代著名医家学术特色、突出贡献等。全书语言简谱，立论较为公允。

8310
医学史/卢朋编. 铅印本. 广州：广东光汉中医药专门学校，1929（广东光汉中医药专门学校讲义；2）
308A、590、907C

全书4章。第一章总论，分述医学之鼻祖、神祇时代之医学、器械时代之医学（指药石针灸），以及商周、两汉、晋六朝、隋唐、宋、金元、明、清各历史时期之医学，并介绍西洋医学之输入、日本医学之输入、诊断学、药物学等；第二章名医史，分述历代名家之医学成就；第三章医籍史，分述历代著名医学著作之卷数、作者及主要内容；第四章医政史，分述太医院职官、医学考试、惠民医政、祭祀先医等。

8311
医学史/卢朋编. 铅印本. 广州：广东中医药专门学校，1936（广东中医药专门学校各科讲义；11）
139、570、590、931、940

8312
医学史/陈邦贤编著. 油印本，1949
590

8313
医学史纲要/陈邦贤编著. 铅印本. 新化：西南医学杂志社，1943
541、590、781

系陈氏累积30年研究成果编撰而成。是其4种医学史著作之一。全书6章，为史前、上古、中古、近世、现代之医学以及现代医学学科史。本书史料丰富，内容全面，中西兼备。

8314

中国医学史/陈邦贤著. 铅印本. 上海：医学书局，1920、1929

1、2、3、21、139、186、251、301、414、541、590、651、731、733B、781、831、901、911、931、940

本书依次叙述太古、周秦、两汉、晋隋、唐、宋、金元、明、清、民国之医学，系统介绍历代医政、名医、名著及新形成之新学说、新成就，于疾病史之论述亦多所创获。2版有较大修订补充，上海商务印书馆1937年出版，入王云五等主编《中国文化史丛书》第一辑，内容分上古医学、中古医学、近世医学、现代医学、疾病史5篇，叙述中国医学之起源与演变、医术之发展、外国医学之传入等。

8315

中国医学史/陈邦贤撰. 铅印本. 上海：商务印书馆，1932、1937(中国文化史丛书)

1、3、9、21、139、140、202、251、301、361、381、421、433、476、491、522、541、546、572、590、651、664、706、709、728、738、741、781、800、851、852、901、921、922、933、940

全书分上古、中古、近世、现代、疾病史5篇。讲述我国医学的起源、演变、医术的发展，外国医学的传人。书后附录：中国历史医学大事年表。

8316

中国医学史/盛心如撰. 油印本. 上海：中国医学院，1931(中国医学院讲义十九种；2)

139

8317

中国医学史/陶炽孙编. 铅印本. 上海：东南医学院，1933

2、139、421、514A、541

全书辑录清季、民国初年医家著作与论文汇编而成。有陈邦贤《中国医学史》，伍连德《西医传入中国历史考》《吾国远古外科考》，俞凤宾《中国医学源流》，余云岫《我国医学必须革命之理由》，王颂达《中国古代医学是否有保存之价值》，丁福保《丁氏医学丛书新序》……. 等，以及"中国一般人民的医学知识"等。

8318

中国医学史/江贞撰. 铅印本. 广州：中医松石医务所，1936

942B

8319

中国医学史：四编/杨叔澄撰. 铅印本. 北平：华北国医学院，1938

1、139、186、279、362、514A、651

系北平药行商会创办药学讲习所医史课教材，后为华北国医学院教材。全书分4编，分述上古、中古、近古、近世四期医学发展，叙述学术沿革兴衰。上古史始于医药起源，止于周秦；中古史始于两汉，止于隋唐；近古史始于宋，止于明；近世史始于清代医学，止于民国以来医学。本书承袭传统治学方法。引用资料丰富，论述有依据。

8320

医学史纲：四章/李涛著. 铅印本. 北平：中华医学会出版委员会，1940

139、546、572、851

目录为中英文对照。书分为4章：史前医学、古代医学、中古医学和近代医学，后附有参考文献。书中附有插图125幅，有很多珍贵史料。全书按中西医学发展进程，依次相提并论。史料丰富，脉络清晰。其中，第四章详论医学之道德，强调医德之重要。全书中西医学史汇集，为一部中西合壁的医学史专著。

8321

中国医学史纲要：四篇/陈永梁著. 铅印本. 广州：光华图书印务公司，1947

572、590、731、851、931、940

全书4篇：上古医学、中古医学、近世医学、现代医学。其中，第四篇论述最详细，主要阐述中国医学新生命、日本医学之输入趋势、新中医药之运动、卫生行政与中医、中央国医馆成立经过、中西医平等待遇之波折、考试与中医、现代中医教育等。书后附有“医师法”。此书出版后，引起医界关注，颇多争议和商榷。

8322

中国医学史纲要/赵树屏撰. 铅印本. 北平：北平国医学院，1936

9、139

系北平国医学院医学史讲义。全书自上古至清代分10章，论述历代著名医家、医籍的学术贡献和影响，阐明医家的师承关系及学说的流传演变与发展，又分别介绍历代医政建设、医疗分科及医学教育的概况。为方便学习，每章均列表解。

8323

中国医学史讲义/赖良甫编著. 铅印本. 长沙：湖南中医专科学校，1933

186、831

全书包括总论及各论10篇。总论概述历代医家之成就。各论第一至第九主要介绍上古医学萌芽时期、周秦医学进步时期、西汉医学极盛时期、晋隋医学文明时期、唐医学变迁时期、宋医学中兴时期、金元医学派别时期、明医学庞杂时期、清医学发达时期之医学发展史。末篇为中国历代名医表等。本书是一部中国医学史研究专著。

8324

中国医学源流略述/卢朋编. 铅印本. 广东：中医药专门学校，1931、1936（广东中医药专门学校各科讲义；12）

570、590（残）、940

乃卢氏所撰《医学史》之节略本。

8325

中国医学源流论/谢观撰. 铅印本. 上海：澄斋医社，1935、1936

1、2、21、139、186、251、279、286、308A、361、381、475A、541、651、799A、831、851、911、931、940

全书列专题59项，对中国医学的分期、变迁、医书、医方、学派、医学各科、疗法、疾病，以及有关中西医汇通等都做了专题论述，对于历代各家学说均有较严谨的考证和客观的评价。

8326

国医史略/丁冠青撰. 铅印本. 平凉：陇东日报社，1946

590

全书6章，以六个历史阶段分述中国医药史，列太古医药、上古医药、中古前期之医药、中古后期之医药、近代医药以及现代医药。书后附有中国历代名医概略表。本书简要论述中国医药之起源、发明、发达、昌盛的发展概况，并介绍中医药之学术分歧，医药之循着时代变迁等内容。对中西医药并重、中国医学进步之障碍、中国复兴等争议等问题均有独到见解。

8327

国医小史/秦伯未撰. 铅印本. 上海：国医书局，1925、1931

139、541、589、940

全书采用问答形式，简明扼要论述中医学发展历史。自上古到清代，按历史年代，先论述历代医学发展概况，后介绍著名医家生平及医学贡献，在论述医学现状、未来发展、医学方针、历代医学著作、历朝医学政策等。又对诸如读医术途径、学医有否捷径、对医学抱何种态度等，逐一解答，通俗义明。

8328

国医小史/秦伯未著. 铅印本. 上海：学海书局，1926(谦斋医学小丛书；1)

541、731、931

8329

医术的浪漫史/马克斐；周云路著. 铅印本. 上海：广学会，1929

541

内分15章，阐述医术的缘起和进步、人体各部、致病的微生物、人体中抵御微生物的方法、种痘术的缘起、迷蒙药术、以毒灭毒术的发明、新发明的益寿微生物等内容。

8330

中国医药学史：二卷/杨叔澄撰. 铅印本. 北平：北平中药讲习所，1938

9、475A

8331

中医变迁史略说/著者佚名. 抄本，1934

139

本书将中医学发展历史划分为八个阶段，即鬼神术数时代、生殖崇拜时代、谶纬时代、理学时代、方术神仙时代、佛教盛行时代、朴学时代及科学时代。概述了中国医学变迁发展之脉络，强调要复兴中医，必须坚持《内经》的思维方式，即所谓的辩证法的调和论。书末附有中西医学变迁对照表。

8332

中国历代医学之发明/王吉民著. 铅印本. 上海：新中医社出版部，1928、1930

308、572、590、706、731、800、852、907C、922、940

书分为6章：生理，解剖，疗学，外科，卫生，内科。本书为驳斥美国嘉立森对中国医学之鄙视而作。所述中国医学之发明，如麻醉法、灌肠法、按摩，以及动物脏器疗法等，摘自400余种医经典籍，皆以事实为据，弘扬中华文化之精髓。

8333

中国历代医学之发明/王吉民撰. 铅印本. 上海：中医书局，1936(近代医学丛选；31)

590、940

8334

中外医学史概论/李廷安著. 铅印本. 上海：商务印书馆，1944、1947(新中学文库)

21、139、461、590、707、728、851、852、901、907C、921、931、940

全书3篇。第一篇外国医学史，介绍最早之医学、中古之医学、医学革命之领袖，17、18世纪之医学，19、20世纪之医学。第二篇中国医学史，划分四个时期，即最早之医学时期、医学之隆盛时期、医学之辩论时期和近世之医学时期；第三篇为中外医学之异同及对我国新医学之展望。全书执简驭繁、深入浅出。论及外国医学史，收录诸多重要史实，论及中国医学史，按医史发展之脉络，各具特色。对中外医学进化的比较，诚为比较医学史的最初尝试。

8335

医学史话/石川光昭著；沐绍良译. 铅印本. 长沙：商务印书馆，1939(自然科学小丛书)

541

2 专史

8336

周礼医师补注/(汉)郑玄注；(唐)贾公彦等疏；张骥补注. 成都：义生堂，1935(医古微；1)

1、3、6、139、152、186、202、254、286、301、308A、491、511、541、728A、738B、851

全书在《周礼》正文下，先引汉注，唐疏，后列补注。认为《周礼》医师篇关于五声、五味、九窍等义，都与《素问》《灵枢》《难经》相互发明。后世经学大师不谙医理，故多有疏漏。还根据《内经》等经文，加以解释。全篇着重医理阐发，为读《周礼》医师篇原文，提供参考之便。

8337

周礼医师补注/(汉)郑玄注；(唐)贾公彦等疏；张骥补注. 刻本. 成都：义生堂，1935(汲古医学丛书；8)

186、907C

8338

子华子医道篇注/(春秋)程本撰；张骥注. 刻本. 成都：义生堂，1935(医古微；6)

1、3、6、139、152、186、202、254、301、308A、491、511、541、728A、738B、851

《子华子》为春秋时记录程本(子华)弟子其师平日议论问答之言而辑成。本书根据《内经》等医籍原文，详加分析，逐一注明。《子华子》中有关阴阳、五行、脏腑、气血等理论，都与《灵枢》《素问》《难经》息息相通、另外其他方面也与《内经》联系紧密。强调“医者理也，理者意也，药者瀹也，瀹者养也”。并视医为道，非为术。

8339

子华子医道篇注/(春秋)程本撰；张骥注. 刻本. 成都：义生堂，1935

1、2、139、186、202、254、361、391、412B、475A、491、514A、541、542、579、590、651、664、728A、736、738B、839A、851、853、871、907B、907C、940、942B

8340

医说：十卷/(宋)张杲著. 影印本. 南京：国学图书馆陶风楼钵山精舍，1933

1、2、3、6、7、9、139、139A、185、186、202、254、270、277、279、286、289、301、303、308、308A、361、381、391、396、421、435、461、475A、476、491、514A、514B、511、529A、529B、541、542、570、579、590、664、706、707、709、723、728、738B、781、831、851、852、901、907C、917A、921、922、926A、940

本书广泛集录南宋以前的各种文史著作中有关医学典故、传说等史料，分为历代医家、医书、本草、针灸、诊法以及多种病证、养生、修养调摄等共49类。

8341
医古微：九卷/张骥撰编. 刻本. 成都：义生堂，1935(汲古医学丛书；7)
186、907C
全书9卷，分为6部分。第一部分为《周礼医师补注》1卷；第二部分为《左氏秦和传补注》1卷；第三部分为《史记扁鹊仓公列传补注》3卷；第四部分为《汉书艺文志补注》2卷；第五部分为《后汉书华佗传补注》1卷；第六部分为《子华子医道篇注》1卷。

8342
中国卫生制度变迁史/马允清编辑. 铅印本. 深县：马允清，1934
541

8343
李时珍先生的本草纲目传入于日本以后/陈存仁撰. 稿本，1945
590

8344
汉魏南北朝外来的医术与药物的考证/陈竺同撰. 铅印本. 上海：暨南大学暨南学报，1936
590

8345
中国药物学史纲/何霜梅撰. 铅印本. 上海：中医书局，1930
3、572、590、731、799A、851、917A、931、940
全书分12章节，按历史朝代依次论述，阐明历代药物学之沿革，诸家本草之概况。认为中国药物学，创自神农，备于周秦两汉，兴盛于齐梁，增补与唐宋，集大成于元明，汇中西于清，概括了中国药物学发展的历程。

8346
中国药物学史纲/何霜梅著. 铅印本. 上海：中医书局，1936(近代医学丛选；1)
590、940

8347
中国解剖史之检讨/侯宝璋撰. 铅印本. 济南：齐鲁大学国学研究所，1930
853

8348
清代之御药房/鲍鉴清编著. 铅印本. 北平：民国医学杂志社，1930
1
民国医学杂志第8卷第8号抽印本。介绍我国清代御药房的创设与组织、收藏的药品、检验手续、炮制工具等。

8349
守拙书房医学汇录/孔传献编. 铅印本. 北平：中华书局，1922
139、529A

8350
考正古方权量说/史汉昭撰. 石印本. 太原：山西医学专门学校，1919
381

8351
古代中西医药之关系/范行准撰. 铅印本. 上海：中西医药研究社，1936
590
主要内容有4个方面：年代与地理关系、先秦以前发生关系之疑问、中西交通后之我国医药变动、中国医药之西被。全书谈天文历法，论中国医药，介绍巫医的变动、药剂学的变动、传染病情况、外科手术、医院设置等。认为医学为整个文化中一部分，其盛衰消长与地理、时代、交通、科学文化、宗教等甚为关切。通过中西医药的交流、传扬、促进了中西医药的发展。

8352

明季西洋传入之医学：九卷/范行准撰. 铅印本. 上海：中华医史学会，1942

2、3、9、139、139A、186、254、270、433、476、542、570、590、706、709、728、728A、799、896A、917、926A

8353

明季西洋传入之医学：九卷/范行准撰. 铅印本. 上海：中华医学会钧石出版基金委员会，1943

590

本书书前刊王吉民“医学史丛书总序”。分为9卷。“后记”介绍著述缘起和经历。本书为研究中西医学交流史，提供了丰富可贵的资料。

8354

南洋热带医药史话/黄素封编著. 铅印本. 上海：商务印书馆，1935

139、541

全书14章。重点介绍荷兰东印度公司的潘夏斯、秀藤、卜卡塔、柯拉夫4位医生的生平事迹，记载他们在巴达维亚城等地治疗脚气病、梅毒、霍乱、天花等经验。并开辟专章介绍名医潘夏斯，论热带药用植物之专长。最后两章简要介绍巴城的卫生事业和17世纪巴城医院，还介绍东印度公司庸医失误之病案。

8355

中西医学考/杨熙龄编. 铅印本，1917

590

8356

中外医事年表/陈邦贤撰. 铅印本. 上海：中西医学报，1926

139

全书分2部分，第一部分为上古至清代中医药学大事记；第二部分按年代顺序合并记载中西医药大事迹。

8357

中外医事年表/陈邦贤编. 铅印本. 苏州：新苏书局，1929

475A、706

8358

世界医学变迁史/宋泽撰. 铅印本. 上海：中西医药研究社，1949

139

8359

医事启源/(日)今村亮撰. 影印本. 上海：回澜社，1929(回澜社医书；4)

1、21、139、139A、152、202、254、277、279、289、308A、361、393、412B、433A、475A、514A、529A、541、570、589、590、651、664、706、712、721、738A、799A、896A、907C、917A、921、926A、940

主要介绍各种医学发明的起源历史。时值西洋医学开始在日本盛行，作者为了尊崇和提倡汉医而编写此书。书中特别提出西医的某些先进方法是导源于中国古代医学，其中包括解剖、化学制药(汞剂、制炼)、麻醉(蒙汗)、导尿、灌肠(唧筒)引痘、刺络、酒剂等等。

8360

医事启源/(日)今村亮著. 上海: 世界书局, 1936(皇汉医学丛书; 4)

1、3、21、139、140、152、186、202、251、254、270、277、301、303、308、361、391、396、421、433、450、461、491、514A、546、589、590、651、702、706、728、731、738、738A、741、781、799A、800、831、839、839A、851、852、854、871、891、901、907B、907C、917A、921、922、926A、931、942B

8361

医事启源/(日)今村亮撰. 杭州: 三三医社, 1924(三三医书; 2)

3(残)、139、139A、186、270、277、308A、361、391、546、572、590、728、731、738A、800、839A、907C、921、940

8362

古书医言/(日)吉益为则撰. 铅印本. 东京: 吐凤堂, 1918(东洞全集; 13)

3、590

本书收集整理汉代以前中国古典医籍38种编成。所摘录者皆为医理、医论, 由吉益氏根据个人学术体验及见解分别加以评述诠释。

8363

古书医言/(日)吉益为则著. 铅印本. 上海: 世界书局, 1936(皇汉医学丛书; 63)

1、3、21、139、140、152、186、202、251、254、270、277、301、303、308、361、391、396、421、433、450、461、491、514A、546、589、590、651、702、706、728、731、738、738A、741、781、799A、800、831、839、839A、851、852、854、871、891、901、907B、907C、917A、921、922、926A、931、942B

8364

汉方医术发达史/(日)栗原广三撰. 铅印本. 日本: 药业新闻社(汉方医药全书)

590

全书分为4部分: 胎生的考察、胎生的时代、汉方医学理论的基础、汉方医学学说的构成和发达。书末附有日本年代索引、本草书类(日本著作)、中国历代概表、中国本部地名古今对照。本书将宋代朱熹理学和太极图说作为汉方医学学说构成的重要基础, 并将历代著名医家分为三派: 张机、皇甫谧、范汪、孙思邈、孟宪、陈藏器、刘完素、张元素、滑寿、朱丹溪等列为儒医; 扁鹊、医和等列为明医; 钱乙等列为德医。并论述日本古方派的形成, 以及三才思想、五行思想、营气卫气、仙禅道术等。

8365

医余: 三卷/(日)尾台逸撰. 铅印本. 杭州: 三三医社, 1924(三三医书; 12)

3、139、139A、186、270、277、308A、361、391、546、572、590、728、731、738A、800、839A、907C、921、940

专摘六朝以前古籍中有关医术之说, 附以案语, 分命数、养生、疾病等类。

8366

医余: 三卷/(日)尾台逸撰. 铅印本. 上海: 世界书局, 1936(皇汉医学丛书; 53)

1、3、21、139、140、152、186、202、251、254、270、277、301、303、308、361、391、396、421、433、450、461、491、514A、546、589、590、651、702、706、728、731、738、738A、741、781、799A、800、831、839、839A、851、

852、854、871、891、901、907B、907C、917A、921、922、926A、931、942B

8367

医学文化年表/(日)藤井尚文编. 日新书院，1942

541

8368

古方分量考/(日)平井编. 铅印本. 上海：世界书局，1936(皇汉医学丛书；52)

1、3、21、139、140、152、186、202、251、254、270、277、301、303、308、361、391、396、421、433、450、461、491、514A、546、589、590、651、702、706、728、731、738、738A、741、781、799A、800、831、839、839A、851、852、854、871、891、901、907B、907C、917A、921、922、926A、931、942B

考订张仲景处方中药味分量的重要意义。担心因沿用久远，药方中药味及分量有所差违，故对数百个处方的用药分量进行了考定规范。

3　汇传

8369

历代名医蒙求/(宋)周守中撰. 影印本. 北平：故宫博物院，1931(据宋临安刻本)

1、9、21、139、140、186、279、286、412B、475A、570、590、651、702、706、707、781、851、852、891、901、921、922

8370

中华列圣记/徐相任编. 铅印本. 上海：中华书局，1930

139

8371

中医师奋斗特集/中央国医馆医务人员训练班宣传处等编. 铅印本. 南京：联合办事处，1947

1

该书系纪念医师节发行的特刊。

8372

中国医门小史/郑抡编. 铅印本. 福州：中医学社，1933

139(残)、279、475A、590、911、917A

郑氏承四世家传，久居北京，获大量内府藏书。又据二十四史及各子书、各家笔记、各省省志、各县县志，广为搜罗，攟辑成册。全书6章，上古医学之发源、中古医师之踵起、历代医官之建设等。其中，第一、第二、第六章列医家385人，第五章选录历代留存有影响的医书240种。

8373

中国医药八杰图/宋泽撰. 铅印本. 上海：中西医药研究社，1943

139、186、270、279、286、514A、541、570、651、664

本书前载刘海粟署令、沈信卿题诗及郑午昌、刘海粟、范行准、朱天梵序及自序。医史四杰图及图后的医生题字、题词；药史四杰图及图后的医生题赞。

8374

历代名医列传/丁福保编. 铅印本. 上海：医学书局，1913

9

本书以时间为序，汇辑我国古代著名医家传记资料，自周迄清，33家。所辑多引自史书、文集、李濂《医史》等古代文献及部分医籍，资料比较完整，且引文均注明出处。末附英国之哈斐、占那，美国之嘉约翰，德国之古弗4名对西医学有重大贡献的学者传记。为医史人物传记专著，也供医史研究参考。

8375

历代名医列传/丁福保编. 铅印本. 上海：文明书局，1909

139、401、572、590、651、721

8376

古今名医言行录：二卷/葛荫春编. 铅印本. 春光堂，1931

1、3、21、139、396、433

全书2卷。上卷为上古至五代时期名医言行录，正选46人、附选10人；下卷为宋代至清代名医言行录，正选62人，附选9人。书末有补遗，正选34人，附选10人。

8377

名医历史集要/北平药行商会编. 铅印本. 北平：北平药行商会，1912

139、139A、202、279、529A

附于《古方丸散考略》后。本书前部收载上古至明代医家人物47人，文字简略，均标出处，方便考查。后部为药王庙大殿祀像位次。正中为神农、伏羲、轩辕、左孙思邈，右韦慈藏，两侧10名医即岐伯、雷公、扁鹊、淳于意、张仲景、华佗、王叔和、皇甫谧、葛洪、李景和、药行会馆神牌位次，分前殿3人，后殿3人，后图上层3人，东配祀14位，西配祀14位。

8378

医传/陈中伟撰. 抄本，1949

590

载有25位医家传略，从苗父、弟父、神农起至魏王显止。文献来源未注明出处。

8379

医林艺人录/宋泽撰. 抄本，1941

572

8380

医林尚友录/章巨膺编. 铅印本. 上海：章巨膺医寓，1936

1、286、541、590、664、677A、706、871

本书仿《尚友录》编辑而成，对医林贤哲，始于上古，止于清末，撰述医家医事传略。为便于检索，按人名姓氏笔画排列。

8381

清史稿名医传/赵尔撰编，王吉民录. 抄本. 王氏芸心医舍，1941

590

本书从《清史稿》列传288遗逸类和列传289艺术类中抄录傅山、吴有性、喻昌、张璐、张志聪、柯琴、叶桂、徐大椿、吴谦、绰尔济、陆懋修等11位医家传记，以及附载医家戴天章、尤怡、薛雪、吴瑭、费伯雄等传记22篇。

8382

当代医家传略/许尚文编. 铅印本. 上海：金山崇济医室，1948

590

书分为上、下两编。上编为上海部，收录医师77人；下编为国内各部，收录医师60人。皆载医家传记，并详细记述各家医学心得，略者仅列姓名、籍贯、诊所地址等。书前刊有17人照片，书末附有丁福保等医师临床论文18篇。

8383

医林人物剪影/文琢之撰. 铅印本. 四川：医药文化福利社，1947

590、651、728A、851、917A

为《四川省医药学术研究会丛书》之一。首刊2篇代序。正文分为甲、乙2篇。甲篇收录29位名家；乙为收录12位名医。所录医林人物，皆为民国时期中医名流。着重于神态、个性之描述，读之如见其人，故以“剪影”为名。

8384

上海中西名医集/上海出版社编. 上海：上海出版社，1929

1

8385

世界历代名医传略：十卷/许明斋撰. 铅印本. 绍兴：医药学报社，1917、1920

139、529A、590、738、931

全书10卷。该书肇自上古迄于清代。收集70多位中医名家和39位西方医学名家的生平、事迹，均为之立传。每传文字虽简，但基本概括了医家的生平及主要学术成就，是研究中西医学史重要的参考资料。

8386

明医小史/(日)望月三英编. 抄本，1924

541

全书辑录中国明代医家309人，附录清顺治以后医家45人。除简要叙述医家姓名、字号、籍贯、师承关系及学术特长外，并记述其著作和卷数。

8387

皇国名医传/(日)浅田惟常著. 铅印本. 上海：世界书局，1936(皇汉医学丛书；7)

1、3、21、139、140、152、186、202、251、254、270、277、301、303、308、361、391、396、421、433、450、461、491、514A、546、589、590、651、702、706、728、731、738、738A、741、781、799A、800、831、839、839A、851、852、854、871、891、901、907B、907C、917A、921、922、926A、931、942B

本书收集日本近现代数十位名医事迹、生平，并为之立传。同时反映出自金元始，汉方医学传入日本后，在日本形成了李朱医学学派，诞生了许多杰出的汉方医学家，对日本医学的发展起到了推动作用。

4 别传

8388

左氏秦和传补注/张骥撰. 刻本. 成都：义生堂，1936(医古微；2)

1、3、139、186、286、308A、541、728A、738B、851

本书在《左传》正文下引晋代杜预《集解》，唐代孔颖达《正义》原文，后列补注。在参阅校勘记和石经本、宋本、淳熙本、闽本、监本、毛本等各种版本基础上，又引用文献30余种。重在阐发医理，认为秦和六淫之论，实为后世三因之祖。

8389

左氏秦和传补注/张骥补注. 刻本. 成都：义生堂，1933

139、202、254、277、279、361、475A、542、590、664、728A、737、741

8390

左氏秦和传补注/张骥补注. 刻本. 成都：义生堂，1935(汲古医学丛书；9)

186、907C

8391
史记扁鹊仓公列传补注：三卷/张骥撰. 刻本. 成都：义生堂，1936(医古微；3)

1、3、139、186、301、308A、491、541、738B、851

本书在《史记扁鹊仓公列传》正文后，列出《集解》《索隐》《正义》《考证》原文，补注附于其后。书中引用文献40余种，考证有据，注解较详，阐释透彻。对“缺盆”的解释十分精彩，对原文失误，亦不疏漏。

8392
史记扁鹊仓公列传补注：三卷/张骥撰. 刻本. 成都：义生堂，1935(汲古医学丛书；10)

186、907C

8393
医圣张仲景传/中央国医馆编审委员会编. 铅印本. 南阳：重修南阳医圣祠筹备处，1935

139

书前有张仲景像、南阳医圣祠墓照、张仲景传并附有历代名医评价称赞张仲景墓祭。《伤寒杂病论序》、中央国医馆第二届全国医药代表大会提案、重修南阳医圣祠董事会章程、发起重修南阳医圣祠备案及筹备会议决议之经过，附左修之先生像、传等。

8394
医圣张仲景灵应碑/著者佚名. 拓本. 黄维翰，1933

139

8395
医圣设位公祭记略/郝芸衫编辑. 铅印本. 济南：福康印刷局，1941

308A

主要载有医圣神堂照片、叙文、通知书、祭仪、祝文、医史摘要、编余剩言文苑等。

8396
国医文献：张仲景特辑/国医文献编辑委员会撰. 铅印本. 上海：国医公共会，1936

139

8397
南阳乡资医圣张仲景祠墓志/水子立编. 铅印本. 南阳：张仲景医史文献馆，1935

590

8398
后汉书华佗传补注/张骥补注. 刻本. 成都：义生堂，1935(医古微；5)

590

8399
华阳陶隐居内传：三卷/(宋)贾嵩撰. 无锡：丁氏，1935(道藏精华录；17)

391、541、542、579、852

8400
唐代伟大医学家孙思邈事略/黄维翰撰. 石印本. 樊川：乐素洞，1949

139

又名《医仙妙应孙真人传》。本书选录《旧唐书·孙思邈传》，引用历代史书、方志、游记、笔记、佛经及《道藏》等，如《北史》《新唐书》《长安志》等，详细考究孙思邈生平事迹。书末附有3篇抄录，引《千金要方》《千金翼方》的孙思邈医案16则。

8401

药王考与鄚州药王庙/吕超如撰. 铅印本. 实学书局，1948

186、922

8402

文苑集/章巨膺编. 铅印本. 上海：民友印刷公司，1948

139、851、926A

本书系恽树珏生平有关资料之辑录，由恽氏门人章巨膺编集辑入《药盦医学丛书》第一辑。全书辑录恽氏遗像、遗墨、传记、年谱、轶事、悼词等11篇，较为全面地介绍了恽氏的一生，并论述其精湛医术及丰富临证经验。

8403

恽铁樵传/恽道周等撰. 铅印本，1935

590

主要介绍恽铁樵生平著作及从事医学教育之经历等。

8404

药盦文苑集/孙世扬等撰辑. 铅印本. 上海：新中医学出版社，1948(药盦医学丛书. 第1辑)

590

收录《药盦医学丛书》第1辑，该集为悼念恽铁樵的专辑，有孙世扬撰写的恽铁樵先生传，章巨鹰写的恽铁樵先生年谱、恽铁樵先生轶事、悼词，及一些刊于苏州明报、新闻报上的报道，以及挽联。

8405

畴隐居士自订年谱/丁福保撰. 铅印本. 无锡，1921

9、139、590

首刊于丁氏所编《佛学大辞典》，1925年予以补充修订，1933年在其所编《说文诂林》刊载，1935年再度修订出版。至1939年再版。本书首叙丁氏家族自元代以来，时代书香之家谱世系，是研究丁氏生平、品格、成就的资料。

8406

畴隐居士自传/丁福保撰. 铅印本. 上海：诂林精舍，1948

9、139

全书分10章：国学、算学、医学、纪游、南洋医学考试、著述、捐助、社会服务、素食主义等。概述了丁氏在国学、算学、医学、文字学、佛学等方面的研究和造诣，并附有其赴南洋医学考试第一名的考试题及答案，另有著作83种。本书表明丁氏对中国传统医学与世界新医学相互沟通的见解。

8407

畴隐居士学术史/丁福保撰. 铅印本. 上海：诂林精舍，1949

139

全书13章，包括家世、幼学、国学、医学、道教、鬼神之学、中日文化沟通、往游日本、小学等。本书系丁氏晚年对自己在国学、医学、宗教学、文字学、卫生学等方面的学术思想、渊源、成就的回顾与总结。在医学方面，阐明中医当重视学习西医理论的观点等。丁氏研究中西医学造诣颇深，卓有成就。

8408

丁甘仁先生作古纪念录/曹颖甫编. 铅印本. 孟河：丁氏，1927

590

本书内容为像赞29篇、哀启1篇、传文2篇、墓志铭1篇、墓表1篇、祭文5

篇、挽词 3 首、挽诗 6 首、挽歌 2 首以及挽联等。

8409
丁甘仁先生墓志铭/姚文枬撰. 铅印本. 上海：盂河丁氏，1926

590

本墓志铭由谭泽闿书。全书内容有 3 篇，前为篆文墓盖 20 字："有清授中宪大夫花翎六品御候选道丁公墓志铭"；中以正楷书丁氏生前行医、教学、著述等业绩；末为铭赞曰："辨虚实，审阴阳；呼肺腑，针膏肓。应诊数十年，声望历久而弥彰。欲师其回春妙术，可读流传之良方"。

8410
赵海仙传略/赵怀珍撰. 石印本，1930

590

书首有赵海仙先生遗像，传略正文叙述赵海仙先生生平事迹，正文后附有赵海仙收载先生医案手迹数则。

8411
赵海仙百年仙寿纪念册/赵怀珍撰. 影印本，1942

590

本纪念册首载赵海仙像，后为传略，有影印日记数篇及处方 7 张。

十四、工具书

1 辞典

8412

认病识症辞典/陆锦燧编；陈存仁删定. 铅印本. 上海：健康报馆，1920

590、931

本书以陆氏《外候答问》为基础，通过辞典辞条形式将中医各科临床常见病症列出。是一本指导患者就诊求医、日常起居保健的普及性与临床医生诊断治疗的专业性相结合的医学辞典。

8413

方剂辞典/平冈嘉言著. 铅印本. 上海：世界书局，1936(皇汉医学丛书；43)

1、3、21、139、140、152、186、202、251、254、270、277、301、303、308、361、391、396、421、433、450、461、491、514A、546、589、590、651、702、706、728、731、738、738A、741、781、799A、800、831、839、839A、851、852、854、871、891、901、907B、907C、917A、921、922、926A、931、942B

以方名首字的笔画为序。每方均有适应症、药名、分量、煎法及吸法，有的附有古书考据等。

8414

袖珍医学辞典/吴建庵编. 铅印本. 上海：广协书局，1949

541

本书收录医学及有关学科名词1万余条。按英文名词顺序编排。除中译名外，部分名词有注释。正文后有附录10种，补编后有附录5种。

8415

中国医学大辞典/谢观编. 铅印本. 上海：商务印书馆，1921

1、2、3、9、21、139、140、152、185、202、251、254、289、301、303、308、308A、361、381、396、401、421、433、461、462、476、522、541、546、589、590、651、702、706、731、781、800、831、839A、851、854、901、907B、907C、911、917A、931、940、942B

本书收载条目7万余，计350余万字。谢氏等中医同仁，博采医籍文献精华，汇集名家经验良方。所辑词目包括病名、药品名、医方名、身体、医家、医书、医学7大类。对医学名词术语皆详尽细述。凡遗漏词目补遗于篇后。全书辞条7万余条，排比之法，以首字笔画为序，首字相同者，则以次字笔画为序，依此类推；另设辞头索引、辞条索引、便于检索。书中难字，采用直音注音。书后附按“四角号码检字表”编制的“中国医学大辞典索引”235页。

8416

中国药学大辞典/陈存仁主编. 铅印本. 上海：世界书局，1935

1、2、3、21、139、186、251、301、308A、361、381、541、590、651、731、733A、746A、781、831、839A、852、891、901、907B、911、917A、931、940

收录中国历代本草文献所载各种药物，每种药物均列出其正名、处方用名、古籍别名、外文学名等，除了载明其产地、形态、成分、效能、主治及用量等项，各药尚附有"历代著述考证"、"国外学说"、"近人学说"及"参考资料"等内容。本书为较早期的中药学专门性辞书。收集药物比较广泛。尤其是附有植物彩色图谱为其特色。附中国药物标本图影。

8417

中药大辞典/卫生报馆编辑部编. 铅印本. 上海：卫生报馆，1930

2、21、139、289、381、462、590、839A、891

本书参考数百种中医药典籍，历时3年编纂而成。列药品条目6000余条。以笔画顺序排列。

8418

药性辞源/冯伯贤编. 铅印本. 上海：中央书店，1937

21、728、907C、931

本书为初学中医者之入门读物。书中列举常用中药183味，论述其性味、主治、配伍、处方及禁忌。并对每味药物的用法、配伍进行详细的讲解，在杂论中附录炮制方法。全书突出了实用性和普及性。

8419

中华医学大辞典/中国医药研究社编. 铅印本. 上海：世界书局，1937

9

8420

国药字典/陈景岐编. 铅印本. 上海：大通图书社，1935、1940

139、381、421、728

全书载药近1000种，附录药物600余，按笔画排列。各药设有性味、功用、产地、形态、禁忌、用法、制法、杂论、附录等项。

8421

国药字典/陈景岐编. 铅印本. 上海：中西书局，1930、1939

1、541、590

8422

应用药物辞典/章巨膺编. 铅印本. 上海：民友印刷所，1934

590

本书所载为常用药物520余味，另列药物之通俗名称、别名或简称等。每药首先叙述属性，其次是性味，然后是功效、用量等。篇末附有功用归纳表。

8423

中国药物新字典/江忍庵著. 铅印本. 上海：中国医药研究会，1931、1932

1、2、186、251、381、421、590、839A

8424

中国药物新字典/江忍庵编. 铅印本. 上海：广益书局，1933

1、2、139、461、831、871、907C、931、933

8425

中华药典/中央卫生部编. 铅印本. 南京：

内政部卫生署，1930、1931

21、731、800、922、931

本药典收载大约700余种西药。按照拉丁字母顺序排列。主要叙述药品之来源、标准含量、制法、形状、鉴别，以及含量测定、贮藏方法、制剂剂量等。附录各种常用药表、毒性药表，并配备拉丁文索引。

8426

中西药典/张公让撰. 铅印本，1948

1、139、186、651、799A、800、931、940

全书分26章，每章按药性或病证分若干小节，每节之下细分药物，记载药物500余味。在每味药物下，列各论，阐述药理、性味、作用、禁忌、用法、中医和西医对该药之评析等。

8427

临床药典/李龙文编. 铅印本. 汕头：新新书店，1946

590

以汉字笔画排序，收入常用中药700余种。每一药物，均说明其性味、功效、主治以及用量，强调药物禁忌等。

8428

药性辞典/吴克潜编辑. 铅印本. 上海：大众书局，1922、1933、1949

1、21、139、140、186、361、541、702、728、733A、839、901、940

收集中药600种，以药物首字笔画为序排列，每种药物均列出产地、性味、主治、用量、禁忌。重要的药物另加编者按语。引文注明出处，书末附药物别名表，书前有谢利恒、顾渭川、蒋文芳等人题字，孙文蔚序与序。

8429

实用药性辞典/胡安邦著. 铅印本. 上海：中央书店，1935

1、21、139、185、186、277、361、461、541、589、570、590、728、731、733A、851、901、907C、921、922、931、940

本书按补气助阳、补血养阴、收敛精气、发散风寒等中药功用分为31个门类，收常用中药388味，列出别名、产地、成分、性味、主治、各家学说、用量、禁忌、药价、编者经验等。书前有药名检索表。书末附煎药须知及煎药时刻表。

8430

实用药性辞典/胡安邦著. 铅印本. 上海：广益书局，1943

421、851

8431

标准药性大字典/潘吉初编著. 铅印本. 上海：医药研究学会，1935、1936、1947

1、139、186、590、651、741、781

将常用中药按植物、动物、矿物、自然、物用分为5类，以药名首字笔画为序编排，介绍每种药物的产地、分科、形态、品类、成分、性味、功效、处方、单方、用法、用量、禁忌、反药等。书前有彩色药物标本图400余幅。

2 指南、手册

8432

国医学指南：六卷/徐时进著. 铅印本. 上海：九州书局，1935

139、901、931

卷一为药性、脉象，卷二载内景图及

经脉集古方歌诀等，卷三收录望色、闻病、伤寒论、温疫诸篇，卷四述春温、夏热、瘟疫、燥症、便血等病症31种，卷五叙头痛、心痛、腹痛、黄疸、痿症等病症19种，卷六详身痛、麻木、遗尿、斑疹、口齿、女科等病症33种。

8433

国医学指南：六卷/徐时进撰. 铅印本. 上海：中国医学书局，1935

21、733A、907C

8434

中国医界指南/王吉民等编. 铅印本. 上海：中华医学会，1940

491

8435

中国医界指南/王吉民等编. 铅印本. 江西：文瑞印书馆，1937

433

8436

医学指南：五卷/(清)李德中著. 石印本. 上海：江东茂记书局，1918

21、361、461、475A、514A、519、529A、570、590、677A、728A

8437

医学指南/著者佚名. 稿本，1927

139

本书列述脾胃、饮食、三消干渴、关格、积聚、痞满、肿胀诸证证治。每证分经义、论证、论治3项。经义系引述《内经》有关论述；论证则详释其病机；论治则概述治则，列述方药。

8438

医学指南续编/丁福保撰. 铅印本. 上海：医学书局，1915(丁氏医学丛书；4)

277

8439

药业指南/周复生撰. 铅印本. 重庆：济生堂国药房，1942、1943、1946

186、270、277、541、651、731、852、907C

8440

医药指南/张雪岩，刘龄九编. 铅印本. 田家医社，1946

361

8441

中国医药指南/李复光编撰. 铅印本. 重庆：新中华医药学会，1936～1947

2、186、270、309、361、421、491、511、590、651、851、907C、940

全书分医药学术、医药常识、卫生常识、经验良方、制药法、医学法规、医药调查统计等7编，主要讨论民族健康与儿童保健、新中华医学运动之理论与实践、改进中医等理论问题，介绍各种医药及养生保健常识、四川中药材、名医经验、医药法令等内容，并附有中医刊物、中国医院一览表。书中载录一些反映当时中医药界对其发展方向的探讨、医药法规与组织章程、丁甘仁、汪莲石等名医证治经验与验方等颇为珍贵，对研究民国时期中医药学术发展历史有一定参考价值。

8442

中国医药指南/李复光编. 铅印本. 重庆：重庆市中医训练所，1946

361

8443

医事手册/汪黄瑛编. 铅印本. 上海：医药

学杂识社，1947(医药学小丛书)
852

8444
中华医学会第七届大会手册：民国三十六年五月五日至十日/中华医学会编. 铅印本. 南京. 中华医学会，1947
541

8445
保健捷径/邱起祥医师诊所编. 铅印本. 邱起祥医师诊所，1949
541

8446
保健文库/叶维法主编. 铅印本. 上海：文通书局，1948
541

8447
保健新编/钟绥臣著. 铅印本，1943
541

8448
保健延寿谈/黄伯樵著. 铅印本. 上海：中华书局，1948
541

8449
中医师手册/医药研究月刊社编. 铅印本. 南京：中国医药图书流通社，1947
139

本书是一本综合介绍中医学理、法、方药及临床各科常见病辨证施治的工具书. 书中内容广博，有一定深度。

8450
医学百科大全/(日)斋藤次六著；吴瑞书译. 铅印本. 上海：中西书局，1926
541

3 名录

8451
第二次医士医生登记名录/铅印本. 上海：特别市卫生局，1928
541

8452
第三次医学名词审查会解剖名词审查员姓名录：中华民国六年八月/铅印本，1917
541

8453
第一次登记西医、助产、中医名录/上海特别市卫生局编. 铅印本. 上海：卫生局，1928
541

按姓氏笔画为序，介绍上海市中西、助产等开业医生的姓名、年龄、专业、通讯处等。书内附管理医师(西医)暂行章程、管理医士(中医)暂行章程、管理助产女士暂行章程。

8454
第一次药剂师、士登记录/上海特别市卫生局编. 铅印本. 上海：卫生局，1928
541

8455
国医名录/戴达夫撰. 铅印本. 上海：国医学会，1932
590

本书收录30年代初上海市国医学会会员并有正式开业执照的中医师955人。有姓名、证书号、籍贯、分科、门诊和出诊费、住址或开业地点、简历（毕业院校、曾任职位、师承关系）。书前部分附有照片的中医师60人，另录沪南中医师200名等内容。

8456

中华国医学会会员录/包句香编校. 铅印本. 上海：中华国医学会，1936

541

名录列该会会员约450名的姓名、年龄、科别、通讯地址等。

8457

河北省会中医师公会同仁录/铅印本，1949

541

8458

全国登记医师名录：自民国十八年至三十年止/卫生署医政处编. 铅印本. 卫生署，1942

541

8459

全国国医名录/上海大东书局编. 铅印本. 上海：大东书局，1930

590

8460

上海公共租界工部局开业医师牙医及兽医1938年注册名录/上海公共租界工部局编. 铅印本. 上海：公共租界工部局，1938

541

8461

上海公共租界工部局开业医师牙医及兽医1940年注册名录/上海公共租界工部局编. 铅印本. 上海：公共租界工部局，1940

541

8462

上海公共租界工部局开业医师牙医及兽医1941年注册名录/上海公共租界工部局编. 铅印本. 上海：公共租界工部局，1941

541

8463

上海暨全国国医药界名录/许尚文编辑. 铅印本，1943

541

书分“上海之部”与“国内各埠”2编，按汉字笔画为序介绍全国各中医及中药店名称、地址、专长及电话。

8464

上海市第四次登记中医名录/上海市卫生局编. 铅印本. 上海：上海市卫生局，1930

541

8465

上海市第五次登记中医名录/上海市卫生局编. 铅印本. 上海：上海市卫生局，1930

541

总登记中医医士319名、中医医生58名。

8466

上海市国医公会会员录/上海市国医公会秘书处编. 铅印本，1934

491

8467

上海特别市第三次登记中医名录/上海特别市卫生局编. 铅印本. 上海：卫生局，1929

541

8468

上海特别市药行业职工会征信会员录/铅印

本，1929
541

8469
上海特别市政府卫生局职员录/上海市特别市卫生局编. 铅印本. 上海：市特别市卫生局，1928
541

8470
上海中医专门学校同学录/铅印本. 上海：中医专门学校，1923
541

8471
江苏医大毕业同学会会员通信录/铅印本，1933
541

8472
神州医药总会会员录/神州医药总会编. 铅印本. 上海：神州医药总会，1929
541

8473
十八年度全国国医名录/上海大东书局编. 铅印本. 上海：大东书局，1930
590

8474
医学求益社同人录/铅印本，1913
541

收录从清光绪三十二年(1906)至1913年6期会员名单，包括理事会成员，附有简单通讯录。

8475
中华民国日本医药学出身者名簿/(日)小野得一郎编辑. 增补本. 东京：同仁会，1930
541

4 术语

8476
教育部审定医学名词. 一，解剖学：骨骼/科学名词审查会编. 铅印本. 上海：科学名词审查会，1919
541

8477
教育部审定医学名词. 二，解剖学：韧带、肌肉、内脏/科学名词审查会编. 铅印本. 上海：科学名词审查会，1919
541

8478
医学新名词解释/万钧编译. 铅印本. 上海：医学书局，1927
541

8479
解剖学名词汇编：教育部审定/邹恩定编. 铅印本. 上海：科学名词审查会，1927
541

8480
人体解剖学名词：中华民国三十二年七月教育部公布/国立编译馆编. 铅印本. 上海：正中书局，1947
541

将人体解剖学名词的拉丁新、旧名、汉译新、旧名按英文字母顺序排列成对照表格。书后有新名词索引。

8481

医名汇考/虞哲夫撰. 铅印本. 上海：千顷堂书局，1933

1

8482

中外病名对照表/武建原撰. 铅印本. 上海：文明书局，1914

401

8483

中外病名对照表/武建原编辑. 铅印本. 上海：医学书局，1933

706、852

8484

中外病名对照表/徐勤业编译. 铅印本. 上海：焕文书局，1933

1、21、854

8485

中央国医馆统一病名录/中央国医馆编审委员会编. 铅印本. 南京：胡开明印刷局，1935

421、590、651

此编录有内科、外科、妇科、儿科40余种，分12类。内容包括器官系病、组织系病、传染性流行病、头项门、躯干门、四肢门、生理系病、经带系病、崩漏系病、妊娠系病、胎产系病、产后系病、初生小儿病、痉病门、痫病门、痘疹门、疳痨、肺脏病、肠胃病、软骨病、杂病等，并将上述病名统一归入表内，将诸病分为病名、重名、外名和证候几部分，收录中医病名731条，使阅者一目了然。

8486

汉医术语解及索引/(日)岸原鸿太郎编. 铅印本. 日本东京：富仓书店，1935

1

5 目录

8487

汉书艺文志方技补注：二卷/张骥编. 刻本. 成都：义生堂，1933(汲古医学丛书；11)

186、907C

本书在《汉书艺文志方技》正文后，引唐古注，后列补注。张氏参阅各种版本，又引用古文献40余种，对留存及亡佚古医籍进行考证，尤其对白氏内经、针灸等考证甚详。

8488

汉书艺文志方技补注：二卷/张骥补注. 刻本. 成都：义生堂，1935

2、139、202、254、279、289、361、541、590、664、738B、851

8489

四部备要书目提要/中华书局编. 铅印本. 上海：中华书局，1936

277、940

8490

四库全书总目提要：子部医家类/铅印本. 上海：世界书局，1946

590

8491

中国历代医书目录/王吉民编. 抄本，1935

572

又名《医学书目》。本书主要介绍历代著名医家及医书。按历史朝代编排，类分汉志医经、经方，隋志医方，唐志明堂、经脉、医术，宋志经脉医书，宋史艺文志，辽金元各传记，以及明史艺文志等。书末附有西医原始、西医学家、西医学书目。资料丰富，可供文献研究参考。

8492
历代医学书目提要/丁福保编. 铅印本. 上海：医学书局，1910
590
此书著录中医古籍2000余种，分为22类，其中《素问》《灵枢》类61种，《难经》类17种，《甲乙经》类3种，本草类519种，伤寒类110种，金匮类19种，脉经类97种，五脏类(附骨与经络)33种，明堂针灸类85种，方书及寒食散类370种，疾病总类230种，妇科类56种，小儿科类87种，疮肿类50种，五官类36种，脚气类8种，杂病类52种，医案类24种，医话类(附名医传、医史)16种，祝由类11种，兽医类6种。内容仅为书名、卷数、著作、版本。

8493
中医书目/著者佚名. 铅印本，1949
270

8494
中医伪书考/卫原撰. 抄本，1935
590
全书载考医书16种，如《神农本草经》《内径》《难经》《中藏经》《徐灵胎医书》等。内容包括医书的由来、内容以及作者的真伪等。本书强调书之价值与真伪无关。

8495
宝素堂藏医书目录/(日)小岛沂编. 影印本. 日本：昭和浅妻室，1938
139
原为藩行准栖芬室藏书，系日本昭和年间浅妻室影印本，后赠中国中医研究院图书馆。

8496
本草书目/满洲医科大学中国医学研究室编. 铅印本. 满洲医科大学，1943
475A、511

8497
国医书籍阅读目录/著者佚名. 抄本，1940
541
所载医籍书目分医经类、生理类、病理类、本草类、诊断类、伤寒类、金匮类、时证类、内证类、医案类、医话类、医方类、女科类、幼科类、痘疹类、按摩类、外科类、喉科类、眼科类、针灸类、伤科类、丛书类等计26类。分目详细，检索方便，又融合现代医学知识，可供参考。

8498
新医医籍考/王吉民编. 稿本，1942
572

8499
中国医学自修书目/张赞臣编. 铅印本，1931
139

8500
国学用书类述：医学类/支伟成编辑. 铅印本. 上海：泰东图书局，1927(国学用书类述)
9、277
主要介绍历代各科医学著作，全书按内经、难经、本草、脉经、金匮、伤寒、瘟疫、儿科、妇科、外科11属，辑录医著315五种，均首列书名，后列朝代、著者、版本、部分医书后列有简介或子目，是研究中医古籍的参考书。

8501

国学用书类述：医学类/支伟成编辑. 铅印本. 江苏：国学图书馆，1927（国学用书类述）

2、21、901

8502

故宫博物院中医古籍书目/故宫博物院纂. 铅印本

590

8503

北平协和医院中文医书目录/李涛著. 抄本，1942

572

书目体例为书名、作者名、成书年代、册数或卷数，计858条。

8504

江苏国医学图书馆图书总目：方技类/江苏国医图书馆编. 铅印本. 江苏：国医学院，1935

9、139、721、901

8505

中华医学会牛惠生图书馆中文医书目录/范行准编. 铅印本. 上海：中华医史学会，1949

139、572、590

牛惠生图书馆所藏中文医书约1700余种之多，尤其以清代中末期医书为多，民国时期西医书籍、最新医学杂志刊物亦多备览。全书按中医书、新医书及新医杂志分类编目，其中中医书类又分本草、医方、伤寒等18类，新医书类分解剖学、外科学、内科学等28类，新医杂志分综合、卫生、新闻等80类。

8506

中山大学图书馆新编医药书目/刘朝阳等编. 铅印本. 广州：中山大学图书馆周刊，1928

901

8507

上海中医书局书目提要/上海中医书局编. 铅印本. 上海：中医书局，1929

139

8508

千顷堂书局医学书目/千顷堂书局编. 石印本. 上海：千顷堂书局，1936

590

本书按科目分为本草类、内经类、脉诀类、金匮伤寒类、证治内症杂病类、医案类方剂类、眼科类、喉科类、女科类、儿科、痘疹类、外科针灸类、杂书类和丛书类。分类汇编书目，便于查阅。对木刻版本和石印本区别记载，为版本学研究提供了资料。

8509

义生堂书目提要/张骥撰. 刻本. 成都：义生堂，1935

139

全书收书目提要39部，其中中医书目提要11部，每书皆有一篇简明扼要，并注明提要的撰稿人。

8510

清华医室珍藏医书类目：二卷/释清华编. 石印本. 上海：扫叶山房，1932

9、139、251、381、572、590、651、907C

上卷分为医经类、脉学类、本草类、方技类、伤寒类、妇科类、儿科类及医案类；下卷为名著类、名著专辑类、东医类、西医类及索引。计藏书582部。

8511

曹氏养性庐医藏目录/曹炳章编. 稿本，1935

139

全书分15大类，有医经、诊断、脏腑、杂病、方书、药学、妇人、小儿、疮疡、针灸、祝由、杂著、博物、化学、农学等。收620种书目，二百余期杂志刊物，并介绍200多味本草药物。书名之下列有卷数、著者等项。

8512

豁斋医书目录/抄本. 芸心医舍，1936

572

又名《豁斋医目》。所录书目皆为木刻本或抄本，对同名不同版本之医籍又有校刊诠释。编写体例为：书名、册数(卷数)、作者等。全书分6部分：抄本45种，元明刊本40种，清刊本达244种，日本、朝鲜刊本58种，日本医著52种，日文写本152种。

8513

听桐书屋医书目录/唐成之撰. 稿本，1936

831

8514

皇汉医学丛书总目/陈存仁编. 上海：世界书局，1936

139

8515

皇汉医学书目一览/裘庆元编录. 铅印本，1936(皇汉医学丛书)

1、139、590

收录在日本刊印的中国医籍437种。反映中医医籍在日本的流行状况。

8516

三三医社出版书报目录提要/三三医社编辑部编. 铅印本. 杭州：三三医社，1929

590

全书分15部。第一部为《三三医书》3集，99种；第二部有33种；第三部国医百家8种；第四部精刻医药丛书6种；第五部绍兴医学报汇编30种等。

8517

三三医书书目提要/裘庆元编. 铅印本. 杭州：三三医社，1924

139

系《三三医书》99种医籍之提要。

8518

增补书目提要/上海中医书局编. 铅印本. 上海：中医书局，1935

931

系《上海中医书局书目提要》的增补本。

8519

珍本医书集成总目/裘庆元编. 铅印本. 上海：世界书局，1936

139

裘氏从众多的祖国医学文献中，选取较实用的精本、孤本、抄本、未刊稿等90种分门汇聚而成此书。

8520

中国医学大成总目提要/大东书局编. 铅印本. 上海：大东书局，1936

3、9、21、139、279、289、351、381、590、651、738A、741、799A、831、839A、852、907C

提要介绍该丛书的发行缘起、凡例、书目及各书提要等。该丛书原计划收辑

365种医著，后出版128种。此书即为365种医书的总目提要。辑录魏晋至明、清历代重要医著及少数日本医家著作。分医经、药物、诊断、方剂、通治、外感、内科、外科、妇科、儿科、针灸、医案、杂著13类。每类以著作者之年代为序排列，每书提要首叙作者行略，次论该书内容或著述特征，每种均经校阅标点，其中不少医著附有历代医家评注。

8521

中国医学研究室藏书目/满洲医科大学中国医学研究室编. 稿本，1931

139

8522

中西医学报总目录/王吉民编. 抄本，1935

572

编目次序为报刊名、作者、期号。载1195条目录。史料翔实，足资参考。

8523

中西医学期刊目录/王吉民编辑. 抄本，1941

572

本书搜集1910年至1935年各种医学刊物450余种，按笔画顺序排列，体例为期刊名、主编名、出版地址及刊物类型出版周期等。

8524

中医丛书探问录/中医书局编. 铅印本. 上海：中医书局，1929

541

收编中医丛书书目31种。

8525

中国医史文献展览会展品目录/王吉民编. 铅印本. 中华医学会医史委员会，1937

139

本目录为1937年4月1日至8日在上海医学院内举办的中国医史文献展览会的展品目录。

8526

生理解剖图表展览目录/张蕴忠著；伦灵飞编校. 铅印本. 南京：中央国医馆，1935

1

辑录110种图表目录及简要说明，用现代医学知识探讨阐发中医脏腑、气血、经络的解剖学理论。附简要说明。

8527

山西卫生物品表图并附说明书/著者佚名. 彩绘本，1949

186

8528

图书集成医部全录样本/会文堂新记书局编. 铅印本. 上海：会文堂新记书局，1937

1

包括重印图书集成医部全录缘起，全书缩影、总目、目录、样张等。

8529

中国医学大成样本/大东书局编. 铅印本. 上海：大东书局，1935

21、139、301、590、901

介绍编纂《中国医学大成》的原由、该套丛书的种册、编排体例及出版情况。

8530

《珍本医书集成》《皇汉医学丛书》样本/世界书局编. 铅印本. 上海：世界书局，1936

1

两套丛书的出版征订广告。

8531

本朝医家古籍考/(日)富士川游等编. 铅印本. 东京：吐凤堂，1921(杏林丛书)

590

全书载医书69种，内容包括医经、本草、方书、名医传以及辨证施治等。篇末附录医家杂说。全书用日文编写。

8532

本朝医家古籍考/(日)富士川游等编. 东京：吐凤堂，1926(杏林丛书)

590

8533

本朝医家古籍考/(日)中川故编. 油印本. 日本：新松堂，1932

590

8534

和汉医籍小观/(日)佐藤恒二编. 铅印本. 日本东京：医海时报社，1913

本书收录《温故知新》《名流轶事》(上下)《厌胜》《语类》，以及《曝书瞥见》5篇。全书用日语编写。

8535

宋以前医籍考：一至四辑/(日)黑田源次撰. 铅印本. 奉天：满洲医科大学东亚医学研究所，1936、1944

1、2、21、139、202、461、462、475A、476、546、590

本书根据有关目录学的各种著作，收集了我国宋以前的医学书目1860多种，分为《内经》《难经》、五脏、针灸、妇科、幼科、外科、养生、经方、本草、食经及兽医等23类。并介绍了这些医书的出处、卷处、存佚、作者及序跋、考证等项。书末附有索引。

8536

宋以前医籍考：一至四辑/(日)冈西为人编撰. 铅印本. 奉天：满洲医科大学东亚医学研究所，1948

1、139、185、462、651、800

8537

宋以前医籍考：五至十五辑/(日)冈西为人编. 稿本，1949

139

8538

中国医学书目/(日)黑田源次著. 铅印本. 奉天：满洲医科大学东亚医学研究所，1931

1、2、3、21、139、381、546、572、907C

本书为满洲医科大学架藏中国医学书目，收录图书1430种。其中有内经、金匮、伤寒、中藏、难经、经脉、针灸、巢氏病源、本草、方书养生、妇科、儿科、眼科、兽医、医史等24类。每种图书之下载有卷、册、行、字、尺寸、著者、序言、凡例、目录、附录、刊刻年等项。

8539

续中国医学书目/(日)冈西为人编. 铅印本. 奉天：满洲医科大学东亚医学研究所，1941

3、21、139、185、277、308、309、381、461、462、572、651、731

本书是《中国医学书目》之后新搜藏的书籍。载单行本453种，丛书519种，其他88种，计1060种。其数目分为内经、金匮、伤寒、瘟疫、难经、脉经、针灸、本草、食经、方书、养生、内景、总病、杂病、幼科、痘科、麻疹、女科、外科、喉科、法医、兽医、医史、医学词汇、咒巫、洋方、丛书等类。附前书目正误表，书名索引、人名索引。每种书后列有书名、卷、册、行、字、尺寸、著者、序、凡例恶、目录、附录刊刻年等项。

8540
医籍考：八十卷/（日）丹波元胤编. 影印本. 日本东京：国本出版社，1935

2、3、21（残）、139、308、433、462、511

本书收集中国历代医籍自秦汉至清道光年间2600余种。分为医经、本草、食治、藏象诊法、明堂经脉、方论、史传、运气9类。对所录的每一种医书，顺次列出作者姓名、书名、出处、卷数、存佚、原书序言、跋语、作者传略、历史考证，并附有评论及按语。汉译时改名为《中国医籍考》。

8541
医籍考：八十卷/（日）丹波元胤编. 铅印本. 上海：世界书局，1936（皇汉医学丛书；8）

1、3、21、139、140、152、186、202、251、254、270、277、301、303、308、361、391、396、421、433、450、461、491、514A、546、589、590、651、702、706、728、731、738、738A、741、781、799A、800、831、839、839A、851、852、854、871、891、901、907B、907C、917A、921、922、926A、931、942B

8542
医籍考：八十卷/（日）丹波元胤著. 影印本. 上海：中西医药研究社，1936

1、3、7、9、139、186、279、285、289、361、401、412B、414、421、433、450、475A、476、491、512、541、546、570、572、589、590、651、664、709、731、738B、800、831、839A、852、901、907C、917A、922、940

8543
医籍考/（日）烟柳安撰；陈乃乾抄录. 抄本. 海宁：慎初堂

1

8544
医籍考/（日）烟柳安撰. 抄本. 读有用书楼

139

8545
医籍考：三卷/北平燕京大学图书馆. 抄本

7

下　　编

中文医药期刊目录

（1900～1949）

北　平

001

北京医药月刊(月刊)/新民会首都指导部国医职业分会编. 北平：新民会首都指导部国医职业分会

创停刊时间：1939年1月～1940年(共10期)

藏馆：590[2-3(1939，2-3)]、139[n1-8(1939)；n9-10(1940)]

栏目：论议、医药研究、专著、医药、医话、大众医药、正骨研究、医林文艺、珍本医书介绍等。

宗旨：日伪时期中医药刊物。内容为中医中药的应用、研究与发展为主，也宣传日伪卫生事业法令，并介绍卫生常识。

备注：第4期为时症专号。

002

北平大学医学院半月刊(半月刊)/北平大学医学院. 北平：北平大学医学院

创停刊时间：1928年12月

宗旨：西医类刊物。

备注：见宋大仁《全国医药期刊调查记》(上)，载于《中西医药》第一卷第一期。

003

北平燕京大学史学年报(年刊)/燕京大学历史学会编. 北平：燕京大学历史学会

创停刊时间：1929年7月～1940年

藏馆：139

宗旨：史学类刊物。以发表史学研究方面的学术论文为主，并译介国外研究中国史文献方面的学术动态。其间或有医史类文献刊登。

004

北平医刊(月刊)/陈公素、魏健宏编. 北平：北平医刊社

创停刊时间：1933年1月～1937年7月

栏目：译述、医药常识、卫生。

宗旨：西医类刊物。医学知识的介绍、内外妇儿各科，以及法医学相关内容和医学院校的介绍等。

备注：见宋大仁《全国医药期刊调查记》(上)，载于《中西医药》第一卷第一期。

005

北平医药月刊(月刊)/北平医药月刊社编. 北平：北平医药月刊社

创停刊时间：1935年1月～5月(总3期)

藏馆：590[n1-3(1935，1-3)]、139(1935，v1n1-3)

栏目：专著、医案、文艺、医学小说、医药汇闻、附录、论坛、医学商讨、药学研究、医学常识、医疗纪实。

宗旨：中医药学术刊物。以中医药研究论文、医案及医学常识为主，兼及医学文艺与小说。

006

存粹社医报(第3卷后改《存粹医话》)/陆锦燧编. 北平：北平陆景景医室，顺治门内翠花街

创停刊时间：1917年～1919年(3卷)

藏馆：139、279、590、677A(存《存粹社医报》)、541(存《存粹医话》)

宗旨：中医集刊。该刊以保存国粹为宗旨，刊载中医研究文章。其文数量多但篇幅短小精悍，内容广泛，有临床治疗经验、业医心得、文献研究等，均以中医为

主。不分栏目。今多将其视为医书而非杂志，但从其分卷先后出版形式，仍属期刊也。

备注：该刊出 2 期后，“以同志谈医，不过十余人，不成为社，旧学商量加邃密，无所谓报，因改今名，而卷第则续前数”。

007

大众卫生（月刊）/北京市第一卫生区事务所大众卫生编辑委员会编. 北平：北京市第一卫生区事务所发行

创停刊时间：1935 年 1 月～1937 年 8 月

藏馆：1(v1n1-v3-n8)

宗旨：医疗保健刊物，涉及口腔保健、饮食卫生、生活环境改善、儿童保健和季节性疾病的预防等内容，兼介绍国内外卫生事业情况。

008

国医砥柱（原名《国医砥柱月刊》）［月刊（双月刊）］/杨医亚编. 北平：该社出版

创停刊时间：1937 年 1 月～1948 年 9 月(n1-72)

藏馆：1、139［v1n1-6，8-12；v2n1-12；v3n5-6(1943，总第 27、28 号)；v3n7-12(1944，总第 31-36 号)；v4n1-12；v5n1-12；v6n1-12，v7n1-2］、590［n1-30，32-34，37-38，41-72(1937，1-1948，9)］、901

栏目：特载、评论、讨论、医学言论、针灸研究、纪念感言、医学研究、长篇专著、方药研究、医药小品、临床实验、各地通讯、言论、医药问答。

宗旨：中医类刊物。旨在发掘整理挽救中医文化，探讨中医药科学理论，振兴发展中医事业。主要登载中医理论、验方、名医验案及医林文艺等。

009

国医求是月刊（月刊）/陈书贤编，国医求是月刊总社编辑部编辑. 北平西四观音巷 9 号：国医求是月刊发行部发行

创停刊时间：1941 年 9 月～10 月(n1-2)

藏馆：21、109(n1-2)、590(n1-2)

栏目：医学经典论述、古方评述、针灸讲座、卫生丛谈、药物研究及医药逸闻、通讯等文章。

宗旨：中医类刊物。宗旨为汇古今中外医学、医术以求其是。

010

国医卫生（原名《国医卫生半月刊》）［半月刊(10 期后改季刊)］/刘奉五主编. 北平：国医卫生社出版

创停刊时间：1939 年 3 月～1943 年 5 月(n1-19)

藏馆：1(n1-6，8，10-14，18-19)、590［n1-4(1935，3-5)］

栏目：漫谈、论评、医药讲座、卫生要言、医药常识、话剧、文艺、短篇小说。

宗旨：中医类刊物。刊载中医理论、医药常识、家庭卫生常识、健身方法等，附载文学作品。

备注：创刊年有 1935、1939 年二说，待核查。

011

国医正言医报（月刊）/中医学术研究社编. 北平：中医学术研究社发行

宗旨：中医类刊物。

备注：见宋大仁《全国医药期刊调查记》(上)，载于《中西医药》第一卷第一期。

012

华北国医学院第二届毕业纪念刊（不定

期)/华北国医学院，施今墨院长. 北平：华北国医学院

创停刊时间：1936 年 6 月

藏馆：139

013

华北医报(旬刊)/周寰西编. 北平

创停刊时间：1929 年 7 月～1931 年 8 月

宗旨：医药，新闻，社会生活。

备注：1935 年 9 月前已停刊。见宋大仁《全国医药期刊调查记》(上)，载于《中西医药》第一卷第一期。

014

华北医药月刊(月刊)/阮蔚村编. 北平：阮蔚村

创停刊时间：1940 年 1 月

宗旨：西医类刊物。

备注：已停刊，见汪浩权《抗战期间全国医药期刊调查录》，载于《华西医药》(创刊号)。

015

健康旬刊(旬刊)/健康旬刊社编. 北平：健康旬刊编辑部出版

创停刊时间：1931 年 11 月～1933 年 12 月

藏馆：1

宗旨：医药卫生常识普及刊物。主要刊载精神病、传染病等疾病的防治常识文章。

备注：见《六十年来中医报刊目录》，《中文期刊大词典》。

016

历史博物馆丛刊/历史博物馆编. 北平：历史博物馆发行

创停刊时间：1928 年 10 月～1929 年 2 月

藏馆：541

宗旨：文史类期刊。间或有医史文献相关内容刊登。

017

明日医药(双月刊)/明日医药社编，王药雨主编. 北平创刊，3 卷(1937 年)后停刊，1947 复刊于上海：明日医药杂志社

创停刊时间：1935 年 5 月在北平创刊；1947 年 3 月在上海复刊

藏馆：139(v1n1-6，v2n1-6，v4n1)、590[v1n1-6；v2n1-6；v3n1；v4n1(1935，5-1947，3)]

栏目：论说、医药研究、药学、研究、附载、论评、医与药、特载。

018

生理学杂志(季刊)/中国生理学会编. 北平：中国生理学会编

创停刊时间：1927 年 1 月

宗旨：西医类刊物。

备注：见宋大仁《全国医药期刊调查记》(上)，载于《中西医药》第一卷第一期。

019

寿庐医刊/中西学术研究社编. 北平：中西学术研究社

备注：见《六十年来中医报刊目录》。

020

体育季刊(季刊)/北平体育改进社. 北平：北平体育改进社

创停刊时间：1933 年 1 月～10 月

备注：见宋大仁《全国医药期刊调查记》(上)，载于《中西医药》第一卷第一

期。

021

通俗降生月刊(月刊)/通俗降生月刊杂志社. 北平：通俗降生月刊杂志社

创停刊时间：1922年4月

宗旨：西医类刊物。

备注：1935年9月前已停刊。见宋大仁《全国医药期刊调查记》(上)，载于《中西医药》第一卷第一期。

022

通俗医事月刊(月刊)/通俗医事月刊社同人编. 北平：通俗医事月刊社

创停刊时间：1919年10月～1921年11月

藏馆：1(v3n1)、541(v1n1-v2n3)、851(v2n4-6)

023

通俗语卫生(月刊)/北平

创停刊时间：1927年6月

宗旨：西医类刊物。

备注：1935年9月前已停刊。见宋大仁《全国医药期刊调查记》(上)，载于《中西医药》第一卷第一期。

024

卫生丛报(双月刊)/候希民编. 北平

创停刊时间：1916年

宗旨：西医类刊物。

备注：1935年9月前已停刊。见宋大仁《全国医药期刊调查记》(上)，载于《中西医药》第一卷第一期。

025

卫生公报(月刊)/北平卫生局第一科编. 北平：北平卫生局

创停刊时间：1928年

宗旨：西医类刊物。

备注：见宋大仁《全国医药期刊调查记》(上)，载于《中西医药》第一卷第一期。

026

卫生月报(月刊)/北平市卫生局月报编辑室. 北平：市署收发处等发行

创停刊时间：1939年3月～1943年3月(n1-48/49)

藏馆：541

宗旨：公共卫生刊物。以阐扬环境卫生常识，预防流行流行性传染病，介绍各种治疗方法为主要内容。

027

卫生月刊(月刊)/北平市卫生事务所编. 北平：北平市卫生事务所

创停刊时间：1933年6月

宗旨：医药卫生普及刊物，刊登科普文章，宣传卫生防病知识。

备注：见宋大仁《全国医药期刊调查记》(上)，载于《中西医药》第一卷第一期。

028

卫生月刊(月刊)/北平特别市卫生局第一特别卫生区事务所编. 北平：北平特别市卫生局第一特别卫生区事务所出版

创停刊时间：1928年9月～1929年2月(n1-6)

藏馆：7

栏目：论著、工作报告、特载、译件、附录、本市公共卫生要闻。

宗旨：公共卫生刊物。刊载国民政府卫生部、局及该事务所的规章制度、工作计划、报告等，发表公共卫生论著，介绍卫生常识，报道消息和新闻。

029

卫生杂志(季刊)/中央防疫处编. 北平：中央防疫处

创停刊时间：1925 年 1 月

宗旨：西医类刊物。

备注：1935 年 9 月前已停刊。见宋大仁《全国医药期刊调查记》(上)，载于《中西医药》第一卷第一期。

030

卫生周刊(周刊)/北京特别市公署卫生局卫生周刊编辑委员会编. 北平：卫生周刊编辑委员会发行

创停刊时间：1938 年～1939 年 3 月(n1-53)

藏馆：1

宗旨：卫生普及刊物。介绍各种卫生健康常识，以及防治常见多发病的知识，倡导保持环境卫生，兼报道该市卫生工作动态。

031

卫生周刊(周刊)/北平

创停刊时间：1929 年

宗旨：西医类刊物。

备注：见宋大仁《全国医药期刊调查记》(上)，载于《中西医药》第一卷第一期。

032

文医半月刊(半月刊)/文医半月刊社编，施今墨. 北平西城大麻线胡同 8 号：文医半月刊社出版

创停刊时间：1935 年 12 月～1937 年 7 月(v1n1-v4n1，总 37 期)

藏馆：1(v1n1，4-5)、7(v4n1)、139(v2n1-5，10-11)；v3n2-6，9-12、590[v1n2-3，6-12，v2n1-v3n12(1935，12-1937，6)]

栏目：医学、文艺、社讯、良方介绍、医案、药物等。

宗旨：中医类刊物。发表中医学术论文、医案，普及中等医常识，联络中医药同行，研讨学术。

备注：行销全国及南洋、日本、朝鲜等国。

033

协和通俗医刊(月刊)/北平

创停刊时间：1926 年

宗旨：西医类刊物。

备注：1935 年 9 月前已停刊。见宋大仁《全国医药期刊调查记》(上)，载于《中西医药》第一卷第一期。

034

协医校刊(月刊)/北平

创停刊时间：1927 年

宗旨：西医类刊物。

备注：见宋大仁《全国医药期刊调查记》(上)，载于《中西医药》第一卷第一期。

035

新中华报医学周刊(周刊)/新中华报编. 北平：新中华报

藏馆：7(n101-103，115)

036

验方集成(月刊)/验方集成社编，杨医亚、汪浩权. 北平

创停刊时间：1941 年 9 月、1946 年 10 月(复刊)～1948 年 9 月

藏馆：1(v1n1-10)、590(v1n1-10)

宗旨：中医类刊物。

备注：见汪浩权《抗战期间全国医药期刊调查录》，载于《华西医药》(创刊号)。

037

医光(周刊)/北平医光社编. 北平：北平医光社

创停刊时间：1929 年

宗旨：西医类刊物。

备注：北平世界日报副刊，见宋大仁《全国医药期刊调查记》(上)，载于《中西医药》第一卷第一期。

038

医事(月刊)/陈万里编. 北平：无哲文发行

创停刊时间：1922 年 11 月～12 月(n1-2)

藏馆：7

宗旨：医学刊物。侧重西医，主要研究社会环境，人类生存问题，传播卫生、防疫和保健知识。以论文的形式发表调查研究成果，介绍医学知识，设医事摘要和杂件 2 个专栏，报道国内外有关的消息动态。

039

医事月刊(月刊)/艾西学会编. 北平：艾西学会出版

创停刊时间：1923 年 11 月～1925 年 2 月(n1-15)

藏馆：1

栏目：讲述、论述、译述、杂谈、著述、医林新识等。

宗旨：综合性医学刊物。侧重西医，介绍国内外经典医著和医学文化、研讨国内外共同关心的医学问题，发表最新研究成果，普及医药常识。

备注：1935 年 9 月前已停刊。见宋大仁《全国医药期刊调查记》(上)，载于《中西医药》第一卷第一期。

040

医学周刊(又名《丙寅周刊》)(周刊)/丙寅医学社，陈志潜、朱季青、诸福棠、胡传揆、贾魁等编. 北平：丙寅医学社

创停刊时间：1926 年

栏目：1928 年以前依附于《世界日报》每周六发刊一次，1929 年应北平《新中华报》邀请与之合作，医学周刊也转移到《新中华报》出版，后又转移到《大公报》，与《大公报》合作发行半月刊，一月之中每一三星期日发刊，不久又改作周刊。在大公报共出 406 期，直到抗战爆发才停止，成为当时大公报众多副刊中的佼佼者。此后，贾魁把历年发表的文章编辑成了《医学周刊集》。近代中国医学发展中的许多大事如中医革新，设立国医馆等之中，在周刊第六卷第一期上，专设了“古代医学”这一栏目，共收了《医学的进化》《印度的医学》《印度古代的医学》《埃及古代医学》《中国医学的起源》《周之医学》《内经年代考》《素问之学说》和《素问之医学》等九篇文章，从世界医学史的角度，对中国传统医学进行了研究。周刊上关于世界医学史的这些文章，后来一度被作为医学院校医学史教学的教材使用。

宗旨：西医类刊物。宗旨是以评论社会医事、传播新医知识。“发刊词”中称“此刊的目标，既非发挥医理，亦非普及验方，但在引起同志对于科学的医学，在国内现在及将来的地位上发生一种兴趣。”。

041

中法医学杂志(季刊)/波棣鲁氏、朱毓芬编. 北平

创停刊时间：1921 年

宗旨：西医类刊物。

备注：1935 年 9 月前已停刊。见宋大仁《全国医药期刊调查记》（上），载于《中西医药》第一卷第一期。

042

中国女医（双月刊）/该学社编. 北平：该学社出版

创停刊时间：1939 年 2 月～10 月（n1-5）

藏馆：1

宗旨：中医类刊物。该刊以促进整个女医界的互助精神，共同团结奋斗，发挥女医界同仁的学说思想为宗旨。主要登载中医药理论，诊断与治疗，处方，内容偏于妇科，并刊登女医生小传。这一时期南北各有女医杂志，表明中医界女性医生已经占了一定的比例。

043

中国医学月刊（北京）（月刊）/中国医学社编，王寿如. 北平：中国医学月刊社

创停刊时间：1939 年 8 月～1941 年 9 月

藏馆：1（n14-18，21-23，26）、590 [n1-12（1939，8-1940，7）]

044

中国医药月刊（北京）（月刊）/董德懋、周紘章、潘兆鹏、汪浩权、谢诵穆、姜春华、魏萱编. 北平前门外长巷上三条 8 号：中国医药月刊社出版，董德懋

创停刊时间：1940 年 6 月～1943 年 12 月（创刊 v4n6，总 42 期）

藏馆：1（v1n1）、139（全套 v1n1-v4n6）、541、590 [v1n1-12，v2n2-v4n6（1940，6-1943，12）]

栏目：论著、医学常识、处方选粹、医学新闻、医林丛谈、药物研究。

宗旨：中医类刊物。为“研究我国固有之实验医学为目的，以发扬国医学术，普及医药知识为宗旨”。

045

中国医药月刊附刊（月刊）/潘树仁、李祖芳编. 北平：董德懋

创停刊时间：1941 年（总 8 期）

宗旨：中医类刊物。

备注：见《六十年来中医报刊目录》。

046

中国针灸学（季刊）/杨医亚、马继兴、焦勉齐编. 北平：中国新针灸学社出版

创停刊时间：1946 年～1948 年 8 月（n1-4）

藏馆：1（n1-2）、590 [n3-4（q948，1-8）]

栏目：专论、验案、译文、史料、每期论坛。

宗旨：中医针灸刊物。介绍针灸术，探讨针灸学术，各种疾病的针灸治疗，人身各穴位的疗法，古代针灸探寻等。

备注：汪浩权《抗战期间全国医药期刊调查录》载其名为《中国针灸学季刊》。

047

中华民国医学会第一届大会汇报（1941 第一届；1944 第二届，1944）/中华民国医学会编. 北平：中华民国医学会发行

藏馆：7

栏目：大会的会议报告。介绍该会的缘起，公布会议章程，记载大会程序、活动，刊登祝电、贺词、会议记录摘要，该会会员职员名录，讲演题及讲演员一览表，并刊有学术演讲内容摘要（中、德、日文）。

048

中华民国医药学会会报（年刊）/中华民国医药学会编. 北平：中华民国医药学会发行

创停刊时间：1917年10月～1918年10月（n1-2）

藏馆：936

栏目：本届大会摄影、本会总章、历届职员姓氏表、分事务所办事细则、本届常会讲演、文牍、报告、本届大会经过录，会员通讯录。

宗旨：北洋政府时期北京中华民国医药学会机构刊。登载该会章则、会务报告、会员录等。另有四次医学名词、审查会议文件和大正年间的朝鲜医师规则。发表药物研究论文，临床医案、医学卫生调查报告。

049

中华医学杂志（北平）（月刊）/中华医学杂志社，董德懋编. 北平：中华医学杂志社发行

创停刊时间：1947年10月～1948年9月

藏馆：590[n1-12(1947，10-1948，9)]、851

宗旨：中医类刊物。刊载"医学论著，临床报告，以及各地医药界新闻，时评、杂感"等文，提倡中西医合作，以振兴中华医学事业，造福人类。

050

助产学报（季刊）/北平国立第一助产学校编辑委员会. 北平：北平国立第一助产学校编辑委员会

创停刊时间：1948年4月～12月

藏馆：1、139

栏目：专论、医界人物志、病案报告、助产之声、医讯、杂俎、学生园地、工友园地。

天　津

051

大公报医学特刊/天津大公报副刊编. 天津：天津大公报副刊

备注：139(1)

052

国医正言（汇订册）（月刊）/天津：天津市国医研究会

创停刊时间：1934，6-

藏馆：139(1934，n1-1936，n32)

栏目：论坛、专著、杂志、实验、琐闻。

宗旨：中医类刊物。

053

国医正言（月刊）/天津国医研究会，陈曾源编. 天津：天津市国医研究会出版

创停刊时间：1934年6月～1937年7月（n1-38）

藏馆：2、139(n1-12)、590[n1-36(1934，6-1937，7)]

栏目：文件、辩驳栏、论坛、专著、时症急救专栏、杂俎、实验、琐闻、医界消息、良物本草、医药常识、社会义务等。

宗旨：中医类刊物。以"振兴国医国药，寿世强种，健身强国"为宗旨。内容比较广泛。既有学术研究、专论专著，也有医药卫生的文件，在30年代中西医之争中颇为活跃。

054

健康生活（半月刊）/中国健康学会编. 天

津：中国健康学会发行

创停刊时间：1934 年 8 月

宗旨：西医类刊物。

备注：见宋大仁《全国医药期刊调查记》(上)，载于《中西医药》第一卷第一期。

055

明日医药论文汇订/明日医药杂志社编. 天津：明日医药杂志社

藏馆：139(v2，n1-7 1936)

宗旨：针灸治疗的重要经穴、国药专号、书评、医学研究、医学革命运动之史的检讨、苏州国医研究院之创办经过及现况、论说。

056

体育周刊(周刊)/体育周报社编. 天津

创停刊时间：1932 年 2 月～

备注：见宋大仁《全国医药期刊调查记》(上)，载于《中西医药》第一卷第一期。

057

天津新国医月编(原名国医月报)(月刊)/天津国医函授学院编. 天津：天津国医函授学院

创停刊时间：年代不详

藏馆：139(n1-11)、590(n1-12)

宗旨：中医类刊物。医案、国药讨论等。

058

天津益寿报周刊(周刊)/天津益寿报社编. 天津

创停刊时间：1929 年 12 月

藏馆：139

059

卫生工程(半年刊)/段茂瀚编. 天津：中国卫生工程学会平津分会发行

创停刊时间：1947 年 8 月～1948 年 8 月(n1-3)

藏馆：671

宗旨：卫生工程刊物。发表有关卫生工程理论与实际问题之探讨，兼报道新闻通讯。

060

卫生局月刊(月刊)/天津特别市卫生局编. 天津：天津特别市卫生局出版

创停刊时间：1935 年 9 月前已停刊

宗旨：西医类刊物。

备注：见宋大仁《全国医药期刊调查记》(上)，载于《中西医药》第一卷第一期。

061

卫生月刊(月刊)/天津市政府卫生月刊编辑部编. 天津：天津市政府第四科发行

创停刊时间：1929 年 3 月～1930 年 12 月(n1-22)；1935 年 8 月～10 月(复 v1n1-3)

藏馆：401

栏目：论著、卫生常识、卫生教育、工作报告、卫生文艺、卫生消息。

宗旨：卫生刊物。旨在普及卫生观念，发挥卫生常识，介绍卫生行政方针，传导卫生设施，交换知识，互通消息。

062

新医学月刊(月刊)/卢抑甫编. 天津

创停刊时间：1940 年 4 月

藏馆：590(n1)

备注：宋大仁《全国医药期刊调查记》(上)载其创刊于 1929 年 10 月。

063

医学进德报(半月刊)/谌耀斋、康仁山、

蔡涵清编. 天津

创停刊时间：1918 年 9 月～1920 年 4 月

备注：见《六十年来中医报刊目录》。

064

医学卫生浅说报(月刊)/卢谦、丁秋碧、黎雨民编. 天津

创停刊时间：1917 年～1922 年 1 月

备注：见《六十年来中医报刊目录》。

065

医学周刊集/北京丙寅医学社编. 天津：天津北洋广告公司图书部出版

创停刊时间：1928 年 1 月～1934 年 6 月(v1-v6n4)

藏馆：139(v1-v6n4)、2

栏目：评论、古代医学、疾病常识、苏俄医事、卫生须知等。

宗旨：综合性医学刊物。乃《世界日报》副刊《医学周刊》的汇编本。主要刊载国内外医学名著，报道国内卫生情况，“冀以引起民众对科学的医学发生兴趣，在病前病后对于医学能有相当的了解”。

066

医药卫浅说报(月刊)/卢抑甫、王叔明编. 天津：卢抑甫、王叔明

创停刊时间：1929 年 4 月

宗旨：西医类刊物。

备注：1935 年 9 月前已停刊。见宋大仁《全国医药期刊调查记》(上)，载于《中西医药》第一卷第一期。

067

医药周刊(天津)(周刊)/医药周刊社编. 天津：医药周刊社

备注：见《六十年来中医报刊目录》。

068

中国卫生杂志(月刊)/孙明义编辑. 天津：中国卫生杂志编辑部

创停刊时间：1929 年 1 月～1932 年 5 月

藏馆：139(1933 年再版二年全集)、590[n1-24(1929-1930)]、721(n25-32)、852(n33-34；891，1931)

备注：馆 139 作“中国卫生总社出版”。

069

中央医学杂志(The Central Meducal Journal)(月刊)/中央医学杂志编. 天津：中央医学杂志发行

创停刊时间：1937 年 7 月～8 月(v1n1-3)

藏馆：541

栏目：为医事论坛、医药学说、医药研究、临床验案、名医讲话、新效验方、专篇专著、卫生讲座、医林文艺、医国春秋、医林佳话、名医小传、医药介绍、书报介绍、医药情报、读者信箱等。

宗旨：中医类刊物。以博采世界医学、融会古今学说，沟通中外门户、革新中医理论为宗旨。目的是改造中国医学，造就科学化的国医专门人才。

上 海

070

百病自疗月刊(周刊)/朱振声编. 上海：上海医药指导社

创停刊时间：1935 年 9 月前已停刊

宗旨：中医类刊物。主要传播医学知识外，还针对当时的常见病、多发病进行医学普及教育，如肺结核、性病等。

备注：见《六十年来中医报刊目录》，

1935年9月前已停刊。宋大仁《全国医药期刊调查记》(上)载为月刊。

071

博医会报(双月刊)/美国传教士嘉约翰. 上海：中华博医学会编

创停刊时间：1887年～1911年

宗旨：西医类刊物。有中英文两版。传播医疗技术，介绍西医、西药知识。

备注：1935年9月前已停刊。见宋大仁《全国医药期刊调查记》(上)，载于《中西医药》第一卷第一期。

072

餐卫丛刊(季刊)/慎食卫生会编. 上海：慎食卫生会出版

创停刊时间：1915年(1935年9月前已停刊)

宗旨：西医类刊物。

备注：1935年9月前已停刊。见宋大仁《全国医药期刊调查记》(上)，载于《中西医药》第一卷第一期。

073

昌明医刊(月刊)/沈石顽主编. 上海法租界辣裴德路十八号昌明医学书局：昌明医学书局发行

创停刊时间：1935年6月

藏馆：590[v1n2(1935，7)]、139(1935，v1n1-2)

栏目：医籍珍本、长篇专著、西医学说、药物、医药评论、译作、医案。

宗旨：综合类医学刊物。

备注：第1期不分栏目；第2期始分栏。

074

长寿(月刊)/神州国医药总会编，主编：蒋文芳. 上海北浙江路老垃圾桥承启里：神州国医药总会出版

创停刊时间：1928年4月～7月(总6期)

藏馆：590[n1-6(1928，4-7)]

宗旨：中医类刊物。

075

长寿(周刊)/朱振声编. 上海：长寿周刊社发行

创停刊时间：1932年6月～1935年9月(总170期)

藏馆：139、590[n1-170(1932，6-1935，9)]

栏目：第1～20期不分栏目；专号分栏目，育儿专号为：卫生问题、一般疾病、四大要症。第10号为：言论、疡疽、瘰疬、疔疮、五官病、咽喉病、皮肤病、乳病、四肢病、下阴部。第11、12号为名医验案。

宗旨：中医类刊物。

备注：1935年第4年n1-20为周刊；专号为月刊；1935年第4年第7号(即周刊25-82合刊)育儿专号；1936年第4年第10号(即周刊37-40合刊)；1936年第4年第11号(即周刊41-44合刊)、第12号(即周刊45-48合刊)见宋大仁《全国医药期刊调查记》(上)。

076

晨报中国医药/包天白编. 上海

创停刊时间：1932年

宗旨：中医类刊物。

备注：见《六十年来中医报刊目录》。

077

澄光医药(季刊)/张辅忠、徐桐甫编. 上海：五三州药房，上海福州路二二一号

创停刊时间：1940年1月～1941年10月

藏馆：139(v1n1-v2n4)

栏目：论文、学术、实验报告、医药纪闻、说业、文荟。

宗旨：西医类刊物。阐述医药科学理论，注重国有药材的研究，刊登临床例证与药物试验报告，介绍新医新药和卫生保健常识。

备注：出2卷4期，停刊，见汪浩权《抗战期间全国医药期刊调查录》，载于《华西医药》(创刊号)。

078

齿科季刊(季刊)/齿科季刊社编辑. 上海：齿科季刊社

创停刊时间：1935年4月～1936年4月

藏馆：541

栏目：学术、新闻、言论等。

宗旨：西医齿科刊物。内容主要包括新医学介绍、齿科行业动态，齿科专业理论论文，齿科历史综述等。

079

齿牙卫生周刊(周刊)/应永峰编. 上海

创停刊时间：1934年10月(1935年9月前已停刊。)

宗旨：中医类刊物。

备注：见《六十年来中医报刊目录》；1935年9月前已停刊。宋大仁《全国医药期刊调查记》(上)载为月刊。

080

慈幼月报(月刊)/中华慈幼协济会编. 上海

创停刊时间：1930年10月(1935年9月前已停刊。)

宗旨：西医类刊物。

备注：1935年9月前已停刊。见宋大仁《全国医药期刊调查记》(上)，载于《中西医药》第一卷第一期。

081

大常识(三日刊)/大常识报社. 上海甘肃路口723号：大常识报社

创停刊时间：1928年9月～1930年12月

藏馆：139(1)

宗旨：内容为包括医学在内的生活常识。

备注：内容为包括医学在内的生活常识。现存1-219期。

082

大众医学月刊(月刊)/杨志一编. 上海：大众医学月刊社出版

创停刊时间：1932年10月～1934年10月。(总12期)

藏馆：1、590(n1-12)、139(1932，v1n1；1934，v1；n4-7，11-12#v1n5-6合刊，为“食物疗病专号”；v1n11-12为“中药专号”)

栏目：卫生常识、神经衰弱、肺病讲义、胃病指南、吐血概论、秋季时症、妇女之病、育儿问题、大众医药顾问。

宗旨：中西医普及刊物。介绍保健知识、常见病诊治、民间偏方等，并解答读者提问。

083

大众医学(曾改名《群众医学》)(月刊)/上海科学技术出版社编. 上海：该社出版

创停刊时间：1948年

栏目：疾病防治、传统医学、吃的科学、儿童天地、康寿园、女性世界、广角镜、用药指南、咨询门诊、性知识问答、保健图解、生活卫生、青春与健康等。

宗旨：医学普及刊物。宣传国家卫生工作的方针政策，普及医学科学知识。

备注：见《中文期刊大词典》。

084

大众医药月刊（月刊）/杨志一编. 上海

创停刊时间：1933 年 9 月

宗旨：中医类刊物。

备注：见宋大仁《全国医药期刊调查记》（上）（见大众医学月刊）。

085

丹方杂志（1936 年第一期以后改名《幸福杂志》）（月刊）/朱振声主编. 上海：幸福书局发行

创停刊时间：1935 年 3 月～1936 年 2 月

藏馆：2、139[n1-10（1935），11-12（1936）；8（1937）]、590 [v1n1 - 12，v3n1-9（1935，3-1938，2）]

宗旨：中医类刊物。该刊“专载各种丹方，不论古今中西，要以实验为主”。然事实上所收方剂不限于真正的“丹剂”，也包括单方、验方。所载多为民间收集来的方剂，第 2 期起辟有丹方成绩报告栏，即使用后的体会。由于该刊性质单一，故不分栏。

备注：《大词典》创刊时间只有 2 年，与馆藏本年代不符。今有 n1-4，9，12 期的目录，供参考。

086

德华医学杂志（月刊）/德华医药学会编；主编：丁惠康. 上海梅白格路 121 号：德华医学杂志社出版

创停刊时间：1928 年～1928 年 12 月（总 12 期）

藏馆：852、139

栏目：论著、译著、学说等。

宗旨：西医学刊物。普及新医学及卫生常识，研究学术，促进医药界之进步，公共卫生建设之实现。主要刊载译作，介绍国外学说。

备注：1935 年前已停刊。见宋大仁《全国医药期刊调查记》（上），载于《中西医药》第一卷第一期。

087

东南医刊[季刊（月刊）]/东南医科大学编. 上海：东南医刊社出版

创停刊时间：1928 年 12 月～1933 年冬（v1n1-v4n4）

藏馆：541

栏目：专著、卫生、杂俎、文艺、附录。

宗旨：西医刊物。介绍医学常识，涉及内科、妇科、五官科等方面。兼带刊登少数文艺作品。

备注：1935 年 9 月前已停刊。见宋大仁《全国医药期刊调查记》（上），载于《中西医药》第一卷第一期。

088

东南医讯（月刊）/上海东南医学院校友会编. 上海：上海东南医学院出版

创停刊时间：1948 年 5 月（n3）

藏馆：8

宗旨：西医刊物。介绍诊疗知识，摘登医学论文，报道国内外医学通讯，内容涉及内科、儿科、五官科及医疗器械消毒登。附有 1948 年 3 月的上海毕业同学通讯录。

089

东亚医学（月刊）/黄天民编. 上海

创停刊时间：1922 年 1 月(1935 年 9 月前已停刊。)

宗旨：西医类刊物。

备注：见宋大仁《全国医药期刊调查记》(上)，载于《中西医药》第一卷第一期。

090

法医学季刊(Quarterly Balletin of Legal Medicine，原名《法医月刊》)(季刊)/法医研究所法医学研究会编. 上海：司法行政部法医研究会出版

创停刊时间：1936 年 4 月～10 月

藏馆：7、139[v1n1，3(1936)]

宗旨：法医学刊物。介绍法医检验和鉴定工作的案例与研究心得，配有大量的照片、插图。第 1 期登有中国法医史的论文。

091

法医月刊(季刊)/林几编. 上海：司法行政部法医研究所第一届研究员研究会出版委员会出版

创停刊时间：1934 年 1 月～1936 年 2 月(n1-n22)；1936 年 4 月～10 月(v1n1-3)

藏馆：139(n15，18)、541

宗旨：法医刊物。介绍法律、医药、理化、生物学、毒物、心理侦察各科的研究，有民事刑事案例分析。

092

防痨(后改名《防痨月刊》)(月刊)/张君俊编. 上海：防痨协会出版

创停刊时间：1934 年 11 月～1936 年 4 月(v1n1-v2n4)

藏馆：21

栏目：著述、演讲、杂俎、医界消息等。

宗旨：肺结核防治专门杂志。旨在为消除痨病发挥“防痨先锋”作用。撰稿者多为在痨病防治中卓有成效者。

093

妇女医报(月刊)/上海光华医院编，邓棣纯编. 上海：启智书局发行

创停刊时间：1933 年 1 月～1935 年 2 月(v1n1-v3n2)

藏馆：139(v1n1-12)、852

栏目：学说、实验、评述、杂纂。

宗旨：西医妇产科刊物。旨在研究产科、妇科学术，介绍各国本领域的新理论与知识，促进产科女科学术团体之发达，改进和增进人类种族的健康幸福。

备注：见宋大仁《全国医药期刊调查记》(上)，载于《中西医药》第一卷第一期。

094

妇婴卫生(月刊)/杨元吉编. 上海：大德出版社出版

创停刊时间：1941 年 11 月～1949 年 12 月

备注：本刊自 1941，11 创刊后只出 2 期，后于 1942，1－1944，11 停刊，于 1945，12 复刊。至 1957 年 1 月起更名为《妇幼卫生》，卷期延续。

095

复兴中医(双月刊)/时逸人编. 上海汉口路 296 号：复兴中医社出版

创停刊时间：1940 年 1 月～1941 年 11 月(v1n1-v2n6)

藏馆：2、139(全套)、590(全套 v1n1-v2n6)

栏目：论坛、专著、特载、医药学说、

临症经验、消息、医书介绍、社务等。

宗旨：中医药刊物。旨在宣传用科学的方法整理中医，取西医之长，补中医之短，复兴中国医药学。刊载老中医、专家、教授撰写的学术论著以及临床经验。

备注：出 2 卷各 6 期，已停刊，见汪浩权《抗战期间全国医药期刊调查录》，载于《华西医药》(创刊号)。

096

改造与医学(不定期)/姚伯麟编. 上海

创停刊时间：1920 年 7 月(1935 年 9 月前已停刊。)

宗旨：西医类刊物。

备注：见宋大仁《全国医药期刊调查记》(上)，载于《中西医药》第一卷第一期。

097

高桥乡村卫生模范区月报(月刊)/高桥乡村卫生模范区编. 上海：高桥乡村卫生模范区发行

创停刊时间：1932 年 7 月～1933 年 2 月

藏馆：541

宗旨：卫生刊物。内容有人口生死统计、传染病防治、用水消毒、疫苗接种、学校及工厂保健、产妇与婴儿卫生、护士工作状况，以及除病灭害等有关资料。

098

光华医药杂志(月刊)/张锡君、余济民主编(社长：唐吉父；总务主任：盛心如；读者指导部主任：谢利恒). 上海：上海北山西路棣隆里 9 号

创停刊时间：1933 年 10 月～1937 年 7 月

藏馆：139(v1n1-v4n10)、590[v1n1-v4n9(1933, 11-1937, 7)]

栏目：紧要新闻、评论、医学研究、药学研究、长篇专著、药学调查、民众医药、医林文艺、特载、高年医生经验谈、证治验案、医学教育概况、科学与医学、名医传略、女医园地、和汉医学研究栏等。

宗旨：中医类刊物。

备注：见宋大仁《全国医药期刊调查记》(上)。

099

国立上海医学院季刊(季刊)/国立上海医学院出版委员会编. 上海：国立上海医学院出版

创停刊时间：1936 年 4 月～1941 年 6 月(v1n1-v4n2)

藏馆：139(v1n1-v4n2)

100

国药评论(月刊)/褚民谊、宋国宾等编. 上海：国药评论社

创停刊时间：1930 年～1937 年(v1n1-v9n7；总 151 期)

藏馆：901

宗旨：药物杂志。该刊以研究国药为对象，但主要采用现代科学方法，对中医药传统学术基本上采取排斥态度。

备注：叶橘泉等常发表国药研究之文，然亦是从现代医学角度。该刊编辑部及主要撰稿人均为当时医药界名家，因而其学术性比较强，出版时间也延续多年，在国药研究方面具有一定的影响。

101

国药新声(月刊)/丁福保编. 上海：国药新声社发行

创停刊时间：1939 年 4 月～1944 年 1 月(n1-59)

藏馆：139(n1-58)、590(n1-59)、2

栏目：言论、专著、新药介绍、文艺、谈丛等。

宗旨：中药刊物。倡导“沟通中西医应自中医科学化开始，研究学术，吸收新的医学、药理学说，取西医之长，补吾之短，将旧字加以科学整理，阐扬国粹，振兴我国的医药。”。

102

国医导报（上海）（双月刊）/朱仁康编. 上海马斯南路20号：上海国医导报社出版

创停刊时间：1939年7月～1942年4月（v1n1-v4n4）

藏馆：541、139（v1n1-3，v2n1-6，v3n1-6）、590［v1n1-v3n6（1939，7-1941，12）］、721（v4n4）

栏目：论著、诊家新谭、药物研究、时病摭谈。

宗旨：中医类刊物。旨在发扬国医国药悠久的历史，集海内珍本，去芜存真，供大众研讨，传播外邦，为国增辉。内容：国医药研究论文、时病摭谈，中药研究，新药介绍。

103

国医汇谈/贺芸生、李俊才编. 上海

创停刊时间：1937年4月

藏馆：590（n1）

104

国医名录（年刊）/上海市国医学会编. 上海：上海市国医学会出版

创停刊时间：1932年～1941年

藏馆：590（1932，1933，1935）

宗旨：中医类刊物。

105

国医年刊（年刊）/施济群编. 上海牯岭人安里33号：上海国医广告社，施济群发行

创停刊时间：1940年～1941年

藏馆：139（1940，1941）

宗旨：中医类刊物。

备注：见《六十年来中医报刊目录》。

100

国医评论（The Chinese Medical Critic）（月刊）/周大铎、范天磬编. 上海福生路恺乐里1号：国医评论社发行

创停刊时间：1933年6月～9月（n1-4）

藏馆：139［n-4（两套）］、541、590（n1-4）

栏目：专著、通讯、其他。

宗旨：中医类刊物。旨在改革国医国药，为大众服务。刊载中医学之研究，中国医学变迁史，国医条例原则及草案。

107

国医文献（季刊）/上海中国医学院国医文献编辑部编. 上海：上海市国医公会发行

创停刊时间：1936年春～1936年夏（总2期）

藏馆：7、139［n1-2（两套）］、590（n1-2）、541

宗旨：中医类刊物。上海市国医公会与上海医学院合办，每期为一特辑，讨论一个专题，“搜集各方面有价值之论文，作有系统之纂集”。另刊载该会会务报告、院务消息，辟有学生园地。今存2辑分别为“医圣张仲景特辑”、“内科特辑之一痢疾号”。

108

国医新声（不定期）/国医新声编辑部编，陆渊雷. 上海：国医新声发行部

创停刊时间：1939年5月～1942年

(n1-45)

藏馆：544(n1-45)、590[n1(1939，5)]

栏目：论说、专著、医学研究、药学研究、特载。

宗旨：中医类刊物。目的是用科学的真理去说明中医的有效方术。内容有中医学论说、专著及医药学研究，对中医某些问题作系统的探讨。

109

国医新声(季刊)/汪浩权、朱正馥、王玉润编. 上海：国医专科同学会

创停刊时间：1939年5月

藏馆：541

宗旨：中医类刊物。

备注：出一期，已停刊，见汪浩权《抗战期间全国医药期刊调查录》，载于《华西医药》(创刊号)。

110

国医学院辛未级毕业纪念册(特刊)/国医学院编. 上海：国医学院

创停刊时间：1931年8月

藏馆：590

宗旨：中医学校纪念特刊。

111

国医杂志(上海)(季刊)/上海市国医学会编. 上海：上海市国医学会发行

创停刊时间：1931年11月～1935年6月(n1-14)

藏馆：590(n1-14)、139(n1-14)

栏目：专著、学说、笔记、医案、药物学、杂俎、讨论、通讯。

宗旨：中医类刊物。乃上海市国医学会会刊。旨在发扬古医学精神，改进国医学，为读者谋利益。美容包括专著、学说、笔记等。

112

国医周刊(《大美晚报》副刊)(周刊)/何公度编. 上海

创停刊时间：1941年

宗旨：中医类刊物。

备注：出30期，见汪浩权《抗战期间全国医药期刊调查录》，载于《华西医药》(创刊号)。

113

国医周刊(《新闻夜报》副刊)(周刊)/本会同人编. 上海

创停刊时间：1932年6月

宗旨：中医类刊物。

备注：见《六十年来中医报刊目录》。

114

国医专刊(《导报》副刊)(周刊)/曹慕宗编. 上海

创停刊时间：1938年6月

宗旨：中医类刊物。

备注：见《六十年来中医报刊目录》。

115

国医专科月刊(月刊)/上海国医专科夜校同学会编. 上海：上海国医专科夜校同学会发行

创停刊时间：1936年9月～10月(n1-2)

藏馆：541

栏目：言论、研究、课艺、特载、法规。

宗旨：中医类刊物。以提倡中国医药，发挥固有文化，增进民生经济为目的，刊登疾病防治与国医国药、提倡中医与科学卫生，介绍读书方法，药方研究，医家临

床治病，中医条例。

116

汉和药学(月刊)/汉和医书编译馆编，章次公主编. 上海：汉和医书编译馆出版

创停刊时间：1932 年 5 月～6 月(v1n1-2)

藏馆：590、731

宗旨：中药刊物。刊载中药研究论文，如药物分析、治疗效果、种植栽培等。内容以翻译日本的药学和阐扬中药的文章为限。

117

和平医药报(月刊)/上海和平医社总社编. 上海：和平医药报社出版

创停刊时间：1935 年 6 月～7 月(n1-2)

藏馆：541、590[n1-2(1934，12)]

宗旨：中西医刊物。阐扬五行阴阳学说，探讨抽血碱疗术与会血疗法医术，研讨病理脾胃三焦论、脉理三部比拟论，药理变质染色论等学术问题，呼吁重视国医的医理、药理的学术研究，以振兴和发扬国医。另载有和平医社的宣言、命名与戒条等资料。

备注：《六十年来中医报刊目录》所载年份与《中文期刊大词典》不一致。

118

恒星医报/王慎轩、李天球编. 上海

创停刊时间：1923 年 5 月～1924 年 5 月

备注：见《六十年来中医报刊目录》。

119

花柳病理专刊(新闻报副刊)(周刊)/屠氏康健社. 上海：屠氏康健社发行

宗旨：西医类刊物。

备注：见宋大仁《全国医药期刊调查记》(上)，载于《中西医药》第一卷第一期。

120

华佗/该刊编. 上海

创停刊时间：1933 年 12 月

藏馆：931

121

化学药业杂志(双月刊)/化学药业杂志社编. 上海：化学药业杂志发行

创停刊时间：1923 年 10 月

宗旨：西医类刊物。

备注：1935 年 9 月前已停刊。见宋大仁《全国医药期刊调查记》(上)，载于《中西医药》第一卷第一期。

122

黄渡中医学报/金勋衢、谭伯林、张警时编. 上海黄渡

创停刊时间：1931 年～1934 年 4 月

备注：见《六十年来中医报刊目录》。

123

济世日报医药卫生专刊(周刊)/社长：覃绍鼎；主编：施今墨. 上海哈尔滨路富春里 4 号：济世日报社出版

创停刊时间：1947 年 8 月创刊

藏馆：139[(n1-11)]

宗旨：宗旨：建医、强种、救国！把中西医各方真实的医药卫生常识介绍给国民，沟通中西医学术。

124

家庭医学杂志(2 卷 7 期改名《家庭医学》)(双月刊)/方公溥、陈中权、秦伯未

编. 上海：上海中医书局出版

创停刊时间：1930 年 1 月～1931 年 11 月(v1n1-6)

藏馆：851、139(1930 年 v1n1-6、1931 年 v2n7-12)、590(v1n1-v2n12)

栏目：生理与卫生、诊断与治疗、药物与方剂、内外科论文、妇幼科论文、医案、特载、杂录。

宗旨：中医家庭卫生保健刊物。介绍医药常识、卫生保健、疾病治疗等。

备注：藏馆有 12 期，可能有误。宋大仁《全国医药期刊调查记》(上)载为月刊。

125

家庭医药(一名《家庭医药杂志》)(月刊)/中国医药社编，包天白. 上海梅白克路青岛路尚勤里 8 号：中国医药社发行

创停刊时间：1933 年 7 月～1935 年 9 月(v1n1-v3n2)

藏馆：139(n1-24)、541、590(n1-24)

宗旨：中医家庭保健刊物。旨在传授医学知识，提高健康防卫能力，文如“家庭食物指南”、“鸦片祸害及其戒除法”、“肥胖病”等。

126

家庭治疗杂志(月刊)/中岛精一编. 上海福州路 125 号武田药厂内：家庭治疗杂志社

创停刊时间：1943 年 1 月～1945 年 7 月

藏馆：139(n1-31)、7(n1-17)、541(n18-31)

宗旨：通俗医学刊物。该刊旨在“使各个家庭能理解医事与卫生”，故登载通俗卫生及医学原理等方面的文章。其内容以西医为主，涉及许多常见病的诊断、治疗与预防。虽然是科普读物，但执笔者却大多是当时著名的西医。

127

家用医书/江逢治，黄胜白编. 上海：家用医书社出版

创停刊时间：19?? 年～1924 年 6 月(n1-3)

藏馆：851

宗旨：中医类刊物。主要介绍常见病、多发病的症状及治疗方法。每期为一个专辑，如第一期为“头部各病”，第三期为“妇女各病”。

128

嘉定医学选刊/金勋衢编. 上海嘉定

创停刊时间：1936 年 10 月

藏馆：590

129

嘉定中医(《嘉定中医周刊》)(周刊)/李济舫编、嘉定县中医师公会编. 上海嘉定：嘉定中医周刊社出版

创停刊时间：1946 年 8 月～12 月(n1-20)

藏馆：590(1947)、931、139(n1-20)

栏目：论坛、学说、专著、方剂、药物、杂俎。

宗旨：中医类刊物。原为《嘉定民报》的“中医副刊”，后汇集副刊的前 20 期成《嘉定中医周刊第一年合订本》。主要刊登中医诊断学、药物学、方剂学等理论文章。附录有医师法、嘉定中医师名录等。

130

健华医铎(半月刊)/朱鹤皋、田体仁、佘霆编. 上海：健华医药学社发行

创停刊时间：1935 年 11 月～12 月（v1n4-5）

藏馆：590[v1n4-5(1935，11-12)]

栏目：论坛、专著、研究、大众医学、杂俎。

宗旨：中医类刊物。主张中西医融合汇通。刊登研究中医理论、药物药理、方剂与疗效的知识；介绍西医和看护技术方面的文章及有关新闻。

131

健华医药旬刊（原名《健华医药月刊》）（月刊、旬刊）/健华医药旬刊社编，朱鹤皋、薛定华．上海：健华医药社发行

创停刊时间：1934 年～1935 年 10 月（出 3 期后停刊）

藏馆：1＊、590[v2n1(1936，1)、v1n1，3(1935，10)]

栏目：言论、研究、治验、杂俎、专著。

宗旨：中医类刊物。研究医药学理论与方法，刊登医案、验方、民间医药知识等，报道国内外医药界新闻，介绍采用中西医结合的治疗方法。

132

健康报/丁仲英、陈存仁编．上海

创停刊时间：1927 年 3 月～1930 年

备注：见《六十年来中医报刊目录》。

133

健康丛集（原名《上海中西名医集》，Health Directory）（半年刊）/上海出版社编．上海：上海出版社出版

创停刊时间：1938 年～1939 年 6 月

藏馆：1(n3)

宗旨：中西医药卫生普及刊物。介绍医药常识，家庭卫生常识和常备药物，医生名录、药房地址等。

134

健康世界/健康世界社编．上海：健康世界社发行

创停刊时间：1936 年～1936 年 9 月

藏馆：1(v1n1-6)、851(v1n11)

135

健康杂志（月刊）/中华健康会编．上海：中华健康会发行

创停刊时间：1930 年 9 月～?

宗旨：西医类刊物。

备注：1935 年 9 月前已停刊。见宋大仁《全国医药期刊调查记》（上），载于《中西医药》第一卷第一期。

136

健宁医药杂志/王云峰主编．上海

创停刊时间：1937 年 4 月

藏馆：541

备注：封面又题“健宁”，现存创刊号。

137

江苏全省中医联合会月刊（月刊）/江苏全省中医联合会，李平书等编．上海西门石皮弄：江苏全省中医联合会发行

创停刊时间：1922 年 6 月～1926 年 11 月(n1-n55)

藏馆：139(n41-50，52-53)、590[n1-55，增刊 n41-50(1922，7-1926，11)]、931＊

栏目：常评、言论、专件、杂录、消息、编辑课本、专著、笔记。

宗旨：中医类刊物。旨在宣传祖国医学，所发文章多为宣传中医学价值、中医理论和医书研究，通报和评述各地中医界

情况，报告该会的会务消息。每期都附有增刊专号，“每号以一病为限”，如耳疾增刊号，瘰疬增刊号，痈疽增刊号。

备注：今有n41-51要目复印件，字小模糊，今仅录139所无的51-54期要目，余待以后再录。

138

金山中医报（半月刊）/金山中医报社编. 上海金山朱泾镇：金山中医报社发行

创停刊时间：1930年

藏馆：590［n6-10（1931，11，10-1932，7，20）］

宗旨：中医类刊物。

139

进修月刊（月刊）/上海中医师进修班编. 上海：上海中医师进修班发行

创停刊时间：1947年5月

藏馆：590（n1）

宗旨：中医类刊物。

140

九福医药刊/九福医药刊社主编. 上海：九福医药刊社发行

创停刊时间：1936年10月～1941年

藏馆：139

宗旨：医药类刊物。

141

拒毒月刊（月刊）/中华民国拒毒会编. 上海：中华民国拒毒会发行

创停刊时间：1926年5月～1937年6月

宗旨：拒毒刊物。开展各地国民拒毒运动，痛陈鸦片对国家、民众的毒害。用各种方式宣传查禁烟毒，报道各地禁毒概况，有关烟祸的调查报告，刊有中华国民拒毒会会讯，载有“鸦片战争新史料”连载。

备注：见宋大仁《全国医药期刊调查记》（上），载于《中西医药》第一卷第一期。

142

康健报（国民医药须知）（年刊）/陈存仁编. 上海：康健报馆

藏馆：139（1930第二编）

栏目：内科百病自疗学、传染病、四时之变化、失眠问题、卫生要项、口腔疾病、评论、秘尿生殖器、花柳病、遗精大研究、女科述要、儿科述要、药物学、经验良方、耳科述要、诊断学、病理学、外科述要、美容术、喉科、眼科、鼻科述要。

宗旨：中医类刊物。

143

康健报（万病自疗全书）（年刊）/陈存仁编. 上海：康健报馆

创停刊时间：1928年～1930年

藏馆：139（1928；1929 1-12上下册）

栏目：内科百病自疗学、外科百病自疗学、妇科、小儿科、花柳病、痨病、喉科、胎产、暑疫等论文业刊、四时康健疗法、杂录、生殖器之病害、生理与病理、诊断之研究、欲海明灯、牙齿病自疗大全、饮食问题、月经问题药物学。

宗旨：中医类刊物。

备注：第1年～第2年汇编2册。

144

康健报（医药顾问全书）（年刊）/陈存仁编. 上海：康健报馆

创停刊时间：1930年5月

藏馆：139（1930）

栏目：内科百病自疗学、外科百病自疗学、戒烟各法、外治法、简便疗病法、卫生与看护、生理汇谈、心理研究、病理学、诊断学、药物研究、结婚之注意点、美容法、各症辨异、杂录、妇科学、儿科学、康健识小录、。

宗旨：中医类刊物。

145

康健报/中国康健学会编，陈存仁主编. 上海：中国康健学会编

创停刊时间：1927 年 3 月～1930 年

藏馆：139(1928，1929，1930)、590(n1-150)

宗旨：中医类刊物。

146

康健报(周刊)/金哲民、曹慕宗编. 上海：同春堂药号

创停刊时间：1938 年

宗旨：中医类刊物。

备注：已停刊，见汪浩权《抗战期间全国医药期刊调查录》，载于《华西医药》(创刊号)。

147

康健世界(月刊)/李尊权等编. 上海康健世界社、上海同学路 214 弄 14 号：康健世界社出版

创停刊时间：1935 年 11 月～1937 年(v1n1-v2n3，总 15 期)

藏馆：1＊、139(v1-12；v2n1-3)

栏目：康健漫画、康健画报、健康美讲座、医药春秋、康健小说。

宗旨：医药普及刊物。登载剖析都市社会的卫生问题的文章，美容学术讲座和卫生常识。

148

康健杂志(月刊)/陈振民. 上海

创停刊时间：1933 年 5 月

宗旨：西医类刊物。

备注：见宋大仁《全国医药期刊调查记》(上)，载于《中西医药》第一卷第一期。

149

康健杂志(月刊)/中国康健学会编，陈存仁主编. 上海大马路望平街口康健报馆内：中国康健学会出版发行

创停刊时间：1929 年 5 月～1930 年 4 月

藏馆：139[v1n1-12(1929)；v1n1-12(1931)；n61-70]、590[v1n1-12(1931，1-12)]、901

宗旨：中医类刊物。

备注：馆 139 为 1929 年刊本，究竟创刊于何年，有待据原件考订。

150

康健周刊(《新闻报》副刊)(周刊)/陈存仁编. 上海：康健周刊社

创停刊时间：1932 年 1 月

藏馆：511(n1-49)

151

康乐医刊(半月刊)/上海国医学会编. 上海：上海国医学会发行

创停刊时间：1946 年 12 月～1948 年 2 月(共 27 期)

藏馆：590[n1-5，7-16，18，20-25，27(1946，12-1948，2)]

152

科学的医药(月刊)/黎惠年编. 上海

创停刊时间：1931 年

宗旨：西医类刊物。

备注：1935 年 9 月前已停刊。见宋大

仁《全国医药期刊调查记》(上)，载于《中西医药》第一卷第一期。

153

科学国药/佛慈药厂编. 上海

创停刊时间：1935 年～1936 年 12 月(总 3 期)

藏馆：590［n2－3(1933，8－1936，12)］

宗旨：中药类刊物。

154

历史语言研究所集刊/中央研究院历史语言研究所编. 上海：中央研究院历史语言研究所发行

创停刊时间：1928 年 10 月～1948 年 1 月

宗旨：文史类期刊。间或有医史文献相关内容刊登。

备注：馆 139 非医学类。

155

立兴杂志(半年刊)/立兴洋行编. 上海：立兴洋行发行

创停刊时间：1929 年 3 月

藏馆：139

宗旨：药商宣传品，西医类刊物。

备注：见宋大仁《全国医药期刊调查记》(上)，载于《中西医药》第一卷第一期。

156

联谊医刊/朱佐才、杨茂如编. 上海：联谊医社出版股出版

创停刊时间：1940 年 2 月

藏馆：541、590(n1)

栏目：演讲、论著、医经章义、疾病研究、方剂发挥、小品通讯录。

宗旨：中医类刊物。以发扬合作互助精神、研究讨论发展中医药为宗旨，载文有国医之前途、论阴阳、内经六气标本释义等。另刊有该社学友通讯录。

157

麻疯季刊(季刊)/中华麻疯救济会编. 上海：中华麻疯救济会发行

创停刊时间：1927 年 1 月～1943 年 3 月(v1n1-v17n1)

藏馆：7

栏目：插图、论著、译述、研究、小说、特撰、麻风世界。

宗旨：麻风专刊。“介绍医治麻疯最近学理和方法，使国内一切麻风救济事业有所借鉴”。刊登调查报告，报道国内外一切麻风救治情况。有少量文学作品。

158

每周医药(周刊)/余云岫、范守渊编. 上海：九九医学社

创停刊时间：1945 年

宗旨：西医类刊物。

备注：附《前线日报》，见汪浩权《抗战期间全国医药期刊调查录》，载于《华西医药》(创刊号)。

159

民众医学(周刊)/李芬编. 上海

创停刊时间：1932 年 10 月

宗旨：西医类刊物。

备注：新闻报星期一副刊，见宋大仁《全国医药期刊调查记》(上)，载于《中西医药》第一卷第一期。

160

民众医药汇刊/民众医药彙刊社编，范守渊主编. 上海：民众医药汇刊社

创停刊时间：1934 年 2 月～1935 年 6 月（总 2 期）

藏馆：139（n1-2）、590［n1-2（1934，2，1935，6）］

161

民众医药（月刊）/范守渊编. 上海

创停刊时间：1933 年

宗旨：西医类刊物。

备注：晨报星期四副刊，见宋大仁《全国医药期刊调查记》（上），载于《中西医药》第一卷第一期。

162

南汇医报（1947 年 7 月改名《南汇医学月刊》）（月刊）/南汇县中医师公会编，陈桐候等编辑. 上海南汇：南汇县中医师公会发行

创停刊时间：1937 年（n1）；1946 年 6 月（复刊）～1947 年 5 月（复 n1-12）；1947 年 6 月～1948 年 12 月（v2n1-v2n1）

藏馆：139［复 n1-12（1946-1947）］、590［复 v1n1-12（1946，6-1947，6）］、651

栏目：评论、学说、专著、各科研究专辑、医讯、药物、验方等。

宗旨：中医类刊物。

163

南汇医学月刊（2 卷 1 期起，由《南汇医报》改此名）（不定期）/南汇中医师公会编，王正章、陈桐候编辑. 上海南汇南门：南汇县中医师公会出版

创停刊时间：1947 年 7 月（改名）～1949 月 2 月（v2n1-v2n12）

藏馆：1、139（v2n1-12）、590［v2n1，3-12（1947，7-1949，2）］

宗旨：中医类刊物。探讨中医药理论，交流诊疗经验，刊登各类论文与民间验方；发表有关中医事业及实际问题的评论。

164

汽巴季刊（季刊）/毕凤章、刘步青编. 上海

创停刊时间：1931 年

宗旨：药商宣传品，属西医类刊物。

备注：见宋大仁《全国医药期刊调查记》（上），载于《中西医药》第一卷第一期。

165

清洁医报（五日刊）/陆清洁编. 上海

创停刊时间：1928 年 5 月

藏馆：590［n1-44（1928，5-1929，11）］

166

如皋医学报社五周年汇选（特刊）/如皋医学报社. 上海南门内东城脚：如皋医学报社

创停刊时间：1930，12

藏馆：139（1930）、541

栏目：题词、祝词、序言、生理、学说、尚论、方案、附验方、药物、杂说、医话、卫生、评论、文苑附通讯。

宗旨：中医类刊物。

备注：该刊乃将《如皋医学报》1923～1928 年 5 年之间的文章精选要文而成。

167

上海国医学院第三届毕业纪念（一次性刊物）/上海

创停刊时间：1931 年

藏馆：139

168

上海国医学院院刊（季刊）/上海国医学院

编. 上海霞飞路华龙路口：上海国医学院发行

创停刊时间：1929 年 7 月～1931 年(n1-3)

藏馆：139(n1-3)、851

栏目：专著、讲义一斑、杂俎、记载等。

宗旨：旨在“以科学解释中医”，从而“使中医容纳西医，而成新中医”。刊登《伤寒论》《金匮要略》等讲义，探讨三焦等学术问题。刊末介绍上海国医学院概况。

169

上海市国医分馆特刊(特刊)/上海市国医分馆编. 上海：上海市国医分馆出版

创停刊时间：1935 年

藏馆：541

宗旨：载有上海国医分馆的历史、章程、董事会章程、会议录，以及全体职员和董事名单。

170

上海市国医分会第七届会员大会纪念特刊(特刊)/上海市国医公会秘书处编. 上海：上海民光印刷公司出版

创停刊时间：1936 年 12 月 20 日

藏馆：541

宗旨：纪念特刊，载有大会会务报告《举行国药展览会案》《出版国医文献案》《设立中国医学院院务概况案》等文，还有《国民政府中医条例》《上海市国医公会会员选举名录》等。

171

上海市国医公报(月刊)/上海市国医分馆编. 上海：上海市国医分馆出版

创停刊时间：1936 年 2 月～5 月(v1n1-4)

藏馆：541

宗旨：以探讨国医学术及业务之整理，国药的研究和改进为宗旨。刊载论坛，学术研究，公牍摘要等。

172

上海市国医公会第五届会员大会纪念特刊(特刊)/上海市国医公会. 上海：上海市国医公会出版

创停刊时间：1934 年 12 月

藏馆：590

173

上海市国医学会第十三届会员大会纪念特刊(特刊)/上海市国医学会秘书处编. 上海：上海市国医学会出版

创停刊时间：1934 年 11 月 11 日

藏馆：541

宗旨：刊登了上海市国医学会第十三届会员大会主席团名单、大会程序、会场规则等。大会的主要议题是：订立有关医学及医学院条例，药方监定，发行国医学术刊物，财政收支以及国医名录。

174

上海市国医学会十周年纪念刊(特刊)/上海市国医学会秘书处编. 上海：上海市国医学会秘书处

创停刊时间：1932 年 11 月

藏馆：541

栏目：插图、言论、会务记载等。

宗旨：刊载吴开光、潘公展等的题词，有关祝贺学会的论著、历年大事记、各种重要文件、历届职员一览表以及《本会附志》。

175

上海市国医学会月报(月刊)/上海市国医

学会秘书处编．上海：上海市国医学会秘书处发行

创停刊时间：1934 年 2 月～-7 月（n1-n6）

藏馆：541

栏目：言论、会议录、秘书处启事等。

宗旨：探讨学术与医学条例、资金募集、会务记录、文件往来、病例分析及医界消息。刊名为潘公展所题。

176

上海市牙医公会月报（月刊）/上海市牙医公会主办．上海

创停刊时间：1935 年 1 月～1936 年

藏馆：139

177

上海市中药业职业工会第二届改组会员代表大会纪念特刊（特刊）/上海市中药业职业工会．上海：上海市中药业职业工会

创停刊时间：1948 年 8 月

藏馆：590

178

上海四明医院院讯（月刊）/上海四明医院编．上海：上海四明医院

创停刊时间：1946 年 6 月～8 月

藏馆：590［n1，3-5(1946，6-8)］

179

上海特别市中医协会会刊/上海特别市中医协会编．上海：上海特别市中医协会

创停刊时间：1928 年 11 月

藏馆：590［(创刊号)］

宗旨：中医类刊物。

180

上海卫生（季刊）/上海市卫生局编．上海：上海市卫生局

创停刊时间：1947 年 3 月～1948 年 5 月

藏馆：139

181

上海医报（原旬刊，第二年改月刊）/上海医界同人编（顾宾秋）．上海

创停刊时间：1908 年，出至 33 期后停刊

宗旨：西医类刊物。

备注：宋大仁《全国医药期刊调查记》载创刊于 1910 年 6 月。

182

上海医报（周刊）/上海医报社编．上海西门内石皮弄 98 号：上海医报社出版

创停刊时间：1929 年～1930 年（n1-75）

藏馆：139(n1-75)、2

栏目：常评、学说、验案、专著、方剂、药物、医话、常识、民间治疗、特载、杏林、消息。

宗旨：综合性医药刊物。罗致名家著述，搜集各地秘方，普及医药知识。内容包括评论医林时事，论述各种病理、病症变化及治法，名人杰作专著，方剂等。

备注：另该报社出版《医报》，年份不一，乃月刊。

183

上海医事周刊（月刊）/富文寿辰编．上海

创停刊时间：1935 年 4 月

宗旨：西医类刊物。

备注：见宋大仁《全国医药期刊调查记》(上)，载于《中西医药》第一卷第一期。

184

上海医学院辛未级毕业纪念刊(特刊)/上海医学院. 上海：上海医学院

创停刊时间：1931年

藏馆：139

185

上海医药会刊(月刊)/张赞臣编. 上海

创停刊时间：1930年6月(1935年9月前已停刊。)

宗旨：中医类刊物。

备注：1935年9月前已停刊。见宋大仁《全国医药期刊调查记》(上)，载于《中西医药》第一卷第一期。

186

上海医药月刊(月刊)/上海医药月刊社编；楼道中、何懋昌主编. 上海吴淞路大兴里453号：上海医药月刊社出版

创停刊时间：1947年5月～8月(n1-4)

藏馆：139[n1-4(3套)]、731

栏目：专著、专论、著述、译述、医海珍闻、报导与介绍。

宗旨：医药刊物。以研讨医药原理，灌输医药知识，提倡卫生，介绍国内外医药界新贡献为宗旨。

187

上海中医学会月报(月刊)/上海中医学会党务委员会编. 上海：上海中医学会发行

创停刊时间：1929年1月～1930年2月(n1-14)

藏馆：541

栏目：评论、医林消息、会务记载、公函汇录。

宗旨：中医学会刊物，反映当时中医抗争的某些史实。

188

上海中医学会周年纪念册(年刊)/上海中医学会编. 上海：上海中医学会发行

创停刊时间：1922年10月

藏馆：590[n1-4(1922, 10-1925, 10)]

备注：同样的名称，同样的出版时间，不同的编辑，因未看到原件，尚不能确定是一本刊物。

189

上海中医学会周年纪念册(特刊)/中医杂志社编. 上海：上海中医学会发行

创停刊时间：1922年10月13日

藏馆：541

宗旨：中医社团纪念刊物。载有祝词、会务记录，以及会员名单等。

190

上海中医学院年刊(年刊)/上海中医学院教务处编. 上海：上海中医学院事务处

创停刊时间：1934年～1936年

藏馆：590(1935)、139(1934；1936)

191

上海中医杂志汇选/中医杂志社. 上海：上海中医学会发行

创停刊时间：1924年5月～1927年7月

藏馆：139[(1924 n1-4)]

栏目：专著、学说、笔记、医案、药物学、验方、释辨录、杂俎。

宗旨：中医类刊物。

备注：此《汇选》合订为上下两册，1924年5月出版。上册栏目内容截止到笔记，下册栏目内容为医案、药物学、验方、释辨录、杂俎。

192
上海中医专科学校第一届毕业纪念专刊(专刊)/上海中医专科学校编. 上海：上海中医专科学校发行
创停刊时间：1940 年(总 1 期)
藏馆：541

193
上海中医专门学校恒星社医报(月报)/恒星社编. 上海：恒星社发行
创停刊时间：1923 年 5 月
藏馆：590[n1-7(1923，5-11)]

194
上海自然科学研究所业报/自然科学研究所编. 上海
宗旨：西医类刊物。
备注：出 14 卷 4 期，已停刊，见汪浩权《抗战期间全国医药期刊调查录》，载于《华西医药》(创刊号)。

195
社会医报(后合并于《新医药》内)(半月刊)/余云岫、胡安定编. 上海：社会医报馆发行
创停刊时间：1929 年 1 月～1934 年 2 月
藏馆：544(n1-91，93-96，98-101，103-105)、590[n121-208(1930，7-1934，2)]、851 (n120)
宗旨：西医类刊物。
备注：宋大仁《全国医药期刊调查记》载创刊时间为 1928 年 2 月。

196
社会医药(原名《社会医药报》半月刊，自卷起改此名，并改为月刊。)(月刊)/褚民谊编. 上海：社会医药报馆出版部出版
创停刊时间：1934 年 10 月～1937 年 6 月(v1n1-v4n9)
藏馆：2、139(v1n1-3，5-12，v2n1-4，7，12，v3n9，v4n2-5，7-9)
栏目：自由谈、大众园地、大众顾问、杂话、针疗指南诸栏目。
宗旨：医药刊物。“旨在宣扬医药革命，介绍世界医药常识及文献，提倡公共卫生，促进中国医事卫生的建设”。内容有专著与论文、译述、报告、现代医药卫生史料，各地医药卫生通讯等。
备注：该刊虽为西医，但在当时地位比较独特。

197
社会医药(月刊)/曹志功、江晦鸣编. 上海
创停刊时间：1934 年 4 月
宗旨：西医类刊物。
备注：见宋大仁《全国医药期刊调查记》(上)，载于《中西医药》第一卷第一期。

198
申报医药周刊(周刊)/上海
宗旨：西医类刊物。
备注：申报星期一副刊，见宋大仁《全国医药期刊调查记》(上)，载于《中西医药》第一卷第一期。

199
神霄医刊(双月刊)/郭承祖、朱颂陶编. 上海：郭承祖发行
创停刊时间：1947 年 3 月～1949 年 6 月(n1-7)
藏馆：541[n1-4，6，8-10(1947，3-1949，6)]、651(n7)
栏目：言论、学说、医案。
宗旨：中医学术刊物。内容有辩论、学社、医案、医史等。

200

神州国医学报(月刊)/神州国医学会编. 上海厦门路尊德里：神州国医学会

创停刊时间：1932 年 1 月～1937 年 6 月(v1n1-v5n10，总 13-85)

藏馆：1＊、139(全套)、590(全套)

栏目：言论、学术、杂俎、会务、消息、答问、医案、药物。

宗旨：中医类刊物。以传统医药学论文为主，介绍临床经验、病例、处方及卫生知识，报道医界动态、医务会议情况及有关法规。

备注：见宋大仁《全国医药期刊调查记》(上)。

201

神州医药半月刊(半月刊)/神州医药总会编. 上海：神州国医学会

创停刊时间：1931 年 3 月～4 月(总 2 期)

藏馆：590[n1-2(1931，3-4)]

宗旨：中医类刊物。

202

神州医药学报/神州医药总会编，包识生主编. 上海：神州国医学会

创停刊时间：1923 年 10 月(复刊，从第 2 卷算起)～1925 年 4 月

藏馆：541(n1-7，8，26，28)、590[全套 v2n1-6(1923，10-1925，4)]

栏目：论说、学说、问答、医案、医家、医书、短论、小说、杂俎等。

宗旨：中医类刊物。探讨医学理论，交流临床经验，推荐药方。

203

神州医药学报(月刊)/余伯陶、包识生编，上海神州医药书报社. 上海：神州国医学会

创停刊时间：1913 年 5 月～1916 年 10 月出 31 期后停刊

藏馆：139[v2n1-3，7-9(1914)；v3n1-3，6(1915)；n26，27]、590(n1-7；第 2 年 n1-12；第 3 年 n1 6，26-30)

宗旨：中医类刊物。

204

生活医院月报(月刊)/张克成编. 上海

创停刊时间：1930 年 6 月(1935 年 9 月前已停刊。)

宗旨：西医类刊物。

备注：见宋大仁《全国医药期刊调查记》(上)，载于《中西医药》第一卷第一期。

205

生命与健康(周刊)/卢施福编. 上海

创停刊时间：1925 年 9 月(1935 年 9 月前已停刊。)

宗旨：西医类刊物。

备注：见宋大仁《全国医药期刊调查记》(上)，载于《中西医药》第一卷第一期。

206

食品界(月刊)/陆凤石编. 上海南京路慈益里 86 号：陆凤石

创停刊时间：1933 年 3 月～1934 年 9 月

藏馆：139[(n1-6，9，11)]

207

食物疗病月刊(月刊)/杨志一编. 上海：上海国医出版社发行

创停刊时间：1937 年 5 月～8 月(n1-4)

藏馆：1、590[n1-4(1937，5-8)]

栏目：饮食卫生、食养须知、食疗指

南、药用食物、食性常识、食疗单方、食经。

宗旨：中医食疗刊物。发掘中国传统的保健知识，研究营养学和食疗，介绍饮食卫生、药用食物的性质、禁忌、食疗验方及经验。

208

世界医报(周报)/张赞臣、余无言编. 上海英租界劳合路宁波路口镛寿里116号：世界医报馆

创停刊时间：1930年3月～出20余期后停刊

藏馆：541(n1-20)、139(1930, n1-20)

宗旨：中西医刊物。该刊由中医张赞臣、西医余无言合办，故其宗旨是发扬中医，融会中西。文章则中西并重，取长补短，简洁明了，切合实用。有专著、小品，琐闻杂录，验方，消息等。

209

松江县中医师公会会刊(特刊)/松江县中医师公会编辑委员会编. 上海松江：松江县中医师公会出版

创停刊时间：1946年

藏馆：541、590

栏目：特载、评论、学说、医案、杂著、本会会章。

宗旨：刊载松江中医团体小史，医务与药物探讨，医药常识，处方与配伍，医案讨论，诊余随录，会务记录，会牍，本县药业调查，并附会章及有关法规、会员名录。

210

松江医药杂志/松江医药卫生协会同人编. 上海松江：松江医药卫生协会

创停刊时间：1922年冬

藏馆：590(n1)

211

松江中医刊/松江中医师协会编，姜岸人、杨云泉. 上海松江：松江医药卫生协会

创停刊时间：1929年1月

藏馆：590[n1-5(1929, 1-10)]

212

苏联医学(月刊)/朱滨生编. 上海：时代杂志社

创停刊时间：1945年9月

藏馆：139

宗旨：西医类刊物。

备注：《苏商时代杂志》副刊，见汪浩权《抗战期间全国医药期刊调查录》，载于《华西医药》(创刊号)出4期。

213

体育(季刊)/体育杂志社编. 上海

创停刊时间：1927年5月

宗旨：西医类刊物。

备注：1935年9月前已停刊。见宋大仁《全国医药期刊调查记》(上)，载于《中西医药》第一卷第一期。

214

体育世界(月刊)/上海

创停刊时间：1929年

备注：见宋大仁《全国医药期刊调查记》(上)，载于《中西医药》第一卷第一期。

215

体育周报(周刊)/乐华体育书报社编. 上海

创停刊时间：1929年10月

备注：1935年9月前已停刊。见宋大仁《全国医药期刊调查记》(上)，载于

《中西医药》第一卷第一期。

216

体育周刊(周刊)/三光社编. 上海

创停刊时间：1931 年 1 月

备注：1935 年 9 月前已停刊。见宋大仁《全国医药期刊调查记》(上)，载于《中西医药》第一卷第一期。

217

天德医疗新报(月刊)/天德医疗新报社编. 上海：天德医疗新报社

创停刊时间：1927 年 1 月～1937 年 11 月

藏馆：139

宗旨：药商宣传品，属西医类刊物。

备注：见宋大仁《全国医药期刊调查记》(上)，载于《中西医药》第一卷第一期。

218

铁樵函授中医学校一周年纪念特刊(特刊)/铁樵函授中医学校编. 上海：铁樵函授中医学校

藏馆：541

219

铁樵医学月刊(铁樵医药月刊)(月刊)/铁樵医学函授事务所，章巨膺编. 上海：铁樵医药事务所出版

创停刊时间：1934 年 1 月～1935 年 12 月(v1n1-v2n10)

藏馆：1(v1n1-v2n9)、139[v1n1-10(1934)，v2n1-10(1935)]、590(v1n1-v2n10)

宗旨：中医类刊物。该刊融合西医某些观点，探讨中医药理论，阐述中医奥妙，分析各科病症及治疗方法，兼载中医函授，学员作品，答疑，同学录等。

备注：见宋大仁《全国医药期刊调查记》(上)。

220

铁樵医药事务所三周年纪念特刊(特刊)/章巨膺编. 上海：铁樵医药事务所出版

创停刊时间：1936 年 11 月

藏馆：541、590

栏目：恽氏学说研究、国药讲义、病例与处方探讨、大事记、事务所任职名单等。

宗旨：近代名医恽铁樵，为宣扬国学，吸收西学，保存中医国粹，创办铁樵医药事务所，创办杂志。

221

同德医学(月刊)/黄胜白编. 上海：同德医学专门学校

创停刊时间：1920 年 4 月～1924 年 9 月

宗旨：西医类刊物。

备注：1935 年 9 月前已停刊。见宋大仁《全国医药期刊调查记》(上)，载于《中西医药》第一卷第一期。

222

同济(季刊)/黄胜白编. 上海

创停刊时间：1918 年 9 月

宗旨：西医类刊物。

备注：1935 年 9 月前已停刊。见宋大仁《全国医药期刊调查记》(上)，载于《中西医药》第一卷第一期。

223

同济医学季刊(季刊)/国立同济大学医学院. 上海：国立同济大学医学院同学会

创停刊时间：1930 年 11 月

宗旨：西医类刊物。

备注：见宋大仁《全国医药期刊调查记》(上)，载于《中西医药》第一卷第一期。

224

同济医学月刊(月刊)/同济大学盖思理编辑. 上海：同济大学医科

创停刊时间：1925年10月～1941年8月

宗旨：西医类刊物。

备注：见宋大仁《全国医药期刊调查记》(上)，载于《中西医药》第一卷第一期。

225

卫生白话报(月刊)/卫生白话报编. 上海：卫生白话报社发行

创停刊时间：1908年5月～11月(v1n1-4)

藏馆：731

栏目：卫生、传记、戒烟实验谈、卫生问答、杂录、国内之部、国外之部。

宗旨：早期卫生刊物。宣传卫生知识，报道国内外卫生消息，发表人物传记材料，戒烟实验报告等。

226

卫生报(周刊，后改月刊)/卫生报馆编。丁济万、朱振声、赵公尚. 上海白克路人和里18号：上海卫生报馆发行

创停刊时间：1927年12月～1929年12月(n1-100)；1930年2月～12月(v2n1-2)；1931年4月～11月(新n1-8)

藏馆：139[n1-50(1927)]、541、590[v1n1-100；月刊n1-8；卫生运动特刊(1927年12月～1930年12月)]

宗旨：医药卫生普济类刊物。普及医药卫生知识为主，对医学界存在的问题进行研究，发表了中国药物概论，兼刊登少数文艺作品。

227

卫生季刊(Health)(季刊)/卫生季刊编辑部编. 上海：卫生教育会发行

创停刊时间：1924年3月～1927年12月(v1n1-v4n4)

藏馆：541

宗旨：西医及卫生刊物。介绍世界卫生状况、卫生教育论文。其中对瘤病作了重点研究，对城市卫生也进行了探讨。

228

卫生(季刊)/卫生教育会编. 上海：卫生教育会

创停刊时间：1924年3月

宗旨：卫生普及刊物。

备注：1935年9月前已停刊。见宋大仁《全国医药期刊调查记》(上)，载于《中西医药》第一卷第一期。

229

卫生教育/吴岗、秦伯未编. 上海

创停刊时间：1936年

藏馆：590[v2n1(1937，3)]

230

卫生学报(月刊)/蜜陀华阁主人编. 上海：中西石印书局出版

创停刊时间：1906年1月～7月(n1-7)

藏馆：541

栏目：公论、记载、教科、翻译、时令、杂著等。

宗旨：卫生刊物。“以卫生保神强族”为宗旨。刊载卫生药理、谕旨、奏章、公牍及街谈巷议、小说、故事。

231

卫生月刊(月刊)/上海特别市卫生局编. 上海白利南路：上海特别市卫生局发行

创停刊时间：1928年1月～1937年6月(v1n1-v7n6)；复1942年11月～1943年11月

藏馆：139(v4n1, 4-6, 8-12); v5n1, 9-12; v6n1-2; v7n1-6; 复v1n1, 2, 4, 6, 7, 9-11：671

宗旨：公共卫生普及刊物。提倡社会公共卫生、灌输医药知识，刊载卫生事业的文章与照片。

232

卫生杂志(月刊)/主编：张子英(国医)；校正：胡佛(国医). 上海云南路宁波路口镛寿里109号：卫生杂志社

创停刊时间：1932年8月～1937年1月(n1-24, v3n1-v4n5, 总35期)

藏馆：139[n1-2, 5-6, 8, 13-20, 22-24, (1932-1934); n5-6(1935); n1-5(1936)]、590[n1-35(1932, 8-1937, 1)]、671、891(n2、4-10, 12, 16, 20)

宗旨：医药卫生刊物。宗旨"提倡卫生，研究医药，改善国医之短，发扬其精粹"。刊载海内外中西医药家的医学论文、译著，并普及医药知识。

233

卫生周刊(周刊)/上海

创停刊时间：1935年9月前已停刊

宗旨：西医类刊物。

备注：见宋大仁《全国医药期刊调查记》(上)，载于《中西医药》第一卷第一期。

234

文艺的医学(月刊)/张希渠，上海通俗医药杂志社. 上海金神父路贾西义路312号：金幼培，通俗医药杂志社发行

创停刊时间：1933年5月～1934年5月(第1卷出6期，2卷5期)

藏馆：139(v1n1-6, v2n2, 4-5)、901[1933, v1n3(1933); v2n3(1934)]

宗旨：介绍医药常识。

235

现代父母(月刊)/中华慈幼协会编. 上海：中华慈幼协会

创停刊时间：1933年2月～1937年7月

藏馆：1

宗旨：儿童教育类。

236

现代国医(月刊)/上海国医公会编，蒋文芳主编. 上海：上海市国医公会

创停刊时间：1931年5月～1932年11月

藏馆：139(v1n1-7; v2n2, 4-6)、590[全套v1n1-7; v2n1-7(1931, 5-1932, 11)]

栏目：医事杂评、言论、专著、学说、医案、会议记录、医林消息。

宗旨：中医类刊物。该刊学术、资料性均较强，撰稿人多为国医名宿。其实际编辑者为秦伯未。于探讨学术的同时，旨在发挥该刊联络全国中医界、共谋进步的作用。故此刊在当时颇有影响。

备注：今有v1n4-6, v2n3-8, 目录，以及《古今药学参考书目》。考虑此刊139有，仅录卷2第7-8期。v1, n5主要栏目：药物专号v2, n2是中国医学院专号n6是(付本)会三周年纪念特刊。

237

现代医学杂志(月刊)/陶炽松编. 上海：陶

炽松

创停刊时间：1939年7月

宗旨：西医类刊物。

备注：出7卷8期，已停刊，见汪浩权《抗战期间全国医药期刊调查录》，载于《华西医药》(创刊号)。

238

现代诊疗译丛(月刊)/杨元吉，章五岭主编(业务主任：张坑). 上海成都路线83弄8号：现代诊疗译丛社

创停刊时间：1936年10月～1937年4月

藏馆：139(1936年1至3期；1937年4至7期)

239

现代中医(上海)(月刊)/现代中医社，余鸿仁编. 上海：现代中医社出版，陈惠民

创停刊时间：1934年1月～1937年7月

藏馆：2*、139[v1n1-v3n12(1934-37)]、590(全套v1n1-v4n3)

栏目：医事评论、药物、病理、诊断等论文、名医传记、医案与临床实验、读书札记等。

宗旨：中医药刊物。旨在“促进中医进入现代化，助同道认识新思想”，“以现代目光与思想，谋中医学术之改进”。故其文章虽以传统中医诊疗为主，但亦有从现代科学角度研究中医药的文章。

备注：今有v1n1-12，v2n1-v2n12，v3n1-3的目录，但很多不清楚的地方。考虑到139有前3卷，故暂不录入题录。

240

心源一家言(月刊)/姚心源编. 上海

创停刊时间：1931年10月

宗旨：中医类刊物。

备注：见《六十年来中医报刊目录》，1935年9月前已停刊。见宋大仁《全国医药期刊调查记》(上)，载于《中西医药》第一卷第一期。

241

新同德(月刊)/上海

创停刊时间：1924年5月

宗旨：西医类刊物。

备注：1935年9月前已停刊。见宋大仁《全国医药期刊调查记》(上)，载于《中西医药》第一卷第一期。

242

新药导报(月刊)/邓源和编. 上海

创停刊时间：1934年10月

宗旨：西医类刊物。

备注：见宋大仁《全国医药期刊调查记》(上)，载于《中西医药》第一卷第一期。

243

新医人(半月刊)/新医人杂志社编. 上海：新医人杂志社

创停刊时间：1922年12月

宗旨：西医类刊物。

备注：1935年9月前已停刊。见宋大仁《全国医药期刊调查记》(上)，载于《中西医药》第一卷第一期。

244

新医时报(不定期)/刘步青、毕凤章编. 上海

创停刊时间：1937年6月

宗旨：西医类刊物。

备注：1935年9月前已停刊。见宋大仁《全国医药期刊调查记》(上)，载于《中西医药》第一卷第一期。

245

新医学（月刊）/新医学社编. 上海：新医学社

创停刊时间：1930年1月～6月

藏馆：541（n1，6）、731（n5）、931（n4）

宗旨：西医类刊物。

246

新医药刊（月刊）/华汝明编. 上海：上海新亚药厂主办

创停刊时间：1932年8月

宗旨：西医类刊物。

备注：出134期，已停刊，见汪浩权《抗战期间全国医药期刊调查录》，载于《华西医药》（创刊号）。

247

新医药刊（月刊）/徐乃礼主编. 上海：新医药刊社印行

创停刊时间：1932年8月～1946年6月

藏馆：139（1934，n14-25；1935，n26-37；1936，n46-50；1937，n51-61；1938，n65-68、71-75；1939，n76-85；1940，n87-97；1941，n98、100-102）

栏目：名著、言论、专著、医药学识、临床实验、文艺、新药介绍、介绍新出良药、选辑、座谈、谈丛、海外来鸿、专载、来件。

备注：第92期为新医药刊特辑：广澄药刊第一期，栏目：发刊词、言论、科学、文艺、章则、校友录、临床实验；第100期为百期纪念专号，栏目：题词、论说、学术、专辑、文艺。

248

新医药与卫生（月刊）/南洋医大同学会编. 上海：南洋医大同学会

创停刊时间：1930年

宗旨：西医类刊物。

备注：1935年9月前已停刊。见宋大仁《全国医药期刊调查记》（上），载于《中西医药》第一卷第一期。

249

新医药（月刊）/陈卓人等. 上海

创停刊时间：1934年3月

宗旨：西医类刊物。

备注：见宋大仁《全国医药期刊调查记》（上），载于《中西医药》第一卷第一期。

250

新医药杂志（原名《新医药》）（月刊）/余云岫编，中华民国医药学会. 上海北山西路海宁路余云岫医师诊所：中华民国医学会杂志部发行

创停刊时间：1934年3月～1937年5月（v2n1-v5n4）

藏馆：541、139（v1n1，v2n1-10，v3n1-12，v4n1-12，v5n1-4）

栏目：插图、论坛、原著、综说、译述、诊疗知识、社会医学、通俗医学、摘录、医药消息、会务。

251

新医与社会汇刊（不详）/上海医师公会. 上海：上海医师公会

创停刊时间：1928年11月～1934年10月

藏馆：139

栏目：评论、卫生、病症、医药、常识、译述、杂录、纪事。

252

新医与社会（周刊）/上海医师公会编. 上海：上海医师公会

备注：时事新报星期一副刊。

253

新医与新药(《申报》副刊)(周刊)/宋国宾编. 上海：医师公会

创停刊时间：1939年7月

宗旨：西医类刊物。

备注：出27期，见汪浩权《抗战期间全国医药期刊调查录》，载于《华西医药》(创刊号)。

254

新医与治疗(季刊)/李芬编. 上海

创停刊时间：1930年11月

宗旨：西医类刊物。

备注：见宋大仁《全国医药期刊调查记》(上)，载于《中西医药》第一卷第一期。

255

新中国医刊(月刊)/叶紫云，姚培发编辑. 上海：新中国医院

创停刊时间：1948年9月～11月

藏馆：541(n1-2)

256

新中国医学院院刊、研究院第一届毕业刊(特刊)/新中国医学院编. 上海：新中国医学院出版

创停刊时间：1937年1月

藏馆：421、590

栏目：研究生毕业论文、特载、论说、专著、讲坛、译述、文艺。

宗旨：中医类刊物。旨在沟通中西医学，使中医科学在弘扬“四千余年圣哲相传之精义”方面作出贡献。

257

新中医刊(月刊)/茅济棠、朱小南编. 上海王家小花园路19号：新中医刊社出版，朱小南发行

创停刊时间：1938年9月～1941年7月(v1n1-v3n10)

藏馆：1、139(v1n1-4，v2n1-12)、590[全套v1n1-v3n10(1938，9-1941，7)]

宗旨：中医类刊物。介绍引入西医诊断理论和药理研究的新中医治疗经验、临床报告和药物分析。兼刊载近代医学文献介绍。

258

新中医世界/陈其昌编. 上海

创停刊时间：1948年(仅出1期)

藏馆：590

宗旨：中医类刊物。

259

幸福报/杨志一、朱振声编. 上海：幸福报出版发行

创停刊时间：1928年6月

藏馆：590[n1-220，231-290(1928，6-1931，6)]、139

宗旨：中医类刊物。

260

幸福杂志(月刊)/朱振声编. 上海三马路云南路转角：上海幸福书局

创停刊时间：1933年10月～1937年2月

藏馆：139(1935，n1-6)

栏目：丹方精华、各种外症、美容妙术、死之研究、战时医学、性病、长寿秘诀、生理浅说等。

宗旨：中医类刊物。

备注：1935年9月前已停刊。见宋大仁《全国医药期刊调查记》(上)，载于《中西医药》第一卷第一期。

261
学校月刊(月刊)/学生会编. 上海
创停刊时间：1929 年 3 月
宗旨：西医类刊物。
备注：1935 年 9 月前已停刊。见宋大仁《全国医药期刊调查记》(上)，载于《中西医药》第一卷第一期。

262
学医门径月刊(月刊)/健康报馆编. 上海：健康报馆
创停刊时间：1930 年 5 月～9 月
藏馆：590[n1-3(1930, 5-1930, 9)]、721(n2)

263
学艺杂志/上海学艺杂志社编. 上海
创停刊时间：1917 年 3 月
藏馆：541

264
牙医学报(月刊)/编辑部主任：陈庆涛. 上海复兴中路 506 号：上海市牙医公会
创停刊时间：1947 年 9 月(复刊)～1948 年 4 月
藏馆：139
备注：本刊为上海市牙医师公会主办，是 1935 年创办的“牙医月报”的继续，原出版过 21 期。

265
医报国药专号/廉文熹. 上海：中医书局、国医印书馆
创停刊时间：1933 年 6 月
藏馆：139(1934 年 v2n1-2)
栏目：不分栏目。
宗旨：中医类刊物。

266
医报(月刊)/上海医报馆. 上海：上海医报馆发行
创停刊时间：1932 年 11 月～1934 年 9 月
藏馆. 139[v1n1-12(1932-33), v2n1-2(1934)]、590[v1n1-v2n2(1932, 11-1934, 9)]
宗旨：中医学术刊物。是公开讨论医药学术，沟通中西医，注重实效之方药，虽西医之作有效亦登。辩难文章限于学术，双方意见皆载。该刊称不以赢利为目的，故对来稿质量要求甚严。除专著一栏外，均为论著。
备注：此与《上海医报》不同。此为双月刊，《上海医报》为周刊。

267
医光/光华医社. 上海：光华医社
创停刊时间：1928 年 11 月
藏馆：590[n1-2(1928, 11-1929, 1)]

268
医界春秋(月刊)/张赞臣编，上海医界春秋社. 上海白克路西祥康里：医界春秋社发行
创停刊时间：1926 年 5 月～1937 年 3 月(n1-n123)
藏馆：139(n1-120)、541、590(n1-123)
栏目：评论、学说、药物、调查、讨论、医案、杂俎、短刀、特载。
宗旨：中医类刊物。内容兼及中西医，但以中医学术论文居多。

269
医进(季刊)/庄畏仲编. 上海：新医进修社

发行

创停刊时间：1940 年 3 月～1942 年 4 月(n1-8)

藏馆：139[n1-8(1940-1942)]、541

栏目：评论、专著、讲坛、杂号、社讯。

宗旨：医学刊物。刊登医药界之新发现，医药讲座，社员通讯园地，社员论文，医药新闻，良药介绍以及杂写。

备注：介绍不是很明确，似乎主要是西医。139 所藏比 541 多一期。

270

医事丛刊(月刊)/王吉民编. 上海：中华医学会

宗旨：西医类刊物。

备注：见汪浩权《抗战期间全国医药期刊调查录》，载于《华西医药》(创刊号)。

271

医事汇刊(季刊)/宋国宾、夏慎初、陈方之、张森玉、余云岫编；全国医师联合会主办. 上海池滨路三十三号：全国医师联合会

创停刊时间：1929 年 11 月～1937 年 4 月

藏馆：139[n2-12，14-31(1930-37)]、590[n1-29(1929，11-1937，1)]、782(n31)

栏目：言论、评论、专著、法规、医德、记事、专译、报告、代表、议案、调查专件、特载。

272

医事通讯(后改为《医讯》)(月刊)/上海市医师公会编. 上海：上海市医师公会发行

创停刊时间：1947 年 7 月～8 月(v1n1-2)

藏馆：541

栏目：有医学新知、介绍药品分析、病例研究、另刊专论和会务报告。

宗旨：医师公会刊物。侧重西医。会中事务，不论大小，悉刊登之，以资交流。

273

医文(月刊)/范行准编. 上海：医文月刊社范行准发行

创停刊时间：1943 年 4 月～9 月(n1-6，总 6 期)

藏馆：139(v1n1-6)、541、590(n1-6)

栏目：国产药物之文献研究、广东药物调查、两宋官药局、人之谜、读医杂记、医界新闻、谣言与医学、中国前期生物学的起源与发展、王履之医学与画艺、唐李摩河所献之青娥丸方、关于中国药用生物研究之价值、汉药鹿茸中国文献的研究、欧人发现中国植物史。

宗旨：中医类刊物。以研究医学文献，提倡民众医学为宗旨。医学文献包括医学历史及本草单方，单方实验报告；民众医药包括译著、论著和专著。不刊医学评论，唯书报评论例外。

274

医文摘要(月刊)/中华医学会出版委员会. 上海：中华医学会发行

创停刊时间：1947 年 9 月～1948 年 12 月

藏馆：139

栏目：解剖、生理、生物化学、寄生物、药科。

275

医学报(半月刊)/中国医学会编，顾鸣盛.

上海：中国医学会

创停刊时间：1910 年 1 月

藏馆：**541**（n101－108）、**590**［n1－6（1910，1-3）］、**931**（n121-137）

276

医学报（半月刊）/周雪樵、王问樵编. 上海：上海新马路昌寿里无锡丁寓

创停刊时间：1905 年 5 月～出 154 期后停刊

藏馆：**590**［n49－96（1906，5－1908，6）］

宗旨：中医类刊物。该刊为近代早期中医刊物之一。始由周雪樵创刊，周殁由蔡小香的弟子王问樵继之。其文文风活泼，内容广泛，包括临症治疗、医方药物、医案史话等。虽以阐扬中医为主，也刊载较多的西医知识讲话。每期篇幅不大(8 叶)，文章较少，短小精悍，为中医刊物之佼佼者。

备注：《中国医学百科全书·中医学》记载创刊于 1904 年 4 月。然据蔡小香文，在甲辰孟夏。

277

医学公报/上海中国医学会办事处编. 上海：上海中国医学会

创停刊时间：1909 年

藏馆：**139**［n127－143 1910－1911（附医学丛编初集）］

278

医学门径语（The international medicao journal）/丁惠康编. 上海：中西医学研究会出版

创停刊时间：191? 年～1926 年 8 月（v1n1-v8n11）

藏馆：**931**

宗旨：中西医刊物。登载医学入门、各临床学科研究方法等文章，公布该会章程及新医学研究社章程。

279

医学（《宁波公报》副刊）（周刊）/李庆坪编. 上海

宗旨：中医类刊物。

备注：见《六十年来中医报刊目录》。

280

医学世界（季刊）/医学世界社，丁福保，汪惕予等编. 上海中国自新医院，医学世界社：医学世界社发行

创停刊时间：1908 年 6 月（n1－3）；1908 年 7 月～1913 年 12 月（n1－29）；1914 年 1 月～5 月（v5n1-5）

藏馆：**139**（n1，4-13，15-23）、**541**（n6）、**590**（n1，4，7-29）；第 5 年 n1-5（1908，6-1914，5）、**931** *

栏目：论述、学说、医案、医话、杂著、选录、临床讲义、医界顾问、医事新闻、医事小说。

宗旨：中西医刊物。以“灌输新学、改良旧习”为宗旨，主要介绍医学理论、实验知识、医药卫生常识；介绍分析病例医案，报道西医新技术及国内外医事新闻、医界奇闻逸事、医药卫生知识咨询，医学书目、医事小说等。

备注：本刊原以期计算，自 1914 年 1 月起改 5 卷 1 期计算。

281

医学世界（双月刊）/永兴洋行编. 上海：永兴洋行

创停刊时间：1931 年

宗旨：药商宣传品，属西医类刊物。

备注：见宋大仁《全国医药期刊调查

记》(上)，载于《中西医药》第一卷第一期。

282

医学世界(月刊)/汪惕予等编. 上海英大马路泥城桥西首十二号自新医院：医学世界社

创停刊时间：1908年6月(n1-3)；1908年7月～1913年12月(n1-29)；1914年1月～5月(v5n1-5)

藏馆：139(1909，n8-13；1912，n16-17，19-21)

栏目：医案、医话、杂著、选录、杂记、临床讲义、学说、论述等。

宗旨：中医类刊物。

283

医学与文化(月刊)/爱孟编. 上海：宝隆医院

创停刊时间：1941年

宗旨：西医类刊物。

备注：已停刊，见汪浩权《抗战期间全国医药期刊调查录》，载于《华西医药》(创刊号)。

284

医学(月刊)/中央大学医学院编. 上海：中央大学医学院

创停刊时间：1931年7月

宗旨：西医类刊物。

备注：1935年9月前已停刊。见宋大仁《全国医药期刊调查记》(上)，载于《中西医药》第一卷第一期。

285

医学杂志(闵行)/闵行医学会编. 上海闵行：闵行医学会

藏馆：590(n3-5)

286

医学杂志(上海)(月刊)/蔡小香、唐乃安编. 上海

创停刊时间：1910年9月～出12期后停刊

备注：见《六十年来中医报刊目录》。

287

医学周报(周刊)/张怀霖编. 上海：张怀霖

创停刊时间：1938年

备注：见《六十年来中医报刊目录》。

288

医学周刊(《大美晚报》副刊)/何公度编. 上海

创停刊时间：1941年～出30期后停刊

备注：见《六十年来中医报刊目录》。

289

医学周刊(周刊)/上海

创停刊时间：1919年5月

宗旨：西医类刊物。

备注：1935年9月前已停刊。见宋大仁《全国医药期刊调查记》(上)，载于《中西医药》第一卷第一期。

290

医药导报/褚民谊编辑. 上海：医药导报社

创停刊时间：1933年10月～1944年7月

藏馆：139

栏目：言论、名作、专著、译述、临床实验录、杂载。

宗旨：西医类刊物。

备注：出5卷2期，已停刊，见汪浩权《抗战期间全国医药期刊调查录》，载于《华西医药》(创刊号)。

291

医药导报(月刊)/医药导报社编. 上海：医药导报社

创停刊时间：1933 年 10 月 1 日

宗旨：药商宣传品，属西医类刊物。

备注：见宋大仁《全国医药期刊调查记》(上)，载于《中西医药》第一卷第一期。

292

医药顾问(《新闻日报》副刊)(年刊)/蔡谔声(一载蔡济平、陆思红)编. 上海：新声通讯社出版部出版

创停刊时间：1930 年～1931 年

藏馆：590(1930 年刊)、931(1931 年刊)

栏目：通治、外科、女科、儿科、上部、中部、下部、杂问。

宗旨：中医类刊物。辑自上海《新闻报》附刊的“医药顾问”，主要刊载中医病症诊断和治疗方法。

293

医药会刊(月刊)/全国医药团体总联合会编. 上海：全国医药团体总联合会宣传部发行

创停刊时间：1928 年 4 月～1931 年 3 月(n1-34/35)

藏馆：590[n31-35，国医馆专号，(1930，10-1931，3)]、931＊

栏目：言论、学说、会议记录、公牍摘要、医药法规、医药要闻，学说。

宗旨：医药会刊。1930 年第 31 期前发单行张以“流通会务消息”，此后侧重报道医药行政消息及各地的医药新闻，刊载各地医药团体的会议纪要，转载医药法令。此外，还刊载该总会与支分的会务情况。其中国医号有组织国医馆的有关文件。

294

医药年刊(年刊)/施济群编，国医广告社编. 上海：国医广告社

创停刊时间：1940～1941

藏馆：139、590

宗旨：中医类刊物。

295

医药评论(半月刊)/褚民谊编. 上海亚尔培路 408 号：医药评论社

创停刊时间：1929 年 1 月～1937 年 7 月

藏馆：139

栏目：社评、评论、专著、译述、时闻、转载、杂俎、通讯、谐谈、介绍、文艺。

296

医药世界(月刊)/医药世界社编. 上海愚园路 67 弄 6 号：医药世界社出版

创停刊时间：1948 年 9 月～1952 年 2 月(每卷 6 期)

藏馆：139[v1n1-v7n6(1948-1952)]

297

医药特刊(周刊)/上海

宗旨：新闻报副刊，属西医类刊物。

备注：见宋大仁《全国医药期刊调查记》(上)，载于《中西医药》第一卷第一期。

298

医药卫生周刊(《文汇报》副刊)(周刊)/程翰章编. 上海

创停刊时间：1939 年 1 月

宗旨：西医类刊物。

备注：见汪浩权《抗战期间全国医药期刊调查录》，载于《华西医药》(创刊号)。

299

医药卫生专刊(《济世日报》副刊，或著录为《济世日报医药卫生专刊》)(周刊)/施今墨编，医药卫生专刊社编. 上海哈尔滨路富春里4号：济世日报社发行

创停刊时间：1947年8月～12月(n1-18/19)

藏馆：139[n2-15(1947)；另藏《医药卫生》n1-13]、541、590[n1-19(1947，8-12)]

宗旨：中医类刊物。旨在普及宣传医药卫生常识，载文有论寒与热、国药性效，如何研究发明国医、古中医术语等。

备注：馆139的《医药卫生》乃名不同，余皆同。

300

医药新报(月刊)/医药新报编. 上海：医药新报社发行

创停刊时间：19?? 年～1925年3月(v1n1-v3n3,)

藏馆：541

栏目：药物探讨、病例分析、医刊介绍、临床诊断、外科手术、医院及医校介绍、人物介绍、函授教育以及招生事宜。

宗旨：医学刊物。以普及医学、足资实用为目的。

备注：《六十年来中医报刊目录》著录一同名、同地刊物，为周刊，1914年创刊，出90期后停刊。

301

医药新报(月刊)/医药新报社，度边久作. 上海北四川路2061号：医药新报社发行

创停刊时间：1913年11月

藏馆：139

宗旨：西医类刊物。

备注：1935年9月前已停刊。见宋大仁《全国医药期刊调查记》。

302

医药新报(周刊)/本会同人编. 上海

创停刊时间：1927年3月

宗旨：中医类刊物。

备注：1935年9月前已停刊。见宋大仁《全国医药期刊调查记》(上)，载于《中西医药》第一卷第一期。

303

医药新闻(上海)(周刊)/医药新闻社编，吴克潜、张汝伟. 上海：医药新闻社

创停刊时间：1927年10月～1931年1月

藏馆：590[n153-163(1930，3-1931，1)]

304

医药学报(月刊)/中国医药学会编. 上海：中国医药学会

创停刊时间：1908年

宗旨：西医类刊物。

备注：1935年9月前已停刊。见宋大仁《全国医药期刊调查记》(上)，载于《中西医药》第一卷第一期。

305

医药学(月刊)/医药学杂志社编辑. 上海：医药学杂志社发行

创停刊时间：1924年10月～1952年10月(复刊)

藏馆：139

宗旨：医药类刊物。

306

医药与救亡周刊(周刊)/上海中西医药研究社救亡委员会编. 上海：中西医药研究

社发行

创停刊时间：1937 年 9 月～10 月(n1-2)

藏馆：651(n1-2)

宗旨：医药普及刊物。宣传战时救护，医药常识，择要纠正医药卫生上的谬误心理，介绍各病症简易疗法、急救法。报道救亡动态，捐护救济募捐情况等。

307

医药月刊(上海)(月刊)/上海慈善医学编. 上海：上海慈善医学

创停刊时间：1921 年 12 月(总 1 期)

藏馆：541(n1)

308

医药杂志(上海)/中国医药杂志社编. 上海

创停刊时间：1920 年 10 月～1922 年 11 月

藏馆：1(v1n1－v4n5)、7(v4n6)；v5n1-6；v6n2-5、731(v6n1)

宗旨：西医类刊物。

备注：宋大仁《全国医药期刊调查记》(上)载创刊于 1920 年 1 月。

309

医药指导录/中华医药书报社编. 上海：中华医药书报社

藏馆：590[n2(1929, 6)]

310

医药周刊(上海)(新闻夜报副刊)(周刊)/上海

备注：见宋大仁《全国医药期刊调查记》(上)，载于《中西医药》第一卷第一期。

311

医医医病集/上海中医专校黄社尤学周等编. 上海：上海中医专校黄社尤学周等编

藏馆：590(第二集)

312

医与药季刊(季刊)/美狄根西药部编. 上海：美狄根西药部

创停刊时间：1932 年

宗旨：药商宣传品，属西医类刊物。

备注：见宋大仁《全国医药期刊调查记》(上)，载于《中西医药》第一卷第一期。

313

医苑(油印本)/中国医学院学生自治会学术科编. 上海：中国医学院学生自治会学术科发行

创停刊时间：1946 年 5 月 15 日

藏馆：851

宗旨：中医类刊物。介绍该自治会人员设置，探讨医案、刊载诗词杂文等文学作品。

备注：见《六十年来中医报刊目录》。

314

益智报(星期周报)(周报)/朱少坡、叶伯良编. 上海

创停刊时间：1928 年(黄帝纪元 4641 年)3 月

藏馆：590(第 2 期合订本)

315

英文拒毒季刊(季刊)/黄嘉惠. 上海

创停刊时间：1927 年 5 月

宗旨：西医类刊物。

备注：见宋大仁《全国医药期刊调查记》(上)，载于《中西医药》第一卷第一期。

316

英文医学进步评论(月刊)/李维英等编. 上

海：上海医学会

创停刊时间：1944年

宗旨：西医类刊物。

备注：出2期，已停刊，见汪浩权《抗战期间全国医药期刊调查录》，载于《华西医药》(创刊号)。

317

英文中华医学杂志(月刊)/王吉民等编. 上海：中华医学会

创停刊时间：1915年

宗旨：西医类刊物。

备注：出62卷6期，见汪浩权《抗战期间全国医药期刊调查录》，载于《华西医药》(创刊号)。

318

优生月刊(月刊)/潘光旦编. 上海

创停刊时间：1931年5月

宗旨：西医类刊物。

备注：1935年9月前已停刊。见宋大仁《全国医药期刊调查记》(上)，载于《中西医药》第一卷第一期。

319

友声医刊(周刊)/上海中医友声社编. 上海：上海中医友声社

创停刊时间：创刊不晚于1946年

藏馆：590[《华美晚报》版 n4-21, 23-33, 35-40(1946, 5)；《大晚报版》n2-4, 6, 8-11, 13-22, 24-25, 27-29, 31, 35, 38, 42-45, 48-50(1947, 2)]

320

诊疗医报(月刊)/汪企金、周梦白等编. 上海：诊疗医报社

创停刊时间：192810月～1937年5月

藏馆：139

宗旨：西医类刊物。

备注：见宋大仁《全国医药期刊调查记》(上)，载于《中西医药》第一卷第一期。

321

震旦医刊(双月刊)/震旦医刊编辑部. 上海. 震旦医刊社

创停刊时间：19?? 年～1949年9月

藏馆：139

宗旨：西医类刊物。

备注：见汪浩权《抗战期间全国医药期刊调查录》，载于《华西医药》(创刊号)。

322

震旦月刊(月刊)/震旦医科编. 上海：震旦医科

宗旨：西医类刊物。

备注：见宋大仁《全国医药期刊调查记》(上)，载于《中西医药》第一卷第一期。

323

中国护士季报(季刊)/孔美玉编. 上海

创停刊时间：1920年1月

宗旨：西医类刊物。

备注：1935年9月前已停刊。见宋大仁《全国医药期刊调查记》(上)，载于《中西医药》第一卷第一期。

324

中国康健月报(月刊)/叶劲凤、葛兰芬编. 上海：中国康健月报社

创停刊时间：1932年10月

宗旨：西医类刊物。

备注：见宋大仁《全国医药期刊调查记》(上)，载于《中西医药》第一卷第一期。

325

中国女医(月刊)/张静霞编. 上海：钱宝华

发行人

创停刊时间：1941 年 1 月～10 月（v1n1-8）

藏馆：401、590［v1n1-8（1941，1-10）］

栏目：论坛、学说、医话、常识、汉和医药、方剂、药物。

宗旨：中医类刊物。宗旨是“发挥女医思想学说，促进全国女医互助精神”。内容有医案、医话、方剂、药物常识、民间疗法、女医人物诗等项。

326

中国牙科月刊（月刊）/晋毅. 上海：中国牙科月刊社

创停刊时间：1940 年 7 月～

藏馆：139

327

中国牙科月刊（月刊）/晋毅主编. 上海霞飞路 344 号：中国牙科月刊社发行

创停刊时间：1940 年 7 月～1941 年 11 月

藏馆：139［（存 1-3 卷）］

宗旨：该刊以研究牙科学术，促进中国牙科医事业为宗旨。

328

中国牙医杂志（季刊）/徐少明编辑. 上海：中国牙医杂志社

创停刊时间：1935 年 1 月～1937 年

藏馆：139

栏目：论著、杂讯。

329

中国药报（月刊）/张梅庵编. 上海

创停刊时间：1930 年 11 月（总 1 期）

藏馆：590

330

中国医报（周刊）/丁仲英等编. 上海

创停刊时间：1929 年 5 月～1931 年

备注：见《六十年来中医报刊目录》。

331

中国医学建设问题（季刊）/上海国医讲习所编. 上海：上海国医讲习所

创停刊时间：1929 年 6 月（总 1 期）

藏馆：590

332

中国医学（上海）（月刊）/唐吉父、施济群编. 上海北京路 830 弄 30 号：上海中国医学杂志社出版

创停刊时间：1937 年 7 月～8 月（总 2 期）

藏馆：139（v1n1-2）、541、590（n1-2）

栏目：专载、言论、治疗学、药物学、艺文、生理学、临床实验、读者通问、紧要消息。

宗旨：中医类刊物。所载文章分析中医衰落的原因及发展趋势，宣传发扬中医精华，提倡中西医沟通，介绍药方和临床实验。

333

中国医学（上海）（月刊）/中国医学社编，朱鸣皋、盛心如. 上海：中国医学社

创停刊时间：1941 年 1 月～3 月（总 3 期）

藏馆：590［v1n1-3（1941，1-3）］

334

中国医学院毕业纪念刊（年刊）/上海中国医学院编. 上海：上海中国医学院

创停刊时间：1933 年 7 月

藏馆：139[5届(1934)、7届(1936)]、590[4-7届，12、15届(1933，7-1941)]

335

中国医学院第六届毕业纪念刊(年刊)/中国医学院教务处. 上海：中国医学院事务处

创停刊时间：1935年7月

藏馆：139(1935)

336

中国医学院第七届毕业纪念刊(年刊)/上海中国医学院编. 上海：上海中国医学院

创停刊时间：1936年

藏馆：541

337

中国医学院第五届毕业纪念刊(年刊)/中国医学院教务处. 上海：中国医学院事务处

创停刊时间：1934年7月

藏馆：139(1934)

338

中国医学院学生自治会特刊(或著录为《中国医学院学生自治会第二届特刊》)(特刊)/中国医学院学生自治会编. 上海：中国医学院学生自治会出版股出版

创停刊时间：1934年12月

藏馆：590[2、3届(1934，12-1935，6)]、651

栏目：题字、相片、医药评论、医药研究、笔记、文艺、杂俎、通讯录。

宗旨：中医类刊物。卷首有于右任、陈立夫、潘公展题词。内容有对中西医的评价，中医对病理学、诊断学、治疗学、药物学、医疗心理学及相互关系进行的研究。

339

中国医学院院刊(年刊)/上海中国医学院编. 上海：中国医学院发行

创停刊时间：1928年6月～1929年6月(n1-2)

藏馆：541[1928年号，n1-3(1932，1-3)]、590(1929年号)、651

宗旨：医药刊物。主要刊登该院教职员的医学论著及讲义，以及学生的医学作品。

340

中国医学院月刊(月刊)/蒋文芳编辑. 上海：朱鹤皋发行人

创停刊时间：1932年10月～12月

藏馆：1

栏目：教授杂著、讲义一斑、学生成绩、本院概况。

宗旨：中医类刊物。

备注：1935年9月前已停刊。见宋大仁《全国医药期刊调查记》(上)，载于《中西医药》第一卷第一期。

341

中国医学院月刊(月刊)/蒋文芳编. 上海：朱鹤皋，发行人

创停刊时间：1932年10月～12月

藏馆：139[n2-7(1928，1933，1934)]、891

栏目：教授杂著、讲义医斑，学生成绩、本院概况等。

宗旨：医学院院刊。内容均为医学教学、学生成绩及该学院概况等。

备注：同名、同院刊亦有一种，唯年份不同。139所藏刊年亦不同。

342

中国医学(月刊)/陆渊雷编. 上海

创停刊时间：1928年10月

宗旨：中医类刊物。

备注：1935 年 9 月前已停刊。见宋大仁《全国医药期刊调查记》(上)，载于《中西医药》第一卷第一期。

343

中国医学月刊(上海)(月刊)/中国医学社编，陆渊雷. 上海：中国医学社发行

创停刊时间：1928 年 10 月～1930 年 2 月(v1n1-n10)

藏馆：590[全套 v1n1-10(1928，10-1930，2)]、651

宗旨：中医类刊物。发表改造中医学的论文，诠释古代医药著作，讲解中药药理，各种病症的治疗和药方，还刊有临床实验录。

344

中国医学(月刊)/徐蔚霖等编. 上海：中国医学院同学会

创停刊时间：1938 年 12 月

宗旨：中医类刊物。

备注：出六期，已停刊，见汪浩权《抗战期间全国医药期刊调查录》，载于《华西医药》(创刊号)。

345

中国医药(大美晚报副刊)(月刊)/上海

宗旨：中医类刊物。

备注：大美晚报副刊，见宋大仁《全国医药期刊调查记》(上)，载于《中西医药》第一卷第一期。

346

中国医药(《华美晚报》《文汇报》副刊)(周刊)/尤学周、费永祚编. 上海：国药公会发行

创停刊时间：1938 年 12 月

备注：见《六十年来中医报刊目录》。

347

中国医药(v1n4，1939，3 起改名《中国医药杂志月刊》)(月刊)/曹白年、薛寒鸥、徐蔚霖等编. 上海重庆路 177 弄 10 号：中国医药杂志社发行

创停刊时间：1938 年 12 月～1939 年 10 月(v1n1-n11/12)

藏馆：139(v1n1-12)、541、590[v1n1-12(1938，12-1939，10)]

栏目：社论、专著、杂论、验方、常识、特载、药物。

宗旨：中医类刊物。旨在发扬革新的精神，振兴中医学说。内容有中医基础知识的介绍、中国内科综述、中国医药学说的论文以及中医常识和验方等。

348

中国医药文献总辑(月刊)/新人医集同人编. 上海：现代医学社

创停刊时间：1944 年

宗旨：西医类刊物。

备注：出六期，已停刊，见汪浩权《抗战期间全国医药期刊调查录》，载于《华西医药》(创刊号)。

349

中国医药(《新闻日报》副刊)/沈香圃、沈仲理编. 上海

创停刊时间：1947 年 12 月(复刊)～1948 年 4 月

藏馆：590[复 1-6(1947，11-1948，4)]

350

中国医药月刊(月刊)/顾忍编. 上海：上海联洋发刊社，发行

创停刊时间：1923 年 7 月～1924 年 5 月(n1-10)

藏馆：541(n2-4，n7)、851(n10)

栏目：药学、医学等。

宗旨：中医类刊物。以研究各国医药，保存国粹，输入科学方法，促进我国医药学术为宗旨。

351

中国医药杂志（上海）（月刊）/上海医界春秋社编. 上海：上海医界春秋社

创停刊时间：1934年～1937年7月

藏馆：2（v2n6-12，v3n1-5，7）

352

中华健康杂志（双月刊）/中华健康协会. 上海：中华医学会

创停刊时间：1939年8月～1951年12月

宗旨：西医类刊物。

备注：出6卷6期，见汪浩权《抗战期间全国医药期刊调查录》，载于《华西医药》（创刊号）。

353

中华药刊（月刊）/伍裕万编. 上海：中华民国药学会上海分会出版

创停刊时间：1939年10月～1940年8月（v1n1-v2n8）

藏馆：139（v1n1-3，v2n1-4）、541

栏目：言论、著述、药学文摘、药讯、会务报告。著述中有药学专家论著连载，如“近年来整理本草研究国药之方案机器实例”、“药物经济学”等。

宗旨：药物刊物。报告本分会会员与会务之近况，简单的学术与论文等，旨在探讨药学之改进，交换知识。

354

中华药学杂志（季刊）/曾广方总编辑. 上海威海卫路674号：中华民国药学会

创停刊时间：1936年3月～1940年12月

藏馆：139

栏目：原者、专著、综说、译述、文献摘要、言论、消息、出版介绍。

宗旨：药学刊物。

355

中华医史学会五周年纪念特刊（特刊）/中华医史学会编. 上海：中华医史学会

创停刊时间：1941年12月

藏馆：590

356

中华医史杂志（原名《医史杂志》）（季刊）/中华医学会医史学会. 上海（后迁北平）：中华医史学会出版

创停刊时间：1947年3月～今

藏馆：139、590[全部（中国医史文献研究所已将1949年前，以及1981年复刊前的该杂志重新影印）]

栏目：医史、释医、会员动态、医史新闻、书报介绍等。

宗旨：医学史刊物。研究中外医学历史，而以中国医学史文章居多，内容涉及中医各科发展史及文献研究。

357

中华医学白话报/沈少卿. 上海棋盘街四马路口休城胡开文笔墨庄内：中华医学白话报馆

创停刊时间：1913年5月

藏馆：139（1-6、8-12）

358

中华医学白话报/沈少卿. 上海：中华医学白话报馆

创停刊时间：1913年5月～1914年

藏馆：139［n1－6，8－12（1913）］、541（n12）

359

中华医学杂志医史专号/中华医史学会编．上海：中华医史学会

藏馆：139、590（n128，129，164，165，188，189；1929：6，1931：5/6，1935：11/12）

备注：此即《中华医学杂志》的医学专号。

360

中华医学杂志（月刊）/中华医学会编辑，伍连德、余云岫、王吉民．上海：中华医学会

创停刊时间：1915年11月～今

藏馆：139（v1n1 1915；v2n1，4 1916；v3n2 1917；v4n2 1918；v5n1，3 1919；v11n4－6 1925；v27n7－12 1941；v29n1－6 1943－1944）、831（v1）、891（1948）

栏目：言论、纪事、来稿、舆论一斑、文牍、名著选录、法令、纪录、消息、论说、卫生业话、附录、医药译林、图画、禁烟纪事、参考资料、原著、报告、书评、译丛、本会消息。

宗旨：西医类刊物。

备注：发行地后改为重庆，年代不详；出31卷，见汪浩权《抗战期间全国医药期刊调查录》，载于《华西医药》（创刊号）；见宋大仁《全国医药期刊调查记》（上），载于《中西医药》第一卷第一期。

361

中华医药报（半月刊）/夏应堂、蔡济平编．上海

创停刊时间：1931年1月～6月

备注：见《六十年来中医报刊目录》。

362

中华医药报（月刊）/中华国医学会编，施济群、唐吉文、沈乐君等．上海：上海中华国医学会，发行

创停刊时间：1935年12月～1937年7月（n1－19）；1948年1月～1949年3月（复n1－v2n1）

藏馆：541、590［n15－19；复v1n1－v2n1（1937，3－1949，3）］

栏目：评论、学术研究、专载、文艺园地、新闻网、会务报告。

宗旨：中医类刊物。是交流和研究中医发展状况，探讨中医学术，传播学会情况。主要内容有全国中医界和国医学会情况报道，对中医现状和发展对策的研究，著名中医师和学术理论的介绍，中医学的研究，以及中医相关文艺作品。

363

中西医学报（月刊）/中西医学研究会编，丁福保（仲祜）．上海静安寺路39号：上海医学书局

创停刊时间：1910年4月～1930年6月

藏馆：139［1910，1－12；1911，n1－6，13－24；1912，n1－1913，n12；1914，n1－12；1915，n1－1916，n12；1917，n1－1918，n12；v9，n1－7，9－12（1927）；v10，n1－12（1929－1930）］、590［v1n1－v10n12（全）］、851（1910－1927）、891［n6－12，n1－12，n7－6（1915－1917）］

栏目：论说、学说、社友来稿汇录、业录、医事新闻、东西译稿、译著、论坛、医报业钞、消息、临床实验、杂俎。

宗旨：中西医结合类刊物。

备注：原以期计算，24期后改为3卷1期计算。

364

中西医学杂志（上海）（月刊）/上海中西医学杂志研究会编. 上海

创停刊时间：1921 年 1 月～4 月出第四期后停刊

藏馆：781（n1-4）

365

中西医药/上海中西医药函授学校. 上海西门方滨桥民国路 24 号：上海中西医药函授学校

创停刊时间：1917 年

藏馆：139[n2（1917）]

宗旨：中西医结合类刊物。

366

中西医药学报（仅出 1 期）/中西医药学报同人编. 上海：中西医药学报编

创停刊时间：1915 年 10 月创刊，出 1 期后停

备注：见《六十年来中医报刊目录》。

367

中西医药（月刊）/中西医药研究社编（董事长：王用宾；名誉董事：陈立夫；常务理事：郭琦元、宋大仁、范行准；学术委员会主任：余云岫；医史委员会主任：范行准；本草委员委会主任：黄劳逸；出版委员会主任：宋大仁；秘书：叶劲秋）. 上海老靶子路 566 弄同乐里六号，1937 年迁移：中西医药研究社出版委员会发行股

创停刊时间：1935 年 9 月～1937 年 6 月；1946 年 10 月～1947 年 11 月

藏馆：139（v1n1-4，v2n1-12，v3n17，n28-38）、590[v1n1-v3n5（1935，9-1937，5）；复 n1-11（1946，10-1947，11）]、541（v3n6）、901、891（1937，v3n1-6）、851（1936）

栏目：特载、文献的研究、新知的介绍等。

宗旨：中西医药刊物。旨在研究中西医药相关问题，促进现代医药的发展。资料性很强。主要刊载中西医药学研究论著，中国医学的教育、医政管理等论文，报道医药新文献、新知识，以及国外对中医等问题的研究。公布全国医学文献出版情况，并刊有该社章程、会员录和工作情况表等。

备注：1937，v3n6 为中医教育专号（上）。

368

中西医药杂志/中西医药函授学校. 上海：中西医药函授学校

创停刊时间：1917 年～1918 年 9 月

藏馆：590[n2，4（1917，6-1918，9）]

宗旨：中西医结合类刊物。

369

中药职工特刊（特刊）/上海中药业职业分会编. 上海：上海中药业职业分会

创停刊时间：1948 年

藏馆：544

370

中药职工月刊（月刊）/上海中药业职业公会编. 上海：上海市中药业职业工会出版委员会出版

创停刊时间：1947 年 5 月～1948 年 7 月（创刊号-v2n5）

藏馆：139（v1n2-10，v2n1-5）、541、590[全套 v1n1-v2n5（1947，5-1948，7）]

栏目：论述、医药讲座、青年修养、笔记小品、文艺。

宗旨：中药刊物。该刊以外埠中药业职工为主要对象，内容有职工生活的讨论、

增进劳资合作、国药专论、业中史话、人物介绍、工商知识、科学珍闻、职工文艺作品、幽默小言、新诗歌谣、木刻漫画和短篇创作。

371

中医科学(月刊)/中医科学研究社编，谢利恒主编. 上海爱而近路祥新里16号：中医科学研究社

创停刊时间：1936年7月～1937年8月

藏馆：139[v1n1-12(1936)；v2n1、2(1937)]、590[全套v1n1-v2n2(1936，7-1937，8)]、851(全套)

栏目：言论、医学研究、经验实录、药学研究、生理研究、病理研究、专载、消息，非常时期的医学研究、祝词、科学珍闻、国内外医药新闻、大众医学读者园地等。

宗旨：中医类刊物。该刊旨在科学整理中医中药，其董事皆为当时南北著名的医药学家，编辑、撰稿力量均非常强大。每期文章数量甚多，涉及中医理论及临证治疗研究、药物研究等。其创立时正值中医抗争激烈，故各种文件要闻亦多刊登。

372

中医疗养专刊(不详)/秦伯未、董漱六编. 上海：中医疗养院出版部

创停刊时间：1939年5月～9月(总2期)

藏馆：590[v1n1-2(1939，5-9)]、139(v1，n1-2 1939)

宗旨：中医类刊物。

备注：汪浩权《抗战期间全国医药期刊调查录》载其名为《中医疗养刊》。

373

中医世界(月刊)/秦伯未、方公溥编辑。(特约撰述：章太炎、夏应堂、丁福保、殷受田、谢利恒、丁仲英、陈无咎、傅雍言、张锡纯、裘吉生、包识生、钱龙章、顾惕生、随翰英、杨伯雅、许半龙、陆成一、龙汉声、蒋文芳、王宇高、张山雷、沈乾一、陈任枚、曹炳章、张赞臣、卢宗强、陆晋笙、陈松坪). 上海：上海中医书局发行

创停刊时间：1929年6月～1937年8月(v1n1-v12n5)

藏馆：139(n1-4，11-24，v5n1-4，v6n1，3，4，v7n1-6，v8n1-6，v9n2-5，v10n1-6，v11n1-6，v12n3)、541、590[v1n1-v5n4，v6n1-4，v7n1-v12n5(1929，6-1937，8)]、731(v1n1-v8n6)

栏目：图画、医药消息、专著、评论、医学研究、常识。

宗旨：中医类刊物。是宣传中医知识，确立中医在医学界的地位。内容有国医名家的医学论述、改革医案的研究、验方的发明、医学常识的介绍等。

备注：原双月刊，3卷1期后改月刊，5卷1期改季刊，7卷1期又改月刊。1-4卷期数为连续期数。

374

中医新生命(月刊)/陆渊雷医室编. 上海牯岭路人安里：陆渊雷医室发行

创停刊时间：1934年8月～1937年6月(n1-31)

藏馆：1*、139(n1-31)、590[n1-31(1934，8-1937，6)]、851(1934-1936)

栏目：评论、答问、治验、讲义鳞爪。

宗旨：中医类刊物。以“为用中国药物治疗疾病，用科学原理研究其方法学理”为宗旨。主要内容是主办人陆渊雷与其学友互观课卷的回答。所载内容也有字理研究、特效方药、书报评论及中医药界消息等。

375

中医药导报(半月刊)/中医药导报社编辑委员会编. 上海：中医药导报社出版

创停刊时间：1947 年 9 月～1948 年 3 月(n1-10)

藏馆：139(n1-10)、590[n1-10(1947，9-1948，3)]、931

栏目：论著、特稿、转载、医药常识。

宗旨：中医类刊物。主要报道上海中医界消息，刊登中医药事业评论，中医院校介绍和中医师行业规定以及各种医学知识介绍。

376

中医药情报(月刊)/国药用品服务社编，金哲明、张汝伟. 上海威海街路 2 号：上海中医药学社出版

创停刊时间：1947 年 5 月～1948 年 6 月(总 12 期)

藏馆：139(n1-5，11-12)、590[n1-12(1947，5-1948，6)]

宗旨：中医类刊物。

377

中医药消息(月刊)/洪贯之编. 上海：中医药出版社出版

创停刊时间：1948 年 12 月～1949 年 1 月(创刊号-n2)

藏馆：541、590[n1-2(1948，12，1-1949，1，10)]

宗旨：中医类刊物。主要刊登国医学界出版消息、学术动态，载有中医革新运动、中医师学术研究会特稿。

备注：上图著录编辑者为：洪之贯。

378

中医药(月刊)/上海中医药学社编. 上海：上海中医药学社

创停刊时间：1947 年 5 月～10 月出 6 期后停刊

藏馆：721(n6)

宗旨：中医类刊物。

379

中医药周刊(周刊)/钱今阳、秦伯未、蒋文芳等编. 上海：和平日报上海社发行

创停刊时间：1947 年 5 月～10 月(n1-24)

藏馆：590[n14-18，23-24(1947，7-10)]、851

宗旨：中医类刊物。主要刊载中医理论，病例分析等文章，如“参三七止血之我见”等。

380

中医杂志(季刊)/中医杂志社编. 上海：中医学会

创停刊时间：1922 年

藏馆：139[n1-30(缺 n25，27-29)1922-1930；会刊；医案]

栏目：专著、学说、笔记、医案、验方、药物学、释辨录、会务记载等。

宗旨：中医类刊物。

381

中医杂志(上海)(季刊)/中医杂志社编. 上海西门城内：上海中医学会发行

创停刊时间：1922 年 2 月～1930 年 9 月(总 30 期)

藏馆：139(n1-30)；另有 1924、1927 年汇刊 2 本、590[n1-30(1921，12-1930，9)]

栏目：专著、学说、笔记、药物学、医案、验方、杂俎、卫生谈、释辨录、文苑、医讯。

宗旨：中医类刊物。

382

中医指导录(月刊)/中医指导社；秦伯未、许半农编. 上海：中医指导社

创停刊时间：1930 年 6 月～1936 年 5 月(v1n2-v6n72)

藏馆：139(v2，n13-24 1931 32，v1，n1-12 1930-31；v3，n25-36 1932-33；v4，n37-38 1933-34；v5，n49-60 1934-1935；v4，37-48 1931)、590[v1n1-v4n48，v5n58，v6n67，v7n68(1930，6-1936，1)]、851(n1-60)

栏目：各科研究法、医案新辑、医问类释、医药论文、苔岑录、病机研究、医事导游、通信治疗方案选、问答、出版界近讯、中国药物形态学、论文业录、实用外科制剂学、金元四家学说研究、金匮杂记、医林诗录、中医基本学说、病机提要。

宗旨：中医类刊物。及时报道中医新著出版状况，刊载有学术价值的中医论文，侧重以通信的方式，对读者提出的有关各种中医常见病和疑难病治疗作出解答，并提供验方。

备注：中医世界自 v10 起与中医指导录第七卷起合刊。

383

周三医刊/周三医刊编. 上海：周三医刊

创停刊时间：1948 年～1948 年 6 月(总 2 期)

藏馆：590[n2(1948，6)]

384

自强报/祝味菊、陆渊雷等编. 上海

创停刊时间：1929 年 7 月～1930 年

备注：见《六十年来中医报刊目录》。

385

自强医学月刊(一作《自强医刊》或自强月报)(月刊)/唐景韩编，上海自强医刊社(或著录为祝味菊、陆渊雷等编). 上海霞飞路 4 华龙口 275 号：自强医学月刊社出版发行

创停刊时间：1929 年 10 月～1931 年 10 月(n1-20)

藏馆：139[n1-19(1929-1931)]、590[n1-20(1929，10-1931，10)]、852

栏目：评坛、专著、读者信箱、社论、学说、研究、药物、特载。

宗旨：中医类刊物。介绍医药知识，阐扬国医原理，搜集关于医药方面的学术论著、译著及各地区消息等。

备注：《六十年来中医报刊目录》著录为 1929 年 7 月创刊。今有 n2，5-15，18 期目录复印件，待录入。1930 年迁址至上海改名为《自强医刊》，见宋大仁《全国医药期刊调查记》(上)，载于《中西医药》第一卷第一期。

386

法医月刊(月刊)/法医学会编. 真茹：法医学会出版

创停刊时间：1934 年

宗旨：西医类刊物。

备注：见宋大仁《全国医药期刊调查记》(上)，载于《中西医药》第一卷第一期。

安　徽

387

歙县医药杂志/歙县中医公会编辑部. 安徽歙县旧府城大北街黄寓中医公会编辑部：歙县中医公会编辑部

创停刊时间：1932 年

藏馆：139[n4(1932)]

宗旨：中医类刊物。

广 东

388

潮安国医公报(双月刊)/潮安县国医支馆，许小士编. 广东潮安：潮安县国医南馆

创停刊时间：1946年8月1日～1947年2月(总4期)

藏馆：590［n1-4(1946，2-1947，2)］、931

栏目：文牍摘要、医药法规、医药评论、医学研究、医药常识、医药消息。

宗旨：旨在“发扬中医药，沟通中西医学，普及民众医卫知识，报道医药消息，并报告馆务”。内有当时有关中医药的法规、该馆呈文、信函、会议记录等文件。

备注：国图藏1937创刊号。

389

国医公报(潮安)/潮安国医分馆编. 广东潮安：潮安县国医支馆发行

创停刊时间：1937年3月(总1期)

藏馆：1(n1)

390

现代医学季刊(潮安)(季刊)/郑开明、蔡太素编. 广东潮安：现代医学季刊发行

创停刊时间：1947年6月(v1n1)

藏馆：931、590(n1)

栏目：论著、产科特稿、艺文、杂俎、地方医史、临床报告、本馆藏见。

宗旨：中医类刊物。主要刊载中医理论、药物知识和卫生常识，介绍中医验方和医案，广东潮州地区中医药概况和当地名医传略等。1卷1期介绍潮安中医师公会详情。

391

医药周刊(潮安)(周刊)/潮安医药社编，张长民. 广东潮安：医药周刊社出版

创停刊时间：1938年10月～1939年6月(n1-n37)

藏馆：541、590［n1-35，37(1938，10，3-1939，6，13)］

宗旨：中医类刊物。向民众灌输医药知识，宣传预防医学，论述国医、新医、中医。收集与介绍潮安医药文献，为医界友人提供研讨的园地。

392

中国医药建设文库/中国医药建设文库社编. 广东潮安：中国医药建设文库社

创停刊时间：1947年8月～1949年8月

藏馆：590［全套 v1n1-v2n2(1947，8-1949，8)］

393

博济(月刊)/广州岭南大学附属博济医院编. 广州：广州博济医院

创停刊时间：1918年10月15日～1921年4月15日(总27期)

藏馆：931

栏目：言论界、特件等。

宗旨：西医刊物。介绍西医病理、治疗、免疫知识，精神保健、卫生常识，评述社会慈善和卫生事业、医生修养，讲解生物进化论和圣经福音，批判中国传统医学，另有少量文学作品。兼及该院治疗业绩、人事动态、院务等。

备注：宋大仁《全国医药期刊调查记》(上)载其创刊时间为1919年2月?。

394

齿科学报(月刊)/中国牙科医学会编. 广州

创停刊时间：1914年7月1日(1935年9月前已停刊。)

宗旨：西医类刊物。

备注：1935年9月前已停刊。见宋大仁《全国医药期刊调查记》(上)，载于《中西医药》第一卷第一期。

395

大众医刊[不定期(半月刊)]/董道蕴、彭玉书编(温春华编). 广东广州：大众医刊社发行

创停刊时间：1931年4月～1935年2月

藏馆：1(n12-14，16-24)、7、21(n1-11，26-31)、791(n15，32)

栏目：论说、疾病浅说、日常卫生、医学基础、杂俎、文艺、通信、读者之友、卫生顾问。

宗旨：医药卫生普及刊物。以宣传、普及医学卫生知识为宗旨，向民众介绍防治疾病的知识及各种日常卫生知识，设卫生顾问专栏，解答读者咨询。

备注：见宋大仁《全国医药期刊调查记》(上)，载于《中西医药》第一卷第一期。

396

大众医学(月刊)/大众医学出版社. 广东广州：大众医学出版社发行

创停刊时间：1946年8月1日创刊。1946年9月～1947年6月

宗旨：医学普及刊物。以普及医药卫生知识为主，内容涉及疾病、治疗、新医、新药，以及国外医疗卫生事业。

备注：此见《中文期刊大词典》，国图有馆藏。

397

方便(月刊)/广州城市西方便医院编. 广东广州：该刊社出版

创停刊时间：1936年3月～7月

藏馆：931、936

栏目：慈善之声、医学研讨、小说、院务、慈善新闻。

宗旨：医务慈善刊物。登载探讨社会慈善事业的文章及研讨医药的论文，报道该院院务，兼载部分小说，附录税法条例、案例登。

398

光汉医药月报(月刊)/光汉医药同学会编. 广州：光汉医药同学会发行

创停刊时间：1931年4月～1935年5月

宗旨：中医类刊物。

备注：见宋大仁《全国医药期刊调查记》(上)，载于《中西医药》第一卷第一期。

399

光华卫生报(原名《光华医事月报》)(双月刊)/叶慧博编. 广东广州：光华医社发行

创停刊时间：1918年7月～1919年1月(n1-n4)

藏馆：931

栏目：图画、论文、学说、译件、问答、批评、杂著。

宗旨：卫生知识刊物。介绍卫生知识、常见传染病防治、国内外卫生调查资料，中华医学会广东支会、光华医院、光华医社、广东光华医学专门学校的情况。第一期有伍廷芳的肖像及其为该刊写的序文。

400

光华医药卫生杂志(月刊)/叶青华编. 广州

创停刊时间：1910年8月

宗旨：西医类刊物。

备注：1935年9月前已停刊。见宋大仁《全国医药期刊调查记》(上)，载于《中西医药》第一卷第一期。

401

广东光汉医药月刊(原名《光汉中医药刊》)(月刊)/广东光汉医药月刊编辑委员会编. 广州:广东光汉中医学校同学会出版

创停刊时间:1931 年 1 月~1932 年 8 月(n1-19/20)

藏馆:590[n1-4,8-9(1931,1-1931,9)]、931

栏目:论坛、学说、研究、卫生常识、药物、附㧞、釋占、医药新闻、经验良方、校闻、文苑。

宗旨:中医类刊物。以发扬国医学术为主旨,主要刊载推广发扬中医的文章,发表研究中医诊治、药理等论文,介绍医生、医案、验方等,并附校闻和会况。

402

广东光华医报社月刊(月刊)/光华医社编. 广州

创停刊时间:1915 年 5 月

宗旨:西医类刊物。

备注:1935 年 9 月前已停刊。见宋大仁《全国医药期刊调查记》(上),载于《中西医药》第一卷第一期。

403

广东杏林/李始明、陆益三、江笑编. 广东

创停刊时间:1929 年 1 月~1933 年 1 月

宗旨:中医类刊物。

备注:见《六十年来中医报刊目录》。

404

广东医药学报/李仲守、陈少明、杜明昭编. 广州

创停刊时间:1930 年 2 月~12 月

备注:见《六十年来中医报刊目录》。

405

广东医药月报(广东医药月刊)(月刊)/蒋文芳编. 广州:广东新中医学会宣传委员会编辑股发行

创停刊时间:1929 年 1 月

藏馆:139

宗旨:中西医结合期刊。

406

广东医药杂志(The Medicao Magazine of KwangTung)(月刊)/广东中医药专门学校学生会编. 广东中医药专门学校学生会发行:广东中医药专门学校学生会出版

创停刊时间:1926 年 4 月

藏馆:7(v1n2)、590[v1n3-6(1926,6-1928,4)]、139(1927 年 4 月 v1n5;1928 年 4 月 v1n6)

栏目:言论、专著、特载、杂论、医案、特录、自由评论、时评、医学顾问。

宗旨:中医类刊物。主要刊登中西医学、药学及中国医学式方面的论文,该校各科讲义,并报道该校消息。

407

国立中山医科集刊(不定期)/中山大学出版部编. 广东广州:中山大学出版部出版

创停刊时间:1929 年 1 月~1931 年(v1n1-v2n5)

藏馆:936

宗旨:医学刊物。以研讨国内医学理论为主,内容涉及中医学、基础医学、生理学等方面,也介绍一般医学、卫生常识。

408

国荣医刊/袁国荣编. 广东广州

藏馆:590[n36-41,50(1930,4-1931,1)]

409

汉兴校刊/广州(私立)汉兴高级中医职业学校教务处编. 广东广州：广州(私立)汉兴高级中医职业出版

创停刊时间：1949 年 8 月

藏馆：931

宗旨：中医类刊物。研究中医学的理论与实践，讨论有关中医学的地位合体制、政策等问题，并刊登该校校闻和校务情况，介绍附属医院的院务。

410

健康月报(Health Monthly Press)(月刊)/辛镫明、莫大文编. 广东广州：广州健康月报社出版

创停刊时间：1931 年 8 月～10 月(n1-n3)

藏馆：590[v1n3(1931，10)]、931(v1n1)

栏目：论坛、专著、特载、杂俎、时评。

宗旨：中西医普及刊物。内容为普及医药常识，研究医药理论，刊载社会卫生评论，卫生保健常识、中西医学知识，以及医界时事评述和一些词赋作品。

411

健康月刊(月刊)/广州健康社编. 广东广州：广州市中西成药职业工会发行

创停刊时间：1947 年 1 月～9 月

藏馆：1(n1-3)

宗旨：中西医药普及刊物。介绍传染病预防、药品知识和健康知识，其文有“现代最严重的传染病”、“原子能在医学上的应用”等。

412

克明医刊(月刊)/克明医学会编. 广东广州：克明医学会出版部

创停刊时间：1933 年 7 月～1935 年 2 月(出 2 卷 11 期停刊)

藏馆：1(v2n11)、590(v1n1-5，11)；v2n1-4、651(v1n6)、139(v1，n1-4 1933)

栏目：言论、医学贡献、大众卫生、医界消息、专载、编辑室的话等。

宗旨：中医类刊物。该刊认为医学无中西新旧之分，惟有优劣真伪之别。主张中西医折衷，抛弃中西门户之见，注重医学的实用性。所载文章注重中医临床，学术性较强，且每期达 50-80 页，文章篇幅较长。亦附载卫生常识。

备注：今有创刊号(含发刊词)到 v1n5 之目录复印件，但多模糊不清之处，今后需补充。

413

民众医药(月刊)/李达潮编. 广州

创停刊时间：1930 年 8 月

宗旨：西医类刊物。

备注：见宋大仁《全国医药期刊调查记》(上)，载于《中西医药》第一卷第一期。

414

岐黄医报/陈亦毅等编. 广东广州

创停刊时间：1930 年

藏馆：590[n2(1930，6)]

宗旨：中医类刊物。

415

亲医杂志(月刊)/广州

宗旨：西医类刊物。

备注：见宋大仁《全国医药期刊调查记》(上)，载于《中西医药》第一卷第一期。

416

人良(月刊)/陈亦农编. 广东广州：人良刊

出版

创停刊时间：1936 年 7 月

藏馆：931

栏目：论坛、研究、随笔、茶余饭后、科学小常识、新科学研究之介绍、种植等。

宗旨：饮食刊物。介绍粮、茶、糖、油、盐、菜、果等方面的知识和各国的饮食情况；探讨食物营养、饮食卫生保健、饮食常识等，还刊载少量有关饮食的文艺小作品。

417

卫生年刊(年刊)/广州市卫生局教育股编. 广东广州：广州市卫生局教育股出版

创停刊时间：1923 年 6 月

藏馆：7

宗旨：卫生刊物。主要公布卫生局下属各医院照片及统计图表，另有规章制度、卫生防疫论著及卫生知识介绍。

418

卫生(双月刊)/光华医社编. 广州：光华医社

创停刊时间：1918 年 7 月

宗旨：西医类刊物。

备注：1935 年 9 月前已停刊。见宋大仁《全国医药期刊调查记》(上)，载于《中西医药》第一卷第一期。

419

卫生特刊/广州市卫生局. 广州：广州市卫生局

创停刊时间：1941 年 1 月(仅 1 期)

藏馆：1

420

卫生月刊(月刊)/广州市卫生局教育股编. 广东广州：广州市卫生局教育股发行

创停刊时间：1922 年～1923 年 3 月(n1-8)

藏馆：931

栏目：论著、卫生讲话、布告、训令、呈文、批示、记录。

宗旨：公共卫生刊物。旨在增进市民卫生知识。主要刊登研究流行病学及防治、计划生育等文，宣传卫生常识，刊载该局的公告、呈文、批示等文件，及部分卫生工作统计资料。

421

卫生杂志(原名《卫生周刊》)/广州市卫生局教育股编. 广东广州：广州市卫生局教育股发行

创停刊时间：1925 年 12 月(n1)

藏馆：931

栏目：论著、卫生谈话、卫生格言、卫生报告、呈文、公函、咨文、布告、批词、令文、表式。

宗旨：卫生行政刊物。旨在向市民灌输卫生知识，促进广州市卫生行政工作的开展。宣传以医药卫生常识、讨论卫生工作问题，刊登卫生局公文、业绩统计报表等。附广州中西医生名录。

422

西医新报(季刊)/嘉约翰编. 广州

创停刊时间：1782 年

宗旨：西医类刊物。

备注：1935 年 9 月前已停刊。见宋大仁《全国医药期刊调查记》(上)，载于《中西医药》第一卷第一期。

423

协和(月刊)/广州

创停刊时间：1924 年

宗旨：西医类刊物。

备注：1935 年 9 月前已停刊。见宋大仁《全国医药期刊调查记》（上），载于《中西医药》第一卷第一期。

424

新医药刊（月刊）/夏应麟、沈维熊编. 广州

创停刊时间：1931 年 12 月

宗旨：西医类刊物。

备注：见宋大仁《全国医药期刊调查记》（上），载于《中西医药》第一卷第一期。

425

新中医周报（周报）/梁乃津主编. 广州东堤八旗大马路 2 号之 2

宗旨：中医类刊物。

备注：见《现代医药杂志》v1n13/14“医刊介绍”。

426

新中医（周刊，2 月起改月刊）/梁乃津编. 广东广州：杨铁超发行

创停刊时间：1946 年 7 月～110 月（n1-n4/5）；1947 年 2 月（新 n1）

藏馆：590［n1-5（1946，1-10）］、931（新 n1）

宗旨：中医类刊物。主要讨论中医学现状、中医学改进及中医学教育等问题，介绍中医理论、中药方剂、病例治疗分析及卫生知识，名医评传，中医界组织情况，中医药界动态，中医师开业的规定章程等。

427

杏林丛录（系《杏林医学月报》第 1-34 期汇编）（汇刊）/杏林医学月报社编. 广东广州：杏林医学月报社发行

创停刊时间：1932 年 2 月

藏馆：590

宗旨：中医类刊物。

备注：该书为《杏林医学月报》汇刊本。因该刊出版以来，供不应求，索取过期刊物者甚众，故编者“汇集本报第三十四期以前稿件，重新编较，成一巨册。全卷则分门别类，文则一气呵成，俾阅者一览无遗，又免按期接阅之烦琐。”。

428

杏林医学（系《杏林医学月报》第 35-70 期汇编）（汇刊）/杏林医学月报社编. 广东广州：杏林医学月报社发行

创停刊时间：1935 年

藏馆：1、590、940

宗旨：中医类刊物。

备注：该书为《杏林医学月报》汇刊本。此前的 34 期另有汇刊本《杏林丛录》。也有将该书做专书收藏者。

429

杏林医学月报（又名《杏林》《杏林医报》）（月刊）/杏林医报社编，江堃、张阶平. 广东广州大德路麻行街 84 号：杏林医报社

创停刊时间：1929 年 1 月～1937 年 7 月

藏馆：139（n6，17，21，61，84，99）、590［n4-11，13-30，32，35-45，52，54-101（1929，5-1937，7）］、936（n1-101）

栏目：评论、言论、社论、论说、讨论、考证、学说、研究、专著、释义、释古、辨古、医案、专载、发明、药物、方剂、验方等。

宗旨：中医类刊物。以研求改进中医为宗旨，内容丰富。其文以中医内容为主，涉及经典著作的探讨，临床经验的介绍，兼及医史文献。在反对余云岫废止中医提案过程中表现积极。

备注：该刊70期以前均有汇刊，阅之较易。自71-101期，则以上海中医药大学、中山大学收藏最齐全，今仅有83-100期的目录复印件，先予以录入。另有少数重要文章。

430

牙科学报(月刊)/池方，中国牙科医学研究会. 广州：牙科学报出版社

创停刊时间：1947年8月～1949年2月

藏馆：139(v1、2、3)

431

药业月刊(月刊)/何信泉编. 广东广州：广州市南北药材经纪商业同业公会发行

创停刊时间：1946年8月～1947年1月(n1-n5)

藏馆：931

宗旨：中药材刊物。介绍广州药业概况，报道中药材贸易、生产发展趋向，探讨中药材专业问题，公布该会财政收支，推广中药常识等。

432

医林一谔·药物汇辑(不详)/医林一谔社，李仲守编. 广东广州：医林一谔社出版

创停刊时间：1932年12月(n1)

藏馆：1

栏目：论坛、研究、考证、发明、讨论、笔记、消息。

宗旨：中药刊物。研究考察各种中药的生产、疗效、开发药物的新功用，介绍各地特产药物与药物真伪的鉴别，报道世界各地药物消息。

433

医林一谔(月刊)/医林一谔社，李仲守编. 广东广州：医林一谔社出版

创停刊时间：1931年1月～1935年5月

藏馆：1(v3n1-12)、590[v1n1-5，7-9，11-12；v2n1-11；v3n1-5，7-12；v4n1-12；v5n1-6(1931，1-1935，6)]

栏目：论坛、专著、学说、药物、实验、笔记、医药消息。

宗旨：中医类刊物。旨在光大中医事业，对中医界的现状、政策等发表评述，探讨中医理论、学说，药物，实验，笔记，医药消息。

434

医事杂志(South China Medicao Journal)(月刊)/陈伯赐等编，广州光华医院. 广东广州：广州市泰康路光华医院发行

创停刊时间：1927年～1927年9月(n1-4)

藏馆：541(n4)

栏目：科学研究、医事评议、杂著，医院布告等。

宗旨：医事刊物。旨在交流信息。刊登医学科学研究论著，医事评议和医学卫生等。兼载与医学相关的趣话、小说、诗歌。科学研究主要是药品分析与疾病防治。

435

医学报(月刊)/尹端模编. 广州

创停刊时间：1786年

宗旨：西医类刊物。

备注：1935年9月前已停刊。见宋大仁《全国医药期刊调查记》(上)，载于《中西医药》第一卷第一期。

436

医学卫生报(广州)(月刊)/梁慎余编. 广东广州：梁慎余发行

创停刊时间：1908 年 7 月～1909 年 5 月(总 10 期)

藏馆：590[n1，4-5，7-9(1908，7-1909，4)]、931

栏目：论说、学理、时事批评、医案、丛谈、小说、译编、译著、选录。

宗旨：中西医学刊物。发表中西医研究论文，宣传医药卫生知识，报道有关公共卫生的时事评论，刊登文艺作品和译文。

437

医学新潮/广东国医学社医学新潮编委会编. 广东：广东国医学社医学新潮编委会

创停刊时间：1937 年 6 月

藏馆：541[(创刊号)]

宗旨：中医类刊物。

438

医药学报(广州)(月刊)/中国医药学社编，李仲守. 广东广州：中国医药学社出版

创停刊时间：1930 年 1 月～11 月(n1-11)

藏馆：541(v1n4)、590[v1n2，5-7(1930，2-1930，7)]、931(v1n9-11)

栏目：评论、专著、杂论、本社论文、药物等。

宗旨：中医类刊物。该刊维护捍卫中医，批判西医，评论医务，宣传中医理论和中医药知识，介绍中医典籍，报道国内外有关中医的消息。

439

针报/针报社编. 广东广州

创停刊时间：1946 年～1948 年 2 月；1949 年 7 月～10 月

藏馆：1(n129-162)、721(n29)、831(n56)、851(新 n34)、915(n97)、921(n128)

440

中华医报(双月刊)/广东康乐岭南医学堂. 广东广州：广东公医院

创停刊时间：1912 年 5 月～1913 年 3 月

藏馆：139[n1(1911)]

宗旨：西医类刊物。

备注：见宋大仁《全国医药期刊调查记》(上)，载于《中西医药》第一卷第一期。

441

中山医报(月刊)/广州(国立)中山大学医学院毕业同学会编. 广东广州：广州(国立)中山大学医学院毕业同学会出版

创停刊时间：1936 年 1 月～1937 年(v1n1-v2n5)；1948 年 2 月～1952 年(v3n1/2-v7n4)

藏馆：139(v1n9-10，v3n1-4，7-10，v4n3-10)、936

宗旨：医学刊物。发表有关基础医学、中国医学、中西医药学研究论文，临床医案、各地医疗卫生调查报告，报道中大医学院及该院同学会消息和记事，介绍一般医学卫生知识。载第一卷中还刊有详细的日本医界的情况。

442

中医旬报(旬刊)/李贯州、曾煌典等编. 广东广州

创停刊时间：1932 年 5 月复刊，前已出过 195 期，1932 年 9 月仍在出版

宗旨：中医类刊物。

备注：见《六十年来中医报刊目录》。

443

中医药学校校刊(广东)/广东中医药学校教务处编. 广州：广东中医药学校

创停刊时间：1930 年 5 月～1933 年 6

月

藏馆：590[n3，5，7，9(1930，12-1937，6)]

444

中医杂志(广东)(月刊)/广东中医药专科学校编. 广东广州：广东中医药专科学校发行

创停刊时间：1926年4月～1928年11月(n1-6)

藏馆：541、590[n1-6(1926，4-1928，11)]

栏目：专著、学说、课艺、医案、验方、调查、杂俎、校务。

宗旨：中医类刊物。内容有中医理论的研究，各种病例的诊疗经过，各地的中医研究调查。还刊登该校的校务情况。

445

衷圣医学报(月刊)/黎庇佑编. 广东

创停刊时间：1934年5月(仅1期)

宗旨：中医类刊物。

备注：见《六十年来中医报刊目录》；宋大仁《全国医药期刊调查记》(上)载其创刊于1914年5月。

446

医学简编/张锡赓编. 广东开平：新昌爱和首发行

创停刊时间：1930年7月

藏馆：931

栏目：医药、卫生、救急、杂方。

宗旨：中医类刊物。广东省开平县张锡赓医师，研究各种疾病的病理、分析病例，介绍生活卫生常识、救急方法，刊载中医药方。

447

中国医学月刊(罗定)(月刊)/罗定中国医学社编，谭世显、黄支中. 广东罗定：罗定中国医学社

创停刊时间：1949年4月(总1期)

藏馆：590

448

广东梅县新中医养成所第一届毕业纪念刊(特刊)/广东梅县新中医养成所. 广东梅县：广东梅县新中医养成所

创停刊时间：1934年8月

藏馆：590

宗旨：中医学校特刊。

449

怀济医刊(月刊)/张恭文编. 广东梅县

创停刊时间：1933年8月

备注：见《六十年来中医报刊目录》。

450

梅县医药月刊(月刊)/梅县医药月刊社编. 广东梅县：梅县中医公会发行

创停刊时间：1930年7月

藏馆：590(n1)、931

栏目：有论坛、学说、药物、医案、杂俎、学生文艺、医药界消息。

宗旨：中医类刊物。发表研究医药问题的论文、医案、介绍卫生医学常识，报道国内及梅县医药界消息。

451

新中医学报/萧梓材编. 广东梅县：新中医学社出版

创停刊时间：1934年7月～10月(n1-2)

藏馆：590(n1)、931(n2)

栏目：祝词、论坛、学说、专著、卫生、医案、验方、文艺、杂载。

宗旨：中医类刊物。介绍中医学理论、

中药治疗知识、卫生常识和病案分析，医药时事述评。兼刊良医良药、医书介绍、辞赋作品等。

备注：见宋大仁《全国医药期刊调查记》(上)，载其创刊时间为1929年1月?。

452

华锋报/张景述编. 广东南雄

备注：见《六十年来中医报刊目录》。

453

全国医药团体代表大会特刊(特刊)/全国医药团体代表大会编. 广东南雄：全国医药团体代表大会发行

创停刊时间：1929年7月

藏馆：590

454

汕头国药月刊(后改名为《医药月报》)(月刊)/汕头商民协会药业分会编. 广东汕头：汕头商民协会药业分会发行

创停刊时间：1929年12月～1930年3月(n1-4)

栏目：选论、讨论、学说、专著、杂著、秘方公开、药物学、医药消息、医案、会务报告。

宗旨：中医药刊物。宣传国医国药，反对废止中医。内容有中医和中药研讨，临床经验和验方介绍，并报道汕头市药业分会的活动。

455

现代医学季刊(汕头)(季刊)/现代医学社编. 广东汕头：现代医学社发行

创停刊时间：1947年～1946年3月

藏馆：651(n7-8)

宗旨：西医类刊物。

456

新医声(旬刊)/陈仰韩编. 汕头

创停刊时间：1929年11月～1933年

宗旨：西医类刊物。

备注：1935年9月前已停刊。见宋大仁《全国医药期刊调查记》(上)，载于《中西医药》第一卷第一期。

457

医药月报(原名《汕头国药月刊》)(月报)/黄季武等编，汕头医药月报社. 广东汕头：医药月报社出版

创停刊时间：1930年1月

藏馆：590[n6(1930，9)]、931(n5)

栏目：学说、讨论、研究、专著、转载、药物学、验方公开、问答。

宗旨：中药刊物。刊登中医药研究文章。第5期有汕头市药业同业公会会员一览表和汕头市药业公会委员一览表。

458

广东医药旬刊(旬刊)/吴粤昌、梁己津编，韶州广东医药旬刊社. 广东韶州北门大码头：广东医药旬刊社出版发行

创停刊时间：1941年(44年11月～1943年12月)出至2卷12期后停刊，

藏馆：1(v1n4-5，19-20，v2n3-12)、139(v2n1-8)、590[v1n3，17-18，v2n1-2(1941，12-1943，7)]、851(v1n23-24)、852(v1n21-22)

栏目：七日论坛、专著、医语与医案、常识、药物。

宗旨：中医类刊物。主要刊载医药理论专著、病案分析与诊治，中药介绍及一般医药常识。

459

新会国医月刊(月刊)/新会县国医馆秘书

股编. 广东新会江门：新会县国医馆秘书股发行

创停刊时间：1932 年 11 月～-12 月(n1-2)

藏馆：541

栏目：插图、题词、论文、转载、公文摘录。

宗旨：中医药刊物。旨在整理传统医药，采用科学方法，疗病制药，发扬祖国医药。刊登正副馆长、各股主任及各董事的照片，名人题词，中医评述，医药研究，药学探讨，会议纪要，财政报告及馆员一览表。

460

新会国医刊(月刊)/新会

宗旨：中医类刊物。

备注：见宋大仁《全国医药期刊调查记》(上)，载于《中西医药》第一卷第一期。

广　西

461

复兴医药杂志(月刊)/复兴医学杂志社编，张子英主编. 广西桂林

创停刊时间：1941 年 4 月～1944 年 1 月

藏馆：1[v1n1-v2n10，v3n1-2(1941，4-1944，1)]

宗旨：中医类刊物。

462

广西卫生通讯(月刊)/广西省政府民政厅卫生处. 广西桂林西成路 5 号：广西省政府民政厅卫生处

创停刊时间：1940 年～1943 年(v1n1-v4n6)

藏馆：7、901(1941，v2n1，1942，v3n9)

栏目：言论、消息、疾病情报与统计。

宗旨：卫生刊物。内容“1、医药卫生之论著或译述；2、医学学术研究工作之报告；3、卫生各种调查与统计；4、省内各地有关卫生之消息。”。

备注：该刊学术文章很少，主要刊载广西省内卫生防疫、机关人事、政令工作报告，是民国时期地区性卫生情况资料之一。

463

桂林医学浅报(月刊)/白任生编. 桂林

创停刊时间：1918 年 2 月

宗旨：西医类刊物。

备注：见宋大仁《全国医药期刊调查记》(上)，载于《中西医药》第一卷第一期。

464

家庭医药(原名《家庭医学》)(月刊)/家庭医药社编(一作陈炎冰编，是作为《家庭医学》的编者). 广西桂林(复刊后迁上海吕班路口兴安路 82 号)：家庭医药社发行

创停刊时间：1943 年 4 月～1944 年 5 月；1946 年 9 月(复刊)～1948 年 1 月(复 n1-15)

藏馆：139(复 n1-15)、541(复 n1-15)、590[复 n1，9(1946，9-1947，6)]、931(v1n1-2)

栏目：一般论著、内科讲座、妇科讲座、儿科讲座、看护常识、营养知识、药物与处方、健与美。

宗旨：中医类刊物。普及医药知识，增进家庭幸福。内容有家庭医病常识介绍，

常见病预防，药物知识和一些食物营养谱。提倡体育锻炼以促进人体健康。

备注：《中文期刊大词典》将《家庭医学》与《家庭医药》作为2条处理。

465

柳江医药月刊(月刊)/张子英、骆一樵编. 广西柳江：柳江医药国药研究会发行

创停刊时间：1942年11月～1943年9月(v1n1-5/6)

藏馆：1、590(n1-6)、139(v1，n1-3，5-6 1942-1943)

栏目：学术研究、药物研究、杂俎、医事言论、卫生常识。

宗旨：中医类刊物。以促进和发展中医药事业为宗旨，登载学术研究文章，论述中医药在防治疾病方面的作用。介绍各种草药的药用特点，发表科普文章，宣传防疫知识。另有讨论医德问题及报道医事消息等。

466

南宁中医药研究会复会特刊(特刊)/南宁中医药研究会编. 广西南宁：南宁中医药研究会发行

创停刊时间：1948年1月

藏馆：590

宗旨：中医类刊物。

467

现代中医(南宁)(月刊)/王康才编，南宁县中医师公会. 广西南宁：邕宁县中医公会出版

创停刊时间：1947年4月～9月(n1-n6，总6期)

藏馆：590(n1-6)、921

宗旨：中医类刊物。旨在研究中医理论及其科学性，发扬中医国粹，不盲从西医，站在科学的立场上，不断刷新、整理、改进中医，“以完成为我中国的医学，进而为世界的医学”。

468

中医学校期刊(广西)/南宁高级中医职业学校编. 广西南宁：南宁高级中医职业学校

创停刊时间：1946年12月～1948年7月(总4期)

藏馆：590[n1-4(1946，12-1948，7)]

宗旨：中医类刊物。

469

广西卫生旬刊(旬刊)/毛咸编. 广西梧州：广西梧州医院

创停刊时间：1933年2月～1935年7月

宗旨：西医类刊物。

备注：见宋大仁《全国医药期刊调查记》(上)，载于《中西医药》第一卷第一期。

470

广西梧州医药研究所汇刊/广西梧州医药研究所. 广西梧州：广西梧州医药研究所

创停刊时间：1935年

藏馆：590[n2-3(1935，12)]

471

卫生季刊(季刊)/梧州市卫生局编. 广西梧州：梧州市卫生局发行

创停刊时间：1926年春～1927年夏(n1-6)

藏馆：931

宗旨：卫生刊物。介绍卫生常识，梧州市商埠局(后改作市政委员会)公文，卫生局各科卫生统计资料。

福 建

472

现代医药月刊(月刊)/现代医药学社编辑股编，俞慎初主编. 福建福清：现代医药学社发行

创停刊时间：1933年5月～1937年3月(v1n1-v4n11)

藏馆：541、590[v1n1-11；v2n1-11；v3n1-9；v4n1-11(1933，5-1937，3)]

宗旨：中医类刊物。宗旨是以科学之方法，整理国医论著，容纳新说，冶中西医于一炉，以真正的态度，批判中西医学说之优劣，切磋琢磨，共求进步。载有德清国医研究会等资料。

473

东南鼠疫简报(1947年改名为《东南鼠疫防治简报》)(月刊)/卫生署东南鼠疫防治处编. 福建福州：卫生署东南鼠疫防治处出版

创停刊时间：1946年10月～12月(n1-3)；1947年1月～1948年11月改名(v1n4-v2n2)

藏馆：931

宗旨：鼠疫防治专刊。二战后鼠疫猖獗，该刊登载防治鼠疫方法的研究，并报道东南各省的疫情和鼠疫防治工作。

474

福建省国医公报/福建国医分馆编. 福建福州：福建国医分馆出版

创停刊时间：1933年～1933年7月出2期后停刊

藏馆：911(n2)

宗旨：中医类刊物。

475

福建(省立)医学院生理学会期刊/福建(省立)医学院生理学会干事会编. 福建福州：福建(省立)医学院生理学会出版

创停刊时间：1940年2月创刊

藏馆：911

栏目：译著、讨论、会务、会讯等。

宗旨：西医刊物。目的为切磋医学专业知识，提高学习效率、锻炼联系实际的能力，促进理论研究。内容以生理学为主，兼报道会务。

476

福建(省立)医学院院刊(半月刊)/福建(省立)医学院编. 福建福州：福建(省立)医学院出版

创停刊时间：1940年10月～12月(n1-5)

藏馆：651

宗旨：西医院刊。以医学研究文章(研究报告、治疗方法)为主，并阐述医学与抗战、医药与各方面的关系等，兼介绍校史、校闻、校内大事记。

477

福建省卫生机关消息旬刊(15期后改名《福建省卫生消息半月刊》)[旬刊(半月刊)]/福建省政府民政厅卫生科编. 福建福州：福建省政府民政厅卫生科出版

创停刊时间：1936年9月～1937年1月(n1-15)

藏馆：671

宗旨：卫生行政刊物。报道福建省卫生工作情况。

478

福建卫生(月刊)/福建省卫生处编. 福建福州：福建省卫生处出版

创停刊时间：194？年～1947年12月(v1n1-v2n4)

藏馆：651

宗旨：卫生行政刊物。介绍鼠疫、伤寒、霍乱、结核等疫病防治方面的论著、译著，以及该处卫生工作的计划、工作报告、医药新闻、法令与章则、饮食营养、卫生常识、人事动态等。

479

福州医学报(月刊)/福州医会同人编. 福建福州：福州医会出版

创停刊时间：1912年2月(仅出1期)

备注：见《六十年来中医报刊目录》。

480

国医药旬刊(旬刊)/国医药旬刊编. 福建福州：国医药旬刊社发行

创停刊时间：1932年11月～1933年3月

藏馆：911(n1-11)

宗旨：中医类刊物。

481

医铎(福州)/福州中医专门学校编. 福建福州：福州中医专门学校

创停刊时间：1936年4月～1937年7月

藏馆：590(v1n2-7，11-12)；v2n1-2(1936，5-1937，7)、911(v1n1-v2n2)

宗旨：中医类刊物。

482

医药周刊(福州)(周刊)/医药周刊社编. 福建福州：医药周刊社

创停刊时间：1934年

藏馆：911(v1n11-12)

483

医药月刊(晋江)(月刊)/晋江县医师公会编. 福建晋江：福建省晋江县中医师公会发行

创停刊时间：1947年5月～7月(n1-4)

藏馆：651(n3-4)、915(n1-2)

宗旨：中医类刊物。谈论中医师资考试，管理，法律认证等问题。刊登中医药学专业论著，公布医药法令，报道医药简讯。

484

医药月刊(泉州)(月刊)/戴天惜、蔡惜、?季编. 福建泉州：福建南安中医公会

创停刊时间：1940年9月(总12期)

备注：见《六十年来中医报刊目录》。

485

晨光国医杂志(月刊)/梁长荣编. 福建厦门：晨光国医杂志社

创停刊时间：1934年10月10日(仅1期)

藏馆：590、915

栏目：评论、专著、学说、研究、研究、卫生、药物、箴言、治案、验方、特载、见闻录、广告索引。

宗旨：以中医药学术研究论著、临床治验为主，约请当时著名中医作特约撰述员。

备注：宋大仁《全国医药期刊调查记》(上)载其创刊时间为1934年12月?。

486

国医旬刊(旬刊)/厦门国医专门学校国医旬刊社编. 福建厦门：厦门国医专门学校国医旬刊社发行

创停刊时间：1934年7月～1935年8

月(v1n1-v2n10)

藏馆：1(v1n1，11)、590(v1n2-10，12；v2n1-11)

宗旨：中医类刊物。主要发表研究中医理论、诊断、治疗、药物等方面的论文，兼刊医书、医家的评论、该校及厦门中医公会的疗法经验和动态。

487

鹭声医药杂志(季刊)/社长陈叹生、孙崧樵等编. 福建厦门：陈叹生，鹭声医药杂志社发行

创停刊时间：1934年9月～1936年4月

藏馆：590(v1n1-4)；v2n1-8；v3n1(1934，9-1936，4)及特刊号、139(v1n1-4 1934；v2n1-2，4，7 1935；v3n1 1936)

栏目：评论、医药研究、专著、医案、验方、常识等。

宗旨：中医类刊物。为20世纪30年代福建中医界的代表刊物之一。其内容均以中医为主体，内容以临床治疗为多，涉及各科疾病的诊治，也有药物辨伪之类的常识连载。在中医抗争过程中表现比较激进。

备注：今有v2n7、8的目录复印件。宋大仁《全国医药期刊调查记》(上)载其为月刊。

488

神州国医月报(月报)/神州国医学会编，林志生. 福建厦门：神州国医学会

创停刊时间：1934年

藏馆：541[n1-4(1934，8-1935，1)]

宗旨：中医类刊物。

489

卫生年刊(《厦门市公安局卫生办事处年刊》)(年刊)/厦门市公安局卫生办事处编. 福建厦门：厦门市公安局卫生办事处出版

创停刊时间：1928年6月(n3)

藏馆：915

栏目：专件、公牍、布告、法规、表册、记录。

宗旨：卫生刊物。公布年度卫生防疫工作报告。

490

厦门国医学报/林志生编. 福建厦门

创停刊时间：1932年12月

备注：见《六十年来中医报刊目录》。

491

厦门警察厅卫生局年刊(后改名为《厦门市公安局卫生办事处年刊》)(年刊)/厦门警察厅卫生局编. 福建厦门：厦门警察厅卫生局出版

创停刊时间：1926年

藏馆：915

栏目：公牍、布告、规则、表则等。

宗旨：卫生行政刊物。主要刊载工作报告。

492

厦门神州医药分会月报(月刊)/郑意澄、王鼎卿编，一说吴瑞甫编。厦门神州医药分会编. 福建厦门：厦门神州医药分会出版

创停刊时间：1923年～1925年(n1-29)。一说1921年2月～1927年

藏馆：590[n6，11-20，29(1923，1-1925，3)]、915(n24)

栏目：选论、学说、专载、传记、备急、公函、启事。

宗旨：中医药刊物。刊载当地及厦埠医学公会成员的中医医案、医论、验方。v3n2就胡文虎虎标万金油的中英文广告所

列治症自相矛盾一事，以较大篇幅发表二会与厦门市卫生局、公安局之间的公函。

备注：《六十年来中医报刊目录》将《厦门神州医药分会月刊》与此作为2条分开记录，但其年份、出版地等显示当为同一刊物。

493

厦门市公安局卫生办事处年刊（原名《厦门警察厅卫生局年刊》，后改名为《卫生年刊》）（年刊）/厦门市公安局卫生办事处编. 福建厦门：厦门市公安局卫生办事处出版

创停刊时间：1927年6月

藏馆：915

宗旨：卫生行政刊物。主要刊载厦门市公安局卫生办事处卫生防疫工作报告。

494

厦门医药（月刊）/吴瑞甫、陈影鹤编，厦门医药月刊社. 福建厦门：厦门医药月刊社出版

创停刊时间：1937年1月～4月（n1-3）

藏馆：590（v1n3）、915

栏目：特载、言论、研究、验方、考据、杂俎等。

宗旨：中医类刊物。刊载当地著名老中医宣传中医的文章以及关于病症、药物的研究论文、验方、医案等。

495

醒亚医报（月刊）/醒亚医报社编. 福建厦门：醒亚医报社出版

创停刊时间：1934年12月～1935年4月（总5期）

藏馆：590（n1-3，5）、852

栏目：论坛、医学研究、药物研究、专著、常识、医案、通俗医药、杂俎、问答。

宗旨：中医类刊物。旨在拯救衰颓的国医及涣散的学术，唤醒同胞，把国医学术建设在合理化及科学化上面。

496

闽药（月刊）/中国药学会福建分会，林公际编. 福建永安：中国药学会福建分会

创停刊时间：1943年1月～2月（总2期）

藏馆：1、541（n2）

宗旨：药学刊物。原为福建制药公司主办。主要介绍全国和该省的药业概况，刊登药学教育与研究，制药生产与技术，医院与药厂的发展等方面的文章和该会大事记。

497

杏林报（月刊）/杏林出版社编. 福建漳州：吴鹰扬（发行人）

创停刊时间：1946年3月～10月（n1-8）

藏馆：1（n5-6，8）、590［n51，61（1948，4-10）］、931（n2）

栏目：医学研究、卫生常识、医药史话、医药新闻。

宗旨：中医类刊物。主要刊登医疗卫生事业新闻、医学研究、卫生保健常识等方面的短文。

498

医学常识（月刊）/福建

宗旨：西医类刊物。

备注：见汪浩权《抗战期间全国医药期刊调查录》，载于《华西医药》（创刊号）。

甘　肃

499

国医月刊(兰州)(月刊)/甘肃国医研究会编. 甘肃兰州：甘肃国医分馆附设国医研究会编辑部发行

创停刊时间：1933 年 11 月～1934 年 4 月(n1-6)

藏馆：**421**(n1-4)、**590**[n5-6(1934, 3-4)。541]

栏目：讲演、研究、医药、专载、选载。

宗旨：中医类刊物。旨在用科学方法改进国医药，使我国医学普及全球。其目的是养成科学化的国医药专门人才。

500

卫生旬刊(旬刊)/甘肃省卫生实验处编. 甘肃兰州：甘肃省卫生实验处等出版

创停刊时间：1936 年 3 月～3 月(n1-3)

藏馆：**1**

宗旨：卫生防疫刊物。宣传、介绍西北地区医疗、卫生防疫的方针、任务及工作情况，兼刊登妇幼保健、卫生常识及省政府机关卫生行政报告等。

贵　州

501

卫生勤务(AMS)(月刊)/陆军军医学校卫生勤务学系编. 贵州安顺：陆军军医学校卫生勤务学系出版

创停刊时间：1940 年 11 月～1942 年 1 月(n1-8/9)

藏馆：**1**

宗旨：军医刊物。以探讨陆军卫生勤务教学工作为主，内容涉及陆军卫生人员人事、教育、机构组织、装备用品、训令法规，同时报道抗日战场医疗救护工作。

502

现代医药杂志[月刊(常脱期)]/社长、主编：张子英。上海分社长：陆清洁. 贵阳铜像台回春药号：现代医药杂志社发行

创停刊时间：1945 年 6 月～1949 年 7 月。(n1-n40，总 40 期。1949 年后继续出版，至 1954 年)

藏馆：**139**(n5-10，13-30，37-38)、**590**[n2 - 38，41 - 70，73 - 78，81 - 84(1945，10 - 1954，2)]、**891**(1946，n5/6 - 13/14；1947，n17/18 - 25/26；1948，27/28 - 33/34；1949，n35/36 - 39/40)、**651**＊

宗旨：以中医学术探讨为主，论述中医药改进、教育、理法方药研究。兼刊食品保健、美容药草、医药新闻登。每期文章不多，但学术性强。该社开办中医函授，故亦选登优秀考试卷。

备注：23/24 期有董华农撰“张子英夫子小传”。汪浩权《抗战期间全国医药期刊调查录》，载其名为《现代医学杂志》。

503

中医旬刊特刊(旬刊)/生生诊疗室编. 贵州贵阳：生生诊疗室

创停刊时间：1937 年 3 月

藏馆：**590**(n1)

宗旨：中医类刊物。

504

卫生话刊(The Health Review)(双月刊)/贵州遵义卫生刊社编. 贵州遵义：卫生刊社发行

创停刊时间：1934 年 7 月～1936 年 9 月（n1-14）

藏馆：1

宗旨：西医及卫生刊物。发表西医学术论文、临床病例、卫生常识、卫生事业消息和统计，全国医学校调查表、国内医学期刊选录等。

505

军医杂志（季刊）/军医杂志编辑部主编. 贵州：军医杂志出版部发行

创停刊时间：1942 年 3 月～1944 年 6 月

藏馆：139（1941 年 v2、3、4）

宗旨：军事医学类刊物。

备注：见宋大仁《全国医药期刊调查记》（上），载于《中西医药》第一卷第一期。现存二、三、四卷。

河　北

506

壬申医学（半年刊）/河北省立医学院壬申医学编辑部. 河北保定：河北省立医学院壬申医学社

创停刊时间：1932 年 6 月～1936 年 5 月

藏馆：139

栏目：论坛、专著、翻译、讲演。

宗旨：西医类刊物。

备注：见宋大仁《全国医药期刊调查记》（上），载于《中西医药》第一卷第一期。

507

医药副刊（《新武周刊》副刊）（月刊）/齐子年编. 河北武清

创停刊时间：1942 年 9 月～1948 年 8 月

宗旨：中医类刊物。

备注：见《六十年来中医报刊目录》。

河　南

508

永好医报月刊（月刊）/李焕卿编. 河南博爱：永好医报月刊发行

创停刊时间：1934 年 4 月～8 月（n1-5）

藏馆：590[n6（1934，9）]、931

栏目：验案、验方、专著、特载、文艺。

宗旨：中西医刊物。发表研究中西医药学理论文，中医医案，验方，并有部分文艺小品。

备注：宋大仁《全国医药期刊调查记》（上）载一名为《永好医报》的月刊。

509

河南国医月刊（月刊）/开封国医分馆编，陈松坪. 河南开封：开封国医分馆发行

创停刊时间：1933 年 8 月

藏馆：590[n2（1933，10）]

宗旨：中医类刊物。

510

卫生导报/河南国医改进研究会编. 河南开封

创停刊时间：1937 年 6 月

藏馆：590[n1-2（1937，6-1937，8）]

511

洛阳中西医报/洛阳

备注：见汪浩权《抗战期间全国医药期刊调查录》，载于《华西医药》（创刊号）。

512

中西医报/中西医报社编，刘达主编. 河南洛阳：中西医报社

创停刊时间：1943 年 12 月～?，1946 年 5 月～12 月

藏馆：1(v1n1，复 n2)、590[复 n1，3-5(1946，5-1946，12)]

黑龙江

513

实用卫生(月刊)/哈尔滨

创停刊时间：1924 年(1935 年 9 月前已停刊。)

宗旨：西医类刊物。

备注：见宋大仁《全国医药期刊调查记》(上)，载于《中西医药》第一卷第一期。

514

卫生月刊(月刊)/哈尔滨特别市卫生月刊编委会编. 黑龙江哈尔滨：哈尔滨特别市卫生月刊编委会发行

创停刊时间：1948 年～11 月(v1n1-v2n1)

藏馆：461

宗旨：医药卫生刊物。刊载临床医学的理论与经验、药物学研究等论文，以及卫生调查和卫生常识。

515

中国眼科学杂志(半年刊)/哈尔滨

创停刊时间：1932 年

宗旨：西医类刊物。

备注：见宋大仁《全国医药期刊调查记》(上)，载于《中西医药》第一卷第一期。

吉　林

516

卫生月刊(月刊)/吉林

创停刊时间：1926 年

宗旨：西医类刊物。

备注：1935 年 9 月前已停刊。见宋大仁《全国医药期刊调查记》(上)，载于《中西医药》第一卷第一期。

517

医林(双月刊)/张俊模；代表者：宋志华. 新京特别市 55-1：满洲中央汉医学会

创停刊时间：康德 9 年 3 月～11 年 5 月

栏目：述评、研究、著述、常识、转载、消息、杂俎、药名集锦。

宗旨：中医类刊物。

备注：该刊物出版于伪满洲国，故其受日本的影响很深。虽以中医为研究对象，但所用方法每多为当时所谓科学方法。每期文章颇多，且介绍满洲的医学团体等情况。

518

先锋医务·东北刊(月刊)/西满军区卫生部先锋医务社编. 东北：西满军区卫生部先锋医务社出版

创停刊时间：194? 年～1946 年 10 月(v1n1-v2n2，总 14 期)

藏馆：541

宗旨：西医刊物。在苏北出版 12 期后移至东北后复刊，故在刊名后加“东北刊”3 字。以预防各种流行性疾病与外科创伤治疗知识与地方性疾病治疗为使命，刊登防治多种常见多发病及地方病的文章。

辽　宁

519

辽宁汇报(季刊)/张霁编. 辽宁

创停刊时间：1929 年

宗旨：西医类刊物。

备注：见宋大仁《全国医药期刊调查记》(上)，载于《中西医药》第一卷第一期。

520

民国医学杂志(11 卷后改名《东方医学杂志》)(月刊)/袁淑范、阎德润编. 辽宁满州医科大学内民国医学杂志社，北平医院内民国医学杂志社：袁淑范、阎德润，北京医院内民国医学杂志社

创停刊时间：1923 年 7 月～1932 年 12 月(至 11 卷 1 期改名《东方医学杂志》)

藏馆：1(v1n1-12)、7(v2n1-v5n12)、8(v7n1-12)、410*、541(v6n1-12)、590(v1n1，v2n3，6，10；v3n2，4，7，9，v4n3，7-10；v5n1，2，8，10；v6n1，4，5，8，12；v7n2，5；v8n1，3-6，8-12；v9n1-10)、671(v6n1-12)、901(1924，v2n5-6；v7n10；v8n3、11；v9n1-7)

栏目：论说、专论、实验、丛谈、消息、文苑、通俗卫生。

宗旨：医学杂志。稿件要求："投寄之稿或自撰，或翻译，或介绍外国学说而附加意见，其文体不拘文言白话或欧美文字"。内容涉及医学研究论文、病理与临床实验报告、各地医界新闻，普及医疗知识。常翻译日人文章，早期亦有少量德文原著。

521

医学原著索引(月刊)/伊藤亮编. 辽宁

宗旨：西医类刊物。

备注：见宋大仁《全国医药期刊调查记》(上)，载于《中西医药》第一卷第一期。

522

大众医学(仅 1 期)/大众医学编辑窂编. 奉天：医大(沈阳)同学会发行

创停刊时间：1946 年 6 月(仅 1 期)

藏馆：461(n1)

宗旨：医药卫生期刊。介绍卫生行政、医药卫生常识讲座、医药界消息等。

523

东北卫生通讯(双月刊)/东北行辕政治委员会卫生处，中央卫生实验院东北分院编. 奉天：东北行辕政治委员会卫生处出版

创停刊时间：1947 年 1 月～12 月

藏馆：461(n1-6)

宗旨：医务卫生刊物。介绍医药卫生的论文及医药卫生法规、消息等，附有当时东北地区的疫情等统计资料。

524

东方齿科(月刊)/孙本正编. 奉天(辽宁)：周宗歧发行

创停刊时间：1941 年～1945 年 4 月

藏馆：461(n1-35)

宗旨：西医齿科刊物。介绍齿科医学的著作、译著、讲座，以及齿科生理、临床经验、牙齿保健等知识，兼刊载齿科法令、齿科医生活动消息等。

525

东方医学杂志(Far Eastern Medicine Journal，此杂志原名《民国医学杂志》，伪满时期，改作此名)(月刊)/闫德润编. 奉天：东方医学杂志社发行

创停刊时间：1933 年 1 月～1940 年

12月

藏馆：590［v11n1-4，6-7；v12n9，11-12；v13n1-12；v14n1-6(1933，1-1936，6)］、671(v12n1-12；v16n6，10；v17n1-v18n12)、931(v11n5，8-12；v14n7-12，v15n1-12；v16n1-5，7-9，11-12)

栏目：专论、原著、临床。

宗旨：西医类刊物。

备注：(参《民国医学杂志》)见宋大仁《全国医药期刊调查记》(上)，载于《中西医药》第一卷第一期。

526

奉天医学杂志(《沈阳医学杂志》改名)/奉天医士公会编，刘素菴主编. 奉天：沈阳医士公会发行

创停刊时间：1924年2月～1928年3月

藏馆：590［n5-24，26(1925，1-1928，3)］

宗旨：西医类刊物。

备注：1935年9月前已停刊。见宋大仁《全国医药期刊调查记》(上)，载于《中西医药》第一卷第一期。

湖　北

527

新湖北卫生(季刊)/湖北省卫生处秘书室编. 湖北恩施：湖北省卫生处出版

创停刊时间：1942年12月～1943年11月(v1n1-v2n2)

藏馆：781

栏目：医药译著、卫生行政、法规选载、工作检讨、统计图表。其中有"湖北卫生机关1940-1942年各类统计图表"。

宗旨：卫生行政刊物。刊载医药及卫生行政方面的论著、译述、医药常识等。

528

国医月报(汉口)(月报)/汉口国医公会编，冉雪峰. 湖北汉口：汉口国医公会出版

创停刊时间：1933年11月～1934年3月(n1-3)

藏馆：2(n1，3)、590［n2(1934，1)］、781、901

宗旨：中医类刊物。介绍卫生知识，指导健康，宣传中医中药，主要讨论医理，研究药物质量，评论药物，介绍验方及诊治经验。

529

汉口国医药刊(月刊)/汉口市医药分会编. 湖北汉口：汉口市医药分会发行

创停刊时间：1930年10月～出2期后停刊

备注：见《六十年来中医报刊目录》。

530

汉口医报(月刊)/王和安、曾达编. 湖北汉口

创停刊时间：1929年10月～1930年5月

备注：见《六十年来中医报刊目录》。

531

汉口医药学刊(旬刊)/汉口医药学刊社，谢汇东编. 湖北汉口：医药研究社出版

创停刊时间：1931年6月～7月(n1-4)

藏馆：1(n1-4)、781

栏目：言论、学说、专著、验案、药物、卫生常识、内外科消息。

宗旨：中医类刊物。介绍中国医药学

为主，研究阐释中国医药的原理。

备注：此当为前一刊物的复刊。

532

汉口医药月刊（月刊）/全国医药总会汉口分会编，谢汇东. 湖北汉口：全国医药总会汉口市分会宣传科出版

创停刊时间：1930 年 12 月～出 6 期后停刊

藏馆：590［n1－3（1930，12－1931，2）］、781

栏目：言论、学说、讨论、专著、验案、会务、公函、消息。

宗旨：中医类刊物。内容有中医药方面的理论、学说，讨论中医药的发展和改进。

备注：宋大仁《全国医药期刊调查记》（上）载其创刊于 1931 年 6 月，为旬刊。

533

湖北国医公报（月刊）/汉口国医分馆秘书处编. 湖北汉口：汉口国医分馆秘书处发行

创停刊时间：1937 年 7 月（仅出 1 期）

藏馆：831（n1）

栏目：专载、命令、法规、公牍、公函、电文、学说、专著、卫生。

宗旨：中医类刊物。刊载中医学研究论文、专著、卫生常识介绍等。

备注：宋大仁《全国医药期刊调查记》（上）载其创刊于 1931 年 10 月?。

534

湖北医药月刊（月刊）/湖北医药月刊，张丹樵、谢汇东编. 湖北汉口：湖北医药月刊社发行

创停刊时间：1935 年 3 月～6 月（总 4 期）

藏馆：590（n1－4）、781

栏目：论坛、学说、讨论、专著、药物、医案、验方。

宗旨：中医类刊物。旨在以科学为标准，倡导中西医结合，集中全国医学各流的智慧，融会中西医药学术，促进中西医药教育的发展，促成合格医院、制药厂早日实现。

535

卫生月报（月刊）/汉口特别市卫生局编. 湖北汉口：汉口特别市卫生局出版

创停刊时间：1929 年 7 月～9 月（n1－3）

藏馆：651

栏目：论著、计划、工作报告、重要记事、讲演、卫生常识、统计、法规。

宗旨：卫生行政刊物。报道汉口特别市卫生局工作规划、组织机构、医务卫生法规，重要会议记录，饮水检验记录，以及防疫、医疗统计，工作报告等。

536

医药杂志（汉口）（月刊）/湖北国医专科学校编. 湖北汉口：湖北国医专科学校

创停刊时间：1935 年 1 月

藏馆：781（n1）

537

青年中医周刊（周刊）/谢江东主编. 汉口：青年中医周刊社发行

创停刊时间：1946 年 8 月

藏馆：541（n1、6、7 期）

宗旨：中医类刊物。

538

国医讲习所周刊（武昌）（周刊）/武昌国医讲习所编. 湖北武昌：武昌国医讲习所出版

创停刊时间：1935 年 4 月

宗旨：中医类刊物。

备注：见《六十年来中医报刊目录》。

539

湖北省医会医药杂志/冉雪峰、陆继干编. 湖北武昌

创停刊时间：192? 年

藏馆：590[n9-10，12-13(1923，8-1926，4)]

540

医学杂志(武昌)(月刊)/湖北省医学会编. 湖北武昌：湖北省医学会收发处发行

创停刊时间：1925 年 4 月～1926 年 3 月(n1-12)

藏馆：781(n10-12)

栏目：学说、笔记、纪事、统案、课艺。

宗旨：中医类刊物。“以发扬中医真精神兼西医学说为宗旨”，主要开展中医理论研究，交流中医经验及研究成果。

541

中西医学杂志(武昌)(月刊)/冉雪峰编. 武昌

创停刊时间：1921 年 1 月

藏馆：590[v1n1-5，7-8(1921，1-1922，9)]

宗旨：中医类刊物。

备注：宋大仁《全国医药期刊调查记》(上)载其为本会同人编。

湖　南

542

长沙市国医公会月刊(月刊)/国医公会编. 湖南长沙：国医公会出版

创停刊时间：1929 年 11 月～1930 年 9 月

藏馆：590

栏目：世界新闻、国内新闻、论坛、学说、专著、卫生常识、笔记、医界公园、会规、公牍、会务、特载。

宗旨：中医类刊物。

备注：康宏瓒题写刊名。

543

长沙卫生报(月刊)/长沙卫生报编，社长：吴汉仙. 湖南长沙：长沙卫生报社

创停刊时间：1947 年～1949 年

藏馆：831

栏目：呼声、重要消息、提案、论坛、常识、验案、医药研究、民间单方。

宗旨：医药卫生刊物。推广普及医药卫生知识，内容有医药文化研究、医药卫生知识，各种验方。

544

长沙医药月刊(月刊)/梓湖医馆编. 湖南长沙：梓湖医馆出版

创停刊时间：1933 年

藏馆：831(n1)

545

国医公会月刊(长沙市)(月刊)/长沙市国医公会编，余华龛主编. 湖南长沙：长沙市国医公会出版

创停刊时间：1929 年 10 月～1930 年 9 月

藏馆：590(n10-12)、831(n1-13)

栏目：世界新闻、国内新闻、论坛、学说、专著、卫生常识、笔记、医界公园、会规、公牍、会务、特载。

宗旨：中医类刊物。

备注：宋大仁《全国医药期刊调查记》(上)载其名为《国医公会刊》。

546

国医月刊(长沙)(月刊)/医药月刊社编. 湖南长沙：医药月刊社发行

创停刊时间：1932年5月

藏馆：541

备注：见《六十年来中医报刊目录》。

547

湖南国医专科学校期刊/湖南国医专校编. 湖南长沙：湖南国医专校发行

创停刊时间：1935年～1936年6月

藏馆：1(n3)

宗旨：中医类刊物。

548

湖南医药会特刊(特刊)/湖南医药会编. 湖南长沙：湖南医药会发行

创停刊时间：1929年9月～12月

备注：见《六十年来中医报刊目录》。

549

湖南医专期刊(半年刊)/湖南国医专校学生自治会刊物编辑委会. 湖南长沙：湖南国医专校学生自治会刊物编辑委会出版

创停刊时间：1935年6月～1937年6月(n1-2)

藏馆：590[n1-3(1935, 6-1937, 6)]、831(n4)、901

栏目：专载、论坛、医学研究、药学研究、杂俎、讲演、文艺、诗歌、校闻。每栏各有主笔，由学生自撰自绘。

宗旨：中医类刊物。旨在提高人们的健康水平，介绍医学知识，交流研究经验。所录文章，文艺性强，学术性差，“乳气太重”。内容有医学论坛、医学研究、国外新知识，疑难病探究，科学生活常识介绍，以及诗歌、散文、小说等文艺作品。

备注：1934年，奉中央国医馆指令创办湖南医专，1934年下半年成立学生自治会。该刊全由学员操办，经费在教工学员中募集。

550

湖南医专特刊(特刊)/湖南国医专校学生会编. 湖南长沙：湖南国医专校学生会发行

创停刊时间：1935年

藏馆：781

备注：此与《湖南医专期刊》有可能是同一种，待核查。《六十年来中医报刊目录》作为两种处理。

551

体育周报(周刊)/黄醒编. 长沙

创停刊时间：1918年

备注：1935年9月前已停刊。见宋大仁《全国医药期刊调查记》(上)，载于《中西医药》第一卷第一期。

552

卫生(半月刊)/长沙卫生院编. 湖南长沙：长沙卫生院

创停刊时间：1934年11月～1935年(v1n1-v2n17)

藏馆：1

宗旨：卫生普及刊物。宣传卫生医药常识，介绍常见疾病的预防和治疗。

553

卫生周报(周刊)/卫生周报社编. 湖南长沙：卫生周报社出版

创停刊时间：1933年3月～1937年3月(n1-21)

藏馆：1

宗旨：医药卫生刊物。旨在普及卫生常识，介绍防治疾病和保健的知识为主，重点防治传染病，兼报道国内外医学卫生界的消息。

554

医药月刊(长沙)(月刊)/医药月刊社：刘岳仑，汪康白编，曾觉叟、吴汉仙. 湖南长沙：医药月刊社

创停刊时间：1932年9月～1934年3月(v1n1-v2n3)

藏馆：590(v1n5-6；v2n2-6；v3n1-3)、831

栏目：论坛、学说、药物、专著、医案等。

宗旨：中西医学刊物。旨在普及社会医学知识和民众卫生，提高民众健康水平，以谋求医学上的革新。内容有医务纪要、医学论说、医案、生理、卫生、病理、诊断以及文艺作品等。

555

中华国医药学杂志(月刊)/杨华清等编. 湖南长沙

创停刊时间：1935年1月

备注：见《六十年来中医报刊目录》。

556

中医周刊(长沙)(周刊)/中医周刊编. 湖南长沙

宗旨：中医类刊物。

备注：见《六十年来中医报刊目录》。

557

吉祥医药(半月刊)/吉祥医药社编. 湖南衡阳：吉祥医药社出版

创停刊时间：1937年4月～1938年5月(n1-24)

藏馆：831

宗旨：中医类刊物。旨在为医药同仁集思广益，切磋医术，推行中国医药之改进，救弱扶危，强身健体，保护民族之永生。

558

卫生旬刊(月刊)/卫生旬刊编辑部编. 湖南蓝山：卫生旬刊社发行

创停刊时间. 1943年～1949年5月(n1-n19)

藏馆：381

栏目：妇女佳音、新药介绍、医药报道、卫生与健康、医药常识、中药研究、医事新闻等，并发表文艺作品。

宗旨：中西医药刊物。以普及医药卫生知识、提高国民健康水平为宗旨。

559

华中医药(《华中医药报》改名)(月刊)/陈康雅编. 湖南湘潭

创停刊时间：1947年5月～7月出新3期后停刊

藏馆：590[新n1-3(1947-7)]、590[v1n1-v2n1(1946，1-1947，7)；v3n1-2(1948，10-1948，11)此与同名杂志只有刊期和出版年份的不同]

备注：华中医药报，陈康雅编，1946年1月～1947年1月停刊，半月刊；华中医药报(3卷1期起《华中医药》改此名)，陈康雅编，1948年10月～11月(总2期)。

560

华中医药(月刊)/陈康维编. 湖南湘潭

创停刊时间：1935年1月～1946年1月

藏馆：541

备注：现存n1-10、14、15、18-21。

561

西南医学杂志（月刊）/朱云达编. 湖南新化，上海：西南医学杂志社

创停刊时间：1941年1月～1949年5月

藏馆：139（v4、5、6）、891（1936、1937；851，1936、1937）

栏目：公共卫生、医著、医事概况调查、医事法规、世界医学新发明、临床讲义、医海趣谈。

宗旨：西医类刊物。

备注：见汪浩权《抗战期间全国医药期刊调查录》，载于《华西医药》（创刊号）。

江 苏

562

常熟医学会月刊（月刊）/吴玉纯编. 江苏常熟：常熟医学会发行

创停刊时间：1922年9月～1924年7月

藏馆：590[n1-24(1922，9-1924，7)]

563

国医杂志（常熟）（季刊）/赵子刚主编. 江苏常熟

创停刊时间：1934年9月

栏目：论坛、学说、专著、研究、医案、卫生、生理、验方、杂俎、来件、补遗。

宗旨：中医类刊物。

564

通俗医学会月刊（月刊）/吴玉纯编. 常熟：通俗医学会

创停刊时间：1922年7月

宗旨：中医类刊物。

备注：1935年9月前已停刊。见宋大仁《全国医药期刊调查记》（上），载于《中西医药》第一卷第一期。

565

东台医报（月刊）/王锡光编. 江苏东台

创停刊时间：1930年1月

备注：见《六十年来中医报刊目录》。

566

医曙（月刊）/赵小楼编. 江苏淮安

创停刊时间：1923年8月～1924年7月

备注：见《六十年来中医报刊目录》。

567

江苏中医药月刊（月刊）/李济舫编. 江苏嘉定

创停刊时间：1947年9月

藏馆：590［n1－2（q947，9－1947，10）］

568

江阴国医公会五周年汇刊（不定期）/江阴国医公会编. 江苏江阴：江阴国医公会出版

藏馆：651

宗旨：中医纪念专刊。载有该公会执监委照片、职员一览表、会员录，发表历代国医生平史略、中医药学专业研究论文，公布该会会议案摘要、公文摘要等。

569

大众健康（月刊）/中央大学健康教育研究会编. 江苏南京：中央大学健康教育研究会发行

创停刊时间：1936年8月～1937年6月

藏馆：671

宗旨：卫生知识普及刊物。以研究民众卫生教育、灌输民众卫生常识为宗旨。内容有民众一般生活、卫生状况、破除医学相关的迷信、健康生活指导、民众卫生教育研究等调查及论述材料。

570

国医常识(周刊)/叶古红、徐瀛芳编. 江苏南京

创停刊时间：1933年7月

宗旨：中医类刊物。

备注：见《六十年来中医报刊目录》。

571

国医公报(南京)[月刊(有脱期)]/中央国医馆秘书处编. 江苏南京：中央国医馆秘书处发行

创停刊时间：1932年10月～1936年12月

藏馆：7、139(v2n1-12, v3n1-12)、544(v3n4)、590(全套 v1n1 - v2n12; v3n1-3, 5-12; v4n1-2)、901

栏目：行政院令、中央国医馆令、法规、公牍、聘函、公函、电、选载、学术讨论。

宗旨：中医类刊物。"以采用科学方式整理中国医药改善疗病及制药方法为宗旨"。刊登公文，发表中医药专著，公布该馆整理的中医药各种标准大纲，介绍各省市医药工作情况，各省市医药调查表及馆务报告。

572

红十字月刊(月刊)/中华民国红十字总会编. 江苏南京中山路275号：中华民国红十字总会发行

创停刊时间：1946年1月～1948年12月(n1-35/36)

藏馆：1、139(n6-8, 10, 13, 18, 20, 29)

栏目：护理服务特辑、医药服务特辑、康健文句、插图。

宗旨：红十字刊物。介绍该总会及各地分会的活动，以及国际红十字、其他国家红十字会的活动。探讨社会救济工作与慈善福利事业的工作方法，交流工作经验，公布有关人口、卫生等方面的统计资料。

573

军医公报(月刊)/军医公报社编. 南京：军医公报社发行

创停刊时间：1929年10月～1939年5月

栏目：插图、社论、法规、命令、训令、指令、咨文、布告、呈文、函电、医药、卫生常识、特载、统计与调查、附录。

宗旨：军事医学。

备注：见宋大仁《全国医药期刊调查记》(上)，载于《中西医药》第一卷第一期。

574

军医月刊(双月刊)/刘传连总编辑. 南京：陆军军医同学会发行

创停刊时间：1933年1月～1936年1月

栏目：短评、卫生勤务、专著、论说、译述、会务、同学录、通讯、文艺。

宗旨：军事医学。

备注：见宋大仁《全国医药期刊调查记》(上)，载于《中西医药》第一卷第一期。

575

南京国医杂志(月刊)/本会同人编. 南京: 南京国医杂志社发行

创停刊时间: 1932 年

宗旨: 中医类刊物。

备注: 见宋大仁《全国医药期刊调查记》(上), 载于《中西医药》第一卷第一期。

576

南京市国医公会杂志(双月刊)/冯端生、郭受天编. 江苏南京

创停刊时间: 1931 年 9 月~1933 年 3 月(v1n1-10); 1937 年 5 月(v2n1)

藏馆: 590[n1-10(1931, 9-1933, 3)]、651(v2n1)

栏目: 言论、特辑、学说、专著、实验、答问、记载等。

宗旨: 中医学术刊物。宗旨是发扬中医学术精粹, 使中西医结合, 推动祖国医学进步。该刊既研求高深学理, 又重视普及医学宣传。

577

南京医刊(不定期)/金鸣宇编. 南京

创停刊时间: 1930 年 10 月

宗旨: 西医类刊物。

备注: 见宋大仁《全国医药期刊调查记》(上), 载于《中西医药》第一卷第一期。

578

南京医学报(月刊)/南京医学报编. 江苏南京: 南京医学会事务所发行

创停刊时间: 1912 年 5 月~1914 年 8 月

藏馆: 139[n1-2(1912), n9-11, 14(1913), 15(1914)]、541*、590[n1-3, 6, 10-15(1912, 5-1913, 8)]

栏目: 医学研究、古人名论、西医专长、学有心得、医学发明、病理学、诊断学、卫生、生理学、护理学、疑难疾病医例、会员问答、章则、笔记、药方介绍、医界之诗词小说等。

宗旨: 中医类刊物。以研究医学、改良医术, 融贯中西医学为宗旨。

579

南京医学月刊(月刊)/南京医学公会编. 江苏南京: 南京医学公会发行

创停刊时间: 1922 年 5 月

藏馆: 590[n2-5(1922, 6-9)]

580

南京医药卫生通俗报(半月刊)/南京

创停刊时间: 1916 年 1 月 1 日(1935 年 9 月前已停刊。)

宗旨: 中医类刊物。

备注: 1935 年 9 月前已停刊。见宋大仁《全国医药期刊调查记》(上), 载于《中西医药》第一卷第一期。

581

体育季刊(季刊)/体育季刊社编. 南京

创停刊时间: 1922 年 5 月

备注: 1935 年 9 月前已停刊。见宋大仁《全国医药期刊调查记》(上), 载于《中西医药》第一卷第一期。

582

体育杂志(半月刊)/中央体育研究会编. 南京

备注: 1935 年 9 月前已停刊。见宋大仁《全国医药期刊调查记》(上), 载于《中西医药》第一卷第一期。

583

卫生半月刊(前身为《卫生事业消息》，1935年7月改《公共卫生月刊》，卷期另起)(半月刊)/南京内政部卫生署. 南京：南京内政部卫生署

创停刊时间：1934年7月～1935年6月

藏馆：139[v2n2-5(1935)]

宗旨：卫生刊物。

备注：未见现有工具书著录。

584

卫生部…月份工作报告表(月刊)/卫生部编. 江苏南京：卫生部出版

创停刊时间：1929年1月～1930年6月(n1-6)

藏馆：421

宗旨：卫生政务刊物。列表介绍卫生部总务司、医政司、保健司、防疫司、统计司、参事室、技术室、秘书室的工作概况。

585

卫生常识(周刊)/黄贻清编. 南京

创停刊时间：1932年1月

宗旨：医药卫生普济类刊。

备注：1935年9月前已停刊。见宋大仁《全国医药期刊调查记》(上)，载于《中西医药》第一卷第一期。

586

卫生工程导报(半月刊)/卫生工程导报编辑委员会编. 江苏南京：卫生工程导报社发行

创停刊时间：1948年2月(仅存1期)

藏馆：651

宗旨：刊载净水卫生工程论文，国民党政府卫生部医症防疫总队卫生工程大队报告，报道各地卫生工程近况，另刊中央训练卫生工程人员统计表。

587

卫生公报(月刊)/国民政府行政院卫生部总务司第二科编. 江苏南京：国民政府行政院卫生部总务司第二科发行

创停刊时间：1929年1月～-12月(n1-12)；1930年1月～10月(v2n1-10)

藏馆：671

宗旨：卫生部业务刊物。汇集国民党政府、卫生部有关卫生事业的各项命令、法规及卫生统计资料。

588

卫生教育周刊(《新江苏报》卫生教育副刊)(周刊)/江苏(省立)医政学院编. 江苏南京：新江苏报出版

创停刊时间：1935年～1937年6月(n1-114)

藏馆：7

宗旨：卫生教育刊物。宣传卫生知识，普及卫生教育，采用短剧、诗歌的形式配合宣传。

589

卫生事业消息(1934年7月改《卫生半月刊》，见该条)(周刊)/卫生署卫生教育组编. 江苏南京：卫生署卫生教育组出版

创停刊时间：1933年～1934年5月(n1-43)

藏馆：1

宗旨：卫生刊物。报道卫生事业、各省市卫生工作任务、计划及报告，介绍国内外卫生动态及新出版的外文相关书籍。

590

卫生署医药证照公告月刊(月刊)/行政院

卫生署编. 江苏南京：行政院卫生署发行

创停刊时间：1936年1月～1937年1月(n1-13)

藏馆：401

宗旨：卫生行政刊物。发布有关医师、医药取得证照的法令、法规，每期附全国各地取得证照行医的医、药师名单一览，批准使用的中、西成药一览。

591

卫生署…月份工作报告(月刊)/卫生署编. 江苏南京：卫生署出版

创停刊时间：1935年10月～1937年6月(1935年n1～1937年n6)

藏馆：421

栏目：有法令、交办事项、主管事务之进行、主管事务之计划等。

宗旨：卫生政务刊物。刊登政府重要卫生法令、医药保健行政工作情况，普及卫生教育，各地防疫概况，经费收支等。

592

卫生行政汇报/南京特别市政府公安局卫生课录编. 江苏南京：南京特别市政府公安局卫生课出版

创停刊时间：1928年1月～-4月(n1-2)

藏馆：541

栏目：卫生行政状况、公共卫生设施、医疗事业、婴儿保育、清道工作、消灭病虫害、牲畜检查、死亡统计，以及酒楼、茶室、浴室、旅社、饭店的注册文宜。

宗旨：卫生行政刊物。

593

卫生月报(月刊)/朱亦丹编. 南京

创停刊时间：1934年

备注：见《六十年来中医报刊目录》；宋大仁《全国医药期刊调查记》(上)载创刊于1932年10月。

594

卫生周刊(周刊)/南京市政府卫生局编. 南京：南京市政府卫生局

创停刊时间：1930年5月

宗旨：西医类刊物。

备注：1935年9月前已停刊。见宋大仁《全国医药期刊调查记》(上)，载于《中西医药》第一卷第一期。

595

畜牧兽医季刊(季刊)/国立中央大学农学院畜牧兽医系季刊社. 南京：国立中央大学农学院畜牧兽医系

创停刊时间：1935年1月～1941年

藏馆：139

栏目：论著、译著、杂俎、新闻、要摘。

596

药讯期刊(年刊)/南京国立药学专科学校学生自治会编. 江苏南京(重庆创刊，抗战胜利后迁南京)：南京国立药学专科学校学生自治会

创停刊时间：1942年9月～1948年12月(n1-6)

藏馆：1、139(n1-5)

栏目：制剂、药理、文摘、本校概况、言论、著述、综合、提炼。

宗旨：药物刊物。主要刊登药理研究，药物成分分析及中草药种植情况调查等文章。

597

药友(月刊)/药学会南京分会药友社编. 江苏南京：药学会南京分会药友社发行

创停刊时间：1936年～1937年8月

(v1n1-v2n8)

藏馆：651

宗旨：药学会专刊。主要论述发展药学事业的意义，刊登药学会大事记、通讯、药学会会友生平介绍等，“汉药药效撷华”栏目专门刊登各中药的药效。

598

医潮(月刊)/贾猷先. 南京：丙寅医学社，李振翩(南京中山北路过43号)

创停刊时间：1947年5月～1948年11月

藏馆：139(1947v1，1948v2)

栏目：社论、专著、医学常识、儿童卫生故事、文艺小品、报导。

宗旨：科普类刊物。

599

医事公论(半月刊)/镇江中国医事改进会该刊编辑部编. 江苏南京(后迁镇江)：中国医事改进社出版

创停刊时间：1933年10月～1934年10月(n1-25)；1934年11月～1937年7月(v2n2-v4n19)

藏馆：541(v1n1-v4n19)、590(v1n3-5，7-11，13-14，17-20，22-23)；v2n2-3，5，9，12-14，18-24；v3n1-7，9-21，23-24；v4n3，5，7-9，11，14-15(1936，3-1937，5)、671(v4n20)

栏目：学理研究、医事建议、公共卫生、防病治病以及医药书报介绍和专载。

宗旨：医学刊物。侧重西医，倡导整理中国医事为其使命，以唤起全国医药界对于中国现状共负改进责任。

600

医学周刊(《中央日报》副刊)(周刊)/中央大学卫生教育科编. 南京：中央大学卫生教育科

宗旨：西医类刊物。

备注：见宋大仁《全国医药期刊调查记》(上)，载于《中西医药》第一卷第一期。

601

医药卫生通俗报(南京)(月刊)/南京医药联合研究会编. 江苏南京城内长生祠医药联合研究会：南京医药联合研究会发行

创停刊时间：1916年1月～1926年12月(n1-100)

藏馆：139(n70-97)、541、590[n70-100(1923，9-1926，12)]

栏目：医学论著、病例分析、通俗卫生、医药发明、治验医案、专著、新智囊，会务纪要。

宗旨：医药刊物。“以联络会员感情，使会员以诊余之暇，得有正当娱乐之场所为宗旨”。

602

医药研究月报(月刊)/施今墨、汪济良等编. 江苏南京

创停刊时间：1947年7月～1948年8月

藏馆：590[v1n1-6；v2n1-6；v3n1-2(1947，7-1948，8)]

603

医育(月刊)/南京教育部医学教育委员会医育编辑部. 南京：南京教育部医学教育委员会医育编辑部

创停刊时间：1935年10月～1941年6月

藏馆：139(1936，第2卷，2、4、7至9期)

604

中国红十字(红十字月刊)(月刊)/主编：中华民国红十字会总会．南京：中华民国红十字会总会

创停刊时间：1946年1月～1948年12月(n1-35/36)

藏馆：139(现存1946年6、7、8三期；1947年13、18、20、29四期)

栏目：护理服务特辑、医药服务特辑、康健文句、插图。

宗旨：中国红十字会会刊。从比较中得进步，从工作中争同情。报道该总会及各地分会的活动，介绍国际红十字会和其他国家红十字会的活动情况，探讨社会救济工作与慈善福利事业的工作方法、交流工作经验，公布有关人口、卫生等方面的统计资料等。

605

中华医药(半月刊)/中央国医馆中华医药社编．南京：中央国医馆中华医药社

创停刊时间：1937年5月～6月(总4期)

藏馆：139、590[n1-4(1937，5-7)]

栏目：发刊词、法规、专论、特载、附录、译述、文艺、医学研究、药物研究、医案。

606

中央国医馆学术整理委员会张蕴忠先生生理解剖图表展览会纪念刊(特刊)/中央国医馆学术整理委员会张蕴忠先生生理解剖图表展览会纪念刊编辑部．江苏南京：中央国医馆学术整理委员会张蕴忠先生生理解剖图表展览会纪念刊出版

创停刊时间：1934(n1)

藏馆：381

宗旨：中医学术刊物。刊载有关中国医学方面的论著等文章，如"研究中国古医术为阐扬民族学术之途径"、"我国医学原理与自然科学思想"、"中国医学与国际学术关系"、"中国生理解剖之基础原理"等。

607

中医旬刊(《全民日报》副刊)(旬刊)/汪康白、刘裁吾编．江苏南京

创停刊时间：1934年

藏馆：590[n43-56(1934)]

宗旨：中医类刊物。

608

民间医药(月刊)/朱良春编．江苏南通：朱良春

创停刊时间：1943年1月～5月(总5期)

藏馆：590(n1-5)

609

南通医药月刊(《医药月刊》)(月刊)/周翔、范鹏翔编．江苏南通

创停刊时间：1929年5月～6月

备注：见《六十年来中医报刊目录》。

610

掘港医报(半月刊)/夏子善编．江苏如皋：欧香岩、季少三、陈郎清(发行人)

创停刊时间：1936年12月～1937年1月(n1-4)

藏馆：7

宗旨：中医类刊物。主要刊载关于中医学与卫生学方面的论述，兼报道医界消息，本地区药店一览表。

611

如皋医学报/黄景楼、陈爱棠、李慰农编．

江苏如皋：如皋医学报社

创停刊时间：1923年6月～1931年1月

栏目：生理、学说、尚论、方案附验方、药物、杂说、医话、卫生、评论、文苑。

宗旨：中医类刊物。

备注：见宋大仁《全国医药期刊调查记》(上)，载于《中西医药》第一卷第一期。

612

妇女医学杂志(季刊)/王慎轩编，苏州女科医社. 江苏苏州：苏州女科医社发行，临顿路白塔子桥西

创停刊时间：1927年12月～1930年(n1-12)；1931年(n1-5)

藏馆：139(n1-11；复n1，5)、590[n1-12(1927，12-1929)]、851*

栏目：研究、辩论、学说、治验、医案、卫生。

宗旨：中医妇科刊物。宗旨为"改进女科医学，拯救妇女疾苦，灌输女子卫生，保障妇女健康"。内容有中医妇科理论探讨、疑难病症治疗方案，宣传妇女卫生知识，介绍妇科新药等。

613

妇女杂志(月刊)/苏州

宗旨：中医类刊物。

备注：见宋大仁《全国医药期刊调查记》(上)，载于《中西医药》第一卷第一期。

614

国医学社纪念刊(特刊)/苏州国医学社编. 江苏苏州：苏州国医学社社发行

创停刊时间：1934年2月

藏馆：1、590

宗旨：中医纪念特刊。刊载该学社的各项纪念活动、学生成绩录、该学社大事记等。

615

国医杂志(江苏)(季刊)/苏州国医社编. 苏州：苏州国医社发行

创停刊时间：1934年3月3日～1937年3月

藏馆：139(1934 n1-4；1935 n5-7)、541(1n1-12)

栏目：创刊序、发刊辞、言论、生理、病理、治疗、药物、医案、验方、通讯、杂俎、讲义、译著、讲坛、经义、方剂、笔记、学说、内科、女科、儿科、药物、文苑。

宗旨：中医类刊物。

备注：第1-3期编者为苏州国医学社，第4-7期编者为苏州国医学校编；第7期为新迁校舍纪念特刊，其栏目为：特载、概说、论坛、文献研究、医学研究、药学研究、医事杂俎、本校讲义。

616

家庭医药常识(季刊)/王宝灿编. 江苏苏州：苏州国医书社出版

创停刊时间：1932年春～1936年夏(n1-14)

藏馆：1、590(n1，5-14)

栏目：医学浅说、验方小录、卫生琐谈。

宗旨：中医普及刊物。主要刊登妇科、儿科常见病的中医防治常识，各种疑难病症的中医治疗经验方等。

617

家庭医药杂志/苏州医药常识社编. 江苏苏州：苏州医药常识社发行

创停刊时间：1931年～1936年

藏馆：1(n5-8，10-14)

618

民间医学(《新报》附刊)(半月刊)/叶橘泉编. 江苏苏州

宗旨：中医类刊物。

备注：见《六十年来中医报刊目录》。

619

寿世医报/陈焕雲编，寿世医报社编. 苏州(江苏吴县)：寿世医报社

创停刊时间：1935年1月～1937年4月

藏馆：139(v1，n1-v2，n10 1935-1936；v3，n1-4)、590[v1n1-3，5-10；v2n1-10；v3n1-4(1935，1-1937，4)]

栏目：医药评论、长篇专著、学术讨论、方药研究、实验医案、笔记医话、民众常识、民间治疗、杏林文艺。

宗旨：中医类刊物。

620

苏州国医医院院刊[不定期(半年)]/叶橘泉，苏州国医医院编辑委员会编编. 江苏苏州：苏州国医医院发行

创停刊时间：1939年12月(总1期)

藏馆：590、731、139(1939，创刊号)

栏目：题字、图表、院务、实例、言论、研究、译述、杂俎。

宗旨：中医类刊物。主要刊登该院院务，包括沿革史、规章制度，组织结构，人员名录，会议记录等，各种疾病治疗实例，中医药研究论文及翻译作品等。

621

苏州医报(月刊)/苏州医报社编. 江苏苏州：苏州医报社

创停刊时间：1930年3月～(总15期)

备注：见《六十年来中医报刊目录》。

622

吴县医学杂志/吴县医学研究社同人编. 江苏苏州：吴县医学研究社干事部发行

创停刊时间：1940年

藏馆：651

宗旨：中医药刊物。发表中西医评论，中医药学历史著作研究以及各种病症治疗方法、医话医谈等。

623

吴县医钟国药展览会《新本草》专刊(特刊)/医钟刊物社编. 江苏苏州：医钟刊物社

创停刊时间：1935年1月

藏馆：590(n1)

624

吴医汇讲(不定期)/唐大烈. 江苏苏州

创停刊时间：1792年～1801年

藏馆：版本较多，全国许多中医学院图书馆都有收藏

宗旨：最早的中医类刊物。其宗旨是“奥词显义，统为求教；长篇短节，并曰无拘。”陆续发表41位作者的94篇文稿，内容涉及临床各科及历代医家论述，经义诠释，随诊笔记，读书方法，药物真伪鉴别等。

625

武进国医学会成立特刊(特刊)/盛心如主编. 江苏苏州：武进国医学会发行

创停刊时间：1933年11月

藏馆：541

宗旨：中医类刊物。

626

武进国医学会第一、二届全会特刊(特刊)/钱今阳主编. 江苏苏州：武进国医学刊物委员会发行

创停刊时间：1935年11月

藏馆：541

宗旨：中医类刊物。

627

医醒杂志(季刊)/吴县中医师公会宣传股编. 江苏苏州：吴县中医师公会出版

创停刊时间：1935年12月～1936年3月(n1-2)

藏馆：21、590(n2)

栏目：言论、学说、药物、专著、会务、消息、来函、附载。

宗旨：中医类刊物。旨在唤醒中国医界人士发扬光大祖国医学，号召医界群策群力，努力奋斗，以求革新。

628

医学杂志(吴县)(月刊)/吴县医学研究社同人编. 江苏苏州：吴县医学研究社

创停刊时间：1927年11月

藏馆：590[n1-3(1927, 11-1928, 5)]

629

医药卫生报/江苏吴县医学会王慎轩编. 江苏苏州：江苏吴县医学会

创停刊时间：1926年5月～1927年2月

藏馆：590[n1-10(1926, 5-1927, 2)]

630

针灸医学/承澹盦、陆善仲编. 江苏苏州：中国针灸学研究社

藏馆：590[n12(1954, 5)]

宗旨：中医针灸类刊物。

备注：1952年创刊，国图著录。

631

中国药学(月刊)/李爱人编. 江苏苏州

创停刊时间：1931年1月～(总7期)

备注：见《六十年来中医报刊目录》。

632

中国医报(月刊)/苏州

创停刊时间：1930年3月

宗旨：中医类刊物。

备注：1935年9月前已停刊。见宋大仁《全国医药期刊调查记》(上)，载于《中西医药》第一卷第一期。

633

中华医药学(不定期)/迦摩医室. 江苏苏州：迦摩医室

创停刊时间：1933年8月～1936年11月(出2期后停刊)

藏馆：1(n2)、590(v1n1)

634

中医杂志(《吴县中医杂志》)(季刊)/王慎轩编，吴县中医公会. 江苏苏州：吴县中医公会出版

创停刊时间：1933年春～1933年8月(总2期)

藏馆：541、590(n1-2)

栏目：介绍专著、讨论病理、研究良方、解答疑难、交换知识等。另载苏州国医社招生简章、吴县中医公会会员征信录等资料。

宗旨：中医类刊物。以“昌明国医，发扬国粹，参研新知，交换学识”为宗旨。

635

医学半月刊(半月刊)/江苏泰县中医师公

会编. 江苏泰县：江苏泰县中医师公会

创停刊时间：1947 年 8 月～1948 年 1 月

藏馆：651(n1-10)

636

泰东卫生会报(月刊)/丁秋碧编. 泰县

创停刊时间：1923 年 7 月

宗旨：中医类刊物。

备注：1935 年 9 月前已停刊。见宋大仁《全国医药期刊调查记》(上)，载于《中西医药》第一卷第一期。

637

医钟(无锡)(月刊)/无锡崇安寺中医友谊会编. 无锡：无锡崇安寺中医友谊会

创停刊时间：1923 年 3 月

藏馆：590[n1-27(1923，3，31-1927，1，16)]

宗旨：中医类刊物。

638

针灸杂志[双月刊(3 卷后改月刊)]/中国针灸学研究社编，澹承金、谢建民编. 江苏无锡：中国针灸学研究社发行

创停刊时间：1933 年 10 月～1937 年(n1-11)。1951 年 1 月复刊

藏馆：139(v1n1-6，v2n1-5，v3n1-4，12，v4n1-11，复 v2n2)、590(v1n1-v3n2，5，7-12；v4n1-11)、851(v3n4，6)、721 *

栏目：论文、专载、杂著、问答、社友成绩栏。

宗旨：中医针灸理论刊物。宗旨是研究和阐扬针灸术的学理，谋求针灸医术之复兴。

备注：见宋大仁《全国医药期刊调查记》(上)，载于《中西医药》第一卷第一期。1951 年复刊。原为双月刊，自 3 卷 1 期 1935 年改月刊。

639

针灸治疗实验集(不定期)/承澹盦编. 江苏无锡

创停刊时间：1933 年 4 月～

藏馆：590(n1)

宗旨：中医针灸类刊物。

640

吴江国医学报(月刊)/吴江县中医师公会编. 江苏吴江：吴江县中医师公会出版

创停刊时间：1936 年 6 月～8 月(n1-3)

藏馆：590(n2-3)、931

栏目：评论、研究、会务、会员信箱、余兴。

宗旨：中医类刊物。刊载中医理论文章及该会会务情况。

641

吴县医报(月刊)/郁耀章编. 江苏吴县

创停刊时间：1930 年 9 月～1931 年 10 月

备注：见《六十年来中医报刊目录》。

642

吴县中医杂志(季刊)/王慎轩编. 江苏吴县：吴县中医公会发行

创停刊时间：1933 年

藏馆：541(n1-2)

宗旨：中医类刊物。

643

医学杂志(吴兴)/吴兴中医协会编. 江苏吴兴：吴兴中医协会

创停刊时间：1927 年冬～1931 年 1 月

藏馆：590［n2，6（1928 春－1931，1）］、911（n1，3）

644

医学杂志（吴兴）/张禹九编. 江苏吴兴

创停刊时间：1939 年（已出 4 期）

备注：见《六十年来中医报刊目录》。

645

国医素（不定期）/钱今阳编. 江苏武进：武进国医学会出版

创停刊时间：1936 年 12 月～1937 年 3 月（n1-2）

藏馆：541、590（n1-2）

栏目：画报、评论、学说、药物与方剂、专著、国外医学名著译作、临床实验录、医界人物志、医林文艺、特载、医药情报。

宗旨：中医类刊物。刊登国医缘起、现代国药论述、药物研究、传染病学、国外医学名著译作、临床实验、读书随笔、医界人物介绍、医林文艺、医药条例、医药动态等。

备注：宋大仁《全国医药期刊调查记》（上）载其创刊于 1934 年 5 月，为月刊。

646

江都国医报（月刊）/社长：周励庭；主编：樊天徒. 江苏扬州南河下周励庭诊所：林芝庭

创停刊时间：1932 年 10 月

藏馆：590［v1n11－13，16；v2n1－6（1933，9-1935，6）］

宗旨：中医类刊物。由当地名医编辑撰稿，旨在探讨中医学术。该刊每期文章很少，且不分栏目，内容涉及医疗经验、疾病研究、药物方剂，以及当地国医学术研究会的活动情况。

备注：今有；v2n3、4、6 期目录之复印件，且有缺损，姑先输入可辨认的题录。

647

江都卫生报（月刊）/郭绍庭编. 江苏扬州

创停刊时间：1932 年 6 月

藏馆：590［n1-17（1932，6-1934，2）］

648

医学月刊（江都）（月刊）/江都县中医协会编. 江苏扬州：江都县中医协会发行

创停刊时间：1928 年 12 月～1933 年 3 月

藏馆：541、139（n1-8）、590［n1-12（1932，4-1933，3）］

宗旨：中医类刊物。论述中医界的心声，介绍学说与名人遗著，宣传有价值的中医医理，刊载笔记，质疑与交谈，交流治疗方法与良药。另有本会职员名录与会员名录等资料。

649

医药与社会（《江都日报》副刊）（半月刊）/林兰、? 庭编. 江苏扬州：江都中医公会

创停刊时间：1945 年 10 月

宗旨：中医类刊物。

备注：见《六十年来中医报刊目录》。

650

医药月刊（扬州）（月刊）/江都中医公会编. 扬州

宗旨：中医类刊物。

备注：见宋大仁《全国医药期刊调查记》（上），载于《中西医药》第一卷第一期。

651

宜兴医学月刊（月刊）/徐棠芬编. 江苏宜兴

创停刊时间：1922 年 8 月～1924 年 3

月(总 19 期)

藏馆：590［n1，3－4，6－19(1922，8－1924，3)］

宗旨：中医类刊物。

备注：宋大仁《全国医药期刊调查记》(上)载为《宜兴医学会月刊》。

652

军医公论(月刊)/军医公论同人编. 镇江：军医公论社发行

宗旨：西医类刊物。

备注：见宋大仁《全国医药期刊调查记》(上)，载于《中西医药》第一卷第一期。

653

医学扶轮报(月刊)/袁桂生编，陈泽、扬邃熙等. 江苏镇江小街底，扬州：扬州南河下中西医学研究会，镇江小街底医学研究会

创停刊时间：1910 年 10 月～1912 年 6 月

藏馆：590［n7－9(1911，4－1911，6)］、139(［1910，n1－3)；1911，n4－6］

栏目：论文、学说、译稿、医案、杂录、问答。

宗旨：中医类刊物。创刊于清末，为早期中医刊物之一。此时中西医之争尚未燃起，故其文均为传统之中医论文。撰稿人多为清末之医学名家，内容涉及中医理论、解剖、临证用药等，学术性较强。

备注：该刊无总目录，今有 n7－9 卷的主要文章复印件，据此输入题录。见《六十年来中医报刊目录》。

654

镇江医学公会月刊(月刊)/张禹门等编. 江苏镇江：镇江医学公会

创停刊时间：1923 年 5 月～1929 年 11 月

备注：见《六十年来中医报刊目录》。

江　西

655

中华医报(《捷报》副刊)/李克蕙编. 江西吉安

创停刊时间：1940 年 10 月

备注：见《六十年来中医报刊目录》。

656

中华医药(《江西捷报》副刊)(周刊)/李克蕙编. 吉安

创停刊时间：1940 年 12 月

宗旨：中医类刊物。

备注：出 80 期，见汪浩权《抗战期间全国医药期刊调查录》，载于《华西医药》(创刊号)。

657

己卯通讯医药月刊(月刊)/江西己卯通讯社编. 江西南昌：江西己卯通讯社出版

创停刊时间：1939 年 5 月～1941 年 3 月

藏馆：851(n23－24)

658

江西中医专门学校旅南昌市校友会会刊/罗瓒主编. 江西中医专门学校旅南昌市校友会发行

创停刊时间：1948 年 2 月

藏馆：541

659

卫生通讯(月刊)/江西省卫生处. 江西：江西省卫生处出版

创停刊时间：193? 年～1947 年 2 月

(v1n1-v7n1)

藏馆：1

栏目：论文专载、本处消息、重要公牍、章则办法。

宗旨：卫生行政刊物。刊载该省的卫生动态、论文、社会卫生环境及规章办法、省内工作报告和计划灯。有《环境卫生专号》《鼠疫专号》。

660

助产月刊(月刊)/江西

宗旨：西医类刊物。

备注：见宋大仁《全国医药期刊调查记》(上)，载于《中西医药》第一卷第一期。

山 东

661

齐鲁医刊(The tsinan medical review)(季刊)/孟合理主编. 济南：鲁大学医科发行

创停刊时间：1921 年 4 月～1931 年 1 月

藏馆：139

662

卫生半月刊(半月刊)/周瑞延编. 山东济南：周瑞延博士出版

创停刊时间：1945 年 11 月～1946 年 1 月(n1-7)

藏馆：651

栏目：医药论著、翻译、卫生常识、家庭医药、疾病预防、看护经验等。

宗旨：卫生刊物。

663

新医学(Neomedica)(季刊)/山东省立医学专科学校编. 山东济南：新医学杂志社出版

创停刊时间：1933 年 1 月～1934 年 4 月(v1n1-v2n2)

藏馆：7

栏目：论述、中西医学参证、医学汇报。

宗旨：刊载医学论著，汇集各科临床经验及探索。每期附有山东省立医学专科学校附属医院病类统计表。

664

医学周刊(周刊)/侯宝璋编. 济南

创停刊时间：1930 年 5 月

宗旨：西医类刊物。

备注：1935 年 9 月前已停刊。见宋大仁《全国医药期刊调查记》(上)，载于《中西医药》第一卷第一期。

665

医药针规(季刊)/青岛特别市政府中医研究委员会编. 山东青岛：青岛特别市政府中医研究委员会出版

创停刊时间：1944 年 5 月～10 月(v1n1-2)

藏馆：1(v1n1-2)

栏目：论坛、专载、验案、药物、杂说。

宗旨：中医药刊物。主要内容为中医理论阐述、临床病症诊断治疗，中药药理学、用药及其疗效，病例选登。文章全为文言。

666

中国医药杂志(沂水)(月刊)/赵恕风编. 山东沂水：中国医药杂志社发行

创停刊时间：1934 年 5 月～1937 年 7 月(v1n1-v4n7)

藏馆：590[v1n1-v3n5，7，11(1934，5-1936，11)]、851

宗旨：中医类刊物。刊载中医理论研究及各科疾病的治疗方法。其中疾病的研究涉及霍乱、肺劳、肿症、失血等。

山　西

667

山西川至医学专科学校校友月刊（月刊）/医专校友会编辑股编. 山西：医专校友会发行

创停刊时间：1934 年 2 月～1937 年 7 月（v1n1-v4n5）

藏馆：1

栏目：论述、专著、译述、杂俎、文艺。

宗旨：中西医刊物。主要报道医学院校学术交流和社会活动情况，内容中西医兼顾，论述各种疾病诊治方法，各类药物疗效，中外医生临床经验，刊登校友通讯以及校内外卫生事业要闻和文艺作品。

668

山西（省立）川至医学专科学校校刊/该校编. 山西：山西川至医学专科学校出版

创停刊时间：1947 年 7 月（仅 1 期）

藏馆：431

宗旨：医学院校刊物。主要介绍了山西川至医学专科学校的沿革、行政系统、设备概况、大事记和各种章则，同时登载有师生的译著。

669

卫生月报（月刊）/山西省卫生处医疗防疫队编. 山西太原：山西省卫生处医疗防疫队出版

创停刊时间：1947 年 11 月～1948 年 1 月（n1-2）

藏馆：651

栏目：评论、医药学术、健康生活、名人讲座、卫生法规。

宗旨：医药卫生刊物。提倡医药学术，供医药界同人研究；把普通卫生常识，介绍给社会同胞，使每个同胞懂得卫生，讲究卫生，增进大家健康。

670

医学杂志（一作《山西医学杂志》）（双月刊）/太原中医改进研究会编. 山西太原精营东二道街北首：太原中医改进研究会

创停刊时间：1921 年 6 月～1937 年 8 月（总 96 期）

藏馆：139（n1－27，57－95）、590［n1-96（1921，6-1937，8）］

栏目：医务纪要、论说、纂述、医案、报告、通讯、译丛、杂俎。

宗旨：中医类刊物。以“中西合参，融炉共冶”为宗旨，以“造成廿世纪之新医学，使中医合国际化”为目的。其稿来源主要是山西中医改进研究会、附设医校及医院为主。山西军阀阎锡山，酷好中医，对此报颇多支持。其文学术性较强，注重临床，亦翻译少量国外医学新进展。发行量较大，甚有影响。

671

医钟（太原）/太原中医公会编. 山西太原：太原中医公会

创停刊时间：1932 年 12 月～1933 年 6 月

藏馆：1（n1，3）

宗旨：中医类刊物。

672

卫生通讯（油印本）/晋绥军区卫生部编. 山西：晋绥军区卫生部发行

创停刊时间：194? 年～1945 年(v1n1-v3n1)

藏馆：851

宗旨：医学刊物，载多种常见病、多发病的防治方法。

陕 西

673

恩光新医学杂志(双月刊)/恩光新医学杂志编. 陕西西安：恩光新医学杂志编

创停刊时间：1946 年 2 月～1947 年 4 月

藏馆：1

栏目：医药专论、健康顾问信箱、科学花絮、世界医药发明、医海珍闻、医药文摘、医事锦园、读者医药信箱。

宗旨：西医刊物。介绍医学理论、生理病理专论、新医新药、卫生健康方法等，并有卫生工作报道。

674

国粹医药(月刊)/国粹中医院编. 陕西西安：西京国粹中医院总院发行

创停刊时间：1939 年 2 月 15 日创刊，1948 年 1 月(复刊)～2 月(n1-2)

藏馆：401、590(复 n1)

栏目：杏林文苑、医药界紧要新闻、特载、专著、医事研究、家庭卫生、通俗医药、卫生讲话、临床笔记、疾病问答、小电台。

宗旨：中医类刊物。以“普及大众医药常识，推广家庭卫生为原则”，介绍常见病防治，中医理论的研究文章。

675

平民医药周报(周刊)/沈伯超编. 陕西西安东木头市 30 号：平民医药周报社发行，沈伯超

创停刊时间：1943 年 6 月～1948 年 3 月(n1-96)

藏馆：401(n95-96)、590(n1-94)、651

宗旨：中医类刊物。弘扬中医药治本与保健之功。1939 年 3 月被日机炸毁，资料全丧。1946 年复刊，“拟创平民中医专科学校，以为复兴之基。义卖本报全年三万份，以为专校基金之用”。内容有结合现代西医，统一病名，研讨病理，征求时疫病症之救急方法等。

676

卫生署公共卫生人员训练所西北同学会会刊(不定期)/卫生署公共卫生人员训练所西北同学会编辑股编. 陕西西安：卫生署公共卫生人员训练所西北同学会发行

创停刊时间：1938 年 7 月～1939 年 8 月(n1-8)

藏馆：401

栏目：讲坛、论文、译述、卫生新闻、会员消息、会务报告。

宗旨：卫生防疫刊物。宣传卫生防疫工作，揭露日寇细菌战阴谋。

677

西北卫生通讯(半月刊)/西北卫生专员办事处编. 陕西西安：西北卫生专员办事发行

创停刊时间：1939 年 8 月～1940 年 7 月(n1-23)

藏馆：1

宗旨：卫生行政刊物。刊登西北地区卫生组织的工作计划纲要，及各卫生队、保健所等部门的组织、训练和每月工作总结，并介绍有关的卫生医疗知识和山西、河南等地的卫生工作消息。

678

西京医药(月刊)/陕西(省立)医院编. 陕西西安：西安红十字会医院等出版

创停刊时间：1933 年 1 月～10 月(n1 10)

藏馆：401

栏目：论说、专述、译述、医药问答、杂俎、医事统计、文艺等。

宗旨：西医刊物。旨在引导医药研究，普及卫生宣传，打破中西医门户之争，推进西北医政、医育、医德、医术的协力进步，提倡优生、强种。文章多层次化。

679

医药汇刊(月刊)/西安中医师公会，王新午编. 陕西西安：李棣如发行

创停刊时间：1947 年 4 月～1948 年 8 月(v1n1-7)

藏馆：401(v1n1-2，4，7)

栏目：论文、研究、药物、方剂、效方广播。

宗旨：中医类刊物。以“阐扬中医医药学术，普及社会卫生常识”为宗旨，介绍医药学研究、卫生保健、单方验方、名医医籍、医药新闻以及有关医药的文艺作品等。以求“保存有价值之国粹，融会应吸收之新知，谋中西之汇通”。

680

医药快览(半月刊)/医药快览社编. 陕西西安

创停刊时间：1947 年 10 月～12 月

藏馆：590[n1，3-4(1947，10-12)]

681

医药知识/医药知识社编. 陕西西安：医药知识社

创停刊时间：1948 年 7 月～8 月

藏馆：401(n2-3)

682

解放日报/抗日战争时期八路军主办. 陕西延安：解放日报社

创停刊时间：1941 年 1 月

藏馆：139(1)

683

医药(周刊)/陕西

宗旨：西医类刊物。

备注：西京日报副刊，见宋大仁《全国医药期刊调查记》(上)，载于《中西医药》第一卷第一期。

四　川

684

四川省医药学术研究会成立大会特刊(特刊)/四川省医药学术研究会编. 四川成都：四川省医药学术研究会发行

创停刊时间：1945 年 3 月

藏馆：851

栏目：题词、记录、提案、论文、章则、杂著。

宗旨：发表宣言和学术论文，介绍大会成立经过，公布大会章程。

685

四川医学杂志(月刊)/四川高等国医学校编. 四川成都：四川高等国医学校发行

创停刊时间：1932 年 6 月(仅 1 期)

藏馆：851

栏目：论著、丛谈、解经、验方、时事、文苑。

宗旨：刊载中医论文，解释医经，提供治疗验方。

686

卫生通讯(月刊)/四川省卫生实验处编. 四川成都：四川省卫生实验处发行

创停刊时间：1941 年 3 月～1944 年 2 月(n1-44)

藏馆：851

宗旨：公共卫生刊物。报道四川省内各地卫生院工作概况，公共卫生法规、会议精神，有关伤寒、霍乱、天花、鼠疫的防疫情况调查表。

687

现代医学(季刊)/侯宝璋编. 成都：中央大学卫生系

创停刊时间：1944 年 2 月

宗旨：西医类刊物。

备注：出 2 卷 2 期，已停刊，见汪浩权《抗战期间全国医药期刊调查录》，载于《华西医药》(创刊号)。

688

新中医半月刊(半月刊)/成都县中医师公会编. 四川成都：锦城社出版

创停刊时间：1943 年 7 月～110 月(n1-n7)

藏馆：651

宗旨：中医类刊物。发扬"本位医学"，兼采西医学理，促进民族健康，力求大众化，尤侧重卫生事业探讨及疾病预防。内容为常见病诊治与研究、实用方法介绍、中医学理论实验录、医药问答汇志，中药选用方法，并发表中医师公会的工作概述、会务报告等。

689

医声通讯(五日刊)/医声通讯社编. 四川成都：医声通讯社编

创停刊时间：1947 年 6 月～1934 年 3 月

藏馆：590[n11, 14-16, 22-23, 26(1947, 8-1949, 3)]

690

医讯/成都国医学院同学会编. 四川成都：成都国医学院同学会

创停刊时间：1947 年 11 月～1948 年 6 月

藏馆：590[n1, 4(1947, 11-1948, 6)]

691

医药改进月刊(月刊)/医药改进月刊编审委员会. 四川成都：成都西御西街爱知治疗所发行

创停刊时间：1941 年 3 月～1943 年 10 月

藏馆：590(v2n8-12)；v3n1-7(1942, 10-1943, 10)、671(v1n1-5, 7-8, 10-12)、851(v1n9)、139(v1, n1-12 1941-1942)

栏目：短评、医学研究、药物研究、经方研究、医方实录、大众医学、杂俎、学院园地。

宗旨：中医类刊物。旨在"以科学的方法，揭发我医药学之奥义，共谋学术之改进"。

692

中国医学(成都)(月刊)/中国医药文化供应社编，周序璞、凌一揆等. 四川成都：周序璞，发行人

创停刊时间：1947 年 1 月～4 月(总 4 期)

藏馆：139[n1-2(1947)]、590[n1-4(1947, 1-4)]、851

栏目：短论、论辩、理论与实际、医药动态、书摘、杂俎。

宗旨：中医类刊物。刊载"生理、心

理、病理、药理、方剂、治疗、药物形态、人体化学诸类，还有医案、史料、文献、古今医药图籍评介、医史人物、随笔医话、名医小传、医药工作者生活剪影、各地医药团体学校之动态、通讯、报告，以及对整理中医之意见等”方面的文章。

693

中和医刊（半月刊）/中和医刊社编. 四川成都：中和医刊社

创停刊时间：1938 年 3 月～8 月

藏馆：1（v1n1-11）、139（v1，n1-10 1938）

栏目：论坛、专著、学说、医案、针灸、抗战与医药、外科、医学史料、方剂研究、临床实习、考证、验方、杂俎、医药界消息、妇孺福音、医物、性世界、诊断、药物、专载。

694

大邑县医药改进支会纪念特刊（年刊）/大邑县医药改进支会编. 四川大邑：大邑县医药改进支会发行

创停刊时间：1938 年 2 月～1939 年 5 月（共 2 期）

藏馆：851

宗旨：医药会会刊。内容：医学研究论文、病例分析、药学专著及该会章程等。

695

大竹医药月报（月刊）/大竹医药研究会编. 四川大竹：大竹医药研究会发行

创停刊时间：1936 年～1937 年出 9 期后停刊

藏馆：852（n7，9）

696

中医周刊（江津）（周刊）/任应秋主编. 四川江津：江津日报

创停刊时间：1944 年 2 月～第 56 期后停刊

宗旨：中医类刊物。

备注：见《六十年来中医报刊目录》。

697

起华医药杂志（半月刊）/起华中医院编. 四川万县：起华中医院出版

创停刊时间：1937 年 5 月～12 月（n1-5）

藏馆：852

栏目：纪念文、言论、医药研究、医案、专著、卫生常识、特载、余兴、论坛、医事新闻、文艺。

宗旨：中医类刊物。旨在研讨并改进中国医药学。

698

国粹医药特刊·伤科接骨专号（特刊）/重庆国粹医馆编. 四川重庆：国粹医馆出版

创停刊时间：1937 年 12 月

藏馆：851

宗旨：近代较早的中医骨伤科专业学术刊物。以“保存国粹，提倡经方，讲求实验”为宗旨。结合抗战，呼吁“把所有祖传枪伤接骨灵药贡献出来救治我们忠勇抗敌的受伤将士”。主要内容：探讨骨科医理，分析典型病例。

699

国医月刊（重庆）（月刊）/国医月刊社，袁雪亭编. 四川重庆：国医研究会

创停刊时间：1935 年 5 月～7 月；1937 年 12 月～1939 年 5 月 1 月

藏馆：541（n2-3）、651（n4）、1（n1-4）、852（n1，3）

宗旨：中医类刊物。

700

华西医药杂志(月刊)/主编：任应秋；重庆中西医药图书社．四川重庆中山一路94号；上海迪化中路177号

创停刊时间：1946年4月～1950年9月

藏馆：139(v1n1-4，6，8-12，v2n1 7，11-12)；v34-112，特刊(1950)：541［全套v1n1-v3n12(1946，4-1949，1)］

栏目：社论、医学专论、药学研究、译述、方剂、医案、调查、随笔、名医小传、西药常识。

宗旨：中医类刊物。

701

民族医药(半月刊)/潘国贤编．重庆：中央国医馆发行

宗旨：中医类刊物。

备注：已停刊，见汪浩权《抗战期间全国医药期刊调查录》，载于《华西医药》(创刊号)。

702

社会卫生(月刊)/俞松筠编．重庆(后迁至上海)：社会卫生月刊社

创停刊时间：1944年6月1日

藏馆：139

宗旨：西医类刊物。

备注：出1卷6期，见汪浩权《抗战期间全国医药期刊调查录》，载于《华西医药》(创刊号)。

703

卫生通讯(半月刊)/中央卫生实验院出版委员会编．四川重庆：卫生署发行

创停刊时间：1946年10月～1947年4月(n1-12)

藏馆：921

宗旨：颁布各种卫生法规，联络各级卫生机关，交换意见，沟通信息，迅速恢复发展卫生事业。

704

新中华医药月刊(月刊)/新中华医药月刊社编．主编：高德明、胡光慈．四川重庆观音岩临华街17号：新中华医药月刊社出版，沈炎南发行

创停刊时间：1945年2月25日～1948年5月

藏馆：590［全套v1n1-v3n3(1945，2-1948，5)］、139(1945-1946，v1，n1-12；1946，v2，n1-3)

栏目：论述、研究、专著、介绍与批判、医案、专著、杂俎、法令。

备注：见《现代医药杂志》v1n13/14“医刊介绍”。

705

医林丛录(季刊)/四川医学协进会编．四川重庆：四川医学协进会

创停刊时间：1922年6月

藏馆：851

706

医学导报(不定期)/潘国贤编．四川重庆中山一路105号：重庆韦宏岐发行

创停刊时间：1945年7月～1947年1月(v1n1-10)

藏馆：590［n1-10(1945，7-1947，1)］、921、139(v1，n2-8 1945-1946)

栏目：论谈、专著、介评、研究、卫生指导、译著、杂俎、消息。

宗旨：中医类刊物。主要发表中医学术论文、验方、医学论文、杂俎文艺等，并刊登各地中西医界琐闻。

707

医药导报(月刊)/潘国贤编. 重庆：潘国贤

创停刊时间：1945 年 7 月

宗旨：中医类刊物。

备注：已出四期，见汪浩权《抗战期间全国医药期刊调查录》，载于《华西医药》(创刊号)。

708

中国医药月刊(月刊)/马云. 重庆和平路六号：邓炳煃发行

创停刊时间：1944 年 7 月～1946 年 7 月

藏馆：139

栏目：言论、法令、医药消息、医学研究、药物研究、简效灵方、医案医话、医学常识、专著、转载、杂俎、特载、读者园地、医学问答。

宗旨：中医类刊物。

709

中国医药月刊(重庆、汉口)(月刊)/邓炳煃、马云、吴永康、曹燮阳编. 四川重庆(后迁湖北汉口)：邓炳煃，发行人

创停刊时间：1944 年 7 月～1946 年 7 月(创刊 v1n7/9)

藏馆：139(v1n1-9)、590[v1n1-9(1944, 7-1946, 7)]、931

栏目：言论、法令、消息、医学研究、药物研究、简效灵方、医学常识、医案医话、专著、特载、读者园地等。

宗旨：中医类刊物。刊载中医研究、医案、方剂、药物等文，报道抗日战争时期国内医学界的动态、学术团体和医师公会的章程、医师培训机构及考核情况等。

710

重庆国粹医馆医药特刊(特刊)/重庆国粹医馆编. 四川重庆：重庆国粹医馆

创停刊时间：1935 年

藏馆：590

宗旨：中医类刊物。

711

宏济医报(不定期)/王景湘编. 西康：宏济医院

创停刊时间：1945 年 6 月(总 1 期)

宗旨：中医类刊物。

备注：见《六十年来中医报刊目录》。

云　南

712

医学常识/医学常识社编. 云南昆明：医学常识社发行

创停刊时间：1943 年 5 月～10 月

藏馆：1(v1n6-7)

浙　江

713

大众医药(月刊)/夏苍霖编. 硖石

创停刊时间：1933 年 11 月

宗旨：西医类刊物。

备注：为硖石商报副刊，见宋大仁《全国医药期刊调查记》(上)，载于《中西医药》第一卷第一期。

714

硖石医药报(半月刊)/金修常、孙连茹编. 浙江海宁硖石

创停刊时间：1928 年 3 月

藏馆：590[n1-3, 5-27, 30, 32, 39-42, 44-45, 49, 51-53, 55-56(1928, 3-1931, 12)]

715

现代医药(半年刊)/夏聪霖、夏以煌编. 硖石

创停刊时间：1933年11月

宗旨：西医类刊物。

备注：为硖石商报副刊，见宋大仁《全国医药期刊调查记》(上)，载于《中西医药》第一卷第一期。

716

医学月刊(《峡报月刊》之一)/金应常编. 浙江海宁硖石

创停刊时间：1923年10月

藏馆：590[n1-2(1923，10-11)]

717

中医导报(月刊)/陈祖培、冯鹤龄编. 浙江海宁：海宁县中医师公会出版

创停刊时间：1947年7月～12月(n1-6)

藏馆：541

宗旨：中医类刊物。以扬国医特长、研究国医用药和介绍先进治疗方法为主旨。刊登有关中医改革论说、传染病中药疗法等文章。辟有杂俎、辩答、大事记等栏目。

718

广济医报(双月刊)/广济医科同学会编. 杭州：广济医科同学会发行

创停刊时间：1917年9月

宗旨：西医类刊物。

备注：1935年9月前已停刊。见宋大仁《全国医药期刊调查记》(上)，载于《中西医药》第一卷第一期。

719

国医图书专号/杭州浙江图书馆. 浙江杭州：杭州浙江图书馆出版

创停刊时间：1914年

藏馆：139[n2，4-6(1914)]

宗旨：中医类刊物。

720

国医新闻(季刊)/董志仁编. 杭州

创停刊时间：1933年2月～10月

宗旨：中医类刊物。

备注：见宋大仁《全国医药期刊调查记》(上)，载于《中西医药》第一卷第一期。

721

杭市卫生(月刊)/杭市卫生月刊编. 杭州：杭市卫生月刊杂志社发行

创停刊时间：1930年12月

宗旨：西医类刊物。

备注：1935年9月前已停刊。见宋大仁《全国医药期刊调查记》(上)，载于《中西医药》第一卷第一期。

722

杭州市国医公会年刊(年刊)/杭州市国医公会编. 浙江杭州：杭州市国医公会发行

创停刊时间：1933年

藏馆：590

宗旨：中医类刊物。

备注：宋大仁《全国医药期刊调查记》(上)载其名为《杭州国医公会会刊》。

723

杭州卫生杂志(月刊)/杭州卫生研究所同人编. 浙江杭州：杭州卫生研究所发行

创停刊时间：1912年7月～出2期后停刊

备注：见《六十年来中医报刊目录》。

724

杭州医药七日报(周报)/贵翰香编. 浙江杭

州

创停刊时间：1912 年春-出 5 期后停刊

备注：见《六十年来中医报刊目录》；宋大仁《全国医药期刊调查记》(上)，载一名为《杭州医学七日报》的月刊。

725

济生医院月刊(月刊)/梁润放编. 杭州

创停刊时间：1931 年

宗旨：西医类刊物。

备注：1935 年 9 月前已停刊。见宋大仁《全国医药期刊调查记》(上)，载于《中西医药》第一卷第一期。

726

健康医报(旬刊)/董志仁主编. 浙江杭州木场巷 27 号：发行人董志仁

创停刊时间：1946 年 7 月～1947 年 12 月(n1-46/47)

藏馆：1、590 [n1 - 47 (1946, 7 - 1947, 12)]

宗旨：中医健康普及刊物。主要刊载医药、卫生、健康方面的科普文章，以宣传中医中医为主，介绍中医理论和诊治方法，中药药理和方剂，报道国内外医药界动态，呼吁重视中医，改进中医。

727

金铃子/浙江中医专校学生会编. 浙江杭州：浙江中医专校学生会发行

创停刊时间：1934 年 3 月

藏馆：590[n1(1934, 3)]

宗旨：中医类刊物。

728

科学医报(月刊)/杭州

创停刊时间：1932 年

宗旨：西医类刊物。

备注：1935 年 9 月前已停刊。见宋大仁《全国医药期刊调查记》(上)，载于《中西医药》第一卷第一期。(229 应与 228 相同)。

729

科学医报(月刊)/杭州科学医报社编. 浙江杭州长寿路同春里：杭州科学医报社发行

创停刊时间：1932 年 1 月～1934 年 6 月

藏馆：139(v1-4, 8-11; v2n1-6, 8-10; v3n1-2)

宗旨：西医类刊物。

730

民生医药(月刊)/周师洛、江秉甫编. 浙江杭州(创刊杭州，自 32 期起迁上海九州路 541 号)：民生医药月刊

创停刊时间：1934 年 8 月～1948 年 12 月(n1-148)

藏馆：139(n1-89)、541

栏目：论坛、学海、特载、新药实验、医药消息、文苑。

宗旨：西医类刊物。以"交换学识，研求卫生，振兴国产，阐明心得"为宗旨。

备注：见宋大仁《全国医药期刊调查记》(上)，载创刊时间为 1934 年 3 月。

731

三三医报(旬刊)/裘吉生编. 杭州：三三医报社出版

创停刊时间：1908、1923 年 5 月～1929 年 9 月(v1n1-v4n33)

藏馆：2、139 (v1n1 - v4n33)、590 [v1n1-v4n33(1923, 5-1927, 6)；本刊每卷出 33 期]

栏目：言论、学说、通讯、杂纂、专著、社友俱乐部、医药界消息。

宗旨：中医类刊物。由《绍兴医药学报月刊》出至141期，《星刊》出至158期，两刊合并后改版为《三三医报》，每月逢3、13、23出版。为便于同行研究学术，发表医学言论，发扬汉医学，吸收新知识，解答全国病者咨询，为大众谋治与防病。

备注：1923年迁杭改组。

732

三一七纪念特刊(特刊)/三三医社编. 杭州：该社出版

创停刊时间：1929年10月(总1期)

藏馆：590、731

宗旨：中医类刊物。记载1929年3月17日，全国医药代表大会在沪开幕，抗议卫生部取缔中医的决议案。其中收录了社会各界反对废止中医的呼声，全国医药代表大会记事，全国医生药店调查录，全国医药团体的几个提案，以及改进医药问题的讨论。

733

体育半月刊(半年刊)/浙江省立体育场编. 杭州

创停刊时间：1931年9月

宗旨：西医类刊物。

备注：见宋大仁《全国医药期刊调查记》(上)，载于《中西医药》第一卷第一期。

734

卫生导报(半月刊)/毛咸编. 杭州

创停刊时间：1928年11月

藏馆：7(n7)

栏目：社论、论说、论著、讲述、来稿、译述。

宗旨：卫生刊物。刊载卫生事业方面的论述，介绍防治疾病的常识。

备注：1935年9月前已停刊。见宋大仁《全国医药期刊调查记》(上)，载于《中西医药》第一卷第一期。

735

卫生(月刊)/浙江中国卫生会编. 杭州：浙江中国卫生会

创停刊时间：1922年9月

宗旨：西医类刊物。

备注：1935年9月前已停刊。见宋大仁《全国医药期刊调查记》(上)，载于《中西医药》第一卷第一期。

736

卫生周报(周报)/杭州市医师药师公会编. 浙江杭州：杭州市医师药师公会出版

创停刊时间：1929年～1934年(n1-208，仅存133-136期)

藏馆：7

宗旨：医药卫生刊物。旨在提倡公共卫生，普及医药常识。刊登有关的科普文章，设医药问题专栏，回答各种医药卫生方面的问题。

737

卫生周报(周报)/杭州市医师药师协会编辑，主任：厉绥之、毛咸、姚梦涛. 杭州石牌楼花园弄一号：杭州市医师药师协会

备注：每星期一出版一大张，见《民国医学杂志》8卷3号广告。

738

现代医药(月刊)/陈万里编. 浙江杭州：现代医药社发行

创停刊时间：1931年4月～6月(n1-3)

藏馆：7、891

栏目：评论、商榷、专述、译著、调查、附录。

宗旨：西医刊物。考察研究中国卫生行政和医药卫生教育问题。主要内容为卫生事业的管理和组织机构设施，卫生行政人员的培训，医疗保健的社会教育，西医及外国新技术介绍。

739

祥林医刊(月刊)/祥林伤外科医院，虞尚仁编. 浙江杭州：中医祥林伤外科医院出版

创停刊时间：1937年1月(仅1期)

藏馆：1、590

宗旨：中医外科刊物。中医祥林伤外科医院成立于1924年，是中国最早的中医伤外科医院。该刊介绍本院历史现状，发表骨学、汤剂药理、破伤风、佝偻病诊治、川芎诊断妊娠等研究报告。

740

新市场公共卫会月刊(月刊)/王吉民编. 杭州

创停刊时间：1928年7月～?

宗旨：西医类刊物。

备注：1935年9月前已停刊。见宋大仁《全国医药期刊调查记》(上)，载于《中西医药》第一卷第一期。

741

药报(不定期)/浙江省立医药专门学校药科学报社编. 浙江杭州：浙江省立医药专门学校药科学报社出版

创停刊时间：1927年～1937年5月(n1-47)

藏馆：139(n36，39-47)、541

栏目：论著、学术汇报、学术史、学术谈艺录、纪事、通讯。

宗旨：药学刊物。研究药学在社会上的作用，评述社会上对医药的不同看法。

742

医林新志(月刊)/汪建候编 杭州

创停刊时间：1931年11月

宗旨：西医类刊物。

备注：见宋大仁《全国医药期刊调查记》(上)，载于《中西医药》第一卷第一期。

743

医声(原名《医声半月刊》)(半月刊)/浙江中医专科学校学生自治会，高德明等编. 浙江杭州：浙江中医专科学校学生自治出版

创停刊时间：1934年11月～1935年1月

藏馆：1(n1-2)、7(n4)、590[n5(1931，1)]

宗旨：中医类刊物。主要研究中医药理论与辩正论治，比较中西医治疗，刊载验方和提倡复兴中医的论文，亦有少量的文艺作品。

744

医学与药学(月刊)/杭州医师药师公会编. 杭州：杭州医师药师公会

创停刊时间：1931年9月

宗旨：西医类刊物。

备注：见宋大仁《全国医药期刊调查记》(上)，载于《中西医药》第一卷第一期。

745

医药报(半年刊)/于达望编. 杭州

创停刊时间：1920年

宗旨：西医类刊物。

备注：见宋大仁《全国医药期刊调查记》(上)，载于《中西医药》第一卷第一期。

746

医药观(月刊)/万宗福编. 杭川

创停刊时间：1914年2月

宗旨：西医类刊物。

备注：1935年9月前已停刊。见宋大仁《全国医药期刊调查记》(上)，载于《中西医药》第一卷第一期。

747

医药广播(月刊)/大众医药杂志社编. 浙江杭州：宁经楼书店出版

创停刊时间：1947年3月～12月(v1n1-9)

藏馆：931

栏目：论坛、专著、诊疗与经验、医林新知。

宗旨：中西医药刊物。以"广播医药消息，促进民族健康"为宗旨，讨论中国医药界现状，介绍各科医药理论知识及临床经验，兼顾中西医药。介绍医药最新知识和大众医疗卫生常识。另刊载医务界的一些规定和条例。

748

医药话(月刊)/本会同仁编. 杭州

创停刊时间：1921年6月

宗旨：西医类刊物。

备注：1935年9月前已停刊。见宋大仁《全国医药期刊调查记》(上)，载于《中西医药》第一卷第一期。

749

医药卫生月刊(月刊)/中国医药学社编，王一仁. 浙江杭州上城彩霞岭11号：中国医药学社发行

创停刊时间：1932年8月～1935年7月(总36期)

藏馆：139(n1-24)、590[n1-36(1932，8-1935，7)]、851*

栏目：学说、方药、笔记、杂俎、卫生、记事。

宗旨：中医类刊物。"主旨在阐发中国医药学理经验病破中西名词见解之争执以扬真理而裨实用为归"。主张中西医"同化吸收"。刊登医学理论探讨、药物性能及方剂分析等文章，交流行医经验，介绍生理卫生知识，兼刊医学相关的文学作品。

备注：今有1932、1933两年的汇刊目录，以及1934(18/19/20；23/24；25/26；27/28；29/3031/3233/34，35/36)目录复印件。

750

医药新闻(杭州)(周刊)/医药新闻社董志仁编. 浙江杭州：医药新闻社

创停刊时间：1934年3月～1935年1月(总39期)

藏馆：590[n1-39(1934，3-1935，1)]

备注：宋大仁《全国医药期刊调查记》(上)载其为月刊。

751

医药月刊(杭州)(月刊)/医药月刊编. 浙江杭州

备注：见《六十年来中医报刊目录》。

752

浙江广济医报(后改名《广济医报》。另亦继承《广济医刊》，参该条。)(月刊)/浙江

广济医科同学会编. 浙江杭州：杭州大方伯广济医院发行

创停刊时间：1914 年 10 月～1922 年 10 月

藏馆：139、541

栏目：论著、学说、卫生、方剂、表解、杂俎。

宗旨：中西医药刊物。主要刊登医学理论探讨、病院实验、分析病例，防治疾病、卫生防疫等文，兼有少量小说及附录。

753

浙江广济医报(Kwang Chi Medical Journal。继承由《广济医报》)(月刊)/该社编，阮其煜. 浙江杭州：大英广济医院出版

创停刊时间：1914 年 10 月～1935 年 12 月

藏馆：541、139(v1n2-12；v2n1-2，4，6，8-9；v3n4，6，9-11；v4n4-5，10；v5n1，3，5，7-9，12；v6n7-12；v7n2，5，7，11-12；v8n1-7，9-12；v9n4，6-12；v10n1，3-4，6-10；v11n1，7-12；v12n1-3，5，9-10)

栏目：论文、译著、常识、杂俎、琐闻、余兴。

宗旨：医药刊物。为杭州大方伯药房、保庆医院、广济医院同仁组织的刊物。内容主要宣传大众卫生理论，介绍疾病防治法及医药科普，基础医学卫生常识。报道国内外医学界动态，如中西医药研究会成立、中国预防痨病协会章程等。

754

浙江省立病院季刊(季刊)/陈万里编. 杭州

宗旨：西医类刊物。

备注：见宋大仁《全国医药期刊调查记》(上)，载于《中西医药》第一卷第一期。

755

浙江新闻医学周刊(周报)/《新闻报》服务科编. 浙江杭州：《新闻报》服务科

创停刊时间：1935 年 7 月～8 月(总 7 期)

藏馆：590[n1-4，6-7(1935，7-8)]

756

浙江医药月刊(月刊)/浙江医药月刊社编，陆冕英. 浙江杭州 4 条巷 2 号：浙江医药月刊社出版

创停刊时间：1930 年 7 月～1931 年 4 月

藏馆：139[v1，n1-6，8-9(1930-1931)]、590[n1-10(1930，7-1931，4)]、852

栏目：评坛、学说、专著、研究、医案、笔记、谈话等。

宗旨：中医类刊物。旨在阐扬医药学理，灌输卫生常识，使社会了解中国医药之真理，而为中医药界稍尽宣传之职。

757

浙江医专校友会杂志(季刊)/钱崇润编. 杭州

创停刊时间：1915 年 2 月

宗旨：西医类刊物。

备注：1935 年 9 月前已停刊。见宋大仁《全国医药期刊调查记》(上)，载于《中西医药》第一卷第一期。

758

浙江中医专门学校校友会年刊(后称“浙江中医专门学校校友会会刊”)(年刊)/浙江中医专门学校校友会编. 浙江杭州：浙江中医专门学校校友会出版

创停刊时间：1923 年 12 月～1933 年 9 月(总 6 期)

藏馆：1（n2－4）、590［n6（1933，9）］、731（n5）、901

栏目：学说、医案、文苑、校友录。

宗旨：中医类刊物。主要刊载中医理论和诊疗经验，讨论伤寒论、内科、妇科及杂病的医理和治法。另有诗词、校友录等。

759

浙省中医协会五周年纪念刊（月刊）/浙省中医协会编. 浙江杭州：浙江省中医协会月刊发行

创停刊时间：1931年1月

藏馆：541、59

栏目：序文、评坛、言论、专著、学说、药物、笔记、常识、杂俎、会务、章程、余载、会员录。

宗旨：中医类刊物。介绍该会情况，反对政府废止中医，阐扬中医，提倡中医改革，多载中医学说论文，介绍诊治经验与中医常识。

760

浙省中医协会月刊（月刊）/浙省中医协会月刊社编，汤士彦、沈仲圭. 浙江杭州：浙省中医协会月刊社发行

创停刊时间：1927年7月～1928年9月

藏馆：541、590［n1－7，9（1927，7－1928，9），五周年纪念刊另列一条］

栏目：言论、学说、常识、杂俎、记事、要闻、章程、余兴、会员录。

宗旨：中医类刊物。该刊物内容主要是中医内容，研讨中医学各种理论，介绍临床治疗经验、方剂，普及推广中医常识，同时也作为浙江省中医协会对外联络和发表言论的窗口。

备注：今有n1－n7，n9之目录复印件。

761

中国医药研究月报（月报）/中国医药研究社编，汤士彦. 浙江杭州直吉祥巷52号：中国医药研究月报社出版

创停刊时间：1936年11月～1937年8月（v1n1－10）；1946年11月（复刊）～1949年3月（新v1n1－v3n3）

藏馆：139［v1n1，6－8（1936－37）］、541、590（v1n1－9）；新n1－v3n3（1936，11－1949，3）、731（v1n1－v3n1）

栏目：评论、学说、专著、杂俎、特载、问答、余兴。

宗旨：中医类刊物。以研究中国医药改进治疗方法为目的。内容有中医学说研究，外医常用良方介绍，中西医学说比较等。

762

吴兴国医旬刊（旬刊、周刊）/吴兴中医协会国医学社编. 湖州：吴兴中医协会国医学社

创停刊时间：1930年

藏馆：139（1930，n1－100）

宗旨：中医类刊物。

763

吴兴医药月刊（月刊）/吴兴医药月刊编辑社编. 浙江湖州：吴兴县中医师公会

创停刊时间：1937年5月～1947年11月

藏馆：139（1947，n7－9，11－18）

栏目：论坛、专载、医学研究、杂俎等。

宗旨：中医类刊物。

764

嘉善医药月刊（月刊）/叶汉章、叶劲秋等编. 浙江嘉善

创停刊时间：1924 年 1 月～1927 年 7 月

藏馆：590[n2-7(1924，2-1924，7)]

765

精神治疗(月刊)/毛君拔编. 嘉兴

创停刊时间：1932 年 9 月

宗旨：西医类刊物。

备注：见宋大仁《全国医药期刊调查记》(上)，载于《中西医药》第一卷第一期。

766

三益月刊(月刊)/三益月刊社编. 浙江兰溪：三益月刊社

创停刊时间：1931 年？月～1932 年 1 月(n1-10)

藏馆：541

栏目：评论、学说、研究、专著、卫生、常识、余兴。

宗旨：中医类刊物。以“阐扬医药原理，灌输卫生常识”为宗旨。

767

中医求是月刊(月刊)/兰溪中医求是学社编，张山雷主编. 浙江兰溪：兰溪中医求是学社

创停刊时间：1927 年 7 月

藏馆：139[n4，7(1927)]、590[n1-4(1927，7-10)]

宗旨：中医类刊物。

768

东方针灸(半月刊)/宁波江东东方针灸学社编 1. 浙江宁波：宁波江东东方针灸学社发行

创停刊时间：1933 年 1 月～7 月(总 13 期)

藏馆：851

宗旨：针灸刊物，“以提倡科学的针灸为职志”，讲授经穴学、针灸治疗学等。

769

四明医铎(月刊)/郭永年编. 浙江宁波

创停刊时间：1913 年 1 月(总 2 期)

备注：见《六十年来中医报刊目录》。

770

卫生杂志/卫生公报(1918 年改)(月刊)/徐友丞编. 浙江宁波

创停刊时间：1911 年(出 57 期后停刊)

备注：见《六十年来中医报刊目录》。

771

温灸医报(月刊)/张俊义、魏其光编. 浙江宁波：东方针灸术研究社发行

创停刊时间：1931 年 6 月～1934 年 6(v1n1-12)

藏馆：590[v1n1-v2n12 及副刊 v1n1-v2n12(1931，6-1936，5)]

宗旨：针灸专刊。刊载针灸术、观察温灸疗法，日本温灸盛况、治验药案、治疗顾问等文章。正刊注重学术，副刊面向本社社员，载该社章程、通告、学员题名录、社员论文。

772

温针医报/温针医报编. 浙江宁波江东：温针医报发行

创停刊时间：1933 年

宗旨：针灸专刊。

备注：见《六十年来中医报刊目录》。

773

医学卫生报(宁波)(月刊)/徐友丞编. 浙江宁波

创停刊时间：1918 年～1920 年出 25 期后停刊

宗旨：中医类刊物。

备注：见《六十年来中医报刊目录》。

774

中医新刊（或著录为《中医新刊月刊》）（月刊）/宁波中医协会常务委员会编. 浙江宁波：宁波中医协会常务委员会出版

创停刊时间：1928 年 4 月～1929 年 5 月（n1-14）

藏馆：139（n2-3，6-9，10-14）、541＊、590（n1-14）

栏目：论著、研究、学术、代邮。

宗旨：中医类刊物。旨在唤醒民众、灌输常识、发扬国有精神、研究革命的进步。内容有中医原理的研究、世传良方、太阳经说略、医案卫生等。

775

平湖医刊（月刊）/平湖县医师公会编. 浙江平湖：平湖县医师公会发行

创停刊时间：1947 年 6 月

藏馆：590[v1n1-6（1947，6-11）]

776

平湖医药月刊（月刊）/金秋亭、陆彩庭编. 浙江平湖

创停刊时间：1930 年 3 月

备注：见《六十年来中医报刊目录》；宋大仁《全国医药期刊调查记》（上）载其名为《平湖医学月刊》。

777

和济医学卫生报（月刊）/曹炳章编. 浙江绍兴

创停刊时间：1913 年 10 月～1920 年出 10 期后停刊

宗旨：中医类刊物。

备注：见《六十年来中医报刊目录》。

778

绍兴医报大增刊（不定期）/裘吉生编. 浙江绍兴

创停刊时间：1916 年·1917 年～出 6 期后停刊

备注：见《六十年来中医报刊目录》。

779

绍兴医药学报彙编/绍兴医药学报编. 浙江绍兴：绍兴医药月报社发行

藏馆：541（n1-6，8-9，11，14，16-17，19，21-30）

宗旨：中医类刊物。

780

绍兴医药学报星期增刊（周刊）/裘吉生编. 浙江绍兴：绍兴医药月报社发行

创停刊时间：1920 年 1 月～1922 年 12 月（总 150 期）

藏馆：590[n1-150（1920，1-1922，12）]

宗旨：中医类刊物。

备注：宋大仁《全国医药期刊调查记》载一名为《绍兴医学报星期增刊》的月刊。

781

绍兴医药学报（月刊）/何廉臣、裘吉生编. 浙江绍兴：绍兴医药学报社

创停刊时间：1908 年 6 月～1923 年 1 月（总 141 期）

藏馆：541[n6-17，45-49，54-72，74-95，97-99，102-141（1908，11～1923，1）]、139（1908，n1-4，6-13；1919，百期纪念增刊；1920，n1-12；

1920-1922，n1-100 星期增刊汇订）

栏目：论文、学说、医案、小说、杂录、通讯、学术等。

宗旨：中医类刊物。

备注：该刊至 141 期后，与《星刊》合并，改版后名《三三医报》。详见《二三医报》。见宋大仁《全国医药期刊调查记》(上)，载刊名为《绍兴医学报》。

782

绍兴医药月报(月刊)/绍兴医药月报社编，裘吉生、何廉臣、曹炳章. 浙江绍兴城内石门槛：绍兴医药月报社发行

创停刊时间：1923 年 1 月～1928 年 12 月

藏馆：139[v1n2-12，v2n1-12，v3n1-3，5-7，12，v4n2-6，8-0(1025-28)]、590[v1n1-v4n12(1924，1-1928，10)]

栏目：论文、学说、医案、遗著、杂录、问答、通讯、专件、新闻、时评、祝词。

宗旨：中医类刊物。

备注：1935 年 9 月前已停刊。见宋大仁《全国医药期刊调查记》(上)，载于《中西医药》第一卷第一期。

783

医药杂志(桐乡)(季刊)/俞福田、钟鹤石编. 浙江桐乡(硖石?)：医药杂志社发行

创停刊时间：1933 年 6 月～1936 年 12 月(总 2 期)

藏馆：590(n1-2)、931

栏目：学说、笔记、药物、卫生、常识、验方、医案。

宗旨：中医类刊物。旨在“与同仁切磋医药知识，向民众灌输卫生常识”。主要内容为中医药知识及卫生保健常识，并刊登一些病例分析。

784

药工月刊(月刊)/温岭县药业职业工会编. 浙江温岭：药工月刊社发行

创停刊时间：1938 年 1 月(仅 1 期)

藏馆：541

宗旨：药业刊物。以沟通会员知识，研究国医药，并增进劳资精神合作为目的，刊登抗日言论，医药研究，职业修养，读者通讯。

785

温州宗景国医专修社一周年纪念特刊(特刊)/温州宗景国医专修社编. 浙江温州：温州宗景国医专修社

创停刊时间：1934 年 1 月

藏馆：590

786

新医药杂志(月刊)/潘澄濂、陈一之编. 浙江温州：新医药杂志社发行

创停刊时间：1937 年 1 月～7 月(n1-5)

藏馆：541、590[n2，4-5(1937，3-7)]

栏目：评论、医学研究、药物研究、释古、转载。

宗旨：中医药刊物。刊载改进中国医药的评论、医药研究、药物分析、病理探讨、专篇专著、医事漫谈与会议记录等。

787

吴兴国医周刊(周刊)/吴兴中医学会国医学社编. 浙江吴兴：吴兴中医学会国医学社出版

创停刊时间：1930 年(n1-100)

藏馆：541、590[n26，37-47，49-

59(无日期)]

宗旨：中医类刊物。旨在阐扬国医学理，发明国药效能，启迪科学新知，普及卫生知识。载有中央国医馆筹备大会、吴兴国医一览表、吴兴国医社简章等史料。

788

吴兴卫生(月刊)/浙江吴兴卫生事务所编．浙江吴兴：浙江吴兴卫生事务所

创停刊时间：1937 年 6 月～7 月(v1n1-v2n2)

藏馆：651

宗旨：公共卫生刊物。宣传环境、学校、妇婴、卫生教育等卫生知识，介绍花柳病、脑膜炎的防疫工作情况及该县卫生行政计划等。

789

吴兴医学杂志(季刊)/张禹九编．浙江吴兴

创停刊时间：1933 年春

备注：见《六十年来中医报刊目录》。

790

吴兴医药半月刊(复刊后第 7 期改名《吴兴医药月刊》)(半月刊)/吴兴中医师公会编，朱承汉．浙江吴兴：吴兴中医师公会发行

创停刊时间：1946 年 7 月(复刊)～1947 年 11 月(n1-18)

藏馆：590(n1-18)、651

宗旨：中医类刊物。研讨中西医药名及病理。呼吁改进中医、健全中医师考核制度，谈论中医药，兼介绍西医药。

791

吴兴医药(后改名《吴兴医药月刊》)(月刊)/吴兴国医公会编，傅雅云、张禹九、宋鞠舫．浙江吴兴：吴兴国医公会发行

创停刊时间：1936 年 9 月～1937 年 6 月(n1-10)；1945 年 5 月～1947 年 11 月(复 n1-17/18)

藏馆：541、590(n1-10)

栏目：短评、医学论文、专籍、药物研究、杂俎、特写、质疑。

宗旨：中医类刊物。旨在交流医学论文、研讨临床经验。学术性比较强。

792

鄞县中医师公会会刊/鄞县中医师公会编．浙江鄞县：鄞县中医师公会

创停刊时间：1948 年 10 月(仅出 1 期)

藏馆：1(n1)

宗旨：中医类刊物。

793

余姚医学报(月刊)/余姚医会同人编．浙江余姚：余姚医会

创停刊时间：1912 年(总 1 期)

备注：见《六十年来中医报刊目录》。

794

余姚医药卫生报/余姚中华卫生公会编．浙江余姚：余姚中华卫生公会

创停刊时间：1918 年～1921 年出 57 期后停刊

藏馆：590[n1，3-24，27-35，37-40，44-47，49，51，55-57(1918-1921)]

795

余姚中医公会会刊/余姚中医公会编．浙江余姚：余姚中医公会出版

创停刊时间：1939 年 12 月(n1)

藏馆：1(n1)

栏目：评论、学说、研究、谈丛、临

证笔记、吉林文苑、特载。

宗旨：中医药刊物。发表学术文章，介绍中医诊断与治疗方法，交换对改进国医事业的看法，选登典型病案及传染病预防知识，兼登载少量文艺作品和该会历次会议纪要。

港　台

796

台湾国医药报(月刊)/苏锦全编。国医药改进社编，后改名台湾省中医改进会. 台湾：台湾国医药改进会

创停刊时间：1946 年 9 月～1947 年 6 月

藏馆：**1**(n117-119)、**590**[n111-116(即光复 1-6，10)(1946，9-1947，6)]

栏目：公文牍摘要、法规辑要、各地通讯、论说研究、编辑后记等。

宗旨：中医类刊物。

备注：此刊编者苏锦全，即日据时期台湾中医刊物《台湾皇汉医报》的主编。光复后复刊更用此名。然所登文章属于医学学术者绝少，多为文件及会讯。

797

台湾省中医师联席大会特刊(特刊)/苏锦全编. 台湾：国药改进社发行

创停刊时间：1946 年 7 月

藏馆：**541**

宗旨：中医协会类特刊。

798

东西医药报(月刊)/苏锦全、杨成茂编(台湾汉医药研究室). 台湾台北：台湾汉医药研究室

创停刊时间：1929 年～1937 年 5 月(v1n1-v8n12，总 102 期)

藏馆：**590**[n78-102(1935，5-1937，5)]、**852**

栏目：医药讲义专著、医案、医话、论说、消息、医药问答及日本针灸学教科书等。

宗旨：台湾日据时期的中西医刊物。每期有日文特辑，文章用日文撰写。

799

台湾皇汉医报(原名《皇汉医学》)(月刊)/苏锦全编. 台湾台北日新町二丁目 48 番地：台湾皇汉医报社发行

创停刊时间：1929 年 1 月～1931 年 1 月。1933 年复刊，时为第 5 卷

藏馆：**590**(n53-54，56-57，59，63，71-76，今有 n53-54，56、58、63，71、72、75、76 的目录复印件)

栏目：论说研究、讲义专著、验案验方、学术问答、卫生问答、消息通讯等。

宗旨：中医类刊物。该刊创办于台湾日据时代，其学术风格不免受日本的影响，但仍然保持了中医特色，对传统的伤寒、气化理论等均有研究。内容以贴近临床为主。编辑颇有章法。篇幅或多或少，颇不稳定。撰稿人基本为台湾本土医师，间有日本人之文。

800

台湾皇汉医界(原名《汉文皇汉医界》)/曾六瑞、陈茂通编. 台湾台北永乐町 3 丁目 14 番地(后日本东京)

创停刊时间：1928 年 11 月

藏馆：**139**(n27，29，34，35，51)、**590**[n1，3，5，12，14，32-35，37，41，43-50，96，98，101-102(1928，11-1936，11)]

801
济世日报医药卫生/家庭新汉医药撰集，林长春编. 台湾新竹
备注：见《六十年来中医报刊目录》。

802
东华月刊(月刊)/蔡贞人编. 香港：香港东华三院出版
创停刊时间：1947 年 10 月～1950 年 8 月
藏馆：1
栏目：诊断、治疗、药理论文、记事，赈灾，特辑研究报告及通讯等。
宗旨：医药卫生刊物。报道两广地区灾情和香港东华三院(即东华医院、广华医院、广华东院)在防治疾病、救灾中的情况。
备注：见《中文期刊大词典》。

803
国卫杂志/何佩瑜、黎琴石编. 香港
创停刊时间：1935 年春
备注：见《六十年来中医报刊目录》。

804
国医杂志(香港)/中华国医学会编，何佩瑜. 香港德辅道中 123 号 2 楼：中华国医学会出版
创停刊时间：1930 年秋～1937 年 3 月(n1-22)
藏馆：139(n14-17，22)、590(n1，6-17，20-22)、931
栏目：论说、学说、诊断学、方义、讲义、药物学、专著、会务、医药界消息、医案、常识、课艺、杂俎；图书、笔记、诗坛、谈丛、小说。
宗旨：中医类刊物。以发扬中国医学，整理固有，增进新知为宗旨。主要研讨中医临床治疗知识，评论中医界现状，通报医药界消息和该会会务情况，刊登该会的函牍文件等。
备注：今有该刊的 n1，11，14，15，16，17 的目录，及少量文章复印件。考虑到 14-17 期原件藏 139，故只录 1、11 期的目录，其余以后据原件补充。见宋大仁《全国医药期刊调查记》(上)，载于《中西医药》第一卷第一期。

805
健康知识/健康知识社编. 香港：健康知识社
创停刊时间：1938 年 6 月
备注：见《六十年来中医报刊目录》。

806
橘林医声(月刊)/医声通讯社香港分社编. 香港：医声通讯社香港分社
创停刊时间：1947 年 10 月～11 月(总 2 期)
藏馆：590[n1-2(1947，10-11)]

807
香港大学季刊(季刊)/香港
创停刊时间：1922 年 4 月
宗旨：西医类刊物。
备注：见宋大仁《全国医药期刊调查记》(上)，载于《中西医药》第一卷第一期。

808
香港中医师公会开幕特刊(特刊)/香港中医师公会编. 香港：香港中医师公会
创停刊时间：1947 年 2 月
藏馆：590
宗旨：中医协会类特刊。

国　外

809

菲律宾医药会刊(月刊)/菲律宾医药会同人编. 菲律宾：菲律宾医药会

创停刊时间：1930 年 4 月～6 月

备注：见《六十年来中医报刊目录》。

810

国医公报(巴达维亚，一名《荷属国医公报》)(月刊)/中央国医馆荷属分馆编，吴淑群主编. 荷兰巴达维亚：中央国医馆荷属分馆

创停刊时间：1937 年～1938 年 10 月

藏馆：1(n1)、139(n4，6-8，10)

811

医铎(马来亚)/北马中医师公会编. 马来亚槟城：北马中医师公会

创停刊时间：1948 年 3 月～7 月(总 2 期)

宗旨：中医类刊物。

812

医学新声(后亦名《医学新声季刊》)(季刊)/雪兰莪中国医学会出版委员会编. 马来西亚吉隆坡火治街 34 号：雪兰莪中国医学会发行

创停刊时间：1946 年 2 月～1948 年 4 月(n1-7)

藏馆：541、590[n1-3(1946，2-11)]、931

栏目：论坛、研究、针灸、验方、药物、介绍。

宗旨：中医类刊物。以发扬中医学术，研究世界医学，期中国医学臻于科学化为目的，故每从现代医学角度来研究国医国药，对疾病治疗的研究比较多，介绍验方和药物，刊载马来西亚的中医界制度、规则、教育及研究中医药方面的文章。

813

医药之声/医药之声社编，张伯贤、张见初、田修德. 马来西亚槟榔屿高渊：医药之声社发行

创停刊时间：1937 年；1947 年 1 月～1948 年 12 月

藏馆：1、590[n2-3(1937，4-8)；复 v1n1-6(1947，1-1948，12)]

栏目：言论、研究、常识、专著、特载、特写。

宗旨：中医类刊物。马来西亚当地华侨举办。旨在探讨中医理论与医术，分析中医发展的状况及存在的问题，研究儿科、外科及淋巴系统疾病，普及中医药治疗常见病的知识，介绍中医药在国外应用的情况，并载国民党政府颁布的“医师法”。

814

日新治疗(The Nisshin Chinyo)(月刊)/儿玉秀卫编. 日本大阪市道修町 3 丁目 12 番地：日新治疗社发行

创停刊时间：1925 年～1944 年(n1-n211)

藏馆：139(n3，10，11，15，22，24，27，28，40，42，45，52-71，95，97-107，111，112，114-117，119-135，167-211)、251

栏目：专论、原著及实验、临床美谈、学林丛谭、新药介绍、杂报。

宗旨：西医药刊物。中文出版，作者大多为华人。文章偏于普及，以医药两界从业人员为对象，内容为基础理论、学术动态，各科临床经验、新药疗效试验等。且反映当时中国国内中西医之争。该刊对

中医持否定态度，或主张溶入西医。

备注：药商宣传品，属西医类刊物，宋大仁《全国医药期刊调查记》(上)载其创刊于1926年3月。

815

新医药观(月刊)/张德周编. 日本大阪：新医药观社

创停刊时间：1929年2月～1943年12月

栏目：论著、临床实验、治疗与药物、医林琐谈、武田牌新药介绍。

宗旨：药商宣传品，属西医类刊物。

备注：见宋大仁《全国医药期刊调查记》(上)，载于《中西医药》第一卷第一期。

816

东亚医报(月刊)/黄天民编. 日本东京：东亚医报社发行

创停刊时间：1933年～1941年

藏馆：1

宗旨：西医类刊物。

备注：见宋大仁《全国医药期刊调查记》(上)，载于《中西医药》第一卷第一期。

817

同仁医学(月刊)/小野德一郎编. 东京：同仁会

创停刊时间：1928年1月

藏馆：139

栏目：论说、讲演、丛话、抄录、诊疗问答、杂报、临床讲座。

宗旨：西医类刊物。

备注：见宋大仁《全国医药期刊调查记》(上)，载于《中西医药》第一卷第一期。

818

医学新声(东京)/日本东京中国医学会编. 日本东京：日本东京中国医学会

创停刊时间：1947年

藏馆：831(n4)

819

医药(月刊)/日本千叶医专中国医药学会编. 日本东京：日本千叶医专中国医药学会

创停刊时间：1907年1月～1911年5月

藏馆：7(v1n10)、590[v1n1-9，11-12，v3n1-8(1907，1-1911，5)]、721(v2n3)、731(v1n1，3)

宗旨：西医类刊物。

备注：1935年9月前已停刊。见宋大仁《全国医药期刊调查记》(上)，载于《中西医药》第一卷第一期。

820

卫生世界(月刊)/中国国民卫生会干事编. 日本金泽市：中国国民卫生会出版

创停刊时间：1907年6月～9月(n1-4)

藏馆：651

宗旨：卫生刊物。涉及个人卫生、公众卫生、学校卫生、监狱卫生、军阵卫生、海上卫生、警察卫生、工业卫生、家庭卫生、灾害卫生、卫生行政、卫生统计等。

821

医药/日本千叶中国医药社编. 日本千叶：日本千叶中国医药社

创停刊时间：1920年10月

藏馆：7(n1)、901

822

日新医学(月刊)/三宅静成编. 日本：野义

药厂

宗旨：西医类刊物。

备注：出211期，已停刊，见汪浩权《抗战期间全国医药期刊调查录》，载于《华西医药》(创刊号)。

823

医药(季刊)/医药学社编. 日本：医药学社

创停刊时间：1923年

宗旨：西医类刊物。

备注：1935年9月前已停刊。见宋大仁《全国医药期刊调查记》(上)，载于《中西医药》第一卷第一期。

824

新加坡中医中药联合会十九周年纪念特刊(特刊)/新加坡中医中药联合会编. 新加坡：新加坡中医中药联合会出版

创停刊时间：1948年10月

藏馆：590

宗旨：中医协会刊。

825

新嘉坡医药会刊(月刊)/黎伯概能、刘顾可编. 新加坡：新嘉坡医药会

创停刊时间：1930年2月

宗旨：中医协会刊。

备注：1935年9月前已停刊。见宋大仁《全国医药期刊调查记》(上)，载于《中西医药》第一卷第一期。

826

新嘉坡中医中药联合会特刊(特刊)/方静堂等编，新加坡中医中药联合会. 新加坡：新嘉坡中医中药联合会出版

创停刊时间：1948年4月1日(仅1期)

藏馆：541

宗旨：中医药刊物。旨在“共同研究，以求改进医药学说与方法，宣扬国粹，表现中国医药之功能”、“减少庸医与假药，谋求中医中药发展”。内容有药物介绍，病理探讨，国医节感言以及会员通讯录等。

827

医药月刊(新加坡)(月刊)/刘顾可、黎伯概编. 新加坡：新加坡中医中药联合会出版

创停刊时间：1930年2月～1932年7月(n1-18)

藏馆：590[n2-24(1930，3-1932，1)]、851

栏目：论坛、学说、治疗、药物、卫生常识、杂俎、要闻、会务、诗、会计。

宗旨：中医学术刊物。该刊是东南亚中医的刊物之一，集中反映海外华人使用传统医药的情况。“以阐明学理，促进国医为主旨”。主要内容探讨医学理论，分析疑难病症及治疗，介绍养生之道及生理卫生常识，发布医药界动态新闻，报道中医中药联合会会务消息，刊登医生及药品广告。

其　他

828

中国产科女医/中德产科编. 中德产科

宗旨：西医类刊物。

备注：见宋大仁《全国医药期刊调查记》(上)，载于《中西医药》第一卷第一期。

829

中国文化研究汇刊/中国文化研究汇刊编委

会. 中国文化研究汇刊编委会

创停刊时间：1941 年～1950 年

备注：139

830

中国医药研究月报(月刊)/董志仁编.

创停刊时间：不晚于于 1936 年

藏馆：139(1936，n1-10)

栏目：学说、医案、专著、药物、杂俎等。

831

中国医药月刊(月刊)/

创停刊时间：1944 年

藏馆：139(v1，n1-5 1944)

栏目：言论、法令、医学研究、专著、杂剧俎等。

832

中医术世界季刊/

创停刊时间：

833

金陵学报(社科类)(月刊)

创停刊时间：1930 年

藏馆：139(1939n9，1940n10)

宗旨：西医类刊物。

834

脉搏/脉搏社编. 脉搏社发行

创停刊时间：1947 年 12 月(仅 1 期)

藏馆：511

835

人间世(半月刊)/华中图书公司

创停刊时间：1934 年 4 月～1935 年 12 月

藏馆：139

836

神州医药/神州医药学会编. 神州医药学会发行

创停刊时间：1931 年 3 月

藏馆：541[(v1n1-2)]

837

卫生通讯/卫生通讯编辑部编. 第五战区司令长官部卫生处出版

创停刊时间：1940 年

藏馆：651

宗旨：军阵卫生刊物。介绍医药卫生、军阵卫生、军政医学研究、评论、译述和介绍，卫生勤务之探讨，各地卫生动态，新出版卫生书刊介绍，卫生人员生活实录和素描，以及相关的文艺、戏剧和杂俎等。

838

卫生通讯(月刊)/晋冀鲁豫军区卫生部卫生通讯社编. 晋冀鲁豫军区卫生部卫生通讯社出版

创停刊时间：1947 年 6 月(仅 1 期)

藏馆：157

宗旨：卫生防疫刊物。内容为晋冀鲁豫军区 1947 年卫生工作总结、方针及具体要求，军区对医院工作中几个问题的研究和推行一些新疗法。

839

眼科平安报(月刊)/曹朗生编.

创停刊时间：1929 年 3 月(出 3 期后停刊)

备注：见《六十年来中医报刊目录》。

840

医声(旬刊)/医声旬刊社. 医声旬刊社

创停刊时间：1936 年 10 月

藏馆：139(1936，n1-5)

栏目：论坛、专载、医学研究、药物研究、杂俎等。

备注：油印本。

841

医学丛编初集/

创停刊时间：1907年7月

藏馆：139

842

医学指导录(月刊)/秦伯未.

创停刊时间：1930

藏馆：139(n13-24)

栏目：各种研究法、医案新辑、医问类释、医药论文、病机研究、群经大旨、医药答问。

宗旨：中医类刊物。

附　　录

书名索引

A

B

C

D

E

F

G

H

J

K

L

M

N

O

P

Q

R

S

T

W

X

Y

Z

期刊名索引

B

C

D

H

J

K

L

M

N

P

Q

R

S

T

W

X

Y

Z

作 者 索 引

C

D

E

F

G

H

J

K

L

M

N

O

P

Q

R

S

T

W

X

Y

Z

参考书目

1. 薛清录主编. 中国中医古籍总目. 上海：上海辞书出版社，2007.
2. 裘沛然主编. 中国医籍大辞典. 上海：上海科学技术出版社，2002.
3. 北京图书馆编. 民国时期总书目. 北京：书目文献出版社，1995.
4. 余瀛鳌主编. 中医古籍珍本提要. 北京：中医古籍出版社，1992.
5. 李经纬主编. 中医大辞典. 2 版. 北京：人民卫生出版社，2005.
6. 刘培生，李鸿涛主编. 中国中医科学院图书馆古籍普查登记目录. 北京：国家图书馆出版社，2014.
7. 中国古籍总目编纂委员会编. 中国古籍总目. 上海：上海古籍出版社，2010.
8. 首都图书馆编. 首都图书馆古籍普查登记目录. 北京：国家图书馆出版社，2014.
9. 张芳，王思明主编. 中国农业古籍目录. 北京：北京图书馆出版社，2003.
10. 刘毅主编. 天津地区医学古籍联合目录. 天津：天津科学技术出版社，2014.
11. 《天津图书馆古籍普查登记目录》编委会编. 天津图书馆古籍普查登记目录. 北京：国家图书馆出版社，2013.
12. 南开大学图书馆编. 南开大学图书馆古籍普查登记目录. 北京：国家图书馆出版社，2014.
13. 吉林省中医管理局，长春中医学院编. 吉林省中医古籍联合目录. 北京：中医古籍出版社，1987.
14. 《黑龙江省图书馆古籍普查登记目录》编委会编. 黑龙江省图书馆古籍普查登记目录. 北京：国家图书馆出版社，2014.
15. 《江苏师范大学图书馆等五家收藏单位古籍普查登记目录》编委会编. 江苏师范大学图书馆等五家收藏单位古籍普查登记目录. 北京：国家图书馆出版社，2015.
16. 《江苏省徐州市图书馆古籍普查登记目录》编委会编. 江苏省徐州市图书馆古籍普查登记目录. 北京：国家图书馆出版社，2014.
17. 《江苏省常州市图书馆古籍普查登记目录》编委会编. 江苏省常州市图书馆古籍普查登记目录. 北京：国家图书馆出版社，2015.
18. 《江苏省金陵图书馆六家收藏单位古籍普查登记目录》编委会编. 江苏省金陵图书馆

等六家收藏单位古籍普查登记目录. 北京：国家图书馆出版社，2015.

19.《河南大学图书馆古籍普查登记目录》编委会编. 河南大学图书馆古籍普查登记目录. 北京：国家图书馆出版社，2014.

20. 张宗茹，王恒柱主编. 山东师范大学图书馆馆藏古籍书目. 济南：齐鲁书社，2003.

21.《山东省烟台市十六家收藏单位古籍普查登记目录》编委会编. 山东省烟台图书馆等十六家收藏单位古籍普查登记目录. 北京：国家图书馆出版社，2015.

22. 吕志正主编. 烟台公共图书馆馆藏古籍书目. 济南：齐鲁书社，2002.

23. 栗祥忠，戴维政主编. 潍坊古籍书目. 北京：北京图书馆出版社，2006.

24. 胡滨，鲍晓东主编. 浙江中医药古籍联合目录. 北京：中医古籍出版社，2009.

25. 杨志飞，高叶青主编. 陕西古籍总目. 西安：陕西人民出版社，2015.

26. 陕西省图书馆编. 陕西省图书馆古籍普查登记目录. 北京：国家图书馆出版社，2014.

27. 青海省图书馆编. 青海省图书馆古籍普查登记目录. 北京：国家图书馆出版社，2014.

28. 成都市图书馆编著. 成都市古籍联合目录. 成都：成都市图书馆，1999.

29.《重庆市三十三家收藏单位古籍普查登记目录》编委会编. 重庆市三十三家收藏单位古籍普查登记目录. 北京：国家图书馆出版社，2014.

30.《内蒙古自治区图书馆古籍普查登记目录》编委会编. 内蒙古自治区图书馆古籍普查登记目录. 北京：国家图书馆出版社，2015.

31. 陈琳主编. 贵州省古籍联合目录. 贵阳：贵州人民出版社，2007.

32. 康安宇，孙代峰主编. 十堰市古籍联合书目. 北京：北京图书馆出版社，2011.

33.《湖南图书馆古籍普查登记目录》编委会编. 湖南图书馆古籍普查登记目录. 北京：国家图书馆出版社，2014.

34.《湖南省社会科学院图书馆古籍普查登记目录》编委会编. 湖南省社会科学院图书馆古籍普查登记目录. 北京：国家图书馆出版社，2014.